HOLISTIC INTEGRATIVE MEDICINE
THEORY & PRACTICE

整合医学

理论与实践⑳

肿瘤诊疗53计

主　编　樊代明

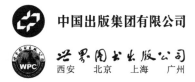

中国出版集团有限公司

世界图书出版公司
西安　北京　上海　广州

图书在版编目(CIP)数据

整合医学：理论与实践⑳ 肿瘤诊疗 53 计 / 樊代明主编. -- 西安：世界图书出版西安有限公司，2024.9. -- ISBN 978-7-5232-1121-2

Ⅰ.R；R73

中国国家版本馆 CIP 数据核字第 2024WG9383 号

书　　名	整合医学：理论与实践⑳ 肿瘤诊疗 53 计 ZHENGHE YIXUE：LILUN YU SHIJIAN ZHONGLIU ZHENLIAO 53 JI
主　　编	樊代明
责任编辑	胡玉平　张艳侠
装帧设计	新纪元文化传播
出版发行	世界图书出版西安有限公司
地　　址	西安市雁塔区曲江新区汇新路 355 号
邮　　编	710061
电　　话	029-87214941　029-87233647（市场营销部） 029-87234767（总编室）
网　　址	http://www.wpcxa.com
邮　　箱	xast@wpcxa.com
经　　销	全国各地新华书店
印　　刷	西安雁展印务有限公司
开　　本	787mm×1092mm　1/16
印　　张	39
字　　数	835 千字
版次印次	2024 年 9 月第 1 版　2024 年 9 月第 1 次印刷
国际书号	978-7-5232-1121-2
定　　价	198.00 元

医学投稿 xastyx@163.com ‖ 029-87279745　029-87284035

☆如有印装错误，请寄回本公司更换☆

序言 HOLISTIC INTEGRATIVE MEDICINE
Preface

2017年，中国抗癌协会换届，第八届理事会承前启后，开启了新征程。我们为自己提出五年"施政纲领"：在学会发展上，倡导"忘记过去，等于背叛；不谋未来，就是误业"，意即新一届理事会要尊重历史，继承传统，在此基础上主动谋事，且谋大事。在学术发展上，倡导"肿瘤防治，赢在整合"，意即用整体整合医学（Holistic Integrative Medicine，HIM）的理念，整合资源，整合知识，整合实践，从而推进中国肿瘤事业跨越式发展，冲出亚洲，影响世界。

从那时起，五年过去了，中国抗癌协会的各项工作都取得了长足进步，广而概之，做了五件大事，且做成了五件大事。

第一，建大军，即扩大会员队伍。2017年，协会会员仅5万余人，与全国肿瘤领域的庞大队伍很不相称，经过积极动员，特别是协会的影响，现在会员已逾31万人，是过去的6倍。因此，这支队伍自然成了肿瘤学界，不仅是中国而且是世界上名副其实最大的学术队伍。专委会也由过去的48个扩展到近100个，特别是新成立的青年理事会，他们杰出的工作可圈可点，成了下届理事会名副其实的后备军。

第二，开大会，即召开学术大会。每年召开一次中国肿瘤学大会（CCO），参众从2018年沈阳的18000余人，到2019年重庆的32000余人，到2020年广州的26000余人，广州参会人数受到新冠病毒疫情影响。2021年郑州的大会注册人数达46000余人。年会有众多特点，比如主旨报告是由3000～5000人参加的预备会从上百个报告中选出，每年7～9个，这些报告者多数成了当年的院士候选人，其中有3人当选中国工程院院士。大会还同时与国际抗癌联盟（UICC）、美国及东盟学术组织联办分会。大会期间还在承办省市举办百场以上科普大会，总参众甚至超主会场人数。主会场同时举办线上同步直播，线上参众最多逾300万人。因此，这样的大会自然成了肿瘤学界，不仅是中国而且是世界名副其实最大的肿瘤大会。

第三，写大书，即编写学术著作。我国近40年来，尚无一本系统全面的整合肿瘤学专著，协会组织700余位专家成功编写《整合肿瘤学》鸿篇巨制，该书共4650页、672万字，分成6卷，重16千克，经科学出版社和世界图书出版公司共同出版后在业界引起强烈反响。因此，这样的专著自然成了肿瘤学界，不仅是中国而且是世界最大型的整合肿瘤学专著。

第四，立大规，即编撰诊治指南。中国肿瘤的发病人数约占全世界的1/4，死亡人数约占全世界的1/3。长期以来中国并无自身独特的或并无由自身数据编成的临床诊治指南，多数是参考美国NCCN和欧洲ESMO指南，且为零散出版并未系统成册。但中国肿瘤病人在发病上有很多独特特征且诊断防治上有很多独到之处，非常有必要立足中国的数据资料编撰制定自己的指南。我们组织协会的2266位专家，编写完成《中国肿瘤整合诊治指南》，即CACA指南。内容包括53种肿瘤，总字数达370万字，中文版于2022年出版，并正在翻译成英文版。待英文版出版后，定会形成NCCN、ESMO和CACA在世界肿瘤学领域三部指南三足鼎立，三支力量优势互补，三驾马车并驾齐驱的局面，共同为人类战胜癌症贡献力量。

第五，办大刊，即办学术刊物。正如前述，中国正在"建大军、开大会、写大书、立大规"，有丰富的病例资源和难得的学术经验，有必要办一本综合性肿瘤学刊物向世界同行介绍。目前中国抗癌协会旗下主办的几本英文期刊，都是专业或专科性的，因此，很有必要办一本综合的有中国特色的英文杂志。经过2年准备，并与Springer Nature出版集团合作于2022年开始出版《Holistic Integrative Oncology》，即《整合肿瘤学》杂志，已邀请到60多位外籍编委，其中含诺贝尔奖获得者。这本杂志主要分为四部分：第一部分用5%的版面刊登世界肿瘤概览（World Cancer Highlight），旨在介绍近3个月全世界肿瘤学界重大突破；第二部分用40%的版面刊登某个癌种（如胃癌或乳腺癌）的CACA指南，主要介绍临床诊疗；第三部分用35%的版面刊登同一肿瘤的文献综述，主要介绍基础研究；第四部分用20%的版面刊登1~2篇同一肿瘤的原著论文，主要介绍其最先进研究成果。

2022年是本届理事会的最后一年，我们发起了一个活动，叫"开大讲"，即组织全国范围内CACA指南的解读推广。每次活动讲一个肿瘤，以胃癌为例，题目叫"胃癌整合诊治前沿（MDT to HIM on Gastric Cancer）"。每次由5~6位专家讲解，具体包括三方面内容：一讲胃癌概述，二讲胃癌的指南要点，三讲胃癌研究方向。

"雄关漫道真如铁，而今迈步从头越。"我们这届理事会可以说是倾情同志，倾力同道，心无旁骛，殚精竭虑，为中国的肿瘤事业做出了力所能及的贡献，借《中国肿瘤整合诊治指南》出版发行之际交上这份完美的答卷。但是，后面的路还很长，困难还很多。"为有牺牲多壮志，敢教日月换新天。"我们还会秉承"忘记过去，等于背叛；不谋未来，就是误业"的大志，我们还会高举"肿瘤防治，赢在整合"的大旗，我们更会一天天、一代代这样想下去，这样干下去，直至永远。这就是中国抗癌协会，这就是中国抗癌大军所有的将士们。

中国抗癌协会理事长　樊代明

目录 HOLISTIC INTEGRATIVE MEDICINE
Contents

直肠癌整合诊治前沿　　　　　　　　王锡山　王贵玉　朱　骥　顾艳宏
　　　　　　　　　　　　　　　　　　　　　　　　　　　　李　军/001

脑胶质瘤整合诊治前沿　　　　　　　江　涛　王　樑　吴劲松　王　磊
　　　　　　　　　　　　　　　　　杨学军　马文斌　赵继宗　周良辅/017

胃癌整合诊治前沿　　　　　　　　　徐惠绵　梁　寒　季加孚　田艳涛
　　　　　　　　　　　　　　　　　　　　　李　凯　张小田　陈小兵/031

甲状腺癌整合诊治前沿　　　　　　　葛明华　郑向前　郑传铭　林岩松
　　　　　　　　　　　　　　　　　　　　　　　　　关海霞　程若川/044

肝癌整合诊治前沿　　　　　　　　　陈敏山　孙惠川　刘连新　张耀军/057

前列腺癌整合诊治前沿　　　　　　　叶定伟　何立儒　戴　波　虞　巍
　　　　　　　　　　　　　　　　　　　　　　　　　　　　曾　浩/072

宫颈癌整合诊治前沿　　　　　　　　周　琦　陈　刚　朱　俊　夏百荣
　　　　　　　　　　　　　　　　　　　　　　　　　邹冬玲　袁光文/085

淋巴瘤整合诊治前沿　　　　　　　　石远凯　张会来　黄慧强　曹军宁
　　　　　　　　　　　　　　　　　　　　　　　　　　　　秦　燕/101

非小细胞肺癌整合诊治前沿　　　　　陆　舜　周　清　杨　帆　袁双虎
　　　　　　　　　　　　　　　　　　　　　　　　　　　　李子明/111

白血病整合诊治前沿　　　　　　　　王建祥　张　曦　魏　辉　纪春岩
　　　　　　　　　　　　　　　　　　　　　　　　　　　　徐　卫/128

胰腺癌整合诊治前沿　　　　　　　　虞先濬　孙　备　徐　近　杨尹默/142

i

口腔颌面黏膜恶性黑色素瘤整合诊治前沿

            郭　伟　孙沫逸　李龙江　任国欣/156

乳腺癌整合诊治前沿   吴　炅　马　飞　王永胜　王淑莲
                余科达　郝春芳/168

鼻咽癌整合诊治前沿   郎锦义　孙　颖　冯　梅　易俊林
                杨坤禹　林少俊/189

腹膜肿瘤整合诊治前沿   崔书中　蔡国响　张相良　陶凯雄
                李　晶　彭　正/209

食管癌整合诊治前沿   毛友生　魏文强　于振涛　鲁志豪
                刘　慧　弓　磊/225

卵巢癌整合诊治前沿   吴小华　唐　洁　温　灏　朱笕青
                    张师前/243

喉癌整合诊治前沿   房居高　钟　琦　雷大鹏　易俊林
                    董　频/265

肾癌整合诊治前沿   李长岭　张爱莉　陈立军　齐　隽
                李　响　叶定伟/282

外阴阴道恶性肿瘤整合诊治前沿   王丹波　隋　龙　阳志军　王　莉
            魏丽春　迟志宏　李　晶　林仲秋/294

结肠癌、肛管癌整合诊治前沿   王锡山　钟芸诗　李　军　李　健
            邱　萌　唐　源　张　睿　刘　骞/313

胸腺肿瘤整合诊治前沿   方文涛　于振涛　茅　腾　谷志涛
                    陈克能/332

子宫内膜癌整合诊治前沿   刘继红　陈晓军　李　政　黄　鹤
                    曲芃芃/348

儿童肿瘤整合诊治前沿   汤永民　竺晓凡　汤静燕　段　超
                王焕明　刘志凯/366

子宫肉瘤与滋养细胞肿瘤整合诊治前沿 朱笕青　郑　虹　陈仲波　向　阳
            杨开选　蒋　芳　鹿　欣　谢　萍/382

眼肿瘤整合诊治前沿	范先群 贾仁兵 魏文斌 孙丰源 项晓琳/400
神经内分泌肿瘤整合诊治前沿	陈　洁 聂勇战 罗　杰 蒋力明 吴文铭 李　洁/417
黑色素瘤整合诊治前沿	郭　军 牛晓辉 斯　璐 陈　誉/437
软组织肉瘤整合诊治前沿	蔡建强 徐海荣 丁　宜 沈靖南 张晓晶/451
多原发和不明原发肿瘤整合诊治前沿	胡夕春 罗志国 姚俊涛 张红梅 刘继彦 方美玉/469
骨肿瘤整合诊治前沿	郭　卫 王　臻 王　晋 李浩淼 谢　璐 杨　毅/488
小细胞肺癌整合诊治前沿	程　颖 周　清 林冬梅 袁双虎 张　爽 杨　帆/501
胆囊癌整合诊治前沿	李　强 李　斌 姜小清 刘颖斌/520
母细胞瘤整合诊治前沿	范先群 陈忠平 赵　强 袁晓军/533
胃肠间质瘤诊治前沿	李　勇 张　波 王　坚 张信华 李　健/551
神经肿瘤整合诊治前沿	陈忠平 朴浩哲 张　荣 张红梅 王　洁 万经海 肖建平/566
膀胱癌整合诊治前沿	姚　欣 瓦斯里江·瓦哈甫 陈旭升 陈志文 沈益君 范晋海/585
多发性骨髓瘤整合诊治前沿	邱录贵 李　剑 安　刚 傅卫军 阎　骅/601

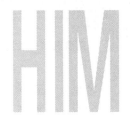

直肠癌整合诊治前沿

◎王锡山　王贵玉　朱　骥　顾艳宏　李　军

一、专家解读

1. 指南概述，行动纲领

这部指南由我们组织全国大肠癌专委会和其他兄弟学会的专家，也把行业内结直肠肿瘤相关专家纳入其中，团结协作完成，得到了樊代明院士的悉心指导和审阅，每一页都有他批改的痕迹，我提议为他这种科学精神、严谨态度、务实作风，用热烈的掌声表达敬意。

指南是什么？指南是行动纲领，它是地板，不是天花板，不是最高要求。全国医疗机构众多，必须有规则遵循。大肠癌专委会制定了结肠癌、直肠癌、肛管癌指南，三者独立成册，从而针对性更强，科学性更强，权威性更强，便携性更强。按总会要求，将"防筛诊治康"贯彻至整个疾病的全链条，将整合医学思想贯穿其中。指南定位对标国际，引领中国。结合我国国情和临床实践，纳入中国研究，融入中医药特色。指南服务对象不仅是高水平的医院，而且是全国所有医疗机构。一个国家，结直肠癌诊治水平的高低符合"木桶理论"，取决于最低的那块。根据官方数据，我国有 2960 个县，一般都有人民医院、中医院、妇幼保健院。粗略估算有 7000 家医疗单位，每家医院一年最少收治有 50 例肠癌，那总数就是 35 万例。最大的数据在哪里？在基层。反映我们的水平是哪里？是基层。参会的基层医务人员才是主力军。

比较一下优势和劣势，对比国际最著名的美国国家综合癌症网络（NCCN）和欧洲肿瘤学会（ESMO）两部指南，中国抗癌协会（CACA）的《中国肿瘤整合诊治指南》（CACA 指南）从流行病学筛查方面强调整合医学、预防为主的理念，不仅有筛查理念，还有具体方案。肠癌治疗是以手术为主的整合治疗措施，手术是目前可以治愈的手段，这一点在很多指南中未提及或提得不够。肠癌第一次手术很关键，如果复发，病人不仅遭受精神痛苦，还会造成社会经济和人力资源浪费。因此我们根据不同医院，指出不同手术平台选择，同时还给外科同道提供了术式选择建议。对手术适应证，要将正确方法用到合适的病人身上，才能产生理想效果，对转移或复发同时进行外科干预。更重要的是，指南纳入了中医药治疗，这在国际指南中是独一无二的。

肠癌是一种常见病，男性发病率居第 3 位，女性则居第 2 位，死亡率都在第 3 位。我国 2020 年新发肠癌 55.5 万例。从国际发病趋势看，直肠癌在东亚地区更为常见。就直肠癌而言，我国的 5 年生存率为 56.9%，与日本和韩国相差近 10 个百分点，这就需要我们从战略和战术上进行调整。

战略上，要从国家层面提倡关口前移，预防大于治疗；社会层面上，要规范化、科学化；个人层面上，要关注自身健康。因为这不仅关系到病人和亲属，还关系到社会，关系到"2030 健康中国"的战略定位，所以不要拖累社会。

战术上，要分析我们差在哪里。通过比较各国的构成比，发现美国结直肠癌诊断时 I～Ⅱ期占比达 40% 左右，日本更高，韩国对早期直肠癌就不用做根治手术，多采用内镜治疗，原因是肿瘤的期别不同，预后也不同。提高结直肠癌早期的构成比是我们研究的方向，也是我们应重视的科研课题，更是我们的重要使命。

2. 早诊早治，规范先行

一例中年女性，病人因便血行肠镜检查发现距肛门 6cm 有一新生物，活检提示为腺癌。既往有肺癌病史。磁共振成像（MRI）显示分期为 $T_2N_0M_0$，这是一个尚无转移的早期直肠癌。对这类病人，CACA 指南如何指引我们进行规范筛查和治疗？

上述这类病人的一个重要特点是既往有恶性肿瘤病史，因此对自身健康尤为重视。本次直肠癌诊断是通过社区早癌筛查发现的，因此疾病发现得比较早。下一步治疗，可为病人选择根治性外科手术治疗。治疗方法可选择开腹手术、腹腔镜手术或机器人手术。

近几年的世界肿瘤报告指出，直肠癌发病率仍呈逐年上升趋势，仅靠治疗无法遏制直肠癌危机蔓延，预防才是控瘤最具成本－效益比的长期战略。早诊早治是提高直肠癌 5 年生存率的关键因素。

CACA 指南的宗旨与此十分契合。与美国的 NCCN 指南和欧洲的 ESMO 指南相比，CACA 指南更加重视预防、筛查，更加重视外科规范化治疗。直肠癌是世界卫生组织认可的为数不多的一种可防可治疾病。因为直肠癌发生是一个多基因、多步骤、多阶段过程，从早期一个小小的息肉发展成腺瘤再到腺癌，可能需要几年甚至十几年时间。因此有机会针对直肠癌的发生病因采取相应的预防措施。即在直肠癌发展的某个阶段，采取相应干预措施阻止直肠癌的发生。

CACA 指南强调预防。直肠癌预防可分为一级预防和二级预防，一级预防主要针对直肠癌的病因进行预防，二级预防要求早期发现、早期诊断、早期治疗。针对直肠癌发生的病因，可以选择针对性的预防措施，如保证健康饮食习惯，保持合理平衡膳食，增加高纤维素性饮食摄入，减少高热量、高蛋白、高脂肪饮食摄入；保持健康的生活方式，积极锻炼，良好作息，戒烟限酒；减少环境致癌因素接触；注重自身健康管理；保持积极、阳光的心态和良好的社会精神状态。这都有利于减少和降低大肠癌发生。大肠癌生存率与大肠癌病情发现早晚密切相关。Ⅰ期大肠癌 5 年生存率可达 90% 以上，而Ⅳ期通常不足 10%，这也提示大肠癌发现得越早，诊断越及时，通常预后越好。遗憾的是，目前仅有 12% 的直肠癌被早期发现，提示直肠癌早筛预防任重而道远。

美国自20世纪80年代以来推广结肠癌筛查，过去10年对50岁以上人群推广结肠镜筛查，从2000年20%的筛查率提高到2018年的61%。结直肠癌发病率和死亡率以每年3%的速度快速下降，5年相对生存率从20世纪70年代中期的50%提高到2015年的64%。结直肠癌死亡率下降的主要原因，12%归因于治疗改善，35%归因于危险因素改善，而53%归因于筛查，所以筛查尤为重要。

CACA指南对筛查尤其重视。直肠癌筛查，包括自然人群和遗传性人群的筛查，自然人群又包括一般人群和高危人群。针对一般人群，选择从50~74岁开始筛查。筛查方法包括肠镜、粪便免疫化学检测（FIT）、直肠指检，多靶点粪便FIT-DNA检测。特异基因检测也可提高筛查阳性率；对于高危人群，建议从40岁开始进行相应筛查；对于遗传性人群的筛查，包括病史及家族性腺瘤性息肉病（FAP）的筛查，筛查的年龄更应提前到20~25岁。

筛查流程包括预先发放筛查告知书，筛查肠癌高危人群，再进行进一步的肠镜筛查。根据肠镜筛查结果，可能发现结直肠肿瘤、进展期腺瘤、非进展期腺瘤及其他炎症性疾病，可针对性采取不同治疗措施，并对其进行不同程度的随访观察。

CACA指南除重视预防和筛查，还更重视规范化治疗，尤其是外科的规范化治疗。规范化治疗的前提是要对疾病进行相应的明确诊断和精准分析。直肠癌诊断包括结合病史体征、常规检查、实验室检查、影像学检查及内镜检查。CACA指南尤其重视直肠指检，因为这是一种简单易行且非常重要的检查，大概1/3的结直肠肿瘤可通过直肠指检发现。

CACA指南强调的另一项检查是内镜检查，即肠镜检查。肠镜检查不仅是肠癌诊断的金标准，还可获取相应的病理标本。可对一些早期肠道肿瘤进行内镜下治疗，既降低了病人的负担，也可阻止疾病发展，实现疾病早期治疗的目的。

不同影像学方法对肠癌诊断提供的信息具有不同意义。增强CT可用于初诊分期随访和治疗评估。MRI是直肠癌的常规检查，可用于评判新辅助治疗的效果。泌尿系造影适用于较大肿瘤可能侵犯到邻近的泌尿系器官。超声可判断肿瘤浸润深度。正电子发射断层CT（PET/CT）不作为常规推荐，如常规诊断不能明确，或可疑复发转移时可选择性使用。

直肠癌早期通常无明显临床症状，只有发展到一定阶段才可能出现下列症状：排便习惯和性状改变，如血便、脓血便、大便逐渐变细，晚期可能存在排便困难、消瘦等；还有直肠刺激症状，如便意频频、里急后重、肛门下坠感；当肿瘤侵犯邻近脏器时，可能出现尿路刺激症状、阴道流出粪便及会阴部骶尾部疼痛等表现。

CACA指南的临床分期遵循国际TNM分期，与国际标准对接，有利于国际交流。

CACA指南在治疗上，更加强调规范化外科治疗，更加遵守MDT to HIM的治疗原则，减少个体医生的不完善决策，以病人为中心，定时定点对病人一般状况、疾病诊断、分期、发展及预后进行全面评估，这有利于获得更加精准的分期，减少治疗混乱和延误，更个体化的评估和治疗，以及最佳的临床和生存获益。

对直肠癌发展的不同阶段，CACA 指南明确指出需要采取不同的针对性方法进行治疗。对 cT_1N_0 直肠癌病人，可选择局部手术切除或直肠癌根治性手术。对 cT_2N_0 病人，采取相应的直肠癌根治术。对 $cT_{3\sim4a}N_0$ 或 cT 任何 N+病人，建议根据病人直肠癌是否伴有肠梗阻、是否可切除，采取不同的针对性治疗策略。

外科治疗应遵循全直肠系膜切除（TME）原则。肿瘤是否需要联合脏器切除，应选择 MDT to HIM 治疗原则，联合相关科室，如妇科、骨科、泌尿科进行多团队整合诊治。同时应遵循如下要求：肿瘤功能外科原则，损伤 – 效益比及相应的无菌无瘤操作。

CACA 指南关于外科手术平台的选择，可有开腹手术、腹腔镜、3D 机器人手术及 4K 手术平台。根据病人治疗所选择的医院和治疗平台的不同，可选择相应的针对性治疗平台和方法。关于各种治疗平台方法的对比，实际上任何一种平台都不能代表外科治疗的全部，它只是一种手段。根据不同病期选择不同的治疗方法，对晚期病人行开腹手术，对准确判断、完整切除、保证手术安全可能更重要。

腹腔镜手术可实现精准微创治疗，而机器人手术是近年兴起的一种新的外科治疗平台，具有远程操作和裸眼 3D 的特点，但也有自身不完善的地方，如缺乏外科医生手的触觉，以及需要更加昂贵的外科耗材费用。

对不同病期直肠癌的术式选择，局部切除术适于肿瘤 <3cm，侵犯肠周 <30%，活动 T_1 期肿瘤以及无局部淋巴结转移、分化程度较好者。切除后的肿瘤应按术后病理分期不同，根据病情补充根治手术。直肠癌前切术 Dixon 手术是最重要的保肛手段。保肛术后是否进行保护性造口，CACA 指南也着重指出，一般不建议行保护性造口，只有在病人合并有肠梗阻或基础治疗有高危因素时才推荐。另外直肠癌 Miles 手术、Hartmann 手术、改良 Bacon 手术、经括约肌间切除术（ISR）、经肛门全直肠系膜切除术（taTME）有各自适应证和禁忌证，应针对性选择治疗。

对直肠癌而言，CACA 指南不推荐常规的侧方清扫。根据低位直肠癌，合并或高度怀疑存在髂内外血管引流区域淋巴结转移的病人推荐侧方清扫，而且要在有经验的外科医生指导下进行。关于直肠癌扩大根治术，特别是联合脏器切除和多脏器切除治疗，更应遵守 MDT to HIM 的治疗原则。在适应证选择方面，术式选择以及多团队联合，应采取更加谨慎的态度。

经自然腔道获取标本手术（NOSES）是近年在国际上兴起的非常重要的微创手术治疗术式，是指利用腹腔镜机器人等手术平台完成直肠肿瘤切除，经自然腔道取出体外。具有术后疼痛轻微、舒适感强及排气时间短、腹壁美容效果好、病人心理压力低、腹壁功能障碍少等特点，日益受到重视。

关于急诊直肠癌术式的选择，通常在直肠癌合并穿孔、出血、梗阻 Ⅱ 期切除相应的原发肿瘤。遗传性大肠癌是 CACA 指南推荐的另一个重要的治疗病种。FAP 治疗可选择全结肠切除联合回肠造口术，也可选择回肠-直肠残端吻合术。根据病人要求和疾病分期，选择相应适当的术式。Lynch 综合征的治疗应与家属充分沟通，可选择全结直肠切除或肠段切除联合密切随访。

关于局部复发期直肠癌的治疗，是 CACA 指南有别于其他指南且着重推荐的一个方面。对局部复发性直肠癌病人，采用 MDT to HIM 的整体评估，手术切除应遵循整块切除原则，联合结直肠外科、骨外科、泌尿外科、妇科、整形外科等多个学科。但行复发的局部直肠癌治疗时，应与家属及病人充分沟通，切忌行姑息性大手术。

最后再来回顾前述病例的治疗结果。我们选择了机器人手术平台下 NOSES Ⅰ 式（腹部无辅助切口经肛门外翻标本的腹腔镜下低位直肠前切除术），手术时长 118 分钟，术后病人 12 小时排气并下床活动，术后 6 天出院，恢复良好。这种创新性术式为病人提供了更微小的创伤、快速恢复、良好感受，使病人面对未来生活更有信心。

CACA 指南提示我们，这个病例是一例从高危人群筛查中发现的阳性改变。对高危人群精准科普和筛查可能至关重要，也是策略之一。其实肠癌诊断也要采用多种手段，各项检查的运用根据实际情况进行，目的是确定病期或进行诊断，最终选定最佳治疗方案。每个医生都是发自内心地用他所学的知识，尽可能给病人选择一个最佳的治疗方案。

在这个过程中 MDT to HIM 是核心。我解读一下，正如樊院士倡导的，运用整合医学，整合了视觉、听觉和思维。在给病人做选择时，尤其在生命至上、生命至上的理念下，慎重选择需要集体智慧，需要运用已有知识和证据进行最高级的 MDT to HIM。

如果深入理解，可能会把核心价值理念运用得更好，而不是单纯地大家坐在一起。外科学的发展依赖于其他学科的发展，如光学、电学，甚至美学。外科手术平台是手术的必要条件，不是充分条件，医生也是这些平台的实践者、检验者。我们倡议大家加入外科手术平台研发、发明创造，将来希望看到更多的手术室器械是由我们中国人发明的。

3. MDT to HIM，涅槃重生

晚期直肠癌是临床工作中一块难啃的硬骨头。有这样一例病人：中年女性，因直肠癌继发肠穿孔行急诊手术，在 CT 上看到肝脏多发转移灶。像这样的晚期肿瘤病人，以前会被医生放弃，现在在 CACA 指南的指引下，能否挽救病人？

这是一例初诊同时性肝转移的晚期直肠癌病人，初发症状是直肠穿孔，根据 CACA 指南，首先应对原发病灶进行处理，因此做了直肠切除联合结肠造瘘术，术后由于转移灶不可切除，进行了全身姑息治疗。

从 CACA 指南中可以看到，对初诊同时性肝转移和异时性肝转移，针对转移灶可切除、潜在可切除及不可切除，均有具体指引原则。对其他部位的转移，如肺转移、腹膜转移、卵巢转移、骨转移和脑转移也做了具体指导，这在其他指南中是没有的。

再回顾刚才那例病人，对晚期姑息一线治疗，CACA 指南更注重对病人本身和病情的评估。对适合强烈治疗的病人，身体状况需较好。首先要对病人进行基因检测，对 RAS/BRAF 双野生型的病人，化疗联合西妥昔单抗是首选治疗方式，当然也可用贝伐珠单抗。对身体状况较好、年轻、肿瘤负荷大，且 BRAF V600E 突变病人，可考虑三药联合或不联合贝伐珠单抗，这对病人身体状况的需求比较大。另外对 MSI-H/dMMR 病人首选免疫治疗。

对于维持治疗，CACA 指南规定，如是一线强烈治疗后达到 CR/PR/SD 的病人，经 MDT to HIM 评估不适合局部处理者，可考虑维持治疗，而且对具体如何进行维持治疗也做了指导。对一线双药或三药化疗后，可采用单药化疗联合或不联合贝伐珠单抗，当然也可单用贝伐珠单抗。对身体状况不好、不适合强烈治疗病人，首选单药联合或不联合贝伐珠单抗。使用卡培他滨后出现了手足综合征，或病人不愿意使用静脉输注药物，可考虑用曲氟尿苷替匹嘧啶片联合贝伐珠单抗，或减量 30%~50% 的两药联合方案。对贝伐珠单抗有禁忌者，可考虑单用化疗或西妥昔单抗联合或不联合伊立替康，当然这里又进一步对基因分型提出了要求，即 RAS、BRAF 野生/MSS 型的病人。

对姑息一线治疗，CACA 与 NCCN 和 ESMO 指南有哪些不同？CACA 进一步强调，在药物选择中，根据 RAS/BRAF 的基因状态来选择最佳治疗药物。它对于一些国内不可及的药物，比如帕尼单抗，有一些中国人群证据不足的临床研究，采取的如一线的双免治疗并未被纳入。而对一些化疗药，如氟尿嘧啶不耐受者，可用国产雷替曲塞进行治疗。这是三者的区别。

病人病情出现进展后，二线治疗又该怎么办？同样也分为适合强烈治疗和不适合强烈治疗者。对二线治疗适合强烈治疗，也根据基因型，RAS/BRAF 双野生型病人，一线奥沙利铂和伊立替康可互为一、二线的，雷替曲塞与铂类可作为二线治疗。在靶向治疗选择中做了具体指引，如一线未使用靶向药物，二线可以是西妥昔单抗；如一线是西妥昔单抗，二线可选择贝伐珠单抗；如一线是贝伐珠单抗，二线可跨线使用。这样就让我们在选择药物时有了一个非常具体的指引原则。对 RAS 或 BRAF 突变型病人，一线贝伐珠单抗可跨线使用，如一线未使用，二线可使用贝伐珠单抗。对 BRAF V600E 突变这类特殊类型病人，CACA 指南建议两种方案，西妥昔单抗 + 维罗非尼 + 伊立替康，或达拉菲尼 + 西妥昔单抗 ± 曲美替尼。这跟 NCCN 和 ESMO 是有区别的，后面会进一步阐述。对 MSI-H/dMMR 病人，一线可用化疗联合靶向的治疗方案，对未使用过免疫检查点抑制剂者，可继续使用 PD-1 单抗进行治疗。

在此应强调，中国学者有自己的临床研究，比如改良的 mXELIRI 方案在中国人群中是安全有效的，这个方案也被列入了 CACA 指南。

另外，如果一线使用三药化疗出现进展者，在会诊包括在一些基层医院会诊时，常会问如果一线三药都用了，后续治疗怎么办？后续治疗是把三药中再挑出来继续使用，还是直接按照三线治疗？CACA 指南建议，此时可参照三线治疗方案。维持治疗中如出现进展的病人又该怎么办？你可优先导入原先的诱导化疗方案，我相信会让很多基层医生更加明确未来的治疗方向。而对少见的 *POLE* 或 *POLD* 基因突变者，有可能是免疫检查点抑制剂敏感人群，这一点充分遵循了 MDT to HIM 原则，并不是完全强调照本宣科，而是强调有一些特殊的靶点突变时，可选择一些特殊药物。

如果病人的体力状况不好，应进行一个体能状态（PS）评分，如 PS 评分 > 2 分，采用最佳支持治疗，而不去给病人更多的治疗。即使病人有更强烈的意图，我们还是应遵循 MDT to HIM 的原则。当 PS 评分在 0～2 分时，根据基因型分型进行分层，可以考虑西妥昔单抗单药或卡培他滨/氟尿嘧啶/曲氟尿苷替匹嘧啶片 + 贝伐珠单抗联用治疗。

二线治疗时三个指南多有不同。CACA 指南明确指出，不建议西妥昔单抗跨线治疗，但 NCCN 指南未规定，ESMO 指南跟我们一致。*BRAF* V600E 突变者，根据国情、药物可及性，我们有两种方案可以选择，ESMO 指南没这样推荐，而 NCCN 推荐的是康奈非尼 + 西妥昔单抗/帕尼单抗，CACA 指南有两种推荐，分别为两靶或三靶，或 VIC 方案（维莫非尼 + 伊立替康 + 西妥昔单抗）。在药物选择上，如果病人出现氟尿嘧啶毒性，可用雷替曲塞替代，而对一些不可及的靶药，我们根本不会考虑，未纳入指南中。对三线及以后的病人，首先进行非分子标志物治疗选择。就是不考虑基因型状态，可采用瑞戈非尼/呋喹替尼/曲氟尿苷替匹嘧啶片 ± 贝伐珠单抗，其中呋喹替尼是中国的原研药物。分子标志物选择，我们根据 *BRAF* V600E 突变类型、HER2 过表达、dMMR 状态、*RAS/BRAF* 野生型及 *NTRK* 融合基因，相应选择不同的治疗药物。进一步说明，在西妥昔单抗与伊立替康联合用于三线治疗时，就做血液 ctDNA 检测，*RAS/BRAF* 均为野生型且一线治疗 PFS 超过 6 个月，才考虑去挑战治疗。如果上述常规治疗均不适用，可以选择一些局部治疗，比如介入治疗、体内注射、物理治疗和中医药治疗。

此外，CACA 指南强调中医药治疗的重要性。在临床中，每个肿瘤科医生都不会规避这个问题，基本上 70%～80% 的病人都会进行中医药治疗，中医药治疗可辨证施治，扶正祛邪，减轻西医治疗的不良反应，增加疗效，提高生活质量。

对三线及以后，CACA 和 NCCN、ESMO 指南又有哪些不同呢？可以看到在免疫治疗、抗 HER2 治疗和转移部位支持治疗方面都有不同。免疫治疗，CACA 指南一线治疗仅推荐帕博利珠单抗单药；三线以后有呋喹替尼；而对抗 HER2 治疗，CACA 指南并不像 NCCN 推荐为一线治疗，而是在三线后才推荐，这是基于中国人群的研究数据。另外对转移部位，ESMO 指南未明确指导，而 NCCN 指南仅有肝、肺、腹膜转移相关指导，CACA 指南则有脑和骨转移相应的指导。

对支持治疗方面，CACA 指南强调中医辨证施治，而在 NCCN、ESMO 指南中这一点暂时是没有的。对决策方面，在原发灶局部治疗和全身治疗方面，CACA 指南强调 MDT to HIM 决策，NCCN 指南无特殊指导，ESMO 指南仅提到了 MDT。所以，CACA 指南更全面。

回顾刚才那个病例，姑息一线治疗采用的是 FOLFIRI（亚叶酸钙＋氟尿嘧啶＋伊立替康）＋西妥昔单抗 12 周期后维持治疗。进展后采用两药化疗＋贝伐珠单抗。三线治疗时，采用了临床研究，这是 MDT to HIM 讨论的结果，也是个体化治疗。呋喹替尼是标准的三线药物，在此基础上加上 PD－1 抑制剂和菌群移植，目前该病人正在治疗中。

顾艳宏教授把 CACA 指南与 NCCN 和 ESMO 指南进行了对比，结合 NCCN、ESMO 指南两者之长，规避两者不足，形成了独具特色的 CACA 指南。同时结合现有国情，补充中国特色，如中国原研药物、中医辨证施治、营养等支持治疗等。在过程中体现了依法行医、人文行医和科学行医，同时更深刻地体现了 MDT to HIM 理念。因为每一个决策都是集体决策，每一个集体决策都是智慧的结晶。病人尽管病情严重，但得到了最佳治疗。因此在整体治愈率方面，中国是走在世界前列的。

直肠癌还有一个最大的特点是 2/3 都在直肠的中低位，人们经常会在保肛和保命的决定中纠结不断，到处求医。对这类病人，应该采取怎样的对策，怎样让功能保留，从而达到峰回路转呢？

4. 功能保留，峰回路转

低位直肠癌病人经常面临保肛还是保命的痛苦抉择。一老年男性，直肠肿瘤距肛门只有 3cm，MRI 显示在系膜内还有转移淋巴结，如此低位直肠癌，教科书中需把肛门切掉。根据 CACA 指南，能否既保命又保肛呢？

这一病例的特征是一个距肛门只有 3cm 的低位直肠癌，临床分期是 $T_{3b}N_2M_0$，伴环周切缘（CRM）（－）但壁外血管侵犯（EMVI）（＋）。

首先遵循 CACA 指南，按病人的 T 分期、N 分期和相关危险因素对病人进行风险度区分。病人 EMVI 阳性，按危险度区分为高风险。要做好风险度区分，离不开 MDT to HIM 整合治疗中心的支持，也需要高质量的 MRI，以及有经验的放射诊断医师的支持。

根据不同风险度，CACA 指南也会给予不同的治疗推荐，比如极低风险和低风险，以手术治疗为主，到了中风险以上，建议先行新辅助治疗，之后重新评估，根据肿瘤退缩情况决定下一步是手术还是巩固治疗，还是观察等待。

这例病人肿瘤距肛门仅 3cm，但他保肛意愿非常强烈，所以遵循 CACA 指南先进行新辅助放化疗。

在 CACA 指南中，对新辅助放疗模式有较为详细的介绍，可分为两大类，一类是通常所说的传统放疗模式。传统放疗模式又有两种，一种叫长程放化疗，做法是单次照射剂量 1.8～2Gy，总治疗时间 5 周到 5 周半时间，总剂量达 45～50.4Gy。在 5 周到 5 周半放疗同时，会联合氟尿嘧啶类药物增敏，可用 5-FU，也可用卡培他滨。在放化疗结束后 6～8 周，接受根治性手术，手术完再行辅助化疗。另一种是短程放疗，短程放疗单次照射剂量增加到 5Gy，连续 5d。治疗后要求病人在 1 周内立即接受根治性手术。目前最常用的放疗技术有两种，一种叫做三维适形照射（3D CRT），另一种是束流调强放疗（MRT）。束流调强放疗是通过分散剂量的入射角度，能使肿瘤周围正常组织高剂量照射容积明显下降，正常组织受照射所产生比如腹泻、直肠炎及尿道相关不良反应就会明显减少，束流调强放疗相比三维适形照射不良反应都有明显减少。这就是束流调强放疗具有的物理学上的优势。当然，传统的放疗已经使用有近 20 年了。随着时代发展，越来越多的医生对传统治疗模式提出了异议，认为不够完美，仅仅是减少了病人局部复发率，但它产生了一些新的问题，即经典的短程放疗，在放化疗结束后一周内，就要进行手术，没有留给病人太多时间让肿瘤退缩。

对长程放化疗，比如氟尿嘧啶单药联合的长程放化疗，病理学完全缓解（PCR）率只有 10%～15%，这在当前医疗技术条件下不能让人感到满意。另外随着直肠癌术式改成全直肠系膜切除术（TME）后，局部复发率不再是病人失败的最主要原因，更多病人会因远处转移而致治疗失败。

对于放疗本身给病人带来的一些困扰，包括性功能下降、生育力丧失，同样让病人和医生对放疗可能望而却步，怎么办？CACA 指南，对此有一个非常明确的说明，就是要做优化。怎么做优化？以结果为导向的优化，可以考虑给病人做加法，目的是让肿瘤得到最大程度退缩。另外让病人远处转移风险降到最低。我们也可以考虑给病人做减法，在保证病人疗效而无明显损失的前提下，去除一些不必要治的疗，可以更好地节约有限的医疗资源。

接下来依次介绍一下，CACA 指南对传统模式到底怎样优化。第一个优化方案是在长程放疗的同时，在氟尿嘧啶类药物治疗的基础上，再联合化疗药物伊立替康。这样一个模式的证据来源于我国的原创性研究 CinClare。在有条件的医院，可以让病人先去接受一个 UGT1A1 基因检测，根据不同基因型，给予不同剂量的伊立替康，以此换取更好的临床获益。

如 UGT1A1 基因型 *28 位点，表现为野生型，可以每周给予伊立替康，剂量 $80mg/m^2$，如为杂合突变型，伊立替康每周剂量 $65mg/m^2$。如为纯合突变型，这样的病人有非常高的概率对伊立替康产生严重不良反应。所以不建议在长程放疗的同时再去联合伊立替康。从结果上看，在联合了伊立替康之后，相比传统的长程放疗说，PCR 率增加了 1 倍。当然了，在增加细胞毒性药物之后，毒性反应也会有所增加,主要表现腹泻和粒细胞降低,发生率有所增加,不过都在临床可控的水平。

有同道会问伊立替康可以使用,那另一个化疗药奥沙利铂行不行呢?目前有多项研究提示,奥沙利铂不建议用于联合长程放疗,因为它增毒但不增效。

第二个优化方向,就是原本在手术之后进行辅助化疗,现在希望在新辅助阶段能得到一个更好结果。能不能够把原本要在辅助治疗中间的化疗向前移,移到新辅助治疗使用。向前移有两种不同的方案,可把化疗移到放疗或放化疗之后,称之为巩固化疗,也可把它放到更前面,先做化疗,再做放疗或放化疗,称之为诱导化疗。这两者会给病人带来什么样改变呢?通过这种改变,我们强化了新辅助阶段整体治疗的剂量强度,并且从一系列研究中间,能看到病人肿瘤的退缩得到增强,病人的远处转移风险会下降。

如果目标是让肿瘤完全消失,进而保住肛门,先做放化疗再做巩固化疗相比先做化疗再做放化疗,会有更大优势。

通常会建议围手术期整个化疗时长大概在 6 个月,有时会向前移一部分,有时会把所有化疗全部移上来,全部移上来称之为全新辅助治疗(TNT)。通过这样的努力,基于现有数据,肛门保留率超过了 50%。

这样,可以让肿瘤完全消失的机会超过 30%,甚至可以超过 50%。之前,如果要手术,就要把肛门切除。下一个问题来了,对于肿瘤退缩非常好、病灶已经消失的病人,能不能避免手术,让病人保住肛门呢?这是一个非常好的设想,但现实可能给我们一个痛击。因为研究显示,临床上评估为临床完全缓解(CCR)的病人,如果依然准时接受手术,真正达到病理完全缓解(PCR)的病人只有 36%。换句话说,对更多病人如果不进行手术,可能会有癌细胞残留在体内,这些癌细胞很有可能就成为将来复发的根源。

如何能把真正的 CCR 病人精准地选择出来?目前国际上一个主流观点是,做内镜检查,要进行直肠指检,还要有高分辨率磁共振影像学支持。这三种检查都提示无任何肿瘤残留,才可认为病人达到了 CCR。

但这还不够,2014 年国际观察等待数据库成立了,希望能集全球之力更快得出这样一个结论——观察等待到底行不行。880 例病人的研究结果给了一个初步答案,没有做手术的病人,经过随访,大概有 1/4 最后还是出现了肿瘤进展。其中 88% 的进展是发生在放化疗结束 CCR 之后的两年内,97% 的病人进展还是局限在肠壁内。再去看这些病人的长期随访数据,是非常不错的一个结果。

所以对那些经过放化疗后 CCR 的病人观察等待到底是否可行。CACA 指南认定观察等待策略总体上安全可靠,有 1/4 病人会出现局部进展,我们称为"Regrowth",这种"Regrowth"不等于通常所说的根治性术后的复发(Recurrence),这是两个不同的概念。如果说没做手术,仅仅是放化疗后病人出现局部进展,只要及时发现,病人依然有机会接受挽救性根治性术,同样能实现根治目标。

刚提及的国际观察等待数据库提示，两年内绝大多数病人的复发、进展，可能就发生在这个时间段内。所以在这一时间段内，要给病人密切监测，早期发现早期治疗。另外，97%的复发进展会局限在肠壁内。如果病人达到了CCR，能不能做一个局部切除，把它将来进展的基础去掉，能不能有效地改善病人将来失败的风险，同样值得今后进一步探讨。

CACA指南还有一个非常显著的特色，即强调中医药治疗。因为放疗病人在放疗期间，通常表现为气阴两虚、热毒瘀结。中医药治疗可在这方面发挥很大作用，像益肾滋阴、清肠燥湿、活血解毒。通过这些努力，能让病人对放疗耐受性显著提升，并且降低放疗带来的不良反应。

CACA指南还特别强调对病人的全程管理。对那些病史、体检、癌胚抗原（CEA）、CA19-9指标，建议在手术治疗后的前2年，每3个月进行一次评估，第3~5年，半年评估一次，5年后改为每年一次。对影像学如CT、MRI也有相关要求，但PET/CT不作为常规检查项目。另外，如果病人的身体状态非常差，即使出现了进展，也没办法给予相关治疗。因为这时再给病人进行频繁检查，意义非常有限。术后肿瘤指标CEA，如果水平升高，并不能直接作为治疗依据。首先要进行非常完整的体系性检查，如果是阴性，继续定期复查。如果是阳性，发现复发转移证据，就按照复发转移进行治疗。

CACA指南除了让病人活得更长的目标之外，还有一个非常大的目标，就是希望病人活得更好，给予病人更好的康复管理，包括营养治疗、中医康复治疗、长期后遗症治疗，以及对做了Miles术后的造口管理，所有努力都是希望病人不单是延长生命，而要让病人活得更有尊严。

最后再回到病例。我们遵循CACA指南，给病人做了一个长程放化疗，同期联合卡培他滨和伊立替康。放化疗结束后复查发现肿瘤有了明显退缩。病人有强烈保肛意愿，我们继续给予巩固化疗。到治疗结束后5个月再去复查发现，肿瘤已经看不到了，达到了CCR的状态，目前病人还在密切监测过程中。

感谢朱骥教授将CACA指南的这部分给大家做了精彩呈现，也融入了国内国外一些数据，告诉我们治疗策略选择至关重要。一件事情要成功，策略占75%，技巧占25%。但我们也知道，医学上用的是概率学，但对病人而言只有"是"或"不是"两种答案。这个病例是幸运的，病情完全得到了缓解。我们努力的目的就是挑出更多这样幸运的人，这也是樊院士所说的把正确的方法用在正确的病人身上，获得正确的结果，我们如何去做？这是我们今后努力的方向。

5. 小 结

在本次精讲过程中，大家看到了整体整合医学对诊疗的指导作用，尤其是术前分期在指导放疗方面发挥了至关重要作用。如何让术前分期更接近于真实的病理分期，需要进行努力和探讨。也呼吁病人家属遵从医生建议，依从性更好一些，可能便于疾病术前的判定更精准一些。我们也参考个人意愿，这也是治疗人性化的体现，目的是把治疗决策做得更好。我们认为在肠癌的治疗中，这种全程管理，建立个人健康档案至关重要，以备健康服务和健康指导应用。

设想一下，随着人工智能（AI）的建立，未来人人可以享受智慧医疗，应用软件（app）会及时地提示你吃什么，何时该检查，可能还会更好。对于直肠癌病人，如何将功能的保留变成大概率事件？外科有分工，近期这个职业还不会消失，但还需要继续努力，还要把创新术式作为努力方向。

在肿瘤的治疗方面，我想说"肠癌攻克终有时，更多希望在药物"。也就是说最后的落脚点肯定会是在药物上，只是现在还没找到。我们看到的药物都有效的，但这只相当于割韭菜，我们需要将疾病连根拔除，就要发现治愈性药物，这一天一定会到来。

肠癌的未来，我想借用樊代明院士的三句话：贵在整合，就是要跳出小圈子，跳出局部区域，胸怀大局，站在一个国家或民族高度，去考虑治疗，难能可贵；难在整合，MDT 是我们选择最佳治疗的一个最基本要求，在此基础上升华成 HIM，升华到整合医学思想，站在更高高度；这可能会更难，但是向制高点攀登，攀登上去我们就赢在未来，赢在整合。

樊理事长在开幕式上说的那些话，令我深感自豪。身为中国抗癌协会的一员，不仅感到自豪，也要更加努力，为抗癌协会增光添彩。我也相信，CACA 指南在樊理事长带领下，必将走向世界，向世界贡献中国智慧、中国方案，发出中国声音。我相信将来 CACA 指南可能会成为我们与多国交往的一个桥梁和通道。CACA 指南也必将成为我国在国际上最耀眼的明信片。

二、总　结（樊代明）

一个半小时到现在很快，网上听/观众已达 353 万，其中也有病友，可能还有健康朋友给我们极大的支持。

听了上述内容，我思考了一下，假如一个人得了直肠癌，或有一个朋友得了直肠癌，我们找刚才这 5 位医生会诊，最后结果肯定与别人不一样，为什么？因为他们有 CACA 指南，因为这是在 NCCN 和 ESMO 指南的基础上拿出的中国方案。但是，不是所有人都能找到他们，他们可能太忙，但只要有了他们所讲解的 CACA 指南，只要学过来，不就相当于找到他们了吗。

有人问，肿瘤指南有 NCCN，有 ESMO，我们只要翻译过来用就可以了？那不行，因为中国的情况、中国的病人不一样，中国的经验也不一样，NCCN 和 ESMO 指南也在不断变化。为什么要变化？因为有错误之处，如果完全照搬过来，他错你也错，怎么能行呢？那可是人命关天的事。CACA 指南和 ESMO 或 NCCN 指南究竟有什么不同？

听了他们的报告，我想强调的是：第一条，CACA指南的形成与其他指南的区别。国外的循证医学（evidence based medicine）指南是以证据为基础的。循证医学事实上是数学进入到临床医学给我们规定的清规戒律。通过计算概率得出结论，对不对？对！但存在很多本身的问题。因为人算不如天算，所以循证医学也遇到了麻烦，光讲证据不行还要加上什么呢？加上医生的经验，加上病人的反应，这两点在以前的循证医学是放到最后的，把随机对照试验（RCT）算在前头。现在发现要把这两个提上去，CACA指南就考虑了中国医生的经验和中国病人的反应。所以我们一定要从过去的"Evidence-based medicine"换成"Evidence-informed medicine"。证据不是只依靠证据，不像法官判案那样，而是知道了证据再来做决策，简言之不是"循证医学"，而是"询证医学"才对，CACA指南就是这样形成的。

第二条，我们提出了整合。这个整合不但是学科间的整合。ESMO或NCCN指南可能主要是在药物治疗方面有它们各自的长处。CACA指南是把外科、放疗，还有其他治疗，包括中医治疗都有机整合到一起，来考虑病人的整体情况，这就大不一样了。顾艳宏教授列举了多个方案，一个病人大概有45个方案，45个方案都是在外国人群中得出来的，都是有效的。但把这些方案全部用到一个病人身上实施，他肯定受不了，可能治疗坚持不到一半。那该怎么办？把这些方案拿出来，针对不同的病人，什么多用，什么少用，什么不用，什么早用，什么后用，这都要靠医生经验。所以CACA指南就是一个整体整合型指南，这是另一个特点。

第三条，使我们既保命又保功能。比如，国外所有指南都是针对怎么把病人的癌细胞杀死。其实很多时候把人都杀死了，肿瘤还在。是不是这样呢？人为什么能活，是靠自然力，叫Nature Force。所以CACA指南除了指导怎样把癌细胞杀掉，还指导有怎样保护人体自然力，通过自然力去抑制癌细胞。手术是机械性损伤，化疗是化学性损伤，放疗是物理性损伤，生物治疗是生物性损伤，有的医生不注意讲话技巧，还会对病人造成心理性损伤。本来病人的肿瘤并不大，不会引起死亡，但可能因为治疗对正常器官造成了损伤从而导致了死亡。所以，CACA指南倡导所有治疗方法不仅要抗肿瘤，还要考虑到保护正常器官。在中国抗癌协会，我们有一支非常强大的力量。大约有11个分会，他们可能不一定熟知肿瘤，他们也不一定搞肿瘤研究，但他们知道怎么保护正常器官，比如，肾脏肿瘤委员会和肿瘤肾脏委员会，前一个负责杀死肾脏的癌细胞，后一个负责保护癌细胞对肾脏的损害。此外，我们还有保肝的、保肠的，还有保心的……所以很多病人不做手术，不做放疗，不做化疗，他们仍然能存活很长时间，靠的是什么？靠自然力。这种病人有很多，而且不是多活一年两年，是活很多年。

第四条，重点是扬长避短。比如，我们有中医药治疗，除了可减轻副作用外，还可以增强某些疗效等。

基于上述四种特征，才构成了中国的CACA指南，当然我们还会不断发展，对于 53 个瘤种我们都是这样考虑的。

有人会说，樊代明怎么也搞起指南来了？他不是反对指南吗？No！我没有反对指南。指南是我们众多医生经验的结晶，没有什么错。大家一定要认真学习，而且要把指南纳入我们的教学中。学生毕业后不知道指南怎么行？我参加过很多会诊，我提到指南，他们说我们这样的人看病还靠指南吗？这话也许是对的，但也是错的。你必须了解指南背景情况下，包括基础的、临床的，才能说这种话，然后才能针对具体的病人才能有特定的见解。

指南总是大众化最基础的知识或规范，适用于某一部分病人或更多数病人，但人人都有例外。世界上没有两个相同的病人，所以我们要提 HIM，从 MDT 到 HIM 它是一个质量的提升，不是把各学科专家聚在一起搞个 MDT。你说一个他说一个，最后谁也拿不出一个全面方案，这样能行吗？HIM 就是全因素整合以后的诊治方案。所以不仅要建成多学科整合诊治团队，而且一定要制定出个体化的整合诊治方案。不然两个病例讨论完都一样，甚至 5 个病人也一样，今天和后天一样，这就存在问题。然而，形成个体化方案还不够，还要通过不断实践，到最后拿出一个什么结果，就是最大化、最优化的整合诊治效果，这就叫 HIM，或 MDT to HIM。

对于大肠癌或直肠癌，我们现在有了好指南，就把所有事情搞定了吗？No！还有很多搞不定的事情，怎么去研究？对搞不定的地方，我们提出来，国外也提出来，那我们就等着瞧、等着看（watching and waiting）。等一等，想一想？我发现一个非常重要的现象，不是我随便想的。本人主编那套 6 卷 32 斤重的《整合肿瘤学》花了我整整 7 个月时间，改这个指南又花了 3 个月时间。我一边改一边想，在直肠癌指南中发现了一个很重要的情况，什么情况？

有些直肠癌病人，在术前做了化疗或放疗或化疗 + 放疗后，肿瘤缩小了，肯定是效果好。肿瘤不动，还是那么大，也是效果；还有的肿块还那么大或长大了很多，但成分变了，癌细胞都没了，全都是炎性组织和结缔组织，这也是很好的效果。它是成分变了，不是肿瘤长大了，是其他的炎症组织长大了。这个时候去检查，影像科就说复发了或者没有效果，于是叫外科去切除。外科切下来后，病理学显微镜下根本找不到癌细胞，没有癌细胞，这叫白开刀。但是哪些病人治疗完后，会有这个结果呢？我们不知道。有的外科医生说应该切除，不切除怎么知道没有癌细胞，这也许叫"治检"吧！这是不是重大的研究项目？要想知道哪些人做了手术是这个结果，其他肿瘤病人这个结果的占比好像没这么高，但直肠癌是这样的。

大家不要把肿瘤都看成一样的。结直肠癌中，病灶在左半结肠的治疗效果要比右半结肠好；直肠癌可能又比左半结肠的效果要好。肿瘤是一个全身性疾病，在 100 年前，按照爱尔兰的国际疾病分类（International Classification of Diseases，ICD），分出来是 81 个病，肿瘤就是其中的一个。从头到脚各部位的肿瘤症状和体征就会不一样，于是形成了很多学科。因为治疗方法不一样，如手术、放疗、化疗、中医药治疗等，于是对应分成了不同医生。

但反过来讲，肿瘤也就一个特征，即瘤细胞一直长，控制不了，自控不了，自己消失不了。我们用这么多方法，为什么治疗的结果不一样？比如用同样方法治疗不同的直肠癌，效果不一样；同一个直肠癌用不同方法治疗，效果也不一样。这种问题屡见不鲜，我们是不是该去考虑还有其他问题？

我们能不能从现在分类搞出一个生物学分类（Biological Classification），按照生物学来分呢？本人提出如下观点供大家参考。

我认为，直肠癌都是癌，但它不都不一样，我们只是说长在直肠才得到了直肠癌这个名称，它的生物学表现，包括病理、临床、治疗效果，到最后结果都会是不一样的。

我们能否将其分成三种：一种叫天生型（Natural），一种叫后生型（Nurtural），还有一种既有前 N 又有后 N 称为 Co-N 或 mix（共生型）呢？我们先初步将直肠癌分成天生型、后生型和共生型，其治疗方法是不一样的。

首先，天生型常常发病年龄较小，后生型发病年龄比较靠后，这和人体发育和进化状态有关。天生型肿瘤是什么？人体肿瘤都是由干细胞来的，而天生型肿瘤和遗传有关，特别是胚系遗传有关。在母亲子宫有一种细胞，它长成畸形，一般的细胞打上了标签，体内自然力叫它不长就不长，叫它死亡就自然死亡（称之为凋亡，Apoptosis）。这个细胞人体是拿它没办法，它一定要长的。后生型呢？干细胞本是正常的，是受到了体外环境的影响，抽烟、喝酒或其他环境因素的影响，使它发生了突变。所以前一个应该是抑癌基因失活，而后一个是癌基因的激活。

其次，从肿瘤发展上看，病理上，天生型发展比较慢，成为相对良性的发展过程；后生型发展很快。细胞上，天生型多为单一细胞，就像白血病一样多是一种细胞；而后生型是多种细胞，也可能是印戒细胞也可能是未分化细胞，也许是其他异质性细胞。

再次，从生长或转移性质上来看，天生型很少转移，虽然它可能也长得很大，但很少发生转移，即便有转移也可能是转移到肝脏；而后生型不同，它长得很快，而且常常发生转移。天生型常有包膜，后生型常无包膜随意生长。天生型常常是凸起来一块，而后生型常平着长或溃疡型生长。再来说分化，天生型肿瘤抗原，包括甲胎蛋白或癌胚抗原，还有其他抗原的胚胎性抗原较弱，后生型则很强。

最后，在手术治疗方面，我们对天生型以杀灭为主，用各种办法，或用放疗，或用化疗，或手术，有一个切一个。天生型是细胞在增殖过程中不能凋亡所导致的，只要把肿瘤切除了，它不会转移，切掉就除根了。有一个病人，她做过 4 次手术，现在存活了 26 年。后生型不仅是癌细胞发生突变，而且身体自然力大幅度下降，自己管控不了癌细胞。药物治疗方面，天生型容易出现单药耐药性，后生型是多药耐药性，只要一种药耐药，所有药都会出现耐药。前者只有一个药耐药，这个药不行了，换一种药就可以。所以我们很多时候用放疗可以把肿瘤杀死，用化疗也可以把它杀死，手术也可以把它去掉。

大家可以总结一下，看天生型、后生型、共生型各占比多少。据我观察，天生型大致占 1/3 左右，后生型也是 1/3 左右，共生型可能也是 1/3 左右。如果能够把这个规律总结出来，假如病人是天生型的，就可以想各种办法把它去掉，而对后生型或共生型则需要找到其他对策。

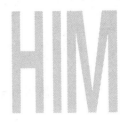

脑胶质瘤整合诊治前沿

◎江 涛 王 樑 吴劲松 王 磊 杨学军
马文斌 赵继宗 周良辅

一、专家解读

1. 指南概述，规范先行

脑胶质瘤是生长在大脑内的肿瘤，占原发性颅内恶性肿瘤的 80%，是颅内居第 1 位的恶性肿瘤。脑胶质瘤是男性青壮年第一肿瘤死因，女性青壮年第 3 肿瘤死因，中国每年新增病人近 9 万，新增死亡人数近 6 万。从发病率和死亡率看，我国脑胶质瘤与国外报道基本一致。与肺癌、结肠癌等肿瘤不同，到目前为止尚未发现脑胶质瘤的高危因素，因此难以常规预防。临床表现为颅内压增高、神经功能缺失、癫痫发作，一旦在生活或工作中出现以上症状，需立即就医。

脑胶质瘤的临床困境有哪些？为什么死亡率和致残率这么高？第一，发病部位特殊。大脑是一个精密器官，任何部位损伤都可能给人体造成重大功能障碍，因此致残、致死率高。第二，神经系统解剖结构复杂，手术切除困难。第三，内部异质性强，精准诊断欠缺。第四，针对脑胶质瘤，目前治疗手段有限，临床整合不足。

21 世纪初，北京天坛医院建立了中国人群队列研究，目前脑胶质瘤入组病例接近 5000 例，随访病人最长将近 20 年，形成了我国脑胶质瘤整合研究平台。脑胶质瘤研究水平在中国进入了新阶段。

从早期学习借鉴国外经验到合作研究，到现在发布的 CACA 脑胶质瘤指南，成为国际三大指南之一。脑胶质瘤治疗经历了经验医学、专科医学、循证医学、精准医学、整合医学，即 HIM（Holistic Integrative Medicine）。整合一小步，临床一大步，在整合医学理念指导下，低度恶性胶质瘤 5 年生存率与国外比较，我国提高了将近 24%。恶性程度最高的胶质母细胞瘤 3 年生存率与国外先进水平比较，我国提高了 6%。与美国 NCCN 指南和欧洲 ESMO 指南比较，CACA 指南具有中国人群流行病学数据，在手术路径、外科术式、整合诊断、辅助治疗、康复、和缓治疗、中医中药治疗都有中国特色。所谓"他有我精、我有他无"，CACA 赢在整合。

CACA 指南独立成册，贯彻整合医学理念，融合国内外科研成果，纳入中医药理念，有中国独特的治疗特色。

2. 病例引导

女性，58 岁，因"头痛 1 周"入院。查体：言语流利，四肢肌力 V 级，KPS 评分 90 分。影像学发现左侧颞枕叶、胼胝体区域异常强化病灶，功能磁共振检查提示病变代谢水平显著增高，局部神经功能标志物活性显著降低，病变已经损害周围纤维传导束，多模态整合影像诊断为胶质母细胞瘤。

根据 CACA 指南，最大范围安全切除是胶质瘤治疗的最高原则。该病人采用多模态神经导航、超声导航、荧光导航等定位肿瘤，应用术中神经电生理监测技术和术中唤醒皮层电刺激技术定位功能脑区，显微神经外科下完整切除肿瘤，最大限度保护周围组织功能，达到最大范围安全切除的要求。

分子病理诊断已经成为胶质瘤病理诊断不可或缺的环节，IDH 突变、Ki-67 突变、CDKN2A 突变、TERT 启动子突变、染色体 1p/19q 缺失状态、MGMT 启动子甲基化状态等，是获得精准诊断必要的分子检测项目。根据 CACA 指南结合组织形态学特征和分子病理学特征表达，整合成病理诊断，为精准治疗提供重要依据。此例病人的精准整合诊断是成人型胶质母细胞瘤 IDH 野生型。

对胶质母细胞瘤，多模态手术导航下最大范围安全切除后，进行 MDT to HIM 术后整合治疗方案，CACA 指南推荐在 2~6 周内给予放疗、同步 TMZ 化疗。病人采用三维适形放疗和调强放疗模式，60Gy 分割 30 次，每次 2Gy 化疗方案，在确保放疗效果前提下，最低限度减少功能脑损伤。根据 CACA 指南，在同步放化疗结束后，完成 TMZ 辅助化疗，联合新的肿瘤电场治疗达到最佳治疗效果。

肿瘤电场治疗是一种新型肿瘤治疗方法，在肿瘤局部形成交变电场，影响肿瘤细胞的分裂和增殖，主要通过偶极子重排和界定两种效益来发挥控肿瘤作用。该病人经过规范化治疗，疾病局部控制状态良好，但胶质瘤治疗最大的难点是肿瘤复发，该病人影像学发现在病变的额顶部出现新的复发病灶。在肿瘤复发即刻进行 MDT to HIM 讨论，结合 CACA 指南确定整合治疗方案，在电场治疗的基础上增加免疫治疗和靶向治疗。经整合治疗后，病人疾病局部控制良好，也完全恢复到正常生活状态。

通过这例脑胶质瘤病例全程治疗过程，可以看到脑胶质瘤治疗复杂，需要精准手术；脑胶质瘤病理诊断难，需要整合诊断；综合治疗难，需要 MDT to HIM；新型治疗难，需要未来在这方面投入更多精力、人力和物力。

3. 手术先导，兼重功能

脑胶质瘤会引起病人局灶性神经功能障碍。随着肿瘤增长，会造成颅内压弥漫性增高，造成脑疝，引起死亡。因此 CACA 指南指出，脑胶质瘤手术的目的主要包括以下四点：①解除占位征象，缓解颅内压增高造成的头痛、恶心、呕吐、视盘水肿等临床症状及体征；②解除因肿瘤引起的相关神经功能并发症，如肿瘤相关性癫痫；③通过手术获取肿瘤组织标本、细胞标本，明确肿瘤组织病理诊断，并进行分子综合分析,最后整合成病人的个体化病理诊断;④通过手术可有效降低肿瘤细胞负荷,为后续整合治疗提供良好的生物学环境。CACA 指南指出,脑胶质瘤的手术原则是最大限度安全切除,包括最大切除范围,以及最大限度保护神经功能。

　　CACA 指南指出,脑胶质瘤手术可采用两种策略,一种是开颅肿瘤切除术,主要适用于 CT、MRI 提示有明确颅内占位,伴有严重颅内压升高及脑疝风险,会缩短病人预期寿命,或肿瘤会引起局灶性神经功能障碍,或病人并发肿瘤相关性癫痫。手术可帮助病人延长生命,缓解临床症状。但有些病人存在心、肝、肾、肺等功能障碍,或因年龄、身体基础条件等多方面原因,并不一定适合开颅手术,或肿瘤病灶本身位置深,处于功能区或弥漫浸润至双侧大脑半球,甚至播散到脊髓,这样的病人适合采用立体定向穿刺活检方法来获得肿瘤组织,来满足病理学诊断的需求。

　　在 90 年前,神经外科的先驱曾经尝试对脑胶质瘤开展大范围切除,以达到解剖性切除目的,可显著延长病人生存时间,但很遗憾,手术也带来了神经功能障碍的严重后果。脑胶质瘤的解剖性切除策略目前依然不为过时。CACA 指南认为对非优势半球非功能区的脑胶质瘤,依然可以采用解剖性切除策略,实现脑胶质瘤的脑叶切除,最大限度获得生存效益。

　　随着现代影像技术发展,脑胶质瘤影像学边界逐渐可采用多模态磁共振结构影像、代谢影像来划分。因此 CACA 指南指出,对脑胶质瘤手术,更多推荐基于影像学边界的全切除。同样基于影像技术,还可对深在胶质瘤、功能区胶质瘤、弥漫生长胶质瘤采用影像引导下穿刺活检手术,利用立体定向穿刺活检技术或无框架立体定向穿刺活检技术,获取肿瘤组织样本,用于组织病理学、细胞病理学诊断,用于分子分析,最后获得个体化整合病理诊断。对功能区的脑胶质瘤手术策略,CACA 指南认为大脑是功能非常复杂的拓扑网络结构,因此对于功能区的脑胶质瘤手术,不能仅满足延长病人生命,一味扩大肿瘤切除范围,还要最大限度保护病人的神经功能需求,这样可让病人回归到正常的学习、工作及社会生活中。

　　CACA 指南推荐基于多模态神经影像技术的个体化精准手术,适用于脑胶质瘤尤其是功能区脑胶质瘤手术,现代磁共振技术提供多种序列的结构影像、代谢影像、功能成像。基于多种分子影像 PET 技术,以及可视化的脑电技术,都可以整合在多模态技术中用于个体化脑胶质瘤的精准神经外科手术,例如利用磁共振的 BOLD 成像技术。这是一种功能磁共振成像技术,具有无创、实用、三维可视的特点,特别适用于运动区皮层功能定位,但对语言及高级认知功能的定位精度还有欠缺。此外,可借用功能磁共振的 DTI 纤维素适中成像的技术,对大脑皮层下功能网络进行三维重建。例如像一个额叶后部紧邻运动语言区的胶质瘤,可采用磁共振弥散张量成像技术(DTI 成像技术),分别重建肿瘤周围的运动通路、感觉通路、背侧的语音通路及腹侧的语义通路,将所有皮层下白质神经网络重建出来,构建个体化的数字头模，通过三维重建、双维旋转来仔细观察整个肿瘤病灶与邻近白质神经网络之间的关系，设计个体化手术入路。因此个体化三维数字头模应用于脑胶质瘤手术术前的个体规划，也可用于脑胶质瘤手术的预演，这样的预演技术既可用于医患沟通，也可用于年轻的住院医生的规培学习。

CACA 指南推荐计算机辅助手术技术，尤其是神经导航技术用于脑胶质瘤手术引导。神经导航技术可把术前基于多模态的三维数字化头模带到手术室中。在手术过程中，外科医生的手术器械可在影像引导下，在每个病人的大脑中精确游走，达到最大限度切除肿瘤的同时，精准定位并保护病人的神经功能。在神经导航技术的辅助下，外科医生的显微手术器械可在病人大脑中精确游走，精准切除肿瘤，保护周围重要的神经血管以及深部的大脑核团。

CACA 指南推荐将术中磁共振技术用于脑胶质瘤手术，将大孔径的磁共振设备安装在手术室内，在手术过程中实时采集病人的磁共振影像（MRI），用于结构成像、功能成像、代谢成像，实现整合多模态术中影像引导手术来切除脑胶质瘤。

CACA 指南推荐不同分子成像剂用于脑胶质瘤的引导，例如采用荧光素钠染色技术。对高级的脑功能定位与保护，CACA 指南认为传统的全麻手术尚不能达到目的，推荐采用唤醒麻醉下的开颅手术。在唤醒麻醉下，病人可随时被外科医生依据手术中神经功能定位的需求而叫醒，这时病人可按照神经外科医生的要求执行多种神经功能，可以是运动，可以是语言，可以是图片命名，也可以是听力理解，甚至还可包括一些高级认知功能，像计算功能、复述功能、空间判别功能。比如病人是个音乐界人士，他可在手术过程中按照医生的要求操纵乐器，在病人执行多种高级认知功能同时，外科医生可用直流电刺激大脑表面以及大脑深部来精准定位肿瘤周围的功能区域以及功能边界。CACA 指南对唤醒麻醉以及术中脑功能定位进行了工作流程上的规范。例如一个术中脑语言区定位的案例，病人接受一个图片命名的任务，在病人执行图片命名任务过程中，外科医生用电流在大脑表面及大脑深部逐层每个平方厘米进行刺激，定位大脑功能的阳性区域。阳性是指当用电流刺激时，病人神经功能受到阻碍或神经功能激活。在非功能区域，在阴性区域尽可能切除肿瘤，达到解剖性切除，使病人达到生存获益。在功能区要严格遵照功能区的边界来精准保护病人的语言功能。

CACA 指南对术中神经电生理监测多项技术进行规范，包括感觉诱发电位、运动诱发电位、术中脑功能定位、联合脑功能任务的术中脑功能定位。CACA 指南对术中电生理监测的技术参数进行了规范，包括感觉诱发电位、脑电后放电、外周神经刺激、脑皮层功能定位以及皮层下脑网络功能定位参数，均逐一进行了规范。

介绍一例年轻女性的优势半球功能区脑胶质瘤手术。病人因肿瘤相关性癫痫发作入院，MRI 显示左侧优质半球额上回后部有脑胶质瘤病灶，病灶紧邻病人的语言功能区以及感觉运动功能区，因此计划采取最大限度的安全切除。术前整合了多模态磁共振结构影像，重建病人个体化大脑皮层三维结构、肿瘤三维结构、大脑血管三维结构，来评估肿瘤与血管之间的关系。整合了多模态功能 MRI 技术，精确定位了病人的运动皮层、感觉皮层及语言相关的皮层。同时借助磁共振弥散张量成像技术，将病人个体化的皮层下白质神经网络栩栩如生地重建出来，包括感觉网络、运动网络、背侧的语音网络以及腹侧的语义网络等，在个体化的数字头模上完善个体化的手术规划，手术中借助娴熟的显微神经外科技术，在神经导航引导下，对肿瘤进行影像学边界的精准切除，术后 MRI 随访显示，功能区的脑胶质瘤得到了完整切除，达到了最大限度安全切除的手术原则。

该病例展示了神经外科医生在手术中应用的各种技术和辅助技术，通过精湛的手术技术与辅助技术相整合，完美地切除了功能区胶质瘤。

4. 整合诊断，势在必行

脑胶质瘤的精准诊断是术后辅助治疗方案精准化和个体化的前提。如何能获得准确客观的诊断？CACA 指南给出的答案是整合诊断。

例如两张增强 MRI 片子，都存在明显的病灶强化，周围还有水肿区域，这是影像学上典型的高级别胶质瘤的特征，比如图 A 病灶增强没有图 B 增强明显，但不影响影像学对它的判断，从其组织病理学来看，两图有共性，都存在明显的核分裂和异形、红色小血管增生，这是高级别表现，也都有坏死表现，但有区别吗？都是高级别吗？对这样含有主观因素的判断，可能每个人给出的答案并不完全一样。就像两支口红的颜色到底区分度有多大，哪个是番茄红，哪个是珊瑚橘，可能每个人的答案也不一样，因为有一定主观因素。虽然此例中影像片提示高级别肿瘤，但原发性胶质母细胞瘤起初就是恶性，进展很快，而继发性胶质母细胞瘤起初恶性程度并不高，在肿瘤生长过程中逐渐变成高级别胶质瘤，所以称继发性。

为什么会出现原发性和继发性？因为两种肿瘤在发生过程中的基因驱动是不同的。原发性胶质母细胞瘤，主要涉及 EGFR 扩增、P3 突变、CDKN2A 和 2B 纯合性缺失或 10 号染色体或 7 号染色体的变化；继发性胶质母细胞瘤最常见的突变特征是 TP53 改变，这是两者的根本区别。除了刚才提到胶质母细胞瘤会存在分子改变，其他胶质瘤的亚型也存在相应的分子改变，比如少突胶质细胞瘤，它最典型的分子改变是 1 号染色体短臂缺失和 19 号染色体的长臂缺失，只有联合起来才符合少突胶质细胞瘤的分子特征，而且存在这样基因突变的少突胶质细胞瘤对化疗非常敏感。另外常见胶质瘤的亚型——星形细胞来源的肿瘤，基因突变是 IDH（异柠檬酸脱氢酶），这是星形细胞来源。胶质瘤发生在成人和儿童中的基因突变也不一样，成人基因突变是 IDH 突变，儿童基因突变是组蛋白 23 的突变。不同的分子改变，治疗和预后不一样。北京天坛医院江涛团队发现，在继发性胶质母细胞瘤中存在 ZM 融合基因改变，存在这样基因改变的继发性胶质母细胞瘤，可用相应靶向治疗药物来提高治愈率，这就催生出一种新的胶质瘤诊断模式，称为分子病理诊断。

分子病理诊断，是通过应用遗传学、蛋白组学等方法，发现每个胶质瘤背后所涵盖的是什么样的分子改变。有组织病理诊断，为什么还要做分子病理诊断？因为这两个病理所关注的重点不一样。组织病理诊断关注的是肿瘤细胞形态的改变，如细胞数多少、细胞形态什么样、与正常细胞的区别、对周围正常脑组织侵犯程度。分子病理关注的是肿瘤发生的一些核心机制。组织学病理关注的是表，分子病理关注的是里。

不同分子病理改变，在不同组织学检测中，可通过免疫组化方法检测，比如IDH突变，免疫组化只能测IDH1（R132H），即在132位点上精氨酸被组氨酸代替，但只占整个IDH突变的85%。另一种IDH突变是IDH2突变，大概占5%，免疫组化检测不到。还有一些其他IDH1突变类型也是测不到，这就需要进行分子检测。同样1p/19q缺失，常用方法是FISH法，FISH法不能标记整个染色体臂，只有整个染色体臂的缺失才算完全缺失，所以就会出现假阳性，这就是要将二者结合起来的原因。

组织病理是基础，分子病理是在组织病理的基础上，进一步去校准原来的组织病理诊断，提供良好的治疗方法。组织病理和分子病理相结合的一种诊断模式，可以提供更好的预后判断。什么叫预后？预后是指疾病治疗后进展情况的好坏以及它会取得什么结果。这是所有病人及其关系人最关心的。

高级别胶质瘤背后所涵盖的分子指标改变不同，其预后也不一样。比如胶质母细胞瘤，如有IDH突变、PDGFRA改变，可将它分为前神经元型，在所有胶质母细胞瘤中预后最好。另一种类型，如有10号染色体缺失、存在EGFR扩增，这是胶质母细胞瘤经典型，是所有胶质母细胞瘤预后最差的。所以通过分子病理，可以大概知道病人预后如何。

通过组织病理和分子病理相结合，可以达到整合诊断，这也是目前胶质瘤诊断最标准的治疗诊断方式。胶质瘤中存在的分子指标会很多，不是每个病人，不是每个医院都有条件去都做，但至少可以做几项。总结一下，4个基本的指标，即IDH突变、ATRX、1p/19q、CDKN2A/B。如怀疑是胶质母细胞瘤，还需要做EGFR扩增、TERT、+7/-10。如果考虑是儿童胶质瘤，一定要做组蛋白H3（H3.3K27M、H3.3G34R/V）。胶质瘤常用的药物为替莫唑胺，可有效判断MGMTp启动子甲基化的表达状态。

CACA指南指出，整合诊断就是将组织病理和分子病理整合起来，从而给病人以准确的客观诊断，达到判断预后、指导治疗的目的。整合诊断能否提高诊断的准确性？举个例子，如MRI显示为低级别WHO 2级，其组织病理细胞密度明显增强、存在明显核分裂和小血管增殖，组织学诊断为WHO 3级，结合分子病理，发现存在组蛋白H3G34改变，按照整合诊断，它应该是弥漫半球胶质瘤H3G34改变、WHO 4级。影像学诊断，可以帮助发现病变的位置和性质，但这不是确切的病理学诊断，病理学诊断一定要取材，取材后至少要做分子病理检测。单纯的分子病理诊断仍有一定局限性，上述提到的病例，如果按分子病理去诊断，按3级给病人制定治疗方案，那治疗力度肯定不够，治疗效果一定会打折扣，而只有把组织学诊断和分子病理诊断相结合，给出WHO 4级诊断，这样病人治疗力度才足够、治疗措施才比较充分。有资料显示，如再进一步把定位的甲基化分析结果加进去，可使诊断准确性提高25%以上。根据整合诊断，可让每个病人得到精准治疗。比如同是低级别胶质瘤，发病年龄40岁，肿瘤直径4cm，肿瘤切除很干净，如果分子病理诊断不同，后续治疗方案也是不一样的。如有IDH突变、1p/19q共缺失，手术切除很干净的病人，术后不一定要马上启动后续放疗或化疗。如IDH野生型，术后一定要尽快启动放疗，甚至有可能放化疗同时治疗。比如胶质母细胞瘤，如有EGFR扩增，同时伴有EGFRvⅢ节段性突变（这是胶质母细胞瘤很常见的分子病理亚型），这样的病人在经过第一次系统治疗后，如果疾病进展，可用一些靶向药物，比如奥希替尼+贝伐单抗联合治疗，可进一步延长病人的无进展生存期，以提高他们的生活质量。

分子病理诊断可判断胶质瘤的预后。比如分子病理符合少突胶质细胞瘤，又存在1p/19q共缺失、IDH突变，中位生存期应在10年左右，如是IDH突变的星形细胞瘤，中位生存期应在5年左右，如是IDH野生型胶质母细胞瘤，两年生存率应该不超过20%。

诊断的准确性和客观性，以及对治疗的指导价值，决定了整合诊断势在必行。手术治疗和整合诊断，可为后续整合的综合治疗奠定坚实基础。

5. 全程管理，赢在整合

近20多年来，多学科合作的医学模式在国外备受推崇，国内受这种医学模式的影响，中国脑胶质瘤的诊治模式也发生着改变，由原来神经外科医生全程管理胶质瘤手术、放化疗等到目前有多学科医生参与这一疾病的诊疗过程，包括放疗科医生、神经内科医生、血液科医生、影像诊断医生、病理科医生等。可喜的是，近些年来，国内也开始出现了专职脑胶质瘤化疗、神经肿瘤化疗和随访的神经肿瘤专业医生。中国脑胶质瘤的诊治按照MDT to HIM模式，对病人的实际获益是很大的。按照2019年统计，如果科室以MDT模式进行脑胶质瘤整合诊治，标准化的实施率就会提高到82.6%，病人生存期会从11.9个月上升到18.7个月，这是病人从MDT to HIM中获得的实际临床获益。

近20多年来，中国医学在医疗的硬件设备和诊疗技术上都有很大发展，但必须承认国内还存在地域不平衡，特别是在一些诊断理念的更新和落实上，任重而道远。2019年统计在全国200家重点医院中，真正组建MDT团队的医院仅有96家，占48%，通常能够每月开展MDT to HIM讨论的只有57家，低至28%，这也是CACA指南要开始实施推广宣讲的必要性。

中国脑胶质瘤的诊疗领域，实际上有一大批高水平勤奋认真的专家群体。从

2008年开始，制定了中国第一个脑胶质瘤领域共识，即《中国中枢神经系统恶性脑胶质瘤诊断和治疗共识》。从那时开始到现在大约有20多部指南，涵盖了脑胶质瘤不同诊疗方式、不同部位肿瘤的治疗，甚至也为MDT发布了专家共识，但这些指南通常只强调某个诊疗技术、某个部位手术，按整合医学理念需要提升。这也证明了中国脑胶质瘤CACA指南出台的重要性，CACA指南也必将引领中国脑胶质瘤的手术治疗走入新时代。在CACA指南引领下，将进一步完善组建脑胶质肿瘤的MDT to HIM 多学科整合式诊疗队伍，推出个体化整合式诊疗方案，特别是在CACA指南引导下，要实施最优化胶质瘤整合式"防筛诊治康"全流程的管理和质量控制，争取获得最佳治疗效果。CACA脑胶质瘤整合指南，在手术方面强调，手术切除是后续治疗的重要基石，强调肿瘤最大限度的安全切除。

CACA强调脑胶质瘤的辅助治疗，包括放疗、化疗、新型辅助治疗、康复支持和缓和医疗。在治疗过程中，要特别兼顾脑胶质瘤诊疗的质量控制和全程管理。世界上没有两个完全相同的胶质瘤病人，所以在胶质瘤诊治过程中，需要结合病人年龄、身体状况、肿瘤是否经历手术、病理诊断如何、风险因素的判断等，给病人实施整合式的诊疗方案。

任何脑胶质瘤病人在手术之后是否需要进行放疗，CACA指南指出脑胶质瘤放疗及其方式选择是在明确肿瘤病理，特别是分子整合性诊断后进行判断。对低级别胶质瘤，医生会根据病人手术切除情况和年龄进行风险判断。对胶质母细胞瘤，人类恶性程度最高的肿瘤、WHO 4级的肿瘤，CACA指南指出要尽快实施放疗。CACA指南提倡脑胶质瘤放疗试行三维式照射，或试行调强分割外照射，在放疗期间病人要服用药物替莫唑胺，这种治疗模式叫作同步放化疗。在放疗实施过程中，病人还可能出现急性、亚急性放疗反应，甚至可能出现放射性坏死，在这个过程中需要专业医生的判断和诊治。

化疗是脑胶质瘤的辅助治疗手段，对高风险低级别胶质瘤，CACA指南推荐化疗在内的辅助治疗方式。对胶质母细胞瘤，化疗是病人规范化治疗的一部分，病人从化疗中获得生存获益。脑胶质瘤由于存在血脑屏障，考虑到神经毒性不良反应，目前小分子脂溶性药物仍是化疗药物首选，所以在化疗过程中替莫唑胺当之无愧成为一线治疗药物。在CACA指南引领下，根据病人的分子诊断和病人的整体病情状况，采用整合式治疗方式，包括分子靶向和精准治疗的方式，是胶质母细胞瘤未来化疗的重要方向。

肿瘤电场治疗是一种物理治疗方式，是一种便携式、在头部贴敷电场贴片，产生中频低场强的肿瘤电场，作用于肿瘤存在部位，通过控制肿瘤细胞的有丝分裂来达到控瘤目的。肿瘤电场具有安全、有效、副作用小、对病人生活质量干扰小的特点。CACA指南推荐对于新诊断的胶质母细胞瘤和复发的高级别的肿瘤，推荐使用肿瘤电场治疗。肿瘤电场治疗也反映了整合治疗理念，把一种物理治疗方式融入整个辅助治疗过程中，体现整合诊疗的理念。

随着对胶质瘤分子生物学和分子遗传学研究,在胶质瘤发生发展分子机制上也取得了一些进展。胶质瘤发生与三大通路有关,分别是 RTK-PI3K 通路、TP53 通路和 Rb 通路。临床试验过程中,针对胶质瘤三大信号通路的关键分子设计了分子靶向、免疫治疗的临床研究。遗憾的是目前这些临床研究在延长病人的总生存期上没有获得突破性进展。贝伐单抗仍然推荐用于复发胶质母细胞瘤的治疗。新的药物也仍在研发,比如针对 MAC 融合基因、针对第 5 版 WHO 病理分类里面所提到 FGFR3 和 TACC1 融合基因、针对 BRAF 突变、针对 IDH 突变的靶向抑制剂仍在研发过程中,期待在胶质瘤治疗中能给病人带来曙光。

免疫治疗胶质母细胞瘤包括免疫检查点抑制剂、多肽疫苗、树突细胞疫苗以及嵌合抗原受体(CAR-T)细胞、溶瘤病毒等。在身体其他部位的实体肿瘤中,免疫检查点抑制剂治疗取得了非常突出的疗效,甚至成为有些标准治疗的一部分。但遗憾的是,在胶质母细胞瘤中,所有涉及免疫检查点抑制剂包括 K 药、O 药都未取得突破性进展。相信随着免疫治疗的进步,通过诱导病人的主动免疫来增强其适应性免疫,胶质瘤的免疫治疗仍然是人类期许的一条曙光之路。

在诊治胶质瘤病人的过程中,可能会出现一些严重的病情变化,包括神经功能障碍、颅内压升高、脑水肿、血栓事件,当这类事件发生时,都要按照 CACA 指南及时发现和治疗。

CACA 指南特别强调缓和治疗。缓和治疗体现了对生命的尊重。CACA 指南注重"防筛诊治康"全程管理的理念,将学科观念技术进行整合,贯彻多学科向整合医学理念发展。在 NCCN 和 ESMO 指南的基础上,CACA 指南更注重中国流行病学特征、中国国情、中国的临床事件、纳入中国研究,特别是整合中医中药特色,关注了基层医生的可操作性、可及性及工作指导。CACA 指南在胶质瘤的诊治领域,关注医生经验、关注病人反应,这也是 CACA 指南的核心理念。

在世界医学发展中,中医中药已经成为可与现代医学比肩发展的第二大医学体系。中医中药有潜力在未来医学发展和整个医学时代成为重要的贡献者。CACA 指南特别关注整合传统的中医药对肿瘤防治的独特作用,也将会为世界肿瘤防治领域做出贡献。

中国传统医学在胶质瘤的病因方面,认为由脏腑精气亏虚和内外邪气侵犯等综合因素所致,与风、痰、热、毒、虚、瘀、浊等致病因子上泛于脑有关。临床表现为气郁痰结、肝肾阴虚及气阴两虚等中医的证候表现。中医药是中国传统文化的精髓,千百年来经久不衰,是国家独特的宝贵的卫生健康资源以及药物资源宝库。目前大多数中药方剂和制剂仍然处于临床前研究阶段,中药应用的阻碍是颅内存在血脑屏障,药物的有形成分很难透过血脑屏障。但通过现代工业技术发展,提取中药的单体,发展成为化学药物,继承和发展中医药的理论。实践证明,中药在控制胶质瘤的细胞周期、诱导凋亡、抑制血管增殖、阻断细胞侵袭和迁移方面都能起到重要作用,具有临床应用潜力。CACA 指南特别强调,通过中医药方法来恢复病人的自然力,可起到治疗脑肿瘤作用。

大脑本身具有很强的可塑性,可被环境和经验所修饰,这种可塑性既可以是结构性的,也可以是功能性的。神经再生本身是大脑自有的功能,可使神经细胞产生新的轴突,产生新的神经网络来恢复神经功能。在脑胶质瘤康复过程中,CACA 指南强调可以进行物理疗法、职业疗法、言语治疗、中医疗法。随着计算机以及一些新型大脑康复技术发展,可以开发应用生物反馈技术、脑机接口外骨骼机器人,甚至虚拟现实等技术,通过现代医学手段来促进脑胶质瘤病人康复,促使病人早日回归家庭、社会,甚至恢复工作。

胶质瘤尤其是胶质母细胞瘤,现代医学并不能把它治愈。对有些已经濒临生命晚期的病人,CACA 指南强调,采取以关心病人为中心的理念,旨在减轻病人的症状,改善病人功能,提高生活质量。缓和医疗是对生命的一种尊重,体现了秋叶般静美的生命。

整合医学指出,在当今临床实践和临床研究快速发展的过程中,存在专业和专科过度细化的问题,医学支持也存在细化倾向。实际上很多医生也在强调自己最擅长治疗某一类疾病,整体观的医生有减少趋势。在这种情况下,在肯定医学发展诊治水平提高的同时,临床实践中胶质瘤的诊治也应进行相应修正。

整体整合医学,要从病人的整体出发,研究整合脑胶质瘤临床与临床研究的最新成果,根据社会、环境、心理现实来修正,把数据和证据还原成事实,把认识和共识转化为经验,把技术和艺术聚合成医术,在事实经验和医术层面反复实践,从而形成新的胶质瘤诊治体系。

规范化的诊疗,是具有中国特色的 MDT to HIM。在严格质控的情况下,整合诊治指南的推出,使我国脑胶质瘤诊治水平大幅提升,相比国外,病人的生存期有明显优势。

6. 创新融合,未来可期

脑胶质母细胞瘤代表的恶性脑肿瘤居青壮年死因第 1 位。中国老龄化迅速发展,也使胶质母细胞瘤在内的胶质瘤病人绝对数明显增加。国际数据库预测胶质母细胞瘤在全年龄段的人数不断增多。在日益现代化进程中,胶质瘤病人发病也越来越多,多种因素叠加使 CACA 指南在胶质瘤中的挑战日益加剧。

面对胶质母细胞瘤的挑战,首先要考虑正确筛选,基于 40 岁以上病人,包括胶质瘤在内的脑肿瘤,已达到每年 42.85/10 万人,因此诊断越早,生存获益越大。基于这两种现实,再结合卫生经济学,呼吁在各种体检、筛查中要增加对 40 岁以上人群进行颅脑 CT 检查,以期能发现更多病人并予以早期治疗。基于液体标志物的筛查,在其他肿瘤如肝癌中已得到非常好的应用,在胶质瘤中同样也有发展前途,特别是老年人具有发病率高的特点。因此对这些特殊人群,进行液体标志物筛查,包括了脑脊液、血液、尿液等进行胶质瘤标志物筛查,能够早期发现肿瘤,也使病人早期能够得到治疗。筛查应利用中国CGGA数据库，并且与国际数据库联合，结合药物学知识及体内外研究结果，设计新药，为战胜胶质瘤提供效果更好的药物。

肿瘤治疗的手段不断更迭，除了既往的手术、放疗、化疗外，到目前发展到靶向治疗和免疫治疗，后两者是肿瘤治疗史上革命性改变。化疗中替莫唑胺代表烷化剂的治疗是近十几年来胶质母细胞瘤及低级别胶质瘤的一线治疗药物。胶质瘤耐药主要为替莫唑胺耐药，这一问题始终没有得到很好解决。近年来研究主要关注胶质瘤干细胞研究、肿瘤微循环、遗传学、代谢组学的研究等。希望这些研究融入替莫唑胺耐药研究中，使病人能得到更好的药物治疗。

随着肿瘤分子遗传学不断发展，肿瘤治疗学也取得了巨大进步。以分子靶向治疗为例，目前认为在胶质母细胞瘤代表的胶质瘤中，PI3K/AKT/mTOR通路、RTK/PI3K通路、TP53通路和Rb通路是最常见的肿瘤变异通路。在胶质瘤的临床试验中，利用大分子单抗体靶向治疗的Ⅲ期临床试验均相继失败，因此发展小分子药物治疗的研究迫在眉睫。

作为多激酶靶点的小分子药物瑞戈非尼，其靶向阻断肿瘤血管生成、肿瘤微环境和肿瘤免疫诸多靶点。Ⅱ期临床试验证实，比瑞戈非尼较洛莫司汀能提高复发胶母细胞瘤的生存率，亚组分析提示MGMT启动子甲基化和非甲基化病人均有临床获益，因此小分子多靶点靶向药物是目前胶质瘤研究的重要领域。MET融合基因常见于10%儿童高级别胶质瘤和15%成人继发性胶质母细胞瘤。实验研究提示MET抑制剂可抑制移植瘤模型中含有MET融合基因的肿瘤生长。天坛医院江涛团队首先识别到胶质母细胞瘤的全新治疗靶点，联合研发了具有知识产权的单靶点小分子抑制剂伯瑞替尼，在实验室及Ⅰ期临床试验中都取得了良好效果，目前Ⅲ期临床试验正在准备中。未来具有潜力的研究包括FGFR-TACC融合基因、EGFR融合基因以及MGMT融合基因具有研发的潜质。

免疫治疗是近十年来大家所关心的治疗模式，在其他肿瘤中已获得非常好的效果。然而在胶质瘤治疗上并不顺利。胶质母细胞瘤免疫治疗包括疫苗接种、溶瘤病毒、免疫检查点抑制剂和CAR-T细胞治疗。目前疫苗治疗主要集中在EGFRvⅢ可变区、IDH132点突变和TERT突变等。蛋白相关的疫苗研究，目前已完成Ⅱ期和Ⅲ期临床试验，结果并不满意。EGFRvⅢ疫苗称为Rindopepimut，它针对初治的胶质母细胞瘤Ⅲ期临床试验，结果并无显著性生存获益，亚组分析发现有一部分具有残留的肿瘤细胞，这批病人PFS和OS均延长。在复发肿瘤中，利用Rindopepimut结合贝伐单抗也能使总生存期得到延长，研究仍在进行中。免疫检查点抑制剂是免疫检查点特异性抗体，可消除免疫检查点对T细胞活化的负性调节作用，从而增强T细胞对肿瘤的杀伤作用。但免疫检查点抑制剂的临床试验都不太理想。目前研究趋势是使用免疫检查点抑制剂在新辅助治疗中的作用，现有足够的临床依据证明，新辅助免疫检查抑制剂治疗下，能使病人的OS得到延长。

CAR-T 细胞疗法使用嵌合抗原受体的 T 细胞，这些 T 细胞具有针对 T 细胞活化域和抗体抗原识别域。2016 年发表在《新英格兰医学杂志》的一篇病例报道，表明患有多发复发性胶质母细胞瘤病人接受 CAR-T 治疗后，颅内和脊髓内所有病灶均不同程度消退，结果鼓励了神经肿瘤界的众多学者。在 EGFR、CD70 等方向，目前的 CAR-T 正在研究之中。

大家都知道经典的物理学治疗包括放疗。CACA 指南介绍了新型物理学治疗，首先是肿瘤电场治疗，主要作用是抗细胞有丝分裂，同时对放疗和化疗引起的 DNA 损伤修复具有抑制作用。CACA 指南已经正式推荐新型物理学治疗用于新诊断的胶质母细胞瘤和复发的胶质母细胞瘤中。肿瘤电场治疗结合放疗、靶向治疗和免疫治疗，是未来的研究方向。

术中磁共振系统指导下的激光间质热疗（LITT）是目前新型治疗方法。是利用术中磁共振的定位精确性以及在术中磁共振环境下实时测温允许对消融区域进行连续监控。该技术在胶质瘤及转移瘤治疗上取得进展，是目前治疗学上的新方向。

超声诊断被大家所熟悉，但超声还可以进行肿瘤治疗。超声治疗的物理学原理是通过对组织施加起伏的压力波，引发组织不间断的微观摩擦并产热来进行肿瘤治疗。超声治疗模式下有两种，分别是 MRI 引导的高强度聚焦超声治疗和间质内的超声治疗，这两种治疗目前都处于临床试用阶段。血脑屏障是由紧密连接的内皮细胞构成，能够保护大脑免于各种感染性物质和神经毒性药物影响，但大多数肿瘤治疗药物均是大分子或脂溶性分子，难以通过血脑屏障。因此如何开放血脑屏障是学界经常研究的课题。利用超声可逆性短暂地开放血脑屏障，再使用控制肿瘤药物，能够更容易通过血脑屏障而到达肿瘤内部，提高肿瘤治疗效果。

总之，将各种新型的治疗理念和新型的治疗技术整合起来，对胶质瘤病人进行治疗，才能使病人最大性获益。脑胶质瘤是非常难治的疾病，对脑胶质瘤要用整合医学的思维。贵在整合要 MDT，难在整合要 HIM，赢在整合要 CACA 指南。

二、院士点评

1. 赵继宗院士：坚持不懈，整合共赢

目前在国际上、在神经外科领域，胶质瘤仍然是非常难治的疾病；国内在胶质瘤整合治疗方面，有很多新的观念和临床研究。目前国内脑胶质瘤的研究与国际胶质瘤的治疗、诊断及基础研究基本是同步的。全国青年医学精英经过不断努力，展现各自领域里的研究成果，成长迅速，相信在胶质瘤问题上会取得更大进步。通过了解 CACA 指南脑胶质瘤治疗，能够与更多神经外科医生交流经验，使得大家获益，更好地为我国胶质瘤病人做出贡献。

2. 周良辅院士：整合医学，预防为主

CACA 脑胶质瘤诊治指南增加了不少内容，比如 MDT 团队，从常规的团队增

加了血液科、康复科、病理科等。病理科除组织病理学外，还整合了分子病理学，手术整合了多模态，术后放化疗、康复等综合治疗，说明 CACA 脑胶质瘤指南内容更加丰富。CACA 指南整合医学还可以进一步完善，整合医学与专科发展并不矛盾，是相辅相成的。专科发展势必越分越细，这是医学发展的趋势。比如神经外科已经不限于 6 个亚专科（肿瘤、血管、外伤、功能神经外科、脊髓、小儿神经外科），肿瘤包括脑胶质瘤、脑膜瘤、颅底肿瘤等。但在专科发展中，不能丢掉整合医学的精髓。CACA 指南提到中西医结合，提到要关心病人等，还需要细化，因为脑胶质瘤在预防方面做得还不够。世界卫生组织提出的手机对人体辐射问题仍有争论，不能否定手机和脑胶质瘤的关系。大家比较公认的有些危险因素，比如长期 10 年以上用手机是有风险的，和 SAR 特殊吸收系数有关，2W/kg 辐射值是手机常见的，在电梯里 SAR 值高 10 倍以上，所以不主张在电梯里打手机、睡觉时手机不能放在枕头边上、要保持一定距离等。整合医学的精髓之一是强调预防，防患于未然。胶质瘤确诊后，尽管进行了综合治疗，效果还是不理想，因此还是应该以预防为主。

除此之外，建议 CACA 指南增添人文精神内容，治疗中除人文关怀外，还需要将人文精神引入疾病诊断、科研中。调动病人及家属积极参与诊治是有难度的，应该调动病人和家属的主动性，使他们从被动变为主动，积极参与脑胶质瘤的诊治，这是目前面临的难题，也是未来努力的方向。希望将人文精神加入 CACA 脑胶质瘤整合诊治指南中，解决病患的实际问题。

三、总　结

樊代明院士：整合诊治，任重道远

胶质瘤主要发生在颅脑，其他部位罕见。"脑"字结构很有意思，繁体的"腦"本字，左边是月（肉）字旁，就像整个头脑外面的一层肌肉和脂肪，"巛"像曲折的沟回，如同脑沟、脑回，"囟"像头颅内球状的软组织。脑回里包含神经纤维和胶质细胞。胶质细胞有四个作用，分别是支撑、营养、免疫、保护神经。在几十年前，医学技术不能在术前检查确诊癌，只有在术后才能确诊，颅腔内的空间限制导致肿瘤生长会引起颅内高压，压迫邻近脑组织出现相应临床症状，在缺乏影像学辅助检查时，特别考验神经科医生水平。现在医学发展迅速，但还是任重道远。

众所周知，全身其他部位肿瘤可以通过血液转移至大脑，但大脑发生的肿瘤绝对转移不到其他脏器。举个例子：大脑就像"天宫、繁华城市"，居住着"城市姑娘"，"城市姑娘"到"农村"，不能适应周围环境，"城市姑娘"会面临生存困境，而"农村姑娘"到"城市"，犹如进入"福窝"。联想这个例子，可否通过药物治疗作用于全身来治疗肿瘤，但事实并非如此，因为大脑存在血脑屏障，需要通过一定的途径如放疗、中药等打开血脑屏障，有利于化疗药物进入脑肿瘤，提高治疗效果。

在进行 PET/CT 检查脑胶质瘤时，氨基酸类肿瘤显像剂较葡萄糖类肿瘤显像剂灵敏度高。设想脑胶质瘤组织是否缺乏氨基酸，人体其他组织是否同样缺乏氨基酸，通过补充蛋白质是否会影响肿瘤生长。肠道菌群可影响氨基酸吸收代谢，有些抗癌药物在治疗过程中出现耐药，临床可通过调节肠道菌群方式，使同类药物治疗获得疗效，最终使病人获益。

在临床诊治中，大家需要欣赏自己已经拥有的，更要发现自己没有的，只有把自己拥有的加上自己没有的和他人拥有的，才能完满、才能圆满，这就是整合医学。国外有一句流行语：对疾病的整合诊治是未来医学发展的方向，不是之一，值得我们细思快为。

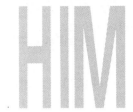

胃癌整合诊治前沿

◎徐惠绵 梁 寒 季加孚 田艳涛 李 凯 张小田 陈小兵

一、专家解读

1. 早诊早治,内镜先行

临床胃癌,一般有4个典型体征,即贫血、Virchow 淋巴结、Krukenberg 瘤及腹水征。内镜诊断是胃癌确诊的金标准。除了内镜诊断,还需要病理活检。实验室诊断也是诊断的重要组成部分,主要包括:第一,胃功能检测,即 PG1、PG2、PG1/PG2、胃泌素 17 水平;第二,肿瘤标志物,临床常用的包括 CEA、CA19-9、CA72-4、CA125、AFP 等;第三,新型标志物,包括 DNA 甲基化、ctDNA 等。影像诊断最常用 CT,备用诊断有 MRI、PET/CT、上消化道造影。所有诊断最后整合给出明确的病理诊断和临床分期,为制定下一步治疗方案做准备。

早期胃癌一般无明显症状,随疾病进展可出现类似胃炎、胃溃疡的表现。进展期胃癌常有4个表现:第一,体重减轻、贫血、乏力。第二,胃部持续性疼痛,且症状逐渐加重。第三,近端胃癌会出现持续性哽噎感、吞咽困难;远端胃癌会出现呕吐宿食和胃内容物。第四,进展期胃癌常伴黑便和呕血。传统的胃癌标志物包括 CEA、CA19-9、CA72-4、CA125、AFP。这些标志物在早期胃癌(Ⅰ、Ⅱ期胃癌)灵敏度相对较低,如果病人术前标志物升高,则可用于监测肿瘤疗效和评判预后。新型肿瘤标志物包括甲基化基因和 ctDNA。内镜检查可疑病灶,要看边界是否清晰,包括染色内镜和放大内镜,特别是放大内镜,可观察肿瘤局部表面异常的微血管征和微结构等。

按照 2005 巴黎分型,根据内镜下表现,胃癌分为三型:隆起型(0~Ⅰ)、平坦型(0~Ⅱ)和凹陷型(0~Ⅲ)。隆起型又分为有蒂型和无蒂型。平坦型又分3个亚型,即轻微隆起型、平坦型、轻微凹陷型。区分隆起型和平坦型是根据隆起是否达到 2.5mm,区分平坦型和凹陷型是根据凹陷深度是否达到 1.2mm。根据隆起型和凹陷型比例,又分为 0~Ⅱc+Ⅱa、0~Ⅱa+Ⅱc 等。凹陷型和轻微凹陷型并存时,根据二者比例分为 0~Ⅲ+Ⅱc 和 0~Ⅱc+Ⅲ型。

超声内镜是胃癌分期诊断的重要检查措施,通过超声胃镜可准确观察病变在胃壁解剖层次的浸润程度,同时超声胃镜可以探查胃周围淋巴结肿大情况,以辅助评估肿瘤分期。另外超声内镜可对黏膜下病变和胃周可疑病变进行超声引导下的细针穿刺活检,达到病理确诊目的。

如果是可疑早期病灶,根据大体病灶直径确定病理活检块数。一般活检要求 2

块或以上，如病灶直径超过 2cm，活检块数要超过 3 块或以上，病灶 > 3cm 的要求活检 4 块或以上。对进展期的胃癌病变，应在病变头部进行活检。隆起型病变应在顶部活检，溃疡型病变应在溃疡底内侧活检。对可疑早期病灶，活检标靶应足够大，最好要深达黏膜肌层。对进展期胃癌，为提高活检阳性率，建议取材达到 6~8 块。

影像诊断是临床分期的重要组成部分，首先采取腹部增强 CT。如果病人有相应禁忌证，可用腹部 MRI 代替，如还有其他禁忌证可用 X 线造影代替。分期诊断要强调腹盆腔增强 CT，可疑肝转移时可加上腹部 MRI 以明确肝转移病变大小和个数。有腹膜转移时，强烈推荐腹腔镜探查分期。有全身转移时，需增加 PET/CT 以了解全身肿瘤转移情况。

在疗效评判方面，特别是化疗 + 靶向和放疗 ± 免疫治疗评判时，要做腹盆腔增强 CT。对不可测量病灶或对结果有疑问时，还要追加胃镜检查、PET/CT 检查或腹部 MRI 检查等功能成像检查。常规检查是腹盆腔增强 CT，可判断出胃局部以及腹膜的转移情况，备选检查手段包括 MRI、PET/CT 和上消化道造影。MRI 作为 CT 增强扫描禁忌或怀疑肝转移时应用，有助于早期发现肝转移并判断进展期胃癌侵犯的范围。X 线造影推荐用于食管胃结合部癌，辅助判断食管受侵的范围和程度，并行 Siewert 分型。PET/CT 主要用于辅助远处转移灶的评价。

CT 检查前要有前处置：要给病人做呼吸培训，常规采取仰卧位，扫描范围自膈顶至盆腔，动脉期、静脉期和延迟期分别有时间规定，还要行轴冠矢位三平面图像的摄取及动态窗观察。做 MRI 检查前也要进行前期处理：要低张，水充盈也要行呼吸训练，常规仰卧位，扫描范围自膈顶至腹主动脉分叉处，也是呼吸触发/屏气，然后屏气梯度回波，最后扩散加权成像（DWI），三期/多期的动态增强，也是轴冠矢状位三平面图像。CACA 指南强调在检查前要有充分准备，比如低张充盈等。

MRI 检查前包括 4 种序列，DWI 可辅助胃癌病变量化评价和动态比较。影像可发现少量腹水、网膜污迹征等。另外腹膜微小转移结节可提示隐匿性腹膜转移风险。

病理诊断在胃癌诊治中非常重要，是金标准。包括上皮内瘤变、早期胃癌、进展期胃癌、食管胃结合部腺癌以及癌结节。上皮内瘤变和异型增生主要指胃黏膜上皮不同程度的细胞和结构异型性为特征的肿瘤病变，但未突破基底膜，属于胃癌的癌前病变，为低级别和高级别内瘤变。早期胃癌定义局限于黏膜或黏膜下层的侵袭性癌，可伴或不伴淋巴结转移。进展期胃癌是指癌组织侵达胃固有肌层或更深层，无论是否有淋巴结转移。食管胃结合部腺癌的定义是肿瘤中心处于食管 - 胃解剖交界线上下 5cm 区间内的腺癌，并跨越或接触食管胃结合部。癌结节的定义是建议癌结节按照淋巴结转移个数来计数，是影响预后的独立因素。

早期胃癌大体病理分期为隆起型、平坦型和凹陷型。对于早期胃癌，平坦型又分为早期浅表隆起型、浅表平坦型和早期凹陷型。进展期胃癌是按 Borrmann 分型，1 型是结节隆起型，2 型是局限溃疡型，3 型是浸润溃疡型，4 型是弥漫浸润型，即俗称的"皮革胃"。病理分期依照 AJCC 第 8 版分期，与第 7 版相比更细化且首次采取了全球数据，包括国内胃癌的随访数据。病理分期非常重要，外科医生应配合病理医生确保病理评估报告内容的准确性，最关键的是获得手术标本后，一定要离体进行精准化的淋巴结区域分解。

胃癌的组织学分级是采取 WHO 和 Lauren 分型。Lauren 分型是根据胃癌的组织学生长方式，将胃腺癌分为肠型、弥漫型、混合型或不确定型。组织学分级是按照分化程度分为高、中、低以及未分化。

标本取材固定过程非常重要，活检标本要全部取材并要描述肿瘤取材的大小及数量，另要对黏膜立刻进行包埋切片，建议每张要含 6~8 个连续组织片。EMR/ESD 的标本要记录黏膜颜色、病变轮廓、隆起或凹陷糜烂或溃疡等。要记录病变大小、大体分型及病变距各切缘距离，另外垂直于最近切缘的标本要全部取材，并且标记口侧和肛侧。胃癌根治术后的标准是记录肿瘤大小、部位、数量、大体分型、浸润深度、浸润范围及切缘距离等。沿癌灶中心纵行切取包含肿物全层的组织进行分块包埋，对肿瘤浸润最深处及可疑环周切缘部位重点取材，对可疑病变和瘤变，全部取材。淋巴结检取的标本要描述淋巴结数量、大小、融合及粘连情况，比如 pN_0 期的淋巴结病人送检淋巴结数量不低于 16 枚，对病理 $pN_{1\sim 3b}$ 的病人，送检淋巴结数量不低于 30 枚才能达到精准分析最基本的需要。根据局部解剖，分组送检淋巴结。

胃癌治疗已进入免疫治疗时代，所以胃癌分子分型尤为重要。分子分型包括染色体不稳定型、基因稳定型、EB 病毒感染型（EBV）和微卫星不稳定型。EBV 和 MSI-H 可作为胃癌免疫检查点抑制剂治疗的标志物。免疫治疗的标志物是一线免疫治疗配合联合化疗的一个金标准。临床上常用的免疫标志物包括 4 种：一是 PD-L1，针对 PD-L1 免疫组化结果，CACA 指南推荐采取联合阳性评分来评估 PD-L1 检测阳性者。尤其是当 CPS≥10 时，可采用帕博利珠单抗单药用于胃癌的三线及以上治疗；二是 EDER，EDER 原位杂交为诊断 EBV 相关胃癌的金标准，EBV 阳性胃癌对免疫治疗敏感，是免疫检查点抑制剂治疗的获益人群；三是 MSI/dMMR，MSI 是免疫治疗检查点抑制剂治疗，尤其是 PD-L1 单抗的分子伴随诊断标志物，MSI 检测包括 MLH1、MSH2、PMS2 及 MSH6。检测方法是 IHC，pCR 和大 Panel 测序；四是肿瘤突变负荷（TMB），通常表示高频的新抗原产生，TMB 检测主要通过全外显子组基因测序或基于一组较大突变基因组和 Panel 换算进行。

一个男性病例，从确诊至今将近 6 年，初诊是典型的 Ⅳ 期胃癌、腹腔继发性恶性肿瘤、肝继发性恶性肿瘤。病理诊断胃体溃疡型中-低分化腺癌，呈冰冻的腹盆腔状态。经 PD-1 抗体联合治疗，采取赫赛汀（曲妥珠单抗）治疗后进展，再用 200mg PD-1 静脉注射，后续用 PD-1，每 3 周一次共 7 次。治疗前胃小弯侧巨大的溃疡浸润性肿物、肝脏多发转移，腹腔也有转移灶。经7次治疗后，病灶明显减少。

病人治疗之前进行 PD-1 标志物筛查，HER2（3+），PD-L1 CPS 评分≥10 分，EBER 阳性。所有病人标本均需明确 HER2 状态，特别是局部进展期胃癌，HER2 表达异质性高，所以 HER2 检测整体阳性率一般在 8%~12%。强调小标本的 HER2 检测，小标本取材应不少于 6 块，活检时尽量避开变形坏死部位。对进展期胃癌，在出诊时尽量多取病理才能获得比较满意的 HER-2 检测阳性率。

免疫治疗评分目前有 TPS 和 CPS 肿瘤评分两种。CPS（联合阳性评分）是肿瘤比例评分，定义是部分或完全膜染色活肿瘤细胞的百分比，评分细胞是线性或完整膜染色的任何强度的活性肿瘤细胞。另外要排除免疫细胞染色。TPS 的计算公式是 PD-L1 阳性细胞数除以活肿瘤细胞总数乘以百分数，主要应用的瘤种是肺癌和头颈部鳞癌。CPS 在胃癌中广泛应用，定义是部分或完全膜染色的活细胞，包括肿瘤细胞+免疫细胞与活肿瘤细胞的比值。CPS 计算公式是 PD-L1 阳性细胞数（肿瘤细胞和免疫细胞），除以活性肿瘤细胞的总数再乘以百分数。CPS 评分主要用于胃癌和胃食管交界癌以及宫颈癌和头颈部鳞癌等。

术前对早期胃癌进行详细评估，从而制定恰当的内镜治疗方案。对病变切除适应证难以把握的病人，要组织 MDT to HIM 讨论，为个体病例制定个体化的最佳治疗方案。评估项目包括肿瘤病变大小、组织学类型、病变浸润深度和有无溃疡等具体内容。肿瘤大小要通过比较病变或活检钳直径，或用测量盘或测量钳测量病变大小；组织学类型要结合内镜检查结果、活检标本的组织病理学诊断结果进行综合判断，整体分为两类，形成腺管分化型腺癌和缺乏腺管形成的未分化型腺癌；病变浸润深度，黏膜内癌病变包括 pT_{1b}、黏膜层和黏膜肌层下，垂直浸润深度要<500μm；常规白光内镜检查应确定早期胃癌有无活动性溃疡或溃疡性瘢痕。

内镜治疗早期胃癌的适应证和禁忌证。对实行 EMR 和 ESD 的病人，ESD 术前应进行超声内镜评估。评估分为两种，一是黏膜内和黏膜肌层评估，二是浸润深度包括浸润深度、有无溃疡的评估。对黏膜内直径≤2cm，分化型有溃疡的病人要≤3cm。未分化型不含有溃疡的病人应≤2cm。分为绝对适应证、扩大适应证和非适应证。绝对适应证是未合并溃疡的分化性黏膜内癌以及有溃疡的分化型黏膜内癌≤3cm 的病灶和胃黏膜高级别上皮内瘤变；扩大适应证是指病灶≤2cm，无溃疡的未分化黏膜内癌。内镜切除后，内镜切除根治度由局部切除程度和淋巴结转移可能性两个要素构成，采取 eCura 系统进行评分，分为临床病理 pT_{1a}（M）和 pT_{1b}（SM）。对根治度 A（eCuraA）及根治度 B（eCuraB）病人可不追加任何治疗，定期随访即可。对内镜根治度 C-1（eCuraC-1），在黏膜下浸润部分或断端阳性时，因病理学诊断不确切，应追加微创外科手术切除；对内镜根治度 C-2（eCuraC-2），原则上应追加外科手术切除。

2. 精准外科，赢在整合

秉承 MDT to HIM 理念，遵循准确术前评估、正确临床决策、精细手术操作及恰当手术治疗的措施，使最终目标经这种模式达到多目的优化，同时让病人有最大限度的生存获益，这是外科理念和最终策略。

术前 CT 和超声内镜未见局部淋巴结肿大，经术前 MDT to HIM 讨论，为病人实施 ESD 手术。术后病理确定是低分化腺癌，同时可见少量印戒样细胞，可看到各个切缘，但不是阴性。CACA 胃癌指南明确提出，内镜下切除的根治度由两方面决定，即局部切除的程度和淋巴结转移可能性。本例病人已经完成了局部切除，但淋巴结有转移的可能性，依据 CACA 指南，为病人在内镜下完成了吲哚菁绿标记注射，同时在 ICG 示踪引导下，机器人手术为病人再次完成了精准区域淋巴结清扫。最终淋巴结结果都是阴性。术后也遵循 CACA 胃癌指南进行定期随访。

在为病人进行躯体疾病治疗的基础上，也要从心理上进一步完善。CACA 胃癌指南明确了外科总的宗旨就是外科先行、兼顾功能、保命保胃保功能的理念。CACA 胃癌指南规范了外科治疗的重点工作，同时针对中国人中晚期病人多、进展期病人多、晚期病人多的现状，CACA 指南归纳了手术共识指导意见，包括进行不同程度的消化道重建和微创外科手术。

中国胃癌病人的组成与日韩及欧美国家不同，中国病人早期少、进展期多，中晚期占相当多的数量，所以在切缘把控上应适合国情。比如肿瘤侵犯食管和幽门，5cm 切缘非必要。但必须根据早中晚期分别 > 2cm、3cm、5cm，首先要保证切缘的阴性冰冻结果，同时保证 D2 淋巴结清扫范围。D2 淋巴结清扫范围也是针对中国病人进展期病人多、中晚期病人多，以及转移病人更多等情况。

CACA 指南不推荐预防性脾切除，除非癌灶直接侵犯到了脾脏。根据中国的数据，比如中下部局部进展期的晚期胃癌病人，No. 12b 转移率可达 12.96%，No. 12p 的转移率也达 17.14%，这种情况给出了明确的适应证，即直径 > 5cm 的中下部局部进展期癌，如伴 No. 5/No. 12a 淋巴结肿大，必须进行下一步淋巴结清扫。所以针对国情，CACA 指南给出了明确结论。日本的 JCOG9501 是阴性结果，但入组数据和中国人入组数据的情况不同，所以 CACA 指南明确指出，推荐术前辅助治疗后的扩大清扫术式。中国数据入组已经有 700 多例，进一步丰富 CACA 胃癌指南，包括全胃切除术的消化道重建和胃癌科室的设置。依据精准的分期来决定进一步手术入路，切除范围、淋巴结清扫等具体问题。

根据中国胃癌病人的组成情况，CACA 指南提出了腹腔镜分期适应证。比如腹腔镜探查适应证是 T_3 以上，以及影像学怀疑淋巴结和腹膜转移拟行新辅助治疗者。腹腔镜探查也需要多学科整合诊治 MDT to HIM，比如需要严格的术前精准诊断分期和适应证，同时在术中进行细胞学探查。通过精准的细胞学获取，根据少量细胞获得准确的细胞学分期报告；对后续病人诊断有精准分期，所以不应贸然缩小腹腔镜探查适应证。CACA 指南规定了具体冲洗方法，包括细胞学运送流程、保存以及医生对细胞液的精准诊断。这样为病人的分期和后续治疗提供了很好的物质保证。

CACA 指南规定，晚期胃癌病人以整合治疗为主，但晚期胃癌依然有外科工作，比如腹膜转移。中国提出了很有特色的工作，比如 NIPS 或 HIPEC 治疗。通过术前腹腔灌洗联合口服和静脉用药，进一步扩大了晚期胃癌病人多学科治疗的适应证，包括肝转移及辅助动脉旁淋巴结转移都给出了明确的治疗流程。

一例 25 岁女性晚期胃癌病人，术前经胃镜和 CT 发现 T_4N_3 晚期胃癌。前些年晚期胃癌病人能是采用姑息的对症治疗，但随着现在多学科整合诊治 MDT to HIM 进展以及新药出现，通过联合精准内科治疗进行严密监测，一旦出现手术转机，外科就像"突击小分队"，实时给病人完成转化成功之后的手术治疗。发现胃癌后，实施了多个周期的 4 种药物的联合治疗方案，在术后 8 个月出现了转机，经过腹腔镜探查，发现腹腔转移灶全部消失。此时"外科突击小分队"马上跟进给病人实施了胃癌根治手术，达到了术后病理的 pCR，淋巴结 0/29。经过精准的诊断分析、精准的细胞学探查及多学科通力合作，为晚期胃癌病人赢得了将近 4 年的生存时间。

3. 内科思辨，跬步千里

在胃癌的整个治疗过程中，药物治疗贯穿始终。从术前的新辅助化疗到根治后的辅助化疗，到晚期胃癌做姑息性药物治疗，实际上把病人分成了局部进展期和晚期，在这两个阶段，药物治疗起到的价值不一样。在前面两个阶段，药物治疗是为手术服务，在最后一个阶段，药物治疗是要改善生活质量和延长生存期。所以 CACA 指南推荐多学科整合治疗即 MDT to HIM。

临床分期为 $cT_{4a}N_2M_0$ 的 49 岁男性病人，接受 SOX 化疗 3 周期后，原发病灶缩小，淋巴结明显退缩，此时进行了手术。术后病理是 pCR，至今无病生存，这是 RESOLVE 临床研究新辅助治疗组的代表性案例。

在 RESOLVE 临床研究中，1059 例病人代表中国局部进展期胃癌人群特点，97% 是 $T_{4a\sim b}$ 以上，97% 为淋巴结阳性。所以对晚期病人，如在术前进行了新辅助化疗，通过术前 SOX 三个周期可提高 R_0 切除率，完成 D2 淋巴结清扫及术后的肿瘤分期达到 T 分期的降期，也解释了为什么新辅助化疗可带来 DFS 的提升（8.3%）和复发风险降低（23%）。

在新辅助治疗的适应证中，CACA 指南推荐两个选项，优先推荐和一般推荐。以非食管胃结合部的 RESOLVE 临床研究为例，优先推荐是 SOX 两药联合方案。如果肿瘤负荷较大，局部分期较晚，可选择 DOS 三药和 FLOT 三药的新辅助治疗方案。即使有高级别的循证医学证据，在临床实践执行过程中，仍会碰到很多问题。例如新辅助化疗周期一共做多久？如果发生进展怎么办？术前疗效对术后辅助化疗的影响是什么？CACA 指南会介绍临床研究之外的经验。新辅助治疗一般不会超过 3 个月。对分期稍早或 $cT_{3\sim4a}N$ 期胃癌，在新辅助治疗的选择上可有适当区别。要求临床医生要根据影像、内镜表现和肿瘤标志物来明确判断。如术前治疗有效，术后可继续使用；如术前治疗无效，需要整合多个学科的资源进行术后治疗方案商讨。在胃癌药物治疗发展史上，辅助治疗先于新辅助治疗。真正在临床操作时，对临床病理分期相似病人，并不都会给予完全相同的标准辅助化疗方案治疗。

在1035例的全人群病人中，DFS提高了14%，复发风险下降了44%，但其中1000例中只有100例是中国人。而且在这100例人群中，疾病复发风险下降了44%，使无病生存率提高了22%，完全大于国外数据。所以证明中国晚期胃癌或局部进展期的晚期胃癌病人的确跟西方国家不同，需要更强的药物治疗才能在围手术期中改善生存率。

日本所进行的XELOX和S-1单药辅助治疗，是能提高相似的DFS率达12%，所以CACA指南将XELOX和S-1单药纳入优先推荐。在临床实践中，辅助治疗之后会让病人先稍微休息，即便可能是需要两药治疗，也可让病人先尝试口服单药，观察消化道重建后的耐受能否接受更强烈的治疗。所以CACA指南推荐，对中国临床实践的经验，是要求病人体力状况。基本Ⅱ期单药、Ⅲ期双药，必须在辅助治疗期间维持病人体力和营养状况及体重。如体重都维持不住，辅助治疗对病人一定是弊大于利。所以辅助治疗和新辅助治疗的药物都是为手术服务的。

一例52岁男性晚期胃癌病人，胃体中低分化癌伴出血，2枚肝转移和较深溃疡。所有外科医生看到这样的CT结果都会感到矛盾，一方面在出血，一方面有转移，手术很难根治切除且风险较大。如果给病人做化疗，又存在出血。然而病人HER2（3+）阳性，所以有特效靶向药。经MDT to HIM讨论，决定进行XELOX+曲妥珠单抗治疗，在病人消化道出血刚停止时先静脉注射靶向药，然后再慢慢恢复静脉和口服化疗。一直顺利完成6个周期后，又经过2~3次多学科MDT to HIM反复讨论，最后选择了原发灶根治性切除术。至今为止病人总生存期超过了100个月。对晚期胃癌的治疗特别能体现多学科互相合作及整合医学的精髓，所以CACA指南为药物治疗收集了大样本循证医学证据。在回顾十几年前的研究数据结果可以看到，国外人群的生存期延长了4.2个月，但中国人群生存期延长了6.3个月，显示出中国病人由于肿瘤负荷较大，体力状况相对较差，特别需要做好第一步。所以药物治疗方案的制定需要多个团队的通力合作。

总之，CACA指南对晚期胃癌的一线治疗和二线治疗是以HER2阳性、PD-L1>5分及无生物标志物优先推荐曲妥珠单抗化疗或化疗加免疫。在二线治疗当中，目前有新的药物上市，包括纳武利尤单抗联合XELOX或FOLFOX，主要针对的是HER2（2+/3+）病人。

焦虑是所有晚期胃癌病人面临的问题，病人表现为吃不好、睡不好。所以营养科和心理科共同进行了多学科干预研究，从另外一个层面体现了整合医学的精髓。仅是通过早期的营养心理干预，在标准化疗的基础上就可将生存期延长3个月，死亡风险下降了32%。像这样的临床研究没有用到任何新药，也同样能改写国内外有关肿瘤营养和胃癌的诊疗指南。所以CACA胃癌指南强调维持病人在整个治疗过程中的营养和心理状况。

通过展示中国最大规模的前瞻性多中心临床研究数据，明确了中晚期胃癌新辅助治疗的标准方案。而对辅助治疗，也充分体现了中国特色。同时也阐述了针对晚期胃癌的胰腺化疗的中国实践，结合国际研究提出了化疗靶向鉴别治疗的获益人群，这充分体现了整合医学的优势。

4. 预防筛查，独行自然

CACA胃癌整合诊治指南中明确覆盖了胃癌的防、筛、诊、治、康全流程，强化预防为主、防治结合的理念，着力控制肿瘤危险因素，降低我国人群的发病风险。

基于预防，在胃癌高发地区辽宁庄河的胃癌筛查中发现了一个病例，一57岁男性病人，血清胃蛋白酶原比值为2.89，胃泌素-17为3.1pmol/L，根据CACA指南的筛查方案，为病人进行了胃镜检查。结果显示胃内两处病变分别位于胃体上段小弯偏后壁，约3.5cm的凹陷病变，顶端糜烂，内镜视野放大下观察，分界清晰，有不规则的微血管形态，局部呈螺旋状，周围皱襞集中中断，局部有僵硬感。同时胃窦小弯近胃角见约2.5层3cm的黏膜发红，病理结果提示胃癌阳性。术前评估后，进行了腹腔镜下D2全胃切除术+Roux-en-Y吻合。术后病理提示胃癌合并萎缩性胃炎。根据CACA指南，术后对病人进行了后续治疗和定期随访。目前病人生活质量很好，一切正常。这是经过筛查并获得了及时治疗的病例，病人的胃癌得到了根治，充分显示了筛查对于病人的重要性。

据统计，2020年全球胃癌新发病例为109万例，发病率居全部恶性肿瘤的第5位，死亡病例为77万例，居全部肿瘤病人的第4位，中国胃癌病人的发病现状很严峻。中国胃癌病人具有两大特点：第一是基数大，年发病48万例，占中国全部肿瘤发病率的第3位，约占全世界胃癌病人的44%；第二是预后差，5年生存率仅有35.1%，占中国全部肿瘤死亡率的第2位，死亡例数约占全球的50%。简而言之，全球每2例新发的胃癌就有1例发生在中国，全球每2例胃癌死亡病人就有1例在中国。是什么造成我国胃癌如此严峻的现状？我国胃癌早期的诊断率低，80%以上是进展胃癌。与日韩相比，我国Ⅲ期胃癌的比例较高，因此社会负担较重。2000年以来，经过全国胃癌领域同道的努力，胃癌5年生存率已呈逐步上升趋势，但仍处于较低水平。病人5年总体生存率较低，临床疗效仍不满意，生存期较短。打破困境，关键在于预防。因此胃癌的预防具有举足轻重的意义。

胃癌包括三级预防体系，一级预防目的主要在于降低发病率，二级预防在于降低病死率，三级预防在于提高生活质量和生存率。具体来讲，一级预防就是通过对各类危险因素和重点人群开展健康宣讲，改进不良饮食习惯和生活方式，对胃癌前疾病和病变进行干预。需要指出的是根除幽门螺杆菌（Hp）是降低胃癌发病率最有效的一级预防策略。二级预防指的是早期筛查、早期诊断和早期治疗，这也就是常说的三种可以提高胃癌治愈率、降低胃癌死亡率的CACA指南推荐方案。对高危人群每两年做一次胃癌筛查，建议积极治疗癌前疾病，可有效预防癌前病变，例如根除 Hp 感染、治疗萎缩性胃炎并切除较大的腺瘤型息肉。目前达成共识的是在高危人群中进行 Hp 感筛查和根除策略，可减少胃癌的发生率。二级预防中具体的预防手段包括胃镜、血清胃蛋白酶（PG）检测和 Hp 检测。其中胃镜是金标准，但缺点是具有侵入性（较为痛苦，同时与操作手法有关）、费用高、不适合普查。血清标志物检测具有无创性，但对胃癌检测的特异性较低。Hp 的检测特点是快捷方便，操作简单，但仅能检测 Hp 的感染。

综合以上三者检查手段，CACA 指南推荐，采用血清 PG 结合 Hp 检测，并联合胃镜检查作为胃癌的筛查方案。首先采用非侵入性方法筛出高危险人群，进而进行有目的的内镜下检查。我国有基于一项 15 000 例胃癌风险人群的大型 RCT 研究，建立了新的胃癌风险人群筛查评分系统，包括年龄、性别、胃泌素 –17、Hp 以及胃蛋白酶原比例，并按评分多少分为低危、中危和高危三组。CACA 指南推荐将该筛查方案作为胃癌的风险评估。针对何种对象进行筛查是需要确定的重要方向，其中年龄超过 40 岁是一个重要因素。此外，具备以下任一因素都应被列为高风险筛查对象，具体包括胃癌高发地区人群，Hp 感染者，既往有慢性萎缩性胃炎、胃溃疡、胃息肉、手术后残胃、肥厚性胃炎、恶性贫血等疾病的人群，胃癌病人的一级亲属以及存在胃癌其他高危因素的人群。基于以上内容，CACA 指南制定了胃癌早期筛查的流程图，更利于全国范围推广。

三级预防的原则包括规范化治疗与康复管理，以降低复发率，提高生活质量及生存率。另外对中晚期胃癌病人加强整合治疗，减轻痛苦，提高生活质量。治疗后应定期随访观察，监测复发转移，采取各种措施促进康复，提高生存率。

胃癌的筛查是系统工程，不只胃镜检查。胃癌的筛查不能没有胃镜检查但一定要兼顾其他技术。胃癌的早期筛查，自 20 世纪 70 年代，我国就建立了山东临朐、福建长乐、甘肃武威及辽宁庄河这四大胃癌筛查现场。

辽宁庄河是从 1985 年开始胃癌筛查的，共分为三个阶段：1985—1995 年开展的是病因学研究，明确了亚硝酸盐、Hp 感染和胃蛋白酶原是胃癌发生的主要病因；1996—2007 年，进行了第二阶段的优化筛查方案，筛选出胃癌的高危人群，使早期胃癌的检出率达到了 42.5%；2008 年至今，开展了早诊早治筛查的实践工作，并详细制定了筛查人群的选择、筛查方法的确定、临床治疗及高危人群随访的全流程。1997 年以来，庄河地区先后有 3 万余人接受了胃癌的筛查及早诊早治，检出了 262 例高级别上皮内瘤变病例，早诊率从 56.82% ~ 64%，达到了目前的 84.76%，逐年升高。筛查干预地区的胃癌发病率及死亡率呈下降趋势。

我国胃癌高发，而且发病人群越来越年轻。国内胃癌的防治形势十分严峻，需要采取一系列有效措施来降低我国未来的发病率和死亡率，早诊早治与三级预防才是根本。

对于肿瘤，没有早期诊断就没有生存，只有做到三早——早期筛查、早期诊断、早期治疗，才是提高胃癌生存率和治愈率的主要途径。CACA 指南推荐的三级预防、高危人群的确立以及早筛早诊的策略，也将为政府启动胃癌三早的国家战略提供重要依据。

5. 携手康复，未来可期

国内外各种规范指南和共识均强调诊疗的重要性。CACA 指南除了高度重视临床诊疗外，对预防筛查与康复也给予了高度关注。当下的肿瘤诊疗存在着两头小、中间大的弊病，如何改变这种现状？CACA 指南提出了中国方案，那就是既要抓临床诊疗，更要抓预防筛查与康复。

CACA 指南基于胃癌两大特点即胃癌的全身性特点和系统性特点，提出了整合康复的概念，即以病人为中心，以胃癌生物学行为为基础，依据大数据分析和多中心临床研究，吸纳营养、社会心理等主学科的优势，重视中西医整合，以交联式主体整合模式，推动胃癌诊治的规范化、科学化、整体化发展。CACA 指南中 6 大要素共同构成了胃癌整合治疗的 6 个方面。

第一是严密随访。对随访目标、策略、频次、内容，CACA 指南均有详细推荐。其中明确提出随访目标是早期发现尚未转移的肿瘤、及早发现第二肿瘤、及时干预提高未来的总生存、改善生活质量。关于随访策略，CACA 指南明确提出需要医患双方配合，出院前需明确随访意义、频次、大致内容，并记录在出院证明或出院指导上。具体内容需结合每个病人的分期情况给予不同的指导。关于随访频次，CACA 指南明确提出，早期胃癌根治术后，前 3 年每半年随访一次，3 年后每年一次，直到术后 5 年；对进展期根治术后及不可切除的胃癌姑息治疗后，CACA 指南明确提出，前 2 年每 3 个月随访一次，2 年后每 6 个月随访一次，第 5 年以及以后，每年随访一次；对晚期快速进展、病情恶化的胃癌，应密切观察，随时随访或 3 个月随访一次。总之密切随访体现的是以人为本的整合理念。

第二是营养支持。营养不仅是简单的对症和支持，营养更不仅是姑息，营养就是一线治疗。CACA 指南中明确提出，应该进行三级诊断，优先推荐病人主观整体评估（PG-SGA）的营养评估量表。同时 CACA 指南也提出五阶梯治疗，每一阶梯都明确表达。从第一阶梯的饮食加营养教育到第五阶梯的全肠外营养，均有可行性操作指导。

第三是快速康复。康复指的是各种临床诊疗结束后的康复。CACA 指南明确提出，康复不仅是诊疗结束后的康复，也包括与诊疗同时进行的全程参与的康复。制定个体化的加速康复外科（ERAS）方案，快速安全促进胃癌术后的康复，包括 6 个方面的内容。比如多模式镇痛，避免或减少鼻胃管使用，以及术后早期下床活动、术后早期恢复经口进食、饮水，避免过多或过少静脉输液等。在进行快速康复前，一定要对病人和家属进行科学完整的宣教。

第四是术后护理。这一方面更为明确地体现了整合医学的理念，包括院内和院外的整合，医务人员与病人和家属的整合以及社会力量的整合。所以手术不是结束，而是康复的开始，三分治疗七分护理。CACA 指南明确提出，在院内康复中要严密观察，采取有效措施，促进病人舒适感，鼓励病人术后早期活动，术后近视护理，引流管护理。在CACA指南中，特别强调了如何预防深静脉血栓，并给予了明确指导。CACA指南对多喝水、多运动以及下肢按摩也给予明确的指导。在居家护理方面，明确提出从两个领域展开，一是饮食调节，强调细嚼慢咽，少量多餐，干稀分食。二是心理护理条件方面，鼓励病人主动表达自身感受，提高心理素质，家属朋友社会力量应给予病人更多的关心和支持。

第五是中国特色。中医中药治疗在CACA指南中是独一无二的。CACA指南强烈推荐中医中药治疗。主要内容包括中医药的扶正治疗，以及中国的太极拳、五禽戏、易筋经等柔软运动。必要时推荐推拿按摩和针灸治疗。CACA指南推荐，推拿按摩和针灸可纠正食欲缺乏，防治恶心呕吐，缓解腹泻等。CACA指南对中医中药对症状的管理及肿瘤病人手术、放疗、化疗、靶向免疫治疗后如何进行有效的康复方面给予了非常明确的指导。包括化疗所导致的手足皮肤黏膜反应，化疗所导致的心脏毒性以及靶向免疫治疗所导致的皮疹、腹泻等。中医中药如何应用？如何辨证施治？CACA指南写得非常具体。

第六是心理康复。胃癌病人不仅容易出现营养不良，而且在心理方面也同样容易出现问题。健康的一半是心理健康，疾病的一半是心理疾病，胃癌病人表现尤为突出。因此CACA指南对心理康复给予了明确指导，对药物治疗和非药物治疗均有明确指导方案。关于药物治疗提出了精准合理、个体化整合化地选择性药物，既要解决可疑原因，也要联合精神科会诊。

CACA指南明确提出心理治疗要挖掘病人的其他自然力，如何挖掘释放其他自然力？首先要了解病人的内心感受，整合支持性干预和教育性干预手段，体现整合医学的力量。有一个简单病例，29岁青年男性，入院时有大量腹水，体重仅47kg，身高1.75m，体重指数（BMI）仅有$15.3kg/m^2$，属于重度营养不良。2017年10月21日，病人因晚期胃癌合并大量腹水入院。根据MDT to HIM讨论，对病人进行全面检查、系统评估、整合治疗、整合康复。把个体化的抗癌治疗与整合康复有机结合起来，包括营养支持、整合护理、中医中药、心理康复，多次与病人和家人深入沟通交流，充分调动病人的自然力。经过积极治疗，严密随访，到目前为止这个病人生存时间已经超过了52个月，体重也回升到了82kg。肿瘤像弹簧，你弱他就强；最好的医生是自己；狭路相逢勇者胜。如何调动每个人的自然力，成为CACA指南关注的焦点，也是推荐的亮点。

总之，CACA指南特别强调康复治疗与临床治疗的携手和整合。临床治疗是基础，康复治疗是保障，预防筛查是关键。如何把各种康复手段有效整合起来，如何把各种力量有效整合起来，CACA指南均给出了非常好的指导。未来从以下4个方面紧扣防筛诊治康进行展望。

首先，在预防方面，应在全社会充分普及胃癌预防知识，大幅度提升公众的主动预防素养。包括如何合理膳食，如何摒弃各种不良生活方式，戒烟限酒，如何预防和消除幽门螺杆菌感染，如何适量运动控制体重，如何避免各种致癌物的暴露等。

第二，应加强预警预测和早筛方法的原创性研发，在这个领域制定中国方案和指南，提升胃癌高危人群识别水平，为"健康中国2030"做出胃癌防治工作的贡献。

第三，临床诊疗需从基础向临床转化展开工作，要加强基础与临床研究的整合，系统解析胃癌发生发展的生物学行为，积极开展基于胃癌临床表现特征的多学科整合研究。要加强转化研究，提升胃癌早筛、早诊、早治和新药新技术的研发能力。

第四，开展更高水平的中国原创性临床研究，提升国际研究的参与度，研发适合中国人胃癌治疗的新药物和新方案。进一步推动多中心高质量临床研究，像RESOLVE研究那样，应有更多的中国方案、中国声音不断出现在世界舞台上。在外科领域要突破治疗瓶颈与难点，从淋巴结清扫范围的精准确定、食管胃结合部肿瘤的探索、残胃癌相关难题的解决，到微创外科手术的精准选择，以及新型导航技术的应用。总之胃癌外科治疗将更加微创，更加精准，也更加智能，更加整合。在内科以及内科与外科的整合方面，要不断探索胃癌尤其是难治性胃癌的破解之道。比如胃癌腹膜转移新技术的应用研究，目前正在开展中，也期待取得好的成果。在药物治疗方面，如何开创新领域，如何研发新药物，如何制定新方案，同样也在开展中。特别是应基于临床问题，以临床问题为导向，最终解决临床问题。这种整合的转化研究，融合交叉，构建MDT to HIM的医疗体系，是目前也是将来胃癌领域突破的关键。关于治疗靶点的筛查与探索，再次呼吁中国胃癌的原创性研究，在中国抗癌协会的领导下更加体现整合特色。

中国目前胃癌的诊治存在中间大两头小的问题，CACA指南重新强化了预防与康复的规范，使胃癌防治可以从橄榄型向哑铃型态势转变，同时也强调营养护理。中医中药心理快速康复在胃癌整合治疗中不可或缺，体现了全人全程全息理念。总之，临床诊治是关键，康复治疗是保障。

二、院士点评

1. 郝希山院士：指南落地，修订完善

今后胃癌的诊治从早期诊断、筛查、预防、治疗、内科、外科甚至到康复等方面，都有了自己的基本大法和遵循原则。CACA指南需要不断前进，需要不断丰富不断发展。遵照专家的研究和临床实践，甚至将国外的一些研究新成果不断引入CACA指南，使得CACA指南逐渐充实提高。

2. 李兆申院士：早诊早治，专业强国

CACA指南全面体现了整合医学多学科理念，包括预防、内镜诊断、血清学诊

断、影像诊断，以及外科的微创治疗。覆盖了外科传统的开放手术治疗、化疗、放疗以及康复的整个过程。CACA 指南非常值得进一步加强推广，尤其是胃癌。胃癌是影响中国人身体健康的主要重大疾病。截至目前，胃癌早期诊断率较低，5 年生存率也低。

期待指南的问世和进一步推广应用能深入专业人员和非专业人员中，从生活方式预防开始，希望能达到一个极好效果，从而降低中国人胃癌的发生率，提高早期胃癌诊断率，提高胃癌治愈率和 5 年生育率，为实现中国第二个百年奋斗目标、建设社会主义现代化强国，贡献我们的一份力量。CACA 指南具有极大的社会意义并将带来很好的经济效益。

三、总　结

樊代明院士：防治整合，肿瘤分类，共创精品

CACA 指南真正的成功就是要深入人心，用到临床让病人得到实惠。宣传 CACA 指南要把精品推下去，把精彩带回来。CACA 指南的精髓是防筛诊治康的整合。治疗包括手术治疗、内科治疗、放疗等，不像国外指南只是单纯强调药物治疗。

用生物学行为区分肿瘤，把肿瘤的危害性和人体自然力、心理、营养整合并分类。从干细胞开始分类，我们将它分成天生型、后生型和共生型。天生型是遗传来的，没有外来因素的癌变。后生型是正常的干细胞受到外界各种环境的干扰，使细胞癌基因突变。如果按照生物学分类并进行相应治疗，有的可能就是加强营养，有的可能是加强心理，有的则是加强锻炼。

我们应集中研究每位院士提出的重大课题。CACA 指南在推广实践过程中有待于逐渐充实完善，形成精品。目前重要的是尽快把指南推广到各级医疗单位，尤其是基层。

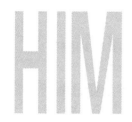

甲状腺癌整合诊治前沿

◎葛明华 郑向前 郑传铭 林岩松 关海霞 程若川

一、专家解读

1. 指南背景与整体概览

近 20 年来，甲状腺癌发病率出现快速上升趋势，被认为是全球恶性肿瘤发病率增长最快的，而不是之一。2020 年，全球甲状腺癌发病率已跻身前 10 位，我国甲状腺癌发病率位居第 7 位。女性患是甲状腺癌的高发人群，在全球位居第 5 位，在中国为第 4 位。我国沿海地区，如浙江一带，早在前几年甲状腺癌发病率已超越乳腺癌，成为女性第一高发恶性肿瘤。值得注意的是，甲状腺癌发病率升高，但其死亡率仅略微升高，这意味着绝大部分甲状腺癌预后好，生存期长。甲状腺癌绝大部分都是分化良好的乳头状癌，因此预后较好。但有 10% 左右为甲状腺滤泡癌、甲状腺髓样癌、甲状腺低分化癌、甲状腺未分化癌，这部分肿瘤预后不理想，尤其是甲状腺未分化癌，中位生存期只有不足半年。因此，甲状腺乳头状癌是恶性程度最低的肿瘤之一，也是预后最好的肿瘤之一；但同时，甲状腺未分化癌是预后最差的恶性肿瘤。然而，即便是乳头状癌，也有 10% 左右的病人治疗非常顽固，预后较差。经过 20 年的努力，我国甲状腺癌 5 年生存率呈显著提升态势，从 69.7% 增长到最新报道的 84.3%。部分城市大型公立医院，甲状腺癌生存率甚至已达 90% 乃至更多，但与美国 98% 的 5 年生存相比，依然有较大的差距。

基于以上背景，是我们制定本部甲状腺癌整合诊治指南最主要的原因。而且，我们认为甲状腺癌诊治面临着三大挑战：①如何让低危病人活得更好；②如何让高危病人活得更久；③如何实现全国诊治同质化。

本指南体现了 MDT to HIM 原则，具有以下四大特色：①涵盖各主要病理类型；②强调多学科诊疗模式；③展示中国经验和数据；④彰显人体的整体性。

2. 预防、筛查与诊断

首先要明确甲状腺癌发病的危险因素，即性别、电离辐射、肥胖、碘摄取异常、家族史，以及基因突变（BRAF、V600E、RET 融合等）。在甲状腺肿瘤预防中，要规避上述危险因素，特别是在婴幼儿时期避免头部电离辐射，同时注重健康饮食，不要过胖，保持健康体重。对有甲状腺肿瘤家族史者，应积极监测，及早发现。另外，要做好甲状腺肿瘤的筛查，尤其是女性筛查，同时还要做一些预防性手术，预防肿瘤进展。

不少病人经常问，碘的摄入量是不是甲状腺肿瘤发病的高危因素。值得一提的是，碘摄入不足或过量，都可导致甲状腺疾病高发，包括甲状腺炎、甲状腺肿瘤。在不同年龄段，碘的摄入量要求是不一样的。在婴幼儿时期，碘摄入量在100μg/d左右。孕妇或哺乳期，因体内有胎儿，对碘需求量相对较大，一般在220～290μg/d，甚至达300μg/d。因此，建议针对不同年龄段安排合理的含碘饮食。

CACA指南不推荐常规甲状腺肿瘤筛查，甲状腺肿瘤发病率虽明显升高，但从统计上看，全民死亡人数并无明显增加，其中包括很多是早期癌症。因此，为避免筛查导致过度诊断，不推荐甲状腺癌常规筛查。但对特殊人群，即有高危因素者，建议定期筛查，以便早期诊断和治疗。

CACA指南建议，触诊、超声是甲状腺癌筛查的主要手段。触诊主要是颈部触诊，包含甲状腺大小、质地、边界、活动度等。超声检查是比较便捷的检查手段，可疑征象包括低回声、形态不规则、内部微钙化、边缘浸润、纵横比大于1。

大多数早期甲状腺癌是无明显临床表现的，但甲状腺解剖位置特殊，邻近气管、食管及喉，周围还有很多重要神经和血管，当肿瘤进一步侵犯或压迫时，会出现声音嘶哑、呼吸困难、吞咽困难、颈前区疼痛等症状。部分病人因肿瘤转移导致淋巴结肿大就诊，压迫颈交感神经致Horner综合征。

CACA指南推荐以下甲状腺影像学检查。①高分辨率超声：甲状腺结节首选检查，对可疑结节均可行超声检查。超声鉴别能力与超声医师的经验相关。③CT、MRI：可评估病变范围及与周围组织关系，协助制定手术方案。④PET/CT：不作为常规检查，仅作为远处转移、晚期病人的全身评估。

对于甲状腺癌的实验室诊断，CACA指南推荐：复发转移髓样癌，初诊全身体检、颈部超声、颈胸部CT、腹部MRI、骨扫描、脊椎盆骨MRI。如未发现病灶，则行PET-CT。不推荐甲状腺球蛋白（Tg）用于术前良恶性肿瘤的鉴别诊断；推荐术后检测Tg与Tg抗体（TgAb）用于评估复发风险及治疗反应；术前检测血清降钙素（Ctn）可鉴别髓样癌；血清Ctn升高，可反映髓样癌肿瘤负荷，判断淋巴结清扫范围。

甲状腺癌病理诊断十分重要。病理分型主要有4大类：乳头状癌、滤泡状癌、髓样癌、未分化癌。除髓样癌外，其他3类均来自甲状腺细胞。髓样癌来自甲状腺C细胞，生物学特性与其他3种肿瘤不太一样。乳头状癌和滤泡状癌统称为分化型癌，在甲状腺癌中所占比例较高，其中乳头状癌可达90%以上。髓样癌和未分化癌比例较低，不到5%。与未分化型甲状腺癌相比，分化型甲状腺癌生存率较高。髓样癌由于分期不同，基因突变指征不同，个体差异生存率较大。髓样癌可分为遗传性和非遗传性，遗传性髓样癌预后较差。CACA指南推荐，术前行超声引导下细针穿刺活组织检查（FNAB），评估甲状腺良恶性结节的灵敏度和特异性均在90%以上。超声结果不明确者，可行细胞学穿刺检查。CACA指南指出，超声引导下的细胞学穿刺可提高取材成功率和诊断准确率。多数肿瘤体积较小，正常操作通常检查不到位，在超声引导下取材会更准确。穿刺结束后，CACA 指南推荐做血清 Tg 及 Ctn 检查，可辅助诊断甲状腺癌及良性髓样癌。同时，还可诊断转移性淋巴结。

除病理诊断外，分子检测在甲状腺肿瘤或甲状腺癌中应用也较为广泛。CACA 指南推荐，对 FNAB 不能定性的甲状腺结节推荐分子检测。术前 RET 基因筛查有助于甲状腺髓性癌临床评估和风险分层。甲状腺髓性癌生存率个体差异较大，通过基因突变，将风险分层，即中危、高危和极高危。不同的 RET 基因突变位点，风险不一样。例如，术前穿刺，检测发现基因突变，为极高危病人。无论在手术或之后的随访过程中，都要密切观察，进一步认知甲状腺髓样癌。对分化型甲状腺癌，若术前穿刺细胞学不确定，也会常规做一些参考基因组（REF）基因突变及融合基因检测进一步评估肿瘤是否为良性，从而辅助甲状腺肿瘤准确诊断。

CACA 指南理念超前，提到运用人工智能辅助诊断甲状腺肿瘤。根据系统研究分析，ResNet 模型辅助超声诊断甲状腺癌准确率可达 90.2%。人工智能深度学习辅助超声诊断，准确率提高 5%，从而达到了精准治疗及人工智能联合超声诊断的目的，这为甲状腺肿瘤从分子诊断到超声诊断提供非常好的基础。

3. 外科与整合治疗

外科整合治疗是甲状腺癌的核心疗法，也是绝大多数病人目前唯一的根治手段。在制定方案时，需要参考各科专家意见，结合病人自身情况，让病人利益最大化。

一 25 岁男性病人，体检时发现甲状腺结节 2 年，B 超示右侧甲状腺结节，直径大概 1cm 左右，颈部未发现可疑淋巴结转移。经细针穿刺细胞学诊断考虑为乳头状癌。此时要思考如下问题。①初始治疗选择：手术、观察还是消融；②手术范围：全切还是腺叶切除；③是否需进行预防性中央区淋巴结清扫；④开放手术还是腔镜或机器人手术。

分化型甲状腺癌外科治疗主要包括两方面内容。①原发灶处理：CACA 指南推荐，前甲状腺切除和腺叶甲状腺加峡部切除。对甲状腺全切术的适应证把握非常严格。②颈部淋巴结处理：强调中央区淋巴结是 CACA 指南的特色，重视 cN_0 甲状腺乳头状癌预防性中央区清扫，倾向常规清扫，但留有余地。对侧颈区，对临床评估 cN+ 的侧颈淋巴结转移的分化型甲状腺癌行侧颈区淋巴结清扫术。

手术是甲状腺髓样癌首选且唯一可治愈的办法。根据髓样癌发病机制、遗传背景、综合征表现，制定不同的治疗目标，改善病人 OS。甲状腺髓样癌主要分为散发性甲状腺髓样癌和遗传性甲状腺髓样癌。术前穿刺或术中冷冻病理检查诊断为散发性甲状腺髓样癌（SMTC）者，建议行全甲状腺切除术；术前穿刺或术中冷冻病理不能明确诊断者，若血清 CEA 和 Ctn 升高，应高度怀疑甲状腺髓样癌，建议行甲状腺全切术。若甲状腺全切并发症风险较高，且病变局限在单侧腺叶，可行腺叶切除术。术中常规探查对侧甲状腺，若发现可疑病灶，应行甲状腺全切术。遗传性甲状腺髓样癌，需根据不同情况制定治疗方案：①对基因检测已明确或有明确家族史的遗传性甲状腺髓样癌，无论肿瘤大小、单或双侧病灶，均应行甲状腺全切术；②单侧甲状腺切除术后诊断为遗传性甲状腺髓样癌，需行甲状腺全切除术；③所有遗传性甲状腺髓样癌病人，术前均需行肾上腺影像学检查，同时监测血压，关注甲状旁腺素及血浆钙离子水平；④应在排除肾上腺嗜铬细胞瘤后，再行全麻手术；⑤遗传性甲状腺髓样癌患儿，建议行预防性甲状腺全切术。

CACA 指南推荐，甲状腺髓样癌常规行中央区淋巴结清扫：①cN_0 推荐双侧预防性中央区清扫；②cN_{1a} 行治疗性中央区淋巴结清扫；③cN_{1b} 行侧颈和中央区淋巴结清扫；④中央区阳性淋巴结≥4 枚 + 术中发现肿瘤突破甲状腺被膜，建议行患侧颈清扫。对仅有局部区域残留/复发者，且可手术切除的甲状腺髓样癌应争取二次手术。

甲状腺未分化癌（ATC）外科治疗，应快速准确地进行术前肿瘤分期和气道评估。对预期能达到 R_0/R_1 切除的 ATC，在 MDT to HIM 讨论后，积极手术治疗。不建议对 ATC 实施减瘤手术，不推荐广泛器官切除术。气管切开术应综合判断，进行个体化决策。

甲状腺手术从传统开放手术逐步发展为小切口微创手术。从 1 型大弧形切口到小切口，到甲状腺破坏性的颈动脉清扫、功能性保留的淋巴结清扫，逐步发展到有美容疗效的腔镜和机器人外科技术应用。方式多种多样，目前而言，主流方式有胸、乳入路，口腔前庭入路，腋窝入路等。CACA 指南首次将甲状腺微创和腔镜机器人手术纳入指南。手术范围必须保证肿瘤第一，功能第二，美容第三的要求，以达到病人根治的目的。

在术中，应重点保护病人的功能，其中最重要的是甲状旁腺的保护，要遵循"1 + X"原则："1"即对发现的每一枚甲状旁腺都应视为唯一（最后）对待，仔细解剖，认真保护；另一意思是在每一例甲状腺手术中尽可能确切辨认每一枚甲状旁腺。"X"即术中应努力保护更多的甲状旁腺。其核心技术是精细化被膜解剖技术，应避免甲状旁腺被意外切除并保护血供，应对血供受损或意外切除的甲状旁腺行自体移植。术中需要对喉返神经、喉上神经的保护，有条件者需行术中神经监测，尽可能减少对神经的损伤。术中要行脉管保护，术后出血，切忌压迫包扎，保持呼吸通畅。

对持续/复发/远处转移的甲状腺癌，可分以下几种情况。①未侵犯重要结构的颈部持续/复发、转移的分化甲状腺癌（prm-DTC）：对较小可疑病灶严密随访，对最小径≥8mm 的中央区淋巴结或最小径≥10mm 侧颈区淋巴结经穿刺证实恶性后，行手术治疗；②对侵犯周围重要器官的颈部 prm-DTC：争取 R_0 和 R_1 切除；③远处转移灶的外科治疗：对孤立性远处转移灶（肺、骨、脑、肝、胰腺）行手术切除能提高生存率。手术仍是甲状腺癌病人的首选方案，不应轻易放弃每一例病人。

目前比较热门的技术是热消融技术，该技术仍在探索阶段，还需要很多神经学依据和临床经验证实。支持方认为，甲状腺癌消融治疗有其优势，如消除原发病灶等。反对方认为，消融技术需要临床试验支撑，否则不符合肿瘤最小治疗标准，以及无法处理淋巴结转移。目前 CACA 指南不推荐将消融技术作为治疗甲状腺癌的常规治疗方案。对部分低危甲状腺微小乳头状癌（PTMC）病人和晚期 DTC 瘤灶长期稳定无进展病人，可主动监测，但需把握好适应证。当然在实践中存在许多争议，可能会出现不良后果；缺乏统一操作规范，成本未必低于早期手术；病人有心理压力。

前述病例，根据 B 超检查结果和穿刺情况，病人不适合随访观察，不符合消融指征。与病人充分沟通后，建议做单侧腺叶加峡部切除手术，以达到保生命、保功能、保美观的功能。

4. 核医学与整合治疗

甲状腺癌 90% 以上是 DTC，由于它保留了部分滤泡细胞的功能，例如对碘的摄取和有机化的能力，使核医学可采用放射性碘 131 对术后可能潜在存在复发风险的残余腺体和转移性病灶进行有力打击。碘 131 是一种非常特别的核素，它可发射 β 射线，利用该射线产生的辐射生物学效应，进行残余腺体的打击和远处转移灶的杀瘤作用。同时该离子可发射 γ 射线，采用核医学相应的仪器设备，使分布到体内的碘 131 适中，这样诊疗一体化的手段，使核医学诊治具有独特优势。治疗过程中，可预测疗效及治疗毒性。同时通过了解放射性药物在体内分布情况，可预知预后。特别需要注意的是，起源于滤泡细胞的未分化癌，无表达钠碘转运体的能力，同样，起源于滤泡旁细胞的甲状腺髓样癌，也无法采用碘 131 进行治疗。

CACA 指南倡导基于死亡风险、复发风险和动态复发风险度分层的三重风险考量来决策碘 131 的治疗，同时倡导通过治疗前评估，明确碘 131 治疗的目的和意义。CACA 指南提出，采用 TNM 分期来预测病人的死亡风险，通过肿瘤分期、淋巴结的分期和远处转移，将年龄 < 55 岁肿瘤病人分为一期和二期。对于 55 岁以上的人群，依据 T 分期等特征分为四期。相关研究表明，一期病人长期生存好，但二至四期病人，长期生存不容乐观，分别依次下降。因此，二至四期 TM 分期者应纳入碘 131 治疗前决策进行考量。

CACA 指南倡导术后复发风险考量。属于低危病人，复发风险低于 5%；中危和高危人群复发风险分别为 6%~20% 和 >20%。CACA 指南提出，中高危病人，应纳入碘 131 治疗前评估决策体系。

同时，CACA 指南倡导术后动态风险评估，以决策病人对前瞻治疗的疗效。利用血清、影像学疗效反应，借助不同界值，将其分为疗效满意、疗效不确切、生化疗效不佳、结构性疗效不佳四方面。不同疗效反应，其临床转归不同。对于非 ER 人群，CACA 指南建议应纳入碘 131 治疗决策考量。

CACA 指南强调，碘 131 治疗前评估及决策过程需要医生、病人及家属共同参与。核医学医生有必要告知病人以下内容：碘131治疗前评估、评估流程、病人准备。同时，依据TNM分期、复发风险、实时评估，进行治疗决策。碘131治疗的目的是清灶、辅助、清甲，以此明确碘131治疗意义，即清灶降低死亡风险，辅助降低复发风险，清甲去除参与腺体对Tg影响，有利于随诊。

　　CACA指南强调整合三重风险分层，基于实时动态决策评估体系来进行碘131治疗前的决策。体现了CACA指南的中国特色，将实时动态评估纳入碘131前整合医学（HIM）评估体系，及时修正风险分层，避免治疗过度及治疗不足，该整合体系有助于及时修正风险分层，避免治疗过度或治疗不足。同时，我国诊疗医学手段可使碘131治疗达到见我所治、治我所见的目的。

　　CACA指南细化了评估及治疗前的准备工作，强调了所有质量控制，例如避孕、低碘饮食、升高TSH，TSH有助于病灶和残余腺体摄碘。通过实时血清学和影像学评估监测，明确此次治疗的目的来决策后续治疗。

　　本病例经MDT to HIM评估后，病人TNM分期为$T_2N_{1b}M_0$，复发风险分层为中危，但在实时动态评估中，TSH为109μU/mL，Tg在2μg/L以下，预示病人接近无病状态。实施评估表明，该病人术后残余甲状腺微乎其微。在这种情况下，通过实时评估残余的腺体很少，低Tg水平及其他阴性影像学检查，将该病人从中危直接降层至低危。对该病人，原本决定要做碘治疗，但在评估过程中，看到碘治疗的意义很小，直接进入到TSH抑制治疗。经半年后随诊，该病人未经碘治疗情况下，仍是治疗反应最佳的ER状态。

　　第二例，通过CACA指南整合评估体系，是$T_{3b}N_{1b}M_0$，复发风险分层是高危，实时动态评估，有可疑Tg升高，预示病人可能会有一些残余的潜在病灶。虽然诊疗一体化的显像手段提示病人仅有残余腺体，结合Tg水平增高，预示潜在病灶，给予辅助治疗剂量，对这样的病人是有效，降低了复发风险。CACA指南动态整合评估体系，有助于评估每一次辅助治疗疗效和意义。该病人经过动态评估，半年之后，疗效评估仍是血清疗效反应不佳状态，例如Tg水平比前一次治疗前还要高，预示此次辅助治疗意义有限，不建议再行后续辅助治疗。

　　第三例是$T_{1b}N_{1b}M_1$分期，复发风险分层是高危人群，动态评估提示有可疑体积增高，预示远处转移，同时CT提示双肺多发结节。实时评估看到肺部结节，明确摄碘，提示有功能性摄碘灶，依据实时整合评估，基于可疑增高的Tg水平，功能性摄碘转移灶，建议行清灶治疗。

　　通过CACA指南的整合疗效评估体系和实施摄碘特征的判断，决策病人是否再行碘治疗及治疗时机。该病人前一次治疗摄碘，经治疗后，血清学疗效反应相对较好，结构性病灶相对缩小，考虑再次碘治疗。因此，CACA指南强调对碘131治疗有效的摄碘性肺部微小转移，有望通过再次治疗达到最佳治疗疗效反应。针对这样人群，考虑6~12个月后再次碘治疗。下面的病例虽然也有摄碘性的病灶，但再次治疗后病灶不再摄碘，Tg等血清学疗效反应不佳，结构性病灶变大时，呈现了碘治疗抵抗，称之为放射性碘抵抗 DTC（RAIR-DTC），这预示病人从后续碘 131 治疗获益的概率降低。针对这样的病人，应及时终止后续的碘 131 治疗。

CACA 指南详细地界定了碘难治性 RAIR-DTC 的判断，主要有以下四种情形：①初始摄碘逐渐不摄碘，血清学进展、病灶增大；②初始即不摄碘，血清学进展、病灶增大；③部分摄碘，部分不摄碘；④摄碘仍然进展，血清学进展、病灶增大。这四种情形都被归为碘难治型甲状腺癌来判断和决策。值得注意的是 RAIR-DTC 的判断受到很多影响，所以 CACA 指南细化了 RAIR-DTC 的判断，应依据病灶的摄碘能力，还有治疗疗效进行综合判断。受外源性碘负荷、TSH 水平、单光子发射 CT（SPECT）分辨率等因素影响，可能有不同的生物学背景、临床进程，仍需个体化处置。CACA 指南建议，RAIR-DTC 病人应终止碘 131 治疗，TSH 抑制治疗下的主动监测随访，应定期血清学及影像学随诊，判断病情变化和进展以决策后续治疗。RAIR-DTC 一经出现碘难治性，即终止碘 131 单药治疗，建议 TSH 抑制治疗下的主动监测随访，同时 TSH 水平应控制在小于 $0.1\mu U/L$ 以下，倡导实时动态评估在主动监测随访中的意义，同时通过血清学和影像学评估，在该过程中倡导 MDT 多学科管理。

5. 内分泌与整合治疗

众所周知，甲状腺癌术后整体内分泌治疗是非常重要的部分。2022 年 CACA 指南首次对甲状腺癌的内分泌治疗进行了全面指导，主要包括 3 部分：第一是分化型甲状腺癌，如乳头状甲状腺癌、滤泡型甲状腺癌，术后采用 TSH 抑制治疗；第二是低分化甲状腺癌、甲状腺髓样癌和未分化癌术后的甲状腺激素替代治疗；第三是各种类型的甲状腺癌，可能牵涉术后的甲状旁腺功能减退的治疗。

分化型甲状腺癌细胞，与正常甲状腺细胞类似，都可有一定分化功能，从而表达 TSH 受体以及钠碘转运体类蛋白。TSH 受体可与促甲状腺激素结合产生一系列作用，该作用不仅包括促进甲状腺激素的合成，也可刺激甲状腺细胞生长。因此分化型甲状腺癌术后，在甲状腺切除后，有可能会出现甲状腺功能减退，TSH 水平升高，可能刺激残留的肿瘤细胞生长。因此要采用外源性甲状腺激素去抑制 TSH 水平，避免 TSH 过高，从而利于减少肿瘤复发风险。对分化型甲状腺癌术后 TSH 抑制治疗，CACA 指南建议因人而异，抑制治疗目标不一刀切，要根据不同风险分层设立个体化的 TSH 目标。风险分层主要包括三重风险分层。抑制治疗副作用的风险分层，要实现个体化的管理目标，需要各学科共同努力进行整合考虑，从而给病人提供更合适的目标。

CACA 指南推荐初治期，即手术和碘 131 治疗术后 1 年内的抑制治疗目标，与目前使用的 2012 版多学科分化型甲状腺癌术后的 TSH 抑制治疗目标略有不同。主要是把中危和高危病人进行区分，而不是所有的中高危病人都一刀切处理，这体现了 CACA 指南更好地细分病人特征、从而避免过度治疗的特点。值得注意的是，对初治期的 TSH 抑制治疗目标，若肿瘤复发风险是低危，可结合术后 Tg 水平、术式和肿瘤一些特征选择，将正常范围内的低值作为抑制治疗的目标。对随访期的 TSH 抑制治疗目标，随访期主要是指在初始治疗中，即手术加碘 131 治疗 1 年以上，作为这一时期的抑制治疗目标，要结合病人对治疗的反应及其对抑制治疗副作用风险进行综合评估。CACA 指南特别推荐，对初始复发风险极低，而且治疗反应良好的分化型甲状腺癌，可将 TSH 处于相对抑制的治疗目标，即 TSH 水平可在正常范围内，小于 2.0mU/L 以下都可接受。若 5~10 年后，肿瘤无复发迹象，就可单纯采用甲状腺激素替代治疗。这样的特别推荐可帮助避免对分化型甲状腺癌尤其是低危病人造成 TSH 过度抑制。

做好 TSH 抑制治疗的前提是做好病人教育，用好左甲状腺素的口服制剂。CACA 指南推荐，服法首选早餐前 60min 空腹顿服，与可能干扰 $L-T_4$ 吸收和作用的食物和补充剂间隔 4h 以上。

CACA 指南规定了术后 TSH 抑制治疗起始和随访流程，对甲状腺全切病人，起始剂量可据体重做大致推算。若是年轻无心脏病病人的体量要足，加量可稍微快一点。对 50 岁以上或有基础心脏病病人，要注意体量少一点，调整剂量要稍微慢一点。非甲状腺全切病人，往往初始剂量要少于全切病人，经 4 周左右的用药后，要监测 TSH 水平，若达标后，在 1 年、2 年和 5 年内，有基本的甲状腺功能监测的间隔。若是在剂量调整阶段，只要 TSH 未达标，CACA 指南推荐每 4~6 周进行一次 TSH 监测，直到 TSH 达标再行规律随访。

在 CACA 指南中明确推荐分化型甲状腺癌术后 TSH 抑制治疗，要注意副作用管理。主要是对长期将 TSH 抑制到正常范围以下的人，要注意心律失常、房颤和心血管事件的预防和积极干预。对绝经后女性，要关注骨质疏松及骨折风险问题。CACA 指南建议，对副作用管理，要结合病人的不同风险分层，制定合适的 TSH 抑制治疗目标，本身就可在一定程度上避免副作用发生。另外，对副作用高危风险人群，有 TSH 抑制治疗目标，但并不要求病人无限制非要达到目标，而是结合副作用风险，结合对抑制治疗副作用的耐受程度，实现最接近控制目标范围即可。因此，对副作用及整个 TSH 抑制治疗有益作用进行平衡，是分化型甲状腺癌术后 TSH 抑制治疗的关键点。

CACA 指南特别推荐育龄女性在妊娠和产后阶段 TSH 抑制治疗的问题。众所周知，育龄女性患分化型甲状腺癌者越来越多，对这部分群体，术后治疗要制定合理方案、定期随访，根据前面提到的风险分层，制定和调整 TSH 治疗目标。在备孕和妊娠期间，TSH 抑制治疗是安全的，CACA 指南推荐要维持既定的 TSH 抑制治疗的目标，适当注意在备孕和妊娠期间的随访剂量，到产后 TSH 抑制治疗仍是安全的。但 CACA 指南建议，在产后 6 周时复查甲状腺功能，要注意到产后可能会进行 $L-T_4$ 剂量调整，因此随访是非常重要的。

对低分化甲状腺癌、甲状腺髓样癌和未分化癌，因甲状腺癌细胞不表达 TSH 受体，因此并不是激素依赖性肿瘤，抑制 TSH 对这部分肿瘤生长无影响，因此抑制治疗没有意义。对这一部分肿瘤，CACA 指南特别推荐，对仅需要对甲状腺切除术后发生甲状腺功能减退的病人进行甲状腺激素替代治疗，TSH 目标只要在正常范围内就可接受，不必低于某一特定数值。

对于术后甲状旁腺功能减退而言，只要是甲状腺手术病人，都有可能会发生术后甲状旁腺功能减退。术后甲状旁腺功能减退的内科药物治疗，也是整个甲状腺癌内分泌管理的重要部分。术后甲状旁腺功能减退的原因，可能来自手术损伤，也可能来自甲状旁腺的血供损伤等。另外，低钙引起的临床症状表现各异，有些人仅有肢端刺痛、口周麻木，有些人则会出现肌肉抽搐甚至喉痉挛。在整个诊断过程中，要注意术后甲状旁腺功能减退主要的诊断依据是低钙血症，同时甲状腺素低或处于正常低值。若术后 6 个月以上甲状旁腺功能减退仍未恢复，考虑为永久性甲状旁腺功能减退。CACA 指南强调，术后甲状旁腺功能减退以预防为主。由于术后甲状旁腺功能减退也是最常见的甲状旁腺功能减退原因之一，因此预防远重于治疗。

对于永久性术后甲状旁腺功能减退，CACA 指南特别推荐，治疗的主要目标是将血清钙维持在不出现症状性低钙血症，同时要避免并发症。长期治疗的主要药物是口服钙剂和活性维生素 D 或其类似物。若病人同时存在低镁血症，要注意纠正低镁存在。在整个疗程中，还要注意监测一些并发症，并发症既可来自甲状腺本身，也可来自术后带来的一些像尿钙增多及转移性钙化等情况。因此，CACA 指南推荐，在整个术后药物剂量调整阶段，每周至每月都要监测血钙、磷、镁水平，同时在治疗稳定的阶段，每半年除监测血钙、磷、镁水平外，还要监测肾功能。24h 尿钙是一项非常重要的随访监测指标，每半年应监测一次，保持尿钙水平低于 300mg/d，有利于避免肾脏泌尿系结石发生。肾脏影像学在治疗前要有一个基线数据，治疗后至少每 5 年应进行一次监测，出现肾结石或肌酐升高，也要进行肾脏影像学的排查。

回到刚才提到的病例：43 岁男性，甲状腺癌病史，根据术后情况、术后病理，确定为分化型甲状腺癌术后，初始复发风险是高细胞亚型，伴淋巴结转移，包括侧方淋巴结转移，这是初始复发风险高危病人，但病人年轻既往又是健康心率，所以 TSH 抑制治疗的副作用风险相对较低。病人因有甲状旁腺受累，又做了甲状腺全切加淋巴结清扫，术后有一些低钙表现，所以诊断为术后甲状旁腺功能减退。按照治疗现状，TSH 3.55mU/L 对初始低危复发风险术后 1 年之内的病人，显然是不达标的，而且血钙还处在相对较低的情况。该病人的治疗，除了要让 TSH 抑制治疗的目标达标外，还要注意血清钙水平，是否有低钙带来的症状，还要注意尿钙水平和其他甲状旁腺功能减退的副作用。在整个治疗的调整中，注意到该病人的用药方法并不正确，比如 L-T$_4$ 是在早餐后使用，且跟钙剂没有隔开足够时间，所以在治疗方案的优化上，要对病人进行教育，调整 L-T$_4$ 剂量；要正确用药，给予钙和骨化三醇的比例也可适当调整，保证吃进去的碳酸钙能很好地吸收，保证血钙尽量达标，尿钙水平又不至于过高，所以骨化三醇用量可能要增加。结合这个病例，看到 CACA 指南很好地指导了如何管理术后的内分泌治疗。

6. 放化靶向免疫与整合治疗

高危难治性甲状腺癌，经过规范化治疗以后，部分分化型甲状腺癌 10 年总生存率都在 90% 以上。若是远处转移，即进展后的甲状腺癌，分化类大约有 11% 的病人最终会发展成晚期或局部晚期状态，生存率会下降 50% 左右。经过正规碘治疗后，部分发展为碘难治型，约占 10%，其生存率约下降 10% 左右。最终达到未分化癌这一阶段，分化后结局更差，中位生存期低于 6 个月。这是当前面临的难题与未来研究方向。

有一个经典病例：55 岁女性，6 年内经历了 4 次手术，两次碘 131 治疗后肿瘤复发，不论从颈部还是全身背部，都有明显转移病灶。经过两次碘 131 治疗后，基本不摄碘。通过 MDT to HIM 诊断后，确定为复发转移难治性甲状腺癌，即 RAIR-DTC。这类病人治疗非常麻烦，但我们利用 MDT to HIM 整合指南治疗理念，在过去以外科为主的 TSH 治疗加上外科治疗，现在开始走向靶向治疗加上外照射、化疗的整合疗法。

难治性甲状腺癌实际上是系统性治疗，CACA 指南综合性地把甲状腺癌整体放在一起进行分析。

首先是碘难治性分化型甲状腺癌的靶向治疗。靶向治疗实际上指的是不能治愈的肿瘤，这些肿瘤已通过外科治疗，没有治愈可能性。还有碘治疗，以及临床的综合治疗已经失败，这时已经转移，有威胁生命的情况出现。这种情况下，不得不选择靶向治疗。这几年，靶向治疗迅速发展，在甲状腺癌有很多靶向药出现，从临床的试验性治疗最终成为适应证。这些靶向治疗的出现，对甲状腺癌病人带来了新的生机。根据 CACA 指南意见，结合病人的病情及意愿，权衡利弊后，可以推荐靶向治疗。靶向治疗主要可延长局部晚期和转移性难治性病人的无进展生存期。现有药物是索拉非尼、仑伐替尼、阿帕替尼、安罗替尼，这些都是泛靶点药物，即多靶点，可能是对抗血管生成的 REAF 基因，包括很多生长因子的抑制剂。与安慰剂相比，这几种药物明显延长了病人无进展生存期。CACA 指南推荐具有中国自主知识产权的阿帕替尼和安罗替尼用于局部晚期或转移性 RAIA-DTC 的治疗。

对进展性分化型甲状腺癌，还有一些特异靶点的药物，特异靶点主要针对 RET 基因、NTRK 基因，推荐药物有普拉替尼、塞帕替尼、拉罗替尼。CACA 指南指出，基于相应基因变异特征，RET 基因突变病人建议用普拉替尼或塞帕替尼；如果全身治疗药物不可及或不合适，鼓励病人参加临床试验。

对进展性甲状腺髓样癌，推荐 4 种治疗药物，即凡德尼布、卡博替尼、安罗替尼、索凡替尼。这些药物都有针对性地对 RAS 基因的抑制剂，有些是泛靶点，有些是特异性靶点药物。CACA 提示，对有症状的或进展性的持续/复发或转移性甲状腺髓样癌病人，应考虑凡德尼布、卡博替尼和安罗替尼治疗，尤其是我国自主知识产权的药物受到推崇。

甲状腺髓样癌，含有 *RET* 基因突变的特异性基因，需要使用抗靶向的特异性药物，如塞帕替尼、普拉替尼。CACA 指南推荐，对 *RET* 突变有症状的或进展的持续/复发或转移性甲状腺髓样癌病人，推荐塞帕替尼和普拉替尼治疗。

对甲状腺未分化癌，临床角度诊断后几乎都是晚期，预后极其差。随着靶向治疗出现，特别是 *BRAF* 基因、*NTRK* 基因、*RET* 基因，相应药物有达拉非尼加曲美替尼、拉罗非尼或恩曲替尼、塞帕替尼或普拉替尼。

靶向药物与化疗药物作用相同，实际上是一种靶向化疗药，也具有相应副作用。因此，要用监测和管理办法，从心血管系统到各个器官系统的整体毒性反应管理，分为一级、二级、三级，这些管理都与国际同步。CACA 指南推荐，应密切监测接受 TKI 治疗的病人不良反应发生情况，按照分级原则进行不良反应管理。

甲状腺癌化疗，无论是分化的甲状腺癌、髓样癌还是未分化癌，在传统意义上，其实对化疗都不敏感。虽然一些姑息治疗和其他治疗手段都可以尝试，但激酶抑制治疗无效后，则不能参加临床试验。在这种情况下，可推荐个别病人尝试精细化治疗，但这不是可开始的常规推荐模式。对转移性未分化癌尚无有效的治疗手段，不能参加临床试验时，可参考指南推荐。甲状腺癌的免疫治疗，近年来受到很多关注和重视，特别一些高额型肿瘤免疫治疗已经被提上议事日程，且在临床上开始应用。对分化型甲状腺癌，Ⅰ~Ⅱ期临床试验显示出一定疗效，但大规模应用于临床还有一段过程。髓样癌转移的进展，肿瘤疫苗免疫治疗和活化树突状细胞（DC）的细胞治疗显示出潜在效果。但用于临床还有一定顾虑，所以不作为常规推荐。对未分化癌高表达 PD-L1 的类型，靶向治疗联合免疫治疗可能有一定效果，CACA 指南作为特色推荐，强调无合适靶向药物时可考虑免疫检查点抑制剂治疗。与化疗类似，传统的放疗，特别是外放疗，对远处转移进展或未分化的甲状腺癌，实际上在过去仅作为极晚期病人在其他治疗手段都已经无效的情况下的推荐。但随着放疗技术不断提高，尤其是适形放疗技术应用后，一些相对精准的放疗技术可能会受到关注。

回到开始的病例，经过整合诊断，该病人属于复发转移型碘难治性甲状腺癌。开始时采用了靶向治疗，即安罗替尼与安慰剂同时进行对照双盲试验。8 周后该病人病情有所进展，揭盲后发现病人使用的是安慰剂，然后立即安排靶向药物治疗。56 周期后病灶几乎完全消失，无论是肺部病灶还是颈部残余病灶都几乎消失，充分说明靶向治疗对晚期碘难治性甲状腺癌有实际意义。

7. 随访与康复治疗

分化类甲状腺癌的随访，需要长期和动态评估。血清甲状腺球蛋白（Tg）变化是判别分化型肿瘤残留或复发的重要手段。对已清除的甲状腺癌，或做了清甲后进行基础 Tg 或刺激后 Tg 治疗，需要在术后 1 年或半年密切监测。在整个 1~3 年内，每半年到 1 年甚至 3 个月，对一些中高危病人进行严密监测。CACA 指南推荐，随访血清 Tg 应采用同种方法，每次测定血清 Tg 均应同时检测 TgAb、TSH。

甲状腺癌的影像学随访，包括颈部超声随访，在术后头一年，每 3~6 个月定期检查一次，主要是检查甲状腺和中央区是否有可疑淋巴结，有可疑淋巴结应作穿刺或洗脱液 Tg 检测；其次是 CT、MRI、PET/CT 的选择性应用，可对一些复发型转移灶进行定位定性诊断。放射性碘（RAI）诊断性全身显像（Dx-WBS）应选择性应用，中、高危复发风险病人 Tg 或 TgAb 可疑升高；治疗后全身显像（Rx-WBS）应在 RAI 治疗后 2~10d 应用。这些影像学检查对肿瘤分期抑制的疗效和随访策略会提出非常重要的建设性意见。CACA 指南明确推荐，对影像学随访应动态、合理使用，避免过度医疗。分化型甲状腺癌疗效反应分层，可基于血清学、影像学实时、动态的风险分层体系，及时调整随访及治疗策略。主要包含以下 4 个方面的判断标准：疗效满意、疗效不确切、生化疗效不佳、结构性疗效不佳。通过血清学、影像学等进行随访和监测。其中 Tg 数值反映抑制性或刺激性，最终决定是否出现结构性疗效不佳结局。影像学最终可判断出真正复发的病灶是否存在，最终反映临床复发情况。治疗反应良好病人，最多有 5% 的复发率。疾病特异性死亡率在前 3 个疗效判定标准的病人中均低于 1%，即死于疾病的病人可能性非常小。其中生化疗效不佳病人，可能会出现自发性缓解，最终有 20% 左右会出现结构性疗效不佳，一旦出现真正意义上的结构性疗效不佳，若该现象持续，则有 50% 以上的可能性出现疾病特异性死亡率明显升高。落实到管理措施，治疗反应良好的病人，针对复发率降低，TSH 抑制的目标值应下调；反应不确切的病人，应动态随访，尤其是重视 Tg 的长期观察。影像学随访检查频次增加，最终要把那些可能在早期发现结构性疗效不佳的肿瘤复发者找出来，进一步治疗。

对髓样癌的随访，特别强调术前降钙素（Ctn）和癌胚抗原（CEA）两个指标检测的重要性，已成为术后重要的监测手段。随访 6~12 个月，处于较低的检测水平，说明治疗效果非常好。Ctn 和 CEA 持续升高或先降后升，此时会增加 3~6 个月的随访检测频度。若数值较高，特别是当 Ctn 水平高于 150pg/mL 时，更应密切影像学监测和检查，以便发现复发灶，及时处理。CACA 指南强调，基于 Ctn 和 CEA 变化趋势，采用不同的 MTC 随访策略，是整合指南的特色之一。

CACA 指南是目前唯一提出将中医治疗纳入甲状腺癌管理的指南，是 CACA 指南的重要特色之一。CACA 指南推荐，中医治疗应以中医辨证论治为基础，对甲状腺癌治疗相关的并发症和副作用的康复治疗和心理管理具有一定价值。

甲状腺癌手术或综合治疗后，康复需要病人、医护、家属三方参与。对病人生理心理进行干预，促进康复，在功能锻炼、营养支持、中医调理、心理疏导、人文关怀等措施共同作用下，最终让病人回归社会，恢复正常工作。

二、院士点评

1. 韩德民院士：标准流程，青年医生受益

在过去很长一个阶段，诊断指南专家共识比较零碎，没有真正整合。中国抗

癌协会在樊代明理事长的带领下，动员全国专家进行了新时代新发展征程的资源整合，这项工作志在当代，功在千秋。我希望此部指南能在协会的带领下，在全国各个肿瘤专业领域中深入征求国内外专家意见，特别是基于我国肿瘤防治的经验和科学数据，制定属于中国人、面向世界的肿瘤整合诊疗指南，这是历史性事件。

我个人非常希望把CACA甲状腺癌指南做得更好，更广为人知，能够培训更多年轻医生，更好地科普宣传，为临床广泛应用，同时也向社会进行有效的科普宣传，让更多病人了解在肿瘤诊断治疗方面的新进展和标准化诊疗流程。

针对此次精讲，我有如下建议：①在医学人工智能时代，指南宣讲要重视基层，落实到临床诊疗中；②建立标准化诊疗流程，把专家的智慧通过互联网即时联动；③加强青年医生培训，加强基层健康水准的提升与医疗保障；④建立大数据诊疗体系及人工智能辅助诊疗体系，希望CACA指南能及时更新、纳新，减少基层误诊率。

2. 张志愿院士：整合诊疗，规范诊疗

CACA指南兼具完整性与科学性，专家解读思路清晰。首先阐述的观点是以手术为主以及碘131的辅助治疗，而且低风险、中风险、高风险都有量值标准，非常重要。其次，动态监测、不断地改变治疗方法是亮点所在。强调个体化治疗的同时也需要整合医学。CACA指南对外科医生的指导作用显而易见。

建设标准化诊疗体系、整合专家共识，能够规范手术，使诊疗更加精准，这不仅是医生的福利，同样也是病人的福利，是促进社会发展的有效行动。推广要用发展眼光及时更新，要用整合医学思维规范诊疗。

三、总 结

樊代明院士：甲状腺癌不可怕，早治可延长生存期

指南推广需要标准化和体系化，要在青年医生及基层医生中贯彻落实，同时也要以发展眼光、整合医学思维去推广，去解读。

甲状腺癌并不是一种可怕的癌症。近年来，甲状腺癌的发病率越来越高，很多人对它产生了恐惧情绪。甲状腺癌具有发病率高、检出率高、死亡率低的特点。社会生活压力增大，精神紧张、焦虑，但随着现代诊疗手段的进步，甲状腺癌经过早期诊断、早期治疗，生存期可达20年。因此需要以整合医学思维去对待，去思考！

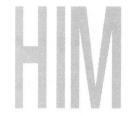

肝癌整合诊治前沿

◎陈敏山 孙惠川 刘连新 张耀军

一、专家解读

1. 指南概述，标准为先

CACA 肝癌指南以我国肝癌发生发展的特点为背景材料和重要依据，更加适合中国人群，纳入了中国研究和经验，突出了整合医学理念，也更适中国基层医生，特别体现了中国特色的防、筛、诊、治、康五位一体的癌症防治体系，更具有临床实操和指导价值。

肝癌，在我国也称为原发性肝癌，实际有三种病理类型：一是肝细胞癌；二是肝胆管细胞癌，包括肝内胆管癌；三是混合细胞癌。目前国际所有的指南基本上提到的肝癌指的都是肝细胞癌。CACA 肝癌诊疗指南，也以肝细胞癌为主。但在平时大家要注意这个概念，其实流行病学发布的肝癌发病率指的是所有肝癌，但指南的临床诊断或药物适应证，基本上是以肝细胞癌作为一个独立疾病。

据 WHO 估算，2022 年全球肝癌新发病例达 90 万人，中国占 45%，是全球新发肝癌病例最多的国家。中国肝癌的特点是高发病率、高死亡率，目前在我国恶性肿瘤发病率方面排第 5 位，致死率排第 2 位。中国肝癌病因跟西方不同，乙肝病毒感染占 87%，病人多为乙肝表面抗原阳性，处于一种大三阳或小三阳状态。中国肝癌病人大部分就诊时已属中晚期，失去了手术切除机会，导致治疗效果较差，需要通过以外科为主导的多学科整合诊治 MDT to HIM 努力来提高肝癌的疗效。

中国肝癌的防治策略是三级预防，因为肝癌发病率高、死亡率高、病因明显，所以我国在 20 世纪 90 年代就已开始进行新生儿乙肝疫苗接种等一系列针对乙肝病毒的行动，希望减少乙肝病毒感染，降低肝癌发病率。其次就是早诊早治，肝癌就诊时已经是中晚期，疗效不好。加强早诊早治，特别是对高危人群定期筛查，就能在早期发现更多的肝癌。早期诊断、早期治疗效果远远好于中晚期肝癌。我国目前中晚期肝癌效果差，但可以建立一个以外科为主导的多学科团队，通过多学科整合治疗肝癌。

CACA 指南立足于中国国情，体现了中国特色。在 CACA 指南编写过程中，非常注意收纳我国临床研究成果以及我国医生的经验，使它更符合中国的临床实践。比如中国肝癌的转化治疗，我国医生做了很多努力，去年也在樊嘉院士的指导下推出了中国首部肝癌转化治疗专家共识。例如术后经导管动脉化疗栓塞（TACE）、微血管癌栓的研究等都是中国医生的贡献。另外也提出了不同于欧洲肝病协会的巴塞罗那临床肝癌（BCLC）分期，给出了 CACA 自己的推荐，体现了多学科的整合治疗。

CACA 指南强调外科治疗的重要性，因为外科手术切除是最常用、最有经验、疗效最好的方法。在多学科整合诊治时代，外科治疗的地位愈发重要。不同于 BCLC 分期，CACA 指南更强调局部治疗的重要性，而不是强调药物治疗的重要性。一旦不能手术切除，国外指南还是更多推荐药物治疗。另外 CACA 指南也特别推荐中国自己研发的药物。

CACA 指南推出了中国临床肝癌（CNLC）分期，它来源于中国的研究成果和中国的经验。CNLC 比 BCLC 的分期更细更具体，适合于临床实践。另外，在每个分期都有不同的治疗选择，体现了 CACA 指南更加强调多学科的整合治疗。

多学科整合治疗首先要建立一个团队，通常是由外科作为主导者，召集肝癌治疗诊断的相关学科和专业的医生一起组成一个多学科团队，并定期、定时开会，对病人进行多学科诊断、多学科讨论、多学科会诊等交流多学科经验。建立多学科团队的目的就是开展多学科整合诊疗，根据机体情况、肿瘤病理类型、侵犯范围及发展趋势，有计划合理地应用现有的多学科治疗手段，而不是应用单学科手段，最大限度提高治愈率，提高生存率，并注意减轻经济负担。这种多学科整合治疗，在 CACA 指南中称为多学科整合治疗 MDT to HIM，是现阶段治疗肿瘤的最好方案，是肿瘤治疗的基本原则。

2. 预防筛查，诊断并行

虽然目前肝癌的病因尚不完全清楚，但大部分研究显示，肝癌的发病与很多因素有关，包括黄曲霉毒素感染、污水感染、酒精性肝硬化，或其他一些危险因素的感染。然而，乙肝病毒感染是我国肝癌发生最主要的原因。在中国，肝癌大部分都经历肝炎、肝硬化、肝癌三部曲。所以对肝癌的预防，最主要环节是乙肝疫苗的预防接种及抗病毒治疗两个方面。

对未感染过乙肝病毒者，乙肝疫苗接种是预防肝癌最经济、最有效的方案。我国对乙肝疫苗接种非常重视，1992 年起全民接种乙肝疫苗，现在 30 岁以下的年轻人，乙型病毒性肝炎发生率非常低。预计在 2040 年后，我国的肝癌发病率会有进行性下降趋势。

我国目前还有很大基数的乙型病毒感染或病毒性肝炎病人，对这部分病人，抗病毒治疗是预防肝癌非常重要的措施。长期、规律服用抗病毒药物治疗，不仅可最大限度抑制和清除肝炎病毒，也可非常明显地降低肝癌风险。目前的抗病毒治疗有效且非常安全，而且价格低廉，所以对乙肝病毒感染者来说，一定要长期规律地服用抗病毒药物。

除乙肝病毒之外，生活中的不良习惯也会给人们带来肝癌风险，包括食用霉变食物及饮酒、肥胖。尤其是，近年来我国酒精性肝硬化或非酒精性脂肪性肝硬化发病率越来越高，给肝癌的防治带来了不同程度的障碍，因此需要克服这些不良生活习惯。另外不熬夜以及远离致癌物质，也是预防肝癌的措施。

肝癌的一级预防，是对普通人群进行乙肝疫苗接种，以及母婴传播阻断。肝癌的二级预防是对已经合并有乙肝病毒感染的人群采取一定措施，控制乙肝病毒，包括抗病毒治疗及抗纤维化治疗，还有肝癌的早诊、早治和早筛，所以二级预防重在早期发现。三级预防是针对已经发现肝癌的病人，为改善预后而进行治疗。针对肝癌筛查，我国很多指南已经反复强调，对肝癌高危人群的筛查和监护有助于肝癌的早期发现、早期诊断和早期治疗，是提高我国肝癌疗效非常重要、非常关键的一步。

我国肝癌病人确诊时大部分处于中晚期，如果中晚期病人大部分能在早期发现，可以大幅提高肝癌的疗效。所以我国在这方面非常重视，不同的学会、不同的学科都制定了不同的肝癌防治指南，包括原发性肝癌分层筛查与监测指南，以及原发性肝癌二级预防指南。但鉴于我国肝癌人群基数非常大，大规模筛查既不方便，也不经济，有效率较低。因此我们提出了有中国特色的基于肝癌人群分层、风险评估及分层筛查的模式，力求通过社区与医院一体化筛查的新模式，做到应筛尽筛、应治早治。

我国早期的 PreCar 研究显示，通过筛查发现的肝癌人群超过半数属于早期，但如果自然人群就诊，则有 57% 属于中晚期肝癌病人。该项研究显示，筛查有助于发现更多早期肝癌病人。如果是普遍、不加区别的筛查，有效率比较低，只有 1.08% 的肝癌病人会被发现。但如果分层筛查，对高危人群进行二次访视，有效率会高很多，可达到 14% 左右。所以一方面要对肝癌高危人群进行筛查，另一方面要进行分层，风险高的筛查得密一点，风险低的筛查得疏一点，这是我国肝癌筛查的策略。

CACA 肝癌指南跟国际指南不太一样，特地强调金字塔式的筛查模式，对整个肝癌筛查人群，包括肝炎、肝硬化病人进行初筛，初筛目的就是识别中高危人群，然后对中高危人群，再进行普通筛查，在筛查过程中，包括采取甲胎蛋白与超声联合的方法，从中发现更高危或极高危人群，对这部分人群再进行更严密的监测和筛查，这样既可实现癌前人群的覆盖，也可提高筛查效率，更有效地发现肝癌病人。这是中国特色的金字塔式筛查模式，也是 CACA 指南所推荐的。

在我国，筛查手段也具中国特色。欧美国家通常只强调超声筛查，但 CACA 指南特意提出采取超声联合甲胎蛋白筛查模式，这也是基于我国大部分肝癌病人有肝硬化及甲胎蛋白比例较高的特点提出来的。国内的研究也证明，超声联合甲胎蛋白可提高筛查的灵敏度，所以这是符合中国特色的筛查手段。

肝癌分层评估和筛查模式如下：首先对肝癌高发人群进行风险评估，并将其分成低危人群、中危人群、高危人群。

低危人群指慢性肝病早期或稳定期，即乙肝病毒携带或小三阳、大三阳人群，这些病人多处于病毒稳定期，通常只需要 12 个月的常规筛查。

中危人群是指有肝病活动的病人，包括年龄超过 30 岁、患有乙型肝炎、丙型肝炎，或合并脂肪性肝硬化、酒精性肝硬化等肝病病人。这样的中危人群需要每 6 个月一次的筛查。

高危人群是在肝炎基础上还合并了各种情况的肝硬化，包括乙型肝炎或丙型肝炎导致的肝硬化，或有肝癌家族史，这样的人群属于肝癌高危发病人群，通常需每 3~6 个月进行一次常规筛查，在此基础上还需要每 6~12 个月进行一次加强筛查。

对于低危、中危和高危人群，在常规筛查过程中，发现有甲胎蛋白水平升高，或发现肝内有病灶的病人属于高危人群。对高危人群，筛查密度和强度应加强，包括常规筛查每 3 个月一次，加强筛查每 6 个月一次。分层评估和筛查的模式可提高筛查的覆盖率，也可提高筛查的有效率和筛查效果，这是具有中国特色的分层评估和筛查的模式。

疾病诊断通常基于三部分，即临床症状、实验室检查及影像学检查。

肝癌在早期常无明显的症状和体征，该期肝癌是亚临床期肝癌。如果临床诊断比较明显，通常意味着肝癌已经进入中晚期，且可看到肝癌常见的临床表现，包括食欲减退、上腹胀痛、黄疸、腹水、静脉曲张，这些临床表现特异性不高，并非肝癌特有，因此从临床表现来发现肝癌或确诊肝癌是比较困难的。

实验室检查比较重要的是病毒性肝炎的检测，包括丙型肝炎病毒和乙型肝炎病毒。肝癌最重要的肿瘤标志物是甲胎蛋白，甲胎蛋白对肝癌诊断和疗效监测非常重要。CACA 指南特意提出甲胎蛋白连续 1 个月超 400ng/mL 以上，排除妊娠、慢性或活动性肝病、生殖腺胚胎源性肿瘤及消化道肿瘤后，高度提示肝癌。

如前所述，甲胎蛋白在肝癌筛查、预后预测、疗效判断及复发监测中非常重要。目前，甲胎蛋白是肝癌诊断和监测非常重要的指标，当然甲胎蛋白阴性的病人并不能完全排除肝癌可能性。

对甲胎蛋白阴性病人，可联合甲胎蛋白分型，或联合 PIVKA（维生素 K 缺乏诱导的蛋白）诊断。此外，还有一些常规检查项目。对肝癌诊断最主要的依据是影像学检查，常用的影像学检查包括超声检查、动态增强的 CT/MRI，肝细胞特异性 MRI、PET/CT。超声检查便捷、普及性高，容易获得检查结果，但存在超声盲区，且受操作者影响较大大，容易漏诊或误诊。因此，对肝癌来说超声的主要作用是初步筛查、初步诊断，帮助发现病灶。但超声对病灶的定性及分期意义稍差，最主要依靠的是动态增强 CT 或 MRI。相对于超声，CT 虽然存在辐射和造影剂过敏等问题，但 CT 和 MRI 分辨率更高，分期及定性准确率更高，所以是肝癌影像学首选检查手段。

肝癌比较特异的检查项目是肝细胞特异性 MRI，即普美显磁共振。相对常规磁共振，普美显磁共振有更高的检出率及更高的诊断准确性，是优选的检查手段，但价格更高。因此，如病人怀疑肝癌，在经济条件许可的前提下，优先选择普美显磁共振检查，这样对疾病诊断及分期更有益。

PET/CT在很多肿瘤中都有应用，在肝癌中主要用于鉴别良恶性肿瘤、了解肝外转移情况。一些较早期的肝癌或诊断明确者不需做PET/CT检查。有些诊断存疑，或已是较晚期，可疑有肝外转移者，需做PET/CT。PET/CT价格比较昂贵，也存在假阳性和假阴性问题，值得关注。

肝癌最主要的影像表现是快进快出。某病人肝脏6段有一病灶，在动脉期有明显强化，所谓强化就是病灶密度比正常肝组织高很多。门静脉造影后，强化明显消退，这就是快进快出的表现。对肝癌病人，做MR或CT检查时，一定要强调动态增强三期扫描，只有标准动态三期扫描才能发现典型肝癌，包括动脉晚期、门静脉期及延迟期，三期表现一定要有标准操作流程。

另外比较特别的是肝细胞特异性对比剂，即普美显，在很大程度可提高肝癌检出率。比如病人在6段有一小病灶，在常规磁共振，包括T1、T2及常规动脉增强和门静脉期病灶的形式都非常模糊。但在特异性普美显期，普美显造影的肝细胞期可见病灶非常明显。所以普美显磁共振对发现更小病灶、更多病灶以及术前分期很有帮助。这个病例术后也证实是肝细胞癌。

关于病理活检，大部分肿瘤在治疗前都需穿刺活检，但肝癌比较少做，单纯依靠临床诊断就可确诊，无须穿刺活检。

CACA指南明确提出，对临床诊断明确的病人不提倡肝穿刺活检，因为存在出血、种植风险，另外即使活检结果阴性，也不能完全排除肝癌可能性，仍需密切随访和定期观察。所以影像学诊断明确的病人，无须穿刺活检，而且阴性病人也需要定期随访和观察。

CACA肝癌指南建议，首次筛查发现的病人，病灶<2cm，需要至少两种以上影像学诊查，结论是肝癌，临床就可以诊断为肝癌。如未明确诊断，可定期随访。如>2cm，只需一种影像学检查提示为典型肝癌表现，就可确诊为肝癌。如果甲胎蛋白水平升高，结合其中一种影像学检查，也可确诊。所以肝癌的临床诊断一方面需要甲胎蛋白，另一方面主要依靠影像学检查来确诊肝癌。

与国外诊疗指南包括欧洲、美国及亚太地区的韩国和日本肝癌诊断指南相比，CACA指南更注重早期发现、早期诊断，对<1cm的结节，可通过影像学和（或）联合甲胎蛋白进行诊断。我国的诊断手段比国外指南更为灵活。

肝癌相对别的瘤种有比较大的差异。首先，如果病人全身情况和肝功能较差，分期直接就到Ⅳ期，即晚期肝癌。继而根据病灶有无肝外转移，有无血管侵犯进行分期。如果已有肝外转移或血管侵犯，就属于中晚期ⅢA期和ⅢB期，这样的病人属于中晚期。然后再根据病灶数目，如病灶数目2~3个或4个，即可分入中期或早中期。然后对单个病灶，按照病灶大小再行分层，小病灶通常是早期肝癌，如为大病灶，则属于早中期病人，这是肝癌分层情况。与欧美指南相比，CACA指南分层和分期更加细致，更符合中国特点。

CACA 指南认为肝癌预防非常重要，主要针对中国乙肝病毒感染的乙肝疫苗接种。肝癌筛查主要对有肝病背景的肝癌高危人群进行分层，每 6 个月做超声与甲胎蛋白联合的定期筛查，达到早期诊断的目的。甲胎蛋白是目前诊断肝癌最好的肿瘤标志物，甲胎蛋白升高提示肝细胞癌发生。超声诊断是重要筛查手段，但肝癌标准的影像学诊断是 CT 和 MR，特别是以肝细胞特异性的普美显更为精准。无论是 CT 或 MR，都需要做动态Ⅲ期诊断。肝癌诊断还是以临床诊断为主，达到临床诊断标准时，不推荐做病理诊断。

3. 外科首选，局部并举

在 CACA 指南中，外科治疗适合肝癌 5 个分期的治疗。ⅠA～ⅡA 期手术治疗作为首选。对肝功能储备较好的ⅠA 期、ⅠB 期和ⅡA 期，手术治疗效果远好于射频消融，且远期疗效会更好。

对复发性肝癌，手术切除的后仍优于射频消融。CACA 指南还强调，与 BCLC 分期不同的ⅢA 期肝癌，有些也可考虑手术治疗，包括合并门静脉癌栓的病人，如能切除门静脉癌栓，也可考虑同时取栓和切除肿瘤，术后再行 TACE 治疗、门静脉化疗及其他控瘤治疗。对有胆管癌栓的病人，如肝内病灶和胆管癌栓可一并切除，也可选择手术治疗。对有肝静脉受累，肝内病灶与其同步切除者，也可选择手术治疗，这是 CACA 指南的特色。对伴肝门淋巴结转移的ⅢB 期病人，虽然在原发性肝癌中并不常见，但 CACA 指南强调，如可切除肿瘤同时行肝门淋巴结清扫或术后放疗或周围脏器一并切除，也可考虑手术切除治疗。

手术切除分为解剖性切除和非解剖性切除。术前应充分了解肿瘤大小、数目、所处肝段位置及肿瘤与周围结构的关系。当肝功能允许，应选择切缘 > 1cm 的解剖性肝切除；对肝功能较差者，可选择切缘 > 1cm 的非解剖性肝切除，以最大限度保留剩余肝脏体积。

CACA 指南推荐的开腹手术有经典的左半肝、右半肝、中肝和肝部分切除。CACA 指南与众不同的是又推荐腹腔镜肝切除，腹腔镜肝切除治疗原发性肝癌安全可行，对存在肝硬化者同样具有良好短期和长期临床预后。不仅对小范围肝切除，腹腔镜肝切除对大范围肝切除也具很大优势，包括并发症少、术后住院时间短、术中出血量和术后死亡率却无增加。

新出现的 3D 腹腔镜和 4K 腹腔镜都能提供更好的视野和更好显露。腹腔镜肝切除也可进行个体化入路选择——中国创新性入路选择。此外，吲哚菁绿融合成像技术的出现，可依托门静脉区域进行腹腔镜肝切除。如在术前规划的肝段经吲哚菁绿染色后，可获准确切除。

CACA 指南与传统的 BCLC 和 NCCN 指南的不同之处是对自发性破裂的肝癌处理。其他指南认为用非手术治疗，而 CACA 指南强调对肝肿瘤切除。肝储备功能良好，血流动力学稳定者首选手术切除。对储备功能差、血流动力学不稳定、当时无手术条件的病人，可选择经导管动脉栓塞（TAE）。如受急诊条件、肝功能及肿瘤情况无法充分评估时，可先行 TAE，评估后再选择二期切除，生存也可获益。

在肝切除前，要行肝功能评估。肝功能评估有很多方法，有 Child-Pugh 评分；有在肝移植等待中的终末期肝病模型（MELD）评分；更为推崇的是在亚洲常用的肝脏吲哚菁绿 15min 滞留率（ICG-R15）评分，评分 < 30% 是实施手术的必要条件。除肝功能评估之外，还要对剩余肝体积进行评估。现代科技发展使术前三维重建软件可清晰显示肿瘤位置和肝内血管胆道关系，还可进行手术规划，精准计算残余肝脏体积，从而保障手术安全。如何提高残余肝体积，使手术更安全？CACA 指南要求肝硬化病人残余肝体积应占标准肝体积的 40% 以上，无肝硬化的病人 30% 以上是实施手术的必要条件。

在排除绝对手术禁忌证情况下，扩大肝切除也是一种有希望提高 R0 切除、延长生存时间的选择。无法进行 I 期肝切除者通常是由于残余肝体积不足，这类病人可行分期切除。

门静脉栓塞（PVE）是增加残余肝体积最常用的一种方法。按照标准门静脉栓塞流程，PVE 病例 2 周后残余肝体积大约有 10% 的增加，可增加手术安全性。但 PVE 也有一定局限性。所以两步法肝切除联合门静脉结扎和肝脏离断的 ALPPS（联合肝脏离断及门静脉结扎的分期肝切除术）术式显得更为有效，它可在 6~9d 内增加残余肝体积达到 40%~160%，进而提高肿瘤的 R_0 切除率。因这是一个两期手术，需要做两次剖腹手术。CACA 又进行了相应改进，包括一期可做射频消融，二期做切除手术；也可一期和二期都用腹腔镜来做，这样可减轻手术粘连风险，使手术难度降低。切肝时可沿着无血管区进行，手术更加安全。

选择解剖性肝切除或非解剖性肝切除尚存争议，但结合病人肝储备功能和肿瘤位置，进行切缘为本的解剖性肝切除，是提高病人预后和远期生存的关键。因为肝癌影响长期生存最主要的因素是早期复发，是否存在微血管侵犯（MVI）也是决定选择术式的重要因素。

外科治疗除手术切除外，还有全肝移植术，可将整个有肝硬化背景的肝脏或有肝脏疾病背景的肝脏与肿瘤一并移除。目前肝移植标准包括国际上的旧金山标准和米兰标准，中国杭州标准和上海复旦标准。在可做肝移植的肝癌病人接受移植前的等待期间，可接受桥接治疗，以防止病人失去肝移植机会。用于桥接治疗的方法包括 TACE、钇 90 的放射栓塞、消融治疗、立体定向放疗、系统控瘤治疗以及处于探索阶段的靶向-免疫联合治疗。肝移植后肝癌复发的预防和治疗与肝硬化的肝移植不同，可采用以 mTOR 抑制剂为主的免疫抑制方案来减少肿瘤复发；肝移植后如出现复发，也可像初发肝癌一样选择手术或 TACE 等整合治疗措施来延长病人生存时间。

在排除任何手术禁忌证情况下，肝切除是帮助肝癌病人延长生存、获得最长生存时间的一个有效选择。扩大肝切除也是一种有希望提高 R_0 切除、术后整合治疗的选择。一旦发现复发，可根据复发肿瘤的特征，选择再次手术切除和整合治疗措施来延长病人生存。

局部治疗最常用的是 TACE 治疗，TACE 治疗在 NCLC 的 7 个分期中涵盖了从 ⅠB 期到ⅢB 期，CACA 指南推荐其在 5 个亚期中都可应用，而在ⅡB 期和ⅢA 期被推荐为首选治疗方式。TACE 的适应证主要包括一些不可切除、肝肾功能无严重障碍的中晚期肝细胞癌，肝细胞癌术后复发，自发破裂出血的肝细胞癌，它可控制局部疼痛、出血或栓塞动静脉瘘。除 TACE 治疗之外，最常用的局部治疗还包括消融治疗。消融治疗包括乙醇消融、微波消融、射频消融、冷冻消融。消融治疗一般适合单发肿瘤，要求直径 < 5cm，或多发肿瘤最大径不超过 3cm、肿瘤不超过 2~3 个。对 < 2cm 的肝癌，尤其是中央型肝癌，消融疗效类似于手术切除；对 < 3cm 肝癌，消融治疗可与手术切除获得同样的 5 年生存率，但无瘤生存率低于手术切除，其住院并发症发生率和住院时间低于手术切除。

复发性肝癌病人做消融治疗与手术切除的总生存率无差异。消融治疗不仅可单独使用，也可与全身控瘤治疗联合提高肿瘤抗原释放，增强肝癌抗原特异性 T 细胞应答，增强机体控瘤免疫应答反应。

以前认为，放疗对肝癌无任何效果，目前研究认为放疗对肝癌有一些效果。对 CNLC ⅢA 期肝癌，可在术前行新辅助放疗或术后辅助治疗，可延长病人生存期。对ⅢB 期肝癌和部分寡转移灶，可行立体定向放疗（SBRT），以延长生存期。此外放疗也可用于转移瘤治疗，可解除疼痛、梗阻或出血等症状。对不能手术的肝癌病人，可行姑息治疗，并且可与 TACE 联合来延长病人生存时间。

放疗的最新进展包括质子治疗或内放疗。质子治疗对复发或残留病灶的疗效与消融治疗相似，对血小板减少者可以避免出血。内放疗也是一种重要的局部治疗手段。内放疗包括钇 90 微球、碘 131 单抗、放射性碘化油及碘 125 粒子植入。粒子植入可放在门静脉、腔静脉或胆道内，可治疗期血管内的癌栓或胆管癌栓。此外氯化锶可用于治疗肝癌骨转移以解除疼痛。

外科治疗在肝癌众多治疗手段中是疗效最好的。CACA 指南认为外科治疗在肝癌ⅠA 期、ⅠB 期和ⅡA 期是首选治疗方式。手术切除可采用解剖性切除和非解剖性切除。除外科治疗肝癌，肝移植治疗肝癌也是一项非常重要的根治性治疗方法。有中国杭州标准、复旦标准可以遵从。肝癌局部治疗包括消融治疗、手术切除和最新进展很快的放疗。肝癌的局部治疗是多学科治疗的组成部分，以外科治疗一起达到了多学科治疗目的。

4. 整合治疗，康复管理

肝癌的系统治疗也称为肝癌的全身性治疗或药物治疗。系统治疗包括针对肝癌的治疗、针对基础肝病的治疗和促进病人身心健康的治疗。系统治疗可与外科治疗及局部治疗整合在一起，充分体现 CACA 指南整合医学的理念。肝癌的系统治疗也可称为药物治疗，或称为控瘤治疗。最重要的适应人群是 CNLC 的ⅢB 期，Ⅲ

B期病人首选治疗是系统性的控瘤治疗。但对ⅢA期就包括了门静脉癌栓病人，或多结节ⅡB期病人。肝癌的系统治疗占比较重要的地位。特别对不适合介入治疗或对介入治疗产生抵抗的病人，也可实施肝癌的药物治疗。

控瘤治疗包括分子靶向治疗、免疫治疗、化疗和中医中药治疗，还包括针对基础肝病的治疗，如抗病毒治疗、保肝治疗和支持对症治疗。因为中国的肝癌病人在首诊时，60%~70%已处中晚期，只有20%~30%适合根治性治疗方式。所以肝癌的药物治疗在大多数中晚期肝癌病人中，都发挥着较为重要的作用。肝癌的药物治疗一般达不到根治效果，但可控制肿瘤进展，延长病人生存期。主要适应人群是ⅢA期，最重要的是ⅢB期，或不适合手术切除、不适合介入治疗的ⅡB期病人，以及对介入治疗抵抗或介入治疗失败后的病人。

2007年中国有了第一个治疗肝癌的药物索拉非尼。但直到2017年，只有一种治疗方式在中国获得批准，即FOLFOX4化疗方案。从2017年至今，在中国有许多治疗肝癌的药物问世，大多数在中国获批时间与欧美基本同期。总的来说，中国肝癌的药物治疗与国外最好的药物治疗是同步的。

目前最常用的联合治疗方式，阿替利珠单抗联合贝伐单抗和信迪利单抗联合贝伐单抗的治疗组合，在中国都已获批。而在欧美只获批了阿替利珠单抗联合贝伐单抗，也就是说中国肝癌病人有更多选择。在单药治疗方面，中国还有一个民族企业生产的多纳非尼，也是在中国单独获批的药物。二线治疗是在一线治疗失败或不太适合一线治疗的病人可选择的治疗方式。比如替雷利珠单抗、阿帕替尼、卡瑞利珠单抗这三个药物，也是中国公司生产的药物，在中国获得了批准。所以中国肝癌病人在治疗肝癌的药物选择有更多选项，而且大多数药物都已纳入医保，也就是说中国的肝癌病人有更好的可及性。如何评价、如何选择这么多的药物治疗？最重要有两点，第一是疗效数据，要看客观缓解率，也就是肿瘤缩小的概率，还有耐药发生率、无病进展生存时间和总生存时间，用这几个要素来考量药物疗效。第二，更重要的是安全性数据，要考虑不良反应种类和发生率，特别是严重不良反应的种类和发生率，以及因为不良反应停药的比例。在选择治疗时，需要至少考虑这两方面的内容，当然也需要考虑是不是纳入了医保支付，从而提高肝癌病人治疗的可及性。

目前二线选择的药物都是基于一线索拉非尼治疗失败或进展的病人。对经常使用一些联合治疗方案治疗后失败的病人，目前没有很好的二线治疗药物。除了用化学药或抗体类药治疗肝癌外，中医中药也是中国特色的治疗方式。中医中药经过几千年发展，已深刻地融入中国的治疗体系中。

在病证辨治中西医结合临床医学体系的指导下，采用病症结合临床诊疗模式，运用中医药学方药、现代中药制剂和中药特色诊疗技术，改善原发性肝癌的临床症状，提高机体的抵抗力，减轻放疗、化疗、免疫治疗、靶向治疗等不良反应，延长术后无复发生存期，降低术后复发率，提高病人生活质量和总生存率。

中医药学方药的治疗目标是减少术后并发症，加速术后康复。治疗原则是扶正、健脾和养血，推荐方剂是《济生方》归脾汤加减。除此以外还有现代中药制剂，比如刚获批的淫羊藿素可用于治疗晚期肝癌。另外槐耳颗粒和华蟾素解毒颗粒可用于术后辅助治疗，减少术后复发。还有一些特色诊疗技术，如针灸、火罐等。这些方法都可帮助改善或减轻肝癌病人的症状。

肝癌病人常合并有乙肝病毒或丙肝病毒感染。最近10年，已基本达成共识，在治疗肝癌时，必须要加强、维持抗病毒治疗。术前如HBV-DNA水平较高，同时转氨酶升高超过两倍的病人，应首先给予抗病毒治疗和保肝治疗，待肝功能好转后再做手术切除，从而保证手术安全性。对乙型病毒性肝炎HBV-DNA水平较高但肝功能未见明显异常的病人，可尽快安排手术，同时给予有效的抗病毒治疗。

此外在肝癌治疗全程中，只要病人表面抗原阳性，就应采用强效低耐药的恩替卡韦、替诺福韦酯或丙酚替诺福韦等作为一线抗病毒药。对丙型病毒性肝炎相关肝癌，只要HCV-RNA阳性，应采用直接抗丙型肝炎病毒药进行抗病毒治疗。除抗病毒治疗外，还应有一些控症治疗措施。严重影响肝癌治疗情况包括合并症，合并症主要是血小板减少或者白细胞减少，部分病人会有红细胞减少，因为大多数肝硬化病人都会合并脾功能亢进导致血细胞减少。这时候可以考虑用集落刺激因子或其他药物来提升血小板、白细胞或红细胞数量。

控瘤治疗的适应证应是ⅢA期和ⅢB期病人，或不适合手术切除或介入治疗的ⅡB期病人，以及对介入治疗抵抗或介入治疗失败的肝癌病人。一线控瘤治疗可选择阿替利珠单抗联合贝伐单抗、信迪利单抗联合贝伐单抗、多纳非尼、仑伐替尼、索拉非尼或含奥沙利铂的系统化疗。二线治疗方案可选择瑞戈非尼、阿帕替尼、卡瑞利珠单抗或替雷利珠单抗。根据病情需要，还可选择中医中药治疗，比如槐耳颗粒、淫羊藿素等。在控瘤治疗的同时，抗病毒治疗应贯穿治疗全程，同时酌情进行保肝、利胆、支持、对症治疗。在整个药物治疗过程中，要体现CACA指南整合治疗的理念。整合治疗的治疗方式不同，是将治疗方式整合在一起即MDT to HIM，从而提高病人的生存率，提高病人的生活质量。

目前在积极探索整合治疗方式，包括系统治疗与外科治疗、局部治疗的整合。系统治疗的病人其实通常难以达到根治可能性，但在病人经过系统治疗达到某一阶段时，如再整合外科治疗与局部治疗，病人就有获得根治的可能性，且可摆脱用药治疗。

中国专家在这方面做了很多探索。转化治疗、新辅助治疗、辅助治疗等，都是这个理念重要的体现。比如用靶向治疗药物联合PD-1抗体治疗后，可让初始不可手术切除的中晚期肝癌病人获得R_0切除，甚至获得长期生存可能。晚期肝癌病人经过药物治疗联合手术治疗后，术后1年复发率只有25%左右，如做直接切除，可能会有50%在1年左右复发。这种策略在很多中心都已开展。可以考虑用药物治疗联合局部治疗的方式，促使病人获得肿瘤降期，或者缓解之后再联合手术治疗，让病人获得根治的可能。也可考虑用靶向治疗联合 PD-1 抗体联合局部治疗方式，让病人获得降期或缓解后，然后再做切除，让更多病人获得根治的可能。

术后辅助治疗还在探索阶段，目前尚无国际认可方案。中国有一个治疗方案是槐耳颗粒，可用于术后控瘤治疗。对术后辅助治疗探索存在很多困难，主要因为这时的病人其实无靶病灶，因此很难去评价疗效。由于手术治疗病人一般都是早中期病人，基本上比较健康，术后可能不太愿意接受有不良反应的治疗方式。所以为了让病人接受持续控瘤治疗的药物，对不良反应的管理就显得非常重要。要认识这些药物的不良反应，要加强管理，且主动管理，才能让病人有持续获益的可能性。

不是对于所有病人都给予术后辅助治疗，要筛选合适病人，比如复发率较高的病人，包括多结节或有癌栓的病人，或肿瘤较大的病人或低分化的病人，这些病人可能是术后辅助治疗较为适合的人群。未来一两年，相信术后辅助治疗的标准治疗方案会脱颖而出。

对肝癌除以医生为主的治疗方式外，病人自我健康管理也非常重要。因为目前肝癌病人生存时间越来越长，在整个生命周期中，停留在医院的时间相对越来越短。大多数时间在医院之外，需要告诉病人可能会出现哪些问题，哪些问题需要到医院解决，哪些问题可以在家里自己解决。所以康复治疗管理就显得特别重要。居家管理，要告诉病人如何安全用药，如何进行症状管理，特别是对并发症和晚期疼痛的管理，这些都能提高病人生活质量，延长病人总生存期。对于心理疏导、营养治疗和运动方面的治疗，还有很多值得学习的经验。比如要告诉晚期肝癌病人可能会出现哪些并发症。常见并发症包括上消化道出血，表现为吐血或黑便，病人可能会有电解质紊乱、继发感染，导致肝昏迷、意识障碍的情况。

巨大肿瘤有时会破裂，表现为急腹症。如果治疗不当，可能很快失去生命。晚期肿瘤病人，全身抵抗力较差，可能出现继发感染；长期卧床病人还可能出现压疮，这些常见并发症，都要告诉病人。这些常见并发症发现后都要尽快赶到医院，请医生处理。

心理疏导也非常重要。医生应认真倾听，用心陪伴，让病人树立信心，振作起来对抗不良情绪，多接受积极正面的信息，以坚定乐观心态面对肿瘤，拒绝负面信息。有很多研究提示，负面情绪对降低病人全身抵抗力和免疫力有非常重要的作用。

除并发症外，晚期肝癌病人常伴有疼痛。疼痛会降低病人生活质量，要给予足够镇痛剂，包括各种各型镇痛剂。消除病人疼痛，避免生活质量降低。

饮食健康也非常重要，尽量做到一日三餐时间规律化，或尝试少吃多餐方式，保证病人足够营养和电解质或微量元素等。运动可保证病人免疫力，维持病人较佳的免疫状态。越来越多的研究显示，一定量运动能使病人的生活质量提高，生存时间延长。

总之，系统治疗是控瘤治疗，是针对肝脏基础疾病、促进病人身心健康治疗的整合。系统治疗的目标不仅在于延长生存期，还要考虑维持和提高病人的生活质量。系统治疗的方式也应该考虑与其他的治疗方式比如外科治疗和局部治疗整合，有望给病人带来根治性结果。随着病人生存时间的延长，需要强调病人的居家自我治疗和健康管理，保证病人获得较好的生活质量。

二、院士点评

1. 郑树森院士：整合诊治

中国是肝癌人数最多的国家，乙肝病毒的携带人群有8600万。中国在病毒性肝炎预防及抗病毒治疗方面做得非常好，尤其是中国抗癌协会这几年做了大量工作。乙型病毒性肝炎疫苗广泛使用后，乙肝病毒携带人群明显下降，从过去的1.2亿下降到当前的8600万，这是一项非常了不起的工作。

对肝癌的防治、筛选，中国采用的是超声检查联合甲胎蛋白检测，中国在肝癌的筛查诊治方面做得非常好，外科治疗手段较多，我国强调综合的MDT治疗，非常符合整合医学理念。实际上肝癌治疗是非常典型的整合医学，将外科、影像科、介入科、化疗科、肿瘤科，还有消化内科等很多学科整合起来治疗肝癌，所以手段很多。现在特别强调将传统的介入治疗、射频消融加上化学治疗。化学治疗药物在我国审批非常快，而且很多药物被纳入医保目录。

CACA指南纳入了肝移植的上海复旦标准，我国的杭州标准也得到了西方国家的认可，这都是肝癌领域在国际上发出的中国声音。肝癌的治疗理念中要尽快纳入肝移植，这对提高肝癌病人存活率会起非常大的作用。CACA指南将局部治疗和系统治疗整合起来非常好。

CACA指南非常重要，也是医学领域整合治疗的方向。相信在抗癌协会的领导下，通过整合医疗及CACA指南的指导，中国肝癌治疗能够领先世界，造福广大民众。

2. 董家鸿院士：关于CACA指南的评价及转化治疗

由樊代明院士组织的CACA指南精读学术盛会，网上参会人数高达300多万，确实是史无前例。对医疗界进一步规范肿瘤治疗、提高肿瘤治疗整体水平，同时引起社会公众对肿瘤防护的重视和关注，都具有重要意义。对践行《"健康中国2030"规划纲要》，是控制肿瘤危害的一个重要举措，具有重要意义。

在国际影响方面，CACA指南与欧洲的BCLC分期和美国的NCCN指南等众多知名的肝癌指南相比，具有鲜明的中国特色，也符合中国肝癌发病的实际情况，在国际上发出了中国声音。在众多恶性肿瘤中，肝癌非常复杂，具有病理上的特殊性和多样性，因此引发肝癌治疗领域的争议也非常多。

CACA指南对这些争议，有的给予了明确答案，有的还没有。因此未来还需要组织更多研究来澄清这些问题,进而通过这些争议问题的解决,来推动肝癌治疗指南的不断修订和更新。

第一是肝癌的分期,中国肝癌的分期称为CNLC分期,更适合中国国情,也使更多病例能接受手术移植等局部治疗达到治愈效果。但中国的肝癌分期还是经验型的,未来需要通过全国多中心研究,基于大数据研究制定更加合理的指南,更好地指导临床决策和预后判断。

第二是中晚期肝癌的治疗策略。以中国和日本为主的东方国家,与欧美国家还存在很大差异。CACA指南赋予了更多的更宽的手术适应证范畴,但要达成世界范围内的共识,需要多中心研究提出更好的证据。关于肝癌肝移植的适应证,同样也需要一个国际共识,这也需要多中心研究来提供依据,最后推动共识的达成。

当前肝癌治疗领域最热门和最前沿的话题是转化治疗,由于有了靶向治疗和免疫治疗,系统治疗得以成功应用,使很多过去不可切除的肝癌或不可移植的肝脏肿瘤,通过降期和转化治疗,能实现治愈性治疗。当前局部治疗与系统治疗(包括免疫治疗和靶向治疗)的整合,正在成为转化治疗的主流。在这样一个时代,应该认识到每一个专科都有一定局限性,都存在治疗学上的天花板。因此要像指南所倡导的那样,在全国进一步推动多学科整合诊疗,这样可以更好地提供以病人为中心的系统化、最优化治疗。总之,肝癌仍然是危害国人健康的一个重大疾病。

中国肝癌病例占全球一半,治疗5年存活率只有12.5%,与日本及其他国际先进水平相比还有很大差距,所以响应健康中国的战略决策,全国的肝脏肿瘤领域相关同道仍然肩负重要使命,迎接更严峻的挑战。进一步努力探索、实践和研究,进一步完善肝癌CACA指南,推动全国肝癌治疗的规范化和高质量的发展,为健康中国做出更大贡献。

3. 陈孝平院士:外科治疗

目前肝癌治疗现状,仍是以外科手术切除为主的整合治疗。当前的治疗方法很多,包括有创的局部治疗、药物治疗、靶向治疗、免疫治疗和中医中药治疗等,不下几十种。这些疗法不能简单累积在一起,而需要有机整合,要1+1>2才行,目的是使手术疗效更好、使不能手术的病人获得手术切除机会。因为截至目前,还没有单一治疗方法能超过手术的疗效。尽管远期生存期仍不满意,但是改善疗效的方向。在外科治疗方面,中国有很大的话语权。

过去欧美国家的肝癌诊疗指南对巨大肝癌是主张手术切除的;我国在20世纪90年代的专家共识就强调肿瘤大小不是问题,应该采取手术治疗。门静脉癌栓在欧美国家也不主张手术,而是通过其他方法治疗。在这个领域中国有话语权,这个话语权不是轻易获得的,而是老一辈医学家多年的努力给打下的基础,使我国肝癌手术治疗走到世界前列。

关于其他治疗,因涉及医疗设备、医疗器械和药物研发,我们终究比欧美国家晚了一步，但中国病例基数大，有开展临床研究的有利条件。虽然起步晚一点，但如果大家齐心协力，进行多中心研究，中国真实的治疗效果、经验和数据肯定会占据更大的话语权，更具说服力。

我国具备后来居上的有利条件，希望CACA指南的全国演讲、全国巡讲能引起同道关注。解决肝癌的整合治疗，提高长期生存效果，做到早诊断、早发现，减少复发或转移。相信把这几个问题解决后，肝癌治疗效果会有很大提升。

4. 樊嘉院士：如何更好地完善CACA指南

中国在大肝癌切除、大肝癌治疗、移植治疗及移植指征确定等方面做出了很大贡献。在一些治疗方法、治疗技术和治疗理念，包括转化治疗方面，达成了一系列共识和指南。CACA指南在这些基础上不断完善，不断加入新证据，包括目前国际上认可的分级等，在不同专家、不同领域、不同时间、不同方面将其整合到一起。在应用中，包括很多临床试验，纳入了大量中国的经验和大量科学研究，最近10多年来，有很多临床研究证据，不断推广到临床治疗中。

接下来，要做的是让中国指南得到国际认可，且具有中国特色，与国际指南进行比较并优化。肝癌在中国具有鲜明的特征，从它的背景、发生、生物学特性、病因及转归其实都与国外不同，它的发现和发展也不一样。所以中国指南与国际上的BCLC分期和NCCN指南，以及日本及欧洲的指南等，其实都存在一些差异，但CACA指南更符合中国国情。

未来CACA指南要走上国际化，就要不断完善符合中国国情、具有中国特色的指南，不断修订使其更加科学、依据更多，并得到国际认可。所以要不断汲取多学科专家的经验，将多方面优化的技术、方法和理念整合在一起，使形成的指南更具科学性，更具信服力，更利于指导临床实践。希望CACA指南不断修订并完善，日益科学化，在国际和国内日益被接受并用于指导临床实践。

三、总 结

樊代明院士：加强合作，完善指南

第一，中国在肝病包括肝癌领域的外科院士和基础学研究的院士比较多，肝病内科院士则较少，所以内科专家和基础学研究的院士要加强与外科协作，思考内外科如何科学整合，比如某些病人原本不具备手术条件，通过抗病毒治疗又能进行手术治疗等。这些问题都值得思考。

第二，当病人不具备手术条件时，通过转化治疗，能够采取手术治疗，例如TACE、消融及无水乙醇注射等方法。在临床上，有些病人通过之前的非手术治疗产生疗效，甚至包块缩小，此时再去做切除术，术后病理检查找不到癌细胞，手术是否白做了呢？临床上要高度重视这一问题。目前早期肿瘤一般采用手术切除，未来也采用非手术疗法会不会更好？大部分肝癌病人甲胎蛋白水平很高，甲胎蛋白水平越高预后越差。那么甲胎蛋白的生理功能是什么？癌胚抗原的生理功能又是什么？有人讲它是抑制体内的免疫系统，所以水平越高，免疫系统功能就越低，反过来说，如果能抑制免疫功能，将来能不能把它拿去治疗自身免疫性疾病，或治疗移植后的排斥反应？

第三，国内外做了大量基础研究，为什么用到临床上就不行？因为动物和人是不一样的。有一位著名的学者是做脂肪肝研究的，他在鼠、猴和人身上分别做了脂肪肝试验，在 *Nature Medicine* 杂志上发表了多篇论文。他说他最大的困惑是鼠、猴和人的肝是不一样的。尤其是鼠分大鼠和小鼠，大鼠解剖上没有胆囊，血流、免疫、胆汁酸代谢等，与人根本不一样。老鼠身上见到的阳光未必能给人带来温暖，动物身上做的实验结果很难用到人身上，因此要高度关注实验和临床的差异。

CACA 指南还要继续完善，对指南的解读也应继续下去，要好好研究各位院士的点评，在最后推广时要把精品推出去，把经验引进来，不断完善，不断更新，使指南越来越好，越来越实用，越来越可信。

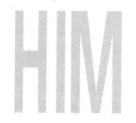

前列腺癌整合诊治前沿

◎叶定伟 何立儒 戴 波 虞 巍 曾 浩

一、专家解读

1. 砥砺"前"行，指南概述

整体上看，前列腺癌发病在全球呈快速增长趋势。可以看到，相比于西方国家，中国前列腺癌发病率相对较低，但死亡率却急剧升高。中国前列腺癌流行病学与西方（以欧美为主）国家有哪些差异？与美国比较，中国男性人口7.2亿，美国1.6亿，从新发病例数看，美国占到全球的17%，中国只占全球的8%，远低于美国的新发病例数。但从全球死亡病例数看，中国明显超过美国，占全球的15%，而美国只占8%，所以说中国前列腺癌的特征是发病率低，但死亡率高。

中国前列腺癌和西方相比还有一些特点。首先，中国人群确诊前列腺癌时年龄更大，中位年龄72岁，而西方人群只有68岁。其次，中国人群确诊前列腺癌时前列腺特异性抗原（PSA）水平更高，中国人群队列的中位PSA值为26μg/L，而西方是10.4μg/L。最后，中国人群确诊前列腺癌时分期较晚，局限性前列腺癌在美国占80%以上，但在中国仅占40%，因此导致中国前列腺癌病人5年生存率远低于欧美国家，也远低于近邻日本和韩国。CACA指南的前列腺癌部分依据的是基于国人的本土数据，并且，纳入了多个CACA前列腺癌专家的共识。

前列腺癌CACA指南有如下特点：第一，注重我国国情和临床实践，纳入中医药诊疗方案，是中国人的特色指南；第二，"防筛诊治康"，关注疾病全程防治及康复，注重多学科整合，MDT to HIM，贯彻整合医学理念。第三，前列腺癌指南独立成册，针对性更强、便捷性更强、科学性更强、权威性更强。第四，内容简洁，主次分明，兼顾基层与三甲医院的不同水平，兼具科普性和专业性。

病例一：男性，68岁，因"社区体检筛查发现PSA升高"入院，查PSA数值为13.6μg/L，超过健康男性正常范围。虽然体检未扪及前列腺肿物，但MRI发现前列腺左侧叶异常信号灶，PI-RADS（前列腺影像报告和数据系统评分）4分，高度怀疑前列腺癌。经前列腺靶向穿刺确诊为前列腺癌，Gleason评分4+3=7分，16针中有10针阳性，病灶均位于前列腺左侧叶。病人接受前列腺根治术，术后分期$T_2N_0M_0$。在随后的长期随访中，PSA均低于正常水平，达到根治效果。

这是一典型成功案例，病人通过体检筛查发现PSA升高，经完善检查，确诊早期前列腺癌，及时选择根治术，达到了根治效果，从"早诊早治"中获益。那么，在前列腺癌诊治中如何达到"早诊早治"呢？

2. 论"列"是非，筛查早诊

在前列腺癌防治工作中，CACA 指南主张"三早"原则：一早筛，对高危人群进行定期筛查，发现可疑前列腺癌病人；二早诊，对可疑前列腺癌病人采用 MDT to HIM 策略，综合运用各种诊断措施，精确诊断早期前列腺癌；三早治，在疾病早期给予治愈性治疗，使病人获益。筛查是发现早期前列腺癌的重要手段，筛查目的是增加高危人群的前列腺癌检出率，最终降低前列腺癌死亡率，同时也不能影响筛查人群的生活质量。

CACA 指南推荐中国人群的前列腺癌筛查模式，包括社区服务站模式、筛查基地模式和筛查门诊模式，分别适于不同级别医疗机构开展前列腺癌筛查。

社区服务站模式，适用于一级医疗机构开展筛查工作。医疗机构派出筛查团队进入社区，对受试者采血。筛查基地模式，适用于二、三级医疗机构开展筛查工作。医疗机构建立筛查基地，招募受试者到基地采血。筛查门诊模式，适用于特定医疗机构，在固定时间开设筛查门诊，对受试者进行采血和咨询。采用 CACA 指南推荐的筛查模式，各地已开展了一系列前列腺癌筛查工作。以上海地区为例，对最初 3000 多例高危人群的前列腺癌筛查结果显示，可以提高早期前列腺癌的检出率，改变病人分期构成。共筛查 3037 例健康男性，最终诊断出 42 例前列腺癌，其中 34 例为早期前列腺癌，占比 81%。42 例前列腺癌病人中，有 97.6% 接受了根治术治疗，获得治愈。基于这些证据，CACA 指南推荐对我国前列腺癌高危人群进行筛查。筛查方法是每两年一次血清 PSA 检查，筛查的高危人群包括男性 50 岁以上，或 45 岁以上、有前列腺癌家族史的男性，或 40 岁以上、PSA > 1μg/L 的男性，或 40 岁以上、*BRCA*2 基因突变的男性。筛查发现受试者 PSA > 4μg/L 时，需对其进一步诊疗。如果 PSA < 4μg/L，也推荐每两年一次随访。

前列腺癌的症状有哪些，这也是早期诊断前列腺癌的关键点。前列腺癌早期症状并不典型，主要是尿频、尿急、尿痛、排尿梗阻、夜尿增多等尿路症状，和前列腺增生症难以鉴别。到进展期，会出现肿瘤局部侵犯造成的症状，包括血尿、血精、勃起障碍等。肿瘤进一步发展，可发生远处转移，出现转移灶症状，包括下肢水肿和骨痛等。CACA 指南推荐的前列腺癌诊断方法，包括体检中的直肠指检、实验室检查中的血清 PSA 检测、影像学检查中的 MRI 和经直肠超声。最后，前列腺穿刺活检是确诊前列腺癌的可靠方法。直肠指检，是 CACA 指南推荐的前列腺癌体检方法，优点是简便易行，缺点是无法发现早期肿瘤。直肠指检发现前列腺内有异常硬结，是前列腺穿刺活检的指征。血清 PSA 检测是 CACA 指南推荐最常用的前列腺癌实验室检查方法，优点包括灵敏度高、出结果快、临床应用广泛，缺点是特异性低、假阳性率高。病人 PSA > 4μg/L 时，需进一步做前列腺穿刺活检以明确诊断。

近年，MRI 技术突飞猛进，使其成为前列腺癌最重要的影像学检查方法，优点包括灵敏度高，特异性高，如果结合 PSA 检查结果则准确率更高，缺点是对设备要求较高，医生需要有丰富经验，才能正确解读 MRI 检查结果。当 MR 扫描发现前列腺内有异常信号时，需进一步做前列腺穿刺活检来明确诊断。

CACA 指南推荐的前列腺 MRI 检查需采用多参数 MRI 技术。即在 MRI 扫描时，除包括常规 T1、T2 信号序列的扫描外，还要包括至少两种或以上新的成像技术，包括弥散加权成像（DWI）、动态对比增强（DCE）成像、磁共振波谱分析（MRS）成像等。前列腺 MRI 检查需采用多参数 MRI 技术的原因，是影像科医生在解读 MRI 片子时需运用不同序列信号生成的图像。对外周区域肿瘤进行诊断评分，需用 DWI 和 DCE 的序列图像，对中央腺体区的肿瘤进行评分，需用 T2 加权成像和 DWI 的图像。

CACA 指南推荐，对多参数 MRI 检查结果要进行 PI-RADS 评分，评分为 1~2 分时，说明前列腺癌的可能非常小，建议临床随访观察；PI-RADS 评分为 3 分时，说明有前列腺癌的可能，需结合病人的 PSA 检查结果，决定后续是否穿刺活检；如 PI-RADS 评分为 4~5 分，说明前列腺癌的可能性非常高，不论 PSA 检查结果是多少，均需进一步做前列腺穿刺活检。

前列腺穿刺活检是 CACA 指南推荐确诊前列腺癌的方法，经历了手指引导下的穿刺活检到系统性穿刺活检，再到靶向穿刺活检的发展历程。靶向穿刺活检是最新方法，可在医学影像引导下，对前列腺内的病灶进行精准穿刺。

系统穿刺是对前列腺内各个部位均进行穿刺活检，就像地毯式轰炸，有较大盲目性，靶向穿刺是对前列腺内可疑病灶进行定点穿刺，是精准打击。靶向穿刺具有以下优点：阳性率高，漏诊率低，可减少检出临床无意义的前列腺癌。相比系统穿刺，靶向穿刺可进一步减少穿刺活检的针数。

CACA 指南不仅对穿刺活检的指征有明确定义，对前列腺穿刺活检的方法也有明确推荐。对初次穿刺活检，多参数 MRI 发现前列腺内有异常信号，则需采用靶向穿刺或靶向穿刺联合系统穿刺。多参数 MRI 未发现前列腺内有异常信号，推荐采用系统穿刺。对重复穿刺的前列腺癌病人，多参数 MRI 发现前列腺内有异常信号，建议行靶向穿刺，如多参数 MRI 未发现有异常信号，建议行系统穿刺。

前列腺穿刺活检可获前列腺癌的病理诊断。CACA 指南推荐对前列腺癌的病理诊断，要给出明确的 Gleason 分级。Gleason 分级是前列腺癌特有的分级系统，根据肿瘤细胞的形态和组织学结构，分为 1~5 级。级别越高，肿瘤恶性程度越高，预后也越差。前列腺癌的 Gleason 评分在 Gleason 分级的基础上获得。Gleason 评分 = 主要成分的 Gleason 分级 + 次要成分的 Gleason 分级。Gleason 评分为 4+3 分的肿瘤，指肿瘤主要成分分级为 4 级。Gleason 评分为 3+4 分的肿瘤，指肿瘤的主要成分是 Gleason 评分 3 级的肿瘤。CACA 指南还推荐按照国际泌尿病理学会（ISUP）分级分组系统，将 Gleason 评分分为 1~5 级，分级越高，病人预后越差。CACA 指南推荐前列腺癌的分期方法采用 TNM 分期方法：T 分期，推荐采用直肠指检和

MRI 检查结果作为分期诊断的依据；N 分期，推荐采用盆腔增强 CT 和 MR 扫描作为分期依据；M 分期，推荐骨扫描或 PET/CT 作为分期诊断依据。CACA 指南推荐的 TNM 分期系统，包括临床分期和病理分期，可对前列腺癌进行精准分析，用于指导病人的后续治疗和预后判断。

病例二：男性，54 岁，因"体检发现 PSA 升高"入院，PSA 值为 4.3μg/L，略高于健康男性上限，但仍处于前列腺癌诊断的临界水平。直肠指诊扪及前列腺 II 度肿大，但未扪及结节。这会不会是一个早期的前列腺癌呢？MRI 提示前列腺右侧叶信号异常，PI-RADS 评分 3 分，为可疑前列腺癌。进一步行靶向穿刺，确诊为前列腺癌。Gleason 评分 3+3=6 分，12 针仅 1 针阳性，这是一例极早期前列腺癌。

病人比较年轻，考虑疾病发展比较缓慢，又考虑到局部治疗可能会影响生活质量。首先选择积极随访，1 年后，因 PSA 上升，进行二次穿刺，发现肿瘤级别升级，推荐根治性手术或放疗。病人选择根治术，术后获得根治效果。其实病人在早期担忧的局部治疗可能对生活质量的影响可通过手术技巧提升，术后采取提肛训练及中医药整合治疗使生活质量最大限度提升。在临床治疗中，如何权衡肿瘤控制和功能保留间的平衡，CACA 指南推荐如下。

3. 穿针引"腺"，整合诊疗

由于前列腺这一器官的特殊性，既要考虑肿瘤控制，也要考虑肿瘤治疗对控尿功能和性功能的影响。因此，CACA 前列腺癌指南建议，对局限性前列腺癌，建议采用 MDT to HIM 诊疗模式，需要核医学、影像科判断病灶位置，明确转移状态；病理活检作为诊断的金标准，进行恶性程度分层；外科以根治治疗为原则，保留功能为追求；放疗的局部根治、辅助治疗和挽救治疗一应俱全。还要采用整合医学思维，考虑病人的体能状态能否接受根治术，根据肿瘤的恶性程度如何提供新辅助和辅助治疗，结合病人的功能意愿，选择如何保留功能的治疗方案，制定个体化随访治疗方案。

CACA 前列腺癌指南建议，对局限性前列腺癌病人，从门诊开始就进行全流程管理。对 PSA、直肠指诊、MRI 或超声检查阳性病人，建议前列腺穿刺活检。对于 MRI 未明确病灶的病人，需考虑融合穿刺。如穿刺报告确定为恶性，就需要完善 MRI、骨扫描、胸片，甚至 PET/CT，来明确肿瘤分期，从而有针对性地选择治疗方案。

CACA 前列腺癌指南建议，对无转移者，以局部治疗为主，采用根治性治疗策略；放疗也是局部治疗的重要手段，如根治性放疗、辅助放疗和挽救性放疗。内分泌治疗，采用新辅助和辅助策略；部分病人还可采取主动监测。

前列腺癌的肿瘤异质性相对明显，因此 CACA 前列腺癌指南推荐，采用风险分层制定治疗策略。风险分层因素包括 PSA、临床分期和病理，将这些因素整合，可把病人分为极低危、低危、中危、高危和极高危病人，危险因素越多，术后复发转移风险就可能越高。CACA 指南除重视传统的临床病理因素外，还推荐探索超声、CT 及 MRI 在风险分层中的作用，并且鼓励人工智能在前列腺癌风险分层中的探索和创新。

随着分子影像学技术发展，可以看到基于前列腺特异膜抗原（PSMA）的 PET/CT 已经用于临床，可以发现，PET/CT 对前列腺局部的原发灶、盆腔淋巴结、腹膜后淋巴结的转移，以及远处转移灶都能灵敏清晰地显示。

国内多中心临床研究显示，PSMA-PET/CT 对肿瘤转移范围、肿瘤分期分级、肿瘤异质性，都能提供灵敏准确的评估，有助于制定更为精准的治疗方案。对局部治疗后复发或转移的病人，有助于明确复发或转移的准确部位，制定挽救性治疗策略，且能评估系统治疗的疗效。鉴于同位素诊疗一体化的核素治疗体系的发展，未来，PSMA-PET/CT 将极大改变前列腺癌的临床诊治。

对不同风险分层的病人，采用不同的治疗策略。对低危病人，CACA 前列腺癌指南推荐：第一类，进行前列腺癌根治，其他病人可考虑放疗或粒子植入，术后根据不良病理预后特征选择辅助放疗，有淋巴结转移阳性的病人，可考虑辅助内分泌治疗。第二类，进行主动监测，由于前列腺癌异质性很明显，部分肿瘤相对惰性，因此 CACA 前列腺癌指南建议对部分极低危、低危和严格筛选的中危病人，采用主动监测。主动监测可避免局部根治性治疗带来的过度治疗及不必要的并发症，但时刻准备在必要时给予治愈性治疗。CACA 前列腺癌指南指出，采用整合医学思维，根据病人特点，做出符合国情、地域、病人个人意愿、要求的治疗选择。

近年来，随着人们对肿瘤异质性研究的不断深入，国内多个中心对前列腺癌的基因突变进行了广泛研究，发现存在 $BRAC1/2$ 基因突变的病人进展风险更高。对极低危、高危和转移的病人，$BRAC1/2$ 基因突变，有助于判断预后和指导治疗。因此，CACA 前列腺癌指南推荐，对选择主动监测的病人，仍需注意肿瘤的内在分子病理特征，建议进行 $BRAC1/2$ 基因检测，结果阳性者不建议进行主动监测。

前列腺癌的手术治疗主要指前列腺根治术。前列腺癌根治术是科技改变医疗的典范。由于前列腺癌位于盆腔深部，传统开放手术由于视野受限、操作空间狭小，肿瘤控制效果欠佳，控尿保护以及性功能保护疗效不尽如人意，严重限制了手术开展。1997 年以来，随着腹腔镜技术的引入，深部盆腔视野和操作空间狭小的问题得到改善，使手术得以成熟，并迅速推广起来。2000 年之后，具备更清晰、更大视野及更为灵活的机器人手术引入临床，在更好地控制肿瘤的同时，病人的控尿功能和性功能得以更好地保护，极大地扩展了这一手术可能适用的人群。因此机器人前列腺癌根治是未来的发展方向。

前列腺位于膀胱和尿道之间，手术时需要将前列腺完整切除，并且恢复膀胱和尿道的连续性和完整性。在如此狭小的空间进行复杂的切除和重建操作，腹腔镜和机器人具有得天独厚的优势，尤其机器人的优势可能更为明显。

前列腺癌的根治，除强调肿瘤根治外，还要强调控尿和性功能的保护作用。

随着对前列腺癌手术相关控尿的解剖功能及性神经相关解剖层次的深入认识，在手术彻底切除肿瘤的同时，要强化对正常结构的保护，让肿瘤控制得更好，术后恢复更为顺利。

近期的随机对照研究显示，与传统腔镜操作相比，机器人手术在术后各个时期显示出更强的控尿保护作用，因此机器人手术术后的功能康复更为迅速。由于机器人手术的优势，可以看到在外科，医生可实现更为精细的手术切除，更为复杂的组织结构重建，因此可使更多的创新手术得以快速发展。在肿瘤控制的同时，显著加快了病人的功能康复。因此 CACA 前列腺癌指南推荐，在有条件的医学中心，应积极推进采用机器人前列腺手术。

根治性手术通常伴随着淋巴结清扫，由于前列腺癌淋巴结转移风险相对较低，淋巴结清扫具备一定的外科并发症。因此，CACA 前列腺癌指南推荐，明确淋巴结转移风险以决定是否行淋巴结清扫术。而对中低危病人，指南首先推荐以根治为主，可适当考虑淋巴结清扫。淋巴结转移的风险评估一直是临床研究热点。可以看到，基于 PSA、Gleason 评分、临床分期和穿刺结果，可有效评估淋巴结转移风险，指导手术治疗策略的制定。随着近年 MRI、PSMA-PET/CT 技术的快速发展，指南指出，如将临床病理和最新影像学手段综合评估，可以看到对淋巴结转移的预测能力显著增强，在手术时就可针对性选择需要进行淋巴结清扫的病人，这样在肿瘤控制同时，避免了不必要的淋巴结清扫，有利于改善病人预后，加快病人康复。

局部治疗的另一个重要手段是根治性放疗。CACA 前列腺癌指南指出，放疗应在局限性前列腺癌任何病程治疗中都有一席之地。可以作为单独治疗，用于低危、中危和高危病人依然可达到根治性目的。对术后病人，放疗可采用辅助性放疗和挽救性放疗策略，而采用近距离粒子植入或插入放疗，联合外放疗效果更佳。对淋巴结转移者，可考虑内分泌治疗联合外放疗。CACA 前列腺癌指南推荐，对低危病人的放疗，可采用外放疗和近距离放疗；而对中危病人，应在放疗的基础上，同期雄激素剥夺治疗（ADT）治疗 4~6 个月，以进一步改善病人的肿瘤控制。目前对高危、极高危病人的治疗，尚存在争议。CACA 前列腺癌指南指出，对这些病人的初始治疗是选择放疗为主，还是根治性手术为主的多学科诊疗，建议病人考虑是否存在高危不良预后因素进行选择。如病人接受手术，术后是接受辅助放疗，还是接受挽救性放疗。在获得长期随访数据之前，考虑到病人控尿功能，早期挽救性放疗似乎是更好的治疗策略。而对盆腔淋巴结病理检测阳性的病人，CACA 前列腺癌指南建议，采用辅助放疗联合内分泌治疗，次选早期内分泌治疗，对部分病人可采用选择性积极观察的治疗策略。

对淋巴结转移病人，CACA 指南指出，首先推荐内分泌治疗 2~3 年，联合放疗，可考虑使用阿比特龙联合泼尼松。其次考虑前列腺根治术加淋巴结清扫，依据术后特点，选择相应的治疗策略。对淋巴结转移病人，指南指出更需采用 MDT to HIM 的整合诊疗模式，分析病人自身的身体状况、病理特点，针对性选择放疗、内分泌治疗和手术治疗，让病人在肿瘤控制的同时得到更好的康复。CACA 指南的一大特色是建立了中医康复在局限性前列腺癌中的应用。这些病人采用中医的疾病诊断，证候诊断，在治疗过程中，采用中医药加强病人的物理、心理等一系列治疗措施，改善治疗效果。术后可采用中医康复来改善控尿功能和性功能，以加速康复。

病例三：男性，53 岁，因排尿困难、尿痛入院，PSA 74.38μg/L，前列腺 MRI 发现肿瘤侵犯较广泛，侵犯膀胱、双侧精囊腺及前列腺尿道部，合并直肠周围及其他部位的多处淋巴结肿大。前列腺穿刺活检确诊为前列腺癌，Gleason 评分 4 + 4 = 8 分，PET/CT 进一步发现骨转移及可疑肺转移。临床诊断分期为前列腺癌 $T_4N_1M_1$，Ⅳ期。这是一例因症状就诊，通过完善检查确诊为晚期转移性前列腺癌，初始通过 ADT 治疗，获得 PSA 快速下降。后续出现了骨痛加重，又通过化疗及新型内分泌治疗获得长达两年以上的长期控制，再往后出现肿瘤进展，通过基因检测发现靶点突变，通过靶向治疗及联合适时减瘤性放疗，症状获得进一步控制。

这例病人的成功诊治，充分体现了晚期转移性的前列腺癌通过多药联合及适时局部治疗，仍然可达到延长生存时间和改善生活质量的目的。对这种晚期病人的治疗 CACA 指南有什么推荐？

4. 方兴未"艾"，临床处理

上述这个病例，是 MDT to HIM 诊疗模式在转移性激素敏感性前列腺癌诊疗过程中的一个成功典范。病人通过整合治疗，获得了非常好的生存时间，超过 60 个月，非常具有代表性。

转移性前列腺癌阶段是前列腺癌诊疗的晚期疾病阶段，所有治疗理论上讲都可能无法达到治愈性疗效。但对前列腺癌，特别是晚期前列腺癌，总体进展相对缓慢，给临床医生创造奇迹、赢得相对较长的生存时间留下了机会。这个阶段前列腺癌的病人情况，中西方差距比较大，但整体死亡率或致死率，在这个阶段还是非常值得临床医生和病人关注。这个阶段，病人因前列腺癌死亡的机会，约占全因死亡风险 16%。如何通过整合医疗模式，通过延缓病人进入下一疾病阶段，即去势抵抗性前列腺癌（CRPC）阶段，并且最终转化为延长病人总体生存时间的治疗过程显得尤其重要。随着对转移性激素敏感性前列腺癌（mHSPC）分子特征的认识，不断有新药和新疗法应用于这个阶段的疾病治疗过程中。我国从 1941 年开始的单纯手术切除睾丸，到后来单纯药物注射，再到后来药物注射加口服这种传统的联合治疗方式，再到最近的新型联合治疗模式，病人总体生存时间已从 30 多个月延长到 60 个月以上。甚至在 2022 年和 2021 年底，出现所谓的强化联合治疗，在 mHSPC 阶段获得很好的治疗效果。从治疗药物发展的历程可以看到，万变不离其宗，由于整个前列腺癌是由雄激素介导或与雄激素密切相关的一种恶性肿瘤，所以所有治疗都是建立在以抗雄激素治疗的基础上。在这个基础上再叠加其他一些治疗模式，才能最大限度提升这个阶段病人的整体治疗效果。

根据临床试验及病人的风险分层，同时结合我国国情及诊疗现状，CACA 前列腺癌指南对晚期 mHSPC 阶段的临床治疗策略作出了不同层次的推荐意见。与国外指南不同的是，CACA 指南推荐在针对 HSPC 病人提出的联合治疗模式的推荐意见的同时，并未反对单纯的 ADT 治疗，甚至是 ADT 联合传统的比卡鲁胺这种经典的治疗模式。其次，同时随着临床证据的累积，指南也特别强调或推荐了针对原发灶甚至转移灶的局部治疗意见，希望通过对原发灶和转移灶的强化处理，能够进一步提升转移性前列腺癌的整体疗效。众多的治疗方案如何在真实的诊疗情景中合理化应用其实是比较困难的。针对晚期转移性前列腺癌进行分型分类，可能是指导临床合理选择治疗方案的一个有效手段。所以，根据目前证据，CACA 指南对晚期转移性前列腺癌进行一定分层，根据骨转移病灶的数量和范围以及是否存在内脏转移，把病人分成低瘤负荷和高瘤负荷的病人。总体而言，通过临床试验及用药经验，根据肿瘤负荷将病人分成低高肿瘤负荷，可以很好地指导临床用药。比如在高肿瘤负荷情况下，病人才有可能从这种联合治疗中获益。而低肿瘤负荷的病人可能从新型联合治疗甚至传统联合治疗中就可获得较好的疗效。

前列腺癌特别是转移性前列腺癌，还有一种特殊群体，可能适合做一些特殊治疗。在进行系统化治疗的研发和临床治疗的过程中，对前列腺癌的转移和进化模式有一个很深入的认识，一部分或一小部分病人可能会从系统化治疗叠加局部治疗过程中获得更好的疗效，这就像古话说的"射人先射马，擒贼先擒王"。在这一小部分病人中，也许通过系统化治疗叠加一种局部治疗，就可使理论上不可治愈的这个阶段的疾病，转化成无限接近临床治愈的可能性。但这部分病人是有选择性的，在 CACA 指南中专门针对适合做这种整合治疗的病人给出了定义，称寡转移性前列腺癌。寡转移性前列腺癌的定义是无内脏转移，转移灶不超过 5 个，除外淋巴结转移。在这种情况下优化选择病人，在系统化治疗药物的保障之下，通过转移链条源头阻断，可让转移性前列腺癌或部分转移性前列腺癌的治疗得到最大化体现，最终实现前列腺癌转移病灶歼灭战的全面胜利。

毫无疑问，转移性前列腺癌，尤其是寡转移性前列腺癌，可通过多学科整合诊疗模式，即药物、手术、放疗，甚至介入治疗等整合治疗模式，全面提升转移性前列腺癌的整体治疗效果。

对晚期转移性前列腺癌深入了解后，还要认识到病人在接受一段时间抗雄激素治疗或标准治疗后，总有病人进入出现耐药的情况。这时临床医生就会怀疑或考虑病人是否进入前列腺癌的另一阶段，称去势抵抗性前列腺癌（CRPC）阶段。这个阶段其实是前列腺癌最终的一个临床表现形式，这个阶段的临床治疗极其复杂。由于有各种不同的治疗方案及治疗药物的出现，临床合理化用药非常重要。

CACA 指南对 CRPC 的诊疗方案如何解读？与 HSPC 阶段相比，CRPC 阶段的临床治疗非常棘手。无论有无转移的 CRPC 的致死率都是明显升高的，有转移的 CRPC 致死率甚至高达 56%。在这个阶段有超过 90% 的转移性病人同时合并有骨转移和骨痛。因此，对于 CRPC 阶段的治疗，在延缓病人生命的同时，还需重视生活质量平衡。

CACA 指南总结出这个阶段的 5 个问题：无转移的 CRPC 阶段的治疗；在这个阶段针对无转移的 CRPC 和转移性 CRPC 如何将 MDT to HIM 这种最佳治疗模式应用到这类病人中去；基因检测是如何指导 CRPC 病人实现精准治疗的；针对骨转移病灶，如何在 CRPC 病人中治疗；这一类病人总体预后还不是特别好，所以需要临床在改变或改善预后方面进一步做一些尝试和工作。

首先，对无转移 CRPC 阶段的治疗怎么做？无转移 CRPC 阶段是位于 HSPC 阶段和转移性 CRPC 阶段之间的特殊阶段。针对这一阶段的治疗，主要从延缓病人出现转移的时间节点来展开治疗。这样的尝试早在 2013 年就开始进行，但最初认识到无转移 CRPC 的 PSA 倍增时间有助于预测病人是否进入骨转移，是否会迅速死亡。首先要确认病人处于一个去势状态，其次有血清 PSA 标志物进展，三要有影像学检查，并且影像学检查未发现病人有可测量或病情进展的证据，这种影像学技术是评测无转移 CRPC 的关键。在 CACA 指南中也特别指出目前传统影像学和新型影像技术都可在临床中应用，并且应用这些影像学检查去指导对无转移 CRPC 病人的诊断。

对无转移 CRPC 的治疗原则在指南中写得非常清楚，首先要通过延缓转移，同时维持病人的生活质量，最终达到改善总体生存期的效果。CACA 指南也特别提出，如果病人在无转移的 CRPC 阶段，PSA 倍增时间 < 10 个月，强烈推荐使用阿帕他胺、达罗他胺、恩扎卢胺这一类新型抗雄激素药物来延缓转移发生，最终转化成生存时间和生活质量的改善。如果病人 PSA 倍增时间超过 10 个月，这种情况下，CACA 指南推荐观察随访。

前面提到在 CRPC 阶段，要尤其重视 MDT to HIM 治疗模式。现实情况是，在 CRPC 阶段，无论中国还是国外，整体疗效还是有待进一步改善。在叶定伟教授的倡导和推动下，我们已经建立了中国泌尿肿瘤的会诊平台，让尽可能多的中国晚期转移性 CRPC 病人能通过诊疗平台获得参加临床试验、获得参加 MDT to HIM 诊疗模式的机会，并且从这种诊疗模式中获得较好疗效。来自华西医院的数据也显示，积极地通过 MDT to HIM 诊疗模式，可让 CRPC 阶段病人获得更好的生存获益。

的确，CRPC 病人在治疗过程中，疾病在不停进展，但研究发现，CRPC 病人的病情变化，其实与多种信号异常有关。除了常见和熟悉的雄激素信号外还有很多其他信号，包括细胞周期信号、DNA 损伤修复、PSVK 等一系列信号突变。通过对不同信号通路为靶点的一些临床试验的成功，有一些新靶向治疗药物已在前列腺癌，特别是 CRPC 阶段运用到了临床诊疗过程中。

以奥拉帕利和帕博利珠单抗为例，奥拉帕利通过 PROfound 研究，已经获得在

CRPC 阶段二线标准治疗的地位。通过基因检测，可检测出携带微卫星不稳定或错配修复基因缺陷的一部分前列腺癌病人，这部分病人在后线治疗中可以从帕博利珠单抗的免疫治疗中获得良好效果。

如前所述，转移性 CRPC 阶段有 90% 病人同时合并有骨转移，且这些骨转移病人同时还伴有骨痛。不论是国内还是国外数据，其实都显示了如此高的发生比例。因此对转移性前列腺癌，在治疗过程中要特别重视骨转移病灶的治疗。CRPC 阶段的骨转移病灶的治疗包含两个层面。首先要通过治疗性用药，包括新型抗雄激素药物、化疗药物、核素治疗，镭 233 等一系列药物对肿瘤进行控制，通过控制肿瘤，延缓骨相关不良事件的发生，转化成延长生存期的目的。其次，骨健康本身对前列腺癌的病人非常重要，尤其对骨转移病人，因此在治疗期间，还需适当使用骨保护剂，所以 CACA 指南也特别提到，在骨保护剂使用过程中，需要使用地舒单抗或唑来膦酸进行骨质保护，最终达到骨健康管理和生存期延长的效果。

奥拉帕利和帕博利珠单抗通过临床试验已获得证据，且被国内外指南所推荐，CACA 指南也推荐奥拉帕利及帕博利珠单抗作为 CRPC 阶段治疗的标准用药。同时对于这一系列新的靶向用药的研发其实从未停止。在 CACA 指南中也特别提到，针对 CRPC 阶段疾病进展的分子病理信号机制及组学特征的深入研究，将来一定会有更多的针对性靶点，可能会成为 CRPC 治疗过程中一些新治疗手段和治疗方法。所以 CRPC 的治疗未来可期。

5. 未来方向，行在中国

在转移性和复发性前列腺癌中，导管内癌的占比高达 56%，而前列腺导管内癌（IDC-P）阳性病人的基因突变率明显较高，对神经内分泌癌的治疗也是未来探索的一个方向。

应关注哪些病人会出现神经内分泌分化？病人 PSA 水平不高，但肿瘤负荷较大，且对经典内分泌治疗反应较差，治疗无效。

关于神经内分泌分化后续诊治的探索方向，首先，应推荐转移灶的二次活检，进一步明确病理诊断，且对这部分病人考虑应用细胞毒性药物治疗，主要是顺铂和依托泊苷的化疗方案。

PSMA 是当前前列腺癌诊疗中的一个热点。PSMA 在前列腺癌中的作用要从以下几方面去探索：第一，探索术前分期，术后生化复发病人的诊断。第二，探索 PSMA 为靶点的核素治疗。第三，探索 PSMA 引导的前列腺癌穿刺活检，从而提高临床有意义的癌的检出率。首先是 PSMA 联合 MRI 或 CT 的方法，其次是系统穿刺联合靶向穿刺的方法，最后是穿刺方法的正确选择。第四是经验加手法加练习。第五是 B 超、泌尿外科医生、影像科的多科整合，使穿刺活检阳性率明显增高，提升效率，精准微创。

关于前列腺癌未来探索的方向，还有基因靶向治疗。目前 HRR 突变前列腺癌预后不良，应加强对 HRR 基因检测。聚腺苷二磷酸核糖聚合酶（PARP）抑制剂的出现为 HRR 突变前列腺癌提供了解决方案，从而使这部分病人影像学进展和死亡的风险降低 51%。

转移的 HSPC 的治疗目前已进入"三联时代"，包括药物去势治疗、新型内分泌治疗和化疗，可明显提升生存时间和生活质量。转移的 CRPC 治疗的"三联时代"也已来临，包括内分泌治疗、联合免疫治疗和靶向治疗。虽然机制不同，但通过三药联合治疗效果更加安全可控。

二、院士点评

1. 张旭院士：前列腺癌将成为常见病，需结合自身实际情况提高诊疗效果

前列腺癌在全球应该是男性发病率最高的两个癌症之一，仅次于肺癌，有些数据和肺癌差不多，死亡率也很高，排在第 5 位。在中国这些年前列腺癌发病率大幅增加，绝对人数也在增加。据统计，2020 年中国新增前列腺癌的病例数为 11.7 万，预计中国未来 10 年前列腺癌发病的年增长率为 4%，到 2030 年中国前列腺癌的新增病例将达到 17 万，成为常见病。

我记得十多年前，前列腺癌是一种非常少见的疾病，很多基层医生一年都难见到一例。但目前，前列腺癌已经成为泌尿外科最常见的恶性肿瘤，与肾癌、膀胱癌差不多，而且有超越之势，所以在泌尿外科，前列腺癌已成为临床面对的新问题。对很多基层医生而言，需要更广的知识面、技术方面的更新。所以，诊疗指南的意义非常重大，是对疾病诊疗的规范性文本，也是为临床决策提供参考和指导意义的文件，能够系统指导医生提高临床诊疗水平，改善临床结局。可以说，指南是每一位医生的"指南针"、口袋书。这些年我们很多疾病的诊疗参考大部分来自西方，确实存在水土不服的现象。中国前列腺癌的发病率、死亡率、发病特点、医疗条件与西方都不一样。发病率虽较低，且和西方国家有极大差距，但死亡率远超西方发达国家。

发病特点也是这样，虽然发病率低，但早期局限性腺癌占比远低于西方，比如美国首发首治的前列腺癌中，早期局限性前列腺癌占 80%，日本占 50%，中国只占 10%，存在很大差距。我们的医疗条件地区差异很大，比如，外科微创技术较一些国家的普及率明显较低。在美国，3 亿人有 5000 台治疗前列腺癌的机器人设备，我国 14 亿人口只有 200 多台，差距很大。目前，我们确实需要结合自身实际情况的诊疗指南，指导覆盖 14 亿人口医疗机构医生的治疗行为，才能提高我国前列腺癌诊疗的整体水平。

2. 邬堂春院士：进一步整合前列腺癌"防筛诊治康"的内容

关于前列腺癌诊疗的内容非常生动，也很系统，我觉得需要这样的工作。听了樊理事长的介绍非常感动。我提以下建议：第一，我国没有前列腺癌非常科学精准的关于发病率的数据。为什么美国人发病率最高，中国人发病率较低，原因是我国缺少前列腺癌的病因学研究，所以需要强调"防筛诊治康"中的"防"。第

二,虽然早期诊疗效果非常好,但还需要一些精准的数据和循证医学证据。与他国相比,我们国家人种不一样,基因不一样,饮食不一样,环境不一样,需要更多中华民族自己的证据,所以希望进一步整合前列腺癌"防筛诊治康"的内容。

3. 宁光院士:前列腺癌治疗的三种方法

目前我们有三种治疗前列腺癌的方法:第一是手术,第二是放疗或质子或重离子治疗,第三是药物治疗。在三种治疗方法的选择上,我感觉我国的泌尿外科医生还未形成良好的共识,没有一个明确的指标性的东西去参考,只是依据主观认识,这是第一个问题。

第二个问题,前列腺癌诊断指标和随访指标的确立,以及结局预测的确立,存在一些问题,比如目前 PSA 是可用的指标,但怎样真正地预测,我觉得没有像其他肿瘤那样精准,也就是说基因突变等方面的研究并未做好。

第三个问题,我觉得对偏向于良性的肿瘤和癌症治疗方法的选择,以及对预后的判定存在一些问题。换句话讲,我们为什么要治疗和怎么治疗这类肿瘤。

第四个问题是一个小问题,即前列腺肿瘤常与前列腺增生混在一起,两者的治疗怎么能合二为一,或者说取得一套更好的解决方案,我觉得在这方面也未达成非常好的共识,如有经验怎么能通过共识方式传递给更多执行医生。针对这个问题,我觉得需要大力推广 CACA 指南,也就是说,前列腺肿瘤治疗不应再成为专家型治疗,而应成为共识性治疗,要有更多的人参与到共识的制定和执行中,尤其是执行,而不应是一个专业性治疗。这在某种程度上有点像糖尿病,糖尿病就是个共识病,从专家型疾病逐渐转变为共识性疾病,因为这是节约社会资源最有效的方式,而且能有效提高整个疾病的治疗水平。

三、总 结

樊代明院士:"文化致癌"与"文化治癌"

非常感谢宁光院士。宁光院士和我都是内科医生,他主要提出的是,对恶性程度相对良性的一类肿瘤,或者是与内分泌或与其他方面有关的一类肿瘤,除手术外,考虑其他各种治疗手段非常重要,希望能把整合性的内容写进 CACA 指南。

我曾经看过一名外科医生的自传,他是第一个突破 1 万例前列腺癌手术的医生,他说事实上只有 500 例左右的病人是真正由外科获益的。

CACA 指南提出,应该更多地加强整合治疗,外科排在前,整合可能更重要。虽然对前列腺癌的病因早已从各个方面进行了阐述,但我今天要抛出的观点可能与众不同,对前列腺癌要考虑"文化致癌"和"文化治癌"。文化致癌,是文化导致了癌症;文化治癌,是文化可以预防或治疗癌症。

人类疾病在很大程度上与文化息息相关。我们的祖先曾有这么一句话:"食色性也。""性"是人本质的意思。"性"有两个内容,一个是"食",即吃,另一个是"色",即爱美之心。东方文化一般是饮食文化,西方文化追求性自由。

我们的祖先吃的食物种类多，所以得消化道疾病的种类就多；反过来，西方人患消化道疾病比较少，西方国家崇尚性自由，他们患前列腺癌和乳腺癌就较多。东西方文化不一样。现在我们和西方交流多了，也比较开放了，前列腺癌和乳腺癌的发病率也多了起来。所以疾病和文化有很大关系，这就涉及一个"文化致癌"和"文化治癌"的观点。今天我提出了"文化致癌"和"文化治癌"的观点，希望大家去探索。

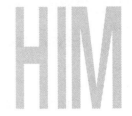

宫颈癌整合诊治前沿

◎周 琦 陈 刚 朱 俊 夏百荣 邹冬玲 袁光文

一、专家解读

1. 指南概述，标准为衡

从全球宫颈癌发病看，2012—2020年新发病例有增高趋势，2020年全国宫颈癌死亡人数达到31万，中国宫颈癌发病和死亡情况不容乐观。从2012年到2021年，宫颈癌新发病例达到11.93万，死亡3.72万。WHO发布了宫颈癌消除战略的目标，提示到2030年全球宫颈癌新发病例还会增加，将达到70万，死亡人数会达到40万。

我国是一个人口大国，在全球宫颈癌发病人数和死亡人数，大概占20%左右，即全球新发宫颈癌人数和死亡病例有1/5发生在中国。宫颈癌是一种可防可治的肿瘤，病因明确，即人乳头状瘤病毒（HPV）持续性感染，宫颈癌有良好的一二级预防措施。中国宫颈癌发病率高、病例多，治疗经验很丰富。所以在制定CACA指南时，会依据中国专家的经验，且有信心在WHO消除宫颈癌全球战略前提下，为消除宫颈癌作出中国贡献。

中国宫颈癌疾病负担高，无论是发病还是死亡，都分别占据所有肿瘤的前十位。因此必须重视，给予很好的控制。

中国在宫颈癌防治方面有很多与其他国家不一样的经验。首先，HPV疫苗在中国使用时间相对较晚；第二，建立了宫颈癌筛查制度，但目前筛查覆盖面不足；第三，我国地域广阔，医疗资源分布极不均衡。作为宫颈癌高发国家，我国宫颈癌的预防诊断与治疗有很大提升空间。

CACA指南根据我国人口特征、医疗资源配置及不同经济发展情况，结合目前国际、国内宫颈癌研究成果和临床实践制定。从宫颈癌的预防到诊断、治疗和康复，体现了整个肿瘤"防筛诊治康"全周期管理，指南中特别强调多学科整合MDT to HIM，给予病人最佳治疗。

2. 预防筛查，未病先防

众所周知，宫颈癌是一个有明确致病因素的肿瘤，即与高危HPV感染有关。虽然目前HPV的致病机制仍不明确，但正因有这样一个明确的病因，宫颈癌成为一个可防可治的疾病。除了HPV感染，初次性生活年龄、性伴侣人数等都可能成为宫颈癌发病的外因。同时宫颈癌发病的宿主原因——遗传易感性，也成为研究热点。

　　HPV 是一种无包膜的双链 DNA 病毒。着重强调一点，HPV 感染是最常见的生殖道病毒性感染。据统计，在有性行为的男性和女性中一生感染 HPV 的概率达 90%。因此检出 HPV 感染后不用恐慌，因为大部分 HPV 感染后能被自身免疫机制清除，所以多数 HPV 感染为一过性，并且无临床症状。要特别关心的是某些型别，特指高危型 HPV，其持续性感染是最终导致宫颈疾病、最终进展为宫颈癌的因素。

　　HPV 在自然界稳定性非常好，因此导致感染如此普遍。人们对 HPV 在宫颈癌发生中的作用经历了一个非常漫长的认识历程。迄今为止已经明确有 13 种 HPV 型别被明确归类为致癌的型别，由此研发出有效的 HPV 疫苗，为宫颈癌防治作出了巨大贡献。

　　另外要明确的就是 HPV 型别。在十几种高危型 HPV 中，绝大部分与 HPV16 型和 18 型感染有关。统计数据显示，在中国约 85% 的宫颈鳞癌与 HPV16 和 18 型感染有关。在每年的统计数据中，存在宫颈 HPV 感染人群基数达到 4500 万，有大约 10 万病例在每年确诊为宫颈癌。在如此庞大的基数上，怎样筛查出高危人群是宫颈癌筛查最重要的目标。

　　目前宫颈癌的预防与控制采取三级策略：一级预防主要为宫颈癌疫苗，宫颈癌疫苗于 2006 年上市，中国比国外晚了约 10 年，2017 年才上市。HPV 疫苗可以预防由 HPV 引起的绝大部分宫颈癌及其他一些相关性疾病。二级预防主要为筛查，对高危人群进行适当筛查，从而发现宫颈早期疾病并进行处理。三级预防主要针对癌前病变，包括早期宫颈癌变，还有一些晚期不同阶段可选择不同治疗手段。特别要考虑，由于宫颈癌发病年龄越来越小，还要充分考虑病人的生育和其他要求。

　　WHO 提出消除宫颈癌的全球战略：2020 年世界卫生大会批准 WHO 制定的"加速消除宫颈癌全球战略"，全球包括中国在内的 194 个国家，共同承诺参与这样一项活动。WHO 启动了"加速消除宫颈癌全球战略"目标——在 2030 年达成"90-70-90"三个目标，即 90% 的女孩在 15 岁之前完成 HPV 疫苗接种，70% 妇女在 35 岁和 45 岁前接受高效检测方法的筛查，90% 确诊宫颈疾病的妇女能得到有效治疗。达到这些目标后，将使全世界所有国家走上消除宫颈癌的道路。

　　一级预防最重要的是疫苗。目前在国际和国内，已有 2 价、4 价和 9 价疫苗上市，这些疫苗涵盖了最基本的 HPV16 和 18 型。随着涵盖 HPV 类型的增加，对可预防疾病的保护作用也就越大。但在使用过程中，一定要注意不同疫苗适应不同年龄人群。

　　国际上针对二级预防的筛查也有不同指南，可以看到，无论是 WHO 还是欧美主要的指南，都规定了非常详细的筛查起始年龄、间隔时间、终止年龄和具体筛查方法。这些指南的特点仅涉及一般风险人群，主要数据来自发达国家，目标人群集中在 25~65 岁，较以往筛查年龄有所延后，筛查措施逐渐由最传统细胞学筛查转向了 HPV 检测为主的筛查方法。针对特殊人群如何进行宫颈癌筛查，目前尚缺乏相应推荐。此外，筛查发现异常人群的管理非常重要，涉及异常人群的分流，进行阴道镜检查或活检以及及时治疗等相关规定。在美国阴道镜检查与宫颈病理学会（ASCCP）2019 指南中，提出基于风险的分流措施，特别将宫颈上皮内瘤变（CIN）3＋风险值为 4% 和 60% 分别作为阴道镜转诊及快速治疗的风险预知。

然而，我国的整体情况和国外还是存在区别的。首先，我国经济发展不平衡，面临的普遍现象包括 HPV 疫苗目前还没有普及。其次，无论是医生还是普通人群，对宫颈癌筛查的认识度还不足，初筛方法有液基薄层细胞检测（TCT）、HPV 病原检测及一些联合筛查手段。第三，HPV 试剂检测有多种方法，细胞学检测医生的数量缺乏。第四，65 岁以上女性在以往无足够筛查资料。由此带来的困境包括对宫颈癌早期筛查的认同度不同、基层筛查医生少、筛查任务繁重、随访非常困难、细胞学阴道镜医生的水平参差不齐、筛查策略目前未统一。

在这种状况下，CACA 指南坚持"筛查—分流—治疗"原则，特别提出要用整合医学思维，整合诸多因素，对病人进行个体化处理，最终目标是在最大限度避免漏诊同时，避免对病人进行过度治疗。

筛查中要利用整合医学思维。具体而言，针对我国地域辽阔、经济发展不平衡、城乡差别大及医疗资源分布不均一现象，要整合病人所在地的医疗资源、经济状况及治疗者经验。针对不同年龄段女性 HPV 感染和患病风险的不同，整合病人的年龄及生育要求。针对满意和不满意阴道镜下宫颈活检，发现浸润癌的漏诊率不同，以及我国缺乏阴道镜培训和质量控制管理体系的现状，提出要整合阴道镜检查质量。针对缺乏国内临床验证的数据，也提出要整合国外数据进行指南的制定。

遵循上述原则，CACA 基于我国国情整合了其他指南和共识，提出宫颈癌筛查的起始年龄为 25 岁，具体筛查方法为细胞学或细胞学联合 HPV 病原检测，筛查间隔期 5 年，筛查的终止年龄为 65 岁。

CACA 指南同时提出了针对一些特殊人群的筛查原则。针对免疫缺陷人群建议从 25 岁以下开始筛查，30 岁及以下女性推荐采用单纯细胞学检查方法，对 30 岁以上女性提出要采用 HPV 联合细胞学筛查的策略，筛查间隔时间缩短到 1 年，且要终身筛查。对 25 岁以下的人群筛查仅适用于高危人群，避免过度筛查。妊娠期女性筛查措施的选择与一般风险人群相同。特别提出对子宫全切除术后病人的筛查建议，如果术前 25 年内无 CIN2 及以上者，可终止筛查。

对筛查异常人群的处理，CACA 指南做了非常明确的界定。针对宫颈癌 HPV 初筛异常的分流管理：如果 HPV16 和 18 型阳性，建议直接转诊阴道镜检查；对 HPV16 和 18 型阴性，其他一些致病型别阳性者，或者无 HPV 分型的人群，建议进行细胞学检测；细胞学阴性，1 年后建议进行联合复查；超出 ASC-US（无明确诊断意义的不典型鳞状细胞）或等于 ASC-US 范围，同样建议转诊阴道镜检查。

针对宫颈细胞学初筛异常病人进行分流管理。如果为 ASC-US，建议同时做 HPV 检测，根据 HPV 阴性和阳性，分别推荐做 1 年后的复查或阴道镜检查；如不具备 HPV 检测条件，在 6~12 个月后重复细胞学筛查；如超过或等于 ASC-US，建议转诊阴道镜检查；如阴性可转为常规治疗。在 ASC-H（不能排除高级别鳞状上皮内病变的非典型鳞状上皮细胞）以上人群，建议直接转诊阴道镜检查，对宫颈腺细胞异常人群，建议做阴道镜+宫颈管诊刮+HPV 检测。如有子宫内膜癌风险，特别强调要行子宫内膜诊刮。随着我国经济水平不断提高，目前很多地方采取宫颈细胞学联合 HPV 初筛法。CACA 指南也认为联合筛查法可显著提高细胞学灵敏度，达到最好筛选效果，这是针对经济条件较好地区着重推荐的一种筛选方法。

高危型 HPV 持续感染可导致宫颈癌，在女性一生中 HPV 感染是一个高概率事件，只有持续高危型 HPV 感染才可导致宫颈癌。对于宫颈癌，有很好的一、二级预防措施，也就是可把宫颈癌阻断在癌前病变之前。

两个措施中最有效的是一级预防——疫苗注射，可以预防高危型 HPV 感染发生。目前我国已有 9 价、4 价和 2 价疫苗可用。应该强调，目前我国国产 2 价疫苗，特别是针对低年龄段，15 岁以下，还可两剂注射来预防 HPV 感染，这也是 CACA 指南推荐的疫苗接种措施。宫颈癌的二级预防——有效筛查，CACA 指南推荐三种初筛方案，根据我国宫颈癌一、二级预防的特点，强调了针对目前我国国情，要更好地制定宫颈癌防治方案，特别强调在宫颈癌筛查中，要用整合医学的思维提出高质量的筛查策略，而且也强调作为我国宫颈癌的筛查策略和方案，应与其他国家有所不同，因为我国人口基数大，且地域分布、经济发达状况也不一样，所以要分门别类采取策略，对宫颈癌癌前病变的分类管理特别重要。

3. 临床诊断，重在分期

宫颈癌的明确诊断与合理分期对宫颈癌的后续诊疗具有指导作用。目前宫颈癌的诊断要靠多项因素，临床上非常早期的病人常无任何症状，最常见的临床症状包括接触性阴道出血、异常白带、不规则阴道出血等；晚期病人甚至可出现大量阴道出血、恶病质状态。进一步临床诊断则靠妇科检查、影像学及病理学检查，这些手段都为宫颈癌分期提供了依据。

宫颈癌的分期系统基于对转移途径的理解。宫颈癌主要包括三个转移途径，首先是直接转移，可直接转移到子宫旁、阴道、子宫及邻近器官，同时也可通过淋巴转移到区域淋巴结，晚期宫颈癌还可通过血液转移至肺部、肝脏、骨骼等远处脏器。

病理诊断是恶性肿瘤诊断的金标准，CACA 指南与 WHO 的病理分类相一致，将宫颈癌按病理学类型分为鳞癌、腺癌，另外还包括其他特殊病理学类型，如腺鳞癌、神经内分泌瘤、透明细胞癌、肉瘤等。不同的病理学类型，肿瘤生物学特性及临床预后信息都不尽相同。CACA 指南根据最新的国际宫颈癌腺癌的分类和标准，整合了形态学病因和发病机制，并根据腺癌肿瘤生物学行为进行分类。基于这项分类分为 HPV 相关性腺癌、非 HPV 相关性腺癌及非特异性腺癌，而不是再像以往笼统将所有腺癌统称为宫颈腺癌。

区分宫颈腺癌是否与 HPV 相关具有非常重要的临床意义。因为 HPV 相关性和非相关性腺癌，具有明显不同的分子基础，理解它们不同的特征，对后续新型靶向治疗相关的基础及临床研究都具有非常重要的意义。

在所有宫颈腺癌中，普通型宫颈腺癌最常见，占所有宫颈腺癌的 80% 左右。目前 CACA 指南推荐对 HPV 相关性腺癌可选择性进行组织学分类，诊断除考虑肿瘤细胞本身的形态特征外，还应考虑肿瘤的生长方式，并根据肿瘤生长方式进行综合研判。目前 Silva 分型还不能取代传统的低、中、高分化的分级系统，但确实可指导后续的临床治疗。

此外以 Pattern 为基础的分组方案已显示出与淋巴结转移风险及临床预后相关，适用于所有切除标本，对锥切环切标本，可作为后续子宫切除标本浸润方式的预测，但这种模式也存在一定的局限性，并不太适合活检标本，尤其是 Pattern A 组肿瘤，这种模式目前也仅适用于 HPV 相关的普通型腺癌，且必须对整个肿瘤组织进行镜下检查，才能做出准确研判。

2018 年国际妇产科联合会（FIGO）第二十二届大会发布了宫颈癌的新分期，目前 CACA 指南中对宫颈癌的分期主要采用了这一分期，新版分期较旧版分期新纳入了影像学和病理学证据。其中改变最明显的在于将ⅠA 期定义为从原发灶起源的上皮或腺体基底膜向下浸润深度≤5mm，而不再考虑水平浸润的宽度。此外新分期也更加细化了ⅠB 期的分型，将原有两种类型增加了一级分为三型。新版分期还有一个最重要的变化就是将淋巴结转移纳入了分期系统，提示淋巴结转移在肿瘤进展及预后判断中的重要性。

淋巴结转移在新分期中定义为ⅢC 期，其中盆腔淋巴结累及定义为ⅢC1 期，腹主动脉旁淋巴结转移定义为ⅢC2 期，依据影像和病理表现，同时予以相应标记。临床分期可使临床医生根据临床结果对宫颈癌进行合理分析，CACA 指南建议除临床分期外，手术病理分期与临床分期同样具有一定的参考价值。CACA 指南同时建议手术病理分期主要是在术中淋巴结活检中有提示预后和指导价值的作用。对像ⅠA2～ⅠB2、ⅡA1 期的子宫颈癌病人，根据术中淋巴结状态设定合理的切除范围，尽管临床分期与手术病理分期的相符率可能较低，但 CACA 指南分期结合了临床与手术病理分期，进一步提高了整个分期的准确性。对于像ⅠB3、ⅡA2～ⅣA 期的一些局部晚期宫颈癌病人，手术病理分期可能并不完全适用，需要通过影像学评估淋巴结状态来决定后续治疗方案。因此 CACA 指南也突出了影像分期的重要性，CACA 指南中的分期把影像检查结果纳入了分期，使影像学在宫颈癌诊断与分期中占据了非常重要地位。可以通过合理的影像学检查结果，观察肿瘤大小、阴道及宫旁侵犯程度。同时显示盆腹腔淋巴结状态，评估淋巴采样后的残留状态，但也需准确鉴别转移与炎症或感染标准，且依据不同检查方式的灵敏度与特异性，CACA 指南建议通过 MRI 排除膀胱及直肠浸润具有高阴性预测值，PET/CT 适用于评估腹膜后淋巴结及远处转移情况，因此选择合理的影像学评估方法，也是依据国情及病人可负担的能力而定。

目前 CACA 指南中，影像学参与分期的重点主要体现在盆腔及腹膜后淋巴结状态有效性评估。通过淋巴结转移有效评估与手术病理分期相结合，共同改善后续临床实践。但影像分期也有一定局限性，有 50% 左右病人存在过度分期。此外对一些ⅢC 期宫颈癌，此分期也表现出一定异质性。既往文献报道，ⅢC 期宫颈癌的整体生存率从 40%～75% 不等，主要原因是分期治疗方案不同，包括手术或放化疗，因此缺乏一些前瞻性研究。此外肿瘤的一些局部情况也会被这种分期忽略。

一项来自中国病人的数据，比较 2009 FIGO 分期，ⅠB1、ⅡA1 期，仅有盆腔淋巴结转移的ⅢC 期病人，是选择根治性手术还是根治性放化疗来探索预后。研究发现，对ⅢC1 期的肿瘤确实存在较大的异质性，目前 CACA 指南仍首选根治性放疗作为ⅢC 期病人的治疗方式。但我国也存在放疗设备与技术相对不足问题，因此需要期待一些前瞻性临床研究，为指南更新提供强有力的证据。

除最常见的宫颈鳞癌与腺癌，CACA 指南也对一些特殊类型的宫颈癌进行了合理分析以指导后续的临床实践。例如对单纯子宫切除术后病理学意外发现的宫颈癌，早期主要通过手术病理分期决定后续治疗方式，对病理学证实的淋巴结转移结合影像分期可评估残留病灶及其他转移的情况决定下一步的治疗方案。而对其他一些如宫颈神经内分泌瘤这样的少见肿瘤，CACA 指南同样推荐肿瘤分期来决定后续治疗。

三种不同分期，本身有各自的优势与局限性，因此，任何单一分期都不能完整而系统地评估肿瘤情况。所以 CACA 指南推荐宫颈癌分期需采用临床、影像与手术病理三者结合互取互补这种方式来保证全面系统的有效分期。简单来说临床分期是基础，手术病理分期对评价肿瘤大小、阴道和宫旁组织及受累程度具有优势，通过影像分期可辅助病理分期评估淋巴结及远处转移情况。

对肿瘤的认识在不断进步，指南分期也在不断改变。每版分期虽留有一些问题，同样也留有一些改善空间。目前我国确实在医疗资源分布上不平衡，各地区间诊疗水平存在差异，CACA 指南在借鉴了其他指南同时，也能突出自身特色。指南分期确实有助于区分不同肿瘤生存组别，有利于指导临床治疗与预后评价，更符合当下国情。既往的 FIGO 分期，很多单位存在分期不规范，进而导致后续治疗不规范的问题。所以 CACA 指南能为国内各单位宫颈癌诊断规范分期及指导后续临床实践提供依据与基础。

4. 早期治疗，重在规范

宫颈癌分为Ⅰ～Ⅳ期，早期局限在宫颈的是ⅠA1 期、ⅠA2 期、ⅠB1 期、ⅠB2 期和ⅡA1 期。

为加深宫颈癌分期的理解，举一个经典病例：病人因阴道不规则流血就诊，TCT结果是高级别鳞状上皮内病变（HSIL），HPV16阳性，依据CACA指南，要转诊阴道镜检查。阴道镜检查见宫颈表面不规则病灶，有浓厚醋白上皮，碘染不着色。宫颈活检术后病理为宫颈鳞状细胞癌，治疗之前应做哪些评估？首先看盆腔MRI检查，宫颈可见宫颈后唇肿块大约3cm，妇科查体见宫颈空洞样改变，直径3cm，辅助检查HPV16阳性。根据术前评估，明确诊断为宫颈鳞癌ⅠB2期。依照CACA指南，首选手术治疗，经腹广泛子宫切除加双附件切除，加盆腔淋巴结清扫。术后病理是中低分化鳞癌侵及宫颈深纤维基层，可见脉管内癌栓及神经侵犯。根据术后病理，病人的辅助治疗是同步放化疗。

对早期宫颈癌初始治疗原则，要依据组织学类型及病人年龄和意愿，还要根据病人全身情况，遵循CACA指南分期，进行个体化治疗方案。ⅠA1期初始治疗的一个流程，ⅠA1期锥切标准是连续整块切除，切缘阴性，大于3mm以上。要注意的是切缘阴性的定义是切缘无浸润性病变或HSIL，才可进入随访观察；如切缘阳性，再次行锥切或子宫颈切除，如果切缘为浸润性癌，应划分为ⅠB1期进行管理。

对早期宫颈癌ⅠA1期治疗流程，可分层管理，包括保留生育功能和不保留生育功能。对ⅠA1期无脉管浸润保留生育功能者，如切缘阴性，可行密切随访；如切缘阳性，可再行锥切或广泛宫颈切除。对不保留生育功能者，切缘阴性，如不能耐受手术，可进入临床观察；可耐受手术，要进行筋膜外子宫切除。切缘阳性者要再次进入锥切或行B型子宫切除加盆腔淋巴结清扫，或前哨淋巴结切除。

宫颈癌ⅠA1期脉管有浸润，可和ⅠA2期进行同样管理，分层管理就是对保留生育功能和不保留生育功能的病人进行分层。对保留生育功能者，CACA指南推荐，首选广泛宫颈切除和盆腔淋巴结清扫加前哨淋巴结切除。其次可选择宫颈锥切和盆腔淋巴结切除和前哨淋巴结切除。对不保留生育功能的，可做子宫B型切除加盆腔淋巴结清扫，也可行前哨淋巴结切除。对不能耐受手术者，可行盆腔外照射加近距离放疗。

对ⅠB1期、ⅠB2期和ⅡA期病人，也依据保留生育功能和不保留生育功能进行分层管理。CACA指南推荐，对保留生育功能者，ⅠB1期是行广泛宫颈切除和盆腔淋巴结切除，加或不加腹主动脉旁淋巴结切除，也可选择前哨淋巴结切除。对ⅠB2期，要充分交代风险后，选择经腹广泛宫颈切除，加盆腔淋巴结切除加或不加腹主动脉旁淋巴结切除，可选择前哨淋巴结切除。

对ⅡA1期，必须充分评估病灶范围，进行合理选择。对不保留生育功能者，要行C1型和C2型子宫切除，加盆腔淋巴结清扫加或不加腹主动脉旁淋巴结取样，对不能耐受手术或无意愿手术者，要行盆腔外照射治疗，加上阴道近距离放疗加或不加含铂同步化疗。

在术式选择上，对不同期别，CACA推荐的手术入路与NCCN不同。CACA指南推荐，首先宫颈癌ⅠA1期无脉管浸润病人，是选择经腹或经阴道或微创手术完成。对宫颈癌ⅠA1期脉管有浸润和ⅠA2期、ⅠB1期、ⅠB2期、ⅡA1期病人，现有的证据表明要做经腹的标准术式。

宫颈癌术式的选择，是做微创好还是做经腹手术好？2018年《新英格兰医学杂志》上一项重磅研究显示，腹腔镜微创宫颈癌手术比经腹手术复发率更高、生存率更差。我国医疗有较为复杂的国情，也在积极寻找原因及改进措施。中国有两项关于手术入路选择的临床试验正在进行中，期待数据早日公布。CACA指南也会相应跟进，看是否能通过我们的数据改变宫颈癌术式选择。

对术后辅助治疗，依照国际治疗标准，有高危因素者要进行补充放化疗；中危因素，任何两个中危因素补充放疗的，包括淋巴脉管阳性、深基层或肿瘤最大径＞4cm，依据Sedlis标准和腺癌的四因素模型。Sedlis标准包括淋巴脉管间质浸润和宫颈间质浸润，还有肿瘤大小。腺癌的四因素模型，包括淋巴脉管间质浸润阳性，肿瘤＞3cm，浸润宫颈外1/3。CACA指南对宫颈癌根治术后辅助治疗的推荐，对有中危因素满足Sedlis标准和腺癌四因素模型者，要行盆腔外照射治疗加或不加同步含铂化疗。对有高危因素淋巴阳性和宫旁、阴道组织阳性病人，要行盆腔外照射治疗，加上同步含铂化疗。对高/中危因素指南推荐放疗加同步放化疗。对序贯化放疗只能是针对放疗资源匮乏地区选择，或用于临床试验研究。

对于术后意外发现的宫颈癌，我国不将宫颈癌筛查为常规筛查，对良性子宫切除病人，术后病理如发现鳞癌、腺癌或腺鳞癌，因为手术范围不足，绝大多数病人需进一步治疗。CACA指南推荐影像学检查阴性、病理无高危因素、不满足Sedlis标准者，要进行盆腔外照射治疗加或不加同步含铂化疗。影像学阳性、残留病灶或有病理高危因素满足Sedlis标准的，要行盆腔外照射加同步含铂化疗。特别提示，任何病理类型病灶接近切缘，都应考虑辅助放疗。

对意外发现的宫颈癌，部分病人比较年轻，术后无须辅助放疗者，要保留卵巢或阴道功能，要考虑是否可以耐受手术和当地医疗资源的水平，做出一个整体评估来选择是否进行第二次手术。如病人术后需要放疗的概率较大，建议选择盆腔放疗加同步、同期化疗。早期宫颈癌治疗还是要注重规范。

5. 局部晚期，慎行治疗

目前国际上对局部晚期宫颈癌的治疗推荐层出不穷。狭义上的局部晚期宫颈癌包括ⅠB3期和ⅡA2期，治疗选择纷繁复杂，加上广义的局部晚期宫颈癌，包括ⅡB期到ⅣA期，目前最佳的治疗方式仍存在争议，临床选择时也有非常多的困惑和理解上的误区。

先举一个病例来解读CACA指南。病人57岁，因同房出血1年就诊，专科检查，阴道穹窿受侵，宫颈结节菜花状6cm，双侧宫旁增厚达盆，病理诊断鳞状细胞癌。故临床诊断为宫颈鳞癌ⅢB期，由于新分期的引入，加上影像和病理评估，要做进一步诊断。

病人完善盆腹腔 CT，提示盆腔有多发性淋巴结肿大。为进一步明确淋巴结的影像情况，完善了 PET/CT，PET/CT 仍提示双侧髂血管区软组织结节影，代谢增高，考虑淋巴结转移灶。我们修订分期为宫颈鳞癌ⅢC1r 期，对ⅢC1r 期较新分期病人，临床上该如何选择？

CACA 指南对这一分期的病人做了明确推荐，因为ⅢCr 期是局部晚期宫颈癌中非常有代表性的一类疾病。盆腔淋巴结阳性，腹主动脉旁淋巴结阴性，CACA 指南提示两个选择：对手术水平相对较差的地区，可选择直接做盆腹腔放化疗，同时加后装近距离治疗；而对有手术条件的地区，也可选择腹主动脉旁淋巴结切除，就是手术分期后，再做精准放疗照射野，完成同步放化疗这样一个核心治疗。

这例病人我们选择了做手术分期，术中探查发现腹主动脉双侧淋巴结肿大，最终病理诊断提示有鳞状细胞癌转移，此时引入病理结果修订分期，结果为宫颈鳞癌ⅢC2p 期。对该期病人治疗模式应该如何选择？

根据 CACA 指南，做了腹主动脉旁淋巴结切除，如腹主动脉旁淋巴结阳性，需扩大延伸野外照射，加上同步化疗和近距离放疗。所以 CACA 指南增加的手术分期无疑是在做增量。这例病人按照 CACA 指南推荐，完成手术分期后，做了核心治疗，即同步放化疗。联合延伸野外照射和局部三维后装治疗，总共局部生物等效剂量（EQD2）达到 94.9Gy，病人局部肿瘤去量比较高，同时同步顺铂单药治疗 5 个周期，51d 内完成同步放化疗。治疗结束 1 个月，完善影像学和肿瘤标志物检查，无论是宫颈局部，还是盆腹腔淋巴结，均未见明确的病灶，疗效评估为完全缓解（CR）。

CACA 指南这一系列关于局部晚期宫颈癌的推荐，重点强调的是同步放化疗为核心，因为目前医学证据中同步放化疗的结果是优于新辅助化疗后再做手术的。同时，CACA 指南在国内首次提出在同步放化疗前，引入手术分期这样的一个选择，是因为手术分期后再做同步放化疗，尤其是对ⅢC1r 期病人而言，总生存期（OS）是优于单纯做同步放化疗的，且可避免腹主动脉旁淋巴结的影像假阴性，漏掉腹主动脉旁的一个放疗靶区，同时手术分期安全可靠，不会延长病人后续接受同步放化疗的时间。

CACA 指南对狭义局部晚期宫颈癌，即ⅠB3 期和ⅡA2 期病人，可有三个选择。CACA 指南首次在国际指南中明确提出在完成同步放化疗后，哪些病人适合做辅助性子宫切除，就是适于放化疗后仍然有肿瘤残存，或病灶已超出子宫近距离放疗区域，这部分病人可以做辅助性子宫切除。也就是 CACA 指南已在指南中运用了 MDT to HIM，预先将这样的 MDT to HIM 展示在指南中。即使这个病人先前是在放疗科做的治疗，放疗科的医生阅读过 CACA 指南后，也知道有残留病灶或病灶超出子宫近距离照射范围区域的，可转诊到妇科接受手术治疗。

对 CACA 指南的一系列推荐，一直都是秉承樊院士提出的三个 1/3 理论。他常说 1/3 病人吃药也没用，1/3 不吃也可好，只有 1/3 是治了会有效。秉承樊院士这样的一个核心理论,是以病人获益作为最大的追求目标来制定的 CACA 指南。所以,宫颈癌 CACA 指南也是这样做的,1+1>1 的事才会选择性地在 CACA 指南中推荐;如果 1+1<1,绝不推荐;1+1=1 的治疗,没必要推荐。CACA 指南是在全球指南中原创性设计了对局部晚期宫颈癌的治疗流程,以淋巴结是否阳性作为重要的分流指标,评估标准可采用影像学评估,这是适用于手术资源相对欠缺的地区;手术资源发达地区,同样可选择手术分期进行淋巴结病理评估,精准地为后续完成同步放化疗的射野做增量。

对ⅢC1p 和ⅢC2p 也就是在完成了手术分期后,或在完成了根治性手术,同时完善了淋巴结清扫后,做出的病理诊断,后续治疗该怎样选择?CACA 指南也是在国际指南基础上做了非常明确的修订,就是盆腔外照射加同步化疗,是否要完善近距离治疗,不一定所有病人都要求保留子宫,也不一定所有根治性术后,淋巴结阳性的病人都需做后装近距离治疗,而是针对前期病人治疗的初始选择,后续是否需做近距离外照射。同时也强调对ⅢC2p 期病人,一定要明确是否有远处转移,如有远处转移,需以全身系统性治疗作为首选治疗。CACA 指南强调对同步放化疗为核心这样一个主要治疗模式运用在局部晚期宫颈癌的病人身上,并且首次提出以手术分期为分流标准,或在手术资源匮乏的地区,以影像分期为分流标准,以达精准射野、降低淋巴结肿瘤负荷为目标,最终提升病人的预后为追求。希望 CACA 指南的原创性推荐,让临床医生能选择更精准的治疗模式运用于局部晚期宫颈癌,为预后提升做更多贡献。

6. 复发转移,化险为夷

CACA 指南建议所有宫颈癌在经过标准规范化初始治疗后,都要进行规律随访,包括 2 年内每 3~6 个月随访一次,2~5 年每 6~12 个月随访一次,5 年以上可 1~2 年随访一次。随访内容包括体检,宫颈 TCT、HPV 及影像学检查。所有这些规律随访和随访检查,都是为能及时发现肿瘤复发,及时进行治疗。

复发宫颈癌:在中国的发生率比较高,经过初始治疗后,仍有较多病人出现复发,但由于复发宫颈癌目前治疗的手段还较有限,加上有些治疗可能不够及时、不够规范,导致最终治疗效果比较差,5 年生存率目前大概仅有 17%,希望通过规范化治疗以及寻找新的治疗方式和治疗模式,能为这部分病人带来新希望。

早期宫颈癌通过初始治疗后,复发率相对较低,即使有,也是以局部复发为主;晚期宫颈癌接受同步放化疗后复发的比例比较高,且以远处转移或局部合并远处转移为主;单纯局部复发,也就是放射野内的复发比例不超过 1/3。CACA 指南特别强调,有一部分出现远处复发,可能是由于治疗前对肿瘤评估存在一定缺陷,所以强调在宫颈癌初始治疗前,一定要充分评估,使治疗策略能更好地减少肿瘤复发。

CACA 指南建议对复发宫颈癌治疗前要行充分评估。第一部分是诊断,包括影像诊断评估,进行 CT、MR 检查,条件允许时建议行 PET/CT 检查。第二部分,要对复发病灶进行活组织病理检查以确认复发。评估包括对既往病史及肿瘤位置的充分评估，包括既往是手术治疗还是放疗，是根治性放疗还是普通放疗，复发部位是局部复发还是远处广泛复发，以及复发时间、距离末次治疗时间间隔、病理类型，还有病人的一般情况，包括年龄和病症等。对以上所有因素要进行综合评价，整合决策。

CACA 指南将复发宫颈癌分为两大类：一是局部复发，一是远处复发。局部复发又分两小类，包括既往无放疗史或放射野外的复发。这部分病人如能手术建议采用手术治疗及术后辅助放疗；如不能手术切除，建议用体外放疗加或不加系统性治疗。第二大类包括放射野内的复发，放射野内的复发又分为中心性复发和非中心性复发。对中心性复发，若条件允许，可考虑采用盆腔廓清术。另对部分可能病灶 < 2cm 的少数严格筛选的病例，可考虑根治性子宫切除或近距离放疗。而对非中心性复发，一般不建议手术为主的治疗，推荐采用个体化体外放疗加或不加系统性治疗。

与 NCCN 指南、FIGO 指南不同的是，CACA 指南特别强调对局限于宫颈或阴道的局部复发，应采用该部位行以临床治愈为目标的治疗，当然同时也强调多学科协作 MDT to HIM，制定最佳治疗方案，对复发宫颈癌进行整合治疗。

下面通过两个典型病例，来理解 CACA 指南对局部复发宫颈癌的处理。

病例一：女性，48 岁，2015 年 11 月诊断为宫颈癌ⅢB 期，接受同步放化疗，放化疗结束两年余，2018 年 3 月复查发现宫颈和阴道有一菜花样结节，大小 3cm×2cm×2cm，活检病理证实鳞癌复发，PET/CT 未见其他部位转移病灶，对这个病例下一步处理怎么选择？

该病例的特点是无治疗间隔期超过 2 年，属原放射野内复发，中心性复发，按照 CACA 指南推荐，这类病人可考虑选择盆腔廓清术。第二个选择是对于病灶 < 2cm 病例，可选择根治性子宫切除，该病人由于肿瘤已超过 2cm，不适合选择这一治疗模式，所以经过 MDT to HIM 的意见，推荐全盆腔廓清术。但要强调的是，这一治疗模式可获得相对较好的 5 年生存率，但同时手术难度、围手术期护理，都需要一个非常好的团队协作才能达到较好的效果。所以在选择之前一定要进行充分评估和充分准备。该病人在 2018 年 3 月完成了盆腔脏器切除及回肠代膀胱、肠造瘘术，术后进行了辅助化疗，紫杉醇联合顺铂化疗 6 个周期，其中后面 5 个周期联合贝伐珠单抗，治疗后疗效评价达到 CR，随访两年也未见肿瘤复发。

病例二：女性，44 岁，2014 年 6 月诊断为宫颈癌ⅡB 期，接受初始同步放化疗的标准治疗。放化疗结束 19 个月后，出现一个肿瘤复发灶，CT、PET/CT 和 MRI 显示子宫左后方直肠系膜内有一结节，大小 1.4cm×1.8cm，妇科查体可触及，结节增厚达盆壁且较固定，穿刺细胞学提示为鳞状细胞癌，证实为宫颈癌复发。该病例特点是原放射野内复发，非中心性复发，与前一病例不同。

CACA 指南推荐对这类病人的治疗模式，宜采用个体化体外放疗加或不加系统性治疗。MDT to HIM 整合诊疗讨论后，推荐放疗加化疗。采用 PET/CT 引导下大分割容积旋转调强放疗（VMAT），放疗结束后，进行紫杉醇、卡铂方案化疗 2 周期。治疗 3 个月后 MRI 检查，肿瘤消失，总体疗效评价 CR，该病人随访至今已无瘤生存 64 个月。

关于远处复发宫颈癌的治疗策略。CACA 指南也分为两个小部分。第一，适合局部治疗者。与局部复发的处理策略一致，能手术则考虑手术切除，术后进行辅助放疗和系统性治疗；不适合手术则考虑选择体外放疗加或不加系统性治疗。第二，不适合局部治疗者，可选择系统性治疗，或参加临床研究，还有一种选择模式是最佳支持治疗。

宫颈癌系统性治疗近 30 年来取得了长足进步，从以往单药化疗到联合化疗，到化疗联合靶向治疗，再到目前最新的化疗联合靶向加免疫治疗，从最初只改善有效率，只改善无进展存活时间（PFS），到近年研究显示的对病人总生存时间都取得显著改善。目前免疫治疗在复发性宫颈癌中正从以往的二线治疗逐渐推到一线治疗，传统化疗联合靶向加免疫治疗，已成为宫颈癌治疗新的发展方向。

CACA 指南对复发宫颈癌系统性治疗首先推荐的优选方案是帕博利珠单抗 + 紫杉烷 + 国内的化疗 ± 贝伐珠单抗这一联合治疗方案，当然要求病人 PD-L1 表达阳性。对 PD-L1 表达阴性者所选推荐方案，还是紫杉烷联合铂类 ± 贝伐珠单抗治疗。二线治疗选择还包括 PD-L1、错配修复缺陷/微卫星高度不稳定（dMMR/MSI-H）或高肿瘤突变负荷（TMB-H），这部分病人可选择 PD-L1 单抗治疗。

前面提到的第一个典型病例，在初始盆腔廓清术后，2 年内并未发现复发，但在 26 个月后，复查 PET/CT 发现了肺部的多发转移病灶。目前，她的下一步治疗怎么选择？按照 CACA 指南推荐，这种情况属于不适合局部治疗的远处转移。如病人一般情况允许，可选择系统性治疗。通过 MDT to HIM 整合诊疗意见，对病人行肺部病灶穿刺活检，活检有两个目的，第一明确是否复发，第二可行免疫检查点抑制剂相关分子标志物检测。检测结果显示 PD-L1 的综合阳性评分（CPS）为 4 分，阳性，所以选择紫杉醇 + 卡铂 + 信迪利单抗的联合治疗。未给她用贝伐珠单抗，是因为既往用过贝伐珠单抗，化疗 6 个疗程后疗效达到部分缓解（PR）。随访至 2022 年 2 月，即 PFS 已达 12 个月，肿瘤未出现进展。目前该病人总生存时间已达 75 个月。

还有部分病人不能耐受手术放疗和系统性治疗，或经过多线系统性治疗后，效果都不太好，该怎么选择？CACA 指南推荐可选择最佳支持治疗。最佳支持治疗包括很多方面，包括营养支持治疗、姑息性手术治疗、姑息性放疗止痛，还有 CACA 指南特别提出的中医中药治疗。对这类病人，采用这些方案可有效改善生活质量，延长生存期。有时最好的治疗可能是不治疗，这里说的不治疗并不是不管不顾，而是针对肿瘤的治疗不要再进行，而是改善病人的免疫状态、一般营养状态，这样使病人能更好更健康地生活。

重点介绍一下，CACA 指南根据中国特色提出的中医治疗，不光是在复发宫颈癌的治疗过程中可起作用，其实在宫颈癌的术后治疗、术后放疗，还有根治性放疗、化疗，整个治疗过程都可贯穿中医中药治疗，从而降低病人不良反应，提高病人耐受性，可以整体提高整个宫颈癌治疗的疗效。

总体来说，复发宫颈癌的整体预后不太好，能够采用局部治疗的这部分复发宫颈癌预后相对较好；但很多是无法采用局部治疗的，预后相对较差的，单纯的化疗疗效不够好，现在免疫检查点抑制剂联合治疗给我们带来了新的希望。

7. 高瞻远瞩，终在整合

宫颈癌的诊疗，要站得高看得远，首先要从预防角度出发，进行早诊早治和预防。宫颈癌是可防可控的肿瘤，也可能将是宣布第一个被消除的人类肿瘤。但要消除，首先要做好一级预防，也就是推广疫苗接种。在中国也要采取相应措施保证疫苗的接种，且要有较大覆盖面。中国目前宫颈癌筛查已在不断普及，但我们人口众多，研发符合中国国情的宫颈癌人工智能筛查，也需做大量工作。中国目前早期宫颈癌手术也在开展相应临床研究，如何探索和研究符合中国国情的早期宫颈癌术式选择，今后也要关注，希望有中国特色的早期宫颈癌术式选择来改变指南。作为 MDT to HIM，主要是针对复发晚期宫颈癌，在国内能开展更多临床研究。中国医疗资源分布不均，目前还有许多复发宫颈癌，特别是确诊时的晚期宫颈癌，为我国开展多中心临床研究提供更好便利。希望这些临床研究能有中国特色，可以协同药企来开发治疗复发晚期宫颈癌更好的药物。宫颈癌规范治疗后的监测与随访中，减少复发和及时治疗复发是 MDT to HIM 的重要工作。全国的肿瘤科医生、妇科医生和妇瘤医生要团结起来，对宫颈癌的诊断和治疗给予最大帮助。

最后强调宫颈癌治疗后的康复，要全程管理，让宫颈癌病人治愈后能回归社会。中国要走自己的消除宫颈癌之路，要对筛查进行管理，要规范治疗的执行，要有整合医学的理念，创新中国治疗宫颈癌的特色。

二、院士点评

1. 郎景和院士：坚定信心，凝聚共识

2020 年 11 月 17 日，WHO 推出了"加速消除宫颈癌全球战略"，即 2030 年达到 3 个百分数——90%、70%、90%。在 2021 年 11 月 7 日，又进行 1 周年后的推动活动，很多人表达了对女性的关注。在 2022 年 1 月 18 号，中国国家卫健委又推出了 2025 年初步方案，即在 2025 年筛查要达到 50%，宫颈癌防治知识达到 80%，这是我国政府积极的回应。每年的 1 月份是宫颈癌防治知晓月，每年 3 月 4 日是 HPV 知晓日，在全国尤其是在北京都开展了多项活动。表明了我国对宫颈癌防治的动员令或号角已经吹响。

宫颈癌防治四大部分：第一，宣教，就是科普；第二，筛查；第三，治疗，特别是早期治疗；第四，预防，预防又包括一级预防、二级预防。CACA 指南规范推动了这些重要举措。

有 4 点工作一定要做好。第一，促进 3 个百分数的完成。第二，一定要打疫苗，毫不犹豫地进行疫苗接种。当然希望全国有更好的免疫接种，现在如内蒙古、广东、福建已开始有区域性或更全面的免疫注射了。第三，一定要筛查。第四，规范化的治疗和规范化的管理。我深信，通过本次会议会把宫颈癌的防治推向一个新高度。

2. 马丁院士：可防可治，精准整合

首先，在预防方面，宫颈癌的早期防控、三级预防非常重要。疫苗，一定要打，而且要精准地打。积极筛查和早期治疗时，卵巢癌是在有条件、有资质的医院进行规范性治疗，其他医院进行转诊；但宫颈癌相反，要在基层医院建立宫颈疾病防治中心，把癌症控制在癌前病变。只有贯彻到基层，控制好癌前病变，不让它发展到宫颈癌，才可能使宫颈癌发病率和死亡率显著下降，也是完成 2030 年癌症的控制措施。筛查方面一定要精准分流，目前的筛查如 HPV、细胞学，筛查的越多，在某种程度上如未精准分流会给社会带来更多负担，因此必须精准分流。

第二，在早期关于宫颈癌分期方面，我们与 FIGO、WHO 的专家讨论过，应该有一个手术病理分期。很长一段时间，与其他妇科肿瘤不同，宫颈癌主要是临床分期。在中国，宫颈癌主要发生在不发达地区，很少做手术，主要是放疗。宫颈癌在亚洲发病率较高，且治疗以手术为主。因此中国专家做了大量努力，在 2015 年，我们发表了关于宫颈癌手术病理分期和评分法，发表过程虽然非常艰难，但发表后逐渐得到国际同行认可。2018 年，FIGO 正式推出宫颈癌分期法，纳入了病理、手术等因素。中国专家在这一方面也作出了贡献，推动了手术病理分期，但存在不足，比如如何利用精准评分法指导今后的治疗。

第三，早期治疗首先要规范，包括目前较为关注的微创手术和开腹手术。目前国际上 LACC 研究显示微创手术预后不如开腹手术，但国内专家经过讨论后，认为这个观点值得考量。经过几年努力，国内专家设计了两项大的临床多中心研究，一项由中华医学会妇科肿瘤学分会设计，一年内入组 2000 例非随机对照的微创和开腹病人，现在已随访两年效果非常好。另一项是由北京协和医院吴鸣教授带领的，做的是随机对照试验，预计今年下半年停止入组。希望两项试验结果出来后，能有非常好结果，在微创和开腹临床决策中真正拿出中国人的数据。

第四，关于 Sedlis 标准，实际上有些问题可以讨论。Sedlis 标准以外，像病理类型、分化程度，其实对宫颈癌预后的影响非常重要。现在欣喜地看到，国内已经开展了几项多中心研究，来回答超出 Sedlis 标准的宫颈癌病人是否需要进行术后辅助治疗。对局部晚期宫颈癌也需要有一种客观评判标准，不要一概而论，要考虑保留功能。

最后，关于复发转移。虽然宫颈癌预后较好，70%的宫颈癌病人都能有非常好的预后，但也有复发转移情况存在。好在现在很多新型分子靶向治疗可应用到宫颈癌，如PD-1、PD-L1在卵巢癌中疗效不甚理想，但欣喜地看到在宫颈癌复发转移的一些病人中，PD-1、PD-L1具有非常好的效果。今后还会有一些基因治疗的新药涌现，也可为难治性宫颈癌提供好的疗法。

总的来说，宫颈癌是一个可防可治的癌症，要把精准整合这个理念贯彻下去，才可能使宫颈癌的治疗达到较高水平，到2030年宫颈癌的发病率、死亡率要有明显改善。希望大家针对这些问题多开展由研究者发起的临床多中心研究，得出更多的临床证据，进一步完善和修订CACA指南。

三、总　结

樊代明院士：可防可治，文化致癌，文化治癌

第一句是疾病可防可治，我们要防要治，如果没做好，就是防治不当，还有一些可能明知故犯的事情，会引起肿瘤；第二句是全球消除（Elimination），不是根除（Radication），以后就没有了。消除是指下降到很低情况。国际抗癌联盟（UICC），有173个国家参与，我们是13个理事会成员之一，每一次在那里开会我都不太好意思，因为别人都讲他们的经验，特别是澳大利亚做得最好，在2030年以前要达到WHO的目标，我国还要多加努力。

第一，通过CACA指南我们谈到了可防可治。关于可治，马丁院士讲到微创好于巨创（开腹手术），这是对的，但文献显示，最后结果是巨创、微创死亡率差不多，5年生存率差不多，特别是在《新英格兰医学杂志》发表的那篇局部晚期宫颈癌（LACC）文章，说是微创比巨创的生存率下降，只是出血和并发症少一点。结合统计学数据，我个人认为应该分门别类，擅长做微创手术的医院做微创；不擅长做微创手术的就选择做巨创，要与外国的统计数据分开，希望国内有这种比较的大样本研究结果。

第二，既然说可治，当然要合理地治。人类的癌症有很多特点，凡是人体器官接头的地方容易长癌，而且不好治。生物的发展过程中，人体的下盆腔有三个出口，分别具有排尿、排便、生育三个功能，这些地方是非常特殊的，得的病尽管都是癌，但都不一样。比如说我熟悉的结直肠癌，直肠癌有1/3的肿瘤叫天生型，天生型的肿瘤有个很大特点，长得慢、不转移，即便转移也是寡转移。我有一个病人患病后生存时间长达26年。只要有了就把它切了，不会转移，要转移也只是转移至局部淋巴结。宫颈癌也有这样的情况，所以不能说得了宫颈癌就放弃了，要合理地治。有的可能先做手术，有的可能先做放化疗，先控制病情然后再做手术。所以为什么叫可防可治？可治就是有这个意义在其中。

第三，关于预防。究竟怎么预防。我在前列腺癌精读巡讲中抛出来一个观点，叫"文化致癌"，文化导致癌症；"文化治癌"，文化治疗癌症。文化怎么能引起癌症呢？文化怎么能治疗肿瘤呢？中国有句古语："食色，性也。"爱吃，爱美色，这是天性。但在整个人类东西方的比重是不一样的。我们中国人喜欢的是饮食文化，且饮食文化发达，但很多时候吃了杂的东西是存在问题的，食管癌、胃癌、肝癌，要比外国多，消化系统和吃是有关系的。外国看重性文化，他们很早就提倡性自由。人的自我解放，一个解放了随便吃，一个解放了自由地爱，所以国外前列腺癌、宫颈癌、乳腺癌比我们多。肿瘤的发生率与性文化和食文化是有很大关系的。文化的差异体现在方方面面，由此产生的情况也大不相同，无论是生活习惯还是生活方式，都受文化影响；或者说由于这种方式造成了这种文化，这种文化再去影响生活方式，所以我们要充分利用文化来防治肿瘤。

文化影响疾病，疾病有时可通过文化来解决，这属于更高层次的范畴，这就是整合医学，强调的是人文。

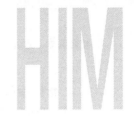

淋巴瘤整合诊治前沿

◎石远凯 张会来 黄慧强 曹军宁 秦 燕

一、专家解读

1. 指南概述

中国抗癌协会（CACA）组织编写了中国肿瘤整合诊疗指南，CACA 淋巴瘤专业委员会将为大家带来淋巴瘤整合诊疗前沿的精读。

指南贯彻"跨学科交叉融合"的整合医学理念，遵循多学科协同合作的整合诊疗模式——"防筛诊治康"，关注淋巴瘤全程防治康复，MDT to HIM。基于中国淋巴瘤临床诊疗经验，纳入中国研究结果，符合中国病人，具有中国特色。

与国际上权威的美国 NCCN 指南相比，CACA 指南在流行病学方面加入了中国病人的流行病学数据；CACA 指南，有淋巴瘤的预防部分，NCCN 指南没有；CACA 指南，有淋巴瘤的筛查部分，NCCN 指南没有；虽然 CACA 指南和 NCCN 指南都有诊断和治疗部分，但 CACA 指南中，加入了中国的研究数据，有中医药治疗淋巴瘤部分，而 NCCN 指南没有；另外，CACA 指南有病人的康复指导，但 NCCN 指南没有。

关于淋巴瘤流行病学的情况，世界卫生组织发布的最新研究结果显示：2020 年全球新发淋巴瘤 627 439 例，死亡 283 169 例，中国新发淋巴瘤将近 10 万例，死亡 57 000 例。

中美两国在淋巴瘤的病理类型构成上，弥漫大 B 细胞淋巴瘤都占到了第 1 位，而排在第 2 位的在中国是结外 NK/T 细胞淋巴瘤，在美国是慢性淋巴细胞白血病和小淋巴细胞淋巴瘤，所以两国淋巴瘤病人的病理类型构成不同。

淋巴瘤预防分一级预防、二级预防和三级预防。一级预防主要是避免接触致癌因素，健康饮食，加强锻炼，管理情绪。二级预防是定期体检，积极控制自身免疫性疾病和炎症性疾病，早期发现病人。

淋巴瘤筛查的频率，一般人群是每 2～3 年筛查一次，高危人群每年一次。筛查内容包括体检，主要是浅表淋巴结及肝脾触诊；超声检查包括浅表及腹腔淋巴结、肝脾等；实验室检查包括血常规、生化、红细胞沉降率等。高危人群，包括有放射线照射史或放射尘埃接触史者、感染及慢性炎症病人、免疫功能低下、有自身免疫性疾病或器官移植史者。

2. 诊疗指南要点精读

（1）诊断与预后评估

CACA 淋巴瘤诊治指南采用 WHO 造血和淋巴组织肿瘤分类（2017 年修订的第 4 版），将恶性淋巴瘤分为霍奇金淋巴瘤（HL）和非霍利奇淋巴瘤（NHL）两大类。霍奇金淋巴瘤包括经典型霍奇金淋巴瘤和结节性淋巴细胞为主型霍奇金淋巴瘤；非霍奇金淋巴瘤包括 38 种 B 细胞淋巴瘤和 27 种 T 细胞淋巴瘤。CACA 淋巴瘤指南推荐诊断，特别是病理诊断，需要整合多种检查手段，包括组织形态学诊断、免疫组化染色、流式细胞分析、细胞遗传学和分子生物学等手段。

在临床表现方面，淋巴瘤可发生在除头发和指甲的全身各器官和部位，分为局部症状和全身症状。局部症状包括无痛性浅表淋巴结肿大、局部压痛、溃疡、窦道和皮肤侵犯；全身症状包括发热、消瘦、盗汗（发热指体温超过 38℃，持续 3d；消瘦指在半年之内体重下降超过 10%），以及血液系统、免疫系统改变、非特异性皮肤改变。

关于治疗前评估，CACA 指南提出，包括病史采集、全面体检、影像检查、病理检查及实验室检查。在影像检查方面，CACA 指南常规推荐 CT、PET/CT，其他检查包括心电图和超声心动检查等。在实验室检查方面，常规推荐血常规、生化、凝血、感染指标及骨髓检查，其他检查包括腰椎穿刺、病毒定量检查等。

CACA 淋巴瘤指南推荐使用 2014 版淋巴瘤 Lugano 分期系统，将淋巴瘤分为局限期和进展期。局限期分为Ⅰ期、Ⅱ期以及Ⅱ期伴有大包块，其中Ⅰ期指仅侵及单一淋巴结区域（Ⅰ期），或侵及单一结外淋巴器官不伴有淋巴结的受累（ⅠE 期）；Ⅱ期指侵及横膈一侧≥2 个淋巴结区域（Ⅱ期），可伴有同侧淋巴结引流区域的局限性结外器官受累（ⅡE 期）；Ⅱ期伴大包块指最大直径≥7.5cm。进展期分为Ⅲ期和Ⅳ期，其中Ⅲ期是指侵及横膈上下淋巴结区域，或横膈以上淋巴结区受侵伴脾脏受累（ⅢS 期）；Ⅳ期指侵及淋巴结引流区域以外的结外器官。一些特殊类型的淋巴瘤，如慢性淋巴细胞白血病、皮肤蕈样霉菌病和 Sézary 综合征、原发结外鼻型 NK/T 细胞淋巴瘤和原发中枢淋巴瘤等，都有其专属的分期系统。

在预后评价方面，侵袭性淋巴瘤和惰性淋巴瘤的评价系统有所不同。对侵袭性淋巴瘤，CACA 淋巴瘤指南采用国际预后指数（IPI）、年龄调整的 IPI（aaIPI）、修订的 IPI（R-IPI）及美国国立综合癌症网络 IPI（NCCN-IPI）。而惰性淋巴瘤的预后评估系统，CACA 淋巴瘤指南推荐滤泡淋巴瘤预后指数（FLIPI）、滤泡淋巴瘤预后指数 2（FLIPI2）等。

（2）治疗总则

CACA 淋巴瘤指南指出，淋巴瘤的病理诊断和治疗均较为复杂。近年来，淋巴瘤的诊断技术、治疗药物和技术进展迅速。CACA 指南推荐 MDT to HIM，即制定个体化整合理念诊治方案，实现效益最优化整合医学治疗效果。使多学科协同，将内科、放疗、病理、影像，及其他相关科室协同合作，充分促进淋巴瘤规范化和个体化治疗。

淋巴瘤治疗发展历程包括：1946年氮芥治疗淋巴瘤获得成功；20世纪60、70、80年代对各种各样的化疗药物进行整合，找到最优化疗方案，例如CHOP治疗；1997年，FDA批准利妥昔单抗治疗复发B细胞淋巴瘤，开启了淋巴瘤和肿瘤靶向治疗的新纪元；2016年FDA批准PD-1单抗治疗复发/难治经典型霍奇金淋巴瘤（r/r cHL），重开启淋巴瘤的免疫治疗；2018年，FDA批准嵌合抗原受体T细胞（CAR-T）疗法Tisagenlecleucel治疗复发难治性大B细胞淋巴瘤。

霍奇金淋巴瘤的治疗原则分为早期经典型霍奇金淋巴瘤的治疗和进展期经典型霍奇金淋巴瘤的治疗。早期经典型霍奇金淋巴瘤的一线治疗原则以化疗为主，结合局部放疗，在保证疗效基础上，减少放化疗疗程和剂量，降低毒副反应的发生。进展期经典型霍奇金淋巴瘤的一线治疗原则主要是以化疗为主的方法，以提高疗效、减少复发为主要研究方向。CACA淋巴瘤指南推荐常用的一线化疗方案为ABVD、BEACOPP等。对于特殊的如CD30阳性的经典型霍奇金淋巴瘤，CACA指南推荐CD30抗体偶联药物维布妥昔单抗，复发难治性经典型霍奇金淋巴瘤推荐PD-1单抗。

B细胞非霍奇金淋巴瘤的治疗原则分侵袭性B细胞淋巴瘤的治疗和惰性淋巴瘤的治疗。侵袭性B细胞淋巴瘤包括弥漫大B细胞淋巴瘤、套细胞淋巴瘤等，其治疗原则是提高疗效、改善预后。惰性淋巴瘤包括滤泡淋巴瘤、黏膜相关淋巴瘤、慢性淋巴细胞白血病/小淋巴细胞淋巴瘤等。滤泡淋巴瘤和黏膜相关淋巴瘤的早期治疗原则是积极治疗、争取治愈；而进展期和慢性淋巴细胞白血病/小淋巴细胞淋巴瘤的治疗原则均为缓解症状、延长生存期。CACA淋巴瘤指南推荐常用的一线化疗方案为CHOP、CHOPE等。特殊的如CD20阳性非霍奇金淋巴瘤，CACA指南推荐CD20单抗如利妥昔单抗及其生物类似药、奥妥珠单抗等。而对于慢性淋巴细胞白血病/小淋巴细胞淋巴瘤的治疗，CACA指南推荐布鲁顿酪氨酸激酶（BTK）抑制剂如伊布替尼、泽布替尼、奥布替尼等。

T细胞淋巴瘤包括外周T细胞淋巴瘤、NK/T细胞淋巴瘤、原发皮肤T细胞淋巴瘤等，CACA指南推荐的治疗原则为无标准一线治疗方案，建议参加临床研究。CACA淋巴瘤指南推荐常用的一线化疗方案包括CHOP、CHOPE等。特殊的如CD30阳性T细胞淋巴瘤，CACA指南推荐使用CD30抗体偶联药物维布妥昔单抗，复发难治性外周T细胞淋巴瘤推荐使用组蛋白去乙酰化酶抑制剂如西达苯胺等。

(3) 中国淋巴瘤代表性治疗药物

在组蛋白聚酰化酶抑制剂当中，西达苯胺是中国的原研产品。目前西达苯胺已被批准用于复发/难治性外周T细胞淋巴瘤（r/r PTCL）的治疗，主要有两项研究支持药物上市，包括CHIPEL研究和上市后的真实世界研究。对复发难治性外周T细胞淋巴瘤，西达苯胺可使其达到30%以上的客观缓解率。西达苯胺对各种外周T细胞淋巴瘤都有疗效，包括结外NK/T细胞淋巴瘤，特别是对血管免疫母细胞淋巴瘤的疗效比较显著。

目前国内有5种国产PD-1单抗被批准用于治疗复发/难治性经典型霍奇金淋巴瘤，分别是信迪利单抗、卡瑞利珠单抗、替雷利珠单抗、派安普利单抗和赛帕利单抗。这些药物都有超过75%的客观缓解率和30%左右的完全缓解率。其中替雷利珠单抗的完全缓解率达到62.9%。

BTK抑制剂治疗的适应证包括套细胞淋巴瘤、慢性淋巴细胞白血病和小淋巴细胞淋巴瘤（CLL/SLL）及华氏巨球蛋白血症。目前国内有3款BTK药物批准上市，包括伊布替尼、泽布替尼和奥布替尼，其中泽布替尼和奥布替尼为中国原研产品。BTK抑制剂用于复发/难治性CLL/SLL时的客观缓解率从84.6%到93.8%不等，能使这类病人在不接受化疗情况下达到长期缓解，且安全性良好，是一类非常重要的药物。

生物类似药是在质量、安全性和有效性方面与已获准上市的原研药（参照药）具有相似性的治疗用生物制品。生物类似药可降低病人的用药成本，提升药物临床可及性，使更多病人能接受到好的治疗。目前已上市的国产CD20单抗利妥昔单抗生物类似药，包括HLX01（汉利康）和IBI301（达伯华）。汉利康是首个在国内被批准上市的CD20生物类似药，其原研产品是美罗华（利妥昔单抗），比对研究显示，无论是药代动力学、疗效及安全性，都和原研药有非常好的相似性，两者总体缓解率接近，是一个成功的生物类似药。达伯华与利妥昔单抗也具有非常好的相似性，已成功作为生物类似药的CD20单抗被批准上市。

苯达莫司汀是一种细胞毒性化疗药物，被批准用于利妥昔单抗治疗中/后进展的惰性B细胞非霍奇金淋巴瘤。注册Ⅲ期临床研究中，总体缓解率达73%，中位疗效持续时间达16.2个月，中位PFS达18.6个月，CACA指南推荐用于复发进展性惰性B细胞非霍奇金淋巴瘤。

ADC药物是指抗体-药物的偶联药物，包括抗体、连接体和细胞毒性药物三个部分。目前已被批准上市用于淋巴瘤的ADC药物是靶向CD30抗体偶联药物维布妥昔单抗。作用原理是单抗的靶向作用与淋巴瘤细胞表面表达CD30抗原结合，使ADC药物通过内推效应携带小分子药物进入瘤细胞，杀死瘤细胞，从而发挥控瘤作用。2020年8月6日国家药品监督管理局（NMPA）批准维布妥昔单抗用于成人CD30阳性复发难治性间变大细胞淋巴瘤和经典型霍奇金淋巴瘤治疗。

目前国内已经批准上市了两款CAR-T疗法益基利仑赛注射液和瑞基奥仑赛注射液，均为用于治疗二线或以上系统性治疗后复发难治性大B细胞淋巴瘤的成年病人。

在达到完全缓解病的人中，可持续较长的缓解时间。但CAR-T治疗目前也存在一定的局限性，一是价格昂贵，二是可及性问题。

（4）淋巴瘤治疗病例分享

女性，18岁。因"左上肢及左侧胸痛，伴咳嗽及发热1个月"就诊。查体：

生命体征平稳，ECOG-PS（美国东部肿瘤协作组－体力状态评分）1分，体温38.5℃。实验室检查：血常规、肝肾功能正常，乳酸脱氢酶（LDH）338U/L↑。CT片提示：前纵隔多发不规则结节及肿物，主要位于左侧，融合成团，局部侵犯胸骨左侧软组织，病变不均匀强化，内见低密度囊变坏死区。病理诊断：前纵隔肿物穿刺活检病理提示原发性纵隔大B细胞淋巴瘤；免疫组化结果显示CD20（3+）、CD23（3+）、CD30（2+）、CD10（-）、BCL-6（2+）、BCL-2（2+）、NUM-1（2+）、PD-L1（90%+）、Ki-67（80%+）、p53（30%+）。二代测序基因突变检测见表1。

表1 二代测序基因突变检测结果

基因	变异类型	外显子	CDNA改变	氨基酸改变	丰度
$β2M$	起始密码子突变	1	C.2T>C	P.Met1?	59.83%
$CⅡTA$	无义突变	11	C.2380A>T	P.Lys794	63.31%
$ITPκB$	错义突变	2	C.986C>A	P.Pro326Thr	53.66%
PIM	错义突变	1	c.277C>T	P.Leu93Phe	61.37%
$SCOS1$	错义突变	2	C.614G>C	P.Ser205Thr	66.94%
$SCOS1$	错义突变	2	C.333C>G	P.Cys111Trp	29.94%
$TNFAIP3$	错义突变	5	C.644T>C	P.Leu215Pro	72.96%

病人实验室检查显示，血常规及肝肾功能正常，但乳酸脱氢酶升高。在弥漫大B细胞淋巴瘤中，乳酸脱氢酶升高是一项不良预后因素。病人CT检查，提示前纵隔有多发不规则结节及肿物，主要位于左侧并融合成团，局部侵犯胸骨及左侧软组织，导致左上肢及左侧胸痛。前纵隔肿物穿刺活检病理提示原发纵隔大B细胞淋巴瘤，免疫组化是很典型的纵隔大B细胞淋巴瘤特征，表现为CD20和CD23强表达，CD30中强表达，PD-L1 90%瘤细胞阳性。二代基因测序同样提示为典型原发综合大B细胞淋巴瘤突变谱。其中$β_2$微球蛋白（$β2M$）及$CⅡTA$基因突变，与肿瘤的免疫逃逸相关。另外此常规会出现NF-κB通路的激活，因此病人也有$ITPκB$、PIM、$SCOS1$及$TNFAIP3$ 4个基因的突变。

此病人明确诊断为原发纵隔大B细胞淋巴瘤ⅡEXB期，侵及前纵隔、胸骨旁软组织。CACA淋巴瘤指南推荐一线治疗方案包括：6周期剂量调整的R-EPOCH方案、6周期R-CHOP±ISRT方案及4周期R-CHOP序贯R-ICE±ISRT。原发纵隔大B细胞淋巴瘤治疗后，常见纵隔残留肿块影，推荐在化疗结束时采用PET/CT进行疗效评价。

为什么在纵隔大B细胞淋巴瘤中推荐FDG-PET疗效评价？由于纵隔大B细胞淋巴瘤在化疗前常表现为大肿块，伴纤维化和坏死，而在化疗后在影像上会残留肿块影，残存的肿块影可能是活性肿瘤组织、混杂纤维组织或反弹胸腺。FDG-PET疗效评价更为准确，对后续治疗及预后判断，特别是否需后续放疗具有明确指导意义。

此病人选择了剂量调整的 R-EPOCH 方案作为一线治疗，其间根据中性粒细胞的减少程度，进行了两次剂量上调。关于疗效，病人在治疗前前纵隔有一较大肿块影，2 周期化疗后，肿瘤体积明显缩小，4 周期化疗后肿瘤体积继续缩小，但仍有一较大残存肿块影，在 6 周期时，行 PET/CT 疗效评价。PET/CT 按照 Deauville 评分评价为 4 分，其最大的标准摄取值（SUV）为 3.2，肝脏最大 SUV 为 2.5，按 Lugano 2014 年版淋巴瘤的疗效评价标准为部分缓解（PR）。Lugano 2014 所推荐的淋巴瘤 PET/CT Deauville 5 分评价标准。当残存肿块影最大 SUV 低于肝脏摄取，可认为达到完全代谢缓解；但如残存肿块影最高 SUV 只是轻度高于肝脏，即为 4 分；若显著高于肝脏则为 5 分。无论是 4 分还是 5 分，都评价为部分缓解。此例病人为轻度高于肝脏的 SUV 摄取值，所以为 PR。

即使采用 PET/CT 进行疗效评价，对原发纵隔大 B 细胞淋巴瘤仍有一定局限性。PET/CT 好处在于其阴性预测值准确性高，可达近 100%，但其阳性预测值准确率较低，只有约 30%。相较于其他原发部位弥漫大 B 细胞淋巴瘤 70% 的阳性预测值，准确性明显偏低。

既然阳性预测值准确性较低，如果病人评价为 PR，其实际真正残存肿瘤的可能性只有 30%，则意味着治疗选择颇具讨论意义。如应该立即进行放疗，或可对残存肿物进行穿刺活检，明确是否有存活瘤细胞之后，再选择相应治疗，或密切随诊。整合 MDT to HIM 讨论意见，影像科意见是由于前纵隔残存肿物位于纵隔大血管的前方，穿刺风险较大，不建议穿刺活检；放疗科意见是既然化疗后 PET/CT 疗效评价仅为部分缓解，应给予纵隔受累区放疗；内科意见是 PET/CT 疗效评价假阳性比例较高，病人仅 18 岁，纵隔区放疗有可能增加远期心血管和第二肿瘤并发症风险，可选择密切随诊，一旦肿瘤出现早期进展迹象，再行放疗。最终讨论结果是，建议与病人和家属沟通不同治疗方案选择的利弊，并邀请家属参与治疗决策。最终经过与病人和家属充分沟通，选择密切随诊。

随访结果显示：1~3 个月，每月复查增强 CT，残存肿块影无增大；3~12 个月，每 3 个月复查 CT，残存肿块缓慢缩小；1~2 年，每 6 个月复查 CT，残存肿块持续缩小；2 年以上，每 12 个月复查 CT，随诊 4 年，无复发。

此病例充分体现了如何运用 CACA 指南选择规范化治疗方案，以及如何更好地评价疗效。同时也结合 MDT to HIM 整合意见，对病人进行多学科综合讨论，充分与病人沟通，选择病人的倾向治疗方案，体现了个体化治疗。

CACA 指南中关于淋巴瘤病人随访推荐，随访原则遵循 2014 年 Lugano 标准，主要随访内容包括病史、体检、实验室检查及影像检查。关于随访频率，对可治愈淋巴瘤，建议在治疗结束后前两年每 3 个月复查一次；治疗结束后 2~5 年，每 6 个月复查一次；治疗结束 5 年后每年复查一次，持续终生。对不可治愈淋巴瘤，随访间隔可适当延长，推荐每 3~6 个月复查一次，并维持终生。

CACA 指南也对淋巴瘤病人治疗后的康复提出了建议，强调治疗后康复要个体化、规律性管理，康复期要督促病人按时随诊，并推荐中医药治疗改善病人免疫力，调畅气机、调畅情志。另外还推荐心理疏导、饮食指导、健康教育和运动指导。

3. 研究方向与展望

如前所述，淋巴瘤病理类型繁多，诊断难度大，特别是一些罕见淋巴瘤类型。同时由于不同病理类型淋巴瘤，临床采取治疗策略和预后存在很大差别，因此要采取多学科整合诊断 MDT to HIM，整合各学科优势资源，为病人提供最佳治疗决策。目前各级医院淋巴瘤的诊治水平不一，因此，未来提高全国淋巴瘤整体诊治水平是主要任务。

要开展全国多中心临床研究，了解中国淋巴瘤病人发病情况，探索针对中国淋巴瘤特点的治疗方案，了解中国淋巴瘤病人生存情况，同时进行分子生物学研究，来提高病理诊断能力，探索淋巴瘤分子生物学特征，研究中国淋巴瘤病人特征与预后相关因素。

同时要进行新疗法探索，包括靶向治疗，一些新的治疗靶点，比如 PI3K 抑制剂、双特异性抗体等；免疫治疗，除 PD-1/PD-L1 外，还有一些新的免疫检查点抑制剂，比如 TIGIT、LAG-3 等；CAR-T 疗法已进入临床，如何能让 CAR-T 疗法使更多淋巴瘤病人获益，是未来研究方向。同时除了现在临床上已经在用的 T 细胞靶点外，还有一些新的靶点研究也在进行中。

淋巴瘤诊断治疗复杂，是一类高度异质性疾病，同时也是我国常见恶性肿瘤之一，未来 CACA 淋巴瘤整合诊疗将不断瞄准国际最新进展，结合中国实际情况更新诊疗指南，让中国病人得到更好治疗。

二、院士点评

1. 曹雪涛院士：传递中国好声音，CACA 指南走向国际化

任何疾病都具有不同特点，我国淋巴瘤专家在国际学术中相当有为，而且可根据中国实际情况制定中国标准，不仅包括标准，还包含有典型案例，这意味着标准与实践是紧密结合、具有示范力的。大家提到的多中心临床研究，我认为是今后中国抗癌协会的重中之重。我觉得标准化、系统化、整合化应具备不同含义，处于不同层次，如何在标准基础上整合，如何在整合前提下进一步标准化，这都是将来需要思考的问题。作为标准，是要在经验基础上完善，如何使 CACA 指南成为国际公认标准，这是值得深入探讨的。另外，CACA 指南口袋书的推出，是伟大壮举，这为临床医生、病人提供了极大便利。在国际标准化方面，CACA 指南需要进一步完善，即如何处理标准化中已有的方案和前沿性新疗法的转化应用探索的关系。随着淋巴瘤基础研究的深入，对淋巴瘤微环境、宿主与免疫系统之间的相互关系，研究越来越多且越来越深入，而且提出了许多新的发病机制和分型。这为将来新疗法设计提供了更多靶点，如何将新疗法和中国实践结合在一起，又能与新的中国实践及新的基础研究共建，成为引领世界发展的新疗法，这是国人共同的目标。

2. 陈志南院士：免疫治疗，大放异彩

淋巴瘤非常复杂，我国与其他国家不同，尤其是在淋巴瘤发病方面，比如非霍奇金淋巴瘤，包括大B淋巴细胞是差不多，但美国是小淋巴细胞淋巴瘤，我国是NK/T细胞淋巴瘤，因此不一样。在整个治疗方案上，淋巴瘤采用一线化疗、免疫治疗等。免疫治疗是从1999年CD20单抗利妥昔单抗开始到2016年的PD-1单抗及CD30的ADC药物单抗，再到2017年FDA首次批准了诺华和复星凯特的CAR-T治疗。到目前为止，FDA共批准了5种CAR-T药物，其中主要的抗原是CD19。针对B细胞成熟抗原（BCMA）的在FDA批准了5种，中国批准了2种。免疫治疗发展非常迅速，除了一些单抗和ADC药物后，CAR-T是非常重要的靶点，但很可惜的是，现在对淋巴瘤的CAR-T效果不错，但只有CD19和BCMA靶点，目前缺乏NK/T靶点。虽然NK/T淋巴瘤只占14%左右，但也是重要靶点。我们的研究证实，CD147已治愈了3例T细胞来源的淋巴瘤。综上所述，淋巴瘤治疗进展比较迅速，疗效比较显著，但对复发情况的防治，还有待探索。

3. 徐兵河院士：砥砺前行，共话中国淋巴瘤

针对此次精讲，我提出以下4点建议：①淋巴瘤以肿瘤内科治疗为主，且是治疗效果最好的肿瘤之一。回忆当年求学之路，孙燕院士曾告诫我们说，成为好内科医生，快速提升知名度的路径就是治疗淋巴瘤和睾丸肿瘤，这两种肿瘤是内科医生的所擅长的，三四十年前的疗效非常好，现在疗效还要更好。这也是规范治疗要求最高的肿瘤，只有规范化治疗才能进一步提升我国恶性肿瘤的治疗水平。②淋巴瘤是具有很多亚型的一种疾病，异质性非常强，这对个体化精准诊疗要求也非常高，要求医生既要有专业性，又要加强多学科协作，精准诊断、规范治疗。③我国某些类型的淋巴瘤因发病机制及发病率不同，治疗措施有别于西方国家，在这方面还需要开展更多研究，积累更多临床研究数据，形成中国的共识和指南，以中国专家为主的共识指南推向全球。④我国在淋巴瘤新药、新技术、新方案临床研究等方面取得了令人瞩目的成果，一大批药物上市，改善了淋巴瘤病人的治疗，也改善了淋巴瘤病人的预后。我希望今后淋巴瘤指南更新中，能将更多基于中国人群开展的原创性研究成果写入指南。

4. 孙燕院士：回顾肿瘤事业，共创淋巴瘤神话

淋巴瘤是我国最常见的恶性肿瘤之一。60多年前我国设立了内科肿瘤学专业，当时治疗水平低，真能治疗的肿瘤是淋巴瘤和睾丸肿瘤。后来医学科学院分工，由内科负责淋巴瘤和睾丸肿瘤研究，后来成功治疗了一例。到目前为止，肿瘤内科的团队已经治疗淋巴瘤超过了一万例，其中也包括友好国家的元首和国内知名

人士。就中国工程院医药卫生学部，就有 4 例淋巴瘤病人，我们医院的同事也有患淋巴瘤的，得到了治愈。有的病人儿时患病，但现在已彻底治愈，并且成家立业。这是我一生最大的幸福。但也存在一定缺憾，例如有些病人治愈后多年仍会复发，并死于淋巴瘤。

60 多年来，对于淋巴瘤的病理，从形态分类上分出了 T 淋巴瘤、B 淋巴瘤，到目前分子生物学的精细分型，淋巴瘤的诊断和治疗都有了巨大变化，成为可治愈的一种疾病。我国临床淋巴瘤工作的进展得益于国际交流。改革开放后，我国淋巴瘤在国际上的交流越来越多，进步比较快。1976 年，我曾组织发表过一篇论文，该论文总结了中国淋巴瘤的一些特点，我国霍奇金淋巴瘤比例相对较少，低于欧美国家。欧美国家 30% 是霍奇金淋巴瘤，而我国只有 15% 左右。另外，我国滤泡性淋巴瘤，最直接性的淋巴瘤相对较少，而弥漫性的相对较多，高度恶性淋巴瘤也比较多。相对而言，我国淋巴瘤的治愈率低于欧美国家。

目前淋巴瘤治疗丰富多彩，除原有化疗外，现在新加的有靶向治疗。众所周知，我国靶向治疗是从美罗华（利妥昔单抗）引进开始的。当时单药有效率为 43%，加上化疗后，有效率超过 90%，因此美罗华引进中国，使我国淋巴瘤疗效大幅提高。

目前淋巴瘤讲究精准治疗，我常说，作为临床肿瘤学者，如治不好霍奇金淋巴瘤，那你就落后了。如果临床肿瘤学者不能根据分子生物学分型对病人进行精准治疗，那就更需要加强学习了。中国淋巴瘤治疗具有一定特点，最大得特点是多学科整合治疗，另外，我们非常注重中西医整合，特别注意病人免疫功能的保护。骨髓功能重建、免疫功能重建是治愈淋巴瘤的关键步骤。除中西医整合治疗外，中国医生能结合病人具体情况，采用温和治疗手段治愈病人。

CACA 指南强调规范化治疗，但规范并不意味着一视同仁，应针对不同病人，具体情况具体分析，只有如此，治疗疗效才会大幅度提高。

三、总　结

樊代明院士：淋巴瘤，炎症治癌

孙院士说，作为血液科临床医生，不会精准治疗，肯定会落后，这是非常严肃的。淋巴瘤是恶性肿瘤之一，但是可治愈。淋巴瘤一部分是游离的细胞，即慢性淋巴细胞白血病，另一方面它又是实体瘤。药物治疗后，既对游离细胞的治疗提供经验，同时也对外科手术切除实体瘤提供经验。

尽管现在淋巴瘤取得了很大成绩，但淋巴瘤分类繁多，存在许多无法治愈的淋巴瘤，甚至有些种类很罕见。何为淋巴瘤？正常人体遇到病原，淋巴细胞发生反应，这叫炎症，反应后的淋巴细胞无节制生长，这叫淋巴瘤。当你高度怀疑病人是感染性疾病，但无法找到病灶，若同时高度怀疑肿瘤，但无法找到癌灶，这种情况要高度怀疑是否淋巴瘤。

我曾接诊过一名 30 多岁男性病例，肝脾肿大，血红蛋白仅 3g/L，尝试各种方法均治疗无效。后来不得已摘除脾脏，找了好几个知名大学的病理学专家，均无法诊断。病人不太满意，我找到我的老同学纪小龙教授，他看片子水平很高。他问我是否有诊断，我答没有，他说没有诊断就是一种诊断。但片子他第一眼没看出来，就转头问我从临床上有没有考虑，我说考虑恶性肿瘤，但诊断不出来。经他仔细研究发现，这是世界第 14 例、中国第 1 例噬红细胞淋巴瘤。这样以来，我们便对症下药。如今 20 多年过去了，该病人依然健康，事业发展非常好。

再给大家讲一个病例，该病人经常发热、淋巴结肿大，求遍各地名医无果。因为主要症状是发热，医生的治疗方案基本都是用消炎痛（吲哚美辛）退热，反反复复。到我们医院，我发现该病人浅表淋巴结肿大，更重要的是用消炎痛或塞来昔布后，淋巴结可变小。众所周知，消炎痛和塞来昔布属于 COX-2 抑制剂，那么淋巴结炎症时 COX-2 表达是否升高呢，经染色确实是阳性结果。后来我们写成论文投稿，但期刊不接收，原因是未搞清楚事情来龙去脉。我们回来复盘，发现血清中的 COX-2 升高 2000 倍，最后该文章在 *Nature* 子刊发表，成了美国医师学会继续教育素材。

淋巴瘤其实在炎症与癌症间的联系很多。我的学生潘阳林教授和郭秀刚教授，他们利用内镜切开十二指肠乳头，取出胆管结石。这个手术不错，但易引起重症胰腺炎，死亡率达 70%~80%。联想到消炎痛能阻断炎症，因此在手术前让病人服用，使并发症下降了 50%，最后该文章在 *Lancet* 杂志上发表，且无须审核，被欧美指南引用。因此，可以看出，从正常到某个原因引起淋巴细胞增生，导致炎症形成，最后无限制生长成为淋巴瘤。这条机制涉及很多信号通路，都可通过阻断某个通路达到抑制炎症或肿瘤的目的。因此，可以尝试用抑制炎症的办法治疗淋巴瘤。

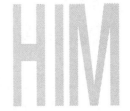

非小细胞肺癌整合诊治前沿

◎陆 舜 周 清 杨 帆 袁双虎 李子明

一、专家解读

1. CACA 指南，独具特色

CACA 肺癌指南跟国际上一些指南有很多类似之处，但有更多不同点。首先，在流行病学方面，CACA 肺癌指南拥有中国的流行病学数据，能更好地体现肺癌在中国的发病率和死亡率。第二，在外科术式方面，CACA 肺癌指南特别增加了针对寡转移的外科处理原则，具有非常好的先进性和实用性。第三，在内科治疗方面，无论是靶向辅助治疗，还是晚期靶向治疗和免疫治疗，CACA 肺癌指南都结合中国创新药物和中国国产药物的获批情况来更好了解中国病人的临床运用。第四，在放疗方面，CACA 肺癌指南具有中国自己的研究经验。上述几方面体现了 CACA 肺癌指南跟国际上 NCCN 指南和 ESMO 指南既有相似之处但更具中国化的特点。CACA 肺癌指南的特点是基于中国人肺癌常见基因改变，因为中国人群的基因谱和高加索人群不一样，所以有些国外指南的推荐并不完全适合中国，而中国人的常见基因改变有中国自己更多的数据，同时 CACA 肺癌指南结合国际和国内临床研究成果，整合具有中国特色的中西医结合治疗手段，兼顾国人药物可及性。

2. 早期发现，分期治疗

肺癌是发生率和死亡率都非常高的恶性肿瘤，肺癌的发生率在所有恶性肿瘤中排名第二，死亡率排名第一，所以是危害性非常大的恶性肿瘤。肺癌的主要危险因素有很多，包括吸烟、空气污染、既往有慢性肺病史、特殊职业环境暴露、肿瘤家族史。因此想要降低肺癌发生率，需要很好地控烟及治理空气污染，对有肺部慢性病的病人要尽早诊治，特殊人群和具有家族史的人群要坚持定期体检，从而尽早发现和诊断肺癌。

肺癌的早期发现。在筛查方面，CACA 肺癌指南推荐筛查人群是年龄 50~74 岁，尤其是吸烟量每年超过 20 包，且戒烟时间少于 15 年，有家族史和特殊高危因素的人群。筛查技术首选胸部低剂量 CT，不推荐以胸部 X 线作为筛查手段，其他的如肿瘤标志物或其他辅助手段可作参考，但不作为常规筛查手段，建议筛查频次为每两年一次。

肺癌的综合诊断包括三大部分。第一部分为临床诊断，包括危险因素的询问、临床表现、影像学诊断、实验室血清学检查。最终按第 8 版 AJCC/UICC（美国癌症联合委员会/国际抗癌联盟）分期提出完整临床诊断分期。第二部分为病理诊断，首先将肺癌分为非小细胞肺癌和小细胞肺癌两大板块，非小细胞肺癌占85%，小细胞肺癌占15%，在非小细胞肺癌中又包括腺癌、鳞癌、神经内分泌癌及其他少见类型。手术标本按最新版WHO分类标准进行组织学分类，包括原位腺癌、微小浸润腺癌、大细胞癌、腺鳞癌、类癌、不典型类癌及其他特殊病理类型。第三部分，根据目前医学发展，要进行精准分子病理诊断。对可手术者，推荐非鳞癌术后常规进行 EGFR 突变检测，以便决定是否进行针对EGFR的辅助靶向治疗。对局部晚期或晚期不可手术者，要尽量预留足够组织标本进行完整的、便于治疗的分子分型检测。对非鳞癌组织标本，推荐目前所有已经有可治疗靶点的驱动基因，尤其像 EGFR、ALK、ROS1、RET 及 MET 等，进行常规检测。在无法获取足够肿瘤组织或组织太少不能进行完整精准检测时，也可采用外周血 ctDNA（血循环肿瘤DNA）检测 EGFR 突变。检测方法推荐多重 PCR 或小的二代基因测序包（NGS panel）一次性进行多个治疗药物的可治疗靶点检测，同时也需用免疫组化法检测组织 PD-L1 表达，以便决定后续免疫治疗方案。存在争议的地方为是否需要用 NGS 技术检测肿瘤突变负荷（TMB），需要未来进一步探索它的临床应用价值。目前不推荐用大的高通量基因包检测过多的无治疗性靶点的其他基因。

在全程管理中，CACA 肺癌指南按照不同分期给予整合治疗推荐。首先Ⅰ期整合治疗。Ⅰ期的非小细胞肺癌首选手术治疗，术式以解剖性肺叶切除加系统肺门纵隔淋巴结取样或清扫术作为标准术式。①对完全切除的ⅠA期不推荐术后辅助治疗，EGFR 突变阳性的ⅠB期可考虑奥希替尼的术后辅助靶向治疗，EGFR 突变阳性的ⅠB期不推荐术后辅助化疗。②对不完全切除手术，可考虑再次手术或联合/不联合术后辅助化疗，或行术后辅助三维适形放疗±化疗。由于医学原因或其他特殊原因不能接受标准手术的，可减少手术切除范围，比如亚肺叶切除术加系统的肺门纵隔淋巴结取样或清扫术。对由于特殊原因不能或不适宜手术的，推荐立体定向放疗（SBRT）。

Ⅱ期整合治疗。首先需将Ⅱ期非小细胞肺癌分成可手术和不可手术两类。①可手术者，以解剖性肺叶切除加肺门及纵隔淋巴结清除作为标准术式，术后 EGFR 突变阳性病人可考虑奥希替尼或埃克替尼或吉非替尼辅助靶向治疗；EGFR 突变阴性病人推荐术后辅助化疗。②不可手术者，以 SBRT 或同步放化疗作为标准治疗。

Ⅲ期整合治疗比较复杂。首先分成可手术、临界可切除、不可手术三类。①可手术者，由于Ⅲ期有各种临床情况存在，所以要根据原发病灶特点、单站/多站 N_2 等临床情况选择术前新辅助化疗，以及术前新辅助化疗是否要结合新辅助靶向治疗，同时再结合手术。对 EGFR 突变阳性病人，可考虑术前 EGFR-TKI 新辅助靶向治疗。进行完全切除术后，仍然是根据 EGFR 突变状态，EGFR 突变阳性推荐 EGFR-TKI 辅助靶向治疗；EGFR 突变阴性推荐术后辅助化疗。不完全切除推荐术后标准放化疗。②临界可切除者,需要先行诱导治疗,诱导化疗/靶向治疗后重新评估手术可能性。③不可手术者,按照标准的同步放化疗+度伐利尤单抗巩固治疗,不能耐受同步放化疗者可行序贯放化疗,然后行免疫巩固治疗。

在IV期非小细胞肺癌中,CACA肺癌指南按照驱动基因阳性和驱动基因阴性,分别进行了整合治疗推荐。①对驱动基因阳性者,建议一次性发现可靶向的驱动基因并一线使用可治疗的靶向药物。在晚期制定整合治疗方案时,要兼顾疗效、安全性、生活质量和药物经济学的补偿机制。从MDT to HIM整合评估,以"最小创伤、最大获益"为原则判断是否在全身治疗基础上结合局部治疗。ctDNA监测在一定程度上有助于判断预后、评价疗效及检测耐药机制。对临床治疗达到CR者,是否行微小残留病灶(MRD)检测,目前存在争议,可行更多探讨。对晚期驱动基因阳性者推荐临床试验。②对IV期驱动基因阴性者,初始治疗前首先要行PD-L1检测,根据PD-L1表达水平行免疫单药或免疫联合化疗。如不适合免疫联合化疗,可考虑抗血管生成治疗联合化疗。在二线治疗中,如一线未接受过免疫治疗,二线推荐免疫单药;一线接受过免疫治疗,二线推荐化疗或化疗联合抗血管生成治疗。无论驱动基因阳性还是阴性,如有合适的临床试验都推荐入组临床试验。

最后一部分为康养结合。首先要行康复和治愈后随访。对已接受治愈性治疗的病人,随访要求进行密切观察,早期发现并及时处理。如无症状或症状稳定,推荐治疗后前5年每6个月随访一次,5年以上每年随访一次。在随访过程中有新发症状或症状加重者,应立即随访。随访项目包括体检、病史及胸部CT(平扫或增强)。前两年包括胸部(含双侧肾上腺)平扫或增强CT检查,两年后可考虑低剂量胸部CT。不推荐像PET/CT这样相对昂贵的手段进行随访,也不太推荐有创性随访,血液肿瘤标志物可作为复发监测参考。

对于未接受根治性治疗的局部晚期和晚期病人治疗过程中的随访,如无症状或症状相对稳定,治疗后每6~12周随访一次,同样有新发症状或症状加重者也要立即随访。随访项目同样包括病史、体检及相应检查项目,仍不推荐以PET/CT这样相对昂贵的手段作为常规随访项目,血液肿瘤标志物可作为复发监测参考。因此应进行综合评估,同时在康复随访过程中,鼓励戒烟,推荐进行多学科MDT to HIM整合诊治。

3. 外科治疗,翻天覆地

在CACA肺癌指南中,对早期非小细胞肺癌,包括I期到II期的非小细胞肺癌,手术仍是首选,手术是迄今为止能保证早期肺癌治愈的最规范手段。当然,所有病人需经过多学科MDT to HIM评估,对各种原因无法耐受手术者,可考虑其他局部治疗手段。在第8版肺癌TNM分期中推荐的手术治疗,在CACA指南中用红色虚线进行标注。对局部进展期肺癌,比如III期非小细胞肺癌,包括一部分大的肿瘤和侵犯局部重要结构的肺癌,如无淋巴结转移,仍推荐首先手术切除。对同侧纵隔淋巴结有转移的,即 N_2 阳性的非小细胞肺癌,原则上推荐先行新辅助治疗,再行手术。

Ⅲ期非小细胞肺癌治疗原则总体上有较大争议,这个争议是存在于国际层面上的,所有专家都同意作为局限进展期的非小细胞肺癌,需要 MDT to HIM 管理,主要争议在手术的地位和手术或放疗哪一种作为局部控制手段,所有的争议源于各种治疗模式对比下,包括化疗加手术、放化疗加手术和根治性放化疗,各种对比的研究并未得出手术和放疗谁在生存上更有优势。因此这种无孰优孰劣的结果,造成了当前较大的争议。对不同情况的局部进展 N_2 阳性的非小细胞肺癌,各国指南存在各种各样不同的推荐,反映出各国对这一期非小细胞肺癌治疗上的分歧。同时也要看到在这一分歧中,中国也有自己声音。上海肿瘤医院直接做手术的 N_2 病人的生存情况,比国外总体生存都要好。因此在国际上也有一些中国的声音,提出一部分 N_2 阳性病人甚至可以先做手术后做辅助治疗,当然这个观点在国外也存在较大的争议。

Ⅳ期肺癌总体上外科不是主战场,但一部分Ⅳ期肺癌,比如存在孤立脑转移、孤立肾上腺转移和孤立肺转移,传统上通过手术可使相当比例的病人达到治愈。近两年新提出的概念是寡转移,肺癌寡转移指肺癌转移部位≤2 个,转移病灶≤5 个,这是近几年国际上的新兴热点。现在手术技术的提高,手术风险的降低,使手术对一个病灶的控制可在短期内以很小风险完成,这一风险甚至小于接受传统细胞毒性化疗的治疗相关死亡。因此把手术作为一部分出现寡转移或寡进展病人的局部控制,被大家所重视。国际上也有相关研究,对存在寡转移的病人增加了比较强的局部治疗,局部治疗可以是手术,也可以是放疗。这些接受了局部治疗的存在寡转移的晚期非小细胞肺癌病人,可看到生存更好,甚至出现新转移灶也更晚。长时间随访,无论是无进展生存,还是总生存,还是进展之后生存,接受了强的局部治疗的病人都有明显获益。但因为这只是一个Ⅱ期研究,现在还缺乏更大规模的Ⅲ期验证性研究。但寡转移病人可从局部治疗中获益的概念,已开始渐入人心。CACA 指南提出,对寡转移病人,进行局部控制可使病人获益,这也是 CACA 指南的创新。

对切除范围,CACA 指南推荐对早期非小细胞肺癌,解剖性肺叶切除仍是标准治疗。亚肺叶切除适于一部分非常早期的,比如磨玻璃样成分为主的病灶和一些无法耐受肺叶切除的高危病人。

对于淋巴结,CACA 指南建议仍是过去标准的系统淋巴结清扫或取样,最低要求一共包括 N_1 组和 N_2 组 6 站淋巴结,其中 3 站必须是 N_2 组的,而且必须包括隆突下淋巴结。CACA 指南的推荐和所有国际指南的推荐在这点上是一致的。

对外科切除范围,近几年争论的热点是关于缩小范围,也就是所谓的亚肺叶,包括楔形,特别是肺段切除的定义,背景是因为现在越来越多早期肺癌被检出和越来越多所谓惰性肺癌被大家所认识,也就是磨玻璃肺癌,因此提上了日程。对磨玻璃肺癌，国际上已基本有一个共识，这也是 CACA 指南所接受的，即含磨玻璃样结节为主的肺癌可接受局部切除，而且几乎可以做到治愈。但对影像学呈实性的肺癌能否接受肺段切除，CACA 指南给出的推荐是仍然应该接受肺叶切除。原因是影像学实性的肺癌如含有实性亚型、微乳头亚型、存在气腔内播散，这些病人接受亚肺叶切除则存在非常高的复发风险，远远高于肺叶切除。今天无论是术前的影像学，还是术中的快速冰冻，都不能准确识别这些不适宜接受亚肺叶切除的情况，因此无法在术中找出不适宜接受亚肺叶切除的肺癌，因此所有病人的标准治疗仍是肺叶切除，这一点 CACA 指南的要求或推荐实际上与国际主流的认识是相同的。

未来回答这个问题肯定需要更多研究，国内也有类似研究，到现在为止有一项国际对照研究已得出结果。虽然在这项研究中，肺段切除似乎比肺叶切除病人活得更长，但实际上无复发生存几乎相同，总生存差别源于与治疗甚至和肺癌无关的原因，从而造成了一个伪信号。实际上这项研究的研究者在今天也不断指出，认为肺段切除可比肺叶切除有更好的生存获益，两者生存几乎一样，而且认为肺段切除可保留更多肺功能，实际在真正的研究中发现它保留的肺功能远低于预期。如按一侧 9~10 个肺段计算，肺段切除可比肺叶切除大概多保留 10% 肺功能，但事实上只多保留了 3.5%。究其原因，应该是人肺有很好的代偿能力，肺叶切除后，残肺扩张和代偿可弥补肺叶丢失，而之前认为的多保留更多肺组织，并不能换来更多肺功能，因此肺段切除面临一个相对尴尬的境界。更高技术要求和更高手术难度，并未如预期保留更多的肺功能，未真正改善生存，同时有更高的复发风险。因此肺段切除对实性肺癌，到今天为止仍不被主流学术界接受。所以 CACA 指南指出，肺叶切除仍是实性肺癌的标准治疗。

手术方式上，CACA 指南推荐优选微创手术，包括胸腔镜手术和机器人手术。对更广的中央型肺癌进行扩大范围的切除，CACA 指南推荐袖式切除术优于全肺切除术，这点也与国际主流指南一致。

推荐微创手术的原因，实际上在所有大样本统计上，比如数据库数据，微创手术都可降低并发症、缩短住院时间。同时由于微创手术对胸壁组织的损伤小，病人术后有更好的生活和工作能力，因此微创手术是优选。Meta 分析也显示并发症术后住院、术后引流，微创手术都有明显优势。

国内进行对照研究，虽然生存终点未见报道，但也看到微创手术在手术时间和出血量上比开胸手术具明显优势。北大人民医院王俊院士团队的数据也显示出了非常好的手术安全性、非常低的围手术期并发症和围手术期死亡，同时不同分期的总生存情况也优于传统开胸手术。当然这种优势很大程度上是源于微创手术吸引了更多更早期的肺癌病人接受治疗，微创手术能够真正把早期发现的肺癌落实为早期治疗，同时在不付出病人太大身体代价情况下，使病灶得以治愈。

外科并不适用于所有病人，对全身情况较差、无法耐受切除、存在比较多的广泛转移、无法通过手术做到完全的 R0 切除、对所有的病灶特别是淋巴结转移超出了手术范围，这些都是外科禁忌。这一点实际上从 20 世纪 30 年代到目前将近百年的肺癌外科的治疗史上，禁忌证仍未突破。

4. 局部治疗，放射治疗

放疗是局部治疗的另一重要方面。放疗在非小细胞肺癌中的应用：第一是早期非小细胞肺癌，第二是局部晚期非小细胞肺癌，第三是晚期非小细胞肺癌。

对早期非小细胞肺癌，放疗主要有三大适应证：一是高龄病人，二是合并严重内科疾病，手术风险较高不能手术的病人；三是部分病人因自身原因拒绝手术。这些病人都可进行立体定向放疗（SBRT）。

SBRT 也称为立体定向消融放疗（SABR），与常规放疗相比，可显著提高早期病人的局部控制率和生存率，原理是利用高能射线聚焦在肿瘤靶区内，达到摧毁该区域内肿瘤组织的目的，疗效和手术相当。SBRT 有一些共性特点，要求生物学效应比较高，要达到 100Gy 以上。常规放疗一般在 60Gy，所以远高于常规放疗，但分割次数比较少，一般要求在 2 周内完成，而常规放量大部分需要 6 周时间。所以 SBRT 需要在较短时间内快速完成，而且每次剂量比较高，这是 SBRT 的一个特点。

对周围型肺癌，进行 SBRT 非常安全，但一些特殊类型相对有一些风险，比如中央型肺癌，另外还有肿瘤周围器官难以耐受高剂量放疗，比如二次放疗的病人。对这部分病人，应适当降低单次分割剂量，增加分割次数，尤其对于超中央型的一些病人。超中央型主要指放疗的计划靶体积（PTV）直接覆盖了一些重要器官，如心脏、大血管、大气管等，这时如果进行 SBRT 可增加致死性出血等风险，所以要慎用。

对局部晚期非小细胞肺癌，可分三类：第一类是可切除，主要包括 Ⅱ 期、Ⅲ A N_{0-1}、部分 Ⅲ A N_2 和部分 T_4N_1 期病人；第二类是潜在可切除，包括部分 Ⅲ A、Ⅲ B、潜在可切除的肺上沟瘤、潜在可切除的 T_3/T_4 中央型肺癌；第三类是不可切除，包括 Ⅲ A、Ⅲ B、Ⅲ C，尤其是侵犯食管、心脏、主动脉、肺静脉的 T_4，还有全部 N_3。对可切除的病人，实际上以手术为主要治疗手段，放疗起辅助作用。

切缘阳性是一个重要的辅助放疗适应证，不管是镜下残存还是肉眼残存，都可定义为有术后残留。这部分病人毫无疑问要进行术后放疗（PORT）。但如无切缘阳性，无肉眼或镜下残存，需要具体分析。如是 N_{0-1}，比如无淋巴结转移，或只有第一站淋巴结转移，此时无须术后辅助放疗，可行术后辅助含铂双药化疗，如对 EGFR 敏感病人可行酪氨酸激酶抑制剂（TKI）治疗。对 N_2 病人，传统上是放疗适应证，但现在因为一些临床试验存在争议，仍是推荐范畴。

具体来看，首先是术后切缘阳性病人，放疗时有一些注意事项：第一，放疗时间点要提前，不能等到 4~6 个周期化疗后再开始放疗，要在术后第一时间，比如术后恢复好 1 个月左右就开始实施；第二可考虑同步放化疗，只要病人能耐受，放疗是控制局部复发，而化疗可抑制全身转移，这两个手段同时使用可获得较好效果；第三，虽然是术后的放疗，但如切缘阳性，因为有可见的病灶和残存的病灶，应给予根治性放疗剂量，根治性放疗剂量的标志是至少达到60Gy，而非50Gy以下的术后预防剂量。这是临床上需要注意的三个方面。

对术后分期 N_2 的病人，可以进行辅助放疗，但存在一定争议。主要来源是一项 Lung-ART 研究和 PORT-C 研究，PORT-C 是国内研究，Lung-ART 是国外的研究，但这两项研究其实都有一个共同的结论。对 N_2 的病人，通过放疗能降低局部复发率，延长 PFS，但 OS 无显著改善，也就是生存获益不显著。因为这两项研究出现，在 Lung-ART 研究之前，大部分人还支持 N_2 放疗，Lung-ART 研究出来后，有一部分专家就开始做了改变，对一些有高危因素的病人推荐还是比较多的，但如无高危因素，大部分已不再推荐做术后放疗。

局部晚期潜在可切除的病人，治疗原则是手术为主，辅助放疗。治疗流程一般是先进行 2 个周期的新辅助治疗，再进行评估，这时确定是不是能够完全性切除，如不能完全性切除，可改行根治性放化疗。

对不可切除的局部晚期肺癌，要以放疗为主。局部放疗是整合治疗的基石，是治愈肿瘤不可或缺的手段。还可以细分，对局晚期不可切除的非小细胞肺癌，可分 PS 0~1 分，即一般状况较好、耐受性较好的病人，推荐同步放化疗；对 PS > 1 分、无法耐受同步放化疗，可推荐序贯放化疗或单纯放疗，其中驱动基因阳性的病人推荐靶向治疗 ± 放疗；另外部分病人肿瘤比较大，转移风险高，尤其是在初始就进行同步放化疗时，可能难以耐受，放疗的射野比较大，此时可先行两周期的诱导化疗，缩减肿瘤体积，肿瘤缩小后放疗时射野比较小，就可进行同步放化疗，这存在一定争议，但也是推荐范畴。

在 CACA 指南中，对于局部晚期不可切除的非小细胞肺癌，同步放化疗是标准的治疗方式。有一系列临床试验已证实它优于单纯放疗、单纯化疗和序贯放化疗，所以在疗效方面，同步放化疗（CCRT）是目前最好的治疗方式。

具体而言，对一般状态良好的病人，做 CCRT 时有一些注意事项。在同步放化疗结束后，PACIFIC 研究有一个重磅证据，现在 CACA 指南及 NCCN 指南等都一致推荐使用度伐利尤单抗巩固治疗。巩固化疗在传统意义上被很多人所接受，但在 CACA 指南中已被否定了，不需要巩固化疗。另外 CACA 指南也不推荐驱动基因阳性的病人常规应用靶向药物。

为什么不推荐 CCRT 后的巩固化疗呢？因为多项随机对照研究显示巩固化疗未能进一步提高 CCRT 的疗效，反而有可能带来额外的化疗相关副作用，加重肺和食管的放射性损伤，或诱发潜在的放射性损伤。这也是 CACA 指南为什么不推荐 CCRT 后巩固化疗的原因。

对有驱动基因的病人，理论上觉得 TKI 药物可能更有效，但实际上在局部晚期非小细胞肺癌中，尚无 CCRT 联合 TKI 靶向治疗生存获益的高级别临床证据，也无 EGFR 突变病人中放化疗和靶向治疗比较取得优势的高级别证据。虽然有一些小样本研究，但缺乏Ⅲ期大型随机分组的临床研究证实。目前 LAURA 研究是在 CCRT 后加用奥希替尼，这项研究正在进行中，还无数据报告，也不能作为临床依据，这就是 CACA 指南为什么不推荐驱动基因阳性病人在 CCRT 后应用靶向药物。

对无法耐受 CCRT 的病人，主要是一般状况比较差，或有基础疾病、年老等多种原因，也有多种推荐。第一，可行序贯放化疗，如仍不能耐受，也可行单纯化疗。如驱动基因阳性病人，需注意对不能耐受 CCRT 病人，指南推荐进行靶向治疗，在此基础上可加放疗，也可不加放疗。

对肿瘤较大、转移风险较高者，要先行诱导化疗，待瘤体缩小后，再行 CCRT。

第 2 部分，晚期非小细胞肺癌。可再分为寡转移者和广泛转移。寡转移指的是肿瘤转移数目在 5 个之内，转移器官不超过 3 个。超过 5 个转移灶和 3 个器官就称为广泛转移。区分寡转移和广泛转移是因为两者有不同的临床推荐。

对颅外寡转移，推荐积极全身治疗联合局部放疗，局部治疗方式优选 SBRT；对颅内寡转移病灶，推荐序贯放化疗或单纯放疗，驱动基因阳性者可做靶向治疗±放疗，对预后较好者，推荐首选立体定向放射外科（SRS），指单次高剂量照射来控制肿瘤。还推荐立体定向放疗（SRT）或较大分割放疗（HFRT）。寡转移病人也有一定的手术适应证，比如需迅速减症、瘤体较大、手术可及者，比如颅内寡转移，尤其是单发转移，或颅内压力特别高需迅速减症或骨转移等，都可考虑手术治疗，因为起效较迅速，可迅速解决问题，缓解症状。

寡转移病人推荐局部巩固治疗。有一项局部治疗的临床试验，在临床试验中加和不加局部治疗的两条生存曲线分得很开，具体的数据是 PFS 从 4.4 个月提高到 14.2 个月，OS 从 17 个月提高到 41.2 个月，PFS 达到 3 倍提升，OS 延长了两年，令人非常震惊，仅加了局部治疗便给病人带来两年以上生存获益，所以对寡转移病人而言，一定要加局部治疗。要选择什么样的局部治疗呢？SABR-COMET 临床试验显示，加立体消融放疗或 SBRT 的病人比加普通放疗的病人又有很大的获益，OS 从 28 个月提高到 41 个月，整整提高了一年多。所以对寡转移病人局部治疗首选 SBRT。

广泛转者指有 5 个以上病灶、3 个以上器官转移，但要区别对待。对转移灶压迫症状较明显、疼痛或骨相关事件高发者，在全身治疗基础上建议联合局部治疗，方式首选 SBRT；对免疫治疗现在的研究比较多，推荐联合放疗。放疗不仅是局部治疗手段，在免疫治疗时代，放疗还承担着改变肿瘤微环境、释放抗原，进一步提高免疫治疗疗效的很多作用，但目前尚无高级别证据支撑，所以还有一定争议。

对特殊类型，即驱动基因阳性，不管是 *EGFR* 还是 *ALK* 等驱动基因阳性病人，该不该加局部治疗？有临床研究已证实联合放疗后，生存获益非常明显，尤其是局部放疗如能达到根治性剂量，生存期会更好。根治剂量指超过 60Gy。这项研究中，中位随访时间为30.6个月，1年局部控制率高达96%，2年局部控制率也高达82%，mOS达到17.4个月，所以对广泛转移病人，这是一个非常亮丽的成绩单。

对广泛转移驱动基因阳性的晚期非小细胞肺癌，局部治疗也有生存获益，所以放疗建议在TKI药物治疗开始后2~3个月进行。有研究证实2~3个月这个时间点是TKI药物发挥作用后，肿瘤缩小进入平台期，不再显著缩小，而且尚未耐药，这个时间点加入局部治疗有两个优势：第一，可能会最大限度克服肿瘤异质性的影响，把那些可能会耐药、可能会进展的肿瘤提前杀灭；第二，这个时间点进行放疗，靶区已经接近最小，放射损伤会比较小，比较安全。

广泛转移的晚期病人进行免疫治疗时，也可在免疫治疗基础上联合放疗，也有一些临床试验如MRT，还有几项临床试验的汇总分析。在汇总分析中发现PFS从4.4个月延长到9个月，OS从8.7个月延长到19.2个月，这是非常显著的提升，也证实对免疫治疗病人是可以加入放疗的。当然，关于具体的放疗剂量、放疗技术等，还有很多值得研究的地方。

5. 内科治疗

关于晚期非小细胞肺癌的全身治疗，也就是在CACA指南中，药物治疗相关的应用情况。主要分三部分。

（1）Ⅳ期驱动基因阳性非小细胞肺癌的治疗

在CACA指南中，针对Ⅳ期驱动基因阳性晚期非小细胞肺癌，治疗主要立足于两点：第一，强调基因检测，必须根据对应靶点，给予针对性的靶向治疗药物，反对盲目用药；第二，充分考虑药物可及性，立足国内已有相关药物及国内自主研发的相应药物制定指南。

首先，在Ⅳ期驱动基因阳性晚期非小细胞肺癌一线治疗中，对不同基因做简单阐述。

• 针对*EGFR*基因突变病人。*EGFR*基因突变在中国人群中占40%~60%，针对有*EGFR*基因突变的病人，指南推荐使用EGFR-酪氨酸激酶抑制剂（TKI），其中包括第一代、第二代以及第三代EGFR-TKI。埃克替尼是第一代EGFR-TKI，阿美替尼是第三代的EGFR-TKI，这两种药都是中国自主研发、目前在中国获得适应证的药物。此外对*EGFR*基因突变的病人，还可考虑使用吉非替尼或厄洛替尼这两个第一代EGFR靶向药物再联合化疗，或者使用厄洛替尼联合贝伐珠单抗，这是一种TKI联合抗血管生成药物的治疗方案。

• 针对*ALK*融合基因突变病人。目前CACA指南推荐使用ALK相关抑制剂，其中包括第一代药物克唑替尼和第二代药物阿来替尼及塞瑞替尼。

• 针对*ROS*1融合基因突变病人。目前CACA指南推荐使用克唑替尼进行相关治疗，同时也可使用塞瑞替尼及恩曲替尼这两种靶向药物。

• 针对*BRAF* V600E突变病人。目前CACA指南推荐在一线治疗中，参照无驱动基因晚期非小细胞肺癌一线治疗方案。在2022年3月，国家药品监督管理局刚批准达拉非尼联合曲美替尼作为双靶联合的靶向治疗，推荐作为 *BRAF* V600E 相关治疗。

•针对 MET-14 跳跃突变病人。目前 CACA 指南推荐参照无驱动基因晚期非小细胞肺癌一线治疗方案。目前对这部分病人，已有一部分靶向治疗数据。目前对克唑替尼/赛沃替尼/卡马替尼/托普替尼等靶向药物存有一定争议。其中赛沃替尼是中国自主研发的一种新的针对 MET-14 跳跃突变的靶向药物。

•针对 *RET* 融合基因突变病人。CACA 指南推荐参照无驱动基因晚期肺癌的一线标准治疗方案。

•对 *NTRK*1/2/3 融合病人。CACA 指南推荐参照无驱动基因晚期肺癌的一线标准治疗方案。

其次，在Ⅳ期驱动基因阳性晚期非小细胞肺癌二线治疗中，对不同基因做简单阐述。

•针对 *EGFR* 基因突变，主要分两个方面。对有 *EGFR* 基因突变的病人，如出现寡进展的情况下，可在原来使用的药物基础上再加入局部治疗，包括放疗、手术，甚至还可用射频消融等治疗。同时也推荐对病人进行再次活检，以明确相关耐药机制，从而可针对这些新耐药靶点进行相关靶向治疗。一旦出现广泛进展，要区分相关耐药机制，推荐病人再次活检。如果该病人起初接受过一代或二代 EGFR-TKI 治疗，又出现了 T790M 阳性突变，CACA 指南推荐使用第三代 EGFR 靶向药物，包括奥西替尼、阿美替尼和伏美替尼。其中阿美替尼和伏美替尼是中国自主研发的针对 EGFR-TKI 耐药后出现 T790M 阳性突变的三代 TKI 药物。如是 T790M 阴性/三代 TKI 治疗失败病人，CACA 指南推荐使用含铂类双药化疗，如是非鳞癌病人还可推荐在化疗基础上联合贝伐珠单抗治疗。

•针对 *ALK* 融合基因突变病人，也类似于 EGFR 二线治疗情况。如病人出现寡进展，推荐在原来 TKI 治疗基础上再加局部治疗，同时也鼓励再次活检以明确耐药机制。如出现广泛进展，也建议根据耐药机制选择相关药物，包括可用二代或三代靶向药物，如阿来替尼、恩沙替尼、色瑞替尼、布加替尼、劳拉替尼。其中恩沙替尼是目前国家批准的二代 ALK 抑制剂，这是一个中国自主研发的靶向药物。对部分病人刚开始使用二代靶向药物，也推荐二代药物互换用药。

•针对 *ROS*1 融合基因突变病人。CACA 指南推荐，如出现寡进展，在原用克唑替尼的基础上可加入局部治疗，对这部分病人，也推荐进行含铂双药化疗，非鳞癌病人可再联合贝伐珠单抗。如出现广泛进展，推荐使用含铂类双药化疗，非鳞癌病人可再联合贝伐珠单抗，对这部分病人，也推荐临床研究。

•针对 *BRAF* V600E 突变病人。如出现寡进展，CACA 指南推荐在一线使用靶向药物前提下，可参照无驱动基因晚期非小细胞肺癌治疗。如一线未使用过靶向药物，推荐相关靶向治疗，即上面提到的双靶联合治疗。

- 针对 MET-14 跳跃突变病人。如在一线使用靶向药物情况下，CACA 指南推荐参照无驱动基因晚期非小细胞肺癌的治疗。如一线未用过靶向药物，推荐使用国产的 c-MET 特异性抑制剂塞沃替尼。如一线未用过靶向药物，关于克唑替尼靶向药物的使用尚有争议。

- 针对 *RET* 融合基因突变病人，CACA 指南推荐参照无驱动基因晚期非小细胞肺癌治疗。如开始未使用过靶向药物，推荐使用普拉替尼，关于塞尔帕替尼（Selpercartinib）的使用目前尚有争议。

- 对 *NTRK*1/2/3 融合病人。如一线用过靶向药物，CACA 指南推荐参照无驱动基因晚期非小细胞肺癌的治疗。如一线未用过靶向药物，恩曲替尼/拉罗非尼的使用尚有争议。

（2）Ⅳ期无驱动基因非小细胞肺癌的治疗

对无驱动基因的晚期非小细胞肺癌病人，要立足于免疫治疗。免疫治疗是这部分病人重要的治疗组成手段，因此 PD-L1 检测是目前治疗的重要依据。同时要立足国内已有的相关药物，充分考虑药物可及性，以及国内自主研发的相应免疫药物。

对Ⅳ期无驱动基因阳性非小细胞肺癌的一线治疗，上面提到必须基于 PD-L1 表达水平指导相关免疫治疗。首先，对 PD-L1 高表达病人，不管是鳞癌还是非鳞癌都可使用两个药物，一个是 PD-1 抑制剂帕博利珠单抗，另一个是 PD-L1 抑制剂阿替利珠单抗。其次，对 PD-L1 中度表达病人，即表达在 1%~49% 的病人，不管是鳞癌还是非鳞癌都可用帕博利珠单抗治疗。如不使用帕博利珠单抗治疗，可用与 PD-L1<1% 病人一样的方案。最后，对 PD-L1 阴性病人，在 PD-L1<1% 表达变化中，根据病理类型的鳞癌和非鳞癌做不同阐述。对非鳞癌病人，可用 PD-1 或 PD-L1 单抗联合培美曲塞和卡铂方案治疗。其中 PD-1/PD-L1 抑制剂包括帕博利珠单抗、阿替利珠单抗、卡瑞利珠单抗、替雷利珠单抗、信迪利单抗、舒格利单抗。对鳞癌病人，推荐使用 PD-1 单抗联合紫杉醇/白蛋白紫杉醇和铂类方案。其中 PD-1 单抗包括帕博利珠单抗、卡瑞利珠单抗、替雷利珠单抗、舒格利单抗，同时也推荐使用吉西他滨联合铂类再联合信迪利单抗方案治疗。卡瑞利珠单抗、替雷利珠单抗、信迪利单抗、舒格利单抗是中国自主研发的 PD-1 单抗药物。

对Ⅳ期无驱动基因阳性非小细胞肺癌二线和三线治疗。在二线治疗中，如一线未用过免疫治疗，二线优先推荐免疫单药治疗；如一线接受过免疫治疗，二线优先推荐化疗或化疗联合抗血管生成药物治疗。在三线及后线治疗中，既往至少接受过 2 种系统性化疗后出现进展或复发的局部晚期或转移性肺癌病人，推荐使用国产抗血管生成靶向药物安罗替尼，同时对驱动基因阴性晚期非小细胞肺癌病人，在二线、三线治疗中也推荐病人进入临床试验。

（3）晚期非小细胞肺癌的中医治疗及康复

首先，中医对肺癌的认识，主要分为祛邪和扶正两个方面。中医认为祛邪为第一要务，在肿瘤论治中，祛邪就控瘤，要抑制和杀灭瘤细胞，消除肿瘤；扶正是指要重视机体正气，在肿瘤治疗中也显示出非常重要的作用。中医整体对于肺癌的认识，应以扶正不留邪、祛邪不伤正为原则。

对不适合或不接受手术、放化疗、分子靶向或免疫治疗的病人，推荐中医辨证治疗；病人在围手术期、放疗、化疗、分子靶向或免疫治疗期间，推荐同步中医辨证治疗；经治疗病情稳定者，推荐长期中医治疗。

在肺癌病人康复中，中西医整合在一定程度上有控制肿瘤复发、转移、延长生存期和提高生活质量的作用，长期使用对肺癌病人的康复和调养都有积极作用。对手术后病人，推荐进行呼吸功能锻炼，同时积极进行疼痛处理和营养支持。对晚期肺癌病人，尤其强调营养支持、功能恢复和心理调节。

总之，内科治疗已进入精准治疗时代，肺癌在肿瘤领域精准治疗中走在最前沿。首先根据驱动基因分成驱动基因阳性和驱动基因阴性。对驱动基因阳性病人，遵循的是"有靶打靶"原则，针对不同靶点进行相应靶向治疗。在这个领域，中国自主研发的国产药物发展非常快，在 $EGFR$、ALK、RET、$MET-14$ 跳跃突变等都有国产药物，这些国产药已呈现出良好数据，在国际舞台已发声，所以 CACA 指南推荐的药物可能远多于国际指南所推荐的药物。对驱动基因阴性病人，现在立足于免疫治疗，免疫治疗也有两种策略，一种是根据 PD-L1 表达做相应治疗，高表达选择单药治疗，低表达或不表达选择联合治疗。另一种模式，不管 PD-L1 表达与否，都可选择化疗加免疫的治疗手段。除非病人不能接受免疫治疗，由于种种原因，包括有自身免疫系统疾病等，仍然推荐传统意义上的化疗，部分病人通过靶向治疗和免疫治疗，病人已有非常好的生存改善。中位生存在 2～3 年之间，跟以前化疗时代相比有了长足进步。靶向治疗就更为明显了。对 $EGFR$ 突变病人，中位生存可达 4 年多，ALK 突变病人中位生存已可达近 80 个月，所以精准医疗的落实、肺癌药物的发展，给晚期转移性肺癌病人带来生存改善。对这部分病人，中国还有自己的特色治疗，包括中医治疗，涵盖祛邪和扶正。此外，还要重视康复治疗，因为肿瘤越来越多地成为慢性病，慢性病治疗过程较长，需要不断的康复营养支持。

总之通过整合治疗，已使中国肺癌病人生存有了飞跃式发展。CACA 指南精读体现了 CACA 肺癌指南的科学性、先进性、实用性和普及性，这样才能把一部指南扎根于中国大地。

二、院士点评

1. 王辰院士：控制吸烟，早期诊断

一部规范的肺癌指南，对临床医生尤其是对肺癌领域不是十分熟悉的临床医生的临床诊疗至关重要。对于这部指南，有几点想法和建议。

第一，在控烟问题上，指南已经提到了，在中国，吸烟是导致肿瘤包括肺癌

的一个最重要原因。现在由于诸多社会因素，包括各种各样错误思潮、科学素养不够、考虑财政收入等经济问题等，中国的控烟还面临一个瓶颈期。在过去30~40年间，中国的吸烟率降低了10个百分点，由接近37%的吸烟率降到了27%，但与控烟良好的国家来，还是高得多。

控烟问题是解决肺癌的最根本问题，现在国际上像北美国家，肺癌等肿瘤的发生率已明显下降，第一原因就是控烟。肺癌与吸烟关系最密切。中国最新发表在 Lancet 子刊上的研究，也专门讲到中国基本上50%的吸烟者是烟草依赖者，也就是说他有"drug addiction"（药物依赖）情况，因此对药物依赖的吸烟者采取一种针对慢性病专业的治疗态度和治疗方法，对把烟草依赖作为一种慢性高复发性、致死性疾病，WHO 是这样定义的。希望全体医学同道共同努力。不得不说，很遗憾地看到，在中国医学界，在烟草问题上还存在着很多模糊的问题，科学素养认识有待提高。有的医生在茶余饭后或做完手术后，还是吸烟者，或在社会上还散布吸烟无所谓的说法。

吸烟问题之严重是影响中国民众健康，包括引起肺癌最重要的因素，尤其是在一些最难治肺癌类型上，比如小细胞肺癌。97%~98%的小细胞肺癌与吸烟有关，也就是说患小细胞肺癌的病人只有2%~3%与吸烟没有关系。不吸烟就基本上没有小细胞肺癌。在控烟问题上要采取一种专业态度，对吸烟人群戒烟过程中最难克服的烟草问题，要有像针对慢性病诊断和治疗的方法，对未吸烟者特别是青少年一定要采取积极控烟态度。

烟草问题，总觉得它是重要税收，实际上烟草造成的健康损失，经全球多项研究证实是远远超过税收的。希望在烟草问题上能让种植烟草的产业及时转型，这是决定一个地区乃至更大范围内社会能否走上文明健康发展的重要点，所以要强调控烟问题。

第二，关于肺癌的早诊。刚才报告中提到了筛查，针对高危人群低剂量CT筛查，已成为肺癌早诊最重要的因素。但很多地方还不能做低剂量CT，甚至薄层CT做不到或做得很少，或在操作上不列为一种规范。低剂量CT在对胸腔这种本身相对空腔的脏器内降低至少1/3，通常1/6乃至1/10的剂量就能解决问题。对于肺癌，尤其相对年轻人来说要多次复查，包括早诊早筛，所以低剂量CT最为重要，应当列为常规方法。

第三，肿瘤通常是共病。目前临床医学上有一个非常重要的观念就是共病（Comorbidity）。共病不是一个简单的伴发症或基础病的概念，实际上在发病原因和干预方式与疾病之间的联系，以及在对疾病的干预上是有很多讲究的医学点和技术点。比如慢阻肺病人中肺癌的发生率比无慢阻肺人群至少高1.4倍，经常升到4倍，结核病人的肺癌发病率也很高，这些都属于共病相关的范畴。在这些方面的观念还需得到进一步加强。

最后一点，在晚期整合治疗上要给予充分关注。初步统计在肺癌的真正死亡上,大概有9%是死于VTE(静脉血栓栓塞症),这点在国际上都列为常规,在国内客观的临床实践中,对肺癌肺栓塞、肺深静脉血栓形成等绝对高发的这些病种上,在常规治疗意识中,对规范的预防和干预意识上还很欠缺。

2. 沈洪兵院士:细化指南,重视随访

CACA制定的系列肿瘤整合诊治指南非常有必要。在全国层面既要吸纳国际的最新进展,同时又能聚焦中国的人群特征、诊疗特点、临床研究的成果,兼顾医疗可及性等多方面来提出肺癌诊治指南。刚才几位专家从"防筛诊治康"多方面做了很好的解读,达到了指南"既要有高度又要接地气"的要求,兼顾了规范性和系统性、创新性和前瞻性。指南纳入了中国研究,注重中国人群特点,特别是肺癌的CACA指南。应该说近十年来精准医学在肺癌中的应用是最成功的案例,所以把最新的研究成果应用到指南规范中,提高医生的诊疗能力和水平,这一进展非常快。CACA指南是一个非常好的指南,既体现了规范性、系统性,又体现了创新性和前瞻性,为全国肺癌的诊疗提供了很好的遵循和参考依据。

提两个建议:第一,指南中所有数据和证据都要进行循证医学的评估,比如随机对照试验、真实世界研究、临床观察、案例报道等,这些循证的证据从高到低的排列,对是否吸纳、是否推荐指南有非常大的帮助。在指南中推荐的和不推荐的,尽可能要标注证据的来源,这对指南的权威性和科学性都会有很好支撑。第二,还是要承认,在很多方面仍缺乏中国人群的循证证据,还需要进一步研究。包括指南中肺癌的筛查、流行病学等多个方面,中国人群数据有的是欠缺的。所以在这方面还要进一步加强研究,加强积累,真正提供中国人群的证据并应用到整合诊治指南中。

针对肺癌的流行病学和筛查,提几个想法:第一,筛查标准的问题。指南中对筛查的推荐,50~74岁、吸烟20包/年,进行低剂量螺旋CT的筛查,间隔两年。这些筛查推荐,如低剂量螺旋CT筛查很多,年龄50~74岁也没问题,但我国肺癌的特点是女性肺癌病人较多,特别是女性非吸烟人群肺癌较多,如按现在的推荐标准,吸烟20包/年,中国女性人群基本上都不在筛查范围。从预防医学角度,除了吸烟外,比如慢阻肺,只要有慢阻肺的都纳入进来;一级亲属有肺癌家族史,比如父母子女有肺癌家族史就要纳入;有职业暴露史,比如石棉、氡等要纳入。所以筛查推荐,只要有这些要素,都应纳入,成为筛查的高危人群。在流行病学上,将来做一个小的评分模型,评分后如认为是高分,就应该纳入筛查。

第二,筛查效果的问题。对于这些人群的筛查,中国还没有随机对照数据。NCCN指南有随机对照的肺癌筛查死亡率数据,即筛查男性死亡率下降24%,女性下降33%,NCCN指南还包含筛查是否有获益,但现在CACA指南还只是参照NCCN指南,尚没有中国人群的相关数据。

第三,对筛查结果的管理和随访特别重要。现在的筛查结果让老百姓很糊涂,筛查出来有超过40%的人都有肺结节。影像医生认为只要上报就不会承担责任,

因此 3mm 以上、5mm 都上报，但上报后要做什么？给出什么建议？哪些应该随访？哪些应该及时进入临床诊治？对筛查结果的管理和随访比筛查本身还要重要。否则筛查后去找医生，医生说去找外科，外科医生说找别的医生，到最后病人自己都不知道该怎么做。所以制定规范非常重要。比如应该明确指出是实性结节还是非实性结节？6mm 以上应该怎么处理？随访 3 个月后变大怎么办？变小怎么办？这些比筛查本身还要重要，这样的规范对老百姓的科学普及，对于基层医生如何处理肺结节都会有很大帮助。

建议肺癌领域的医务工作者要重视这一块，应该拿出一些筛查指南。中华预防医学会有一部肺癌的筛查指南，可供临床医生参考，现在已经有一些参考数据，但还要进一步积累。

3. 于金明院士：放射治疗，重要手段

肺癌是中国、美国死亡率最高的一种肿瘤。刚才讲了一级预防，从病因上怎么控烟，二级预防怎么早期诊断。早诊和筛查最重要，每年开两会我都在提，怎么能把肺癌等常见肿瘤的筛查纳入医保，但都还未真正实现。

刚才提到低剂量 CT 是最好的办法，真正能提高肺癌的疗效，降低死亡率。但问题在于灵敏度和特异性经常在"打架"，难免会存在过度诊断和过度治疗问题。该怎么办？现在肿瘤标志物、人工智能大数据，以及当前最时髦的系统生物学，真正能提高灵敏度，同时又保证特异性、精准性，这是肺癌早期需要做的工作。

再简单总结一下肿瘤的内科治疗。内科治疗发展非常快，制药公司也起到重要的推动作用。作为肺癌的内科治疗有三次革命：第一次是以化疗，以细胞周期为主的化疗；第二次是以基因靶点、基因突变为主的靶向治疗，如吉非替尼、厄洛替尼等一代、二代、三代靶向药物；第三次是免疫治疗。肺癌的内科进展非常快，但真要把肺癌转化成一个慢性病，也就是 WHO 要求的 5 年生存率达到 50% 以上，靠放疗、化疗、手术恐怕都不行，也许还要靠精准医学，靠靶向治疗和免疫治疗。

关于早期非小细胞肺癌，除手术以外，想给大家分享两篇文献。一篇是在 2015 年关于早期非小细胞肺癌的研究，病人分组，一组做手术，行肺癌标准的肺叶切除，一组做 SBRT，结果两组疗效完全没有差别，甚至 SBRT 组的 OS 还要好于标准肺叶切除组。2021 年作者又发表了一篇文章，是关于 SBRT 和标准肺叶切除比较的，早期非小细胞肺癌其实还有一个作为手术很好的替补，就是 SBRT 放疗。现在免疫治疗已经出现，我们正在牵头做一项研究，来解答对早期非小细胞肺癌病人，SBRT 再联合免疫治疗是不是能使肿瘤转移率更低？这是一个新的进展。

关于局部晚期不可切除病人，我认为有以下几种情况。一是原发灶比较大，此时靠放疗和化疗根本不行，应行术前新辅助，现在新辅助免疫治疗非常火，新辅助免疫治疗后待肿瘤缩小，再进行手术切除。第二个是淋巴结多站转移，这时手术切除几乎不可能，也切不干净，应放疗联合化疗，同时作为新辅助免疫治疗

也必不可少。

肿瘤治疗有很多手段,但真能达到治愈的仅有两种,就是皇家马斯登癌症中心(英国)教材扉页上的一句话——肿瘤治愈有两种手段:冰冷的手术刀和灼热的放射线。对局部晚期病人还是需要这两个主要手段。

最后简单评论寡转移晚期Ⅳ期非小细胞肺癌,对这些晚期病人,全身治疗是主要治疗手段,包括化疗、靶向、免疫,但现在越来越多的证据表明这三种全身治疗手段一定要联合局部治疗。现在寡转移的非小细胞肺癌治疗生存期最好的是超过40个月,是国外关于帕博替尼的研究。对晚期病人的中位生存期超过40个月,效果非常好。因此对这些晚期病人不能有悲观态度,对早期病人不要讲究5年生存率,他们的目标是治愈;对局部晚期Ⅲ期病人,目的提高5年生存率;对晚期病人,目的是要使它转化成慢性病。对肺癌治疗,中国的治疗手段和治疗水平并不比西方差。

CACA 肺癌指南非常好,因为中国有自己独特的国情和发病特点,与国外很多情况不一样,需要不断更新中国的肺癌诊疗指南。

4. 王俊院士:指南解读,还需细化

CACA 指南中推荐的治疗方案比较稳健,可操作性很强,但由于时间原因,对肺癌领域中一些比较特殊的如肺部磨玻璃结节(GGO)治疗、多原发肺癌治疗的指南,就未和大家分享。此外,对晚期肺癌局部干预的时机与方式虽有涉及,但提及的不多,而这几方面正是肺癌治疗临床决策上的难点,是困扰一线临床医生的问题所在。希望今后对上述问题进行单独解读,组织专家讨论,从而对整个肺癌领域的理解、医生水平的提高有所帮助。

三、总 结

樊代明院士:推广指南,解决问题

肺癌可分为非小细胞肺癌和小细胞肺癌。小细胞肺癌确实具有一种不同的生物学行为,所以 CACA 指南将它单独进行讲解。非小细胞肺癌,包含腺癌、鳞癌、神经内分泌瘤。神经内分泌瘤可能与非小细胞肺癌有很大关系,且与胃肠道的神经内分泌瘤又有非常重要的联系,所以是一个全身性疾病,只是长在什么地方就以部位命名,比如橘子树长在广东,长出来是橘子,但放在西北长出来是枳实,所以要找到它的共同性和不同性。

制定具有中国特点和中国经验的肺癌指南非常重要。在40年前,相对来说外国人得腺癌多,中国人得鳞癌多。现在中国变了,腺癌多起来了。我一直在想这是什么原因导致的。当时中国鳞癌多,外国腺癌多,可能是高加索人或人种不一样,现在是同一个人种,怎么腺癌多起来了?为什么同样是癌却在这么短暂的时间内发生如此大的变化?这种情况与印度也很相似,印度有十几亿人口,但肿瘤发病率是我国的1/4,虽然肺癌也不少。

所以，将来CACA指南要国际化，希望抗癌协会国际部的同事能将这部指南推出去，让其他国家的专家也做点评，看看指南中的内容哪些对哪些不对。肿瘤治疗的路很漫长，永远在路上，CACA指南需要不断完善。

我个人觉得第一个应该推向印度，印度人种与中国的差异相对小些。首先把指南英文版推广过去，让他们学习。现在的国际抗癌联盟（UICC），是世界最大的肿瘤学术组织，有172个成员国，1000多个会员单位，现在的主席是印度人，我曾跟他讲，如果中国有部指南，对印度可能更实用。所以CACA指南要向印度推广。该如何推广？除了将指南输送过去，我们也有国际化任务，可以每年为印度免费培养一些医生，比如100名医生，中国抗癌协会有100个团体会员，就是100个医院，每家医院培养一名。培养结束后，这些医生回到印度运用CACA指南，然后也会把中国的药物带过去。中国抗癌协会要考虑这个事情，向外交部或国家相关部门提出来。

在筛查方面，过去因为影像成像质量没那么好，而现在可以筛查出来许多阴影或小结节。这些阴影或小结节筛查出来只有少数会癌变，却给病人带来很重的心理负担，包括新型冠状病毒疫情后许多人做CT检查，发现了很多小结节。如果不是肿瘤却误诊为肿瘤，那会吓死人，如果漏诊了也会害死人。这是当前亟须解决的问题情。

我之前咳嗽、咳痰、痰中带血，还有右上胸痛。在右上胸痛的地方，右上肺发现了一个阴影，请全国各地的肺癌专家去看，说80%以上是肺癌。宁可信其有不可信其无，是不是要手术切除？这时我就比较纠结。回来以后我自己思考，觉得不太像肺癌：第一，我虽然咳嗽、咳痰、痰中带血，但血不是咳出来的，而是吸进去的，因为我有上颌窦炎症；第二，右上胸痛是游走性疼痛；第三，我得过右上肺炎，有点炎症，最后留下了一个阴影，更主要的是我不抽烟。自己吃了些抗生素，4个月后再去检查发现阴影消失了。像我这样的情况比比皆是。因为肺部的小结节、小阴影，96%和肺癌没有关系，谁是那4%？人人都认为自己是4%，去掉为好，这对吗？所以要解决这个问题。

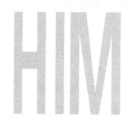

白血病整合诊治前沿

◎王建祥 张 曦 魏 辉 纪春岩 徐 卫

一、专家解读

1. 指南概述

急性白血病与实体瘤不同,它发生于造血细胞,起源于造血细胞的不同阶段,是一种造血细胞的恶性特征性疾病。实体瘤在造血组织中大量增生,并浸润其他器官和组织,从而影响正常造血功能,这也与实体瘤有明显不同。

我国急性白血病年新发病率在男性和女性中分别为 8.6/10 万和 5.6/10 万,在我国恶性肿瘤中,发病率占第 8 位,死亡率占第 7 位。

我国年新增白血病为 8.8 万人,美国为 6.3 万人。相比之下,艾滋病导致的死亡,中国为 6.4 万人,美国为 2.5 万人,因此,白血病是严重影响国人生命健康的一种恶性疾病。

CACA 指南在白血病预期分组和预后、治疗目标、治疗选择及检测上都有新内容和新特色,有别于国际上已有的指南。CACA 白血病指南结合中国病人特征体现中国特色。包括使用中国原研药物,中国创造方案,且将中国特色的中医辨证施治等支持治疗纳入整合治疗方案中。结合 CACA 指南倡导的重视整合医学理念,发挥大内科、药学、中医、西医等各学科优势,达到个体化整合治疗目的。

CACA 指南按白血病分化程度进行分别阐述。阐述了急性髓系白血病、急性淋巴细胞白血病、慢性粒细胞白血病、慢性淋巴细胞白血病各自的特征及治疗方案。

2. 急性白血病的防、筛、诊

第一是预防。导致白血病的因素有:①化学因素,包括苯、有机溶剂、四氯化碳等,都可导致白血病发生;②物理因素,包括一些射线,广岛原子弹事件后白血病发生率大幅增加,因此放射线无疑是引起白血病的原因之一;③生物因素,一些病毒可导致白血病;④药物,有些药物本身可以导致白血病发生,比如,治疗淋巴瘤的环磷酰胺这类药物,就可以导致淋巴瘤发生。还有其他尚未明确的原因,有待进一步探索。以上已明确的四方面原因,是预防白血病的主要因素。

第二是筛查。目前看,白血病筛检有一定难度,但不是没有完全的线索。首先要定点筛查,对重点人群进行定期体检,就像上述白血病的四方面原因,对接触这四方面因素的人群,应定期体检。如出现血常规异常,就应立即去血液内科就诊,做进一步检查,完成对白血病的诊断或排除。在筛查方面,随着科技的进步,目前有一些新方法可以提供,比如,基因检测、基于基因分子遗传学异常的一些探测和生物标志物检测的人工智能方法,也可为正常人群计算出白血病的患病概率。这些技术有待进一步发展和完善,相信不久会逐步推出精准筛查方法。

第三是诊断。CACA 关于白血病的专家共识提出,精准整合是白血病诊断的精髓,主要包括三方面内容,即症状和体征、骨髓检查、常规检查。首先,应注重病史采集和体检,病史问诊应注重年龄、有无血液病病史和以往治疗的相关性、重要脏器功能是否存在问题,以及有无肿瘤和白血病家族史等。查体主要基于白血病的四大临床表现,即贫血、出血、发热感染,以及白血病细胞发生器官浸润的症状和组织表现,包括肝、脾、淋巴结肿大、牙龈增生及睾丸浸润,或中枢神经系统浸润所产生的症状和体征,这些都应在病史采集范围。其次,CACA 指南认为在白血病第二大诊断项目中,精准整合是核心,主要通过骨髓检查来完成四个方面的检查,即形态学、免疫学、细胞遗传学、分子生物学。通过这四种方法对骨髓白血病细胞进行精准检测,得到最终的整合报告。第三,常规检查,包括两部分,一是血液检查,包括血常规、血型、感染标志物、生化以及出凝血检查;二是物理和器械检查,包括 B 超、CT、MR、细菌培养等。

对白血病的具体分型,有不同标准。首先,CACA 指南中专家推荐的诊断标准是外周血和骨髓原始细胞 > 20%,为诊断急性白血病的必要条件,这一条非常重要。对此,CACA 指南中专家建议注意两方面个体化内容:①当病人被证实有克隆性重现性细胞遗传学异常时,如 t(8;21)的异位,inv(16)的倒位等,即使原始细胞 < 20%,也诊断为急性髓细胞白血病(AML)。而对有 *CEBPA*、*RUNX*1、*DDX*41 等基因突变者,还要进行体细胞检查以除外胚系易感的急性髓系细胞白血病。对急性髓系细胞白血病的详细分类,也基于上述整合精准的诊断进一步展开,所以它分为 AML 伴重现型的遗传学异常,包括各种细胞遗传学和分子遗传学异常。②AML 伴骨髓增生异常综合征(MDS)相关的改变,这在临床上很常见。③治疗相关性 AML 及 AML 的非特质性。对急性淋巴细胞白血病的分类,也基于这样的推荐。按照细胞来源不同,首先分为 B 淋巴母细胞白血病和 T 淋巴母细胞白血病两大类,两大类都根据上文提到的细胞遗传学和分子遗传学一些具体的检测结果,将其进一步分亚类。如对病人有这方面详细的检查,可一一对照 CACA 指南的诊断推荐进行诊断。CACA 指南认为精准整合诊断不仅是诊断本身,更应去关注病人个体化预后评估。在此基础上,推荐出自 AML 的细胞分子遗传学分层。通过细胞遗传学和分子遗传学两个手段,把诊断出的 AML 病人分为三个层级,即预后良好、预后中等和预后不良。临床上可根据这两种检测结果来对应初诊 AML 病人所属的预后等级是好、中等,还是不好,从而为后期更有针对性的治疗打下基础。

对 B 细胞成人急性淋巴细胞白血病的预后分组也有两种推荐,第一种推荐上面讲到的初治 AML 相同,也是根据细胞遗传学结果,将病人分为预后良好组和预后不良组。如,高超二倍体病人,有 t(12;21)异位,属于预后良好,有低二倍体、t（9；22）、Ph（费城）染色体，属预后不良。根据检测结果，对成人 B 细胞瘤进行精准分子分析，这是一种方法。有些地方没有条件，或病人经济承受有限。不能做分子学检测，对成人急性淋巴细胞白血病，还有另一种较简便的和实用的风险分层，属于非遗传学因素分层，这也在 CACA 白血病指南的专家组推荐中，可以根据病人在诊断和治疗时的个体反应，对急淋病人进行风险程度分组。比如，在诊断过程中，白细胞小于 $30 \times 10^9/L$，免疫表型为胸腺 T 细胞，预后较好。预后差的 B 细胞疾病，大于 $30 \times 10^9/L$，或早前 B 细胞、前 B 细胞预后差。对 T 细胞急性淋巴细胞白血病，白细胞总数超过 $100 \times 10^9/L$，早期前 T 细胞、成熟 T 细胞预后差。而对治疗反应组的鉴别也较简单，通过从达到完全缓解的时间较早、完全缓解后微小残留病（MRD）阴性、年龄 < 35 岁等，都可推断出病人属于预后较好的成人 AML。所以这个风险分组更具临床适用性，基层医院医生掌握起来也较得心应手。

整合诊断的目的，最终还是为整合治疗进行科学决策。急性白血病的整合治疗包含多种手段，有化疗、分子靶向治疗，也有免疫治疗和造血干细胞移植，以及传统的中医治疗。如何把这么多的治疗方法很好地整合到病人的个体治疗方案中，从而为病人设计一套更合理更有效的方法，是精准整合诊断的目的之一。

3. 急性白血病的治疗

对急性髓系白血病的治疗，CACA 指南强调整合多种因素，包括疾病类型、病人的因素等进行整合治疗。

首先看第一种类型——急性髓系白血病——的治疗，CACA 指南推荐分为三个阶段，包括诱导治疗、巩固治疗和维持治疗。

在整个治疗方案中，CACA 指南重点强调要整合多种因素，包括遗传学因素，也包括 MRD 来进行多种因素综合判断病人适合选择哪些治疗方案，尤其是在巩固治疗阶段，病人到底是选择化疗还是选择移植，要整合多种因素来判断。首先是对诱导治疗方案的选择，对 60 岁以下病人，CACA 指南推荐多种治疗方案，包括国际上通用的 3 + 7 方案，也包括国内的方案。CACA 指南尤其强调国内方案，因为在国内，病人取得了非常好的疗效，值得向国内病人推荐和使用。其中包括国内的 HIA 方案、中剂量 HAD 方案。CACA 指南推荐的中剂量 HAD 方案，疗程缓解率达 87%，3 年无病生存率达 67%。这是 CACA 指南对急性髓系白血病 60 岁以下病人整个诱导治疗方案的推荐。诱导治疗方案完成后，就进入巩固治疗阶段。CACA 指南推荐，对急性髓系白血病巩固治疗要根据多种因素来选择治疗方案。第一，根据遗传学、静态、风险度进行分层。CACA 指南推荐，在国际和国内公认的一些风险度分层基础上，强调国内特殊的遗传学因素。其中第一个就是 CBF 白血病的 C-KIT 突变，对这些病人有明确的影响；再一个是强调中国或亚洲常见的 7 号、11 号染色体异位的不良预后，所以 CACA 指南在静态遗传学分层中，更多是在国际、国内共同因素的基础上，CACA 指南强调了中国特有的一些因素来对急性髓系白血病进行更加精准的分层。除了基于这种静态的遗传学分层外，CACA 指南还强调把多种因素整合进来。另一个要整合进来的因素是 MRD。

CACA 指南强调，在治疗分层中，要把动态的 MRD 和静态的遗传学分层综合使用。在 CACA 指南中，急性髓系白血病巩固治疗方案有一个选择，实际上是把静态遗传学分层和动态 MRD 分层整合应用。对遗传学分层，急性髓系白血病可分为预后良好、预后中等和预后不良。在此基础上，结合 MRD 进行动态分层。对这种持续 MRD 阴性的病人，归入预后或治疗疗效相对较好的低危组，给予化疗或自体移植。对 MRD 阳性病人，有不良遗传学预后因素者，推荐更强烈的治疗，就是说 CACA 指南把急性髓系白血病病人依靠遗传学和 MRD 分为两类，对低危病人，推荐化疗或自体移植；对高危病人，推荐异基因移植。在具体巩固治疗方案中，CACA 指南推荐了三种治疗方案，包括化疗、自体移植、异基因移植。与其他国际指南相比，CACA 指南推荐中国的方案，包括预后相对较好的病人，CACA 指南推荐中国的自体造血干细胞移植方案；对高危病人，基于我国国情，CACA 指南推荐中国特色的单倍体异基因造血干细胞移植方案来进行更加有效的治疗。

完成了巩固治疗后，进入维持治疗。急性髓系白血病既往没有维持治疗。CACA 指南结合国际，尤其是结合国内近年的新认识，对移植后病人推荐维持治疗。对 FLT3-ITD 突变阳性病人，CACA 指南推荐，用 FLT3 抑制剂行维持治疗，尤其是推荐了中国方案（索拉非尼）进行维持治疗，其中病人属于既往预后不好的类型，改善后累积复发率降到 7%。另外，无 FLT3-ITD 突变的病人，CACA 指南推荐选择去甲基化药物治疗。CACA 指南推荐中国方案（地西他滨），两年累积复发率可达 15%。对老年病人，CACA 指南强调多种因素的整合，包括年龄因素，也包括各种共病因素进行整合多种因素的分层治疗。对年龄较大者，还有其他共病情况下，CACA 指南推荐低强度支持治疗。对年龄相对较轻，无特殊不良合并症，能耐受化疗者，CACA 指南推荐标准剂量或低强度化疗。对老年髓系白血病的诱导治疗方案，CACA 指南推荐的具体方案，包括标准剂量化疗，也包括低强度化疗。其中，低强度化疗既包括去甲基化药物，也包括新靶向药物。

对老年髓系白血病的治疗，CACA 指南还强调多种治疗方案、多种治疗药物的整合。在完成老年髓系白血病诱导治疗后，就进入巩固治疗阶段。对老年髓系白血病的巩固治疗方案的选择，CACA 指南强调整合多种因素，包括老年病人的年龄因素、一般状况、疾病因素、既往接受治疗方案的情况。对身体条件较好及预后较好者，CACA 指南给予化疗方案（包括中大剂量、标准剂量阿糖胞苷的巩固治疗）；对身体条件较好但疾病预后不好者，CACA 指南推荐进行异基因造血干细胞移植治疗。当然对身体条件耐受较差者，CACA 指南推荐低强度治疗。

第二种急性白血病，也是一种特殊的急性白血病，即急性早幼粒细胞白血病的治疗。急性早幼粒细胞白血病的治疗，CACA 指南还是推荐分层治疗，根据白细胞、血小板进行分层，对其中的低危组和中危组，CACA 指南推荐综合治疗方案，特别强调中国自主研发的药物,包括全反式维A酸、亚砷酸,以及复方黄黛片。目前,全反式维A酸和亚砷酸在国际、国内都得到广泛应用,其中口服剂型的复方黄黛片,也在国内得到广泛应用。

基于中国方案,包括维A酸、亚砷酸、复方黄黛片整合的治疗方案。在CACA指南推荐的治疗方案中,急性早幼粒细胞白血病的低、中危组的疗效,两年无病生存率高达98.1%。对急性早幼粒白血病高危组,CACA指南也给予相应治疗方案,还是强调中国自主研发药物,包括砷剂和维A酸诱导化疗的治疗方案。最后,在急性早幼粒细胞白血病的治疗过程中,强调追求疗效的治愈,更多地强调对疗效的监测。

CACA指南推荐,在诱导治疗期间进行形态学评估,进行血象的评估来看疗效,更重要的是强调在完成治疗后,包括治疗过程中,进行MRD监测,主要是使用定量PCR监测急性早幼粒细胞白血病特异性融合基因的转录本水平。并且,CACA指南强调,每2~3个月进行一次监测,持续监测两年。依据CACA指南推荐的整合治疗方案,根据我国的治疗方案,低、中危组急性早幼粒细胞白血病得到了非常好的疗效,两年无病生存率可达90%。按照CACA指南推荐的治疗方案,绝大多数急性早幼粒细胞白血病病人都能达到治愈目标。

尽管在急性白血病领域取得了非常好的成绩,但仍有部分病人会出现复发和难治问题。CACA指南对这种复发难治急性白血病也给予了一些方案。首先,CACA指南强调复发难治的急性白血病,最重要的治疗手段是异基因造血干细胞移植。因为异基因造血干细胞移植是治愈复发难治急性髓系白血病,包括急性淋巴细胞白血病的治愈性方案。为达到这个目标,CACA指南推荐了多种可以调节到移植的方案,包括新靶向药物,如中、大剂量阿糖胞苷的化疗方案,还有新兴免疫治疗方案,应该说CACA指南对复发难治的白血病强调了目标,也就是说,通过异基因造血干细胞移植达到治愈目标,为此可整合多种治疗手段,包括新药物和传统化疗。

最后是急性淋巴细胞白血病的治疗。CACA指南把急性淋巴细胞白血病的治疗分为4个部分,其中,诱导治疗、巩固治疗、维持治疗三部分和急性髓系白血病一致。除此之外,还有另一部分是中枢神经系统白血病的防治。这是急性淋巴细胞白血病有别于急性髓系白血病,包括急性早幼粒细胞白血病的不同部分。所以在CACA指南中,急性淋巴细胞白血病分为4个部分,在具体治疗中,CACA指南还强调整合多种因素,对急性淋巴细胞白血病的治疗进行分层的精准治疗。CACA指南强调,对急性淋巴细胞白血病根据病人年龄进行分层治疗,对40岁以下病人,CACA指南强调儿童方案的使用,当然也可考虑使用多药联合方案。对40岁及以上病人,CACA指南强调,使用多药联合方案。巩固治疗和急性髓系白血病一样,CACA指南强调,根据多种因素进行分层治疗。包括异基因移植选择,以及多种药物联合化疗。

在维持治疗方面，CACA 指南推荐常规治疗方案。综合这些方案，CACA 指南还推荐对急性淋巴细胞白血病，可使用一些新的临床试验药物，其中对特殊类型，CACA 指南也给予特殊推荐。包括近年认识到的 BCR-ABL1 样机制，病人存在一些特殊的激酶突变，包括 ABL 激酶突变，也包括 STAT 通路的激活。CACA 指南推荐对 ABL 激酶突变，可选择达沙替尼这类酪氨酸激酶抑制剂治疗。对涉及 JAK 激酶通路的 BCR-ABL1 样的急性淋巴细胞白血病，CACA 指南推荐使用 JAK2 抑制剂芦可替尼进行治疗。除此类型外，在急性淋巴细胞白血病中还有一种特殊类型即 Ph 染色体阳性的急性淋巴细胞白血病，这种白血病也有特殊突变，即 BCR-ABL 特殊融合基因。CACA 指南还是强调多种药物的联合治疗，也就是说，对这种类型的急性淋巴细胞白血病，CACA 指南在既往多种化疗方案基础上，包括异基因造血干细胞移植基础上，强调靶向治疗，针对 ABL 激酶选择酪氨酸激酶抑制剂，选择包括伊马替尼、达沙替尼，以及中国自主产权的福马替尼应用于这种特殊类型急性淋巴细胞白血病的治疗。

在急性淋巴细胞白血病的治疗过程中，CACA 指南也强调整合多种因素进行精准治疗方案的选择。其中最重要的还是 MRD 监测。CACA 指南根据急性淋巴细胞白血病治疗后 MRD 情况，对 MRD 阳性病人，推荐给予双功能抗体清除残留病的治疗，然后进行调节移植治疗，当然对这部分病人，也可直接进行异基因造血干细胞移植。对 MRD 阴性的病人，可以考虑予异基因造血干细胞移植治疗，主要应用于这些高危病人，比如，Ph 染色体阳性病人。对 Ph 染色体阴性、相对低危病人，CACA 指南推荐 MRD 阴性情况下，可选择化疗。对 MRD 阴性、低危病人，CACA 指南也推荐中国方案，推荐自体造血干细胞移植，从而进一步降低复发率，提高治愈率。

最后，讲一下急性淋巴细胞白血病治疗的特殊部分，也就是中枢神经系统白血病的治疗。中枢神经系统白血病治疗，CACA 指南也强调整合多种因素，包括整合神经系统症状，如整合腰穿影像学检查结果。对无神经系统症状，经腰穿未发现白血病细胞的病人，CACA 指南更多强调预防，也就是说，进行鞘内注射药物，对中枢神经性骨白血病进行有效预防。对有中枢神经系统症状，尤其是通过影像学检查或腰穿，有中枢神经白血病问题的情况下，CACA 指南强调治疗，也就是说，通过鞘内注射进行有效治疗，治疗后，清除中枢神经系统白血病后，CACA 指南强调继续给予鞘内注射治疗，每周一次，连续 4~6 周，进行一个更加有效的维持治疗，从而预防复发。

4. 慢性粒细胞白血病的诊治

慢性粒细胞白血病，简称慢粒，与急性白血病不同，慢粒起病慢、病程缓，脾脏肿大多见，外周血粒细胞显著增多并有不成熟性。Ph 染色体和 BCR-ABL 融合基因是慢粒特征性遗传学改变。以前，慢粒是一个经典恶性疾病，应用化疗和造血干细胞移植治疗，但效果欠佳。现在主要治疗手段是靶向药物酪氨酸激酶抑制剂（TKI）治疗。TKI 的出现，使慢粒疗效发生了根本改变。病人可长期存活，现在可按照慢性病来管理该疾病。当病人有典型临床表现时，比如，高白细胞计数、脾大、贫血相关疲劳和体重减轻等，同时合并标志性 Ph 染色体和（或）BCR-ABL 融合基因阳性，就可确诊慢粒。

在治疗慢粒前，病人应接受基线评估，包括病史，体检，体能状态，骨髓 MICM［细胞形态学（M）、免疫学（I）、细胞遗传学（C）及分子生物学（M）］检查，以及心、肝、肾等脏器功能评估。此外，还要注意一些特殊情况，如病人是急变期起病，CACA 指南主张行进一步的骨髓免疫分型评估，以判断它是急淋变，还是急髓变。如 Ph 染色体阴性，而 BCR-ABL 阳性，需要进行骨髓免疫荧光原位杂交检查（FISH 检查）。CACA 指南更注重骨髓二代测序检查，以筛选高危预后基因，比如 *ASXL1*、*IKZF1*、*RUNX1* 等突变。如骨髓是干抽时，也可采用外周血进行检查。作为整个分期，慢粒的自然病程分为慢性期、加速期和急变期 3 个阶段。CACA 指南更加强调初诊出现克隆性演变的重要性。当初诊时出现主要途径克隆染色体异常时，有复杂核型时，认为其符合加速期。当初诊时，骨髓活检存在原始细胞聚集，认为其符合急变期。当然处于不同分期的病人，因其寿命各不相同，大多数病人诊断时处于慢性期，在 TKI 药物治疗前，病人的中位生存时间为 5~6 年，而加速急变期病人的中位生存时间不到 1 年，TKI 药物问世后，初诊慢粒慢性期病人 10 年生存率可达 90% 左右。

针对慢性期病人风险度分层，有 Sokal 评分、EUTOS 评分和 ELTS 评分。目前 Sokal 评分被广泛应用，但在 TKI 时代，CACA 指南更推荐 ELTS 评分，因为它能更好地识别因慢粒死亡的高危人群。慢粒治疗的近期目标是尽快获得完全细胞遗传学反应，以及深层分子学反应（DMR）。近年越多越来越多的慢粒病人追求的长期治疗目标是功能性治愈。

CACA 指南结合中国国情提出治疗目标要因人而异，按需制定。针对老年病人，以提高生活质量、减少药物不良反应为主，对年轻病人以追求停药获得无治疗缓解（TFR），实现家庭生育计划为主要的目标。

在治疗方面，CACA 指南细化了 TKI 治疗选择依据，可从病人年龄、疾病分期、风险度分层、BCR-ABL 突变类型等多维度选择 TKI 药物。从整合医学角度，在治疗目标、合并症疗效和毒副作用之间进行权衡，获得一个最佳的选择。对低危、老年或合并症多的病人，一代 TKI 伊马替尼应作为首选。对中高危或有停药需求的病人，二代 TKI 药物是更好选择。

关于慢性期病人的一线治疗，CACA 指南推荐依据年龄和风险度选择 TKI；对 65 岁以下的低危病人，首选伊马替尼，尼洛替尼，也可选择达沙替尼和氟马替尼。对 65 岁以下的中高危病人，首选尼洛替尼、氟马替尼，也可选择达沙替尼。对 65 岁及以上、不到 80 岁的低中危病人首选伊马替尼。对 65 岁及以上、不到 80 岁的高危病人首选二代尼洛替尼和氟马替尼，当然对于 80 岁及以上的高龄病人，无论低危或高危都首选伊马替尼来治疗。

此外，CACA 指南新增了对共存疾病选择一线 TKI 药物的推荐。比如，对合并糖脂代谢异常、心血管疾病或外周动脉相关疾病的病人，应避免使用尼洛替尼；对合并有肺部疾病、胸腔积液、肺动脉高压、消化道出血或自身免疫性疾病的病人，应避免使用达沙替尼治疗；对合并胃肠道相关疾病的病人，不推荐使用氟马替尼。

关于慢性期病人的二线治疗，CACA 指南依据前线治疗情况，以 BCR-ABL 激酶突变来推荐 TKI，一代伊马替尼一线治疗失败的病人首选二线药物，尼洛替尼、达沙替尼和氟马替尼，任何一种二代 TKI 一线治疗失败后，也可选择其他二代 TKI 治疗，同时需要结合 ABL 激酶突变状态选择二线治疗。

如病人存在 T315I 突变，推荐临床试验，推荐氟马替尼，推荐异基因造血干细胞移植。CACA 指南有一项新增内容，即病人存在 Q252H 或 Y253F 等突变时，推荐氟马替尼治疗。针对慢性期病人的后线治疗，接受过两种以上 TKI 治疗失败者，CACA 指南推荐首选临床试验或使用其余任何一种获批的 TKI。

CACA 指南建议奥雷巴替尼作为接受过两种以上的 TKI，包括耐药或不耐受，或有 T315I 突变慢粒病人的另一种有效选择。关于进展期慢粒病人的治疗，需参照既往治疗时病人的基础疾病，以及 BCR-ABL 激酶突变来选择合适的 TKI 药物。加速期病人需使用 TKI 治疗，使其病情恢复到慢性期。如加速期病人存在 T315I 突变或二代 TKI 不敏感突变，要及早地进行异基因造血干细胞移植，急变期病人可同时联合化疗。完成后，尽快进行异基因造血干细胞移植。

慢性期病人的治疗评估，包括血液学、细胞遗传学及分子学三个层次，其缓解程度逐渐加深。在 TKI 时代，CACA 指南推荐病人追求更深层次的分子学环节。一线 TKI 治疗，需在 3 个月、6 个月、12 个月及后续时间进行疗效评估。根据 BCR-ABL 融合基因和染色体检查结果，分为最佳反应、治疗警告及治疗失败三个层次。最佳反应，是指 3 个月 BCR-ABL≤10%，或 Ph + 细胞≤35%，6 个月 BCR-ABL＜1%，或 Ph + 细胞为 0，12 个月 BCR-ABL≤0.1%。需要注意的是，Ph － 染色体基础上出现的 -7 或 7q - 克隆性的异常属于诊疗警告。CACA 指南推荐对治疗警告、已失败的病人进行 BCR-ABL 激酶区突变以及二代测序的检测，以发现耐药相关基因。

二线 TKI 治疗的疗效评价标准较一线更宽松。二线治疗 6 个月的最佳反应标准，基本上等同于一线治疗 3 个月的最佳反应标准。二线治疗 12 个月的最佳反应标准等同于一线治疗 6 个月的最佳反应标准。

对获得最佳治疗反应的病人，可继续原方案治疗，对治疗失败或耐药的病人，须更换 TKI，对治疗警告的病人需参照治疗目标，尤其是追求无治疗缓解（TFR）的病人，结合年龄、合并症及耐药情况，综合决定是否换药。对 TKI 不耐受或药物毒副反应严重的病人，需根据病人并发症及合并症等个体化更换 TKI。

CACA 指南全面提出了因为各种原因无法使用 TKI 治疗的病人可以考虑的治疗方案，如异基因造血干细胞移植和干扰素治疗，并指出了各自的适应证。异基因造血干细胞移植的适应人群，包括二线 TKI 治疗失败的慢性期病人，治疗中任何时间出现 T315I 突变者、对多种 TKI 治疗不耐受者，以及加速急变期者，尤其是 TKI 治疗期间疾病进展者；干扰素治疗适应人群主要包括 TKI 耐药、不耐受，且不适合异基因造血干细胞移植的慢性期病人，各种原因暂时无法应用 TKI 或无法坚持长期使用 TKI 的慢性期病人。

CACA 指南更加注重中国国情，对停药标准提出了明确建议，年龄 > 18 岁、慢性期病人，且具经典 P210 转录本，不是 P190，也不是 P230，既往无 TKI 耐药，同时 TKI 治疗在 3 年以上，获得稳定且深层分子学缓解要超过 2 年，并且 CACA 指南对实现 TFR 的机构和检测时间也给出了指导建议，认为尝试 TFR 的机构要能做到及时准确的分子学监测，且在有经验的临床医生指导下进行。长期规范的分子学监测是停药的重要安全保障。

除关注 TKI 疗效外，CACA 指南还重视药物不良反应的管理。TKI 主要的 3~4 级血液学不良反应为中性粒细胞和血小板减少，可视情况暂停用药或减量治疗，必要时联合使用生长因子，TKI 药物共同的非血液学不良反应，包括有电解质失衡、皮疹、疲乏等。

CACA 指南更加关注不同 TKI 药物非血液学不良反应的细节管理，比如，使用尼洛替尼，出现 QT 间期延长超过 480ms，需要暂停用药，然后视情况以原剂量或减低剂量来重新开始治疗。比如出现 3~4 级转氨酶、胆红素、脂肪酶、淀粉酶升高要暂停用药，直到症状恢复至一级或以下，并减量至每天 400mg 重新开始；使用达沙替尼一旦出现浆膜腔积液，应暂停达沙替尼，给予渗透性利尿。如症状明显，可短程应用糖皮质激素，待症状、体征好转后减低剂量，重新开始治疗。

最后，是关于慢病病人的妊娠期管理。妊娠期间一旦被确诊为慢粒，急变期的病人应立即终止妊娠，并建议开始 TKI 治疗和化疗。慢性期病人要避免应用包括 TKI、羟基脲和白消安等致畸药物。如病人在 TKI 治疗期间意外妊娠，此时需充分权衡药物对病人流产和胎儿畸形的风险，以及停药的不利影响。对计划妊娠的女性病人在 TKI 治疗前可考虑卵子冻存，TKI 治疗期间要避免备孕，如果满足停药标准后，可计划妊娠。对计划妊娠的男性病人，TKI 治疗前可考虑精子冻存，备孕期间无须停用 TKI。

5. 慢性淋巴细胞白血病的诊治及康复

慢性淋巴细胞白血病（简称慢淋，CLL）是西方国家最常见的白血病类型，约占所有成人白血病的 1/3。数据显示，CLL 的发病率为 4.6/10000，亚洲人群的发病率相对较低，只有（0.2~0.3）/10000，是西方国家的 1/20 左右，发病率随着年龄增加而增长。中位诊断年龄在 68 岁，男性发病率略高于女性。

CLL 的诊断标准，CACA 指南指出 3 个方面：第一，外周血单克隆 B 淋巴细胞计数≥5×10^9/L；第二，强调外周血涂片中有小的、成熟的淋巴细胞显著增多，且易见到涂抹细胞；第三，有典型的流式细胞学的免疫表型，包括CD19+、CD5+，CD23+、CD200+、CD10-、FMC7-；膜表面免疫球蛋白包括κ或λ，以及CD20、CD22，还有CD79b弱表达。具备这三条，无须做骨穿就可诊断慢淋。临床上常用的慢淋免疫诊断积分系统，包括5个因素，即CD5+积1分，CD23+积1分，FMC7-积1分，膜表面免疫球蛋白κ或λ弱阳性积1分，以及CD22、CD79b弱表达积1分。这个积分系统中，如积到4~5分可诊断为慢淋，如仅为0~2分，可排除慢淋诊断，但在该积分系统中，通常CD5-不考虑慢淋诊断。慢淋中大概有10%左右的病人在整个疾病过程中可能会发生Richter综合征，或Richter转化。

CACA指南特别强调，当病人出现快速进展的淋巴结肿大，且有"B"症状表现为发热或盗汗，以及出现血清乳酸脱氢酶增高、高钙血症，应高度怀疑可能发生Richter综合征或Richter转化，建议做PET/CT。如全身PET/CT，SUV_{max} > 10，或SUV_{max}在5~10，同时临床高度怀疑Richter转化，应在CT指导下进行病理活检；如SUV_{max} < 5，可以排除Richter转化的风险或诊断。

病理学检查是诊断Richter转化的金标准，大多数Richter转化是弥漫大B细胞淋巴瘤的转化，少数是经典霍奇金淋巴瘤的转化。确诊Richter转化或Richter综合征，CACA指南还特别强调要进行克隆相关性诊断和判断，克隆相关指Richter转化的克隆是来自于慢淋，约80%的弥漫大B细胞淋巴瘤是克隆相关转化，仅有40%~50%的经典霍奇金淋巴瘤是与慢淋的克隆相关。克隆无关的转化是指与原来慢淋的克隆无关，可以视为第二原发肿瘤。可以通过分析IGHV-D-J基因重排判断Richter综合征和Richter转换与原有慢淋的克隆相关性。

临床常用的慢淋分期，包括Rai分期和Binet分期，这两种分期主要根据血细胞技术，还有受累淋巴结区域来判断。低危早期病人中位生存在10年以上，晚期中位生存期常不足5年。另外慢淋的国际预后指数包括5个变量，分别有不同的权重，包括p53基因的缺失或突变，权重最高积到4分；IGHV的无突变及β微球蛋白超过3.5mg/L，积分为中等的积2分；另外，临床分期Binet b期或c期而Rai为1~4期的，积到1分；还有年龄>65岁积到1分。这个积分系统可把慢淋病人分为4个危险组，包括极高危组、高危组、中危组和低危组。极高危组，指积到7~10分的病人，5年生存率只有23.3%；如为低危组，仅积到0~1分，5年生存率则高达93.2%。

并非所有慢淋病人诊断后都需要接受治疗，必须要达到治疗指征才开始治疗。治疗指征包括血细胞减少、血红蛋白下降和血小板减少。CACA指南特别强调进行性血细胞减少时，部分病人病情比较稳定，出现轻度贫血或血小板减少，可暂时不予治疗，进行密切观察。此外，指南还提出贫血要进行网织红细胞技术检查，血细胞减少要做骨髓检查，鉴别血细胞减少的原因。同时，少数病人还要排除骨髓异常增生综合征（MDS）。如因自身免疫性溶血性贫血或免疫性血小板减少导致的血细胞减少，CACA 指南认为这不是慢淋的治疗指征，只有当对糖皮质激素治疗无效的情况下，才是慢淋的治疗指征。另外，治疗指征还包括肿瘤负荷，比如，进行性淋巴细胞增多，若两个月内增高超过 50%、淋巴细胞倍增时间 < 6 个月，CACA 指南提出，初始淋巴细胞计数 < 30×10^9/L，不作为治疗指征判断。此外还包括巨脾，指的是左侧肋缘下超过 6cm，或进行性有症状的脾增大。另外，对慢淋病人所致有症状的脏器功能异常，比如，皮肤、肾脏或肺等脏器功能异常，也是慢淋开始治疗的指征，治疗指征还包括全身症状，在治疗前 6 个月出现无明显原因的体重下降超过 10%、严重乏力，如 ECOG 评分 ≥2 分，不能进行常规活动，还有无感染证据，体温 38℃以上 ≥2 周以及无感染证据，夜间盗汗 > 1 个月，也是慢淋治疗指征。

慢淋的一线治疗是针对有治疗指征的病人。CACA 指南提出，慢淋的一线治疗可行分层，包括病人的年龄和体能状态，可将慢淋分为年纪 ≤65 岁且体能状态好的一组；年龄 > 65 岁且健康状况良好的病人；年龄 > 65 岁健康状况不佳的病人。对年龄 ≤65 岁体能较好者，第二次分层依据病人无不良预后因素。

如病人存在 IGHV 突变，无 17p- 和 TP53 基因突变，CACA 指南推荐可行免疫化疗，包括像 FCR 方案，同时也推荐给予小分子抑制剂，包括 BTK 抑制剂和 BCL-2 抑制剂联合或不联合 CD20 单抗治疗。如病人伴有不良预后因素，IGHV 无突变，或伴有 17p- 或 TP53 基因突变，不推荐免疫化疗，而是推荐新药 BTK 抑制剂或 BCL-2 抑制剂，联合或不联合 CD20 单抗治疗。同样对年龄 > 65 岁病人，如不伴有不良预后因素，可推荐免疫化疗，主要指 BR 方案苯达莫司汀联合利妥昔单抗，也同样推荐新型小分子靶向药物 BTK 抑制剂或 BCL-2 抑制剂，联合或不联合 CD20 单抗治疗。如病人伴有不良预后因素，不推荐免疫化疗，仅推荐新药治疗。此外，对年龄 > 65 岁体能状态不好的病人，CACA 指南建议使用新药小分子的靶向药物，因为靶向治疗疗效好，毒副作用轻，病人耐受性会更好。此外，还会推荐苯丁酸氮芥联合 CD20 单抗，对这部分病人的治疗，复发难治的慢淋同样需要有治疗指征时再开始治疗。

治疗指征同一线治疗指征相同，CACA 指南特别强调，选择治疗方案，除需考虑病人年龄、体能状态及遗传学等因素外，还应同时综合考虑病人既往治疗方案的疗效，还有缓解的持续时间及耐受性等因素，优先推荐病人参加临床试验。此外还会推荐病人使用靶向药物 BTK 抑制剂联合 CD20 单抗，或 BCL-2 抑制剂联合 CD20 单抗对复发难治病人进行治疗。

另外，前面提到的组织学转换问题。组织学转换，如是一个克隆相关的弥漫大 B 细胞或不明克隆起源的，CACA 指南特别强调要参加临床研究，因为这部分病人的预后较差，如不能参加临床研究，建议采用强烈方案，包括像 R-DA-EPOCH 方案、R-HyperCVAD 方案（A 方案）以及 R-CHOP 方案，联合或不联合维奈克拉或 BTK 抑制剂进行治疗。此外，PD-1 单抗联合或不联合 BTK 抑制剂治疗也可采用，如病人获得缓解，尽可能进行异基因造血干细胞移植。如不能进行异基因造血干细胞移植，则按照复发难治弥漫大B方案的治疗。如病人是克隆无关的弥漫大B转化，就按照de novo的弥漫大B治疗。CACA指南特别强调，要求对慢淋病人进行积极的支持治疗。对反复感染，且IgG < 5g/L的病人，要进行静脉丙种球蛋白输注，直到IgG≥5g/L，既往HBV感染的病人需注意HBV再激活。对肿瘤溶解综合征高危病人，在初始治疗时应充分水化和碱化，尤其是采用BCL-2抑制剂维奈克拉治疗的病人，应行肿瘤风险分级，且给予相应的预防措施。

对于白血病的康复，CACA指南特别强调全程管理。近年对白血病的全程管理理念越来越得给予重视。CACA指南指出，从病人入院到出院，从治疗到康复，以及从医院到居家，还有从病人到家属，以及从生理到心理，在白血病整个规范化管理中，每一步都非常重要。要切实做好每一步，才能让病人的生存期及生活质量得到保证。另外，CACA指南特别强调心理康复治疗，要树立病人战胜白血病的信心，告诉病人白血病并非不治之症，要以积极的心态面对生活，另外，建议病人合理饮食，有利于病情康复。合理饮食，要营养均衡，保持健康生活方式。另外，还要建议病人适度锻炼，有利于身心健康。锻炼可以选择适宜的运动项目、强度和时间。另外，还要强调谨遵医嘱，定期随访，正视疾病，不要回避。

二、院士点评

1. 张学院士：肿瘤是基因病，不是遗传病

肿瘤是基因病，不是遗传病。任何肿瘤的产生都是基因改变的结果，只是改变的多与少。相对于成人肿瘤，儿童肿瘤改变的基因少；相对于实体瘤，白血病改变的基因少，甚至更少，诊断和治疗容易一些，且主要矛盾突出，更有利于靶向药物的研发。

2. 丁健院士：OS是判定白血病疗效的金标准

主要有三点感想。第一，CACA指南将"防—筛—诊—治—康"全过程整合到一起，秉承整合医学的概念。我始终认为，肿瘤治疗应该是整合性治疗。若病人的状态比较好，最终的临床效果也会好，所以，我认为指南还应考虑病人的精神因素。病人认为自己可以康复，就可以提高其免疫能力。CACA指南的意义在于纳入了中国方案，特别是CACA指南的制定提高了基层医疗资源，包括地、市、县级地区医疗机构的诊治水平。因为不可能所有的病人都到大医院或三甲医院来治疗，所以我觉得这是我国目前与发达国家存在的一个很大差别。发达国家有时被说成呆板，但他们每一步治疗都有一些诊断和治疗标准，比如，乳腺癌到了哪一期应先开刀，哪一期应该先化疗。CACA指南非常好，我今天非常认真地从头听了几位专家的讲解，这几位专家讲得非常清楚，要点非常突出，这是我的第一点感想。第二，我觉得可以把白血病甚至包括淋巴瘤作为一类，其他肿瘤作为另一类，原因在于白血病与其他肿瘤相比，无论从发生、发展、治疗，以及转归都与其他肿

瘤不一样，它是直接在血液中循环的，所以用药也比较直接，可以看到所有的突破性治疗，比如，TKI 的治疗，第一个是 BCR-ABL 的小分子突破。比如，治疗早幼粒细胞性白血病的砷剂，维 A 酸也是在白血病中突破的，一直到现在的细胞治疗、干细胞治疗，包括表观遗传学，当前首先就在血液肿瘤上突破。为什么会有的有效，有的无效。张院士刚才已经回答了部分问题，首先每个人情况不一样，不只是基因改变就能决定一切，还有一些表观异常的改变、微环境的改变，所以每个人的体质免疫反应不一样。第二，肿瘤细胞，包括发现白血病的细胞存在免疫逃逸，还具备抗压能力，所以导致有时治疗会无效，称为原发性耐药，但更多的是继发性耐药，也就造成了一些难治性、复发性白血病的发生。所以我想特别指出的是，在白血病治疗中，中国科学家做出了非常重要的贡献。除肝癌外，我国对白血病的贡献非常巨大，包括机制方面的研究。存在的问题主要有线面几点：第一，尽管白血病的治疗效果比实体瘤要好，但还远远没有达到精准治疗；第二，还有一些难治性、突发性、特殊类型的白血病无药可治，且原发性耐药的治疗是无效的；第三，目前这个指南是第一版，后面要把更多的新进展加进去；最后，在判定白血病疗效时，应特别注意，OS 才是最后的金标准。

3. 陈国强院士：加强基础研究，发现更多创新药物

在过去的十多年间，白血病的诊断和治疗无论在国际上还是在国内都取得了长足进步，但离人类对白血病病人的期望还有很大差距，我们任重而道远。我认为 CACA 指南非常好，既结合了国际上这 20 多年来对白血病诊断和治疗的研究成果，同时，也结合了我国国情和我国白血病基础和临床研究的成果，更重要的是贯彻了整合医学的理念。

由于肿瘤有异质性，同样的肿瘤病人，不同的人差别很大；同一个人的肿瘤，不同的肿瘤细胞也都有差别。异质性在白血病中反映得淋漓尽致。白血病分为很多类型，今天这个指南根据 MICM 分型、病人年龄、病情的危险度，提出了不同的整合诊断和整合治疗的方案。我相信这些方案如能在全国普及、广大的血液科医生都能执行，对提升病人的生活质量，改善白血病病人的预后会产生非常深远的影响。

我们还要在这个指南的基础上进一步加强临床研究，同时要加强基础研究，发现更多创新药物，使病人的疗效和无病生存期能得到更好的改善。如都能像早幼粒白血病那样得到治愈，像慢性粒细胞白血病那样能得到慢性管理，那么，白血病病人的生活质量就会得到很大的改善。

4. 王琦院士：中医中药在白血病诊疗中的作用

首先，这个指南由上百位专家将"防筛诊治康"、靶向治疗、化疗等整合到一起很不简单，但整合并不只是"1 + 1"的累积，而是相互关联、相互作用的，所以肿瘤的诊断和筛查一定要运用整合医学理念整合人体的各种因素，包括外部因素和内部因素。

其次，中医有五大作用。第一，治疗作用，比如，全世界公认的急性早幼粒细胞白血病首选药物是三氧化二砷，因此中医药有直接治疗疾病的作用；第二，减毒增效作用；第三，减少并发症作用；第四，提高生活质量作用。大量临床试验证明，许多重要的单方、复方可增强化疗药物敏感性，提高化疗效应，降低毒副作用，提升病人生活质量，延长病人生存期。大量临床实践证明，中医治疗可能与西医化疗的治疗理念不同，中医可能叫解毒，可能叫散结，可能叫益气养阴，也可能叫补益肝肾，调理阴阳。中医要运用自己的语言系统。

再次，通过中医免疫调节作用来解决中医的机理问题。中医药抑制白血病的细胞增生，促进白血病细胞凋亡、细胞分化，抑制白血病细胞的多耐药途径，重点是中医的免疫调节作用。

最后，重视病人个体的体质。个体的耐药性、治愈时间都会因病人体质不同而有差异，这是一个共性问题。要治人的病，一定要治生病的人，这就体现了个体体质的差异性。总而言之，在中医机理上的认知需要进一步深化和细化。

三、总　结

樊代明院士：应用和创新指南，争做良医和大医

几十年前，我国白血病的治疗水平低，分类也没这么多，现在有了长足发展，走出了一条创新的道路，我相信将来白血病的诊疗肯定会为实体瘤的整合诊疗蹚出一条路。

CACA 指南是大量医生临床工作经验的高度总结，是结晶；CACA 指南是病人的贡献；CACA 指南是整合医学的高度总结，所以应该大力推广。如果用指南治病，我个人觉得是良医、有良心的医生。由于事物总在发展，所以指南需要不断创新、需要不断更新。与时俱进，这种医生是大医。

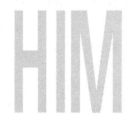

胰腺癌整合诊治前沿

◎虞先濬 孙 备 徐 近 杨尹默

一、专家解读

1. 指南概述

今天精读宣讲的内容包括几个方面：首先，概述 CACA 指南产生的来由、过程及未来方向。接着遵循整合医学理念，请出 3 位著名胰腺癌诊治专家，对防筛诊治康全程管理及胰腺癌的研究展望、路在何方进行详细阐述。

本指南具有以下特色：第一，立足国内。随着中国目前研究水平越来越高，临床实践越来越深入，的的确确形成了很多具有临床证据的中国胰腺癌治疗指导经验。同时参考国外指南，取长补短发出中国声音。第二，CACA 胰腺癌指南不只像以前那样只关注诊断与治疗，而是遵循了整合肿瘤学原则，对被誉为"癌中之王"的胰腺癌，进行了从预防、筛查、诊断、治疗，包括后期康复管理的全程管理。在临床实践中，我们不仅仅从以前各科室的单打独斗走到了符合国际潮流的多学科，更重要的是已从多学科的合作走向了整合医学，真正做到了从整体全程对病人进行指导和管理，并将这种理念推向各基层单位。CACA 指南面对这种难治性肿瘤，并不仅满足于让三甲胰腺癌中心认同且付诸实践，更重要的是能把它覆盖到基层，能下沉到每一个医疗机构的前沿和前线，使接触到胰腺癌病人的医生，都能很好地理解，且深入人心，具有朴实性和专业性。这样，我们便能第一时间给出病人最好的筛查、最好的防治、最好的诊疗方法。

CACA 指南不仅具有以上特色，在流行病学决策、筛查、手术，包括整合治疗康复等方面，相比国内外指南，如 NCCN 指南、ESMO 指南，CACA 指南也毫不逊色，更重要的是在体现中国特色和中国声音的部分，展示了独特风采，关注了胰腺癌的防筛诊治康全程防治与管理。

众所周知，胰腺癌作为"癌中之王"，在世界范围内的发病率在上升，尤其在中国，随着生活水平提高，包括饮食结构西方化，颇有"赶英超美"的趋势。但令人不安的是，胰腺癌的发病率和病死率几乎相等，正应了"癌中之王"的称号。就目前而言，临床治疗效果不尽如人意。因此，规范化治疗迫在眉睫。

国内形势严峻，不仅总体发病率呈明显上升态势，在发病特点上，随着城市化进程发展越来越快，胰腺癌在城市中高发。一般情况下，像北京、上海、广州等超大城市，发病率明显高于中等型城市，高于农村，同时东西部地区有显著差异。因此，加强对规范化诊疗的理解，能把 CACA 指南的普适性加强，对国家卫生资源和态势的布局有非常重要的意义。

胰腺癌的临床诊治，具备以下特点：第一，手术是目前胰腺癌根治的唯一手段，许多医生可能还停留在仅靠"一把刀"阶段。目前是否应拼命追求提高手术切除率？切除率提高是否等于生存获益？是否意味着可以获得更好的生存率？第二，我国对胰腺癌的早期诊断率到底如何？有哪些欠缺的地方？欠缺原因是否仅因胰腺癌起病隐匿，或是胰腺癌太过狡猾，还是应改变思想、观念，提高技术手段。第三，药物治疗虽有进步，但疗效不尽如人意，是药物不敏感，还是策略和使用上并未做到真正个性化？相比其他肿瘤，胰腺癌精准治疗这一步如何跨越？因此，无论从单一手术走向个体化精准治疗，还是已逐步建立的理念，都要从整合治疗走向病人的全程管理，而更重要的是面对胰腺癌这种恶性顽疾，需提高专业性。专科化和专业化的发展带来的就是规范，而最终规范定会给中国一线肿瘤学科带来领先态势。

2. 防筛诊系统规范

CACA 指南明确提出，胰腺癌发病隐匿，早期确诊困难，应防治并重，尽可能通过干预发病危险因素降低发病率。正如樊院士所讲，对绝大多数肿瘤，1/3 可预防，1/3 可治愈，而 1/3 可延长生命，胰腺癌亦如此。赵玉沛院士发表在 *Cancer Letters* 中的文章指出，胰腺癌的危险因素主要包括三类，即个体因素、生活方式及疾病因素。个体因素主要包括遗传及基因突变；生活方式主要包括饮酒、抽烟、肥胖等；疾病因素包括 2 型糖尿病及慢性胰腺炎等。

CACA 指南指出，胰腺癌的一级预防，主要是有效降低发生率，包括积极戒烟、避免酗酒、控制饮食、均衡营养、加强锻炼、生活规律、职业防护及提前预防等；二级预防主要是有效降低病死率，进行早期诊断、早期治疗；三级预防主要是延长生存时间，主要通过整合治疗，有效提高生活质量。

CACA 指南强调，胰腺癌的筛查不同于胃癌、结直肠癌等其他消化道癌症，仅对具有发病高危险人群，即对终生易患胰腺癌风险超过 5% 的个体进行针对性再筛查。同时不推荐对无症状的成年人行常规普查。有遗传性因素人群占比大约 10%，其中有家族史者，建议每年进行超声内镜及 MR 检查；对于非遗传因素者，包括胰腺囊性疾病、新发糖尿病等，建议每半年进行超声内镜、MR 及多学科诊断等。CACA 指南推荐，对胰腺癌筛查人群建议整合应用液体活检及影像组学等多种技术，筛选高危人群，包括具有致病突变的人群、易感基因的人群及有家族史的个体等。针对存在致病因素突变的个体，建议筛查起始年龄为 40 岁，具有易感因素的个体，建议筛查起始年龄为 45 岁，存在家族史的病人建议筛查年龄为 50 岁。若有明确家族史，建议将家族中最早筛查年龄提前 10 年。

CACA 指南指出，胰腺癌诊断主要根据临床表现、实验室检查、各项影像学检查及细胞组织学检查，进行整合诊断，判断临床分期。胰腺癌早期无特异性临床表现，直到中晚期才会出现。其临床表现为难以缓解的腹痛、梗阻性黄疸、体重下降、消瘦、食欲缺乏、恶心呕吐、脂肪泻及胰腺炎发作、血糖突然增高、血糖难以控制等。

胰腺癌的诊断手段包括 5 个方面，即实验室检查、影像学检查、内镜检查、腹腔镜检查及病理学诊断。其中，病理学诊断是金标准。血液生化是实验室检查常用指标之一，但无特异性，其主要表现为胆红素增高、淀粉酶升高及血糖变化；血清标志物检查非常重要，目前有特异性的标志物是 CA19-9，70%~75% 的病人 CA19-9 增高，少数病人检测不到 CA19-9 升高，此时 CEA、CA125 联合检测有助于提高胰腺癌诊断率。同时，近几年推崇的液体活检，包括循环肿瘤细胞（CTC）、循环肿瘤 DNA（ctDNA）、外泌体、MicroRNA 等显示了良好的检测前景。同时与 CA19-9 联合应用可提高准确性，但仍需进一步验证。影像学检查繁多，如过去常规的 B 超是无创的，但目前最推崇检查是 CT 检查，常规为薄层增强动态螺旋 CT 扫描。MR 可作为增强 CT 的补充，可观察到是否有胰腺癌的肝脏微小转移，以及胰胆管的情况。国外近几年较流行的还有 PET/CT、PET/MRI 等，可观察到胰腺癌是否存在远处转移，有助于胰腺癌分期。值得注意的是，这并不是胰腺癌的常规检查，在胰腺炎症的鉴别诊断中，PET/CT 并未显著提高其诊断效率。近 10 年来，内镜超声备受推崇，具有很大优势，主要表现：①避免胃肠道气体干扰，可发现胰腺小肿瘤，甚至 2cm 以下的胰腺肿瘤；②观察肿瘤和血管的关系以及肿瘤的侵犯程度；③可同时做细针穿刺（FNA）行病理学检测。不足之处是创伤性检查，准确性受操作者影响较大，对临床诊断明确或无病理需求的胰腺癌病人不推荐。内镜逆行胰胆管造影（ERCP）亦有助于胰腺癌诊断。若术前有黄疸，可在术前进行 ERCP 减黄，同时在减黄之后实施手术或新辅助治疗。同时 ERCP 可发现胆胰管狭窄、梗阻、充盈缺损等异常，但 ERCP 亦属于创伤性操作。近年推崇的技术是腹腔镜探查，但 CACA 指南明确提出，腹腔镜并不是胰腺癌检查的常规推荐。然而，腹腔镜探查有较大优势：对肿瘤分期具潜在诊断价值，能发现腹膜移植和影像学漏诊的肝微小转移灶；合并高危因素拟行根治性切除的胰腺癌病人进行腹腔镜探查可发现术前未检出的微小转移灶。不足之处在于腹腔镜探查亦属于创伤性检查，是获取组织病理学诊断的备选方法。

病理学诊断是胰腺癌诊断的金标准。胰腺癌中有 90% 病人属于导管腺癌与腺泡细胞癌，在病理学诊断中有 3 种方法，包括腹腔应急开腹活检、穿刺活检及脱落细胞检查。CACA 指南明确指出，核心方法是穿刺活检，即通过超声内镜引导细针穿刺、B 超或 CT 引导下穿刺。对接受新辅助治疗或化疗放疗的病人，要根据胰腺癌病理诊断进行临床诊断；对疑似胰腺癌，需取组织学、临床或细胞学进行诊断，若诊断明确，之后可行化疗或新辅助治疗。如无细胞学诊断，则要多次穿刺，集中会诊，或经各项全面检查后，必要时加做 PET/CT、MRI，与病人家属沟通风险，获得知情同意，经多学科整合 MDT to HIM 讨论，最终决策。

3. 治康精准全程

CACA 指南中提出，胰腺癌治疗前，要进行整体评估。首先是分期评估，目前在其他指南，包括 NCCN 指南等，采用的是美国癌症联合委员会（AJCC）第 8 版分期标准。若是淋巴结 N_1，即第 1 站有转移情况下，通通归为 ⅡB 分期；若是 N_2，即第 2 站淋巴结或 T_4 及以上全归为 Ⅲ 期，该分期能预测预后、指导治疗，但整体而言略显宽泛。因此，CACA 指南对第 8 版 AJCC 分期进行了修订：将 Ⅲ 期分为 ⅢA 期和 ⅢB 期，即将 $T4N_xM_0$ 归为 ⅢB，同时 N_1 除了在 ⅡB 中，在 ⅠB、ⅡA 中亦存在，同样 ⅢA、ⅡB、ⅡA 期中均可观察到 N_2。综合比较以上分期可知，CACA 指南分期更好地平衡了肿瘤的大小和淋巴结转移之间的关系，有助于指导治疗和预测预后。其次是体能状态评估，CACA 指南指出，胰腺癌总体进展较快，可能会影响全身状况，在开始任何治疗前都要进行体能状态评估，目前主要根据 ECOG 评分，分为良好、较好和较差三个状态。目前，在胰腺癌治疗中，外科切除仍是预后较好的治疗手段，所以 CACA 指南建议胰腺癌需进行解剖学评估，即根据可切除性，局部根据肿瘤与动静脉之间的解剖学关系，可分为可切除、交界可切除、局部进展、合并远处转移 4 个分期。除了解剖学评估外，CACA 指南推荐整合生物学评估，比如肿瘤标志物、PET、液体活检标志物等。

胰腺癌的治疗，热门治疗手段为新辅助治疗。临床实践发现，对可切除胰腺癌，部分病人即使直接行外科切除，效果仍不尽如人意。对交界可切除胰腺癌，切缘为 R_0 的可能性非常小，多数为 R_1/R_2。另外，随着化疗有效率的提升，让胰腺癌新辅助治疗有了动力。在新辅助治疗中，最早是用于可切除和交界可切除人群。对可切除胰腺癌病人，若接受新辅助治疗，需具备较好的体能状态。CACA 指南推荐，合并高危因素者，以新辅助化疗为主，一般 2~4 个周期化疗。对交界可切除胰腺癌，以新辅助化疗为主，亦可考虑加用新辅助放疗，一般以 2~6 个周期为主，在目前可切除胰腺癌的高危因素中，尚缺乏统一量化标准。CACA 指南根据国内研究，推荐 CEA +、CA125 +、CA19 - 9 ≥ 1000U/mL 时开展新辅助治疗。新辅助治疗得到认可后，逐步延伸扩展到转化治疗。转化治疗主要用于局部进展期和合并远处转移病人。对局部进展期病人，局部不可切除，一线治疗采用的是非手术治疗，但在一线治疗后约有 20% 能转化成手术切除，预后优于未手术者；对合并远处转移者不可切除，一线治疗也是采用非手术治疗，主要以全身系统治疗为主，但临床发现，远处转移为寡转移者，可考虑转化手术，CACA 指南推荐这部分病人参加手术切除的临床试验。

CACA 指南指出，新辅助/转化治疗后的可切除性评估如下：对可切除的病人接受新辅助治疗后，若肿瘤标志物有所降低、影像学检查未进展，可行可切除治疗。对交界可切除病人，接受新辅助治疗后，若肿瘤标志物稳定或降低，静脉虽有侵犯但能切除重建；即使累及动脉，若其他方面有改善，不是手术探查禁忌证。对局部进展病人，肿瘤标志物如 CA19 - 9 水平下降 50%，影像学检查提示局部缓解或疾病稳定（PR/SD），同时临床有改善（体能状态、疼痛、营养等）可行手术切除。对合并转移的病人，寡转移灶明显减退，预计手术能达到 R_0 切除，都可作为手术切除标准。

CACA 指南提出，肿瘤的最佳切除入路和程序目前尚无统一标准，但特别强调无瘤原则和非接触操作。术前减黄存在两个问题：①是否减黄？若总胆红素≥250μmol/L 推荐减黄。对高龄或体能状态差的病人，梗阻时间长、肝功能明显异常，伴有胆管炎症，即使总胆红素未达到 250μmol/L，也推荐术前减黄。②减黄方式以 ERCP 和经皮肝穿刺胆管引流（PTCD）为主，各有利弊。对外科操作中的淋巴结清扫范围，目前尚无研究证实扩大清扫比标准清扫效果更好。所以 CACA 指南提出，除临床研究外，目前仍建议行标准淋巴结清扫。当然标准清扫不是不清扫，建议清扫 15 枚以上淋巴结，另外胰体尾癌病人可选择根治性顺行模块化胰体尾脾切除术（RAMPS）。

关于血管切除，单纯静脉切除重建，若能达到 R_0 切除者，预后要明显优于仅行姑息性手术者。胰体尾癌联合腹腔干切除，若有望获得 R_0 切除，可经 MDT to HIM 讨论。联合肠系膜上动脉切除，目前不做常规推荐。微创手术主要包括腹腔镜和机器人，国内大规模研究表明，腹腔镜下远端胰腺切除术（LDP）和腹腔镜胰十二指肠切除术（LPD）安全性得到保障，微创优势明显，病人恢复相对较快。肿瘤学获益目前仍在验证中，CACA 指南推荐在大中心开展。机器人与腹腔镜相比，似在中转率方面具有一定优势。

目前，胰腺癌总体化疗方案可归为 4 大类：①以吉西他滨为基础的化疗方案；②以氟尿嘧啶类为基础的化疗方案；③吉西他滨联合氟尿嘧啶类的化疗方案；④其他化疗方案。化疗是除手术以外非常重要的治疗手段，可用于所有分期的胰腺癌病人，包括新辅助、辅助、一线、维持、后线治疗等。CACA 指南推荐，根据病人的体能状态、治疗目标及疗效预测［如超声内镜弹性应变率比值（SR）高者可优先使用 AG］等选择个体化的化疗方案。化疗中较为重要的是新辅助转化化疗和辅助化疗，前者可筛选根治性手术能获益的病人，提高 R0 的切除率，降低淋巴结转移率，提高病人生存，降期降级，转化手术切除。目前，积极推荐根治性切除术后行辅助化疗。但对 < 1cm 的较早期胰腺癌病人，经辅助化疗后是否获益有待验证。这是因为胰腺癌早期诊断比较困难，案例较少，所以目前还处于争论当中。对辅助化疗，尽量推荐在术后 8 周内开始，若病人体能状态跟不上，也可延长至 12 周。CACA 指南特别指出，做足化疗疗程非常重要，通常为 6~8 个疗程。

放疗种类繁多，最早使用的是同步化放疗，后来包括三维适形放疗、调强适形放疗（IMRT）、立体定向放疗（SBRT）、质子重离子等，胰腺癌治疗较为常用的是同步化放疗、SBRT 等。交界可切除胰腺癌适用新辅助放疗，根据Ⅲ期 PREOPANC 研究，CACA 指南不常规推荐可切除胰腺癌做新辅助放疗。除新辅助放疗外，还可作为辅助放疗。辅助放疗的人群包括局部进展期、局部复发、姑息性放疗和术中放疗病人等。R_1 切除、淋巴结阳性、血管侵犯的病人，经辅助放疗可获益。靶向治疗和免疫治疗是胰腺癌追求的目标。胰腺癌的靶向治疗研究起步较早，2007—2008 年使用尼洛替尼，目前是奥拉帕尼；最近开展的"了解您的肿瘤

(KYT)"临床研究中,在乳腺癌中可能发现某些潜在靶点,若胰腺癌病人运用这些靶点进行靶向治疗,同样可获益。因此,CACA 指南推荐,有条件的胰腺癌病人可做基因检测,从而达到精准治疗效果。在免疫治疗中,胰腺癌目前还是免疫"冷"肿瘤,CACA 指南推荐,有条件病人进行微卫星不稳定(MSI)、错配基因修复(MMR)及肿瘤突变负荷(TMB)检测,从而进行免疫治疗,可能会从中获益。

对可切除胰腺癌,提倡根治性手术。若术前合并高危因素,推荐做新辅助治疗,而术后 8 周内,推荐做辅助治疗。对交界可切除胰腺癌病人,推荐全部做新辅助治疗,在新辅助治疗中,除了化疗外,新辅助放疗也可考虑。术后合并有高危因素的病人,可加用术后辅助放疗。对局部进展期病人,由于局部不可切除,更多采用一线治疗,之后可转化手术、局部控制或后线治疗等。对合并远处转移病人,一线治疗以全身系统性治疗为主,若效果较好,亦可做维持治疗。若是寡转移,推荐参加外科切除的临床试验。

在胰腺癌的治疗中,鉴于胰腺癌恶性程度非常高,根治性术后易复发,因此 CACA 指南特别强调术后复发的管理。根治性术后,将近 80% 病人可能会出现复发,可分为初次仅远处转移和初次仅局部复发。局部复发病人可采用化疗或化疗联合放疗,亦可对局部孤立复发病灶考虑 R_0 切除。远处转移病人,若在 2 年以内,称为早期出现的远处转移,一般以全身治疗为主;术后 2 年后出现转移,则为晚期出现的远处转移,多发转移以全身治疗为主,而孤立转移,可考虑局部治疗,比如手术、放疗、射频消融等,建议局部治疗前或后辅以全身治疗。

CACA 指南推荐,胰腺癌治疗可结合其他治疗,包括中医药、止痛、介入、姑息治疗等。胰腺是非常重要的消化器官,胰腺本身有内、外分泌功能,同时其位置也非常重要,处在消化道的中心隘口位置,因此许多胰腺癌病人伴有营养不良、血糖波动、胰酶不足、胆道消化道梗阻、肿瘤消耗等症状,CACA 指南特别强调营养支持治疗。无论何种治疗,胰腺癌康复亦非常重要。营养不良的病人,建议补充胰酶、调节血糖、规律作息、适度运动、中药调理、注意饮食等,通过治疗和康复的全程管理,希望获得最佳的疗效。

4. 临床研究,路在何方?

胰腺癌是一种特殊性消化道肿瘤。西方谚语称:上帝之所以把胰腺藏在后方,是因为不愿让外科医生去打扰他。一方面,胰腺癌早期切除率低,早期常易合并转移和周围大血管侵犯。胰腺癌细胞有特殊性,好像一个坏人,但表面上不坏,抗原的免疫原性很低,不易被警察所识别,例如干细胞化易发生免疫逃逸,而胰腺癌恶性度高,异质性显著,具有原发和获得性耐药特点。另一方面,胰腺癌间质成分丰富,其肿瘤微环境亦是目前临床和基础研究的热点。胰腺癌微环境中瘤细胞含量很少,间质组织很丰富,但免疫细胞少,即警察少,所以导致微环境里坏人很坏,但相应的警察识别坏人的正义力量又很少,因此胰腺癌恶性度较高。

从学科的角度评价胰腺癌诊断的若干热点问题,从医生、临床学科的发展和建设的角度来讲，肿瘤相关的学科分支越来越细了，比如有肿瘤外科、内科，包括腔镜、介入、营养、影像等。但从病人的角度来讲，特别需要这些学科的整合，能体现在个体化的诊断和治疗方面。在当前形势之下，尤其是恶性度很高的胰腺癌，整合医学显得尤为重要。

回顾过去，既往可叹，近 20 年来胰腺外科技术进步飞快，总并发症的发生率和围手术期的死亡率都显著下降，所有胰腺手术都能用腔镜和机器人等微创手段来完成。另外，更新传统理念，由手术优先过渡到 MDT 多学科诊治，进一步发展为整合医学。胰腺疾病专科化，胰腺医生专业化。CACA 指南及共识性的文献引领，使胰腺癌诊治理念有了非常大的更新。在技术和理念方面，虽有了更多的进步和更新，但目前面临的瓶颈挑战非常巨大，特别体现在病人远期预后无显著改善。来自美国的文献表明，过去 30 年，胰腺癌病人的预后并未改善。因此，外科技术进步巨大，但肿瘤学认知亟待突破。技术的进步改善了病人的近期效果，即从巨创过渡到微创，但该近期效果对病人的远期预后作用有限，发病率和死亡率仍十分接近，这尤其表明胰腺癌的治疗效果亟待改善，作为一名外科医生，形态学的切除不等于肿瘤学的治愈。

在整合医学时代之下，胰腺外科当下仍有很多可作为的方向。一方面从外科技术角度来讲，工业化 4.0 带来了临床医学 4.0，展望外科技术 5.0。从过去巨创手术到现在腔镜机器人微创的手段完成，极大地改善了病人的就医体验，提高了舒适性。另一方面，从整合医学的角度评价系统治疗，胰腺癌的辅助治疗和新辅助治疗近年来取得了非常大的进展，辅助治疗改善了合并转移病人的中位生存期。合并转移病人是一些晚期病人，这些晚期病人依据辅助治疗，没有手术治疗的可能性，辅助治疗则改善了这部分病人的生存期。对其他一部分术后的辅助治疗，做过手术的病人，局部复发率和远处转移率非常之高，这部分病人通过辅助治疗，特别是三药联合的 FOLFIRINOX 方案，使病人的中位生存期提高到 50 多个月，这是划时代的进步。从 20 世纪 80 年代开始，这些著名的临床试验给我们带来了深刻印象，也是在整合医学时代之下，对系统治疗有了更深刻的认知和理解。除了辅助、新辅助治疗外，全程新辅助治疗也是最近的热门话题。系统治疗在时间和空间上都有很大拓展。过去对不可切除、局部进展期的胰腺癌病人要进行系统治疗，过渡到交界可切除病人的系统治疗。从空间上讲，对于可切除的胰腺癌，有局部高危复发因素的，也要开展新辅助、辅助治疗，所以从空间上有了极大的拓展。从时间上讲，我们从过去的辅助到新辅助再到当前的全程新辅助，所以系统治疗在整合医学的时代之下，从时间和空间两个维度都取得了非常大的拓展。

展望未来，从外科的技术层面上讲，过去依赖基础器械做胰十二指肠切除，"浴血奋战"，术后对病人如涅槃重生，所谓外科学根治；而现在的主命题是安全性，让胰十二指肠切除术安全进行，病人顺顺利利出院，这是外科医生最有成就感的手术。

但目前的肿瘤学评价相对不足。从基础器械进展到能量平台，从巨创到微创远远不够，现在要加速康复，技术上能否做到无创？基于此，加速康复外科（ERAS）在微创理念的基础之上，体现出外科技术的进步。所谓"波澜不惊，润物无声"，过渡到加速康复更应强调肿瘤学的治愈。技术层面提高了病人近期的预后，但转化治疗若能改善肿瘤的生物学行为才是质变。

胰腺癌恶性度很高，把它转变成恶性度不高的肿瘤再进行治疗，这是生物学认知方面特别是未来在基础和临床研究方面关注的内容之一。过去几十年，在外科优先的指导之下进行胰腺癌治疗，现在过渡到整合医学。所谓整合医学审视外科在胰腺癌治疗中的作用，即应给病人进行何种手术？过去技术优先，能做何种手术，是给病人治疗的理念，但能做何种手术，是医生需要还是病人需要，就特别值得审视和评价了。在整合医学的理念下，应特别强调该给病人做何种手术。过去胰腺癌外科治疗，称之为极限型治疗，从手术到扩大淋巴结清扫，再到联合脏器切除、联合血管切除，对一部分病人可能获益。但极限型手术不是未来发展的方向。手术治疗有所为有所不为，一定要从极限到极致。而整合、系统治疗一定要从极致到极限，所谓有所为。借鉴其他消化道肿瘤，如肝胆肿瘤，肝胆肿瘤在近年来获得了系统治疗方面的突破，为胰腺癌治疗带来启发。近几年来，肝癌靶向治疗和免疫治疗组合极大颠覆了人们的传统治疗理念，改善了病人预后，像早上八九点钟的太阳，带来光明的未来。胆管癌方面亦是曙光微现，靶向治疗和免疫治疗在个体化治疗中取得了不错疗效。但对胰腺癌而言，因其极具特殊性，目前还处于黎明前的黑暗阶段。胰腺癌在免疫治疗上应答率很低，属于"冷肿瘤"，所以在免疫治疗和靶向治疗上基本都是失败经验，但这并不意味着方向有误。借鉴其他消化道肿瘤，如结直肠癌，以及乳腺肿瘤、肺癌等，近年来病人预后显著提高，这得益于靶向治疗，得益于免疫治疗，得益于系统治疗。

胰腺癌的特殊性在于其靶点并未确定，这方面有待于基础研究的突破及新药研发方面取得更大进展，只有这样才能改善胰腺癌从恶到好的转变，治疗才有希望。胰腺癌涉及复杂的信号通路，驱动基因繁多，但能干预基因的手段非常少，这是由于人们对胰腺癌基础研究方面生物学行为的认知有限，盲人摸象，以偏概全，会影响对胰腺癌整合诊治临床研究进展。

即使对基础研究认知较浅，但研究方向是正确的。古人云"温故而知新"，特别像 BRCA 突变或合并 BRCA 突变的病人采用铂类治疗，也能给病人带来希望。即使 BRCA 突变在胰腺癌病人中发生率较低，但作为研究方向，也值得重视。从 BRCA 突变到同源重复，百因必有果，只不过目前还未发现。所谓上帝关上一道门，往往打开一扇窗，作为临床医生，特别应注意这扇窗户在哪里。其他方面，应特别注重数据库建设。近几年来在胰腺癌大数据上取得巨大突破，全国已收集了 1 万多例胰腺癌病人的完整临床资料，为诊治调整提供了非常好的依据。

回望百年胰腺外科，从可探到可为，到未来可期，即生物学行为决定病人的预后，生物学大于形态学。作为外科医生，手术治疗应是有所为，有所不为。一百来年的胰腺外科，手术的安全性显著提高，近期围术期死亡率急剧下降，这得益于外科医生手术进步，手术安全性显著提高，但病人远期预后改善则得益于近20年来在系统治疗方面的突破性进展，包括化疗、新辅助治疗、放疗，特别是靶向治疗和免疫治疗，从而使近年来胰腺癌病人的预后显著提升。因此在整合医学理念之下，在整合治疗体系之内，胰腺癌病人应接受整合诊治，以期改善胰腺癌病人的预后。作为外科医生，应做到手上有数，心中有道，以术及道，以道育术。手术的技术是看家本领，如同攀登珠穆朗玛峰一样，胰十二指肠切除作为腹部外科最具代表性的术式，值得永远去追求和探索。所谓"途虽远行不止"，技术上不断精益求精，但在策略上，在整合医学时代，应取得更多突破来改善病人预后。外科医生可在短期内改善病人黄疸，解决病人消化道梗阻，但改善病人远期预后却需要团队合作。所谓"独行快，众行远"，从技术到策略，从局部治疗到整合治疗，从形态学到生物学，最后从外科学上升到肿瘤学，就有可能改善病人预后。

5. 当下可为，未来可期

胰腺肿瘤，特别是胰腺癌，作为既往的外科学疾病，百年的发展之路同步于胰腺外科的发展之路。胰腺外科医生一直精益求精，自我挑战，不断进步，在技术攀登中，达到了一定高度。但随着新世纪曙光来临，临床医生不仅要在技术上进步，更重要的是理念上更新，即外科学遇到肿瘤学，胰腺肿瘤外科最主要的敌人是胰腺癌。面对这样的对手，外科技术精益求精，肿瘤理念充分引领，对胰腺这种特殊器官，处于后腹膜中，希望我们不要打扰它，它有特殊性，所以对胰腺癌诊治也具有特殊性，是一门需要整合的立体的大型学科。

同时，理念更新也代表了努力方向。无论是孙备教授提出的诊断流行病学的进步，还是腔镜技术如何个体化应用，或者超声内镜技术创新发展，包括徐近教授在整个治疗和康复过程中提出的学界在理念上对新辅助治疗、转化治疗上的进步，无不代表了外科学转型，即走出了纯粹的手术切除之路，而是结合了个体化精准治疗的探索。

理念更新，听起来很轻松，从外科医生看从能不能切除走到该不该切除，这中间需要睁开眼睛看世界，更好地理解胰腺癌的生物学行为，找到真正能够采取手术和系统治疗获益，甚至能更加精准地区别不同方案和不同药物的病人。更重要的一点，胰腺癌治疗不是单打一，必须专业化规范化。正如杨尹默教授所言，"学科专科化，医生专业化"，尤其是面对这种复杂的难治性疾病，对专业程度提出了更高要求。

因为专业所以规范，只有规范才能领先，规范化治疗也是CACA指南本次能够推广到全国的原因，希望能进一步提高中国胰腺癌诊疗水平，更重要的是利用整合医学理念对病人进行全程化管理。

针对胰腺癌这种疾病，外科医生不能再"开刀"了之，而应体会肿瘤特性，研究肿瘤环境，做到最精准最合适的治疗。整个 CACA 指南带来的理念是防筛诊治康全程化管理。对胰腺癌的整合管理，是学科发展的必经之路，从单一走向整合，提倡 MDT，不仅是 MDT 的形式，而是要真正走向 HIM，即整合医学的精髓，把碎片化变成整体化，把各自为战整合在一起。

CACA 指南传递的理念是赢在整合。胰腺癌诊治仍处于黑暗之中，但冬天已经到来，春天还会远吗？经过既往的探索，当前不断努力，只要走正确的路，胰腺癌一定是当下可为，未来可期。

二、院士点评

1. 赵玉沛院士：胰腺癌治疗，道阻且长

众所周知，胰腺癌目前仍是难以攻克的疾病，有"癌中之王"称号。目前，在胰腺癌在诊治方面取得了不错成绩，但存在问题仍比较多，未来还有很长的路要走。

一是胰腺癌诊断模式的改变。胰腺癌已从单一分科模式诊疗，逐步发展到多学科诊疗模式，MDT to HIM 模式已逐渐被业界广泛认可，且得到普及。同时胰腺癌诊断技术的发展，在实现胰腺癌病人早发现、早诊断、早治疗方面有大幅进步。早期诊断率的提高，为改善胰腺癌病人的生存获益提供了重要支撑。二是胰腺癌治疗理念的改变。胰腺癌在过去以外科治疗为主，在近 10 年来，胰腺外科手术技术特别是腔镜机器人等微创技术取得了快速发展。我们也高兴地看到，关于胰腺癌生物学行为的相关研究越来越得到学界关注，新辅助治疗、转化治疗、围手术期整合治疗等一系列肿瘤学理念逐步形成，为病人提供精准的个体化治疗方案。三是胰腺癌数据平台建设初具规模。2017 年成立的中国胰腺癌疾病大数据库，已累计纳入 1.6 万例胰腺肿瘤病人数据，涵盖了全国 31 个省级行政区的 88 家三甲医院，真实反映了我国胰腺癌整体发病及治疗情况，为中国胰腺癌临床研究提供了重要证据支撑。未来要进一步整合胰腺癌领域学术资源，集中学界优势力量，推动形成科学研究成果。

近几年由于疫情原因，很多学术交流在线上进行，但也高兴地看到国内有很多年轻有为的同志非常努力，在胰腺癌多个领域取得了进展，在一些方面甚至达到国际先进水平。相信在全国同道共同努力下，中国胰腺病学事业将会不断进步。

2. 李兆申院士：齐心协力，共克难题

胰腺癌总发生率不像胃癌、大肠癌、食管癌这么高，但造成的伤害巨大，包括生存期短、死亡率高等。胰腺癌的早期诊断率低已成共识，5 年生存率也很低。什么样的病人能进行筛查，什么样的病人能达早期诊断，什么样的病人诊断后采取什么样的治疗措施能延长生存期、降低死亡率，是 CACA 指南的核心内容、中心思想，因此我们应按该方向进行解读。

指南解读包括外科手术适应证，对诊断时即为晚期的病人，可否进行手术，术后如何选择化疗方案，康复期如何调理，如何延迟生存期等。从内科、筛查、

预防等角度讲，应大力推广 CACA 指南。我愿意与外科、影像、基础研究的同道就中国胰腺癌的防治筛查、更有效的治疗及延长生存期，提高生活质量，共同努力，攻坚克难。

3. 卞修武院士：整合理念，创新突破

中国肿瘤整合诊治指南系列内容的制定，是肿瘤学领域进步的重要标志。生命科学和信息技术的进步都有力促进了诊疗理念的转变和技术变革，尤其在肿瘤学领域表现更突出。与其他肿瘤一样，胰腺癌也需要整合诊治理念，又需要创新策略的实践；但胰腺癌又与其他肿瘤不同，不仅表现在早期诊断筛查等方面的困难，也表现在救治的难度上。结合临床内镜和腔镜影像检验病理等多学科进行整合诊断 MDT to HIM 十分重要。

诊治首先要正确诊断，在病理特别是分子病理上，进展很快，未来在包括胰腺癌在内的诸多疾病的诊断上，我们会努力地服务好，提供好新的创新理念和技术，为"健康中国"服务。我们在传统诊断病理学的基础上，正在倡导和建设下一代诊断病理学的技术体系。

所谓下一代诊断病理学，我们认为是以病理形态和临床信息为基础，以分子检测和生物信息分析，智慧制样和流程质控，智能诊断和远程会诊，病灶可视化和无创病理技术等创新的前沿交叉技术为主要特征，以多组学跨尺度整合诊断为病理报告的内容，实现对疾病的最后诊断，并且预测疾病的演进和结局，建议治疗方案和评估治疗反应，这样可形成新的整合的疾病诊断金标准。新标准一定要整合诊断介入，也是体现病理表型组学诊断的理念和实践。当临床医生拿到诊断结果时，不是碎片化孤立的检验、影像、B 超或其他信息，而是整个表型组的综合信息。所以从病人全身到病变器官，从大体组织细胞病理到分子水平表型的整合来构成表型组，通过临床信息的整合和大数据，最后付诸人工智能的辅助，来实现新一代的整合诊断为基础的病理表型组诊断。胰腺癌等各种恶性肿瘤及烈性传染病，筛查、确诊、治疗效果评估，包括刚才讲的临床研究结果，虽然需要组织病理学依据，但在临床上常创伤性和传染性，是限制这些先进病理诊断技术实施的重要瓶颈。这就需要把临床影像等信息采用人工智能进行整合以辅助诊断。

去上海参加会议时，我们尝试用原创研发的新冠肺炎影像学信息，驱动人工智能辅助病理诊断，通过 CT 影像实现精准病理诊断，还原出病理组织学，实现病理整合的快速诊断，为无症状、轻症病例实现无创诊断，为科技抗疫贡献绵薄之力。

像胰腺癌等很多深部无复发性肿瘤，以及无法进行活检和手术的肿瘤，希望将来能实现无创诊断，为无创和微创外科学及内科学精准诊疗提供服务，从而实现病理学的跨越。

在这里不仅要祝贺胰腺癌 CACA 指南发布，我们还要配合樊院士的工作，希望中国抗癌协会在疾病整合诊治方面做出中国贡献，重塑病理学科的理论和基础体系，发挥诊断病理学在疾病防、诊、治过程中的重要作用，为整合医学发展做出

病理人的贡献，共同服务健康中国战略。

4. 滕皋军院士：介入治疗，实现双赢

作为影像和介入微创专家，我从自己的专业角度做点补充。影像也好，介入也罢，都是以技术为先导。其实每种疾病在诊治出现重大进展，技术都是主要驱动者。在影像诊断方面，分子影像技术在胰腺癌中可能会有所作为，分子影像可识别 M1/2 巨噬细胞，从而对胰腺癌免疫微环境做出推测，然后对靶向治疗、免疫治疗等一系列治疗可能会有预测和帮助。近年来影像方面组学，如 CT 或 MR 的影像组学（radiomics）发展非常快，是变革性技术。可从更多维度将影像和 IT 技术整合，尤其卞院士提到影像与病理学的整合。相对而言，影像是宏观概念，病理是微观，对胰腺这种异质性非常大的肿瘤，宏观和微观相整合对诊断会提供崭新的视野。

对胰腺癌的治疗，在微创方面近年研究主要包括以下方面，一是消融，包括传统的热消融、冷消融、放射性粒子碘 125 粒子的植入，还有在一线比较有前景的不可逆性电穿孔技术（irreversible electroporation，IRE）。IRE 与冷消融、热消融不同的是，可能会促进免疫微环境改善，因此被广泛看好。

血管介入方面，比如胰腺癌的肝转移问题，可通过传统栓塞解决。最近我们团队开展了钇 90 放射性微球栓塞治疗，可能会有不一样的效果。值得注意的是，对胰腺癌造成的并发症，如胆道阻塞，需要做胆道引流、支架置入。近年来，我们开发了放射性粒子支架，不仅能打通胆道，同时能对三维胰头癌进行治疗，获得了Ⅲ期临床多中心随机对照试验的抑制结果，显示了它的疗效。

更重要的是，胰腺癌治疗可借鉴肝癌的治疗模式。近几年来，肝癌免疫靶向治疗可改变格局，原来是手术加介入治疗，现在手术、介入加免疫靶向，三足鼎立。在胰腺癌治疗中，可能会学习到肝癌的联合免疫靶向治疗。

在胰腺癌方面，我们相信放射性粒子植入或不可逆性电穿孔技术的消融术，联合免疫治疗可能跟单独免疫治疗或免疫联合化疗等产生不同效果，当然这需要很多临床数据、临床研究来证实。但我相信这是可以学习的，也是将来一线可做的方向。

5. 田金洲院士：整合医学，大有作为

听完解读和点评后，作为中医领域的学者，感慨特别多，看到我国肿瘤领域正在发生一些革命性变化，也意识到我国肿瘤治疗领域，尤其是胰腺癌的诊疗模式，正在从单纯生物学模式、生物学领域的多学科诊疗模式，及刚才提到的 MDT 跨越到了生物-心理-社会多领域的整合医学模式即 HIM，可以说在我国医学史上具有里程碑式意义。

目前 MDT 作为恶性肿瘤的最佳诊疗模式，已成为美国医院的临床常态，引入我国后，在三级甲等医院被广泛应用。但从中医角度讲，任何一种模式都有其先进的一面、有利的一面，但或多或少也会有它不足的一面。例如 MDT 模式强调了生物学领域的多学科合作，但心理、社会等其他因素对肿瘤预防、诊断、治疗和

康复有影响。反观我国传统学，崇尚心身和谐、天人相应的生命观和认识论，并把这种生命观和认识论整合到临床疾病的预防、治疗和康复之中。樊院士提出的整合医学模式，我崇拜已久，它是将医学各领域最先进知识、最有效方法，根据生物医学、心理、社会现代医学模式和生命整体观加以有效整合，使之成为更符合生命心身整体健康与疾病心身整体诊疗的一种新的医学体系。我认为它融入了中医学的智慧，是一个具有中国特色的医学体系，这不能不说是一大进步。

今天几位专家解读了整合医学模式在胰腺癌预防、筛查、诊断、治疗、康复中的理念、方法或技术进展，是将现有最先进的诊疗技术和中医学理念整合成功范例。是在医学模式上，从生物学向生物－心理－社会的跨越，把实体瘤治疗"从一刀定生死"，推进到多学科整合干预的新时代。

作为从事中医临床特别是在神经学领域工作的专业人士，我认为这种模式非常值得学习和借鉴，也希望樊院士，在未来工作中不要忘了我们中医药学人，我们也是愿意整合的。

三、总 结

樊代明院士：整合思维，发出中国最强音

卞修武院士的点评贯穿的是整合医学思维；赵玉沛院士作为外科医生，他提倡要整合；李兆生院士作为内科医生也提倡要整合。卞修武院士从分子病理出发，提倡整合，这就发出了临床医学发展的最强音。未来疾病的诊治，整合是未来发展的方向，不是之一，而是必须整合。胰腺癌经常需要做巨创手术，药物治疗可能是无创，但值得注意的是，中间还有微创。

我曾经说过，中医大有可为：首先，在人类医学史上，中医从未像现在这样备受尊重。其次，在世界医学领域，中医成了唯一能与西医比肩发展的第二大医学体系。第三，中医解决了许多西医解决不了的问题，已表现出不可替代性。第四，中医必将成为未来医学即整合医学发展的重要贡献者。其实刚才田金洲院士表达了同样的思想，不仅胰腺癌，其他癌症亦是如此。

胰腺癌，为什么称它为"癌中之王"？第一，发病率和死亡率接近，几乎是得一个死一个。第二，从发现胰腺癌到死亡的时间非常短，大概1年，也就是说胰腺癌发得快死得快。因此称之为王。三横一竖为王，三横代表三个问题，三个问题都是隐，即隐蔽的隐，隐匿的隐。

首先，它的位置隐蔽，不太容易找到。国外有句谚语："God has placed the pancreas in the back as he didn't want anyone to mess with it."这正表明胰腺位置让人难以捉摸，中医亦有类似表达。中医讲究五脏六腑，心肝脾肺肾是五脏，胆胃大小肠三焦膀胱为六腑，没有胰腺。五脏六腑中含不含胰腺，具体我也不清楚。但我听闻，过去解剖尸体，胰腺可自行消化，胰腺消化之后，便看不到了，不知这样解释是否合理。但是对胰腺功能的理解及胰腺的重要性，中医确实没有忘。

过去造字，都是按照形体来造的。比如肝，左边是"月"字旁，其实是"肉"字旁，中间两横，相当于肝韧带，把肝分成三叶，后边这个"干"两横一竖，一竖代表肝动脉上去分叉，还代表门静脉上去分叉，也代表左右肝管下来合成胆总管。胆囊如何解释呢？胆在肝下面，那个旦下面一横是胆总管，上面四方是胆囊，中间还有胆结石。胰腺位置隐蔽，造字者大致指了方向。胰在肝的右边，上面一横是膈肌，弯弯拐拐是大肠和小肠，大小肠后头一竖一撇一捺，是腹主动脉分叉。这既说明了胰腺的位置，毗邻关系，更主要是对功能捉摸不透，到现在还未得到完整解释。

其次，胰腺癌发病非常隐匿。早期胰腺癌难以诊断，一旦发现即为晚期，危害性很大。前几天有人通知我去参加某消化科专家的吊唁，接到电话我感到非常惊讶，5天前我还跟他在一起谈笑风生，怎么这么快就没了？原来他回去后查了B超，发现胰腺癌，之后茶饭不思，5天就走了。试想一下，如果他不是消化科医生，会这么快吗？因为他了解胰腺癌的危害。另外，我在写书时也有这样的病例，某人得了胰腺癌，第2天妻子去拿报告单，妻子拿过来一看是胰腺癌，回来茶饭不思，最后妻子死了，那个病人却没死。这样的例子说明肿瘤和神经的传导和内分泌极为相关。所以表现出许多隐匿性症状。胰腺癌的主要表现是什么？一是无缘无故地黄，无痛性黄疸且无其他症状；二是无缘无故地痛，疼痛难以言状，说不清楚是哪里痛，也可能是前臂痛，也可能是后背痛，痛起来很难受，持续性疼痛；三是无缘无故地瘦，而且瘦得明显，查不到原因；四是无缘无故地醒，醒后难眠，越想越睡不着；五是无缘无故地泄，腹泻原因不清。出现这几点，高度怀疑胰腺癌，这是第二道横是症状。

第三，胰腺癌为什么是恶性顽疾？胰腺癌难攻克，即便是胰腺专科的医生都束手无策。不过，我认为越难啃的骨头越香，越难回答的问题越好回答，只是我们没有抓住重点。要抓住胰腺癌的重点，要解决很多问题，为什么解决不了？是只缘身在此山中，没有跳出来。胰腺癌留给我们的时间、机会，实在是太短了。它对人体的损害并不是那些个癌症细胞，而是胰腺的功能太重要，胰腺功能受影响后，会影响全身各个功能，比如说黄疸影响肝脏，使其他器官出现问题而死亡。它给我们的时机太短，使得医生来不及用其他方法治疗。胰腺癌虽与其他的癌种有相似性，但来不及尝试可能病人就离世了。针对这种情况，我们只针对肿瘤治疗肯定是不完全的，一定要保护人体，而且要作为最主要方面。因此，中国抗癌协会有胰腺癌专委会，还有肿瘤胰腺病学专委会。

所以，与其说是狭路相逢勇者胜，还不如说狭路相逢智者胜。什么是智慧？就像前面杨尹默教授讲的，我们一定要整合，一定要向别人学习，把相应的方法技术整合起来，根据不同病人，形成个体化整合诊治方案，越硬的骨头越好啃，越难的问题越好答。这也体现了辩证法。这也相当于王字的一竖。三个问题都横着来，有时我们要竖着办。

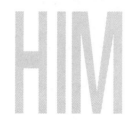

口腔颌面黏膜恶性黑色素瘤整合诊治前沿

◎郭 伟 孙沫逸 李龙江 任国欣

一、专家解读

1. 指南概述，标准为先

根据文献报道，黏膜恶性黑色素瘤的全身分布，头颈部占55%，其次是消化道、生殖道和泌尿系统的黏膜。口腔黏膜是头颈黏膜的重要组成部分，占比30%。该病5年生存率徘徊在20%左右，颈部转移率高达70%，远处转移率高达40%。

在亚洲，尤其在东亚，黏膜黑色素瘤的占比高达8%，但在白种人如高加索人中只有0.2%，因此黏膜恶性黑色素瘤的构成与人种密切相关。该病好发于中老年人，中位发病年龄55岁，男女之比为1.6∶1。在欧美，该病发病率非常高，是(10~40)/10万，主要累及皮肤。在亚洲，其发病率为0.4/10万，主要累及黏膜和肢端。目前全国尚无确切发病率数据。根据上海疾病预防控制中心报告，该地区恶性黑色素瘤的发病率为0.42/10万。按此计算，全国14亿人口预计每年新发病例在6000人左右。由于该病恶性度高，预后差，临床处理具有与一般肿瘤不同的特殊性，因此基于整合医学的理念建立CACA临床诊治指南意义重大。

牙龈、腭部、舌黏膜、眼结膜都是口腔黏膜恶性黑色素瘤的好发部位。该病临床特点分为斑片型和结节型，其中结节型又分为无平坦成分和有平坦成分。组织学根据有无浸润，分为原位恶性黑色素瘤和浸润性恶性黑色素瘤，前者包括雀斑样恶性黑色素瘤和浅表扩散型恶性黑色素瘤，后者大部分属晚期病变。根据上海第九人民医院存档的病理分析，有一种无色素性黑色素瘤，占比小于10%，2020年英国学者报道，头颈黏膜的无色素性黑色素瘤占比为30%，此类型的黑色素瘤只有进行病理学检查后方可确诊。

本指南有3个特色：第一，聚焦中国人高发的黏膜黑色素瘤，基于中国学者的研究结果，建立中国式诊治模式，即冷冻消融、化疗、手术、生物治疗、赝复和种植；第二，填补了临床早期分期的空白，建立了CACA口腔颌面黏膜恶性黑色素瘤的TNM分期，为精准治疗提供了保障；第三，学科融合，技术整合，突出整合医学思维，符合"防筛诊治康"，践行MDT to HIM新理念。

2. 预防筛查，层层把关

口腔黏膜恶性黑色素瘤在预防和筛查方面，与身体其他部位的肿瘤有相同处，也有自身特点。

预防分为三级预防：一级预防，是针对可能的病因进行预防；二级预防是三早预防，包括早期发现、早期诊断、早期治疗；三级预防，主要是防止伤残和促进功能恢复。

在一级预防中，首先要注意对生活习惯进行预防，其次要正确处理口腔黏膜色素斑。进食清淡食物；避免辛辣刺激性或过热食物及饮品；尽量做到不饮酒，戒烟；坚持每日适当运动量；睡前餐后一定要刷牙漱口；减少口腔黏膜外露部分的过度日照，过度日照是恶性黑色素瘤的重要病因之一；避免唇红部位使用成分不明的化妆品和含有激素的口腔清洁剂；及时正确处理口腔的残根、残冠，以及过于尖锐的牙尖和各种不良修复体；对口腔黏膜各类色斑要注意避免挤压，或用锐器刮除以及挑刺等处理，另外避免用石炭酸类化学药物进行烧灼，也要避免用激光或电烧灼等不当处理。

在二级预防中，由于口腔黏膜恶性黑色素瘤位于浅表，易于早期发现；可在常规口腔黏膜检查中早期发现；科普宣传可使病人本人或家人自检或主动求医时能早期发现。所以二级预防的核心就是早期发现、早期诊断及早期治疗。

在三级预防中，若病人口腔黏膜恶性黑色素瘤术后造成腭部缺损，可用赝复体（口腔的一种修复体）修复缺损部位，使病人在吞咽、语言、进食时得到良好封闭。如口腔黏膜恶性黑色素瘤侵犯的范围较大，要把骨组织连同牙齿切除，切除后需用吻合血管的腓骨或髂骨的复合组织瓣进行修复。修复后，可用同期或分期牙种植体植入。

在筛查方面，要充分利用现代媒体传播技术，包括广播、电视、报纸、期刊，甚至微信、抖音等新型媒体普及预防和疾病相关知识。还要注意社区筛查，注意培训社区的初级卫生人员对该病的认识，能设计和开展相关问卷调查。再者，建议科普宣传时，与世界抗癌日（2月4日）、全国抗癌日（4月15日）及全国爱牙日（9月20日）结合进行，这样可能会获得更好效果。要鼓励各类体检中心、社区口腔诊所开展早期筛查。筛查年龄自儿童至老年要全覆盖，其中对有各种恶性黑色素瘤家族史、口腔黏膜有色素斑的个体，应列入重点筛查对象，定期持续性观察。要加强专业培训，建议口腔专业教学中要进行针对性培训。在培训学生中，对口腔专业学生、研究生、住院医师及专科医生等不同层次的培训医生都要纳入重点培训内容。要重视早期诊断和鉴别诊断，对各类口腔黏膜色素斑要早期进行专科检查和鉴别诊断；对无明显恶变者要定期进行检查，对可疑者要尽早实施规范化活检。对位置固定、长期口腔黏膜色素斑基础上形成的溃疡一定要尽早活检。

筛查流程，首先口腔黏膜有色素斑，先看它是不是可经过擦洗后脱色，这样的黑斑，有可能是外界着色引起的色素斑，这样的病人，只要实施常规口腔黏膜健康保健即可。对不可擦洗脱色的黑斑，即所谓的真性口腔黏膜黑斑，要根据情况，每3个月或6个月检查一次。如遇病变范围逐渐增大，病变颜色有所改变，或病变范围短期出现大而突出、破溃、颜色深浅不一，应立即活检。

3. 遵循法则，精准诊断

临床上初步判断恶性黑色素瘤，要遵循 ABCDE 规律。A（Asymmetry），不对称性损害，无论 X 轴、Y 轴都不会对称；B（Border），不规则性边缘；C（Color），不均匀性颜色；D（Diameter），直径一般大于 0.5～0.6cm；E（Elevation），不平整的表面。概括总结为 4 个"不"加 1 个"D"，临床符合 2～3 项的基本可以确诊。

恶性黑色素瘤诊断的金标准仍是病理学结果。HE 染色，包括免疫组化，有条件的单位也可开展分子诊断。2022 年 NCCN 公布了头颈黏膜的 TNM 分期，AJCC 也于 2018 年公布了头颈黏膜恶性黑色素瘤的 TNM 分期。但上述两种分期只有晚期，即 T_3、T_4 分期。CACA 指南经过团队基于大样本多因素分析，发现了口腔颌面黏膜恶性黑色素瘤的早期病例，提出了 T_1、T_2，这是 CACA 指南与 NCCN 指南和 AJCC 指南的头颈黏膜恶性黑色素分类不同之处。

原位黏膜黑色素瘤，即 T_1 肿瘤的病变主要位于黏膜基底膜以上。T_2 分为 T_{2a} 和 T_{2b}。T_{2a} 病变主要位于固有层的乳头层；T_{2b} 肿瘤侵及固有层的网状层。T_3 浸润性黑色素瘤，病变侵及黏膜下层或骨膜。T_4 是中度进展期，肿瘤侵犯深部组织，如软骨或骨组织。CACA 口腔颌面黏膜恶性黑色素瘤的原发肿瘤分期，即 T_1 为原位黑色素瘤；T_2 为浸润性黑色素瘤。

4. 整合治疗，理念合璧

（1）外科治疗，内外兼顾

外科治疗主要涉及诊疗的 4 个重点。原则上恶性黑色素瘤，不采取有创活检及术前病理学检查。所以在外科活检的诊断过程中强调术中同期冰冻病理检查。外科局部切除应广泛、彻底。由于该病淋巴结转移率很高，同期要考虑选择淋巴结清扫的术式。还要考虑造成颌面部大量组织缺损所产生的形态功能破坏，必须考虑修复重建。要考虑相关后续治疗、生物治疗、免疫治疗等。

由于该病颈淋巴结转移率很高，对于 cN_0 病人，有研究显示根治性颈淋巴结清扫和选择性颈淋巴结清扫并无明显差别，所以术式选择可采取选择性颈淋巴结清扫。

由于该病是否有骨侵犯及侵犯深度、手术切缘阳性和 T 分期，与该病术后预后密切相关。所以强调，在手术切除过程中，切除范围足够才能获得较好的原发灶控制疗效。切除后，颌面部不可避免会造成软组织、硬组织缺损，导致明显畸形和面部结构破坏及功能损害，需要考虑修复重建计划。

以下结合几个病例，解读 CACA 指南外科治疗的要点。

病例一：下唇恶性黑色素瘤，波及牙龈、牙槽骨。手术采取局部扩大切除术加双侧颈淋巴结清扫术，以及同期股前外侧皮瓣修复术。病变部位切除后造成很

大组织缺损和形态功能破坏，通过股前外侧皮瓣外科技术支撑完成了修复。修复后效果比较满意。

病例二：上颌牙龈恶性黑色素瘤，病变范围较大，手术同样采取扩大切除术加双侧颈淋巴结清扫。由于肿块巨大，影响麻醉插管，不管是从鼻腔还是口腔都易致肿瘤破损出血，可能对术后治疗有影响，所以术中采取颌下插管。手术切除后，主要表现在上颌前缝、中缝之间骨组织和软组织受损。所以术后通过赝复体恢复了牙齿主要功能，以及面部软组织下硬组织支撑效果。

上面两个病例提示，手术造成的缺损一定要修复，修复强调优化原则，就是达到最佳状态。因此在术前就要评估手术切除范围，切除形状及组织丢失量、深度，以及可能利用的神经进行功能修复。组织瓣要选择匹配的组织量，即缺损范围有多大，提供的组织量就要足够，包括厚度、面积及组织瓣和受区血管间管径的匹配程度，对应长度，组织相似度，同时也要考虑不能造成供区明显畸形、并发症。有一些个别情况会有血管变异，或供区畸形，这种情况可选择其他区域，然后对病人的接受程度，以及在手术过程中的体位情况和全身情况也要考虑。其中还有一个很重要因素，术者对所取的肌皮瓣、软组织瓣的熟悉程度，临床经验对保证手术成功也至关重要。

总结多年临床经验，在不同区域造成的缺损，选择以下组织瓣进行修复效果最佳。唇部缺损，常选前臂皮瓣；前颊区域缺损，选择前臂皮瓣或股前外侧皮瓣；后颊缺损，如涉及下颌升支，常造成较大组织缺损，这时就要有非常丰厚组织量的组织瓣来修复，所以选择背阔肌皮瓣；舌表浅缺损，可采取前臂皮瓣或股前外侧皮瓣；舌肌口底缺损，甚至波及更大范围，要选择组织量相对丰富的背阔肌皮瓣或股前外侧皮瓣；口底浅表区域的缺陷，可选择股前外侧皮瓣。

结合优化修复理念，介绍几个病例。

病例三：无色素型口腔黏膜恶性黑色素瘤，侵及牙龈、前沟等区域，手术切除后造成牙齿、下颌骨及软组织缺损，完全形成一个洞穿的情形。病人采取复合组织方法，组织量足够同时还要保证足够修复，所以选择背阔肌带肋骨修复，一方面恢复面部形态，另一方面恢复下颌骨，保持正常的外形和功能。

病例四：上唇恶性黑色素瘤，手术切除造成整个上唇缺损和嘴角缺损。该病人选择股前外侧皮瓣进行上唇及口角区域软组织修复，同时封闭口内黏膜缺损区。

病例五：下唇黏膜恶性黑色素瘤，切除后造成整个下唇和口角缺损，这种缺损选择前臂皮瓣修复，修复后效果相当不错。病人在术后进行了口腔、口唇功能测试，噘嘴、进食、语言各方面都恢复得较好。

（2）冷冻消融，潜力无限

冷冻消融治疗在我国用于口腔黏膜黑色素瘤已有40多年历史，并已写入教科书。该技术的特点是对早期病变，在治愈的同时最大限度保留正常组织，激活机体免疫功能且为赝复创造良好条件。冷冻消融包括喷射和接触式。冷冻器主要借用液氮作为冷冻介质；氩氦刀根据氩氦能量转换，在两三分钟内将温度降至-150℃，达到治疗肿瘤目的。目前冷冻消融治疗该病的独特效果已得到了国内外同仁赞许，众多病人也因此获益。

再看两个典型案例。

病例六：病人下唇黑色病变两年余，借助氩氦刀接触冷冻，治疗过程需要6～7min，可反复冻融2～3个周期。治疗后2个月，肿瘤完全消失，并较好保留了嘴唇功能。

病例七：30岁女性，怀孕3个月体检发现腭部黑色素病变，当地确诊为恶性黑色素瘤，医生建议终止妊娠，接受手术治疗。但这位年轻母亲坚持要求既能把肿瘤治好，还想生一个健康的孩子。后来就诊于我们团队，治疗后7个月婴儿顺利出生。

(3) 个体治疗，MDT to HIM

无论是外科治疗还是局部冷冻治疗，对口腔黏膜都属于局部治疗，这是黑色素瘤治疗的基石。但与皮肤黑色素瘤相比，口腔黏膜黑色素瘤的生物学行为更差，更易出现复发和转移。以往资料表明，单纯手术，口腔黏膜黑色素瘤5年OS几乎接近于0，区域淋巴结转移率高达70%，远处转移率也在40%。所以对口腔黏膜黑色素瘤的辅助治疗必不可少。

目前，化疗是口腔黏膜黑色素瘤辅助治疗的主要手段。CACA口腔黏膜黑色素瘤指南推荐，一线治疗用药采用达卡巴嗪和替莫唑胺单药或两药为主的联合治疗，如联合顺铂或福莫司汀。达卡巴嗪单药有效率仅7.5%～12.2%，总体效果不尽如人意。替莫唑胺和福莫司汀虽然在疗效上不如达卡巴嗪显著，但两药可通过血脑屏障，可用于口腔黏膜黑色素瘤脑转移的治疗。二线化疗用药推荐紫杉醇联合卡铂方案。

大剂量干扰素治疗虽然在皮肤黑色素瘤中已被淘汰，但在黏膜黑色素瘤中仍发挥重要作用。通过对口腔黏膜黑色素瘤大剂量干扰素治疗，整体的无复发生存（RFS）显著获益。对有颈淋巴结转移的口腔黏膜黑色素瘤OS获益更明显。CACA口腔黏膜黑色素瘤指南推荐，大剂量干扰素治疗采用1500万 U/m^2，连用5天，4个周期诱导治疗后，采用每周3次，每次900万单位连用48周方案，整体治疗周期长达1年。

黑色素瘤本身对放疗不敏感，所以不推荐原发灶首选放疗。口腔黏膜黑色素瘤颈淋巴结转移率很高，推荐放疗作为颈淋巴结清扫术后，存在高危因素的辅助治疗。对 cN_0 期病例，颈部放疗可预防颈部淋巴结转移，但还需更多医学证据验证。

中医中药治疗有几千年的历史，是人类宝贵财富。中医认为黑色素瘤是由正气虚损、邪毒入侵所导致的气滞血瘀和痰凝毒聚。所以术后可用扶正培本、活血化瘀法进行辅助治疗。对晚期复发转移性黑色素瘤，也可采用化痰软坚、清热解毒法治疗。中医学强调从病人全身状况出发，辨证施治，符合整合医学理念，在口腔黏膜黑色素瘤中发挥着重要作用。

除口腔黏膜黑色素瘤的辅助治疗外，对复发转移性口腔黏膜黑色素瘤，内科治疗发挥主导作用。由于复发转移性黑色素瘤通常已失去手术治疗机会。CACA 指南推荐，复发转移性口腔黏膜黑色素瘤的一线治疗，首先要看有无靶点突变，如无靶点突变，采用化疗联合抗血管靶向药物；如有明确靶点突变，可采用分子靶向治疗。二线治疗主要采用免疫检查点抑制剂治疗。

病例八：女性，62 岁，右上前牙龈黏膜黑色素瘤，经冷冻治疗后，局部病灶控制得非常好，但出现了肺部转移。经基因测序发现 C-KIT 基因的 11 号外显子突变，免疫组化检测 CD117 强阳性表达。给病人口服 C-KIT 抑制剂伊马替尼。治疗前肺部有多个转移病灶，服用 5 个月后肺部病灶完全消失，达到临床 CR。这是以往化疗无法企及的疗效，所以分子靶向治疗为口腔黏膜黑色素瘤开辟了新天地。

总之，对于复发转移性口腔黏膜黑色素瘤应遵循如下原则。第一，对不可切除复发转移性口腔黏膜黑色素瘤，通过常规化疗、分子靶向治疗、免疫治疗等整体治疗疗效不满意，所以仍然推荐病人参加各种前瞻性临床试验。对这类病人原则上建议做基因检测，因为通过基因检测可发现已知靶点，选择已知的靶向药物进行快速缩瘤。由于口腔黏膜黑色素瘤缺乏特征性基因突变，所以在当前治疗模式下，为快速缩瘤，建议病人采用全基因组测序，这样才有可能筛选出潜在的突变靶点，为病人选择合适的药物进行治疗。

针对复发转移性黑色素瘤，有几种治疗方法：首先是靶向治疗。由于口腔黏膜黑色素瘤易侵及血管，所以对抗血管生成药物相对敏感。CACA 指南推荐，抗血管靶向药物联合化疗可作为不可切除或复发转移性口腔黏膜黑色素瘤的标准治疗方案。另外从分子生物学研究中发现，黑色素瘤的发生发展与 C-KIT 基因及其下游的 MAPK 信号通路，以及 PI3K、AKT、mTOR 信号通路有显著相关性，通过这些信号通路上的一些靶点抑制剂可达到治疗作用。目前对口腔黏膜黑色素瘤推荐的靶点抑制剂有 KIT 抑制剂，因为在口腔黏膜黑色素瘤中 C-KIT 基因的突变率约为 20%，采用 KIT 抑制剂以后，总体有效率可达 20%～30%，疾病控制率可达 35%～55%，但大部分有效的病人维持时间比较短，大概 3～6 个月就出现耐药。另外 BRAF 抑制剂在皮肤黑色素瘤治疗中获得了巨大成功。由于其在黏膜黑色素瘤中突变率不到 5%，所以对口腔黏膜黑色素瘤病人总体获益人群有限。另外研究发现 BRAF 抑制剂联合其下游的 MEX 基因抑制剂可使病人获益更多。BRAF 抑制剂联合 MEX 抑制剂使病人的 OS 明显延长，两年的 OS 可达 26.1 个月，3 年 OS 率也可达 45%。双靶点抑制剂联合 BRAF 抑制剂单药在无进展生存（PFS）方面也明显获益，可以达到 1 年以上，3 年的 PFS 率也可达到 24%，有 1/4 的病人可达 PFS，对于病人生活质量的改善尤为关键。

免疫治疗时代，针对复发转移性黑色素瘤又提供了一种选择。目前已经上市的免疫检查点抑制剂主要有 PD-1 和 CTLA-4 两种。对口腔黏膜黑色素瘤，PD-1 单药仅作为二线治疗推荐，有效率仅为 10%~15%，主要用于肿瘤负荷小、有寡转移的口腔黏膜黑色素瘤。在此基础上 PD-1 联合抗血管靶向治疗可显著提高疗效，客观缓解率（ORR）可达 51.7%，PFS 也可达 8.9 个月。对 PD-1、CTLA-4 的双免疫联合，也可作为口腔黏膜黑色素瘤的一种选择，它的有效率可达 22%，但由于双免疫联合毒性明显增加，限制了该方案推广，所以也仅作为二线治疗推荐。

与其他恶性肿瘤相似，口腔黏膜黑色素瘤无论在诊断、治疗还是在康复、随访方面都要全程跟踪。体检重点需要检查口腔原发部位毗邻黏膜及颈部淋巴结。对有可疑黏膜色素痣或黑斑者，要进行早期冷冻或切除等干预。影像学检查主要采用增强 CT 或者 MR，重点观察颈淋巴区域或胸部，尽早发现远处转移灶。根据病人症状也可行全身骨扫描或 PET/CT，随访时间为第 1 年、第 2 年、第 3~5 年，随时间的延长随访时间也相应延长。由于口腔黏膜黑色素瘤经外科局部处理后，对病人语言、咀嚼、吞咽及上肢功能造成非常大的影响，所以对这些功能的训练尤为重要。另对病人咀嚼功能，以及眼、喉等器官的修复也非常重要，不但可提高病人的生活质量，对病人自信心的恢复，回归社会也极为重要。

5. 乘风破浪，未来可期

从上述内容中可以看到肿瘤的内科治疗，无论是作为口腔黏膜黑色素瘤的辅助治疗，还是复发转移性口腔黏膜黑色素瘤的治疗，整体效果还能令人满意。所以针对口腔黏膜黑色素瘤治疗的探索还需奋楫笃行，臻于至善。

统计资料表明，中国人群黑色素瘤对免疫治疗的敏感性明显低于白种人，无论是近期缓解率还是 CR 率等都明显低于白种人。所以免疫治疗虽然在皮肤黑色素瘤中获得巨大成功，但对中国人群中主要的黏膜黑色素瘤和肢端黑色素瘤免疫治疗并不友好，疗效非常有限。

在近几年完成的临床研究中，纳入黏膜黑色素瘤病人的数量非常有限，无论是一线还是二线治疗，无论是采用国内的 PD-1 还是进口的 PD-1，病人的近期缓解率都不高，最高也只有 25%，疾病控制率最高也只有 43%，中位 OS 也不到 1 年。对口腔黏膜黑色素瘤目前所采用的化疗联合抗血管治疗的研究结果，无论是一线治疗还是二线治疗，PFS 也只有几个月，所以对口腔黏膜黑色素瘤，是内科治疗的荒漠，迫切需要在这方面做新的探索。

上海第九人民医院的团队经过研究发现，口腔黏膜黑色素瘤大概有 60% 发生 CDK4 基因扩增。通过建立人源肿瘤异种移植（PDX）模型，采用 CDK4 抑制剂进行临床验证，发现对有 CDK4 扩增的队列效果非常明显，进一步提示采用 CDK4 抑制剂治疗口腔黏膜黑色素瘤的想法。为此，开展了一项采用国产 CDK4 抑制剂 SHR6390 治疗 CDK4 扩增的复发转移性头颈黏膜黑色素瘤的探索性研究。该项研究计划纳入 17 例，目前已完成入组，经中位随访时间 10.1 个月，有 15 例病人评估疗效，部分缓解（PR）1 例，疾病稳定（SD）11 例，疾病进展（PD）3 例，主要研究终点疾病控制率（DCR）达到了80%，近期ORR为6.7%，中位OS尚未达到。对一线或二线治疗失败的口腔黏膜黑色素瘤病人，采用单药治疗可达这种良好疾病控制，令人非常振奋，而且主要不良反应可以耐受。后续将继续探索以CDK4抑制剂联合其他药物治疗复发转移性头颈黏膜黑色素瘤的研究。

病例九：上颌牙龈的黏膜黑色素瘤，术后局部出现复发，肿瘤几乎充满上颌窦。经口服CDK4抑制剂3个周期，局部病灶明显缩小。口腔内的表现，治疗后局部肿瘤完全消退，黏膜恢复正常。通过该项研究发现，对口腔黏膜黑色素瘤，迫切需要寻找特异性突变靶点，未来需要寻找更多治疗靶点或治疗手段从整体上进一步提高口腔黏膜黑色素瘤疗效。

二、院士点评

1. 邱蔚六院士：TNM分期是恶性肿瘤诊治的基石

前面几位专家聚焦中国人高发疾病，参考国际相关指南，基于中国学者研究结果，比较系统地解读了具有中国特色的整合诊治指南。TNM分期是恶性肿瘤诊治的基石，在选择诊治方法与预后判断方面具有重要意义。国际抗癌联盟（UICC）和美国癌症联合会（AAJCC）所制定的肿瘤TNM分类分期，自20世纪以来已在全世界被广泛应用，二者差别不大，很多部分甚至相同。

恶性黑色素瘤是一类常见恶性肿瘤，黏膜恶性黑色素瘤在东方黄种人中相对高发，在我国自不例外。遗憾的是在已发布的国际TNM肿瘤分类分期的前6版中，均只有皮肤黑色素瘤的分类分期。所幸自第7版开始，黏膜黑色素瘤见诸国际TNM分类分期中，被命名为头颈黏膜黑色素瘤分类分期。该分期包括原发于鼻腔、鼻旁窦、口腔、口咽、喉及下咽等多处黏膜的黑色素瘤，但未再行进一步细分。同时令人费解的是，这一分期中只有T_3、T_4晚期病例的分类分期，而无T_1、T_2的早期病例，据报道是临床所见病例均为晚期所致。

为此，中国口腔颌面外科学者，根据中国病人临床经验，进行大量临床和病理多因素分析研究，发现口腔颌面黏膜黑色素瘤同样具有T_1、T_2病例的证据，这是一项十分有意义的工作。它不仅补充了口腔黏膜自身独立解剖位置的特点，也填补了该疾病从无T_1、T_2早期病例认知空白。这是一项从无到有，从零到一的创新性工作。至此，口腔颌面黏膜恶性黑色素瘤的TNM分类分期，也终于从头颈黏膜黑色素瘤中分离了出来，实现了更为精准诊治该病的愿望，造福于广大口腔颌面黏膜黑色素瘤病人。当然这只是一个开始，今后还需按照CACA指南，继续从临床及预后去观察其精准性，必要时还需进一步改进。如果可能，希望这一独立的口腔颌面黏膜黑色素瘤分类分期，被纳入将来新版国际TNM分类分期中。

2. 张志愿院士：弥补空白，国际发声

CACA指南最适合于口腔黏膜恶性黑色素瘤，这在国家战略层面发出我们中国

人的声音。经过初步临床研究，Ⅰ期和Ⅱ期恶性黑色素瘤能有这样高的部分缓解率非常不错。如有多中心大面积流行病学调查，以及全基因检测，从基因层面、蛋白组学角度进行早防早治，中国应能在国际上占有一席之地，所以 CACA 整合指南和规范是提高恶性黑色素瘤治疗最重要的一个探索。作为从事肿瘤治疗的医务工作者，我们责无旁贷。非常感谢有这样一个巡讲平台。

CACA 指南中有两个最大的亮点。第一，填补了空白，因为口腔黏膜黑色素瘤在黄种人和欧美国家白种人之间是有典型区别的，从流行病学一直到基因测序都有区别，CDK4 基因的扩增病例是一个非常好的研究领域。国际上权威指南，直到 2021 年的第 6 版，才提到黏膜黑色素瘤，以前都是白种人皮肤的恶性黑色素瘤，有指南、有分类、有分期。TNM 分类是恶性肿瘤治疗最重要的规范和依据。在此基础上，最有意义的是 CACA 指南增加了 T_1、T_2 期早期预防、早期诊断、早期治疗的根本原则。第二，CACA 指南符合多学科交叉的整合诊疗 MDT to HIM 原则。是完成进一步探索的个体化治疗、精准治疗的原则。

3. 王松灵院士：恢复稳态，带瘤生存

听了几位专家的介绍，郭伟教授带领的团队制定的 CACA 口腔黏膜黑色素瘤指南，具有个性化特点，他们做了许多系统性工作，为口腔黏膜黑色素瘤的诊疗体系建立了一个新模式。

据我所知，称得上"癌王"的肿瘤，一个是胰腺癌，一个是胶质瘤，另一个是恶性黑色素瘤。这几种肿瘤大家极为关注，危害极大，虽然进展并不是特别快，但治疗办法不多，且治疗难度极大。

口腔黏膜黑色素瘤，特点与皮肤黑色素瘤不太一样。口腔黏膜黑色素瘤发病率高，位置浅表，易受各种刺激，比如热刺激、磨损等，容易发生其他部位不太常见的一种状态，因此转移率和复发率都比较高，治疗也很困难。从几次报告中，各位专家都提到口腔黏膜黑色素瘤的早期发现、早期处理至关重要，其中冷冻消融是一个非常好的模式，如能推广，且再把疾病防治关卡前移，将是一个很重要方向。

基于口腔黏膜黑色素瘤发展到后期会出现各种各样情况，可能有很多治疗模式和方法，现在都在探讨中。但任何疾病到了后期都很难处理，肿瘤更是如此。现在对肿瘤的后期研究有很多，这么多研究，病人 5 年生存率或诊疗体系，虽有新进展，但收效甚微。我是做基础研究的，也在开展一些与全身有关的研究，比如唾液里硝酸盐对全身的保护，现在发现有对化疗敏感性增加和对全身保护的作用，因此对肿瘤治疗可能会有潜在的应用前景，目前正在推进这项工作。同时我也在思考这样一个问题，即肿瘤发生，包括疾病发生，大部分应是机体的稳态失衡。稳态失衡后出现各种各样的疾病，肿瘤也不例外。怎么能让机体的稳态恢复，保持平衡？这应该是任何疾病治疗的主线和宗旨，也是一个目标。基于此考虑，比如肿瘤晚期或后期，全身很多地方都出现转移，我觉得此时的目标不应该是把所

有肿瘤细胞杀死，把肿瘤细胞杀死后人可能也没有了。

在这种情况下，肿瘤治疗应考虑与瘤共存。即想办法让肿瘤不发展，不危及生命，并且还能保持正常的生活和工作，我觉得这应成为治疗目标。我们的目标不应是将所有肿瘤细胞杀死，而是在稳态平衡的角度上去考虑问题，可能需要调整战略。比如肿瘤转移或病变比较大时，在力所能及的范围处理，但应减少全身伤害。免疫系统伤害太大或全身其他功能都有明显损害的情况下去除肿瘤，往往得不偿失。比如治疗新冠病毒感染，要将新冠病毒消灭，目前从科学上讲还是不太现实的。因此肿瘤在人体内，尤其是在晚期肿瘤病人体内存在，恐怕也应该是与瘤共存，但不影响、不危及人体生命状态。这种情况，中医中药就有可能发挥比较好的作用。保持全身力量、全身稳态、全身平衡，可能是一个出路，尤其对晚期病人，这也是樊院士提倡整合医学的一个重要方向。

对黑色素瘤而言，早期发现、早期处理，用冷冻消融模式是一个很好的方向，也是我们努力的目标。到了晚期，对病人的处理模式和方法应该是让病人恢复稳态，保持机体相对平衡。

我从事基础研究，我们团队在做硝酸盐系列研究，也在做产品研发，目前在做安全评估，希望这个产品研发出来能尽快进入临床研究，最终应用于临床。在肿瘤治疗方面，对病人全身保护、化疗增敏，以及对放疗的全身保护尽绵薄之力。

4. 赵铱民院士：修复医生早期介入

这部指南将为今后应对口腔颌面恶性黑色素瘤诊治提供一件利器，整个指南涵盖了口腔颌面恶性黑色素瘤的"防筛诊治康"5个关键环节，而每一个环节都详细地提供了目标系、路线图。按照指南严格执行，一定能提升口腔颌面恶性黑色素瘤的诊疗质量，提升病人生活质量，使我国在这个领域有所进展。

我是一名修复医生，也是肿瘤团队一员。外科医生站在上游，我站在下游，我们只是外科医生的接续，但工作也很重要，我们就是最后那个环节——"康"——的部分，即康复。肿瘤切除后治愈了，后边还要恢复功能，让病人恢复咀嚼功能、吞咽功能、语言功能，还要美观，恢复面容，能够重返社会。这些都是我要做的工作。

建议在"康"的部分增加一些内容。不仅要把肿瘤切掉，更要考虑病人如何回归社会，成为一个正常人，享受正常人生活。比如颌骨切除，现在的义颌技术、颌骨移植技术都可做得很精彩，如颜面部切除，可用皮瓣来修复；还有一种赝复技术，可以做到完全仿真，让病人能够真正地重返社会，像普通人一样开会，吃饭，享受生活。建议在下次修订时，把康复内容加进去。在医生制定手术方案时，修复医生要参与手术方案的讨论，手术怎么做最有利于功能重建，最有利于完美修复。如果早期介入，早期参与手术整体设计，最后修复效果常显著优于未早期参与设计和修复的病例。这是我的一个小建议，在一定程度上代表了修复医生对外科医生的期待和期望。

5. 顾瑛院士：整合医学，未来方向

中国抗癌协会做了一项非常重要的工作，就是发布了 CACA 指南。这项工作有一个很大的特点，就是中国人研究中国人的疾病，不再只是追随西方的医学。中国人有自身特定的疾病谱、基因谱和对疾病发病的特点以及对治疗的敏感性。因此，中国抗癌协会做指南的工作非常重要。

看完 CACA 口腔颌面黏膜恶性黑色素瘤的指南深受启发。这部指南非常有亮点，不仅抓住了中国人在口腔颌面黏膜恶性黑色素瘤方面发病的流行病学特点，而且对国际指南中在疾病分类诊断方面做了非常好的补充。将来对中国乃至世界其他国家这方面的病人非常有益。

此外，指南从预防到康复，全程考虑问题，这也是医学发展的一个必然过程，从分科逐渐细化，然后到现在又逐渐整合整体考虑，从人体来说也非常符合生理过程，因为人体是一个整体，疾病的诊疗也需要整体思维。

口腔颌面恶性黑色素瘤是几种恶性肿瘤中的"毒王"，尽管临床做了非常大的努力但疗效还不尽如人意。口腔结构非常复杂，功能齐全且强大，得了肿瘤组织结构破坏几乎无法避免。因此在手术切除时，要考虑后期的康复修复。随着诊断治疗的不断前移（这也是整合医学的优势），能够从宣教到基层医院的早期发现、早期识别，就可能发现有更多的早期病例，这样就能最大限度保留正常结构，最大可能集中在肿瘤靶点上进行治疗，创造更多治愈的机会。

目前激光医学在这方面做得不够深入，要经常在业内进行科普，灌输整合医学理念，让每一个临床医生都树立整合医学的概念。激光医学有一个治疗方式是肿瘤靶向光动力治疗，而且近期也在推动内腔肿瘤靶向光动力治疗，可以最大限度保留正常组织器官结构，让病人在治愈的同时得到更长生存期和更好的生活质量。要感谢樊院士倡导的整合医学，把各方面力量集中起来，在肿瘤不同阶段采取不同治疗策略，实现肿瘤治疗效应的最大化，这可能也是将来中国抗癌协会给国际肿瘤治疗所做的最大贡献。把各个行业专家聚集在一起，大家共同为一个目标去做整体考虑。将来会有中国方案、中国策略，中国在西医领域能有中国声音。我相信中国医生不仅有丰富的临床经验，也会有越来越多的临床科学研究的意识和能力，体现临床医学科学家的整体水平。指南是开放性的，我们要不断更新，不断发展，不断推出中国更好的研究结果和方案。

6. 吴以岭院士：弘扬中医药治疗癌症的作用

中国肿瘤整合诊疗指南特别添加了中药治疗，不仅凸显了整合医学的中国特色，也填补了国内外相关指南共识的空白。对世界生命科学从还原论向整体论回归的特殊历史时期，具有重要意义。整体论和还原论，是中西方两种文化。在两种医学认识论的范畴中，整体论的系统思维源自中华五千年文化的气论哲学，中医学就是以气论哲学的"气"和阴阳五行的哲学思想为指导，构建起以脏腑、经脉、气血为框架的理论和临床诊治体系。其突出特点是天人相应、整体观念、辨

证论治，把疾病发生视为全身性功能失调的局部病理改变。

我国在肿瘤防治方面拥有几千年的悠久历史。甲骨文上就有"瘤"字的记载。春秋战国时期提出的"症积"也属于肿瘤范畴，到了宋代"癌"字及癌病相关的病因病机治疗已有正式记载。中医提出肿瘤的发病与人体的正气不足有关，所以提出"正气存内，邪不可干；邪之所凑，其气必虚；无虚不成疾，疾虚正自复"。古代就指出了肿瘤的发病与环境、饮食、心理等因素有关。对肿瘤的预防，强调饮食有节、起居有常、不妄作劳、形与神俱。在治疗上强调扶正祛邪，改善证候；在预后上强调扶助正气，饮食调护。中医学的整体系统思维，不仅对肿瘤的预防有重要价值，对肿瘤的治疗、减轻放化疗的副作用、促进术后的康复、改善中晚期病人的生活质量，都具有积极的价值。

我们应进一步探讨、完成、弘扬中医学整体观念的特色，挖掘、整理发展中医药对肿瘤防治的丰富经验和治疗方药，无疑是未来医学发展所追求的目标，也会给更多肿瘤病人带来新的福音。

三、总　结

樊代明院士：重视口腔颌面恶性黑色素瘤

吴院士从整体考虑肿瘤的发生和治疗，提倡正气，即人体的自然力。怎样能够提高正气从而不得癌，或得了癌可通过治疗减少副作用，加速康复。我常想，人们上火、口干舌燥、起溃疡，会采用中医败火，治癌也一定要和中医药密切配合。

大约600~700例肿瘤病人才有一例是口腔黏膜恶性黑色素瘤，但这个肿瘤跟别的癌症不一样。我有一个校友得了唇癌，他说全身任何部位都可以出问题，包括眼睛看不见也没关系，也包括心脏，但不希望口腔出问题。不能说话，不能吃饭，有点生不如死。中国人不太爱护口腔和牙齿健康，但牙齿美才是真的美。大家一定要注意口腔健康，正确刷牙，勿吃不洁食物，不要抽烟。口腔颌面恶性黑色素瘤治疗起来比其他肿瘤更困难，其他的肿瘤手术不用特别注意切除范围，但这个肿瘤要达到"三保"，既要保命，还要保功能和保美观。

乳腺癌整合诊治前沿

◎吴 炅 马 飞 王永胜 王淑莲 余科达 郝春芳

一、专家解读

1. 指南概述，规范现行

为什么要制定 CACA 指南？因为在全世界乳腺癌的发生率已经超过肺癌，成为发病率最高的恶性肿瘤。在中国，每年约有 42 万例新发乳腺癌病人，目前患病人数接近 140 万例，在全世界每 5 例乳腺癌病人中就有 1 例发生在中国。将中国的乳腺癌病人治好，不仅是对中国的贡献，也是对全世界的贡献。

为什么要推行 CACA 指南？因为尽管经过了多年努力，中国乳腺癌病人的 5 年生存率已达到 83%，但仍然与世界其他发达国家之间存在差距。不要小看这 7% 的差距，这需我们在"防、筛、诊、治、康"各个方面付出极为巨大的努力。

为什么要编写中国的 CACA 指南？因为中国的乳腺癌病人有着自身的特点，发达国家中乳腺癌的发病率已经很高，已达到一个平台期，甚至还略有下降趋势，但是在中国乳腺癌发病率仍然逐年上升，对人民健康的威胁居高不下。在中国，乳腺癌病人的高发年龄段为 45~55 岁，比美国提前 10 年。亚洲人群的乳腺致密程度更高，这就为某些检查的灵敏度带来了更大的挑战，因此我们应该因地制宜，选择符合自身情况的筛查手段。目前通过普查筛查发现，中国的乳腺癌患病率远远少于发达国家，即便在北京，该比例也不足 6%，不及美国的 10%。

为什么要宣讲 CACA 指南？因为在乳腺癌的诊治工作中我们需要改变理念，提升规范。在早期乳腺癌病人中保乳治疗与乳房全切除术的长期生存率之间无明显差别，但是在中国保乳率仅略超过 20%，而发达国家则已超过 50%。乳房重建可为患病女性带来美丽的人生，中国的乳房重建率略超过 10%，不及其他国家的 1/4。随着乳腺癌病人的存活时间越来越长，所进行的随访时间也越来越长，此期间应对病人加强全程全生命周期的管理。目前，中国乳腺癌病人的随访率仍低于 45%。

为什么要推出 CACA 指南？经过多年努力，中国专家立足于本土，在中国人群中已开展了许多高水平的临床研究，也推出了中国人自己发明的药物和治疗方案，并且已对三阴性乳腺癌进行细致分型，通过后续强化治疗、精准靶向治疗可提高三阴性乳腺癌的生存率。运用中国原创的抗 HER2 靶向治疗和内分泌治疗可以延长病人生存期，运用大分割放疗手段不仅可以保证疗效而且可以控制成本。这些方面的进步有益于改写国际指南，同时也应被列入 CACA 指南。

为什么要强化CACA指南？因为这是一部肿瘤整合诊治指南。乳腺癌是一类极具代表性且最早实施多学科整合诊疗模式的疾病，最可能体现整合医学模式。外科、内科、放疗科、影像科、病理科、整形外科、康复科和中医科医生在治疗该疾病时各司其职，在"防—筛—诊—治—康"中取得了巨大的成绩，从各个维度为人群的预防、病人的诊治带来了实实在在的益处，符合成本效益最大化的原则，此有利于乳腺癌的三级预防。CACA指南具有多方面的优势，与美国或欧洲的指南相比，其不仅收集了中国人群的流行病学数据，而且更加详细地讲解了手术路径、整合诊断方法和辅助治疗措施，在康复治疗和中西医整合治疗等方面独具优势。同时CACA指南还罗列了中国的证据，充分体现了"他有我精，我有他无"的优点，展现了"赢在整合"的特点。

为什么CACA指南可以成为典范并且具备权威性？在名誉主编樊代明院士的指导下，该指南汇集了17个省、自治区、直辖市30家医院的70位专家的宝贵意见，广泛覆盖了所有学科，展现了深厚的学术功底，整个编撰过程严谨、规范，并且所纳入专家的年龄结构是合理的。

2. 早筛早检，因地制宜

从整体来看，在中国乳腺癌病人的早期诊断率过低，乳腺癌幸存者中约2/3是晚期阶段病人。在中国，诊断为原位癌的比例仅为1%，远低于美国的20%。即便已开展农村和城市的乳腺癌筛查工作，虽然原位癌的诊断率已有所提升，但是依然低于美国。因此，在中国乳腺癌病人早期诊断率低在很大程度上限制了乳腺癌整体诊疗效果的提升。

对中国女性而言，早期筛查尤为重要。已开展的国家筛查项目结果显示，通过筛查发现的早期乳腺癌病人的比例更高、肿瘤更小、淋巴结受累更少，并且原位癌比例更高。因此，通过筛查可达到早期发现、早期诊断、早期治疗的目的，并且可以降低乳腺癌的死亡率。此外通过筛查高危因素可以及早发现高危人群并采取积极的干预措施，同时可通过降低发病率来减少乳腺癌对中国女性的危害。

与欧美国家相比，在中国乳腺癌筛查工作起步得较晚。2008年，中国卫生部启动了覆盖全国的乳腺癌早防早治筛查项目，而欧美国家尤其是美国从20世纪60年代至70年代就已经开启了全国乳腺癌筛查工作。

在CACA指南中，我们对群体筛查做了详细指导。对于一般人群，不建议在40岁以下常规开展定期筛查；在40~60岁人群中，建议每1~2年进行一次筛查，推荐的筛查手段包括乳腺X线和B超检查；在70岁以上人群中，可进行机会性筛查或每1~2年一次的筛查，主要以乳腺X线筛查为主。在罹患乳腺癌的高危人群中对筛查的频率和年龄均有更严格的要求，推荐在40岁以前、首次发现高危因素的10d起即进行常规的乳腺癌筛查，筛查频率应缩短至每6~12个月一次。

目前，筛查的主要手段包括乳腺X线检查、乳腺超声和MRI检查等技术，每项技术各有优缺点。X线检查的优点为数据的证据级别、灵敏度和特异性较高；缺点包括具有辐射性、对乳房腺体致密或小乳房女性的灵敏度较低，同时 X 线在基层的普及性较弱且费用较高。超声检查的优点包括对腺体较致密或小乳房女性较敏感，无辐射，费用低；缺点包括对微钙化的早期乳腺癌的灵敏度较低，其准确性依赖于医生的临床经验与水平。MRI 检查相对较详细，不受致密乳腺的干扰，可以清晰显示腺体内病灶；缺点包括检查时间长，价格较高，基层普及性较低，甚至易导致过度的诊断和治疗。

从生理特征和乳腺癌的发病特征来看，中国女性与欧美国家存在区别，因此中国医生需要反思，不能照搬国际的筛查指南。西方女性乳腺癌发病年龄大，乳房体积大，以脂肪型为主，同时西方国家的超声费用比 X 线高。在中国，乳腺癌的发病年龄相对年轻，乳房体积小，以致密型乳腺为主。在 70 岁以上女性中，多数病人的乳腺癌是低中度致密型，但在 40 岁左右的女性中多数是高度致密型，甚至是极高度致密型。在中国，超声设备的普及度较广，价格较低，与超声检查相比，X 线检查在致密型乳腺中的灵敏度较低，对年轻女性的灵敏度较差，年龄和乳腺密度间存在显著负相关。中国女性的致密型小乳房较多，致密型乳腺病人所占比例高于欧美国家，并且乳腺癌病人的发病年龄更年轻，较西方国家早 10~15 年。因此，对于中国女性，乳腺超声检查的灵敏度、准确性均显著优于乳腺 X 线检查。

在对乳腺癌病人进行诊疗全程中，影像学检查占据重要地位，可用于影像学诊断、新辅助治疗前后评估、保乳术前评估和保乳术后复查等。除了 X 线、超声和 MR 检查以外，CT 也有相应的临床应用场景。

目前，临床上常通过乳腺影像报告数据系统（BI-RADS）行影像学筛查和诊断。该系统根据恶性概率进行分类，例如三类病人，多数情况下呈良性，仅 0~2% 可能存在恶性，在临床上可常规进行 3~6 个月的随访工作。但是对于 4 类以上病人，尤其是 4C 或 5 类，乳腺癌的恶性可能性极高，需要进行积极的临床干预处理。

除影像学检查外，病理检查是目前诊断乳腺癌的金标准。中国抗癌协会（CACA）将乳腺癌分成以下 6 种类型：第一类为乳头状肿瘤，包括乳头状导管原位癌、包被性乳头状癌、实性乳头状癌（原位或浸润）、浸润性乳头状癌；第二类为小叶原位癌；第三类为导管原位癌；第四类为浸润性乳腺癌，此类型最常见，其中由以非特殊类型（浸润性导管癌）多见，其他还包括微浸润性癌、浸润性小叶癌、小管癌、筛状癌、黏液癌、黏液性囊腺癌、浸润性微乳头状癌、伴大汗腺分化癌、化生性癌；第五类为少见肿瘤和涎腺型肿瘤，包括腺样囊性癌、分泌性癌等；第六类为神经内分泌肿瘤，如神经内分泌癌。

基于常规受体 ER、PgR、HER2、Ki-67，CACA 根据临床分子分型将乳腺癌分为 4 型，即 Luminal A 型、Luminal B 型、HER2 阳性及三阴性。其中 Luminal B 型根据 HER2 的表型状态可分为 HER2 阴性和 HER2 阳性两个亚型。病理分型对后续的诊断治疗、治疗药物的选择和术后随访具有极大的指导价值。

3. 手术先导，形能兼备

乳腺癌手术的发展经历了 100 多年，外科手术治疗一直是所有实体瘤手术的典范。乳腺癌根治术最早于 1882 年开展，随后以扩大根治术和改良根治术为代表的乳腺癌保命术盛行近百年，直至乳腺癌保乳术（1981 年）和前哨淋巴结活检术（1997 年）共同实现了乳腺癌保乳、保腋窝的第二次和第三次飞跃。进入 21 世纪整合医学时代后，CACA 指南强调了乳腺癌手术中整形保乳和乳房重建术的升级治疗，乳腺原发肿瘤和腋窝手术的进一步健康阶梯将最终实现乳腺癌手术治疗从保命、保乳、保腋窝到保美的完美升华。

乳腺癌的手术方式包括乳房和腋窝两部分。保乳术不仅包括常规的保乳术及近年来已分型的保乳整形术，而且包括全乳切除术及全切后乳房重建术。乳腺癌的腋窝淋巴结处理包括腋窝与内乳两部分。目前，在临床上已广泛开展腋窝前哨淋巴结活检与腋窝清扫术，CACA 指南非常重视内乳区的处理。中国对于这一领域的研究居于世界前列，目前已开展内乳前哨淋巴结活检的系列研究。

在中国，接受乳腺癌保乳术病人的比例远低于欧美国家、韩国和日本，主要存在两方面原因：一是需要改进理念，包括医生和病人的理念；二是需进一步加强乳腺癌的筛查，如果可以尽早检出更多的早期乳腺癌病人，则乳腺癌保乳术病人的比例将显著改善。在中国，接受乳房重建术病人的比率也远低于欧美国家，两者之间乳腺癌的随访也存在一定的差距。在中国，已发现的乳腺癌病人的分期偏晚，此导致实施乳腺癌传统根治手术（即乳房切除术）的比例非常大。同时，CACA 指南也列举了乳腺切除术和腋窝清扫术的相关指征。基于中国的现状，CACA 指南是用于指导临床实践的一个非常好的指南。

乳腺癌保乳术不仅可以治愈疾病，而且可以大幅度提升病人的生活质量。针对保乳术的适应证，CACA 指南列举了 5 点考量，其中肿瘤大小和乳房外形非常重要。如果肿瘤太大，则切除后可影响乳房外形。对于乳腺的病灶数量，在可将单个或有限数量的局限性病灶完整切除的情况下，仍然可以进行保乳手术，但是一定要达到完全切缘为阴性。基于中国现状，医生应与病人充分沟通，病人应有明确的保乳意愿。

CACA 指南针对需谨慎保乳的风险因素提出了 4 个相关：①放疗相关，需要谨慎考虑因病不能接受放疗的病人。②肿瘤相关，CACA 指南特别指出，侵犯乳头的 Paget 病并非保乳术的绝对禁忌证，即使是多中心病灶或肿瘤病灶偏大，只要能与乳房外形比例合适，则仍然可以进行保乳手术。③切除相关，CACA 指南特别指出，切缘邻近肿瘤或不典型增生并非保乳手术的绝对禁忌证。④复发相关，*BRCA* 基因风险等相关指标并非保乳手术的绝对禁忌证，但是需要与病人充分沟通复发风险。

保乳术的绝对禁忌证包括三个方面：①炎性乳腺癌或难以达到切缘阴性；②不能确保后续放疗；③病人无意愿。

尽管目前相关研究已证实保乳手术的疗效甚至优于乳房切除术，但是就像乳房切除术后仍然可能出现胸壁和血液淋巴结复发一样，保乳术后仍然可能出现一定的复发情况。CACA指南特别强调，应分析复发类型（真正复发、第二原发或弥散复发），鉴别要点可根据肿瘤位置、复发间期、发生率、病理特征、转移提示等区分。总体而言，真正复发或第二原发的占比偏大。

对于复发的外科处理方法，特别推荐乳房全切除术±放疗，其与未出现局部复发的保乳病人预后相当，行乳房全切除术后可考虑乳房再造。CACA指南针对中国目前乳腺癌保乳术存在的严重不足，特别强调了真正复发或第二原发的病人即使出现复发，也并未对病人预后产生显著的不良影响。但是对于单灶复发、复发灶小、无复发间期长、生物学特征相对惰性（如ER+）的病人，可进行二次保乳治疗，同时严格控制术后切缘。二次保乳时也需要考量放疗所引起的不良反应。

对于腋窝淋巴结的处理，CACA指南特别指出，若病人第一次行前哨淋巴结活检阴性或1~2枚淋巴结阳性未行清扫且复发病灶为浸润性癌，则推荐腋窝清扫，也可以进行二次前哨淋巴结活检。对于第一次手术时行腋窝清扫的病人，如果检查发现存在淋巴结侵犯证据，则行腋窝手术探查或补充清扫，否则可不予处理。

乳腺癌保腋窝术可以保留病人的上肢功能，避免水肿。实施保乳术和乳房重建术后丰满的腋窝比清扫后塌陷的腋窝更有美感，因此该手术不仅可以使功能保留，同时有利于保持美观。

由于前哨淋巴结活检的存在，腋窝评估已完全进入整合医学时代。目前已有充分医学证据支持，cN_0前哨淋巴结能准确评估腋窝淋巴结状态，所有前哨淋巴结阴性病人均可避免腋窝清扫。对于前哨淋巴结阳性，基于目前中国前哨淋巴结示踪剂在临床中的现状，CACA指南推荐多种关于阳性病人处理模式，可进行腋窝清扫，也可采用放疗来替代腋窝清扫。但是对初始腋窝淋巴结阳性但新辅助治疗之后淋巴结活检准确性减少的病人，以及新辅助治疗后腋窝淋巴结仍然阳性的病人，是否可以用放疗来替代腋窝清扫，目前国内外学者尚在研究中。上海复旦大学附属肿瘤医院也正在前瞻性开展对cN_0病人通过腋窝PET检查来免除腋窝外科分析的研究。

在每两年一次的CACA指南中，前哨淋巴结活检适应证和禁忌证的变动最多。目前CACA指南将前哨淋巴结活检的适应证仍然定义为早期手术浸润性乳腺癌、腋窝淋巴结临床阴性或异常但穿刺时呈阴性，这点与国外指南有所不同。对于患导管内癌需要接受乳房切除术的病人，当临床腋窝淋巴结阴性且新辅助治疗后仍然阴性，或穿刺证实cN_1阳性，新辅助治疗后腋窝淋巴结转阴及妊娠时，CACA指南推荐将前哨淋巴结活检作为首选的腋窝分析技术。对于老年病人和保乳术后同侧复发/再发的病人，因导管内癌接受保乳手术应列为有争议的适应证，需要与病人进行个体化沟通后再行前哨淋巴结活检。

截至目前，对于炎性乳腺癌、临床查体腋窝淋巴结阳性并经穿刺病理和细胞学证实、腋窝淋巴结临床查体阳性、新辅助治疗后仍然阳性、$cN_{2\sim3}$ 的病人新辅助治疗后腋窝淋巴结转阴者，再次行前哨淋巴结活检的准确性和免除腋窝清扫的安全性尚不足，因此 CACA 指南仍将此作为前哨淋巴结活检的禁忌证。随着全身治疗效果的不断提高，相信会有越来越多的相关禁忌证、有争议的适应证逐渐被列入前哨淋巴结活检的适应证中。

在 CACA 指南中，特别确定了对 cN_0 病人行前哨淋巴结活检后不同结果的处理方法。对未接受新辅助治疗的 cN_0 病人，无论是接受保乳或乳房全切除术，只要前哨淋巴结阴性或存在孤立性肿瘤细胞，均可不处理腋窝淋巴结。而对于符合临床试验的保乳和乳房全切除术的病人、浸润性 $cT_{1\sim2}$ 期病人、1~2 枚腋窝淋巴结阳性的病人，均可豁免腋窝清扫，行腋窝放疗。基于中国的现状，CACA 指南也进行了考虑并提供了备选方案。

对于新辅助治疗后前哨淋巴结活检结果的处理，指南按照新辅助治疗前腋窝淋巴结状态、新辅助治疗后腋窝淋巴结的状态进行了不同分层。例如新辅助治疗前腋窝淋巴结阴性病人，如果新辅助治疗后再次进行前哨淋巴结活检的结果呈阴性，则可不处理腋窝淋巴结。对于孤立性肿瘤细胞微转移甚至宏转移病人，腋窝清扫术是标准的推荐术式。但是为了进一步使腋窝降期并保留病人的上肢功能，特别推出其他可以考虑的方案。例如孤立性肿瘤细胞的病人可用腋窝放疗来替代腋窝清扫。对 cN_0 病人行新辅助治疗后，当微/宏转移的病灶数量限定在 1 枚的情况下，也可豁免腋窝清扫，行腋窝放疗。对于新辅助治疗期间出现疾病进展者，仍然推荐行腋窝清扫术。如果 cN_1 病人降期为 cN_0，则应首先推荐前哨淋巴结活检，依据新辅助治疗后前哨淋巴结活检的状态进行相应处理，如果发生转移，目前考虑豁免腋窝清扫而行腋窝放疗。而对于宏转移和孤立性肿瘤细胞病人，推荐的标准处理方法还是腋窝清扫术。对于符合 $cN_{2\sim3}$ 的初始腋窝淋巴结肿瘤病人，无论新辅助治疗的疗效如何，均推荐行腋窝淋巴结清扫术。

由于传统东方女性的乳房偏小，常在乳腺癌保乳术后保留病人的乳房外形以免受到影响。此外，对于行乳房切除术的病人，一侧乳房缺失也可严重影响病人的生活质量。因此，即使是保乳术病人，也有保美的需求，手术方法包括保乳术和乳房切除术。对于乳腺癌病人，在行整形保乳手术时可采用容积移位和容积替代法来使保留的乳房具有更好的美学效果。CACA 指南也特别推荐了一个关于肿瘤整形保乳手术决策流程的二维码，扫码后即可出现相应的角色流程图和相关的技术推荐，这对临床医生而言非常有益。

行乳房切除术后病人需要进行乳房重建术。CACA 指南提出了基本原则，包括主诊医生决策因素、详细术前评估及病人充分知情，其中病人充分知情包括重建手术的过程、风险和获益、延期重建的可能性，后续是否需要实施修整手术。临床需要与病人进行充分交流，此可以增加病人的顺应性，并且提高预期疗效。

对病人实施乳房重建的时机也有所不同，包括即刻重建、延期重建、即刻 –

延期方法。即刻重建的优点较多，包括手术次数少、总费用低、无乳房缺失的心理影响、保留乳头乳晕复合体和皮肤、提高美观度，但需顾及放疗的影响及医生的学习曲线，并且应掌握即刻重建术的方法，如自体组织或假体的选择。重建材料包括自体重建和植入物重建，二者各有优缺点。随着材料科学的进步，无论在国内还是国外，植入物重建的比例正在稳定上升，但是自体重建（特别是腹壁下动脉穿支皮瓣乳房再造，即 DIEP）仍然是非常重要的考量因素，它不仅可直接用于乳房重建，而且当植入物重建失败时这也是一个有效的补救措施。

4. 放疗相助，延长生存

CACA 指南强调，放疗是治疗乳腺癌的重要治疗手段，放疗相助可延长病人生存期。在保乳术后对病人实施放疗可将肿瘤的局部和远期复发风险降低一半，将乳腺癌病人的死亡率降低 3.8%，将总死亡率降低 3%。保乳术后几乎所有病人均需要行放射治疗，但是在接受内分泌治疗情况下，年龄超过 70 岁、T_1N_0、ER 阳性乳腺癌病人的局部复发风险较低，可考虑豁免放疗。实际上，放疗也可显著降低病人的局部复发风险。行单纯内分泌治疗后这些病人的 5 年复发率为 5%，10 年复发率为 10%。行内分泌治疗联合放疗后病人的 5 年复发率为 1%，10 年复发率为 2%。如果病人既不行内分泌治疗，也不行放射治疗，则 10 年复发率可高达 20%。因此，如果病人的预期寿命较长，并且肿瘤分级高，特别是内分泌治疗依从性差时，则建议给予放射治疗，也可行部分乳腺照射，其不良反应非常小。根据病情的危险程度，保乳后行放射治疗的病人可选择照射部分乳腺、全乳＋瘤床补量或全乳＋淋巴引流区，无论照射范围如何，均可采用中等剂量大分割短疗程模式，以方便节省医疗资源。

国内一项多中心 Ⅲ 期随机研究结果显示，保乳术后行 18 次为期 3 周半的大分割放疗和 30 次为期 6 周的常规分割放疗的疗效相当，毒性相仿，但是大分割放疗的疗程短，具有良好的社会效益和经济效益，应作为标准治疗方案优先选用。对于保乳术后前哨淋巴结 1~2 个阳性的病人，可采用放疗替代腋窝清扫，其在保证疗效的同时也可将上肢水肿的风险降低一半。前提条件是，这些病人并未行新辅助化疗，仅接受标准的全身治疗，放疗时采用全乳切线仪或高位切线仪，高危病人还应照射包括腋窝在内的淋巴引流区。放疗时应行 CT 检查定位并勾画靶区，其中包括部分乳腺照射和瘤床补量的靶区确定，外科医生术中应在瘤床周围放置 4~6 枚金属标记，此有助于准确识别瘤床，特别是有保乳整形需求的病人，行容积移位或容积替代瘤床时放留标记的必要性更大。放疗时应采用三维适形调强技术，以保证肿瘤靶区有足够的剂量覆盖和正常组织，特别是在心肺接受较低的剂量辐射时。左侧乳腺癌病人可采用呼吸控制技术，此有利于心脏远离胸壁靶区，并且更好地保护心脏。淋巴结阳性的高危病人在全乳切除术后行放疗可将肿瘤局部区域的复发风险降低 2/3，可将局部和远处复发率降低 10.6%，可将乳腺癌死亡率降低 8.1%。

CACA 指南建议,直接行手术治疗病人的放疗指征主要基于手术病理分期,如 $pT_{3\sim 4}$ 和(或)$pN_{2\sim 3}$ 及高危的 $pT_{1\sim 2}N_1$ 病人在术后需要行放射治疗。但是新辅助化疗后是否需要行放射治疗,应同时参考手术病理分期和初诊时临床分期,对于临床Ⅲ期、ypN 阳性或高危的 $cT_{1\sim 2}N_1$ 转化为 ypN_0 的病人,需要行放射治疗。因此,对于新辅助化疗病人而言,准确的临床分期非常重要,包括全面影像检查、对可疑区域淋巴结行穿刺检查取得病理证据,因为全乳切除术后行放疗的病人均为高危病人,所以放疗时除了照射胸壁以外,还应照射淋巴引流区。放疗时可采用常规分割模式,也可采用中等剂量的大分割短疗程模式。

国内一项Ⅲ期随机研究结果显示,胸壁和淋巴引流区的 15 次 3 周大分割放疗和 25 次 5 周常规分割放疗的疗效相当,毒性相仿。除预防照射胸壁和区域淋巴结外,特殊病人还需要对局部胸壁或转移淋巴结进行缩野补量,如肿瘤侵犯皮肤、炎性乳癌、广泛脉管瘤栓或切缘阳性,胸壁缩野补量可降低局部复发风险。对于初诊锁骨上或内乳淋巴结转移的病人,无须行常规手术清扫,因此无论新辅助化疗后是否达到完全缓解,均需要行局部补量以提高局控率。补量的靶区确定主要基于新辅助化疗前 CT 影像上转移淋巴结的位置,因此保留这些病人初诊时颈胸 CT 图像对放疗非常重要。

CACA 指南建议,全乳切除术 + Ⅰ 期重建术后放疗指征和照射范围均与"无重建"相同,区别是重建术中采用了常规剂量的分割模式。目前重建术后行大分割放疗尚无证据,放疗时要求行 CT 定位并勾画靶区,植入物在胸大肌后的靶区勾画与在胸大肌前不同,因此进行靶区勾画时需要参考手术记录。

放疗时应采用三维适形调强技术,因为皮肤和皮下组织的复发占胸壁复发的 3/4。应特别注意的是,在放疗存在摆位误差的情况下,照射范围应包括皮肤的皮下组织,不要脱靶,同时应在胸壁皮肤表面垫组织补偿物以提高皮下建成区的剂量,同时应保证靶区内剂量均匀,减少热点,以降低放疗相关的并发症风险。

乳腺癌治疗后病人可出现单纯局部区域复发,应以治愈为目的,因为局部治疗和全身治疗同样重要,放疗可延长病人无进展生存期。CACA 指南建议,对未曾接受放疗的病人,需在局部区域中大范围预防照射的基础上,对局部复发部位进行缩野补量;而对于放疗野内有复发的病人,需权衡利弊,决定能否给予二次放疗。如采取放疗,则只针对复发肿瘤行局部照射。CACA 指南建议,对于单纯局部区域的复发,应在全身治疗的基础上及早进行放疗。在病情允许的情况下,可先局部治疗后全身治疗或联合化疗后,当肿瘤负荷最小时应给予放疗,而非一直进行化疗且直到肿瘤进展到多线化疗均无法控制时才给予姑息放疗。

治疗转移性乳腺癌的目的是延长生存期,提高生活质量。以全身治疗为主,放疗可用于姑息减症,其有效率高达 60%～80%。放疗还可用于寡转移,对转移灶实施放疗后局控率高达 80%～90%,选择合适的治疗方式有望延长病人的生存期。

对于最常见的骨转移，一般应先由外科医生评估是否存在手术指征，如脊柱不稳定、脊髓压迫、病理性骨折或濒临骨折，手术是最有效和最快的减症手段。一般手术无法彻底切除肿瘤，多需要于术后行放射治疗。此外，单纯姑息放疗可用于防治骨相关事件，如疼痛、脊髓神经根压迫、预防承重骨骨折等。对于寡转移病人，即使无症状也应选择性地给予高剂量放疗以根治转移灶，以降低肿瘤的继发播散风险，并且延长无进展生存期甚至总生存期。绝大多数脑转移病人均需要行放射治疗，CACA指南建议，有症状的脑转移病人应尽早开始局部治疗，当脑转移灶1~2个、转移灶较大且有明显占位效应时应首选手术治疗，术后对瘤床行局部放疗可以提高局控率。对于不可行手术治疗的病人，应给予放射治疗，当病人的脑转移灶为1~4个、最大径小于4cm时，应首选局部立体定向放疗以减少不良反应，并且提高病人的生活质量。对于脑转移灶大于4个且脑转移灶多发的病人，推荐行全脑照射。如果脑转移瘤未累及海马，并且病人的预期生存时间超过4个月，则可考虑采用保护海马的放疗技术。对于无症状的脑转移病人，放疗时需要行个体化考量，HER2阳性病人可接受抗HER2靶向等全身治疗以推迟放疗时间、避免放疗毒性。一般情况下，可将放疗时间推迟8个月左右，但是最终80%以上的病人还需要行放射治疗。对于一般状况差的病人，无症状时可不考虑行放射治疗。其他情况，如一般情况好的HER2阴性病人，应尽早开始放射治疗，放疗原则与有症状的脑转移相同。

综上所述，CACA指南强调，放疗是治疗乳腺癌的重要手段，可选择性用于所有分期病人，包括术后辅助、单纯局部区域复发和远处转移。三维适形调强等精确放疗技术的广泛使用可进一步提高放疗疗效，减少不良反应。放疗已经被认为是一种性价比非常高的局部靶向治疗手段。

5. 整合方案，势在必行

CACA指南中所贯穿的中心思想就是整合。在整合医学背景下，需要将所有治疗方案、治疗策略用整合的方式和逻辑整合起来。

针对乳腺癌的治疗，应先行手术治疗还是先行化疗，需要注意以下方向并做出判断。首先，不同的治疗目的决定不同的对象。在整体临床实践中有两种目的：①仅针对局部不可手术，此时只能先行化疗或其他局部治疗，通过降期可满足实施乳房手术的要求。②原本不太可能行保乳或保腋窝治疗，但是通过降期后也能满足保乳或保腋窝的标准。对于这两类人群，只能以新辅助治疗作为策略，否则无法达到手术治疗的条件，这些人群被称为必选人群。如果病人不是必选人群，可以手术治疗，但是手术治疗和化疗中哪一种治疗方法可以带来更好的获益，这可能是我们需要思考的问题。可通过新辅助治疗来提供足够的药敏信息，从而指导术后辅助治疗方法，最终改善生存期和生存质量，这些病人被称为优选人群。因此，根据必选人群和优选人群，我们可以做出不同的决定。如果病人符合优选人群的条件，具有一定负荷的肿瘤、HER2阳性、淋巴结阳性、肿瘤大小，这些均符合优选方向的选择。既然我们制定了优选方向，则将面临三个重要问题。

第一个问题，优选方案是什么？在必选人群和优选人群中，所采取的方案存在差异。如果是必选人群，则必须迅速降痛、快速降痛，此治疗方案就带来了疾风骤雨似的打击。因此，三阴性乳腺癌病人应采取剂量密度方案，HER2 阳性病人应采用双靶联合化疗的初始方案。对于优选人群，我们更愿意看到使用所有药物后病人的治疗结局如何，只要这个方案可以改善生存期，我们就可以采用。因此，对于优选人群，既可选择紫杉烷类＋铂类＋双靶向治疗，也可先选择蒽环联合紫杉烷类，以后再联合双靶向治疗，这是对优选人群化疗方案的界定。

第二个问题是新辅助治疗后如何实施手术。手术可分成两种：第一种手术是保留乳房的手术，通过在 10 项随机研究的荟萃分析中行新辅助治疗和辅助治疗后长期预后的比较，可制定先化疗还是先保乳或先化疗还是先手术的策略。根据临床研究可得出两个重要结论：第一个结论是病人的保乳率提高，通过先行化疗可以达到降期的目的，并且可以提高保乳的比例。第二个结论是保乳术可以带来一定的风险，主要是局部复发率可提高 5.5%。因此，新辅助治疗后通过降期可提高实施保乳术的比例，但是此前必须精选合适的人群。

第三个问题是通过新辅助治疗降期后能否使病人豁免腋窝清扫手术。行乳腺癌手术过程中必须进行腋窝清扫，这样会引起术后切口水肿，病人的生活质量可能会受到影响。如果想豁免腋窝清扫手术，也是有可能的，但是必须满足几个条件，例如，必须控制最重要的假阴性率。什么是假阴性率？即腋窝处存在淋巴结转移，但是通过检测或因检测不到位并未发现转移，应避免这种情况的发生，并且将假阴性率控制在 10% 以下。如何进行控制呢？可通过获得更多的淋巴结（如 3 枚以上），或尽量使用示踪法以获得较低的假阴性率。

对于行淋巴结清扫的病人而言，患肢出现水肿的情况比较常见，应从三个维度重点关注。第一是预防，包括"三要三不要"，后续还涉及一些保守治疗方法，一旦病人发生水肿，则可用人工淋巴引流、锻炼、护理等方法进行处理。如果患肢水肿严重，可通过手术治疗和改善淋巴水肿并进行淋巴引流。

康复治疗包括多种方面，整合医学则是将方方面面的知识加以整合以达到预期的治疗目标，例如体重指数控制、营养均衡、合理运动和其他生活方式的改变，这样才能实现真正的整合，并且从多维度维持病人的外健康和内健康。

在复查频率方面，不同时间阶段有不同的要求。术后两年内病人的复发风险较高，因此应每 3 个月随访一次。术后 3~5 年时则可考虑每 6 个月随访一次，术后 5 年以上时则可每年随访一次。但是如果涉及每个病人个体，则复查的频率并非绝对不变。当病情更轻、负荷更低时，可能随访间隔的时间更长。如果病人的复发风险更高，可能在 3~5 年时也依然需要维持 3 个月一次的复查，因此所以术后的复查频率是不同的。

6. MDT to HIM，未来可期

CACA 指南强调，晚期乳腺癌依然可防可治，但是需要重视合理性和规范性。

规范性是指早期规范地治疗,尽量增加早期的治愈率。另外,指南中也强调,应重点关注早筛、早诊、早治,以减少初诊时Ⅳ期乳腺癌病人的数量。在治疗环节中,晚期乳腺癌病人和早期乳腺癌病人的治疗目标相似但并不相同,只有少部分局部复发的晚期乳腺癌病人有再次治愈的机会,但更多的晚期乳腺癌病人则是通过改善生活质量来实现长期带瘤生存的目标。不同治疗目标决定不同的治疗原则,CACA指南指出,治疗晚期乳腺癌病人时应遵循如下治疗原则。

首先,应分类而治。对于晚期乳腺癌,需明确转移病灶的激素受体表达情况和HER2表达情况,如通过转移灶无法获知激素受体表达情况和HER2表达情况,则需要根据原发灶详细记录这些信息。根据不同组合,病人可表现为激素受体阳性/HER2阴性、HER2阳性晚期乳腺癌、激素受体阴性/HER2阴性。根据不同类型,每一个类型均会面临多样化的治疗选择。激素受体阳性/HER2阴性病人可获得内分泌治疗的机会,HER2阳性病人则必须行靶向抗HER2治疗。因此,在众多选择方案中,第二个最重要的原则是CACA指南中所强调的优化原则。在行内分泌治疗时,我们也会面临多种治疗方案的选择,包括如何优化方案和联合治疗,例如激素受体阴性/HER2阴性即三阴性病人中免疫治疗和化疗的有机整合,如何将一些新型靶向药物介入到全程治疗中,这些均需要坚持优化原则。第三个重要的原则是整合治疗。晚期乳腺癌的治疗应以药物治疗为主,但是也部分病人在整合治疗过程中会涉及手术。例如局部复发病人、仅存在寡转移的病人、因骨转移可能导致骨折等严重并发症的病人、伴发局灶性脑转移的病人,此时如何选择手术治疗、如何对药物治疗进行排兵布阵、如何在局部治疗时进行放疗,这些均需要考虑。在治疗过程中,我们势必会面临许多不良反应。减轻不良反应过程中可能需要考虑如何加强对症治疗、心理治疗和心理支持,另外还有许多病人需要进行中药治疗、伴随癌痛病人需要行癌痛止痛治疗等,因此整合治疗是治疗晚期乳腺癌的必要策略。

CACA指南中关于激素受体阳性/HER2阴性晚期乳腺癌的治疗流程图显示,对于初治Ⅳ期乳腺癌病人,如果既往未行内分泌治疗,则可选择一线方案,病情进展后则可转换为二线方案。对于行辅助内分泌治疗后复发的晚期乳腺癌病人,根据不同复发特点,其界定不同。例如完成全疗程辅助内分泌治疗后一年以上复发者,可界定为敏感性复发,这部分病人可能与继发性复发者存在一些重叠。另外,部分病人可在内分泌治疗过程中快速出现复发转移,根据指南可界定为原发性耐药,此时选择后续方案时可直接参考二线方案。在对病人行二线内分泌治疗进展后或辅助治疗失败后,我们可以考虑更换为化疗策略。

CACA指南推荐激素受体阳性/HER2阴性晚期乳腺癌病人可行内分泌治疗方案,具体方法如下:一线方案中推荐CDK4/6抑制剂联合治疗,可联合芳香化酶抑制剂(AI)或氟维司群。对于CDK4/6抑制剂不可及病人,或不可耐受不良反应的病人,或病灶转移负荷非常小、无病生存期较长且对内分泌治疗非常敏感的病人，也可考虑单药内分泌治疗。对于二线治疗或辅助治疗失败后的病人，应秉持分层治疗原则。例如，依据既往是否曾使用CDK4/6抑制剂进行分层。将既往未曾使用CDK4/6抑制剂的病人根据既往是否仅使用他莫昔芬治疗失败、AI类药物治疗失败或氟维司群治疗失败等进行再分层，这也是一种不一样的优化治疗推荐。如果仅仅是他莫昔芬治疗失败或AI类药物治疗失败，在内分泌治疗中CDK4/6抑制剂联合氟维司群或AI类药物依然是首选的推荐方案，单药治疗仅作为被考虑的推荐方案。在待考虑的方案中，还有两个可供选择的靶向治疗方案，其也是目前在克服耐药过程中可供选择的方案。但是因为目前国内药品可及性的存在，目前可选的方案是依维莫司或阿培利司的联合治疗。在既往曾使用CDK4/6抑制剂后病情进展的病人中，依然会强调联合内分泌治疗以克服耐药。在联合内分泌治疗选择中，会面临药品可及性或不良反应的管理等问题，因此化疗依然是一种重要的选择。

CACA指南中关于HER2阳性转移性乳腺癌的治疗流程图显示，对于未经治疗的初治Ⅳ期乳腺癌病人、辅助治疗未使用曲妥珠单抗的进展期乳腺癌病人，在转移阶段应首选的方案为一线方案。对于行新辅助治疗或辅助治疗中使用曲妥珠单抗后复发的晚期乳腺癌病人，可根据既往曲妥珠单抗的应用时长和停药间隔进行判断以选择一线方案或二线方案。如果病人停用曲妥珠单抗至复发的间隔时间已超过一年，则可认为非耐药病人，应选择一线方案；如果停用曲妥珠单抗至复发的间隔时间不大于12个月，则应界定为耐药病人，CACA指南明确推荐应优选二线方案。

对于HER2阳性晚期乳腺癌病人，治疗方案推荐如下：在一线治疗方案中，首选的推荐方案是以曲妥珠单抗+帕妥珠单抗双靶联合治疗再联合单化疗类药物。可考虑方案中则包含单靶联合化疗方案或其他作用机制不同的抗HER2靶向药物，包括恩美曲妥珠单抗（T-DM1）、吡咯替尼等小分子药物，或曲妥珠单抗联合帕妥珠单抗基础上联合内分泌治疗等，均需要依据循证研究结果，并且应根据筛选后不同病人的疾病特征进行临床优化选择。对于曲妥珠单抗治疗失败后行二线治疗的病人，推荐方案是T-DM1和吡咯替尼联合卡培他滨的治疗方案。可考虑方案中也包含了个体化方案，例如依然保留曲妥珠单抗联合帕妥珠单抗再联合化疗的选择。针对脑转移的特殊人群，可选择曲妥珠单抗联合酪氨酸激酶抑制剂（TKI）类的靶向药物再联合化疗的推荐方案。行二线治疗后鼓励病人参加临床试验是CACA指南中提倡的一个坚定目标。目前，病人行二线治疗后尚缺乏标准的治疗方案，因此在可及的药物范围内，例如奈拉替尼、拉帕替尼、未用过的新型抗HER2靶向药物（包括DS8201a、图卡替尼、奈拉替尼）等均可选择性应用于临床实践中。

激素受体阴性/HER2阴性常被称为三阴性乳腺癌，此类病人是治疗的难点，在CACA指南推荐中将其分为两个分层。首先，在缺乏明确的治疗靶点或未检测这些明确靶点的情况下，病人应以化疗为基础进行治疗。在选择化疗方案过程中也可进行分层，若从未进行化疗，蒽环或紫杉烷类是首选的优选治疗药物；若蒽环治疗失败，应优选以紫杉烷类为基础的联合或单药治疗。若蒽环或紫杉烷类均失败，基于药品可及性和目前获批适应证的方案，病人可选择涉及多种不同作用机制的化疗方案或参加临床研究。对于三阴性乳腺癌病人，强烈推荐参加临床研究，特别是基于亚分型或生物标志物的临床研究，这也是CACA指南中非常特色的备注推荐。

另外，部分病人可明确检测到目前有治疗意义的靶点，例如检测到PD-L1阳性的人群。此阳性在三阴性乳腺癌中有明确的界定，即CPS评分≥10分可界定为PD-L1阳性，此类病人可选择一线治疗中的抗PD-1抗体，如帕博利珠单抗联合化疗。如果检测到存在BRCA1/2胚系突变，病人在行一线至三线治疗时可基于临床研究结果选择PARP抑制剂，但是目前中国的PARP抑制剂仍需要病人自费。目前，针对Trop-2的新型ADC药物——戈沙妥珠单抗——可用于二线以上化疗进展后的病人。尽管此药物为ADC药物，但是目前获批的适应证中并不需要检测Trop-2抗体。

对于以上推荐的三阴性乳腺癌治疗方案，建议进行再分型治疗，即将广泛表现为三阴性的乳腺癌病人通过某些精准检测方法发现不一样的疾病特征，再根据不一样的疾病特征选择更为精准化的治疗。CACA指南中也特别提及，中国的"复旦四分型"更为简化，其中给出了可能的治疗策略。目前，已有关于免疫调节型病人的较好的临床研究结果。

以下通过一例晚期三阴性乳腺癌的病例资料讲解晚期乳腺癌治疗中如何将整合医学与实践相结合，从而为病人带来良好的疾病获益。病人的初诊年龄为34岁，在哺乳期发现乳腺癌，无肿瘤家族史。初始发现乳腺癌时即行左侧乳腺癌的改良根治术，术后病理检查明确为浸润性导管癌（组织学Ⅱ级），肿瘤大小为4cm，已到T_2期，淋巴结1/23，病理分期为$pT_2N_1M_0$。免疫组织化学特征为ER、PR阴性，HER2（+），即之前所述的三阴性病人。术后行AC-T辅助化疗，但未行放射治疗。在乳腺癌的分子分型中，三阴性乳腺癌属恶性程度最高、预后最差的一种类型，一旦发生转移，总生存期在各个类型中最差。针对这类难治性三阴性乳腺癌，目前特别强调改变早期治疗模式。

CACA指南明确指出，对于早期三阴性乳腺癌病人，只要出现淋巴结阳性或肿瘤在2cm以上，即可作为新辅助化疗的优选人群。如果病人的病灶较大或有保乳要求，则应将其作为新辅助治疗的必选人群。选择治疗模式时如果初始即选择手术，则术后辅助化疗时基本上以蒽环+紫杉烷类为主治疗方案，但是目前也推荐将卡培他滨作为后续的强化维持治疗，行新辅助优选治疗后治疗模式也随之改变。当先完成新辅助治疗再手术后，术后会依据pCR进行分层。目前，免疫治疗也已进入新辅助治疗模式。CACA指南特别强调，针对三阴性乳腺癌，应做新辅助治疗模式的优选，并且根据分类选择早期强化治疗。

上述病人缺乏新辅助治疗，并且未完成术后放疗，同时未在化疗后行强化维持治疗，非常遗憾。两年后，病人因中枢神经系统症状（包括言语表达困难、认字困难等）就诊。MRI 检查结果提示颅内多发占位，考虑转移瘤，以囊性为主，PET/CT 检查结果提示伴左肺门、纵隔内多发结节、左肺下叶背段贴胸膜肿物、全身多发皮下结节，均考虑恶性。但影像学资料也并不排除病人有原发性肺癌伴多发转移的可能性。根据以上情况对病人的特征进行总结，病人年轻处于哺乳期，三阴性乳腺癌、未行新辅助化疗、未行术后辅助放疗和强化化疗，无病生存期非常短，不到两年时间，以多发脑转移为首发转移部位，并且伴较大囊性脑转移和中枢神经系统症状。此病人还存在其他特殊情况，幼年时父母离世，目前家庭破裂，为单亲母亲，非常沮丧，特别抗拒治疗。同时病人存在初始规范治疗不足的遗憾，面临家庭和社会压力，处于晚期三阴性乳腺癌的治疗困境和挑战中。临床上，针对此类病人，特别需要通过多学科整合的诊疗模式 MDT to HIM 来制订个体化的整合诊疗方案。我们开展了多学科诊疗会诊，范围涵盖多个学科，包括乳腺内科、外科、放疗科、神经外科、神经内科、病理科和影像科。同时针对病人的特殊情况，配备了个案管理师、心理治疗师和中医师，真正做到了多学科 MDT to HIM 全程管理。

病人的整合治疗流程：先在脑外科行囊液引流和病理学检查，完成基因诊断和囊液引流后进行全脑放疗。治疗后病人症状得到显著改善，病情得到很好控制。完成左肺结节穿刺后明确病理诊断并鉴别来源，明确诊断后进行系统化药物治疗。在此全程治疗中，临床医生必须帮助病人重塑治疗信心，加强心理支持和辅导。

对该病人行病理诊断和分子诊断，脑的囊液细胞学检查结果提示存在少量的变性异型细胞，不除外腺癌。行 PD-L1 检测后提示 CPS 值为 5 分。行气管镜检查，左肺下叶背段咬检后病理诊断结果为低分化腺癌，考虑为转移性，结合免疫组织化学结果考虑为乳腺来源，与原发灶一样为三阴性。基因检测结果提示伴随有胚系 BRCA1 突变，结合前述对三阴性乳腺癌在 CACA 指南中推荐的诊治流程，完善针对转移灶的病理诊断和免疫组化的再检测，同时完善三阴性乳腺癌的免疫治疗、生物标志物检测以及遗传基因胚系 BRCA1 突变的检测。因检测结果提示胚系 BRCA1 突变，我们在放疗后对病人进行了 PARP 抑制剂尼拉帕利的靶向治疗，同时在治疗过程中也面临了一系列不良反应，例如，PARP 抑制剂所带来的消化道反应、贫血和乏力可影响病人的治疗信心。针对这些不良反应和病人体力状况的下降，我们应积极采取中药治疗、对症支持治疗、个案管理师治疗和全程心理支持治疗，使病人成为我们要好的朋友和伙伴。在晚期乳腺癌治疗过程中，我们既需要规范化的治疗，又需要全程的整合管理，此有利于为病人提供全方位的支持。

最后，CACA 指南再次强调晚期乳腺癌的诊治要点。在诊断方面，应对转移灶的病理类型做出明确诊断，尤其是孤立性病灶。如果有条件，可再次行免疫组织化学检测，尤其是三阴性乳腺癌。对于非三阴性乳腺癌，再次行免疫组化检测也非常需要，因为某些病人可能面临分型的改变。根据分子诊断进行辅助治疗也变得越来越重要，因此有些病人需要行分子诊断检测。在治疗方面，指南中强调应根据分型和生物标志物对选择方案进行优化，在治疗前后做规范的疗效评估，整合治疗、全程管理、有质量的生命延长，这就是治疗晚期乳腺癌的目标。

二、院士点评

1. 郝希山院士：知识普及，造福女性

在 CACA 乳腺癌专业委员会的主导下，乳腺癌指南中的精读解析围绕"防—筛—诊—治—康"五方面开展。此次活动中我们对肿瘤防治专业人员进行了知识普及，为乳腺癌的防治提供了准绳，此有利于在全国范围内开展标准化和精准化的治疗，对推广 CACA 乳腺癌防治指南具有非常重要的意义，从而可以进一步提高乳腺癌的诊治效果。尽管中国乳腺癌病人的生存率已达到 83%，但与西方国家人群之间仍然存在一定的差距。今后，在 CACA 指南指导下，我们需要进一步提高乳腺癌病人的生存率。更重要的是，我们应对全社会和全体人群普及相关知识。肿瘤知识的普及对防治某类肿瘤进而提高其治疗效果是非常重要的。

20 年前，开展中央财政转移支付地方乳腺癌筛查项目时人们的依从性很差，城市妇女和农村妇女之间存在明显差距，这就是专业人员开展防癌知识普查工作的重要意义。今天，全国人群共同参与这项活动的意义比仅有专业人员参与的意义更加重大。另外，在过去一百多年来，乳腺癌治疗经历了从保命、保乳和保功能到保美的历程，这是一个非常华丽的转变和提升，这种转变和提升在其他肿瘤中并不多见。当前，中国抗癌协会正在整合祖国医学和西方医学，并且实现 CACA 整合指南的宗旨。此外，CACA 指南也具有中国自己的特点。目前我国强调要强化生命健康国家战略科技力量，要把人民生命安全和身体健康放在第一位。在这种战略下，中国抗癌协会更应坚决贯彻落实健康中国战略的决策，做好本职工作。目前，在所有肿瘤研究中，乳腺癌研究更是日新月异，相应知识在不断更新。随着国内乳腺癌知识的不断积累，希望乳腺癌专委会的专家不断吸取新成果，促进 CACA 指南与 NCCN、ESMO 共同形成三足鼎立的局面，甚至可以做到后来者居上，从而更好地造福于中国女性。

2. 宋尔卫院士：整合理念，精准治疗

乳腺癌是女性中发病率最高的恶性肿瘤，目前中国的乳腺癌发病率和死亡率均位列全球首位，严重威胁着国内女性的健康，因此制定和推广国内乳腺癌权威整合诊治指南刻不容缓。中国抗癌协会组织编写的《中国肿瘤整合诊治指南》（简称 CACA 指南）具有重要的历史意义和临床价值。

CACA 指南立足中国人群的流行病学特征和诊疗防控特色，体现了整合医学思维和规范化的防治意识，是更加适合中国人群的肿瘤指南规范体系。CACA 乳腺癌指南具有以下三个重要特点。

第一，强调乳腺癌的科学筛查和规范化诊疗的重要性。乳腺癌作为筛查与诊疗并重的恶性肿瘤，其三级预防一直是各地区肿瘤防控工作的重中之重。近期，在广州市卫生健康委员会的主导下，孙逸仙纪念医院作为牵头单位发起了广州地区乳腺肿瘤防控示范体系建设项目，带动区域内各级医疗机构纵横双轴形成合力，建立了科学的乳腺癌筛查防治示范体系，为提高乳腺癌的早诊率和治愈率作出了贡献。

第二，更加强调精准医学概念。该指南指出，在早期乳腺癌阶段临床医生可结合临床风险因素和多基因检测工具来评估低、中、高复发风险的病人，从而为这些病人分级推荐适合的初始治疗和强化治疗方案。此外，该指南还指出，在晚期乳腺癌阶段，尤其是三阴性乳腺癌和多线耐药肿瘤中，可通过多基因检测技术对乳腺癌遗传易感基因、靶向用药基因进行突变检测。并且该指南还强调，测序结果必须由专业人员结合病人的具体情况进行合理解读，这就为临床医生运用基因测序工具和实践精准医学指明了方向。临床医生需要掌握如何正确解读基因测序的报告，并且需要掌握有关基因与肿瘤发生发展关系的分子生物学和细胞生物学知识。目前，临床医生应以 CACA 指南和共识作为主要的循证依据来进行临床实践，但需要探索这些基因在治疗中的指导价值，可通过设计临床试验来科学判断这些基因结果与治疗方案之间的关系。

第三，更加强调多学科整合诊疗、不良反应管理和社会支持对心理健康的重要性。在整合医学理念的指导下，CACA 指南提倡，临床医生应通过组建多学科整合医疗团队为病人制定个体化整合诊疗方案，并且实现最优化的整合诊疗效果。孙逸仙纪念医院成立了整合肿瘤多学科和整合医学的乳腺肿瘤医院，称为"逸仙乳腺肿瘤医院"，是国内首个公立的乳腺病医院。更全面的科室架构有利于形成一个综合体系，从而实现整合医学的建立。该医院中不仅设置了肿瘤外科、肿瘤内科和肿瘤整形科等专科，还设置了肿瘤心脏病学、肿瘤内分泌学、肿瘤生殖学、肿瘤心理学等交叉学科的专科，可以为乳腺癌病人提供全方位、全周期的医疗服务。

综上所述，CACA 指南作为中国乃至全球首部以整合理念来统领全篇的整合诊疗指南，是以中国特色来凸显价值的肿瘤指南体系，推动了中国肿瘤医学指南指标体系的建设。希望在 CACA 指南的指导下，中国乳腺肿瘤的防治工作可以再上一个新台阶，并且进一步推动中国健康事业的蓬勃发展。

3. 徐兵河院士：乳腺肿瘤，诊治先河

目前，乳腺癌已经超越肺癌成为全球发病率最高的恶性肿瘤。在中国，乳腺癌在女性恶性肿瘤发病中位居首位，是一类最具代表性的疾病。在乳腺癌的长期治疗史中，乳腺癌诊治引领了所有肿瘤的诊治，创造了许多第一。

第一个贡献，比特森首先注意到卵巢对乳腺的影响。乳腺癌并未局限于病变部位，而是作为整体的一部分，一个器官可以控制另一个远距离器官的功能。因

此，内分泌的生理调节机制在疾病或肿瘤中同样适用，不仅适用于肿瘤，可能也适用于其他疾病，从而将乳腺癌的认识从局部扩大到全身。比特森开创了全身治疗的先河，为乳腺癌的靶向治疗和内分泌治疗铺平了道路，开创了肿瘤内分泌治疗的先河。

第二个贡献，证实术后辅助化疗可以明显提高病人的长期生存率。在20世纪70年代，两位非常有名的专家，即意大利的内科专家Bonadonna和美国的外科医生Bernard Fisher，分别采用CMF方案行术后辅助治疗，一组病人仅采用手术治疗，另外一组病人采用手术+化疗，结果均证实术后辅助化疗能显著提高病人的长期生存率，此开创了肿瘤术后行辅助治疗的先河。

第三个贡献，Fisher构建了乳腺癌治疗的现代概念。他认为，乳腺癌是一种全身性疾病，局部治疗方式的改变并不能进一步提高病人乳腺癌的治愈率。临床中曾采取乳腺癌根治术、乳腺癌扩大根治术，这一系列手术的切除范围越来越大，但是并未提高病人的治愈率。乳腺癌是一种全身性疾病，因此必须通过化疗和内分泌治疗等全身治疗手段才有望提高病人的治愈率。Fisher通过开展NSABP B系列研究共30余年，将理论付诸实践。此新观念也促使形成了保留乳房、全身辅助治疗、整合治疗和乳腺癌预防的理论基础，该理论对其他肿瘤的治疗也具有非常重要的借鉴作用。

第四个贡献，20世纪90年代曲妥珠单抗应用于HER2阳性乳腺癌的治疗，开创了肿瘤分子靶向治疗的新时代。实际上，目前所采用的靶向治疗也是从治疗乳腺癌开始的。

第五个贡献，在St. Gallen早期乳腺癌专家共识会议上，首次提出要基于分子分型进行乳腺癌治疗，开创了恶性肿瘤分子分型与个体化治疗的新时代。

第六个贡献，乳腺癌的治疗、规范和理念为肿瘤整合诊治开了先河。乳腺癌是一种符合多学科整合治疗模式的肿瘤。20世纪80年代我刚毕业时，医院就成立了多学科团队。印象中非常深刻的一件事是，我作为一名主治医师时就已参加了一个多学科诊疗的门诊，由内科、外科、放疗科的专家共同参加综合门诊的工作，每周开展一次多学科联合查房。目前，该模式也用于许多其他肿瘤。

中国抗癌协会制定的乳腺癌整合诊治指南中，"整合"是一个非常重要的概念。基于循证医学证据，我们制定了既与国际接轨又适合中国国情的乳腺癌诊治指南，对乳腺癌的预防、筛查、早诊、治疗、随访、康复均提出了指导性意见。因此，CACA指南的颁布必将进一步规范国内乳腺癌的整合诊疗，推动中国乳腺癌疾病诊疗的进步，提高乳腺癌病人的长期生存率。将乳腺癌病人的生存率从83%提升至90%并不是一个遥远的未来，许多大型综合医院和肿瘤专科医院已经实现了这个目标。乳腺癌病人生存率的提高必将为实现健康中国2030年总体目标做出贡献。

4. 詹启敏院士：早筛早诊，重视研究

CACA指南具有三个明显特点：①CACA指南整合并体现了目前国际上关于乳

腺肿瘤全方位、全链条的最前沿科学研究（内容涉及诊断、治疗和康复，包括外科治疗、内科治疗、免疫靶向治疗等）；②CACA指南借鉴了国外对我们有益的先进的乳腺癌诊疗经验和知识；③最重要的是，整合医学可以提高医生的临床诊疗服务能力，提高中国的诊疗水平，以整合精准的思路来推进临床工作，同时结合了长期以来的临床实践，包括临床研究和基础研究等。

2020年，国际上颁布的世界肿瘤发病情况中，乳腺癌发病率位居全球首位，以往均为肺癌排在第1位。尽管在中国乳腺癌约排在第4位，但随着国家经济和社会的发展，乳腺癌很可能成为排在前两位的肿瘤，这严重危害了中国人民的健康。

此外，在诊疗过程中我们也面临着很多挑战，例如早期筛查、高风险人群的确定、早期诊断。早期诊断可为病人的诊治带来非常好的疗效，可以将病人的5年生存率提高到90%，但是肿瘤一旦进入晚期，如果出现复发和转移，则疗效就会差很多。面对女性人群中发病最高的肿瘤，我们制定如此完整的指南，有利于未来在帮助女性克服乳腺癌的威胁中发挥特别大的作用。整个指南的制定也延续了较大的时间跨度，但是在未来仍然具有挑战。目前，中国肿瘤病人的5年生存率略微超过40%，但是发达国家则为70%左右，有些国家已达到80%。如果某类肿瘤病人的生存率整体上达到80%以上，则我们有充分的理由认定它属于一种慢性病。当然，与肺癌、肝癌、胃癌或其他肿瘤相对，乳腺癌比较温和，但由于其发病率很高，可严重影响妇女群体的健康，因此乳腺癌仍然是国家面临的一个很大挑战。

CACA指南出版后，对于未来我有以下建议：①除了今天的广泛解读外，希望乳腺癌专委会能向全国各省市（包括各个医院）的同行进行更加广泛的推广和实践，使CACA指南真正惠及民生，真正在基层落实以达到提高全国乳腺癌的诊治水平。②诊断治疗是一个动态发展的过程，在CACA乳腺癌专委会的指导下希望我们可以进一步推进临床研究，进行多中心临床效果验证，从而进一步优化目前的指南。③今后应积极开展科学研究，在乳腺癌的诊疗过程中还有很多问题并不清楚，目前取得的成果都是基于很多的科学研究，例如刚才有一位专家谈到的靶向治疗、分子治疗。从BRCA1/p53和CDK4/6抑制剂的研究到目前开展的免疫治疗、HER2的了解，这些都是基于基础研究层面上对乳腺癌的发生发展深入探讨，有利于获得更加有效的办法。因此，要想开展进一步的创新性研究，只有先进行基础性研究才能深入了解一些疑难病症，创新的目的在于将科学结论转化为临床手段。此外，我们要加强临床研究，优化目前乳腺癌的诊疗模式和路径，从而更好地提高对乳腺癌病人的服务能力。

总体来讲，今天下午开展的CACA乳腺癌诊疗指南解读体现了目前中国抗癌协会在乳腺癌领域中所做的贡献。面对严重危害中国妇女健康的肿瘤，相信今天参会的很多基层医生和普通听众都能树立信心。目前已经有很多关于治疗乳腺癌的临床手段，CACA指南在其中将会发挥很大的作用。同时，我们也应该意识到，未来将面临很多挑战，因为抗癌防治工作是一个全民工程。相信中国抗癌协会的社会作用、学术作用、牵头和引领作用能为健康中国发展做出更好的贡献。

5. 黄璐琦院士：中西医结合，共抗肿瘤

CACA 指南精读巡讲会的作用主要在于普及肿瘤知识。CACA 指南不仅体现了中国方案，展示了中国证据，而且必定可以产生中国影响。如何体现中国力量？整合医学中一个很重要的内容是中医中药的推广，这是在医学界中展示中国力量的一支很重要力量。

近期，世界卫生组织专门组织国际专家对此次抗疫中我国在中医中药方面所取得的疗效给予了评估。专家们在评估结果中提议，建议成员国吸收中国已经形成并且正在应用的整合医学模式，即中西医结合模式。由此可知，世界卫生组织已经在思考如何将传统医学与现代医学进行整合的问题。因此，我们通过乳腺癌的诊治一定可以贡献中国力量，提供中医方案。

乳腺癌在中医古籍中早有记载，称之为乳岩或乳石痈，主要病因病机是正气不足，这是乳腺癌发生的内在原因。《疮疡经验全书》指出："阴极阳衰，血无阳安能散，致血渗入心经而生此疾。"此外肝、脾、肾三脏功能失调是乳腺癌的重要病机。中医的经络学说认为，乳头是肝肾两经之冲，乳房为阳明气血汇集之所。因此，乳房的很多问题实际上由肝、脾、肾三脏功能失调所致。另外，七情即喜怒忧思悲恐惊，情志内伤也是乳腺癌发生的重要原因。六淫外侵、邪毒留滞是发病的外在因素，饮食失调也是发病的重要因素。

中医在治疗方面注重以病人为中心，即刚才提到的精准治疗、靶向治疗，所以从整体出发调节人体的阴阳气血、脏腑功能的平衡，并且根据不同的临床阶段辨证施治，更好地配合现代手术、放化疗、内分泌治疗，从而实现长期高质量生存的目标。请各位专家一定要考虑中国力量，考虑传统医学中医中药的力量。

三、总　结

樊代明院士：医师认证，文化致癌，文化治癌

中医重要这一观点，并不是病情特别严重时才求助于中医，而是如果不求助于中医的话，确实无法控制病情。乳腺癌很久以前即存在，未引进西医时中医完全可以治疗。将中医和西医整合起来会发挥最重要的作用。我所总结的主题思想是：别样的癌需要别样的想，别样的癌需要别样的防，别样的癌需要别样的治。

癌症是什么？细胞不断增生且不能自控，如果可以自控就不会形成癌。但是不同部位的癌或不一样的癌，或同一部位的癌的发生原因肯定不一样。包括遗传致癌、感染致癌、理化致癌、环境致癌、内分泌致癌、抑郁致癌等，各个因素所占的比例不同。例如胃癌可能由幽门螺杆菌感染引起，鼻咽癌可能由 EB 病毒感染引起，这些均是感染致癌。但是乳腺癌就不是以感染、遗传、理化因素致病为主，可能由内分泌紊乱导致，那么这种原因导致的癌应该与其他癌不一样。

CACA 指南是非常重要的，医生治病时一定要按照这个指南开展诊疗。指南是

什么？指南是很多医生长期经验的结晶，指南是从大批病人身上获得的经验。所以我们要相信指南，并且按照指南的要求来做。当然指南也需要不断地修订。但是，如果现在有了指南的规范，却不按照指南的要求开展诊疗活动，那么中国乳腺癌病人的5年生存率就很难得到提高。

乳腺科的林主任提到，中国的保乳率为22%，这可能仅仅是三甲医院的医疗水平，基层医院的保乳率是达不到这个水平的。将三甲医院与基层医院的保乳病例加在一起，计算后所得的保乳率自然会低，当然会比外国的保乳率更低。举一个简单的例子，当年我当住院医师时去某个医院会诊，刚到医院的时候当地的医务人员即通知我今天不需要进行会诊了，原因是医院出事了。切除乳腺后需要先行冰冻切片再看结果。但是有位外科医生为病人做乳腺手术时未等到结果出来即将乳腺切除了，然而切除乳腺后病理科报告提示组织中并未见到癌细胞。那该怎么办？这会造成医疗事故的。

再举一个例子，有一次我去某个城市会诊，最初医院负责人说派人来接我，但是后来又打电话改变了主意。原因是他的夫人准备做乳腺手术，目前已排到第15号，主刀医生一个上午需要做16台手术。难道这位医生先负责切除乳腺，然后交给其他医生缝皮吗？其实想一想，乳腺癌的治疗并非如此简单。不要将乳腺视为可有可无的组织，多切一点或者少切一点是不一样的，早切或晚切、切大或切小也是不一样的。

因此，将来一定要实施通过CACA指南的医师认证。什么叫认证？在国外，获得医师资格需要经过认证，是否可以做手术需要认证，认证后即可以开展手术，如果未经过认证但是诊疗过程中出了医疗事故，那么病人可向医生或医院索赔。当然，如果师傅有经验的情况下带着徒弟开展手术，即使徒弟的资格未得到认证，那也是可行的。最起码有师傅在眼前指导，但是也不能像之前所提到的那个医生一样，一个上午为16例乳腺癌病人切除乳腺然后交给下级医生缝合，乳腺癌手术并没有那么简单。

刚才，我提到的致癌因素包括遗传、环境、感染和内分泌。最近，我觉得更多的致癌因素还可能涉及文化致癌，文化可导致癌症，文化又可治疗癌症。文化致（或治）癌是什么意思呢？其实癌症与文化之间也存在非常大的联系，特别是与文化指导下的生活习惯有很大关系。中国有一句话叫"食色，性也"。人的本性有两个，一个爱吃，一个爱美。但是在不同国家和不同国度，两者所占的比重不一样。中国人注重饮食文化，其他国家的人则可能更崇尚性自由。中国人喜欢吃，吃得好，其他国家的人则在中午可能仅吃一个"热狗"。中国人偏爱满汉全席、麻辣火锅，所以中国人容易罹患食管癌、胃癌、肝癌，而其他国家的人则较少罹患这些癌症。如果中国人移民到其他国家，当第二代和第三代子孙的生活方式改变后，这些癌症的发生率也就减少了。其他国家很早就提倡性自由文化，但是中国人在这个方面比较内敛。在20世纪60、70年代，中国人的着装一般习惯尽量把自己遮起来。在古代，无论男女均用衣服将自己包裹住，扣子位于身体的一侧，例如旗袍。但是其他国家的人员则将衣服从中间分开，并且穿的衣服越来越少，穿的短裤越短越好。外国女性在选择文胸时为了使乳房看起来更挺拔一些，一般选择大一号的文胸。中国女性在过去一般选择小一号的文胸，尽量将乳房固定住，这样可以尽量使乳房看起来不明显，长此以往就出现了诸多问题。因此，中国的乳腺癌类型和其他国家并不一样。中国的乳腺癌是结缔组织比较多的致密型乳腺癌。

怎样解决这些问题呢？首先，文化本身会对人体产生影响，有益的文化可提升人体的健康水平，这就可以做到"别样的癌需要别样的防"吗？其次，是否可以从性别发育、从X染色体和Y染色体方面寻找与激素相关肿瘤的治疗方法呢？既然男性罹患前列腺癌，女性罹患卵巢癌和乳腺癌，那么是否可以利用Y染色体及其功能抑制X染色体，用X染色体及其功能抑制Y染色体，从而达到治疗男性癌或抑制女性癌的目的呢？我年轻时在部队当兵，曾经当过饲养员。当时发现母猪有多个乳房，人和动物的乳房发育都是从一个细胞开始的，为什么动物的乳房没有癌症呢？男性和女性的乳房不一样，女性的乳腺发育明显，男性的乳腺几乎不发育。人体内存在雌激素和雄激素两种受体，雄激素与雄激素受体结合可表现为男性特征，雌激素与雌激素受体结合可表现为女性特征，是否可以将两者结合去综合解决问题呢？以往，男性罹患前列腺肿瘤时需要切除睾丸，切除后男性病人体内的雌激素相对升高。女性病人在过去也未进行内分泌治疗，而是需要切除卵巢或用X线照射卵巢。现在，我们可模拟雌激素与雌激素受体的结合，使雄激素相对升高，从而达到治疗疾病的目的。我以前曾跟随回医学习医学知识，男女性都可罹患更年期综合征，当男性罹患更年期综合征时可用治疗女性月经不调的益母草治疗，当女性罹患更年期综合征出现体内激素紊乱时可用男性补阳药淫羊藿治疗。这与其他国家研发的雌激素和植物激素的治疗原理是相同的。因此，治疗乳腺癌时并非总是需要杀灭癌细胞，当清除癌细胞时最后的结局可能是细胞没被杀死但是病人反而深受影响。

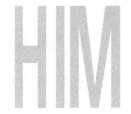

鼻咽癌整合诊治前沿

◎郎锦义 孙 颖 冯 梅 易俊林 杨坤禹 林少俊

一、专家解读

1. 指南概述，规范先行

从历史长河看疾病流行病学特点，鼻咽癌的好发地沿着地球板块发生改变，整体上在我国好发于南方地区，现在主要好发于华南地区。全国的整体发病率约为2/10万，高发区可达（10~30）/10万。2018年，全球鼻咽癌新增人数约为13万人，死亡人数超过7万人，接近新增人数的一半，我国新增的鼻咽癌病人超过6万人。在全球，中国鼻咽癌病人占47.7%，接近一半。鼻咽癌在东亚地区的发病率最高，在西方和美国的发病率并不高，这是鼻咽癌的流行病学特点。

在《中国肿瘤整合诊治指南》（CACA指南）的编写过程中，我们特别重视鼻咽癌指南的编写。近年来，随着放疗技术特别是精准放疗技术的发展，新的药物治疗、靶向治疗、免疫治疗等的不断加入使得整合治疗团队像多兵种作战一样，团队成员共同协作抗击鼻咽癌，在治愈鼻咽癌中发挥了很大作用。目前，鼻咽癌的整体5年总生存率已达到80%，早期鼻咽癌病人的5年总生存率超过90%。这是一个非常鼓舞人心的结果，也是老百姓的福音。

鼻咽癌的位置隐匿，极难被发现，因此早筛早治迫在眉睫。局部晚期的鼻咽癌若只采用单纯放疗，则疗效不能达到满意结果。所以整合治疗的模式对长期生存非常重要。随着整合治疗多兵种协同开展，在鼻咽癌治疗中如何降低毒副作用，怎样指导病人康复，改善病人的生存质量非常重要。

基于上述内容，制定适合中国国情的鼻咽癌整合诊治指南，可以指导我国鼻咽癌的整合诊治工作，进一步带动全世界鼻咽癌的治疗，这项工作格外重要。

在鼻咽癌的整合诊治中，强调以人为本。鼻咽癌整合指南中所指的治疗团队是多学科、多兵种的团队，虽然治疗手段主要涉及放疗科、肿瘤内科、头颈外科，但是在病理基础上又围绕基础研究、心理咨询、营养、康复、中医、影像等形成了多学科的CACA整合指南。与国际指南相比，在流行病学、肿瘤筛查、外科治疗、康复治疗和中医治疗方面，CACA指南具有独有的特性。尽管目前西方国家已经发布NCCN指南和ESMO指南等，但是中国制定的CACA鼻咽癌指南则建立在整合医学基础之上，强调以人为本，是全程治疗和康复一体化的指南。

本指南具有五个方面的特色：①聚焦"诊治"，兼顾预防、早筛、康复、中西医结合；②关注"疾病"，也关注"病人"本身，体现了全人、全程、全息理念；

③坚持"科学性"的基础上，兼顾中国特色和医疗可及性；④囊括"防—筛—诊—治—康"诊疗体系；⑤体现"研究证据—医生经验—病人需求"的整合。

CACA指南特别强调多学科整合治疗理念和临床实践，包括分子靶向、免疫治疗、化学药物治疗、手术治疗、中医治疗、营养支持、康复治疗共七个部分，围绕主体放疗，形成了全程管理和MDT整合，同时中西医并重，使病人能够得到早诊早治，实现生存期与生存质量共赢。CACA指南不仅强调治疗，更加强调整合管理。

2. 精准防筛，拨云见日

筛查的主要内容主要包括四个方面。

（1）筛查的意义和条件

中国鼻咽癌的发病率占全世界的47.7%，华南地区高发，因此被命名为"广东瘤"，这也是唯一一个以地方名命名的恶性肿瘤。病人以青壮年发病多，中位年龄为45岁，治疗上首选放疗。

从全世界的发病情况看，高发区主要集中在东南亚。在亚洲的所有国家中，中国的发病率仅排到第11位，尽管中国的病例数占全世界约50%，但是中国的人口基数大，所以发病率并非很靠前。排在前面的国家包括文莱、印度尼西亚、马来西亚等东南亚国家。近几年的研究数据显示，中国内地的鼻咽癌发病率变化基本平稳，但是香港特区则明显下降。在广东省四会市高发区中，无论男性或者女性，其鼻咽癌发病率基本上均平稳。从20世纪70年代到现在，于医院就诊的病人中，早期病人的发病率为25%~30%，因此鼻咽癌的早诊率并无明显提高。如果鼻咽癌得到早期诊断，则病人的疗效好，虽然治疗方法相对单一，但是副作用和花费均较少，因此开展筛查并提高早诊率非常重要。鼻咽癌生存率的提高也得益于治疗，从20世纪80年代起，随着诊断技术和放疗精度的提高以及整合治疗的应用，鼻咽癌的生存率已实现了倍增，但是这其中并无筛查早诊的贡献。

中国国家癌症中心发布的2016年数据显示，中国鼻咽癌的新发病例为5.2万/年。来自细胞数据库的数据显示，中国人群的5年生存率尚不足50%。但是很多研究型医院所报道的鼻咽癌治疗率和生存率均超过80%，这说明某些地区人群和临床医院的生存率存在30%的差别，这也是同质化医疗水平需要提升的空间。香港的整体同质化水平相对较高。

如果开展以人群为基础的筛查，实现早诊早治，则需要具备两方面的必要条件：①从科学的视角看，鼻咽癌的发病率一般大于10/10万，因此应找到这样的区域分布人群或者能富集到此发病率的人群才能开展筛查，才能筛查到足够病例数，最终提高早诊率和生存率。②从技术和政策视角看，筛查方法不仅应具有高度的灵敏性，而且应具有特异和价廉的特点；对医生而言，筛查方法应同时具备操作简单和诊断简单的特点，并且病人的依从性较高，同时在研究早期需要得到持续的政策支持和资金支持。在华南"两广"地区鼻咽癌高发市县中，苍梧县和肇庆市的发病率超过 20/10 万，中山和江门市等地大概超过了 10/10 万，这些都是基于筛查的自然人群分布。

（2）鼻咽癌的病因和基础

世界卫生组织发布的鼻咽癌相关发病危险因素包括 EB 病毒、鼻咽癌家族史和咸鱼摄入，并且具有高度的相关性。

目前，学术界比较公认的观点是，鼻咽癌的发病是遗传、EB 病毒和环境共同作用的结果。鼻咽癌从癌前病变（即原位癌）到发展为鼻咽癌的平均筛查窗为 3.6 年。由于鼻咽的解剖位置比较隐匿，很难在癌前病变和原位癌时发现鼻咽癌，此时需要借助一些血液学检查方法。

EB 病毒在全人群中具有高度感染的特点，但是仅华南地区高发，这就引起了大家的注意。经调查，华南地区存在 EB 病毒的高危亚型，该亚型具有三个标志性的 SNP 位点，华南人群或东南亚高发区人群在感染这一亚型后发病率可提升 10 倍以上。这就是全世界的人群都可感染 EB 病毒，但是鼻咽癌多在东南亚或华南地区高发的原因。

在环境方面，吸烟本身即可致癌。但是有研究结果已明确，吸烟可加强 EB 病毒激活，即吸烟与 EB 病毒激活两者间存在交互作用，这对开展一级预防具有重大意义。

在遗传方面，10% 的病人有鼻咽癌家族史。对家族性鼻咽癌定位后克隆的首个家族性鼻咽癌的易感基因位于 4 号染色体，在散发性鼻咽癌中发现 HLA 等 7 个基因存在与鼻咽癌显著相关的遗传位点，这代表 EB 病毒在这些人群中更易被激活而致癌。

（3）方案与策略

随着年限的增加，EB 病毒抗体持续阳性病人的发病风险逐年增高，并且有明显的量效关系，其抗体水平越高，则发病率越高。

在 20 世纪 70~90 年代，EB 病毒抗体可通过免疫酶法检测并作为鼻咽癌的初筛指标，但是存在肉眼观察时准确率低和效率低的缺点。尽管如此，由于这种方法的操作较简单，在四会市高发区参加筛查人群的 10 年生存率比未筛查组提高了 20%。2015 年，国家卫计委（现为国家卫健委）推荐采用 ELISA 法检测 EBNA1/IgA + VCA/IgA 双抗体进行筛查，首先进行初筛，即筛查 EB 病毒的两个抗体，然后对高危病人采取精筛，进行鼻咽镜、病理活检和 MR 检查，此被称为二阶段筛查模式。2009—2014 年，中山市应用二阶段筛查模式开展鼻咽癌筛查，并且进行筛查队列方案评价，同时采取整体随机抽查对比。此研究结果显示，在开展筛查的乡镇中人群的早诊率从 21% 提高到 46%，5 年生存率从 64% 提高到 77%，这是世界上第一个循证医学证据首次证实筛查可以提高鼻咽癌的早诊率和生存率。以往确实无此类证据，虽然 NCCN 指南中并未推荐筛查，但此研究已证实筛查可以提高鼻咽癌的生存率。

以上内容主要描述采用抗体阳性和阴性来判断病人的发病风险，之后半定量风险预测模型结合抗体水平建立风险预测模型，将病人分为高风险、中风险和低风险人群。在三组人群中，鼻咽癌的发病率存在明显差别，因此可以将风险模型评分富集到高发风险人群。

在中国内地通过 EB 病毒抗体开展鼻咽癌筛查的同时，香港特区也对社区人群开展了采用 EB 病毒 DNA 的鼻咽癌筛查，但是未做对照研究，仅与同期医院的就诊病人进行对照。病人的早诊率从 20% 提高到 70%，5 年生存率从 70% 提高到 97%。但在整体上中国内地人群对 EB 病毒 DNA 检测的敏感度较香港特区偏低，因此中国内地暂时未使用这种方法单纯开展鼻咽癌的社区筛查。

目前，对于正在开展的三个最大样本的鼻咽癌筛查研究，其特异性和灵感度均相仿，但是阳性预测价值是目前筛查方案中的最大问题。用抗体筛查后阳性预测值约为 4.8%，即 100 例病人中仅 5 例病人罹患鼻咽癌，95% 病人的依从性并不是很好，因此这是筛查方案进一步去富集高风险人群最重要的切入点。香港特区所采用的 DNA 检测方法的阳性预测价值为 11%，但是该检测方法仅用于男性病人的筛查，男性和女性的鼻咽癌发病率存在明显差别，因此如果将该方案应用于整个人群，则还需要改进。

怎样提高阳性预测价值呢？目前国内也有许多相关研究。厦门大学和中山市人民医院的研究团队正在改进新的抗体，其阳性预测价值可达 10%。如果这个方案可行，则筛查的依从性将大幅度增高。

当采用抗体或 DNA 进行初筛时富集到高危人群后，即可进入精筛阶段。精筛时常用的手段是鼻咽镜，早期使用间接镜，目前则使用电子直接镜检查。许多研究证实，MRI 的灵敏度高于纤维镜，因此如果对血清学提示中高危人群使用纤维镜却看不到鼻咽肿物，则需要补充 MRI 检查。增强 MRI 的灵敏度高于内镜，尤其是黏膜下肿瘤。

除了采用比较简便、廉价的筛查方法检查 EB 病毒的抗体和 DNA 外，目前逐渐根据遗传和病毒高危亚型位点进行遗传学风险评分，进而富集更高危的人群。我院已开展两项研究，在现有以 EB 病毒为初筛的基础上整合种族分布差异、家族高聚集性特点，构建了遗传风险预测模型。它适用于任何年龄的病人，将进行抗体筛查的高危人群设定在 30~69 岁，但是对有家族史的病人，可能二十几岁时就需要进行筛查，并且遗传因素终身稳定，因此较抗体更具优势。通过遗传风险预测评分筛查，对于风险最高的 1% 个体，阳性预测价值从单纯行抗体检测的 4% 提升到 18%，人群依从性明显提高。添加遗传因素后，男性或女性的风险评分越高，需要开展筛查的时间越早。如果男性评分大于 99%，则建议筛查年龄从 20 岁开始；如果男性评分小于 1%，即使是高发区且抗体为阳性，仍然可能建议从 48 岁开始筛查，女性同样如此。下一步需要解决的问题是，如何在一些更高危人群中开展筛查并探寻提高依从性的切入点。

目前，关于鼻咽癌的筛查，学界的共识包括：①筛查手段分为初筛和精筛，初筛中以 EB 病毒为核心的抗体和 DNA 均具有良好性能，但是应考虑不同实验室的检测性能。②哪些人需要筛查，在高发区中 30~62 岁病人（特别是男性）需要进行筛查，在中发区中鼻咽癌病人的一级亲属应进行筛查，在低发区中不建议对病人开展筛查。

（4）未来展望

未来，我们需要获得筛查可以降低高发区人群鼻咽癌死亡率的证据。目前，接受筛查人群的受众面较少，每年仅筛查 1 万例左右，应扩大鼻咽癌筛查覆盖面，是否需要实施机会性筛查需要进一步探究。同时，应优化筛查指标和技术，并进一步提高鼻咽癌的筛查效率。

3. 整合诊断，精确分期

鼻咽腔由六个壁组成，包括前壁、顶壁、顶后壁、左右侧壁、底壁。前壁是后鼻孔和鼻中隔的后缘；顶壁包括蝶窦底部、蝶骨和枕骨斜坡的一部分；顶后壁由蝶窦底、枕骨基底部和 C1、C2 构成，从后鼻孔上缘延伸至软腭水平为止；左右侧壁由腭帆张肌、腭帆提肌、咽鼓管咽肌和咽鼓管软骨组成；底壁由软腭背面及其后方的咽峡构成。鼻咽腔位置比较深，周围与很多重要的器官相邻，所以早期发现鼻咽癌非常困难，早期的临床表现也比较隐匿。

CACA 指南主张早期发现，早期诊断。鼻咽癌的早期临床表现主要包括几点：鼻出血和回吸性涕血，耳鸣和（或）听力下降，病人还可出现鼻塞和头痛，同时应注意颈部淋巴结是否肿大。在所有已统计的文献中，约 70% 的鼻咽癌病人会出现颈部淋巴结转移，40% 的病人在出现首发症状时即发生颈部淋巴结转移。颈部淋巴结转移多为无痛性肿块，将 2679 例病人的临床数据进行统计后发现，Ⅱ区、Ⅲ区的淋巴结转移率最高，Ⅱa 区可达 67.1%，Ⅱb 区则更高（87.4%），Ⅲ区可达到 44.2%。

如果病人早期未及时发现鼻咽癌，待发展到中晚期即可能出现一些其他的脑神经损害表现，如眶上裂综合征、眶尖综合征、垂体-蝶窦综合征、岩蝶综合征、颈静脉孔综合征、腮腺后间隙综合征等。因此，应强调鼻咽癌的早期发现、早期诊断。部分病人发现罹患鼻咽癌时已较晚，出现远处转移，在鼻咽癌病人的尸检中也可发现半数以上已出现远处转移。常见的远处转移部位包括骨、肺和肝脏，脑转移较少见。转移灶因部位不同可能出现不同的症状，如果病人出现任何骨痛、咳嗽等症状，特别是高危病人，应进行相应的检查并及时诊断。

在鼻咽癌的实验室诊断中，目前最重要且研究最多的方向就是 EB 病毒。EB 病毒是鼻咽癌的重要驱动因素。含 EB 病毒的鼻咽癌病人在接触新的上皮细胞宿主时可能出现 EB 病毒对上皮细胞的感染，移行时通过生发中心的 B 细胞，再到浆细胞，最后释放病毒因子，直至完成转染过程。

对 EB 病毒的检测，临床上或基础研究中已有很多方法在应用。应用最多的两个方面包括 EB 病毒 DNA（EBV DNA）和 EB 病毒相关抗体，当然还有其他的 microRNA、CTC、DNA 甲基化等。这些检测方法可用于不同阶段，例如筛查、诊断、预后预测及治疗监测，各有其优劣势。例如，目前 EBV DNA 检测尚缺乏统一的标准，并且无统一的 cut-off 值；抗体检测中 ELISA 法应用最广泛，具有高通量的优点，但是准确性并非最高；IFA 免疫荧光虽然是检测的金标准，但是该技术相对复杂。所以目前对 EB 病毒相关 DNA 及抗体或 microRNA 进行检测时还需要进一步规范实验室检查。

CACA 鼻咽癌指南中也提到了两个最为重要的指标，第一个是 EBV DNA 的拷贝数，第二个是血清 EB 病毒的相关抗体，包括 VCA-IgA 和 EA-IgA 等。诊断鼻咽癌时灵敏度最高的是 EBNA1-IgA，它也是一个重要的筛查抗体，特异性最高的还是 EBV DNA。

在灵敏度分析中，将 EBV DNA 和 4 种常用 EB 病毒抗体进行对比后可知，ROC 曲线下面积最大的是 EBV DNA。同时，将 EBV DNA 的拷贝数与其他 4 种常见 EB 病毒相关抗体进行对比后可知，EBV DNA 在所有指标中也是灵敏度和特异性最为优越的。CACA 指南推荐 EB 病毒抗体可能在早期筛查中有益，但在早期诊断中首先推荐 EBV DNA，其次是 VCA-IgA 抗体和 EBNA1-IgA 抗体，而 EA-IgA 更适用于诊断而非筛查。因此，早期筛查、早期诊断时应从许多方面进行更多的整合和研究。对不明原因的颈部转移病人，也可通过血清学检测来寻找隐匿灶。实验室检查对治疗前后的动态观察也有很大作用。

内镜检查是确诊鼻咽癌的重要依据。间接鼻咽镜的操作简单，不需要昂贵设备，但是不能保留图像，并且具有一定的局限性。纤维鼻咽镜的图像非常直观，可保存图像，但是识别咽隐窝肿瘤及黏膜下型肿块时较困难。

对于鼻咽癌的病理诊断，根据 2005 年 WHO 鼻咽癌病理分型，病人主要为 I 型和 II 型，占所有鼻咽癌病人的 98% 以上。特别是在中国地区，98% 的病人为 II 型，仅 2% 的病人为 I 型。II 型鼻咽癌可分为分化型非角化性癌和未分化型非角化性癌，其中 95% 的病人为非角化癌。诊断时也可进行相应的免疫组织化学检测，如 EBER、Ki–67、EGFR 等，此有助于后续对预后的判断。

鼻咽癌的分子病理特点可能与其他肿瘤存在差异，还需要进一步加强此方面的研究。目前已开展的一些比较前沿的研究结果提示，EB 病毒阴性和 EB 病毒阳性病人之间在遗传学上存在表观遗传差异。EB 病毒阳性病人中 RASSF1A 高甲基化可能与更差的总存活期有关。EB 病毒阴性病人中 APC 高甲基化可能与更差的无进展存活有关，因此还需要进行更多的研究来论证鼻咽癌病人的分子病理学特点。

CACA 指南推荐，MRI 检查是精确分期的重要手段，也是首选手段，检测时应进行横断位、矢状位和冠状位扫描。与 CT 检查比较，MRI 检查对软组织的分辨率更高，同时能发现淋巴结的高危因素，并且对鼻咽癌有不可比拟的优势，特别是在口咽、椎前肌肉、咽旁间隙、颅底和颅内侵犯时，两者之间存在明显的统计学差异,这也奠定了 MRI 检查在鼻咽癌中进行诊断和分期的重要基础。PET/CT 检查对远处转移的诊断率可达 34%,常规检查只有 4%,可提高近 30%。因此对于中晚期鼻咽癌病人或者颈部淋巴结和锁骨上淋巴结明显肿大者,在病人经费允许的情况下,CACA 指南也推荐使用 PET/CT 检查进行远处转移的诊断。

随着多模态影像的发展,从鼻咽癌的诊断识别到动态治疗反应的监测,均可应用多模态图像。在诊断识别时除了 CT 和 MRI 检查外,还可使用不同造影剂进行 PET/CT 检查。在治疗的动态监测中,放疗前、放疗第 5 次、第 15 次和治疗结束时都可使用功能影像进行动态肿瘤反应的识别。在鼻咽癌治疗中,影像学检查具有很好的诊断基础。通过多模态影像,将多功能解剖的肿瘤靶区(GTV)变为生物学效能的 GTV,可以实现肿瘤的识别及靶区的精确整合。

精确分期是治疗的基础。鼻咽癌分期在中国历史上非常具有特色,经历了从 1959 年的天津分期再到 2017 的中国版分期。其他国家的鼻咽癌分期也从第 1 版发展到了目前正在应用的 2017 年第 8 版。鼻咽癌的 2008 年版中国分期和第 7 版 UICC/AJCC 分期之间存在一些差异,两者在国际上是并行的。

T 分期主要存在两个差异:第一是,咀嚼肌间隙的亚结构对预后的影响存在争议;第二是,椎前肌侵犯对预后的意义不明确。由于中国是鼻咽癌的高发国家,因此后续研究中提出了很多翔实的依据。

根据咀嚼肌间隙是否受侵,有学者对病人的总生存期(OS)和无远处转移生存期(DMFS)进行了分析,结果显示无咀嚼肌间隙受侵病人的预后明显好于有咀嚼肌间隙受侵的病人。但是将咀嚼肌间隙进行亚组拆分后,只有颞下窝受侵病人的预后最差,如果将翼内/外肌和咀嚼肌间隙受侵的病人合并,两者与 4 个亚结构之间无任何差异,然而颞下窝确实并非太好的预后因素,这也为后续更新的分期提供了重要的支撑依据。T_2 肿瘤中翼内/外肌、咽旁动脉间隙、椎前肌受侵病人之间的 OS 无差异。正是因为国内研究提供了非常翔实的依据和数据,所以在中国 2017 版和 AJCC 第 8 版鼻咽癌分期中我们均进行了更新。第一个更新是将椎前肌肉、翼内/外肌受侵归为 T_2,另一个更新是将超过翼外肌的咀嚼肌和腮腺归为 T_4。

另外一个比较大的差异是中国 2008 年分期和 UICC/AJCC 第 7 版鼻咽癌中的 N 分期。关于 N 分期,主要存在两个争议。在中国鼻咽癌 2008 分期中,N_3 淋巴结分区的解剖结构是环状软骨,而在 UICC/AJCC 分期中解剖结构是锁骨上窝。对于 N_3 的分期亚组,中国鼻咽癌 2008 分期中未进行亚组分期,而 UICC/AJCC 第 7 版鼻咽癌分期中将 N_3 分成 N_{3a} 和 N_{3b}。后期研究也发现,在 AJCC 第 7 版和修正的 N 分期中,将环状软骨作为解剖标志的下缘有利于 N_3 的分期,很好地区分了 N_0、N_1、N_2、N_{3a} 和 N_{3b}。因为解剖标志环状软骨有利于临床上病理分期的统一,所以学界提出将环状软骨下缘作为解剖标志以替代锁骨上窝对 N_3 进行分期。后续研究进一步发现,如果将 N_{3a} 和 N_{3b} 进行整合不再进行亚组分期,则可更好地分开 N_2 和 N_3。在 AJCC 第 7 版鼻咽癌分期中可以看到,无论是在无区域复发生存率(RRFS)、无远处转移生存率（DMFS）还是无病生存期（DFS）方面，N_2 分期和 N_{3a} 分期的曲线都非常接近，但是如果将 N_{3a} 和 N_{3b} 进行整合，N_2 和 N_3 之间的曲线则拉开得更漂亮。因此可得出两个结论：第一，可将环状软骨替代锁骨上窝进行 N_3 分期；第二，取消 N_3 分期中的亚组分期可更好地预测 DFS 和 DMFS。中国 2017 年版和 AJCC 第 8 版鼻咽癌分期中对精确分期的 N 分期进行了修正，一是用影像解剖学中环状软骨下缘的概念来替代之前锁骨上窝的概念；二是将 N 分期简化，取消了淋巴分期中不确定的 N_{1a}，同时将 N_{3a} 和 N_{3b} 统一为 N_3。因此，学界在 UICC/AJCC 第 8 版和中国 2017 年鼻咽癌分期的研讨会上进行了首次统一，将 UICC 第 8 版和中国 2017 版分期的各自优势，特别是以上提到的 T 分期和 N 分期进行很好地整合。CACA 指南也推荐采用 UICC/AJCC 第 8 版进行分期，中国的研究在其中也发挥了非常重要的作用。

未来进行鼻咽癌分期时我们可能还需要开展许多工作。基于 TNM 分期存在很多可能性，可视其为"X"。"X"可能是解剖学分期的优化，多模态 MRI 检查是否可进行其他解剖学分期，腮腺淋巴结等亚结构如何界定，分子生物学指标的优化，是否可将 EBV DNA 纳入分期中，预后风险分组中不良的预后因素，例如淋巴结包膜外受侵是否能更多体现在 TNM 分期上，当然未来还有更多的可能性。

进行鼻咽癌综合评估时需要从多学科完成整合诊治 MDT to HIM，在早期多学科的 MDT 中也需要引入整合诊断的概念，同时开展主体评估，分期评估，营养、疼痛、病理和血栓栓塞评估。整合评估后应采用 MDT to HIM 模式，进而走向整合诊疗，此有利于有计划地合理制定个体化整合治疗方案，进而通过精确分期和精确诊断获得更好的个体化治疗。

4. 放疗奠基，精准护航

鼻咽癌在中国是常见的疾病之一，经过几代中国专家的努力，鼻咽癌的诊疗已达到很高水平。鼻咽癌是世界抗癌领域中为数不多的病种之一，也是由中国专家、中国方案引领的病种之一。中国抗癌协会鼻咽癌专业委员会发表的指南囊括了放疗、化疗、分子靶向及免疫靶向治疗、手术治疗、营养治疗、支持治疗、康复治疗、心理干预、中医中药治疗等治疗手段，是首部全面纳入完整多学科手段和治疗策略的指南，充分体现了整合治疗的理念和中国特色。

放疗是治疗鼻咽癌的基石。与其他治疗手段相比，放疗或多或少都会参与到 I 期到 IV 期鼻咽癌治疗中。早期病人可达到根治的目的，局部晚期病人的治疗则以放疗为基础，同时联合化疗、靶向治疗等。

目前，医疗界已进入精准放疗的时代，高端放疗设备的研发为放疗提供了物质基础。目前市场上已经出现放疗专用的 CT 模拟机，部分机构还配备了放疗专用的 MRI 模拟机，这些高端模拟设备的出现为确定肿瘤范围及肿瘤与周围组织的关系提供了很好的影像学手段。在放疗实施过程中，先进的加速器可以保证放疗顺利实施，先进的加速器可以顺利实现旋转调强放疗、螺旋断层放疗，还有磁共振引导的加速器等，这些先进的加速器保障了放疗的精准实施。最近几年，国内已安装和使用越来越多更加尖端的放疗设备，包括质子、重离子设备等。

鼻咽癌位于头部中央，位置较深，肿瘤局部侵犯非常广泛，容易侵犯周围的结构，颈部淋巴结转移也非常常见。所以行鼻咽癌放疗时照射靶区的范围非常大，并且形状也很不规则，治疗时需要保护肿瘤周围许多重要器官和组织。

鼻咽癌对放射线非常敏感，放疗是首选治疗手段。目前使用的放疗设备是外照射，射线必须通过肿瘤表面的正常组织才能到达肿瘤位置。这就需要通过先进的放疗技术使高剂量区集中在肿瘤范围，使周边正常组织尽量少受照射。当前，调强放疗是主流技术，实现调强放疗的方式包括静态调强、容积旋转调强等。国内质子和重离子设备已崭露头角，并且体现了在治疗方面的优势，包括安全、可行、毒性反应和副作用低，但是还需要观察远期疗效。

调强放疗是目前放疗的主流技术，可以明显降低放疗相关的毒性反应和副作用，明显改善生活质量。与以往常规放疗相比，调强放疗可以明显降低放疗时三大常见副作用的发生率，例如口干、张口困难和颞叶坏死。在降低正常组织损伤的基础上，调强放疗也能明显提高临床疗效，包括总生存期、局部区域控制率、无瘤生存期和远处无转移生存期。

正因为调强放疗具有如此大的优势，CACA指南推荐鼻咽癌的治疗应以放疗为基石，同时采用调强放疗技术。对于无调强放疗条件的医疗机构，应将病人推荐到具备该技术的医疗单位继续接受治疗。

放疗具有整套的标准操作步骤和规范的流程。首先应对肿瘤进行精准定位，可采用良好的固定技术和方法（如个体化头枕、热缩膜固定技术）使体位的重复性得以保证。另外在扫描图像时采用静脉对比增强CT扫描，并同时使用CT专用模拟机或CT/MRI模拟机进行多模态图像融合技术以指导靶区勾画。靶区勾画是治疗成功的根本和基础。

鼻咽癌的放疗包括根治性放疗、诱导化疗后的放疗和复发肿瘤的放疗。针对不同情况，CACA指南对鼻咽癌靶区勾画做出了具体规定。根治性放疗对CTV1、CTVnd和CTV2有相应规定。CTV1包括GTVnx及其周围的亚临床病灶区域（一般在GTVnx外5mm）；CTVnd包括CTVnd外放5mm，阳性淋巴结有明显包膜外侵犯或侵犯周围肌肉者外放1cm，并且根据屏障进行修饰；CTV2包括CTV1及其外缘5mm范围，以及低危预防淋巴引流区。

鼻咽癌对诱导化疗比较敏感，很多高危病人首先接受诱导化疗，然后再接受放疗或同期放化疗。对于接受诱导化疗后病人的靶区勾画，CACA指南推荐，对原发肿瘤凸向鼻咽腔或向咽旁膨胀性生长的软组织肿瘤，应根据化疗后的实际范围进行勾画，但是颅底骨质受侵区域应按化疗前的范围进行勾画。也应将淋巴结按照化疗后影像所见区域进行勾画，化疗前累及的周围组织应包括在GTV内。CTV1和CTV2原则上与根治性放疗相同。建议CTV1应包括化疗前软组织的浸润范围。

对复发肿瘤进行再次放疗时，强调只对复发肿瘤和复发淋巴结及邻近的高危区域进行放疗，不对区域淋巴结进行预防性照射。

靶区勾画时要求将 CT 和 MRI 图像进行整合，同时也要采用多模态影像融合，如果有 MR 模拟图像可同时使用，则还需要采用多序列影像整合。在靶区勾画时也要兼顾保护正常组织和器官，例如椎动脉、颌下腺、腮腺等。在危及器官勾画时，要进行多窗位仔细对照，认真勾画所有危及器官。对于鼻咽癌，有几十对危及器官需要勾画，勾画水平从颅底延续到锁骨下，将近 100 层左右的靶区需要勾画，应非常认真、细致地勾画危及器官。在将初步靶区勾画完成后，还需要在三维方向逐层确认，全方位评估准确性，特别应对重点部位进行多次确认，例如通过破裂孔沟通颅内外通路时应多次进行重点确认，以确保靶区涵盖范围满足临床需求，从而避免靶区遗漏。

CACA 指南中明确推荐了初治和复发肿瘤的处方剂量，对危及器官和功能器官的限制性剂量也做出了明确推荐，只有满足肿瘤的处方剂量和正常组织的限制剂量才能实现治疗意图。物理师根据医生的处方剂量和限制剂量的要求，精心设计放疗计划，使处方剂量满足临床治疗需求，同时改善剂量分布时高剂量区与肿瘤形状应高度适形，对周边危及器官和功能器官加以充分保护，这样才能实现治疗目的。

放疗的实施阶段是保证放疗精准的最关键阶段。在这个阶段中，需用图像引导来确保在治疗时体位和位置与计划相符。在图像引导下，现代放疗技术可以保证肿瘤的位置误差在毫米级范围之内，通常小于 1mm，现代精准放疗条件下可以实现亚毫米级的精准度，进而保证了放疗的精准性。

在肿瘤的整个治疗过程中，肿瘤是逐渐缩小的，原发肿瘤和淋巴结均会发生动态变化，周边正常组织（包括腮腺）在治疗过程中逐渐向内收缩。在治疗过程中，由于采用放疗和同期放化疗，许多病人会出现放射性黏膜炎，导致进食困难或减少，体重下降，体型发生改变，这些都会使初始计划和实际接受的计划不能满足治疗需求。因此，在整个治疗过程中需要实行动态调整，又称自适应放疗。采用自适应放疗的方法可以在治疗过程中将肿瘤和周围组织变化对治疗的影响降到最低。

在尖端设备支撑、先进技术保障、准确靶区勾画、完美计划制定、精准执行方案、多层质量保证、全程动态管理和具有中国特色的 CACA 指南的指导下，鼻咽癌的治疗已达到非常高的水平，尤其体现在放疗作用对局部区域的无失败生存率方面，Ⅰ期到Ⅳ期病人的局部区域无失败生存率可达到 85% 以上，早期肿瘤则可以达到 90%～95%，此充分体现了放疗的作用和地位。

5. 药物联合，个体治疗

众所周知，放疗是治疗鼻咽癌的最主要的根治性疗法。对于早期鼻咽癌病人，行单一放疗即可治愈。但是 80% 的病人处于局部晚期，还有 10% 的病人处于晚期，这些病人仅采用单纯放疗时无法治愈，常需要联合化疗、靶向治疗和免疫治疗，甚至需要多学科团队的参与。

对于局部晚期的鼻咽癌病人，许多指南均推荐"一个中心，两个基本点"。"一个中心"指以重要的治疗手段放疗联合化疗作为中心治疗。在此基础上，可在放疗前行诱导化疗，或在放疗后行辅助化疗。这种治疗模式已得到许多高级别医学证据的支持。近期发表的鼻咽癌化疗 meta 分析协作组完成的关于 MAC-NPC 的 meta 分析结果与以前所发表结果一脉相承。针对不同序贯方式，如果在放疗前行化疗，则称为新辅助化疗；如果在放疗后行化疗，则称为辅助化疗。单纯新辅助化疗和单纯辅助化疗并不能改善病人的生存情况，但是同期放化疗可以显著改善病人的生存情况。

为什么会有这样的现象？如果回顾同期放化疗的作用，则可知同期放化疗是指在放疗的同时给予化疗，化疗的目的是增加放疗的敏感性。因此，同期放化疗的初衷是为了增加放疗的局部和区域的肿瘤控制。诱导化疗和辅助化疗在其他肿瘤中的应用类似，目的是消灭微小转移病灶。在肿瘤治疗中，只有很好地控制肿瘤局部和区域淋巴结的病变，同时将肿瘤的局部问题解决后，消灭远处转移病灶才具有意义。因此，单纯同期放化疗可以增加局部控制程度，在此基础上再增加诱导化疗或辅助化疗后，消灭远处转移灶才能提高病人的生存质量。

CACA 指南推荐，对于 $T_{1\sim2}N_1M_0$ Ⅱ 期和 Ⅲ～ⅣA 期初治局部晚期的鼻咽癌病人，应在放疗的同时给予化疗。化疗周期为单周方案行 7 个周期或 3 周方案行 3 个周期，两种方案在临床上均被广泛应用。

众所周知，单周方案或 3 周方案的疗效类似，但是毒性反应谱可能不同。一项来自韩国的 Ⅱ 期同步放化疗研究比较了每周方案（即常用的每周 $40\,\text{mg/m}^2$，共使用 7 次）和 3 周方案（每 3 周 $100\,\text{mg/m}^2$，共使用 3 次），结果显示单周方案和 3 周方案的疗效类似，但是采用每周方案的病人在体能状况、情感状况、社交活动等方面具有更好的优势，即采用每周方案病人的生活质量更高。但是学界也存在不同的声音，来自广州的一项重要 Ⅲ 期研究同样比较了 3 周方案和单周方案的疗效，研究结果同样提示两者的生存结局相似，但是采用单周方案的毒性反应（尤其是骨髓毒性反应）的发生率更高，白细胞和血小板减少的发生率也更高，因此似乎单周方案的毒性反应更大。

在局部晚期鼻咽癌病人中，部分病人的消化道反应较重，对顺铂的渗透性比较敏感，病人多数时间难以耐受，例如 3 个周期的顺铂同期放化疗。CACA 指南推荐可使用 3 种药物以替代顺铂：奈达铂，$100\,\text{mg/m}^2$，3 周一次；卡铂，剂量采用曲线下面积区 5/6，3 周一次；奥沙利铂（不常用），$70\,\text{mg/m}^2$，每周一次。这三个药物均有更低的消化道毒性，但是奈达铂和卡铂的骨髓毒性更大。

在同期放化疗基础上，在"一个中心"之外还要结合"两个基本点"，使用比较普遍的方案是新辅助化疗。

新辅助化疗具有一定的优势，与同期放化疗后再化疗相比，新辅助化疗病人刚开始接触治疗时身体状况较好，化疗依从性高，可很好地完成化疗。鼻咽癌是一类对化疗敏感的肿瘤，在放疗前行化疗可以显著减轻肿瘤负荷，缩小肿瘤体积，增加放疗敏感性，并且更好地保护正常组织。此外，诱导化疗和辅助化疗可以清除远处微小转移病灶，降低治疗后远处转移的发生率，提高病人的生存质量。

一项由国内学者完成的Ⅲ期多中心、随机对照临床研究的结果被发表在 Lancet Oncol 杂志上。研究者纳入局部晚期鼻咽癌病人，采用新辅助化疗（TPF方案，多西他赛+顺铂+5-氟尿嘧啶）。结果显示，在经典的同期放化疗基础上，如果进一步联合诱导化疗，则可以显著增加病人的无失败生存率和总生存率，同时显著改善病人的生存质量。但是 TPF 方案的骨髓毒性较大，如果更换其他化疗方案，是否可以达到相似的效果呢？由马俊教授完成的另一项研究发表在《新英格兰医学杂志》上，研究结果显示，与同期放化疗比较，如果在同期放化疗前采用3个周期的 GP 方案进行诱导化疗，可以显著改善病人的无复发生存率和总生存率。与以往的 TPF 方案比较，GP 方案不仅改善了病人的生存率，并且病人的治疗耐受性更高，已有更多病人完成此方案的治疗。

因此，CACA 指南推荐新辅助化疗方案，在放疗前对Ⅲ期和ⅣA期病人给予2~3个周期的诱导化疗，推荐的化疗方案中则将 GP 方案和 TPF 方案作为优选。CACA 指南推荐，从疗效、依从性和耐受性角度考虑，行个体化治疗时也可选择个体化的 PF 方案，或者使用卡培他滨代替氟尿嘧啶的 PX 方案，或者多西他赛联合顺铂的方案。

辅助化疗同样在局部晚期鼻咽癌治疗中拥有重要的地位和作用。来自美国的 Intergroup 0099 研究是最早发表关于辅助化疗的研究报道。这项研究中所纳入的局部晚期鼻咽癌病人在同期放化疗基础上联合辅助化疗，与单纯放疗相比，其主要终点指标是3年生存期，辅助化疗方案是3个周期的 PF 方案。结果显示，与单纯放疗相比，同期放化疗联合辅助化疗显著改善了病人的3年生存期。国内学者也开展了类似研究，近期一篇关于局部晚期鼻咽癌高危病人行节拍化疗的报道发表在 The Lancet 杂志上，所有病人完成同期放化疗后，一些高危病人接受卡培他滨单药的节拍化疗并维持一年，此可显著改善病人的无失败生存率和总生存率。节拍化疗具有低毒性的特点，可抑制肿瘤血管新生，具有免疫调节作用，同时可抑制肿瘤干细胞的增殖，在临床实际应用中非常广泛。

在选择辅助化疗方案方面，CACA 指南推荐，如果局部晚期病人未行新辅助化疗，可以进行3个周期的辅助化疗，可选方案包括 PF 方案或卡铂联合氟尿嘧啶，也可选择节拍化疗这一新治疗模式。

10%的病人是复发和转移性鼻咽癌病人，部分病人在首诊时即为转移性，部分病人在治疗过程中出现转移。对于复发和转移性病人，中山大学肿瘤医院的张力教授曾发表过非常著名的 GP 方案对比经典 PF 方案的研究。2021年，有研究者更新了该数据，在复发和转移的鼻咽癌人群中采用 GP 方案的疗效优于经典的 PF 方案，并且不良反应更轻。

对于复发和转移性鼻咽癌病人，还可选用其他化疗药物，如紫杉醇、卡铂/洛铂等药物，在此基础上还可进一步联合靶向治疗和免疫治疗。靶向治疗和免疫治疗在挽救治疗中同样具有重要地位。

目前，学界已发表关于靶向治疗和免疫治疗在鼻咽癌治疗中应用的研究。鼻咽癌是鳞状细胞癌，常高表达 EGFR 受体。EGFR 受体的单抗可使抗体与受体结合，然后产生补体依赖的细胞毒作用，也可产生抗体依赖的细胞毒作用，这两个作用可增加免疫细胞对瘤细胞的杀伤力。

目前，国内已研发出两种 EGFR 单抗，分别为西妥昔单抗和尼妥珠单抗。中国内地学者和香港学者对局部晚期和晚期鼻咽癌病人采用这两个单抗同时联合放疗或放化疗取得了较好的疗效。国内已发表的相应研究和报道也比较多。

抗血管新生在肿瘤治疗中同样具有重要作用。肿瘤的生长依赖于新生血管生成，可为肿瘤提供营养。在鼻咽癌中，已有关于大分子抗血管新生药贝伐珠单抗和小分子 TKI 药物（如阿帕替尼、舒尼替尼、安罗替尼）的应用。CACA 指南对这方面做出了非常中肯的表述，这类药物主要用于复发和转移性鼻咽癌，并且具有一定的疗效，但是仍然需要更多的临床验证。

近几年，免疫治疗成为鼻咽癌治疗的新突破。鼻咽癌被称为淋巴上皮瘤样癌，肿瘤组织中有大量浸润的淋巴细胞，此为免疫治疗发挥作用提供了重要的先决条件。

中国在 PD-L 单抗和其他免疫治疗研发方面一直走在全世界的前列。中国学者牵头并开启了两项国产 PD-1 抗体药物的研究（Jupiter-02 研究和 CAPTAIN-1st 研究），其中所纳入的中国病人均采用化疗联合 PD-1 单抗治疗复发和转移性鼻咽癌。两项研究均获得成功，结果显示在化疗基础上进一步联合免疫治疗可显著改善病人生存期。

CACA 指南推荐，初治转移或经治复发转移的病人可选择的化疗方案为在 GP 方案基础上联合免疫治疗，当然也可选择其他治疗方法，例如 PE、TP、TPF 方案。一般治疗周期为 4~6 个周期，维持治疗可长达两年。

对于许多特定人群，除了以上提及的化疗、靶向治疗和免疫治疗外，还需要其他治疗手段的参与，例如手术治疗或其他整合治疗。

手术治疗主要用于放疗后残留病人、局部复发病人或放疗后有后遗症且需要手术来解决的病人等，此处不再赘述。内镜手术已成为主流的手术方式。除此之外，整合治疗在鼻咽癌中已广泛应用。

总体而言，CACA 指南推荐，放疗是治疗鼻咽癌的最主要根治性模式，同期放化疗是局部晚期鼻咽癌的标准和基础性治疗，新辅助化疗或辅助化疗可改善病人的生存期，多学科整合治疗可提高病人的疗效和生活质量。

6. 康复如常，未来可期

CACA 指南还强调了康复治疗，并且关注鼻咽癌病人治疗后的康复情况，说明 CACA 指南对鼻咽癌的治疗已从追求疗效方面上升到注重提高病人的生活质量，提高了一个层次。

鼻咽癌的治疗以放疗为主，同时结合全身化疗、靶向治疗和最新的免疫治疗等。随着医学的进步，调强化疗技术已成为鼻咽癌的主要治疗手段，联合综合治疗后鼻咽癌的总体 5 年生存率可达 80% 以上，这意味着大部分鼻咽癌病人在治疗后可以得到长期生存。如何提高病人的生活质量，这是鼻咽癌从业人员在现阶段所关注的焦点。鼻咽癌的康复治疗包括鼻咽癌放疗期间发生的急性放射反应和放疗后晚期放射反应对身体的影响和相应的处理措施，可选择医疗干预或自身预防。

鼻咽癌放疗的早期反应可发生在鼻咽癌放疗期间，CACA 指南强调的早期放射反应包括全身放疗反应、皮肤反应、口腔反应、腮腺反应、鼻腔黏膜反应、外耳道湿性反应或中耳炎等。全身放疗反应是指在放疗过程中出现的轻度食欲缺乏、恶心、呕吐、血象下降等，一般无须处理，个别严重病人可以选择对症处理，并且加强营养支持。

皮肤反应一般发生在第 15~20 次放疗中，主要表现为照射部位的皮肤瘙痒、红斑、水疱、溃疡、剥脱性皮炎，因此病人应保持皮肤干燥，避免摩擦，并且避免抓挠。出现湿性皮炎时可局部使用消炎药或促上皮生长类药物，皮肤炎症渗出严重者可进行专业的伤口护理。

口腔反应一般在放疗第 10~15 次时出现，主要表现为口干、咽痛、咽后壁充血，甚至可形成口腔黏膜溃疡。病人应注意口腔卫生，局部使用止痛药或抗生素，严重者需要进行全身抗炎和营养补液支持处理。

腮腺反应是在初始进行放疗即出现的腮腺肿胀，一般无须处理，约一周后病人可适应放疗，症状即可自行消失。当然，个别严重病人也可接受抗炎和止痛处理。

鼻腔黏膜反应一般在放疗 20 次左右出现，放疗结束后可自行缓解，主要表现为鼻塞、鼻腔大量分泌物，可影响病人睡眠。因此在治疗期间应强调鼻腔冲洗，保持鼻腔清洁，同时可局部使用血管收缩药和口服桉柠蒎肠溶软胶囊（切诺）等化痰药等。

外耳道湿性反应或中耳炎反应一般在放疗 20 次左右出现，主要表现为耳道黏膜湿性反应，内耳有进水感，外耳道有液体流出等，部分病人可出现听力下降。病人在洗澡或洗头时应避免耳道内进脏水，部分严重病人应使用抗炎药滴剂。

远期放射反应是指在放疗结束后发生的放射反应。CACA 指南强调的远期放射反应包括口干、放射性中耳炎、放射性脑损伤、放射性面颈部皮下水肿、放射性面颈部软组织纤维化、放射性龋齿、张口困难、放射性脊髓病、神经精神症状等。

口干是由照射涎腺组织导致唾液分泌减少引起，常伴味觉减退。因此，要求放疗科医生在制订放疗计划时尽量减少唾液腺的照射剂量，病人应保持口腔卫生。CACA 指南指出，也可利用物理或中药方法刺激唾液分泌。

放射性中耳炎常表现为耳鸣、耳道流水和流脓、听力下降等。CACA 指南同样强调放疗时应尽量减少耳部的照射剂量，病人应保持外耳清洁，增强体质，尽量避免感冒，同时可用氧氟沙星滴耳液进行滴耳处理。中耳炎严重者必须于五官科医生处就诊和处理。

放射性脑损伤大部分发生在晚期鼻咽癌病人中，肿瘤巨大且侵犯颅底、颅内等，因此不可避免地造成肿瘤附近的神经组织受到高剂量照射。放射性脑损伤一般在放疗后 2~3 年出现，主要表现为头晕、头痛、记忆力减退、性格暴躁等。同样，强调制订放疗计划时应尽量减少神经组织的照射剂量，出现放射性脑损伤时可通过糖皮质激素有效减轻水肿，改善症状，同时也可使用神经保护药物和高压氧治疗等，但是效果有限。

放射性面颈部皮下水肿是由放疗后毛细血管和小淋巴管闭塞导致淋巴回流障碍引起，一般无须处理，1~2 年后可自行消失。

放射性面颈部软组织纤维化是软组织照射后发生的退行性改变。因此，放疗时和放疗后应保护放射野皮肤，放疗后应坚持做头颈部功能保健操，此可以减少面颈部软组织的纤维化。

放射性龋齿是由放射后唾液分泌量减少和口腔细菌数量不断增加引起。因此，病人应保持良好的口腔卫生习惯，少吃刺激性食物，定期进行牙科检查，发现龋齿时及时治疗。

张口困难由颞颌关节和咬肌纤维化引起。因此，放疗时应注意减少颞颌关节的照射剂量，同时要求病人预防口腔和颞颌关节炎症，特别强调病人在放疗后坚持做开闭的口腔练习，并且进行颞颌关节按摩以避免出现张口困难的症状。

放射性脊髓病在化疗结束后 1~3 年内出现，主要表现为低头曲颈触电样征。一般无须特别处理，个别严重病人可用神经营养药物或激素治疗。

神经精神症状表现为记忆力减退、反应迟钝、内分泌紊乱、脑神经麻痹、舌肌萎缩、吞咽困难等症状。因此，可使用神经营养药物，同时要求病人避免过度用脑。

除了以上对早期放射反应和远期放射反应的预防和处理措施外，CACA 指南还强调了康复治疗的重要性。康复治疗包括生物康复、心理康复和社会康复。生物康复注重功能训练，包括吞咽功能、颈部牵伸、言语功能、张口功能训练和吞咽电刺激、深咽部神经肌肉刺激和导管球囊扩张等治疗手段。行心理康复治疗时应求助专业的心理医生，实施催眠疗法、音乐疗法、绘画疗法、叙事疗法、系统脱敏疗法和合理情绪疗法等。社会康复则强调为病人营造宽松、舒适的环境，鼓励病人积极参与社会活动，分享社会发展成果。最后，希望鼻咽癌病人可以放松心情，坦然面对疾病和治疗，保持良好的精神状态和营养状态，养成良好的卫生习惯，生活有规律，并且坚持功能锻炼，按照要求定期回医院接受复查。

鼻咽癌病人的康复治疗是CACA指南中整合医学的追求目标，充分体现了中国传统的人文关怀精髓，使鼻咽癌病人可以像正常人一样享受有尊严、高质量、高品质的生活。

现在，我们来展望下鼻咽癌治疗的未来。CACA指南整合了鼻咽癌的特点，将治疗展望聚焦于局部晚期鼻咽癌治疗、复发性鼻咽癌治疗和转移性鼻咽癌治疗三部分。放疗技术已取得巨大进步，从二维放疗、常规放疗发展到适形放疗、调强放疗。目前，调强放疗已成为治疗鼻咽癌的首选放疗技术，也实现了鼻咽癌的精准放疗。个别医学中心还配置了更高端的质子治疗和重离子治疗设备。

对于局部晚期鼻咽癌的放疗，CACA指南倡导精准放疗，即缩小放疗靶区、减少照射范围。我们团队通过鼻咽癌小靶区放疗技术已取得了4年总生存率为92.4%的理想结果。另外，中山大学麦海强教授正在开展一项将诱导化疗后肿瘤退缩和EBV DNA清零病人的放疗剂量降低到60Gy的研究，常规标准照射剂量是70Gy。目前，这项研究正在进行中，我们期待研究结果早日发布。

在化疗方面，对同病期病人采用同样治疗后，不同病人的疗效也存在差异。因此，CACA指南倡导局部晚期鼻咽癌的精准分层化疗，根据远处转移风险设计前瞻性研究，开展探讨Ⅱ期病人的化疗价值、低危亚组的治疗模式和免疫治疗的营养价值等研究。

中国医学科学院肿瘤医院开展的前瞻性Ⅱ期随机对照研究证实，Ⅱ期鼻咽癌病人行同步化疗后无显著生存获益，因此建议Ⅱ期病人可行单纯调强放疗。中山大学马骏教授牵头的一项研究评估了低危病人行同步化疗的价值，对于低危鼻咽癌（T_3N_0Ⅲ期）病人，行同步放化疗足矣。在今年开展的美国临床肿瘤学会（ASCO）上，学者已将这项研究进行了口头报道，同时我们也期待马教授的研究结果。

相对于低危鼻咽癌的减量治疗，关于已转移的高危鼻咽癌的治疗措施，临床上恰恰相反，该措施建议增强治疗强度，并且在根治性放化疗后给予维持治疗。目前，常用的维持治疗包括口服化疗、靶向治疗或最新的免疫治疗等手段。中山大学肿瘤防治中心张力教授牵头了一项将PD-1抗体作为维持化疗的前瞻性临床研究，其中探讨了免疫治疗在局部晚期鼻咽癌中的应用价值，目前该研究正在进行中。增强治疗强度的另一个方法是在根治性放化疗的同时联合免疫治疗，由中山大学肿瘤防治中心马骏教授牵头的一项关于经典GP诱导化疗联合同步放化疗的研究中，通过对比是否使用PD-1抗体，对PD-1抗体在局部晚期鼻咽癌中的应用价值进行了探索。

在放化疗综合治疗基础上，CACA指南倡导应用中医中药治疗肿瘤。中医的"权衡邪正，活用攻补"可贯穿于肿瘤病人的全程管理。另外，中医治疗中的始终扶正、时时攻邪可用于各个病期肿瘤的治疗。

总之，CACA 指南推荐局部晚期鼻咽癌病人行精准分层化疗策略，低危组病人应接受减量治疗，减少照射范围，降低照射剂量和化疗强度。高危组病人则可使用增量的治疗策略，再联合免疫治疗、维持治疗，同时应提倡中医中药治疗。针对复发鼻咽癌的治疗策略，CACA 指南推荐局部治疗模式，可采用再次放疗联合化疗，部分病人可选择手术治疗。目前，可切除的复发性鼻咽癌可通过新型外科微创手术取得理想的效果，从而显著提高预后。术后病人恢复快、损伤小，治疗费用也明显减少，但是大部分复发鼻咽癌病人不可切除病灶，建议行放疗联合靶向治疗或放疗联合免疫治疗，部分病人也可采用放疗联合化疗。

我们医院的研究结果显示，复发鼻咽癌行调强放疗联合尼妥珠单抗的疗效与放化疗相当，但是毒性更低。中山大学肿瘤防治中心针对复发鼻咽癌行放疗联合免疫治疗的研究结果显示，该方法的疗效相当理想，一年无进展生存者可达91.8%，中位无瘤生存期可达 18.67 个月，总体有效率为 79.2%，疾病控制率为95.8%。对于复发鼻咽癌，至今仍然缺乏最佳的治疗模式。除了前述提到的再次放疗和手术外，化疗联合靶向治疗和免疫治疗的综合治疗手段也是治疗复发鼻咽癌的选择。

针对转移性鼻咽癌的治疗，CACA 指南推荐以铂类为基础的姑息性化疗，在系统化疗的基础上积极给予局部放疗，这可延长寡转移病人的生存时间。

前面已提到过靶向治疗，鼻咽癌组织中 EGFR 高表达。已发表的临床研究已证实，EGFR 单抗配合系统化疗可以提高转移性鼻咽癌的疗效。未来 CACA 指南将倡导精准靶向治疗，在现有靶点 VEGFR 和 EGFR 的基础上增加 EBNA1、DNMT、HDAC 等靶点。在鼻咽癌的诊断方面，CACA 指南倡导采用分子诊断进行鼻咽癌诊疗，随着肿瘤分子诊断技术的不断进步，全基因测序技术的应用也势必将整合治疗向更加精准的方向推动。关于免疫治疗，目前已发表一些将 PD-1 抗体用于转移性鼻咽癌的 Jupiter-02、CAPTAIN-1st 临床研究，结果显示 PD-1 抗体可延长转移性鼻咽癌的无瘤生存期，因此 PD-1 抗体也作为治疗转移性鼻咽癌的药物被纳入指南。另外，CACA 指南也指出了未来的免疫治疗方向，在现有的免疫检查点抑制剂 PD-1/PD-L1、CTLA-4 的基础上，国内已相继推出 LAG-3、TIM-3、TICIT、VISTA 等免疫抑制剂。在过继性免疫治疗方面，CACA 指南推荐 CAR-T 细胞疗法、TCR-T 疗法和新型 TIL 疗法等。在主动免疫方面，CACA 指南推荐肽基疫苗、树突状细胞疫苗和肿瘤病毒疫苗等。

总之，CACA 指南整合了现有的医学证据，为鼻咽癌的诊疗工作指明了方向。祝愿中国特色的鼻咽癌诊疗事业蒸蒸日上、越来越好。

二、院士点评

1. 韩德民院士：新时代，新疗法

经过改革开放四十多年，鼻咽癌的诊疗正在进入整合治疗的新历史阶段。我

的专业是耳鼻咽喉头颈外科，早期这个专业在鼻咽癌治疗领域中介入得最多。但是随着时代的进步，国家开始强调开展肿瘤防治工作，于是各地建建立了肿瘤医院后，鼻咽癌诊疗工作逐渐转向肿瘤医院，其中以中山大学附属肿瘤医院为代表。在这个过程中，鼻咽癌的诊疗工作逐渐从肿瘤医院治疗、耳鼻喉科治疗慢慢过渡到多学科整合治疗，即 MDT to HIM 模式。严格来说，这个模式是在最近的 20 年建立的，通过 MDT to HIM 治疗，国家根据鼻咽癌的病因学研究和临床病理组织学分型分类研究逐渐形成了临床上外科治疗、放疗、化疗、免疫治疗和整合治疗的理念。

　　CACA 指南的发布使得整合诊疗在精准治疗概念的基础上进入了一个全新的阶段、一个中国治疗鼻咽癌的历史新阶段。中国的阶段也是世界的阶段，在鼻咽癌的整合诊疗概念方面，中国是世界上最具代表性的国家，原因在于中国的鼻咽癌诊疗不仅考虑到发病的影响，而且还整合了各个学科的综合实力，并且强调在肿瘤防治工作中整合诊治的国家战略。因此，在世界鼻咽癌诊断和治疗领域中，中国最具有话语权，这也是最具有中国特色的治疗模式。CACA 整合诊疗体系的建立为中国模式的正式推出打下了坚实的基础。面对世界人类命运共同体进入新的历史发展阶段，面对世界百年未有大变局的各种新的战略资源，还有不同区域中各种利益的重新整合，中国确实应该有非常好的发展机会，并且应该将成熟的经验整理出来，促成标准化的诊疗体系。在一带一路的基础上，在全球战略的基础上，或者在人类命运共同体的基础上，我们可能会有更多中国模式的推广，从而为世界医学的进步与发展、为世界的健康事业和和平事业做出中国贡献。

　　另外，在 CACA 鼻咽癌整合诊疗指南中，新的特色是精准治疗。精准治疗的概念是在综合治疗的基础上提出的，在分类和分型方面以及外科治疗、化疗、放疗、综合治疗和免疫治疗方面都提出了更高、更精细的要求和标准。精准治疗的理念是经过全国专家共同努力形成的统一认识，代表了国家的水平，也是国家在鼻咽癌治疗中开展的最高层面的改革。因此，我们希望能在指南的指引下形成国家标准化的诊疗体系。这个诊疗体系提出了精准治疗的概念，这需要我们共同进行推广和普及，并且开展科普教育，从而使更多基层医生和广大可能相关的鼻咽癌高发人群、鼻咽癌病人通过这个标准化体系了解更多的鼻咽癌防治知识。鼻咽癌不仅需要治疗，更多的是需要预防。希望在这样的标准化体系下，把健康中国的概念从以医疗为中心向健康管理为中心方面转移。在这一方面，CACA 指南应该做出表率。

2. 于金明院士：综合治疗，整合医学

　　既然欧洲和美国已经发布了那么多的指南，为什么还需要制定中国指南？因为中国和西方国家存在差别，病人可能存在"水土不服"。在各位专家的精心组织下，我们对鼻咽癌的整合诊治指南进行了精读。相信这部土生土长、具有中国声音和中国证据的指南在将来会被国外专家引入和应用，并据此更正他们的指南。

CACA鼻咽癌指南一定会在中国甚至在国际水平的鼻咽癌诊疗方面发挥重要作用。

治疗肿瘤的手段有很多，但真正能达到治愈效果的手段只有两种，那就是皇家马斯登癌症中心（英国）教材扉页上始终印有这样一句话：肿瘤治愈有两种手段——冰冷的手术刀和灼热的放射线。70%的恶性肿瘤病人需要接受放疗，因为鼻咽癌的淋巴转移比较丰富，并且解剖位置比较特殊，所以放疗更是治疗鼻咽癌一个最主要的核心手段。但是治疗鼻咽癌时仅依靠放疗是不行的，应开展综合治疗，并贯彻整合医学的理念。

近年来，中国学者在放疗这项核心治疗的基础上积极开展了辅助化疗、新辅助化疗、同步放化疗和免疫治疗，由此取得了飞速发展。在新的研究方面，最近国际指南的几次修改也充分体现了鼻咽癌多学科整合诊治的理念。相信"防—筛—诊—治—康"的理念在鼻咽癌领域中一定会得到更大的推广和应用，相信肿瘤的治疗（包括放疗）一定能取得更大的进步。

3. 林东昕院士：整合理念，新型指标

不同的肿瘤，不同的民族，不同的人种，治疗策略可能不同。即便是进行药物治疗，不同的病人所出现的反应也不同，并且西方的某些药物与中国的病人不一定非常匹配，这也是中国肿瘤整合诊治指南中一个非常重要的意义。尤其是一些在中国比较有特色、发病率比较多的肿瘤，例如鼻咽癌、食管癌和肝癌。因此，这些指南应该由我们自己制定。

对于鼻咽癌而言，将精准医学的理念整合入放疗、化疗或整合治疗中是非常重要的。目前，我们已经将鼻咽癌的早筛工作做得非常好，包括中国内地的EB病毒抗体检测，中国香港的EBV DNA检测。对于鉴定早期鼻咽癌或高风险人群，我们已经做了许多工作，并且取得了很大的成果。将遗传变异和EB病毒进行分型后再整合在一起，可能对家族性鼻咽癌的治疗具有很大的帮助。鼻咽癌可能具有较高的遗传性，因此广东地区人群聚集的特点非常明显。将这些指标整合起来纳入指南可以提供证据支持，目前这些证据比较清楚，作为指南的内容对临床工作的开展相当有益。在鼻咽癌筛查领域方面，我们今后还需要开展一些寻找早期、特异的鼻咽癌癌变分子，这些指标应该比单用EB病毒抗体或EBV DNA更好，因为EB病毒实际上并不等同于鼻咽癌，它只是一个主要的原因。因此，如果能找到相互结合的癌变分子，并且在这方面取得很好的临床证据，例如特异性基因甲基化、cfDNA和血液循环的肿瘤细胞等，未来我们可以将这些有助于筛查和早诊的指标纳入指南中。

4. 陈薇院士：探究起源，加速研发

关于指南的巡讲，我有几点体会。第一点是必要性，每年全世界将近一半的鼻咽癌病人在中国，因此由中国的优秀医生和科技工作者来共同制定指南绝非空穴来风，并且十分有必要。第二点，简要谈谈EB病毒。EB病毒是DNA病毒，也是鼻咽癌的主要诱因之一，E和B其实是两个人名的首字母，在病毒学历史上很

有名气，也是第一个被发现与人类肿瘤相关的病毒。E 代表了英国医生 Epstein，其于 1961 年在乌干达参加非洲会议时报告称可能发现了一个新的病毒。后来，他的博士生 Burkitt 提取了这个病毒，并且将结果发表在 *The Lancet*（1964 年），这就是 EB 病毒的由来，所以每个病毒的发现都有关于自身很有意思的小故事。如果作为学习者去斟酌这些小故事，可能对科研工作更有启示。第三点是关于 EB 病毒的疫苗，其实今年在 EB 病毒疫苗方面的研发已经取得很大的进展，EB 病毒疫苗最早于 2006 年在比利时应用于临床。今年新研发的两个疫苗对大家很有启示：①Moderna 研发的新冠疫苗（mRNA 疫苗）是第二个进入临床的新冠疫苗，我们所研发的新冠疫苗则是第一个。目前，他研发了一种关于 EB 病毒的疫苗，其中有 5 个糖蛋白的靶标，包括 gp350、gp42、gH、gL and gb，该疫苗已进入临床。另一个疫苗由美国 NIH 研发，也已进入临床。在这项研究中，半数研究对象曾感染 EB 病毒，研究者评估了 EBV gp350－Ferritin 纳米颗粒疫苗的安全性和免疫性，并使用基于皂苷的 Matrix-M 新型佐剂。以上是 2022 年两个关于 EB 病毒的新进展，我国在疫苗方面可能需要进行深入讨论，易感基因筛选、风险人群甄别等大量工作将有助于进一步推动疫苗研发。

三、总　结

樊代明院士：高处能胜寒，无声更有声，无声胜有声

针对此次会议，我有三点想法。

第一点，高处能胜寒。在中国，通过一代又一代专家的努力，鼻咽癌现在已经达到了一定的高度。也就是说，在世界上很多关于鼻咽癌的决策上，中国拥有很重要的话语权。但是，"革命尚未成功，同志仍需努力"，目前仍然存在许多未解决的问题，所以我们还需要努力。还有一句话，即"脚踏众山低，放眼天际远"，我们要代表中国在肿瘤学界做更好的榜样。

第二点，无声更有声，无声胜有声。通过放疗或其他治疗方法将鼻咽癌治好是前人的经验，应该作为常规。而真正需要的，是使难治性肿瘤有所突破，这是将来发展的方向。应该"从过去能治好的那些疾病中走出来，去把不能治好或者治不好的疾病进行加强治疗"。

第三点，别样的癌要别样地想。鼻咽癌是一种特殊的癌。人有两个关口，一个是上面的开口，一个是下面的出口。人体的上口有两个"觉"，一个是嗅觉，一个是味觉。在生物的进化过程中，人体的下盆腔具有排尿、排便、生育三个功能。这些地方非常特殊，尽管所患疾病都是癌，但是病因和病理特点等并不一样。上面的关口以 EB 病毒感染居多，下面的关口以 HPV 感染居多。上面关口癌症（如鼻咽癌）的放疗效果最好，其他手段是辅助治疗；下面关口癌症的治疗以手术为主要手段。所以，别样的癌一定要别样地想，应寻求治疗原理和方法的交叉整合。

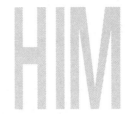

腹膜肿瘤整合诊治前沿

◎崔书中　蔡国响　张相良　陶凯雄　李　晶　彭　正

一、专家解读

1. 指南简介，辞简理博

腹膜肿瘤可分为两种类型：①原发性腹膜肿瘤，又称原发性腹膜癌，即米勒型上皮性肿瘤，主要为浆液性，这一类型肿瘤较为少见。②继发性腹膜肿瘤，主要包括转移癌和腹膜假黏液瘤等，这一类型最多。正常的腹膜非常光滑、柔软，腹膜肿瘤呈饼状。

继发性腹膜肿瘤大部分为胃癌、结直肠癌、卵巢癌和腹膜假黏液瘤等转移癌。约70%的胃癌会发生腹膜转移；7%~15%的结直肠癌在确诊时已经发生腹膜转移，20%术后会发生腹膜转移，其中T_4期可达36.7%；约75%的卵巢癌会发生腹膜转移；50%的黏液性腺癌或印戒细胞癌会发生腹膜转移；95%腹膜假黏液瘤会发生腹膜转移。腹膜转移是临床上最常见、最多发、最严重的并发症，也是目前临床上亟待解决的热点和难点问题。腹膜肿瘤病人的数量较多，并且治疗难，预后差。因此，出版一部基于中国病人人群特征并结合我国诊疗特色的临床诊治指南，意义重大。

因此，《中国肿瘤整合诊治指南——腹膜肿瘤》的成功推出正当其时。该指南全面、规范地阐述了"防—筛—诊—治—康"等内容，为腹膜肿瘤病人带来了福音。《中国肿瘤整合诊治指南——腹膜肿瘤》将最近相关癌症的诊治指南及文献进行整合，并且进行了全面的规范性阐述。与美国指南和欧洲指南的内容进行比较，CACA 指南纳入了中国腹膜肿瘤病人人群的流行病学数据，并且在预防筛查、诊断和详细治疗方案（特别是中医药治疗）方面独具特色，其内容涵盖了原发性和继发性腹膜肿瘤两个方面，比国外指南的内容更全面。CACA 指南赢在整合。

本指南的特色主要包括：①独立成册；②表达清晰、规范，易于获得理解和推广；③紧扣当下腹膜肿瘤诊治热点和难点，提出多学科整合，即 MDT to HIM；④对标国际前沿，提供强有力证据。

2. 预防筛查，杜渐防萌

本节中我们需要理清3个问题：哪些病人是腹膜肿瘤的高危人群？如何预防继发性腹膜肿瘤？如何筛查和早期诊断腹膜肿瘤？

原发性腹膜癌和腹膜间皮瘤的高危因素主要是家族遗传史和相关的基因突变，

而腹膜间皮瘤除了以上两点外还包括石棉粉尘接触史。石棉粉尘是世界卫生组织认定的一级致癌物，长时间职业接触史可能是腹膜间皮瘤的发生原因。继发性腹膜肿瘤多来自胃肠和卵巢癌的继发转移，科学界比较认可的发生机制主要是"种子与土壤"学说。通常认为，原发瘤突破浆膜后癌细胞脱落到腹腔，并且种植在腹膜表面形成腹膜转移癌。这种脱落可能是"天灾"，来自瘤细胞自发脱落；可能是医源性播散相关的转移，术中不恰当手术挤压、淋巴结清扫不规范以及术中大量出血可能导致癌细胞脱落于手术创面后被血凝块和纤维蛋白包裹，由此形成一个有利于肿瘤生长的微环境，从而导致腹膜肿瘤的生长。

哪些原发肿瘤容易发生腹膜转移？以胃肠癌为例，CACA指南指出，肿瘤侵犯浆膜、肿瘤穿孔或破裂、腹腔冲洗液中游离癌细胞阳性以及一些特殊类型的肿瘤（例如黏液腺癌、印戒细胞癌），区域淋巴结转移和伴有血管/淋巴管癌栓、神经侵犯及手术切除不彻底，这些均显著增加了腹膜转移的风险。

如何在这些高危情况下构筑腹膜转移的三道防线？CACA指南推荐，第一道防线是病因预防，通过无瘤操作技术、预防性腹腔热灌注化疗来减少和杀灭医源性播散。如果第一道防线失控，腹膜肿瘤已经发生，此时希望能早期发现转移。所以，CACA指南推荐的第二道防线是通过筛查来早期发现腹膜转移，筛查的手段主要包括肿瘤标志物、影像检查。通过筛查诊断出腹膜肿瘤后应争取早期治疗，通过手术切除联合腹腔热灌注化疗、多学科整合治疗可以提高腹膜肿瘤的治疗结局。

对于无瘤操作技术，CACA指南强调以下几点：①手术切口的保护；②手术时尽量避免直接接触和挤压肿瘤；③术中及时更换可能被肿瘤污染的手套、器械和纱布；④非常重要的是，在手术结束、关腹之前应该使用大量温热蒸馏水或生理盐水以彻底冲洗术野和腹盆腔。通过这些措施可以减少癌细胞的脱落和种植。

在筛查方面，CACA指南主张应筛查原发性和继发性腹膜肿瘤的高危人群。筛查方法包括病史/体格检查、肿瘤标志物（CEA、CA19-9、CA125等）和影像学检查（腹盆部超声或CT、MRI检查）。对于筛查出来的可疑病人，需进一步明确腹膜肿瘤的诊断。

3. 整合诊断，各个击破

本节首先介绍腹膜肿瘤的诊断，同时进一步全面评估腹膜肿瘤的严重程度。

在诊断方面，既往病史、症状、体征对于提示临床诊断很重要。腹膜肿瘤病人中，最常见的症状是腹痛、腹胀和腹水。肿瘤常位于前腹壁或较大，通过体格检查可能触及腹壁肿块。此外，腹膜肿瘤较易累及胃肠道，可能导致一些消化系统症状，如恶心、呕吐、便血。晚期腹膜肿瘤可能进一步影响全身，病人可出现消瘦、恶病质等全身症状。伴发胃肠、卵巢肿瘤的继发性腹膜转移病人，可能合并原发性瘤的相关临床表现。

仅凭临床表现并不足以明确诊断，还需要进行一些辅助检查，包括实验室检查、影像学检查和病理检查。实验室检查包括血液肿瘤标志物（CEA、CA19-9和

CA125等）以及腹水的肿瘤标志物（CEA）。影像学检查包括腹盆部超声、增强CT、增强MR和全身PET/CT检查。其中，CACA指南推荐首选的影像学检查方法是腹盆部增强CT检查。诊断腹膜肿瘤的金标准仍然是病理检查，可通过腹水或腹腔灌洗液脱落细胞学检查、穿刺活检，或更直接的腹腔镜探查、剖腹探查、组织活检来获得明确的病理诊断。

在影像检查中，最常用的方法是CT检查。CT影像上腹膜肿瘤的特征表现包括大量腹水、网膜饼、卵巢肿块和盆底种植肿块等。而在PET/CT检查中，腹膜肿瘤可表现为局部病变的葡萄糖高代谢和高摄取。此外，弥散MR也是诊断腹膜肿瘤时比较特异性的一个检查手段，可观察到一些弥散的高信号病灶。与小的腹膜肿瘤进行比较，弥散MR比CT和PET/CT具有更高灵敏度。

通过影像学检查诊断腹膜肿瘤常较困难，虽然可以诊断出大肿块，但是诊断小的腹膜肿瘤时常十分困难。对于诊断困难者，CACA指南提出了整合影像诊断的思维模式，强调应结合不同的影像检查手段并利用各自的检查优势来做出整合判断。例如，一病人在结肠癌手术后发生腹壁切口的种植转移，在CT影像学资料上可见腹膜肿瘤的密度与周围腹壁正常组织很接近，如果肿瘤较大，则诊断时没有问题；如果肿瘤再小一点，则可能很难与正常组织辨别。但在弥散MR检查结果中它表现为腹壁弥散的高信号病灶，与周围正常组织的对比很强烈，看上去很直观，对诊断有很大帮助。另两名病人在结肠癌术后发生直肠壁的种植转移，瘤体很小。因为存在肠腔的干扰，所以MR影像学图片显示不太清楚，但是通过PET/CT检查可很清楚地看到直肠壁上的高代谢病灶，手术和病理探查也可证实病人发生直肠壁种植转移。还有一病人发生结肠印戒细胞癌，PET/CT检查结果可见原发癌的葡萄糖高代谢，其余的腹腔背景很干净，未见腹膜转移迹象。但是通过弥散MR检查还是发现了一些蛛丝马迹，在膈肌的腹膜上可见一些很小的弥散高信号病灶，提示存在腹膜转移的可能。腹腔镜探查也可证实，在膈肌腹膜处确实存在一些米粒大小或片状的肿瘤，这些病灶在常规CT、PET/CT检查结果中不可见，但是通过弥散MR检查可被诊断出来。此病例也充分体现了应用多种影像检查手段进行整合诊断的重要性。

除影像学诊断外，腹腔游离细胞学检查也是诊断腹膜肿瘤的重要检查手段。通过收集腹水或腹腔灌洗液，可获得腹膜肿瘤的细胞学病理诊断结果。对于有些影像学资料提示可疑的腹膜肿瘤，可能最终需要通过手术探查来明确诊断。手术探查包括两种方式，即腹腔镜探查和剖腹探查。腹腔镜探查的优点是手术切口小、腹壁创伤小，缺点是既往手术造成的腹腔粘连可能为腹腔探查带来困难，同时通过腹腔镜也难以同时完成复杂的手术治疗。剖腹探查的缺点也很明显（切口大、腹壁创伤大），但对于既往接受手术导致腹腔粘连的病人而言，再次行开放手术时分离粘连等操作比较方便实施，并且在诊断同时也可进行复杂的手术切除。腹腔镜探查除了可以明确腹膜肿瘤的诊断外，还可以帮助评估肿瘤是否需要切除。例如，一病人存在大量腹水、网膜病，并且小肠系膜上已发生种植转移并导致小肠系膜挛缩，此提示该肿瘤不可切除，应避免一些不必要的开放大切口探查。

在鉴别诊断方面，还需要将腹膜肿瘤与结核性腹膜炎、肝硬化腹水等非肿瘤性病变进行鉴别。

除了诊断腹膜肿瘤存在与否，还需要进一步评估腹膜肿瘤的严重程度。CACA指南推荐采用腹膜癌指数进行腹膜病变评估。此外，还需要通过影像学检查来评估病人是否合并腹腔以外的肿瘤转移，如肺转移。另外，十分重要的是，还需要进行腹膜肿瘤的基因分型，通过各种基因检测来指导腹膜肿瘤的整合治疗。

CACA指南推荐，应根据腹膜肿瘤的大小和分布来进行腹膜癌指数的整合评分。评分越高，代表腹膜肿瘤的范围越广泛，病情越严重。可通过影像学检查或手术探查来评估腹膜癌的指数。腹膜癌指数已被证实与腹膜肿瘤病人的疗效显著相关，包括胃癌、结直肠癌、卵巢癌、腹膜间皮瘤以及阑尾低级别黏液性瘤导致的腹膜转移。因此，腹膜癌指数是一个非常重要的指标，可以帮助评估腹膜肿瘤的病情。

4. 全新治疗，攻大磨坚

（1）胃癌腹膜转移的治疗

CACA指南指出，腹膜肿瘤的常规治疗方法包括瘤细胞减灭术、腹腔热灌注化疗术（HIPEC）、常规静脉化疗，其他方法包括放疗、免疫治疗、靶向治疗、中医中药治疗和营养支持疗法等。

CACA指南指出，病人选择瘤细胞减灭术时应遵从相应的入选标准和排除标准。入选标准包括：①年龄为20～70岁；②病人一般状况较好，KPS评分在50分以上；③血常规结果提示无明显的骨髓抑制状态；④肾功能较好；⑤肝功能（包括胆红素、转氨酶）均在正常水平两倍以下；⑥心肺和其他主要脏器可耐受长时间的大手术，因为瘤细胞减灭术对手术时间的要求比较高，对身体状态也有一定的要求。排除标准包括：①术前常规检查结果提示发生远处器官转移；②病人的肾功能较差；③肝功能指标（包括胆红素、转氨酶）水平较高；④影像学资料提示小肠系膜有重度挛缩；⑤身体状态或重要脏器功能难以耐受大手术。以上均应排除在瘤细胞减灭术的入选标准之外。

CACA指南指出，实施瘤细胞减灭术时应遵循一定的手术流程，具体包括以下方面：对病人体位和麻醉有一定要求，一般要求体位为"人"字位，对病人行全身麻醉；对消毒铺巾也有一定的要求；开腹探查时应遵循一定的探查顺序，一般推荐从右上腹开始，沿顺时针方向全面细致地行探查术和减瘤术；切除腹前壁腹膜；粘连松解；大网膜切除；脾切除；小网膜切除；左侧膈肌腹膜切除；右侧膈肌腹膜切除；探查胃部；小肠切除；结肠切除；盆腔探查；进行瘤细胞减灭术的程度评分；完成消化道重建；腹腔热灌注化疗；核查关腹。

CACA指南指出，腹腔热灌注化疗的一些具体治疗原理包括：第一，癌细胞处于43℃环境中并持续被液体浸泡和冲刷时会出现不可逆的损伤，而正常组织在

43℃环境中不会受太大的影响；第二，HIPEC的多重热效应可导致肿瘤血管形成血栓，抑制肿瘤血管再生和破坏瘤细胞稳态，造成瘤细胞变性、坏死；第三，热疗结合化疗可发生协同作用，产生1+1>2的效果，从而强化药物的敏感性和渗透作用；第四，腹腔持续灌洗可起到物理冲刷的作用，可以清除腹腔残留癌细胞和游离病灶；第五，热休克蛋白能在温热效应下被进一步激活，进一步诱发控瘤免疫作用，导致瘤细胞蛋白发生变性、坏死。

CACA指南还推出了C-HIPEC的概念，即中国腹腔热灌注化疗，包括高精度、大容量、持续循环、恒温灌注的C-HIPEC技术。注意事项主要包括：第一，可在开放式或闭合式状态下进行；第二，对常用化疗药物进行推荐；第三，一般按照病人的身高、体重和体表面积推荐化疗药物的剂量；第四，推荐常用灌注温度一般为43℃；第五，灌注频率为60~90分钟/次，约3~5次；第六，灌注液容量一般为3000~5000mL，具体以灌注液均匀充盈整个腹腔为标准；第七，灌注液速度一般推荐为500mL/min左右。C-HIPEC的优势主要是在闭合状态下可精确控温（可达±0.1℃），并且具有超微过滤的功能。在闭合式状态下C-HIPEC技术可在手术室或床旁进行，治疗时比较方便。开展C-HIPEC技术时推荐的药物主要包括铂类、紫杉烷类和多柔比星类药物。这些药物主要在热疗和化疗时具有协同作用，可增加肿瘤对化疗药物的杀伤作用。

CACA指南指出，治疗肿瘤时C-HIPEC的模式主要包括三种：第一种是预防模式，即肿瘤细胞根治术后预防性HIPEC治疗，主要适用于腹膜转移高风险的病人，可在根治性切除术后预防腹膜种植转移的治疗，从而预防腹腔转移灶的形成。第二种模式是治疗模式，即瘤细胞减灭术联合HIPEC治疗，可最大限度达到减瘤效果，达到满意减瘤的腹膜种植转移病人可获得良好的生存，部分病人甚至可达到临床治愈。第三种模式是转化模式，适用于首诊时已发现腹腔转移的病人，可先行C-HIPEC治疗，当病情好转、缩瘤、降期后一部分病人有可能转化为第二种治疗模式，也就是瘤细胞减灭术联合HIPEC治疗。

HIPEC对防治腹膜转移具有独特的疗效。目前，1条临床路径、8份治疗指南、1项诊疗规范、17项专家共识和1项专家意见已对HIPEC技术做了不同程度的推荐。主要肿瘤类型包括胃癌、结直肠癌、卵巢癌、胆管癌、肝癌等各种腹腔常见恶性肿瘤。例如，一例因胃癌发生腹膜转移行HIPEC治疗的病人，58岁，男性，初诊时为ⅣB期。病人住院前曾被认为他活不过60岁，因此来院时比较悲观。治疗前发现肿瘤较大，位于胃大弯且侵犯胃底，病理诊断提示腺癌，CT检查结果提示较晚期胃癌，已突破浆膜面、膈肌和腹膜等。2015年11月曾行瘤细胞减灭术，包括全胃切除、胰体尾切除联合脾脏切除，同时达到满意减瘤状态。术后行HIPEC治疗两次，后续行静脉化疗6个疗程，因为不能耐受化疗的不良反应而停止化疗。病人6年后再次来到我院复查CT，惊奇地发现术后吻合口壁未见明显增厚，治疗状态同前，同时腹腔未见明显转移瘤征象，这例Ⅳ期胃癌病人至今已健康存活 78 个月。经过 6 年多的时间，从病人 58 岁患病到现在已经 64 岁，我们通过瘤细胞减灭术联合 HIPEC 治疗已经使病人成功获得了长期的生存机会。

CACA 指南认为，对于发生腹膜种植转移的病人，无论是否需要切除胃癌，腹膜转移均居于死亡原因的首位。如果可以切除胃癌，则腹膜种植转移占术后死因的 36%；如果不可切除胃癌，则腹膜种植转移占术后死因可高达 56%。随着疾病的进展，腹膜转移病人的比例逐渐升高，当 T 分期为 T_1、T_2 时腹膜种植转移率低于 10%，T_3、T_4 者可高达 30% 以上。N_0 和 N_1 分期者的腹膜种植转移率低于 15%，N_2 和 N_3 者可高达 26% 以上。无论何种 TNM 分期，胃癌的 Lauren 分型、Borrmann 分型和淋巴结外浸润均是胃癌腹膜种植转移的高风险因素。

CACA 指南认为，胃癌根治术后联合 HIPEC 可有效预防胃癌腹膜种植转移。对于胃癌高危腹膜转移病人，在胃癌根治术后可推荐使用 HIPEC 治疗，其主要目的是可以有效清除游离癌细胞，降低腹膜种植转移的复发率，同时提高病人的临床治愈率。对照组中 38 例病人和 HIPEC 治疗组中 39 例病人的 3 年无病生存率分别为 60.5% 和 76.9%，而腹膜的复发率可从 30% 降低到 5%，疗效非常惊人。CACA 指南还进一步指出，在胃癌腹膜转移病人中 HIPEC 技术可提高Ⅲb 期胃癌病人的术后 5 年生存率（达 13.6%），中位生存时间可增至 31 个月，这是非常重要的成绩。对照组中病人的 5 年总生存率为 27.3%，HIPEC 治疗组病人可提升到 40.9%，中位生存时间可从 20 个月增加到 51 个月。

CACA 指南认为，瘤细胞减灭术联合 HIPEC 技术可有效治疗胃癌腹膜转移。胃癌腹膜转移病人在瘤细胞减灭术后推荐使用 HIPEC 治疗可明显提高病人的生存率，同时改善病人的预后。一项研究通过对比瘤细胞减灭术治疗组中 97 例病人和瘤细胞减灭术联合 HIPEC 治疗组中 180 例病人的临床资料发现，中位生存时间分别为 12.1 个月和 18.8 个月，5 年总生存期分别为 6.43% 和 19.87%。

CACA 指南推荐了第三种治疗方法，即腹腔化疗（新辅助腹腔内联合全身化疗或 NIPS 治疗），其主要作用是通过将化疗药物直接输入腹腔后作用于瘤细胞，然后无须经过血液-腹膜屏障即可将化疗药物与病灶充分接触从而发挥作用。同时，一项关于胃癌腹膜转移行腹腔化疗的Ⅲ期临床研究进一步提示，中等量以上腹水病人可获得显著的生存获益。

第四种治疗方法是化疗。全身系统化疗是晚期胃癌的有效治疗方式。氟尿嘧啶类药物可作为化疗药物的基础，同时联合铂类或紫杉烷类以组成两药或三药方案。一线治疗方案即 XELOX 或 SOX 方案使用较多。实施二线治疗方案时可考虑采用紫杉醇或伊立替康进行单药化疗。

CACA 指南推荐的第五种治疗方法是靶向治疗。在一线治疗方面，曲妥珠单抗联合化疗方案可成为 HER2 阳性病人的一线治疗方案。在二线治疗方案方面，可考虑雷莫芦单抗或联合紫杉醇的化疗方案。考虑三线治疗方案时可推荐甲磺酸阿帕替尼，NTRK 基因融合阳性的晚期胃癌病人可考虑采用恩曲替尼或拉罗替尼治疗。晚期 HER2 表达阳性的胃癌病人可考虑采用 ADC 类药物。

CACA 指南也对免疫治疗在晚期胃癌中的应用做出了推荐，主要用于胃癌病人中胰腺并发症的治疗，包括免疫检查点抑制剂纳武利尤单抗联合静脉化疗的治疗方案。而对于 PD-L1 阳性的晚期胃癌病人，可考虑采用纳武利尤单抗或帕博利珠单抗治疗。对于微卫星不稳定的胃癌腹膜转移病人，在一线、二线、三线治疗基础上可考虑帕博利珠单抗或纳武利尤单抗的免疫治疗。

(2) 结直肠癌腹膜转移的治疗

首先，我们通过一个病例来介绍结直肠癌腹膜转移的治疗过程。病人女性，59 岁，2014 年因降结肠癌行左半结肠术，术后 1 年 PET/CT 检查结果提示腹膜转移，当时采取瘤细胞减灭术联合 HIPEC 技术，术后行常规化疗。不幸的是，这位病人在两年后再次出现腹膜转移，经过 MDT 讨论并结合当时病人的身体状况和意愿，再次行瘤细胞减灭术联合 HIPEC 治疗，术后继续辅以二线化疗。随访至今，病人处于无瘤生存状态，生活质量良好。结直肠癌腹膜转移属于晚期肿瘤，缺乏良好的治疗手段，并且病人的平均生存时间大概只有半年左右。而这位病人经过多次的腹膜转移和两次瘤细胞减灭术联合 HIPEC 治疗，仍然获得了长期良好生存，极大地改善了病人的预后。这说明，结直肠癌腹膜转移病人经积极治疗后可以获得较好的疗效。

结直肠癌是一个全球高发疾病，在我国其发病率位居恶性肿瘤的第 2 位，死亡率位居第 5 位。结直肠癌一旦发生腹膜转移，预后非常差，可严重危害病人的身体健康。结直肠癌腹膜转移率一直居高不下，有报道显示病人在初诊为结直肠癌时已有 7%~15% 存在腹膜转移，其中 T_4 期病人的腹膜转移率可高达 36%。另外，结直肠癌根治术后 20%~25% 病人可发生不同程度的腹膜转移。也有研究结果表明，右半结肠癌发生腹膜转移的风险明显高于左半结肠，所以右半结肠癌病人更应注重发生腹膜转移的风险。

结直肠癌病人发生腹膜转移后，其整体预后较差。CACA 指南提出了腹膜癌转移的两种 HIPEC 治疗模式，即预防模式和治疗模式。对于伴腹膜转移高危因素的结直肠癌病人，在接受结直肠癌根治术（即 CIS 手术）时可预防性应用 HIPEC 治疗 1~2 次。而对于已明确诊断存在腹膜癌转移的结直肠癌病人，可采用肿瘤细胞减瘤术联合 HIPEC 治疗。

一项关于 HIPEC 治疗的临床研究对比了结直肠癌腹膜转移高危病人行根治性切除术同时使用预防性 HIPEC 治疗与不使用 HIPEC 治疗的疗效。结果显示，HIPEC 治疗组 4 年肿瘤复发率和腹膜转移率明显低于对照组，并且对病人的无病生存期产生影响。这提示，预防性 HIPEC 治疗可显著降低结直肠癌病人术后腹膜转移的发生率，同时可延长病人的生存期。

一项关于瘤细胞减灭术联合 HIPEC 技术治疗结直肠癌腹膜转移的前瞻性随机

对照研究结果显示，相比于单纯瘤细胞减灭术+全身化疗组（对照组），瘤细胞减灭术+HIPEC+全身化疗组病人的5年生存率可达到51%，同时中位生存时间明显比对照组延长，说明瘤细胞减灭术+HIPEC可显著提高结直肠癌腹膜转移病人的疗效。

在瘤细胞减灭术联合HIPEC治疗的过程中，CACA指南强调发生结直肠癌腹膜转移时必须注明完全临床反应（CCR）的等级，CCR等级应尽可能达到满意程度，也就是争取达到CCR-0或CCR-1。根据术中情况，需要最大限度切除肿瘤腹膜的转移灶和肿瘤累及器官，即多器官联合切除。对HIPEC的药物治疗，CACA指南推荐使用的药物包括铂类化疗药奥沙利铂、抗代谢类化疗药雷替曲塞、拓扑异构酶抑制剂伊立替康、抗生素类化疗药丝裂霉素等。

对于结直肠癌腹膜转移的治疗流程，CACA指南提出，腹膜癌转移的病人首先应进行瘤细胞减灭术，然后根据细胞减灭术评分（CCR评分）来制定不同的后续治疗方案。CCR评分为0~1分的病人在进行HIPEC治疗后还需要进行术后辅助化疗，CCR评分为2~3分的病人在术后在进行HIPEC治疗后还需要继续进行姑息性治疗。无论是术后辅助化疗还是姑息性治疗，都应该根据病人的肿瘤基因类型、病灶部位来选择化疗、靶向治疗、免疫治疗、中医中药治疗或联合治疗。

关于结直肠癌腹膜转移的化疗，CACA指南指出，结直肠癌腹膜转移病人的后续化疗方案应遵循晚期肠癌的化疗方案。一线治疗方案以FOLFOX、CAPEOX、FOLFIRI、FOLFOXIRI的单药治疗为主。二线或三线化疗方案应根据病人在一线用药时对一线药物的耐受和疗效来选择不同的化疗药物和不同的化疗方案。

关于结直肠癌腹膜转移的靶向治疗，CACA指南推荐在化疗基础上加用靶向药物可明显提高结直肠癌腹膜转移治疗的有效率，但是应了解肿瘤分子检测的结果。选择靶向药物时一般应考虑*RAS*和*BRAF*基因的状态和肿瘤的位置。常见的一线靶向药物包括贝伐珠单抗、西妥昔单抗，二线靶向药物包括贝伐珠单抗、西妥昔单抗、维莫非尼、达拉非尼和曲美替尼。三线靶向药物包括瑞戈非尼和呋喹替尼。同时还有其他新型化疗药物，例如TAS-102等。

放疗具有精、准、狠的临床疗效。CACA指南提出，放疗主要用于局部晚期直肠癌的围手术期治疗、姑息性治疗以及不可切除的局部晚期直肠癌的整合治疗。对于结直肠癌腹膜转移的病人，如果考虑放疗，需要经过MDT to HIM讨论来抉择。

关于免疫治疗，CACA指南指出，根据肿瘤细胞的微卫星不稳定性MSI-H和错配修复基因缺失dMMR的状况，推荐将PD-1抑制剂帕博利珠单抗作为基因*KRAS*、*NRAS*和*BRAF*均为野生型、不可切除或转移性MSI-H/dMMR的结直肠癌的一线治疗方案。

最后描述关于各个肿瘤诊治指南中关于结直肠癌腹膜转移的治疗。相比于NCCN和ESMO指南，CACA指南更注重HIPEC的治疗作用，强调在结直肠癌腹膜转移治疗中CIS+HIPEC应作为预防模式，瘤细胞减灭术+HIPEC应作为治疗模式。同时，CACA指南推荐采用PD-1单抗，这一点与NCCN指南一致。CACA指南更注重中医中药的治疗作用，强调中医中药在缓解临床症状、减少治疗并发症等方面发挥的重大作用。因此，与NCCN和ESMO指南比较，CACA指南更加强调MDT to HIM的决策，强调整合应用各个学科的治疗手段，并且根据病人的病情来决定治疗方案的重要性。

总之，结直肠癌腹膜转移的危害性大，预后差，既往均采取姑息性治疗措施。CACA指南指出，对于结直肠癌腹膜转移的高危病人，CIS + HIPEC可明显降低腹膜癌的转移率，延长无病生存期和OS。对于已经明确为腹膜转移的病人，瘤细胞减灭术 + HIPEC可最大限度地减少腹腔转移灶，同时结合系统治疗（包括化疗、靶向治疗、免疫治疗、中医中药治疗等）并遵循MDT to HIM诊疗理念。这些措施一定会使结直肠癌腹膜转移病人得到最佳治疗，并且获得最优临床疗效。

(3) 卵巢癌腹膜转移的治疗

首先，我们来回顾一个病例。病人，女性，64岁，因下腹胀3月余、发现盆腔包块10余天入院。腹检时在盆腔内可触及一直径8cm×8cm的实性包块，质硬，边界不清，子宫直肠窝在双合诊和三合诊时都可触及散在包块，直径为0.5～1cm。肿瘤标记物筛查结果提示CA125显著升高，影像学结果提示盆腔多发性包块和腹腔内大量腹水。腹腔镜下行手术探查时可见病人存在腹腔广泛播散性病灶和盆腔肿块，肝表面、膈表面和盆腔腹膜内存在大量腹膜播散情况。根据CACA指南和实践经验，对病人进行开腹瘤细胞减灭术，最终达到R_0切除，即手术切除后无肉眼残留病灶。手术分期为FIGO ⅢC期，已达到R_0切除。

对于卵巢癌病人，目前临床上存在一个痛点，即对于广泛存在的腹膜转移，在手术切除后应怎样进行转移处理和复发预防？根据目前的CACA指南，建议病人在瘤细胞减灭术后按照"中国模式"进行HIPEC治疗。这位病人在进行HIPEC治疗后又接受6次静脉化疗，至今已随访21个月，未见复发。

对于卵巢癌病人，腹膜腔内广泛播散非常常见，这是对病人预后影响非常大的一种恶性事件。我国每年新发卵巢癌病例数为52 000例，死亡病例数为22 500例，75%的病人在初次诊断时已处于晚期，即肿瘤突破卵巢在腹膜腔内发生广泛转移。如果肿瘤仅局限在卵巢内，则为癌症早期，也就是FIGO Ⅰ期。如果肿瘤突破卵巢局限并进入腹膜腔内播散，但是病灶仅局限在盆腔内，则处于Ⅱ期。如果肿瘤突破腹膜局限并进入腹腔，则处于Ⅲ期。病灶已进入胸腔内的肿瘤多数处于Ⅳ期。根据CACA指南，如果肿瘤处于可切除范围，应创造一切机会为病人实施初始瘤细胞减灭术。达到满意瘤细胞减灭术后应进行HIPEC治疗，然后进行静脉化疗。如果病人进行评估后初始瘤细胞减灭术无法达到满意减瘤效果，应先对病人进行新辅助化疗，待肿瘤降期后再行中间性瘤细胞减灭术。中间性瘤细胞减灭术后，一定要给病人辅助进行HIPEC治疗和静脉化疗。

目前已经有充分证据显示，与传统仅行瘤细胞减灭术相比，瘤细胞减灭术后进行单次的 HIPEC 治疗可显著改善病人的复发风险，并且延长总生存时间，3 年总生存期可提高 10.8%。对接受新辅助化疗后又接受中间性瘤细胞减灭术的晚期卵巢癌病人，中间性瘤细胞减灭术联合单次 HIPEC 治疗可显著改善病人的 3 年无进展生存率和总生存率。对极晚期病人行新辅助化疗时也可使用 HIPEC 治疗，这种模式又称为新辅助 HIPEC 治疗。与传统静脉新辅助化疗相比，新辅助 HIPEC 可显著改善新辅助化疗后肿瘤完全缓解率及初始治疗结束后发生复发的时间。

目前，腹腔化疗是初治疗晚期卵巢癌结束后另外一个重要的治疗方法，但是传统的腹腔化疗存在用药烦琐、毒性反应大、病人耐受性差等缺点。因此，在全世界范围内传统腹腔化疗的应用率非常低，这显著限制了腹腔化疗的临床应用。目前，CACA 指南不推荐常规使用此方法。

此外，CACA 指南特别强调，对于接受细胞减灭术的病人，在联合 HIPEC 治疗后一定要按照指南推荐接受辅助静脉化疗，这是必不可少的。临床医生在对病人制订辅助化疗临床决策时，应根据病人的具体肿瘤分期和病理类型进行推荐。

（4）腹膜假黏液瘤的治疗

腹膜假黏液瘤是腹膜肿瘤中的其中一种类型，大多数起源于阑尾黏液性肿瘤，在腹腔种植后会形成大量肿块和黏液，从而引起一系列临床症状。下面用两个病例简要介绍腹膜假黏液瘤的治疗特点。

病例一：2013 年 5 月在术中发现腹膜假黏液瘤。由于术前诊断不充分，且准备不足，术中仅进行阑尾肿瘤切除和肠粘连松解。1 个月后将病人转至有经验的医疗中心再次进行标准治疗，5 年后复发，于是再次进行治疗。其后又坚持两年，然后因再次复发进行治疗。病人目前生存状态良好。

病例二：2008 年 5 月初诊时即明确为腹膜假黏液瘤。肿瘤分布比较广泛，经过充足的术前准备后进行标准治疗。术后 10 年未出现复发，后来因脑血管意外死亡。

从这两个病例可了解到腹膜假黏液瘤治疗的一些特征：第一，腹膜假黏液瘤经治疗后病人有可能长期生存。第二，腹膜假黏液瘤容易复发，并且复发时再次治疗依然可以获得延长生命的机会。第三，腹膜假黏液瘤初次手术时不易根治，因此预防复发非常重要，其疗效受到既往手术评分的影响。

腹膜假黏液瘤的标准治疗方法是什么？首先，应了解腹膜假黏液瘤的病理分类。随着研究的逐步深入，腹膜假黏液瘤的病理分类经历了一系列的演变，目前较为广泛接受的类型包括四类：①无细胞性黏液；②腹膜低级别黏液癌；③腹膜高级别黏液癌；④腹膜高级别黏液癌伴印戒细胞癌。这些病理类型的恶性程度依次增高。

CACA 指南指出，尽管不同病理类型病人的预后生存并不一样，但是所有分类的腹膜假黏液瘤的标准治疗均为瘤细胞减灭术联合 HIPEC 治疗，而对于手术风险高或难以切除的病人，可尝试术前行全身化疗，如果可以使肿瘤负荷减少，则建议尽量进行瘤细胞减灭术联合 HIPEC 的标准治疗。

在瘤细胞减灭术联合 HIPEC 的标准治疗模式中，有以下两点内容非常重要：第一，是否彻底切除病灶对疗效至关重要，瘤细胞减灭术是影响预后的关键因素，瘤细胞减灭术满意者的预后优于不满意者。第二，术后行 HIPEC 对治疗效果极其重要。术后可联合规范的 HIPEC，通过将液体和药物持续性循环灌注到腹腔的每一个角落可对残余的肿瘤细胞起到清洗和杀灭作用。

前期研究已经证实，HIPEC 在联合治疗中具有重要作用。大样本试验已证明，瘤细胞减灭术联合 HIPEC 治疗应被视为治疗腹膜假黏液瘤的金标准，同时也描述了何为标准的瘤细胞减灭术。此研究结果表明，对于无肉眼可见肿瘤的 CCR 0 级以及残余肿瘤直径 <2.5mm 的 CCR 1 级，两者行瘤细胞减灭术的效果类似，均明显优于残余肿瘤直径更大的 CCR 2 和 CCR 3 级的瘤细胞减灭术。因此，瘤细胞减灭术用于 CCR 0 和 CCR 1 级肿瘤可获得标准、满意的疗效。2.5mm 是瘤细胞减灭术疗效是否满意的分界，原因是 HIPEC 的治疗深度为 2.5mm 左右，这也说明瘤细胞减灭术与 HIPEC 治疗是相辅相成的。同时，由于瘤细胞减灭术的复杂性和明显有效性，建议应将瘤细胞减灭术应用于有经验的医疗中心。

对于减瘤满意的高级别腹膜假黏液瘤病人或减瘤不满意的任意病理类型的腹膜假黏液瘤病人，术后可尝试全身化疗，选择化疗方案时可参考结肠癌。

近年来，靶向治疗的协同应用受到了重视。对于合适的病人，联合应用贝伐珠单抗等药物已取得一定疗效。

(5) 腹膜恶性间皮瘤的治疗

腹膜恶性间皮瘤与腹膜假性黏液瘤类似，推荐的治疗方法与腹膜假性黏液瘤相同，也是瘤细胞减灭术联合 HIPEC 治疗为主的整合治疗方案。同时，因为腹膜恶性间皮瘤的恶性程度较高，行瘤细胞减灭术进行彻底切除更为重要。化疗及其他疗法的联合应用也是必要的。MDT to HIM 讨论对制定合适的治疗方案非常有价值。

(6) 腹膜肿瘤的其他治疗方法

肿瘤整合诊治的核心是科学的整体观治疗。因此，联合应用所有有益的治疗和辅助手段均值得被推荐。例如中医治疗中的整体调理观念，虽然不能直接治疗腹膜肿瘤，但是可在改善病人全身状况以及减轻肿瘤相关症状方面起到很好的辅助作用，因此值得推荐。例如营养支持，因为腹膜肿瘤属于消耗性疾病，无论是术前的身体准备、术后的早期恢复，还是后期的康复阶段，营养支持都是必要的手段之一。

对于整合治疗，MDT to HIM 对制定病人个体化整合诊疗方案具有非常重要的意义。

5. 随访管理，赢在未来

腹膜肿瘤与其他肿瘤类似，治疗后需要进行随访管理。腹膜肿瘤容易复发，并且进展迅速，治疗后开展随访管理尤为重要，尽早发现复发是随访的目的。对于复发进展高风险的病人，在病人可承受的条件下更高频率的复查是及时发现病情进展、尽早调整治疗方案并为病人赢得治疗时间的基础。一般情况下，复查内容主要包括血清学肿瘤标志物检查以及超声、CT、MRI、PET/CT等影像学检查。

腹膜假性黏液瘤属于罕见病，其发病率不高，呈低度恶性，一旦发现时，几乎都会发生腹膜广泛转移，处理时非常困难。国内医生可能对该病的认识存在一定不足，因此制定规范化的临床诊疗指南具有非常现实的意义。通过彭教授的宣讲，再次得到明确的关键点包括：①是否对腹膜假黏液瘤进行手术切除，这一决策的制定对病人的疗效至关重要。②术后进行HIPEC治疗对腹膜假黏液瘤的治疗极其重要。这两个手段都是整合治疗的内容，缺一不可。与其他肿瘤腹膜转移不同，在腹膜假黏液瘤治疗中发现腹腔广泛转移，则腹膜癌指数评分较高，但是如果能进行满意的瘤细胞减灭术和规范的HIPEC治疗，则病人也可获得良好预后。腹膜恶性间皮瘤的发病率非常低，一旦确诊，则可能已发生腹腔广泛转移。目前，推荐的主要疗法是瘤细胞减灭术联合HIPEC的整合治疗，其可以获得很好的疗效。彭教授也对腹膜肿瘤的其他治疗方法，包括中医药治疗、营养治疗及随访管理的具体措施进行高度概括。

腹膜肿瘤的治疗应强调整合医学的理念，重在MDT to HIM。CACA腹膜肿瘤指南很好地体现整合医学的观念，相信此指南一定会造福腹膜肿瘤病人。

总体而言，腹膜肿瘤的发病率高，预后差，应重在预防。一级预防，即胃癌、结直肠癌、卵巢癌、腹膜假黏液瘤等在接受根治术后应进行早期干预，预防腹膜转移和提高治愈率是重点方向。二级预防，即早发现、早诊断并进行规范化治疗，这是获得满意临床疗效的关键。三级预防，即整合治疗，对晚期腹膜肿瘤病人是否进行整合治疗是影响预后的重要因素。

腹膜肿瘤的全程管理应以防筛为先，着重病因预防、早期筛查、预测预警、早期诊断。以"诊—治—康"为重点，进行多学科整合诊断、整合治疗，从而实现真正的MDT to HIM。同时，结合我国腹膜肿瘤病人的人群特征，在临床实际工作中以整合诊疗为特色的C-HIPEC治疗模式将会发挥重要作用。

CACA指南推荐的整合诊疗方案包括：第一，对已经发生腹膜转移的病人，CACA指南推荐瘤细胞减灭术联合HIPEC治疗；第二，针对高危腹膜转移风险的病人，CACA指南推荐根治术联合HIPEC治疗，此有利于预防腹膜转移的发生；第三，对广泛腹膜转移的病人，CACA指南推荐使用HIPEC的转化治疗，即争取转化为瘤细胞减灭术联合HIPEC的模式。CACA指南推荐腹膜肿瘤的主要治疗方法就是C-HIPEC模式。

二、院士点评

1. 钟南山院士：C-HIPEC，造福病人

腹膜肿瘤大部分为胃癌、结肠癌、直肠癌、卵巢癌、腹膜假黏液瘤等转移癌。

腹膜转移是腹部恶性肿瘤中最严重的并发症。有研究发现，70%的胃癌、30%的结肠癌、75%的卵巢癌和95%的腹膜假黏液瘤在确诊时或手术后会发生腹膜转移，此严重威胁着病人的生存和预后。因此，制定中国权威的腹膜肿瘤整合诊治指南具有重要的临床价值。

中国腹膜肿瘤整合诊治指南是国家首部腹膜肿瘤的诊治指南，该指南在借鉴美国NCCN指南和欧洲ESMO指南的基础上，重点聚焦了国内腹膜肿瘤的临床实践和研究结果，对腹膜肿瘤的"防—筛—诊—治—康"全过程提出了指导性意见，并且内容很全面。

值得一提的是，该指南不仅注重中国人群的流行病学特征、整合诊疗的特点和中国的模式，而且提出了中国腹膜热灌注化疗的技术标准（China Hyperthermic Intraperitoneal Chemotherapy），简称C-HIPEC。围绕该技术的标准，指南也提出了腹膜肿瘤防治的新模式，即C-HIPEC模式。新模式不仅充分体现了整合医学思维和规范化防治理念，同时更加适合我国腹膜肿瘤病人的诊治指南。

据我了解，围绕恶性肿瘤的腹膜转移的预防和治疗，目前中国腹膜肿瘤临床研究协作组正在牵头并开展9项前瞻性多中心对照的Ⅲ期临床研究，我一直在关注其中HIPEC 01这项研究的进展情况。这项研究在2019年3月已经完成了全国16个中心648例进展期胃癌病人的入组工作，目前处于随访阶段。我们非常期待治疗胃癌时预防腹膜转移的新治疗方法的结果。

希望国内从事腹膜肿瘤相关领域的学界同道团结一致，共同努力，积极开展腹膜转移防治的随机对照研究，从而为临床上制订最佳的整合诊治方案提供中国的研究数据。预祝CACA指南能得到广泛的推广和应用，此有助于提高我国腹膜肿瘤的防治水平，同时造福广大的肿瘤病人。

2. 李兆申院士：指南解读，指导临床

关于腹膜肿瘤，无论是国内还是国外，之前没有一部大家公认的好指南。腹膜的面积很大，有后腹膜和前腹膜，还有脏层和壁层。治疗腹膜肿瘤病人时常常是束手无策。大家通过对文献的梳理，从"防—筛—诊—治—康"五方面入手，针对手术治疗、腹腔镜手术、介入治疗和中药治疗等方面全面解读了腹膜肿瘤的指南。我听了大家对腹膜肿瘤指南的总结后，对腹膜肿瘤有了其他的了解。

实际上，腹膜肿瘤的发生率很高。我记得，石棉可引起腹膜肿瘤，是最常见的一类致癌物质之一。除此之外，大多数肿瘤都是转移性的，上方的胃，后方的胰腺，下方的卵巢，周围的结肠，这些部位的肿瘤基本上都是从腹腔转移过来的。一旦出现腹膜上的肿瘤，无论对于内科医生和外科医生，还是介入科医生、放疗科医生和化疗科医生，基本上就认为病人已处于癌症的终末期，没有什么好的治疗办法，大家可能会自动放弃。但是，今天听了大家对CACA指南的解读后，我对腹膜肿瘤的治疗重新燃起了一种信念。无论是外科手术还是介入治疗、放疗、药物治疗、中药治疗，总有一些很好的办法可用于腹膜肿瘤病人的整合治疗。从预防到筛查、诊断、治疗和康复，CACA 指南给出了全方位的指导。我相信，对于腹膜肿瘤群体而言，无论是从科学价值和社会价值，还是从生命的保护和呵护，CACA 指南都可以起到很好的指导作用。

我相信，指南的发布一定可以为消化科的医生们提供指导性建议。希望我们接下来可以进一步从各个方面将指南进行推广，我也会带领消化专业和内镜专业的医生们认真学习，好好为病人服务。

3. 王红阳院士：既需 MDT，也需 IDC

CACA 腹膜肿瘤指南更加完整，特色比较突出，其中既包括原发性肿瘤又包括继发性肿瘤。总体上，该指南的针对性比较强，同时结合了中国的疾病特色。同时，该指南的系统性特别好，从"防—筛—诊—治—康"等各个环节进行系统阐述，这对我国腹膜肿瘤的预防诊治工作具有很强的指导意义。

虽然我没有专门研究腹膜肿瘤，但也在肿瘤领域中耕耘了很多年。下面我从三个方面来谈谈体会。

第一，指南的重要性。虽然在国际上各个国家都有指南，我国过去也有一些指南，但是从指南对高等学府和基层治疗以及整个中国的健康防控来讲，指南的意义还是需要特别强调。我国癌症谱与欧美国家不同，在过去的很长时间中都是沿用欧美国家的一些指南来生搬硬套，包括肝癌。我国具有独特的癌症谱，今天早晨我在另外一个会议上特别强调了消化道肿瘤的重要性和特殊性，例如病因、诱因、突变谱和环境条件、内外环境，实际上这些因素都与国外有很大区别。在用药方面，我们也有国内自己的特色，例如中西医结合，因此不同的肿瘤都有关于地域、种族方面的一些特色。如果我国没有自己独特的指南，则会在许多方面影响治疗上的很多决策和疗效。从这个意义上讲，我觉得指南的意义非常重要。

从另外一个角度讲，关于肿瘤的遗传、肿瘤的基础研究、肿瘤的临床研究、肿瘤的新药研发等，实际上都是在发展中做学问。这种发展中的不断变化、不断变革、不断进展是对每位肿瘤科医生的很大挑战，无论是内科还是外科。因为学科在发展，知识在更新，所以这些指南都是把前沿的学科进展、新技术的发现、新的方案放进去，对指导临床上的进步、疗效的提高非常有必要。

第二，CACA 腹膜肿瘤指南特别强调早诊、早筛的重要性。因为腹膜肿瘤在早期具有隐匿性，缺少特异性标志物，并且转移性腹膜癌的预后特别差，所以只有早发现、早治疗才能使这个癌症的治愈率不断提高。从这个角度来讲，临床工作中应该强调早诊、早筛。很多指南还是在早诊、早筛方面关注得不太多。同时虽然病理学检查是诊断癌症的金标准，但仍需依靠影像学检查进行诊断，因此应加强这方面的研究。希望有更好的特异性标志物帮助癌症病人得到更早的诊断。

第三，CACA 指南在很多方面强调了 MDT，肿瘤的防治确实需要强调多学科会诊，因此 MDT 非常重要。但我觉得，既需要 MDT，也需要 IDC（interdisciplinary cooperation），即跨学科合作，或称 HIM（整合医学），这对肿瘤的基础临床研究和防控治疗都非常重要。因为肿瘤的治疗始终需要有新技术、新方案、新策略，这些都需要开展跨学科合作和联合研发，既包括基础和临床研究，又包括医学与工科结合的医工结合、医学与化学生物学合作等，所以既要开展 MDT，又要强调 HIM。因为肿瘤有高度的异质性、动态的演变性和遗传的特异性，再加上特别复杂的内外环境，所以对肿瘤开展跨学科研究和研发非常重要。

在指南精读会的启示下，我觉得这个指南非常重要，多学科联合也非常重要，早诊早治同样非常重要。在肿瘤学界的共同努力下，希望抗癌协会能发挥更大的作用，促进健康中国的建设。

4. **肖伟院士：完善指南，提升影响力和话语权**

各位专家围绕腹膜肿瘤的预防筛查、治疗方案、随访管理等方面详细介绍了腹膜肿瘤的诊疗和管理方案，并且提出了很多具有针对性和可行性的诊治属性。

CACA 指南是肿瘤医学诊疗指南中的一个原创性举措，在中国指南的标准医学体系建设中是一项标志性成果。该指南聚焦了中国人群的诊疗特色，兼顾了医疗的可及性，体现了整合思维，借鉴了中国特色和国际事业。腹膜肿瘤的预后较差，危害性较大。随着诊疗水平的提高，确诊为腹膜肿瘤的病人数也越来越多。几位专家刚才对该疾病的分类、发病机制和临床表现进行了高度概括，从预防、筛查、诊断、治疗以及随访预后等多角度进行了精辟讲解。采用多学科整合诊治的模式为病人制定个体化的诊疗方案，全面改善预后，这是诊疗理念的一大突破。

在我国传统医学中，中医中药的发展成为国家的发展战略，目前特别倡导在肿瘤治疗方面应用中西医结合。中医中药在改善肿瘤病人症状、提高生存质量、减轻并发症和防止术后复发等方面发挥了重要的作用。该指南针对中医中药防治腹部肿瘤中的作用展开了概括性的分析，并且对内治和外治进行了阐述，此为中西医整合治疗提供了充分的依据。同时，该指南也为控瘤的中药新药研发在临床中的定位提供了有力的参考。在新药研发中，中药的新药研发在临床中的定位和确定相对比较难。该指南为新药研发的定位提供了有力的参考，对中药新药的研发也带来了积极作用。

各位专家的报告精彩纷呈，深入浅出，为线上和线下的广大医药工作者和学术界同仁带来了一场系统、生动的学术盛宴。随着指南的不断完善，我们也期待可以提升国家肿瘤诊治水平的国际影响力和话语权，提升全国肿瘤的诊疗能力，为广大病人造福，为健康中国建设做出贡献，也为肿瘤医学的集体智慧贡献力量。

三、总　结

樊代明院士：治癌何须问出处？能找出处找出处，找不到出处找出路

腹膜癌不仅难治，而且诊断也很困难。虽然出现血性腹水时应高度怀疑肿瘤，但是最后的结果是 1/3 的病例找不到癌细胞，可以说是"敌我不知"，不知道肿瘤是良性还是恶性。1/3 的病例查到了癌细胞，但是不知道从哪里来，即"知己不知彼"。1/3 的病例知道癌细胞从哪里来，例如胃、肠或卵巢，虽然"知己知彼"，但是经常搞不定，没有办法治疗。因此，今天的精读给我们上了很好的一课。

虽然腹膜癌的确是一个难题，但是通常最难的问题是最好回答的，最难啃的骨头常常是最香的。腹膜癌可导致多个脏器转移或广泛转移。其实我们应该将腹膜看成一个器官，腹膜癌由癌细胞转移到这一个器官中形成。转移到腹膜的癌细胞的异质性不是太大，是一类细胞转移到一个地方。因此，单一的细胞、同一类型的细胞转移到单一的器官称为寡转移，这位我们提供了一个非常好的条件，杀灭癌细胞时就容易多了。相当于将全身的癌细胞赶到了一个腔中并固定，然后再去杀灭癌细胞，只要找到了好办法，治疗效果就好。与其说转移到腹膜是癌细胞的特性，不如说腹膜这种环境适宜于这类细胞的生长，两者是共生共赢。

我曾经做过一项试验，将胃癌细胞从老鼠的尾巴打进去后肯定发生全身转移。仅将腹膜取出，不要其他组织，然后再将其从另外一只老鼠的尾巴打进去，转移的腹膜癌细胞就逐渐趋向这只老鼠的腹膜，到最后只在腹膜中生长，这说明什么问题？肿瘤中有一部分细胞仅适合在腹膜中生长。腹膜组织是否适宜新生、脆润的癌细胞继续生长？做单克隆抗体的时候有很少量的杂交瘤细胞，此时需要制备饲养细胞，其可以提供激素并有利于杂交瘤细胞的生长。在老鼠腹部打进培养液后使劲揉搓，然后抽出、离心，所获取的细胞就是饲养细胞，随后再将单克隆抗体的细胞接种进去，单克隆抗体细胞即可生长。

癌细胞适宜在腹膜环境中生长，或者适宜在合适环境的土壤中生长。如果干预癌细胞同时中断饲养细胞，是否可以彻底治愈腹膜肿瘤呢？事实正是如此。高热和顺铂均对腹膜肿瘤癌细胞有影响，原理说不定正是这样。腹腔转移是寡器官转移，转移细胞是单纯的类似血液病的细胞。今天，崔书中院长带领他的团队做了两个事情：第一，变不治为可治，将来可以治疗的疾病更多了，我们就成为外国人必须学习、必须崇尚的榜样；第二，将来一定要变不知为已知，在腹腔中见到癌细胞时找原发灶然后进行治疗是对的，但是未必一定要以原发灶作为治疗的根本，只分析所发现的细胞就够了。无论是来源于胃、肠还是卵巢，它们都是一类适合在这个部位生长的细胞。我们需要对这些细胞的生物学行为进行分析，是什么基因？是什么靶点？我们只需要分析这些细胞，根本不用去寻找来源，因为所有肿瘤细胞的最早出处都是源自最初的受精卵。通过以上措施，我们就可以得到很好的治疗结果。不仅要治好病人，而且要对每一例病人的腹腔细胞进行分子生物学分析或遗传学分析。因此，治癌何须问出处？能找出处找出处，找不到出处就找出路。

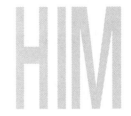

食管癌整合诊治前沿

◎毛友生 魏文强 于振涛 鲁志豪 刘 慧 弓 磊

一、专家解读

1. 指南概述

食管癌是我国的高发恶性肿瘤，目前在我国的发病率中居第6位，死亡率居第4位，其分布具有明显的性别和地区差异，男性高于女性，男性约为女性的两倍多，农村显著高于城市。食管癌的死亡率在性别分布中也具有男性显著高于女性的特点，同时城市显著低于农村。目前，我国食管癌病人的病理类型以鳞状细胞癌为主。20世纪90年代前，90%以上病人的病理类型是鳞状细胞癌。近年来随着我国经济的发展，生活水准的提高，肥胖病人和食管反流病人的数量逐渐增多，腺癌的发病率也呈上升趋势。经统计学分析，鳞状细胞癌的比例约为86%。大部分食管癌好发于食管中段，也有部分可发生于上段和下段。在中国，食管癌的发病率和死亡率分别占全球的53.7%和55.7%，已超过一半，所以食管癌一直是威胁国人生命健康的主要恶性肿瘤。

CACA指南主要涵盖了食管癌的流行病学、诊断分期、风险评估、手术治疗、放射治疗、并发症处理、营养支持治疗、化学治疗、药物治疗、整合治疗等进展和治疗原则，内容非常丰富。CACA指南的特色主要包括以下方面：第一，内容非常简洁实用；第二，非常重视早诊早治；第三，非常重视综合治疗；第四，重视整合诊疗。与国外的NCCN和ESMO指南相比，CACA指南在流行病学、手术治疗、诊疗原则、辅助治疗、营养治疗等方面更占优势，在外科治疗的途径、入路选择、淋巴结清扫、吻合方式、整合诊疗、新辅助治疗、免疫治疗和营养治疗等方面展开了详细的阐述。

2. 预防筛查，早诊早治

在我国，食管癌与其他消化道肿瘤在全球的发病形势非常严峻，尤其是亚太地区（在全球人数中的比例较多）。在全球范围内，中国病人的发病率和死亡率更是超过一半。

我国食管癌的发病率和死亡率都呈下降趋势，男性发病率以每年3.9%、女性发病率以每年6.4%的速度在下降，死亡率分别以4.1%和6.3%的速度下降。我国的食管癌生存率比西方发达国家高，但是在5年生存率方面与日本和韩国仍然存在很大的差距。食管癌是我国常见消化道肿瘤，其预防和筛查意义重大，主要原因包括发病率高、死亡率高、疾病负担重、5年生存率低、中晚期病例多、并发症多、疗效较差、费用比较高，所以病因预防和通过筛查早诊早治尤其重要。

CACA指南对食管癌的病因进行了详细梳理，主要包括饮食习惯、化学因素、营养与微量元素缺乏、生物因素、社会心理因素和遗传因素。如何针对一级预防措施开展食管癌预防？从医学预防的角度，主要措施包括改变饮食习惯，注意化学致癌物的暴露，提高动物性蛋白、维生素和多种微量元素的摄入，调整心理状态，使人体处于规律运动状态，同时也包括改善口腔卫生、预防感染等因素。对于食管癌的一级预防，我国归因于各类可控制、可改变的危险因素，我国的食管癌发病率达到57.7%。只要戒烟和限酒并提高膳食纤维、蔬菜、水果的摄入，同时改掉其他不良习惯，食管癌的发病率和死亡率将会减少60%左右。

对于食管癌的二级预防，我国在临床中所推荐的门诊指南中对高危人群进行了界定，病人出生或长期居住于食管癌高发地区，一级亲属有食管癌病史或患有食管癌前疾病或癌前病变、头颈部肿瘤史或合并其他食管癌的高危因素，合并其中任何一项即可定义为食管癌高危人群。建议对来自高发地区的人群每5年开展一次内镜筛查；来自其他地区的人群则建议先行食管癌风险分层初筛，然后对高危个体进行每5年一次内镜筛查。以上措施可以提高门诊早期病变的检出率，并且提高早期病变在整体诊疗病例中的比例，此有利于提高病人的5年生存率，同时降低食管癌的发病率和死亡率。

我国在开展以人群为基础的食管癌筛查时，CACA指南推荐以内镜为核心的筛查技术方案。在中国从20世纪70年代到目前为止，关于这个筛查技术方案我们一直在进行两个方面的探索：第一，提高早期诊断率和早期治疗率为核心的临床诊疗效果的探讨；第二，以降低发病率和死亡率为主要指标的人群预防效果的探索。目前，我们在临床中已取得了很不错的效果。

在不同阶段，中国乃至世界的专家和学者对人群的筛查/初筛技术和方法进行了诸多探索，包括细胞学、血清学、高危人群危险因素的问卷评估以及其他方面的进展。由于这些指标的灵敏度低，并且缺乏人群的应用证据，目前仍在研讨过程中。近年来，英国、澳大利亚、美国等对海绵胶囊在食管腺癌中的筛查应用展开了大量研究，同时结合脱落细胞的分子标志物研究取得了很好的效果，但是目前海绵胶囊在中国食管鳞癌人群中的应用证据还比较有限。近年来，虽然我们在分子生物学、呼气试验、唾液检测等方面进行了广泛探索，但是截止目前仍然缺乏应用于人群筛查的相关证据和在大样本量人群中推广的效果监测。因此，CACA指南仍然推荐在人群中开展大范围应用时以内镜筛查技术组合为主要治疗方案，白光内镜是筛查食管癌的基础，对早期癌和癌前病变的检出非常有益，但是仍然存在一定的漏诊率。碘染色或内镜窄带成像术作为补充手段可用于辅助内镜筛查，这种组合已作为人群筛查的技术方案。基于我国人群前瞻性评价效果，目前已证实这个方案的效果非常好，无论是高发区、单中心的社区对照，还是高发区、多中心的同期对照，都前瞻性评价了以内镜为核心的筛查技术组合对中国食管癌人群发病率和死亡率的长期预防效果。这个方案已在全国190多个县区中得到推广，目前所存在的主要问题是我国多个县的推广覆盖面比较低。从全国范围看，在已覆盖筛查方案的项目地区中早诊率可达70%以上，全国范围内门诊食管癌的早诊率约为15%，整个项目中上消化道癌的检出率为2%，全国的检出率则不足0.2%。与此同时，全国每年开展的胃镜检查达2000万例以上，而推进的以内镜为主的核心筛查方案只覆盖了150万左右。由此可知，群众的筛查需求较多，而项目覆盖的范围较小，这与我国经济负担重、病人5年生存率极低、基层医生能力弱和专业技术人员缺乏等形成鲜明对比，因此建议将筛查方式由人群筛查向机会性筛查转变。两年来，该项筛查在中国实施的效果非常好，2021年其检出率和早诊率都远高于全国平均水平。

如何在中国进一步推广以内镜为核心的这种技术组合呢？需要做好以下4个方面的工作：第一，从群众和老百姓的角度出发，首先要转变全民防癌健康意识、全民观念和行为，并且与我国公共健康档案、健康宣教、慢病综合防控示范区、健康城市等工作相结合。第二，从医疗提供方面考虑，要提高医生的早癌意识以及筛查和诊疗能力，将以内镜为核心的筛查技术与日常诊疗常规、CACA指南整合起来，加强基层医生能力的培训与提升。第三，从国家筛查角度出发，要建立机会性筛查的可持续发展模式，建议将筛查费用纳入医保支付范围，同时从国家、社会、个人等角度建立医保、商业保险、健康保险等多渠道筹资机制，进而保证大范围覆盖的机会性筛查得到可持续发展。第四，要与目前的分级诊疗、医联体、医共体和双向转诊的新医改结合起来，使受益人群从高发区的高危人群向一般地区的高危人群推进，实现更大范围的覆盖，从而统筹实施以创新服务模式来应对肿瘤对人民的危害。

3. 食管癌的诊断分期

食管癌是一种常见的恶性肿瘤，其临床症状普遍被临床医生和病人所关注，但是多数病人出现临床症状时已属中晚期。早期症状包括哽噎感、异物感、滞留感、灼热感、紧缩感等不适感觉，如果在早期病人能认识并及时接受消化道检查，则很有可能发现早期病变。持续吞咽困难及吞咽疼痛都是中晚期的指征，许多病人还会伴随呕吐，食管-胃交界部腺癌病人还会出现贫血和黑便等临床表现，体重下降和恶病质也是食管癌晚期的伴随症状。如果出现邻近器官的受累，例如喉返神经受累，还会出现声音嘶哑等症状。

关于食管癌的诊断，CACA指南提出以下几种临床诊断方法，主要包括纤维食管镜检查、食管内镜超声、CT检查，以及颈部和腹部的超声检查、胸腔或腹腔MRI检查、全身PET/CT检查与支气管镜检查。各种不同的检查方法对病人病变的侵犯范围、淋巴结转移等都有不同的评估价值。纤维食管镜检查是确诊食管癌的必需检查手段，可获取组织标本并明确病理详情。消化道内镜检查可判断肿瘤侵犯食管的层次，明确食管病变侵犯的范围，同时在判断食管癌外侵程度方面具有优势。CT 检查可用于食管癌的临床分期、可切除性评价、手术径路的选择和术后随访等。超声内镜检查可确定腹腔脏器和腹腔淋巴结有无转移，也可用于颈深部淋巴结检查，此对术前分期非常重要。MRI 检查是次要的推荐检查，而目前 PET/CT 检查所积累的临床资料较少，可作为术前临床分期的检查方法。

食管癌的病理分型在东西方国家之间存在差异。东方国家，例如韩国、日本等，主要以食管鳞癌为主。西方国家则主要以食管下段长期反流造成 Barrett 食管引起食管交接部腺癌为主。因此，两者在诊断和病理分型方面存在明显差异。

目前，食管癌的分期还是以国际抗癌联盟（UICC）和美国癌症联合会（AJCC）发布的第 8 版食管癌 TNM 分期为主，此分期已在全世界广泛应用。对于腺癌和鳞癌，TNM 分期存在差异，新版 TNM 分期中又添加了治疗后的分期，即 ypTNM 分期。此分期体现了以下几个特点：第一，鳞癌与腺癌共用同一标准；第二，独有的特殊类别，例如 $ypT_{is}N_{1\sim3}M_0$ 和 $ypT_0N_{0\sim3}M_0$；第三，与 pTNM 分期相比，各期均有不同的亚类；第四，各期的生存时间明显不同。因为近年来临床上不断推荐新的治疗方式、新的诊断规范，并且将术前新辅助治疗作为很多医疗中心的规范化治疗手段，所以 ypTNM 分期对二次评估病变的切除性、术前的正确准备和评估、手术入路的设计等非常有益。

4. 食管癌的外科治疗

外科治疗的总原则是早中期食管癌（$T_{1b\sim2}N_0M_0$）仍以外科手术治疗为主，手术步骤包括原发肿瘤和引流区淋巴结切除、消化道的重建。早期食管癌主要采用内镜方法完成切除，诊断为 pT_{1a} 的病人则建议在内镜下行局部切除，因为此类病人发生淋巴结转移的概率非常小。分期为 pT_{1b} 以上的病人则推荐采用食管癌切除术，因为切除病灶后进行淋巴结廓清可使病人达到很好的预后。同时，可以根据病人术后病理情况和淋巴结转移情况再决定是否需要进一步实施术后辅助治疗。对于淋巴结阳性、T 分级偏晚（包括 $cT_{3\sim4a}$）的病人，无论淋巴结阳性或阴性，都推荐病人接受术前新辅助治疗。目前，新辅助治疗的标准包括术前同步放化疗和术前化疗等不同推荐方式。对于可切除的食管鳞癌，总体治疗原则包括：分期为 pT_{1a} 以上的病人建议采用黏膜下切除，$cT_{1b\sim2}N_0$ 病人建议采用单纯手术切除和淋巴结廓清，分期为 cT_3N_0 以上的病人病变则建议接受同步化疗联合手术或同步放化疗联合手术，NEOCRTEC 5010 试验也为新辅助的同步放化疗奠定了理论基础。对于晚期病例（$T_{4b}N_{1\sim2}$），如果采用新辅助治疗后病变达到可切除程度，也可考虑手术治疗。从目前的治疗情况来看，晚期病人的手术治疗效果很好。

CACA 指南中，对于局部晚期食管鳞癌，新辅助治疗的原则包括：第一，建议选择新辅助同步放化疗；第二，选择新辅助化疗。对边缘可切除以及不能完全确定病变是否能完整切除的病人，如果能做到根治性切除，也建议给予术前同步放化疗。如果为可切除病变，主张术后行新辅助化疗后评估手术的可能性。如果能达到根治性切除，则可采用手术治疗。新辅助同步放化疗和新辅助化疗可作为术前治疗的两个重要利器。对于食管-胃交界部腺癌，同样主张采用术前新辅助同步放化疗和围术期化疗；对于边界可切除的病变，推荐采用新辅助同步放化疗，并且在新辅助化疗后再评估手术切除的可能性。

对于早期食管癌，即分期为 pT_{1a} 的病人，目前国际和国内较为公认的方法是黏膜局部切除，尤其是不伴淋巴结转移的病人。在早期食管癌中，对黏膜下病变或 M_2 以下的病变，内镜下切除可取得很好的效果。如果病变侵及 M_3，甚至侵及 SM_1，则推荐手术治疗，因为此类病人发生淋巴结转移的概率可达20%。对于早期食管癌，CACA 指南推荐采用内镜下黏膜剥离术，即在黏膜下注射后使用特殊电刀逐渐分离黏膜层和固有肌层之间的组织，完整切除病变并达到一定的切缘，切除后可根据病理学判断来决定病人之后的治疗方案。如果所有切缘都呈阴性，可继续随访；如果切缘出现阳性，可以通过多学科讨论（MDT to HIM）来决定黏膜下切除后选择同步放化疗或外科手术治疗。

关于食管癌手术入路的选择，无论是胸腹腔镜手术还是机器人手术，目前右胸入路是主要的手术入路方式。也有部分病变发生在食管下端的早期病人选择采用左胸入路方式。对早期食管癌的治疗，目前也有很多医疗中心正在尝试采用颈部和纵隔或腹腔入路的方式，此方法可以减轻胸腔创伤，减少病人术后并发症的发生率。通过这样尝试，希望能使更多病人既切除了肿瘤，又获得很好的生存质量。

完成食管癌手术需要三个步骤，第三个步骤是消化道重建。消化道重建中需要替代食管的组织，95%以上的手术是通过制作管状胃来完成的，3~5cm 的管状胃已符合目前的生理结构，也是经常选择的替代方式。很多医疗中心正在尝试结肠代食管手术和小肠代食管手术，对于曾经罹患胃部疾患或有胃部手术史的病人，如果重建时胃的长度不够，则可选择用结肠甚至小肠来进行消化道重建。

重建吻合方式主要有两种，即端-侧吻合和端-端吻合，还可分成机械性吻合和手工吻合。机械吻合和手工吻合时可采用端-侧吻合或端-端吻合，其中端-侧器械吻合是最常见的吻合方式，端-侧手工吻合也具有一定的优势，很多专家喜欢采用这种方式。外科医生更相信自己的双手，但是这样的吻合方式存在质控差异较大等特点，并且人与人之间的缝合水平也存在差异。侧-侧吻合是机械化或半机械化吻合方式，包括食管胃的三角吻合、T型吻合和Overlap吻合，这也为微创手术时进行吻合提供了更多的选择。

近年来，淋巴结清扫一直是存在争论的话题，需要清扫多少淋巴结才能完成食管癌的淋巴结清扫呢？在采用左胸入路的年代，我们只能清扫纵隔以下淋巴结和腹腔周围淋巴结，后来经右胸和上腹两野进行淋巴结清扫后才可清扫到上纵隔颈胸交界部的淋巴结。20世纪80年代，有学者提出了"三野清扫"的概念，是否有必要对颈部淋巴结进行清扫，近年来学术界对此一直存在争论。对术前评估存在颈部淋巴结转移的病人，目前还是推荐行术前新辅助治疗，治疗后再根据病人的情况选择是否行颈部淋巴结清扫。在微创手术中淋巴结清扫的质量和数量均优于常规开胸手术，这一点在国内外临床研究中均得到证实，因此彻底的淋巴结清扫得到食管外科医生的推崇。

中国学者在3年前提出食管癌胸部淋巴结分组的中国标准，将食管癌胸内淋巴结分为9组，按照不同淋巴结的部位，从C201到C209均进行了规范。未来我们还会对颈部和腹腔淋巴结进行分组，希望能够绘制出食管癌淋巴结分组的中国标准。

进行食管癌切除时，肿瘤被完全切除的范围应距离肿瘤上、下缘5～8cm。多数食管癌病人选择腔镜手术，腔镜下可以完成食管的次全切除，在长度上可达到根治水平，但在宽度上如何达到根治水平呢？全系膜切除概念的推出对术中判断切除完整性非常重要。全系膜切除的概念被若干学者提出，毛利教授曾经对全系膜切除的概念进行规范。对于全系膜切除，如果病理科医生可以做出环周切缘的诊断，将有利于病人术后疗法的选择，同时也能正确判断病人的预后。

食管外科已进入新时代，其经历了开放手术和腔镜手术，目前很多医疗中心正在开展机器人手术。食管癌机器人手术入路主要包括裂孔路径和经胸路径，目前绝大多数医疗中心选择右胸-上腹入路进行手术，机器人系统完成的手术数量位于世界领先水平。

围手术期发生的主要并发症包括吻合口瘘、声带麻痹、肺部感染、急性呼吸窘迫综合征（ARDS）和乳糜胸，这五大并发症排在食管癌外科手术治疗后并发症的前5位。虽然吻合口瘘已得到重视，但依然没有彻底解决，每年各医疗中心仍然会发生一定数量的吻合口瘘。目前，吻合口瘘的治疗非常成功，吻合口瘘的死亡率也已降低到很低程度。在我国，吻合口瘘可分为5个级别，Ⅰ级是病人无影像学相关表现和临床症状，可经内镜证实，但是无细菌感染证据，不影响出院进程，Ⅴ级是病人死亡。对于食管胃吻合口瘘的治疗方式，根据不同的严重程度，术后可以采用不同的处理方式，包括切开局部切口并换药、创面的负压引流、纵隔内引流、胸腔引流和消化道内胸腔引流。如果发生气管食管瘘，可放置气管支架，也可放置食管支架，还可以进行外科手术修复。这种修复应在急性感染期后实施，一般需要半年以上才能完成。还可以通过管胃切除和颈部食管造口为病人创造二次消化道重建的机会，可采用结肠或小肠解决术后重建问题。

声带麻痹可分为4级，因声带麻痹造成误吸时病人需要及时禁食，两侧出现长时间的声带麻痹是实施气管切开的重要指征。术后发生喘鸣的病人在气管切开4周后可缓慢脱管。

对于肺部感染，影像学检查证实的肺部炎症浸润影伴或者不伴感染相关的临床表现包括发热、脓痰、白细胞升高、痰培养阳性、氧分压和血氧分压下降。开展术前准备工作时需要嘱咐病人戒烟，做好呼吸道准备，鼓励病人术前锻炼咳嗽、咳痰，术后增加雾化吸入，必要时通过气管吸痰，合并胸腔积液和脓胸时要保持引流通畅。在呼吸机辅助治疗过程中，如果有必要，可推荐气管切开，这种方式优于气管插管。

如果病人发生 ARDS，在已知临床诱因后，1 周内可出现新发或原发的呼吸道症状加重；胸部 X 线检查或 CT 扫描结果提示双肺浸润影，并且不能通过胸腔积液、肺叶/肺不张或结节来合理解释；发生呼吸衰竭时不能通过心力衰竭或容量过负荷来完全解释；如无相关危险因素，需要通过客观评估（如超声心动图检查）来排除静水压增高型肺水肿等 4 个诊断标准。此时可以维持血氧，通过呼吸机保证病人的正常通气，改善低血氧状态，增加抗生素的种类或用量，增加激素的使用，从而促进病人康复。

如果乳糜胸的 24h 引流量大于 600mL，则主张外科医生介入；如果引流量超过 1000mL，则可继续观察，时间不应超过 1 周，因为大量蛋白丢失会造成病人的营养下降。如果保守治疗无效，则主张积极开展手术治疗。许多食管癌病人在术后并发吻合口瘘和乳糜胸的情况比较复杂，可伴发变异淋巴管或胸导管的伸长，此时有效的淋巴造影检查有助于识别需要结扎的部位。

5. 食管癌的药物治疗

CACA 指南中，关于食管癌的药物治疗，主要包括三个方面：第一，针对新辅助治疗；第二，针对辅助治疗；第三，针对晚期食管癌的姑息治疗。

（1）新辅助治疗

食管癌术前新辅助治疗适应证：临床分期为局部晚期（$\geqslant T_3/N+$），可切除或边缘可切除的食管癌和食管 - 胃交界癌，病人有手术意愿并可耐受放化疗相关副作用。新辅助化疗的目标主要是增加手术切除率，减少远处转移，改善病人生存。目前，食管癌的标准治疗方法是术前行新辅助放化疗，此主要基于 NEOCRTEC 5010 研究，食管腺癌可参考 CROSS 研究。整体研究证实，术前新辅助同步放化疗可有效提高 R0 手术切除率，延长病人的总生存率和无进展生存时间。针对术前新辅助化疗，病人的生存获益是否与目前的同步放化疗具有等同结论，目前仍缺乏高级别的医学证据。

最新研究发现，对于新辅助免疫 + 化疗或免疫 + 放化疗，小样本研究、Ⅱ期研究都显示出非常好的肿瘤退缩效果和安全性，但都需要进一步的高级别证据支持。总体上，对于新辅助化疗的原则，切除鳞癌前首先推荐新辅助同步放化疗，第二推荐新辅助化疗，第三是新辅助化疗联合免疫治疗，包括新辅助放化疗联合免疫治疗，推荐进行临床研究范围的治疗。对于边缘可切除的食管癌，如果接受新辅助同步放化疗或新辅助免疫联合治疗后达到可行手术根治切除的效果，后续治疗可采用手术。针对可切除的食管腺癌，推荐新辅助同步放化疗或围手术期化疗，边缘可切除食管腺癌的治疗方法与鳞癌相同。针对新辅助免疫联合化疗/放化疗，主要是基于近期发表的小样本Ⅱ期临床研究，代表性的研究包括 PALACE - 1

研究和 NICE 研究,两者的 pCR 率均达到 40%~55%,提示此治疗方法具有非常高的 pCR 率和安全性。但是,目前尚无成熟的大样本Ⅲ期随机对照临床研究提供高级别的证据,仍然推荐在临床研究范围内进行治疗。

(2) 辅助化疗

多项研究发现,术后辅助化疗/同步或序贯放化疗可以减少病人的复发率,改善生存率。目前,针对鳞癌 $pN_{2~3}$ 或 $pT_{3~4a}N_0$ 病人,根据整体治疗原则,推荐术后行同步放化疗、序贯放化疗或术后辅助化疗。病人术前接受免疫治疗的同时应联合同步放化疗,未达 pCR 的病人则推荐术后接受免疫治疗。针对腺癌(高危 pT_2,包括 $pT_{3~4a}$ 或 pN+病人),推荐术后接受化疗/放化疗。无论是食管鳞癌还是腺癌达到 R_1/R_2 切除,推荐的标准方法均是同步放化疗/序贯放化疗。关于术后辅助免疫治疗,目前最高级别的证据是 CheckMate577 研究,病人术前接受同步放化疗,并未取得 pCR 的病人在术后接受辅助免疫治疗。该研究结果显示,病人的无病生存期明显延长,复发风险率降低 31%。

根据晚期转移性食管癌姑息治疗的整体原则,对于鳞癌或 HER2 阴性的食管腺癌,一线治疗方案包括化疗联合免疫治疗,如果存在免疫治疗禁忌证或免疫治疗不耐受者,二线治疗方案则推荐使用免疫治疗联合靶向治疗或化疗,这仅限于一线未接受免疫治疗的病人。针对 HER2 阳性病人,一线、二线治疗方案则推荐采用 HER2 单抗(曲妥珠单抗)联合化疗,或一线方案中采用曲妥珠单抗,二线方案中采用化疗或靶向治疗。

对于鳞癌和腺癌,一线治疗的化疗方案基本类似。鳞癌推荐以铂类为基础的化疗,相应药物包括顺铂(或卡铂和奈达铂)联合氟尿嘧啶类/紫杉烷类(包括紫杉醇多烯、白蛋白紫杉醇)的治疗,一线治疗中采用伊立替康+氟尿嘧啶或多长春瑞滨+铂类的治疗方案。腺癌病人建议采用以顺铂/奥沙利铂为基础的化疗,可联合氟尿嘧啶类药物(包括氟尿嘧啶或卡培他滨或替吉奥)治疗。对于腺癌,也可推荐三药(铂类+紫杉醇,顺铂+多西他赛+氟尿嘧啶类)治疗,这是一线整体化疗方案的选择。对于二线化疗方案的选择,鳞癌则推荐采用单药伊立替康、多西他赛或紫杉醇,也可采用伊立替康+氟尿嘧啶类药物的治疗方案;对于腺癌和鳞癌,推荐的化疗方案与此类似。针对一线免疫治疗联合化疗的疗效,许多临床研究已报道并支持此结果,包括目前正在开展的 KEYNOTE-590、CheckMate-648、ESCORT-1st、ORIENT-15、JUPITER-06 研究,其中多项临床研究都是基于国内食管鳞癌人群的研究,证据级别非常高,全部显示 PD-1 单抗联合化疗在生存和疗效上优于单纯化疗组,可降低 30%~40% 的死亡风险。

针对二线治疗,目前也有多项临床研究,主要包括四大临床研究,即 KEYNOTE181、ESCORT、ATTRACTION-03、PATIONALE302 研究,均提出二线单药免疫治疗可明显延长病人的生存时间,所以二线单药的免疫治疗是目前用于食管癌二线治疗的级别最高的推荐。针对晚期姑息的靶向治疗,目前尚缺乏高级别的医学证据和Ⅲ期随机对照研究，但是针对EGFR高表达或基因扩增的晚期食管鳞癌病人，采用西妥昔单抗治疗后病人的生存获益更加明显，埃克替尼等靶向药物具有明显疗效，但是起其临床疗效还需要Ⅲ期临床试验进一步证实。抗血管生成药物（安罗替尼或阿帕替尼）对食管癌均有一定的疗效，但是在总生存期方面还需要Ⅲ期临床试验进一步证实。对于食管腺癌的二线、三线治疗，可推荐阿帕替尼治疗；针对HER2阳性食管腺癌，可参考胃癌诊疗指南进行治疗。

（3）化疗的毒副作用

化疗药物包括常见的紫杉烷类、氟尿嘧啶类及其他化疗药物。这些药物的细胞毒作用主要包括消化道症状，如恶心、呕吐、骨髓抑制、肝肾功能损伤和皮疹等。对于某些特殊的副作用，如紫杉醇的急性过敏反应、铂类的肾毒性、伊立替康引起胆碱能综合征导致的腹泻等，在治疗时需要尤其关注和重视。分子靶向药物引起的副作用主要是抗血管作用导致的手足综合征、高血压和蛋白尿等，治疗期间需要定期观察并保证病人的安全。免疫治疗（尤其是免疫检查点抑制剂，即PD-1或PD-L1单抗）所引起的不良反应可表现在全身器官和组织，常见的累及部位包括皮肤、结肠、内分泌器官、肝脏和肺脏等，大部分病变比较轻微，可以控制，仅有极少数的病人出现严重的致死性不良事件，需要早期发现并及时处理。

处理化疗和靶向药物毒副反应时可按照CTCAT分级（1~5级）的原则进行：1级毒副反应，继续应用原剂量控瘤药物治疗，密切监测毒副作用的变化和转归；2级毒副反应，需要暂停控瘤药物，积极对症支持处理，直至恢复到0~1级才继续原药物原剂量治疗；3~4级不良事件，需要暂停控瘤药物，待恢复到0~1级才有可能降低1个剂量的等级（10%~20%），然后继续控瘤药物治疗，若连续降低2~3个等级仍发生3~4级不良事件则需要停药。具体不良事件还包括疲劳、脱发、性欲改变和皮肤干燥等，如果认为不会继续加重病情或危及病人生命，可以使用药物的原剂量进行处理。对于急性超敏反应、空腔脏器穿孔、出血、血栓、顽固性高血压或重要器官功能衰竭等不良事件，一旦出现即需要永久停药并详细记录。

对于免疫检查点抑制剂的毒副作用，处理原则是暂停联合给药并观察，行类固醇皮质激素治疗后可得到很好的控制并全面恢复。对于一级不良事件，不推荐激素治疗，也不推荐免疫检查点抑制剂治疗，可继续原治疗方案，密切监测免疫相关不良事件（irAE）变化。对于二级不良事件，可局部应用激素或全身应用小剂量$0.5~1mg/(kg·d)$激素，不推荐其他免疫抑制剂，可暂停免疫治疗，等待恢复到0~1级后再继续使用。对于三级irAE，推荐静脉注射$1~2mg/(kg·d)$激素或口服等量激素治疗，若采用激素治疗3~5d后病人的症状未能得到缓解，推荐在专科医生指导下进行免疫抑制剂联合治疗，同时停用免疫治疗，全面评估病人风险获益比后再决定是否恢复免疫治疗。对于4级不良事件，需要住院治疗，可考虑入住ICU并行全身激素治疗［静脉注射甲泼尼龙$1~2mg/(kg·d)$，连续3d

后逐渐恢复到 1mg/（kg·d）时可进行后续治疗]，如果采用激素治疗 3~5d 后病人症状未能得到缓解，需要联合免疫抑制剂，这是整体指导原则。但是针对具体的每个系统以及每个免疫系统中的相关不良事件，例如免疫相关肺炎、心肌炎损伤，包括其他内分泌不良事件，可参考 NCCN 和 ESMO 等相应指南。

对于晚期姑息药物治疗，目前仍然存在许多困境需要解决，例如，化疗药物已达到瓶颈，靶向药物进步相对缓慢，免疫治疗虽然取得不错效果但真正的长期获益比例仍然很低，3~5 年生存病人的比例占 10%~20%，免疫治疗时机（尤其是化疗靶向和其免疫治疗的时机）以及人群的选择和免疫整合治疗模式都不太清楚，需要进一步地探索。如果免疫治疗及时、有效，未来仍然有 50% 左右的病人会出现获得性耐药，如何应对这部分获得性耐药的病人是未来非常值得关注和解决的临床问题。

6. 放射治疗

食管癌的放疗方案主要包括可切除食管癌的术前新辅助放疗/放化疗、可切除食管癌的术后辅助放疗和不可切除食管癌的根治性放化疗/放疗。

首先，对于可切除的食管癌病人，CACA 指南推荐行新辅助放疗。一般情况下，对于可切除的食管癌病人，Ⅰ级推荐是新辅助同步放化疗联合食管癌切除术；对可疑累及周围器官的病人，也就是术前存在一些可疑不确定因素者，要求在多学科团队的基础上进行 MDT to HIM 并评价新辅助治疗后手术的可能性，如果可以做到根治性切除，应考虑手术治疗。行术前新辅助放化疗/化疗的意义在于通过单一局部治疗方案达到疗效平台，所以新辅助方案的可控性可能高于手术后辅助治疗，主要是病人身体状态恢复的原因。术前进行新辅助放化疗/化疗有助于肿瘤缩小，提高后续切除率，并且可以消除潜在的远处转移，减少局部复发，改善生存期。

新辅助同期放化疗出现的原因主要是行全身化疗采用三药联合方案时不仅存在治疗毒性问题，而且存在肿瘤局部退缩率不确定以及相对偏低的问题。因此，在全身用药基础上增加同期放疗有可能较少增加全身毒性，同时可以提高局部反应率。CACA 指南推荐放疗时可采用 40~50Gy 的辅助剂量和两药联合方案，与单纯化疗相比同期放化疗具有较确定的肿瘤退缩率，同时肿瘤反应率（特别是病理缓解率）能得到明显提高。

2012 年，CROSS 研究以及中山大学肿瘤防治中心牵头的 NEOCRTEC5010 研究中均对食管癌采用术前新辅助同期放化疗，结果显示鳞癌能达到超过 40% 的 pCR 率，在 3 年生存期和 5 年长期生存期方面具有明显的治疗优势。除了新辅助的同期放化疗，行新辅助化疗是否具有意义，一项纳入 24 项研究的 meta 分析（包括 7000 多例病人）结果提示，局部可切除食管癌病人术前应用新辅助化疗也可明显降低全因死亡率，但是在亚组分析中，总生存率获益似乎更适合腺癌。在我国，食管癌病人以鳞癌为主，新辅助化疗在术前缩小病灶的确定性会稍微低一些，因此对可切除食管癌术前应行新辅助治疗。CACA 指南推荐，病人于术前行放化疗联合手术较单纯手术可明显获益，但是长期生存是否优于术前化疗尚无定论。病人行新辅助治疗后建议将手术时机选择在放化疗后 4~8 周，化疗后结束 3~6 周。对于边缘可切除病人，建议先行新辅助治疗后再行二次评估，可根治切除者行手术治疗，不能切除者可继续完成放化疗。

一般而言，术前推荐剂量是 40~50Gy，不建议过高。放疗技术建议采用三维适形和调强治疗，主要作用是加强对心脏和肺脏的保护。

对于术后辅助治疗，CACA 指南推荐 $pT_{1~3}N_0M_0$ 病人如果未出现淋巴结转移则可继续观察。辅助放疗的证据级别并不太高，即便是 $pT_{1~4a}N+M_0$ 病人（手术后出现淋巴结转移），医学专家也多推荐采用辅助化疗而非辅助放疗。术后辅助放疗推荐级别较弱，主要是食管癌术后，照射野大小存在一定体积，大小与死亡率有很强的关联，特别是心肺毒性，可能会使病人的生存获益受限。因此，在可切除食管癌中术后放疗时需要注意：有可能提高淋巴结转移病人的生存率，但是需要根据病人的术后恢复状态来决定。对于 $pT_{2~3}N_0M_0$ 病人，目前大部分推荐以观察为主，术后放疗时可采用适形技术，此有可能提高总生存率，但是目前尚无大型随机临床试验证实。对于不可手术切除的食管癌病人，如果一般情况允许，Ⅰ级专家推荐行根治性同期放化疗。对于化疗联合放疗，一般当肿物侵犯气管、大血管、心脏时推荐把两者拆分开，根治性放疗主要适用于不能耐受同期放化疗的病人。1999 年，Cooper 的临床试验结果主要基于 RTOG-8501 研究，该研究确定同期化疗优于单纯放疗。2002 年，Minsky 等的大型随机临床研究证实，接受低剂量 50Gy 病人的长期生存期并不劣于 64Gy 病人。陈明教授通过研究也提出建议，与 64Gy 比较，50Gy 不一定会导致病人生存率下降。除剂量外，不同的放疗技术也会产生一定的影响，与容积调强放射治疗（VMAT）相比，常用的 3D CRT 放疗和 sIMRT 放疗都可明显降低脊髓、心脏和肺脏的受照剂量。

CACA 指南中关于发生放疗/放化疗毒性反应的处理措施主要包括对放射性食管炎、肺炎和心脏损伤的建议。放射性食管炎是食管癌放疗中最常见的并发症，主要表现为病人由于吞咽疼痛影响进食而导致营养不良，严重者可考虑采用鼻胃管置入支持。对于放射性肺炎和心脏损伤，CACA 指南建议在治疗前严格控制正常肺组织和心脏组织的受照剂量，对肺炎应足量尽早使用糖皮质激素，但是对放射性心脏损伤仍然缺乏有效的特异治疗方案，建议治疗时以预防和观察为主。

CACA 指南特别重视放疗/放化疗中合并的营养不良，食管癌病人在放化疗中如果出现食管瘘则非常危险，甚至可能致死。影响放疗后食管瘘形成的高危因素，除肿瘤体积较大、肿瘤消退不好和放疗剂量太高外，病人的营养状况也是非常重要的因素。对于营养不良的病人，如果神经病变损害评分较低，生存时间明显降低，CACA 指南建议正确的支持途径也是解决营养不良的基础，除管饲、口服营养、全胃肠外营养等措施外，最重要的预防措施是在病人开始放疗时进行饮食和营养方面的教育，例如饮食不能太烫、以半流和流食为主、均衡饮食等。医生应协助病人在同期放化疗期间改善饮食，并且养成良好的饮食习惯，此有利于帮助病人得到一个比较正确的支持途径。

对于不可切除食管癌的根治性放疗/放化疗，CACA指南推荐所有食管癌放化疗病人入院后均应行营养风险筛查、营养状况评估和综合测定，只有病人从一开始即提高营养状况，才有可能顺利完成治疗。对于放疗前存在严重梗阻不能进食、营养状况特别差、有严重低蛋白血症或贫血、肿瘤溃疡深大有穿孔或大出血风险者，建议先行营养管置入、胃造瘘等对症支持治疗（建议2~4周）。行食管支架置入时有可能增加肿瘤大出血风险，特别是在放疗中，建议将此技术仅用于预计无长期生存可能的病人。关于治疗期间是否可联合靶向药物，虽然有部分研究提示病人存在肿瘤降期和局控的获益，但是目前结论尚不一致，因此CACA指南不推荐将其作为首推用药。对于化疗后行序贯放疗时是否需要联合同期放化疗，建议由放疗科医生结合病人的整体情况和照射范围大小进行整合评估。

目前，随着放疗技术的不断革新和改变，三维适形技术和调强技术也得到相应的发展，我们应根据病人的特点在技术上进行选择。同期可供选择的化疗药品是多样化的，有研究发现可通过口服氟尿嘧啶可降低化疗的毒副作用，同时病人也可获得不错的长期生存，因此应根据病人的不同情况进行选择。另外，围放疗期的综合手段也在不断改进中，免疫治疗极大地改变了整个治疗的生态和营养体系。

7. 典型病例

女性，64岁，进食不畅2月余，加重半个月。既往史、查体和各项检查均无异常，胃镜检查结果提示距门齿25~29cm处有一溃疡型病变，环2/3周，表面糜烂，病理分型为鳞状细胞癌。术前胃镜和CT检查结果可明确T分期，超声胃镜检查结果提示五层结构消失，考虑为T_3期病变，CT检查结果提示食管中段管壁增厚，纵隔处有多发淋巴结，部分淋巴结考虑出现转移。根据CACA指南，推荐该病人接受术前新辅助治疗。到底应该如何选择？临床上以前选择新辅助化疗或新辅助同步放化疗，自从2018年以来，免疫治疗时代正式在食管癌中开启，希望今后可以将免疫治疗融入术前新辅助治疗的规范中。

面对局部晚期Ⅲ期的食管癌病人，有3种治疗方法可供选择，包括新辅助放化疗、新辅助化疗和新辅助化疗联合免疫治疗。我们对此病人实施化疗联合免疫治疗的三周期方案。将病人治疗前后的情况进行比较，治疗后超声胃镜结果提示25~29cm的病变基本消失，但是病变表面仍然有一些糜烂，肿瘤带来的一些结构损伤并未改变。与治疗前相比，CT检查结果提示食管中段管壁增厚明显减轻。最后病理结果提示肿瘤侵犯浅基层，上下切端均呈阴性，局部区域淋巴结无转移，先行免疫治疗后行新辅助治疗，治疗后病人分期为$ypT_2N_0M_0$。为了进行后续的临床研究，我们对病人进行综合阳性评分，达20分左右。回顾此病例资料，我们在治疗过程中对病人进行了多学科整合诊疗，CACA指南不仅推荐多学科诊疗，更提倡HIM整合诊疗思路，治疗过程中内科专家、放疗科专家和病理科专家均可参与到整个治疗过程中。同时，食管癌术后进行营养支持也非常重要，建议行空肠造瘘术提供营养支持。

综上所述，食管外科技术发展为食管外科学的发展带来了很大的动力，食管外科治疗理念的更新与外科技术密不可分。从近年来临床的发展情况可以看到，新辅助治疗的模式在不断更新。希望整个食管肿瘤整合治疗理念的推广为食管癌病人带来新的希望，甚至可以延长总生存期。

8. 研究方向和展望

尽管食管癌病人的预后已得到明显的改善，但是仍然存在一些问题：第一，病因学预防方面，我国的食管癌为什么高发？是否有遗传背景和环境因素的共同作用？第二，筛查方面，为提高早筛早治能力，怎样做好机会性筛查并培训好基层人员？为了使高危人群、高危个体具有非常好的查体途径和健康意识，怎样提高全民健康意识？第三，早诊早治方面，在T_{1a}和T_{1b}病人接受内镜黏膜下剥离术后，存在高危因素的病人应该如何处置？行放化疗或腔镜手术还是仅观察病人病情？这些均需要进一步的研究。第四，外科治疗方面，需要考虑的因素包括入路选择、淋巴结清扫和术式选择。对于上纵隔中无淋巴结转移的中、下段食管癌，是否保留左胸入路？在术式选择方面，将来人工智能机器人是否会替代目前的开放手术或腔镜手术？在淋巴结清扫方面，电视胸腔镜手术2.5野对大部分病人都适用，电视胸腔镜手术3野是保留一个选择性的措施。第五，在整合治疗方面，术前三药化疗/化疗联合免疫治疗/同期放化疗这三种措施的效果从目前研究结果来看都差不多，未来到底选择哪一种方案用于整合治疗或新辅助治疗，还需要进一步研究。第六，在术后辅助治疗方面，对于高危病人（如果淋巴结呈阳性且淋巴管侵犯）以及分化差的病人，采用序贯放疗化疗、免疫三药的免疫维持还是化疗和放疗后再联合免疫治疗进行维持，这些都需要进一步研究。第七，即康复问题，在营养方面食管癌病人无论在围手术期、术后、放疗、化疗过程中均应进行营养支持，同时应整合心理疏导和中医中药等目前所有的有效治疗手段，从而进一步延长食管癌病人的生存期，并改善食管癌病人的生存质量。

未来我们应该秉承"肿瘤防治，赢在整合"的理念，中国抗癌协会已将此理念纳入已推出的一系列肿瘤整合诊治指南中（包括食管癌）。第一，诊疗中需要将诊治窗口前移，更重视食管癌的预防、筛查和早诊早治，提高全民健康意识，培养基层医生的诊疗能力。第二，制订治疗方案时应更加个体化、综合化，由以前的个体综合治疗转向整合诊疗。整合诊疗是一个更广泛的概念，整合目前所有的有效食管癌治疗手段可使病人达到更长的生存期和更好的生活质量，这也是整合医学的目的。进行外科治疗时应做得更加规范化、微创化和精细化，规范化是淋巴结清扫时要更加规范，微创化要更加重视在微创手术过程中对食管结构和功能

（或其他重要组织结构）的保护。第三，形成整合诊疗的全程模式，从病人的术前检查评估、新辅助治疗到手术治疗，再到围手术期并发症的处理以及术后营养支持、心理疏导、延续护理、定期随访和中医中药的应用，将治疗全程整合起来即形成整合医疗模式，也就是全程诊疗模式，其目的是让病人活得更长，活得更好。

二、院士点评

1. 李兆申院士：早期诊治，延长寿命

CACA 指南对食管癌的预防、早诊早治、筛查、外科治疗、药物治疗、放疗和康复治疗制定了全面、整体的诊疗方案，是一部非常好的指南，其对全国从事此专业的医生、中国疾病预防控制中心人员和病人都有很大帮助。在我国，食管癌的患病率和死亡率占全球的 50%，患病率为世界第一，5 年生存率不到 30%，早期诊断率不到 20%，病人的 5 年生存率并未提高，更何况是治愈率。

未来 CACA 指南所研究的方向非常好，例如需要告知老百姓合理的健康教育，热饭、烫饭不能吃，工夫茶不能喝，食用特别咸的食物及不喜欢吃水果的习惯需要纠正，这些都是研究方向。内镜是筛查食管癌的重要技术手段，由于内镜医生少、设备不够和资源不足，内镜筛查率满足不了当前的要求，在这种的情况下应研发什么样的创新技术，例如"海绵球"吞服技术太痛苦，病人无法接受，用什么样的技术来筛查食管癌，这些都需要进一步的研究。对于早期实施手术治疗的病人，从内镜到外科，再到化疗，再到手术，其中所涉及的中国特色技术是什么？毛教授讲得很好，目前真的非常缺乏中国的特色研究，例如新辅助化疗、化学药物与靶向治疗、免疫治疗，我国的放疗是有特色的，已广泛应用于临床，但是在全球中仍然缺少权威性的研究。我们要将核心要素推展到基层单位，将这些理念贯穿于老百姓的教育，培养他们的良好生活习惯，同时使医务人员更好地遵循指南原则，并且使病人具备"大病不出县，重病不出省"的理念。

CACA 指南将这些都做得很好，我们相信未来食管癌的发病率将降低，早期诊断率、5 年生存率将会提高。我们的治疗目标是达到 5 年生存率目标，也就是中国人群的平均寿命和高质量生活寿命的目标，如果全国医生都能遵循这一指南的原则，相信这个目标一定能够尽快实现。

2. 程书钧院士：早筛早诊早治，带瘤生存

我想讲以下三个问题。

第一，肿瘤的核心问题，例如食管癌关键在于预防。我国的食管癌趋势已发生改变，并且已证明是可以预防的，特别是口腔卫生问题。在几十年前，河南林县的心血管发病率在当地很高，当地老百姓的营养并不富足，也无高脂饮食，但是心血管的发病率却很高，后来根据专家的研究结果，发现此与口腔卫生存在极大的关系。例如肿瘤，口腔炎症产生的代谢产物可影响食管，也可影响心脏，进一步导致心血管方面的改变。目前，有研究结果报道，心血管和心脏方面的改变

与肿瘤存在密切关系，许多慢性心力衰竭病人的肿瘤发生率比较高，所以口腔卫生问题与身体很多疾病的发生密切相关，需要引起高度重视。

第二，肿瘤的治疗应尽早实施。食管癌有非常典型的癌前病变，病人出现严重临床症状前可发生病理范畴内的改变，也就是癌前病变。有研究结果表明，患重度不典型增生病人的食管癌发生率明显比无重度不典型增生者高，并且大量研究结果证明治疗癌前病变会使食管癌的发病率下降，这是食管黏膜切除的重大进展，所以食管黏膜切除的核心问题在于要找新增长。未来，研究食管癌的早期诊断和早期黏膜切除术时应寻找可接受、无创伤、能在食管黏膜局部定型、定位及发现早期癌变的诊断方法，这也是未来早期诊断食管癌和早期实施黏膜切除术的一个关键问题。

第三，晚期肿瘤的治疗。一旦病人肿瘤到了晚期，该如何治疗？应将淋巴结清扫到什么程度？关于这两个问题，目前并无科学的回应。关于结肠癌的一篇报道结果显示，即使原发肿瘤不到1cm，已有80%的病人发生了远处转移。临床上有医生说癌症处于早期阶段时无淋巴结转移，手术效果应该很好，但实际上却有20%的病人发生转移。虽然早期手术做得很漂亮，但病人在一段时间后却发生了转移，也就是早期转移已超出临床观测的范围，未来我们应该研究有什么办法可以观察和控制早期癌症。手术的创伤会影响病人的免疫功能，这些免疫功能改变是否由远处潜伏下来的所谓转移细胞孵化起来的，目前已有关于动物实验的许多报道，所以一定要高度重视转移。因为对肿瘤转移的情况并不十分清楚，所以对晚期已发生转移的病人在治疗时应高度重视带病生存。为什么很多心血管病人和糖尿病病人会带病生存？糖尿病和心血管疾病并未全部治好，但病人却仍可存活10~20年，为什么肿瘤病人就不行？发生肿瘤时就一定要将所有的癌细胞全部清除吗？这一点是值得研究的。按照目前的观点，不可能清除人身上产生的所有癌细胞，所以对根治的学术观点值得重新思考。肿瘤细胞在人生活中不断产生，是否一定都需要进行根治？这也是科学上没有回答的问题。所以整合医学非常重要，HIM是对我们的巨大考验。人类已研究肿瘤150~200年，到今天为止，人们对肿瘤的认识依然处于初级阶段，还有大量的问题并不清楚。对于肿瘤发生的整体过程及其与衰老的关系，目前尚有许多不清楚的问题。因此，我们需要研究带瘤生存，特别重视晚期发生转移的病人，为什么某些晚期肿瘤病人能存活两三年，而某些肿瘤病人却无法继续存活？临床医生应进行大数据的观察，那些存活很好病人的大数据是什么，那些存活较差病人的大数据是什么，大数据可以为整体因素的总结提供很有价值的参考。

3. 林东昕院士：补充不足，向前发展

我这里需要指出一些值得注意的地方。

第一，一级预防。指南中提到的需要预防的病因太多，因素太多就等于没有病因。作为指南，提出来的一级预防即病因学预防，必须有充分的证据证明这些因素确实与食管癌有关，若果没有关系则尽量不要提，要有证据、有重点、可行、有效。例如，改变饮食习惯是非常难把握的事情，怎么改变饮食习惯？可以提倡不吸烟，尽量不饮酒，这两个是可以做到的。但想要改变饮食习惯，这一点不太合适。作为指南，所提的病因必须有理有据，有重点。

第二，二级预防。当进行早期筛查时，目前过于强调内镜筛查。由于许多内镜医生经验不足、设备短缺、资金不足，在进行内镜筛查前能否将被筛查人群范围缩小后再做内镜筛查？我认为，分子医学也需要被纳入指南中，但指南通篇未提到分子诊断。指南不能存在偏倚性，不能以个人喜好作为主导思想。另外，在二级预防和筛查中应提倡血清学指标的研发，目前在食管癌方面尚无可用的指标。

第三，治疗问题。虽然指南中已经讲述了如何规范化操作，但是并没有描述个体化的具体措施。如何精准化治疗，个体化与精准治疗如何相辅相成，这些都离不开分子诊断。怎样个体化？怎样精准化？无论进行药物治疗还是放疗，都应对一些个体进行研究来达到个体化治疗的目的。如果不去研究或不去探索个体之间不一样的原因，如何谈得上个体化治疗和精准治疗。

4. 蒋建东院士：相互联系，合作共赢

在中国，食管癌具有明显的特点，发病率约占世界范围内的50%，在中国癌症排名中居第4位。CACA指南的内容非常全面，涉及早期的病因至最后的治疗和预防。因为该疾病在中国比较常见，在西方比较少见，所以我们拥有发言权，并且可以将治疗、诊断经验以及一些基础研究成果与世界分享。我个人非常同意整合医学的理念，实际上过去比较关注还原论和系统论，系统论与整合医学有相似之处，怎么将学科整合好，将科学与技术整合好，将科技体系与社会科学整合好，将还原论与系统论整合好，将东方文化与西方文化整合好，将治疗与预防整合好，这些都是非常大的课题。如果做好了，中国医学或中国疾病治疗就可以形成自己的特点。

我从事药物研究工作，希望以后可以配合临床做好食管癌的整合诊治。首先整合过去的专业知识，另外在研究过程中整合新的学科。鳞状上皮细胞癌在食管癌中的发病率比较高，最近我们也在做这方面的药物研究，例如如何使这种细胞分化，如何分化成良性细胞。希望我们以后在这个领域中为整合诊治做出微薄的贡献。

5. 赫捷院士：脚踏实地，步步完善

食管癌的发病率位居我国恶性肿瘤的第6位，死亡率位居第4位，该疾病严重威胁着人民的生命健康。在我国，食管癌以鳞癌为主，占90%以上，因此我们不能照搬国外以腺癌为主的临床诊治指南。中国抗癌协会食管癌专委会曾在2010年主持并编写了第一个有中国特色的诊治指南。通过解读和巡讲，我国食管癌的治疗方案正由过去的不规范逐步走向规范化，由过去的经验性治疗走向综合治疗、精细化和个体化治疗。目前，各地区之间的差异正在逐渐缩小，先进的微创治疗

手段得到推广和应用，病人的生存质量得到显著改善。

如今，我们新颁布的这部指南是第一个食管癌指南的更新、完善和延续，其涵盖了食管癌的流行病学、术前分期和风险评估，以及早诊早治、外科治疗、内科治疗、放疗、免疫治疗和营养支持治疗等领域中整合诊疗的原则和进展。同时，这部指南也强调了整合医疗的理念，对防—筛—诊—治—康等方面做出了全面的概括和总结，内容更加丰富、全面、简洁和实用。我们相信，通过解读和巡讲的方式进行推广，广大医务工作者和病人将从中获益。

三、总　结

樊代明院士：自然科学，中国特色

从大自然的角度来讲，人类面临的最大挑战包括三个：第一，温度升高，人体生活在适宜的温度中，当温度升高人体感到不适时便可能出现各种疾病。第二，环境污染，现在我们所呼吸的空气、所处的环境与以前不同，癌症的发病率也会增加。第三，辐射，现在的太阳光照与过去也不一样，没有经过滤过则直接照射在我们身体上。从人体自身来讲，人类面临的主要危险因素包括：第一，饮酒，尤其是烈性酒；第二，抽烟；第三，肥胖；第四，运动少；第五，心理障碍、心理紧张；第六，老龄化；第七，政府和民众，特别是民众对健康认知、理解、赞同和支持达不到应有的水平，生病后才后悔之前的行为。这10个问题均可导致未来肿瘤病人数量增多，并且越来越难治疗，目前整个医学界都只注意诊断和治疗，包括大学教育。

这种医学模式需要改变，因为现有的诊断和治疗的疗效都已达到饱和程度，既然肿瘤和其他疾病的诊断与治疗均已达到饱和程度，那么就要将重心前移，以预防为主，以早筛为主，同时还要在治疗后以康复为主，所以未来的医学研究应将诊断和治疗作为次重点，其他环节作为重点。预防、治疗和康复是医学研究的前沿，将医学高度技术化后，虽然医学以技术为主，但同时也被技术所绑架，使得治疗丢失了人文。如果医学被资本绑架，则医疗就丢失了人性，因此将来的医生首先应讲人文，重亲情。

食管癌的治疗需要具有中国自己的特色。我国有24万食管癌病人，占全球人数近一半（全球有60万食管癌病人）。食管分为上、中、下段，上段的发病率为20%，中段为60%，下段为20%。我国病人的患病部位以上中段为主，主要分型为鳞癌（占80%）。在国外，下段食管癌占80%，上中段占20%。我国的鳞状上皮细胞癌以上段为主，由进食或吸入致癌物引起，国外的食管癌由酸对食管下段黏膜破坏导致胃反流造成，所以国外的Barrett食管癌居多。两种食管癌的发病原因不一样，组织学类型也不一样，医学处理方法也不一样，无论是外科还是内科，首先应考虑食管癌的早、中、晚期。其实早期食管癌怎么治疗都可以，甚至等待一段时间不治疗也可以。中晚期病人是否需要手术？虽然手术很重要，但最主要的关注方向应该是并发症的预防和处理，所以除了考虑癌症的早、中、晚期，还要考虑食管癌中上、中、下段肿瘤的治疗。治疗食管癌时一定要考虑组织学类型是鳞癌还是腺癌，上消化道的癌症以鳞状上皮细胞为主，直肠癌、尿道癌或阴道癌同样也是以鳞状上皮细胞为主，这些部位的治疗都以放疗为主，外科和其他治疗都是辅助治疗方法，也联合化疗。化疗可以提高放疗的敏感性，为什么中段食管癌不可以进行放疗，而是以手术为主。有朝一日，放疗的方法会越来越多，针对性也越来越强，如果可以解决放疗的毒副作用，并且保护病人，此方法将会成为很重要的治疗方法。也许，未来放疗联合化疗将作为许多肿瘤的主要治疗手段。

有些医学专家表示，免疫治疗具有 30% 的效果，一定要将其用于年轻病人，老年病人接受此治疗后的效果并不好或无效果。为什么 100 例肿瘤病人中只有某些病人有效？因为病人年轻，所以有效。

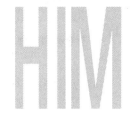

卵巢癌整合诊治前沿

◎吴小华 唐 洁 温 灏 朱笕青 张师前

一、专家解读

1. 妇癌之王，亟待规范

CACA 卵巢癌指南由中国抗癌协会组织全国 28 名专家共同制定，已于 2022 年 4 月出版。该指南的制定得到中国抗癌协会理事长樊代明院士的亲自指导及全国同道的大力支持。这是世界上第一部卵巢癌的整合诊治指南，与 NCCN 指南和 ESMO 指南相比，具有鲜明的特色。

CACA 卵巢癌指南围绕"防—筛—诊—治—康"的全程管理，突出临床重点、难点和关键点，并且遵循循证医学的理念，结合祖国医学，更适合中国国情，并且将 MDT 诊疗模式上升为整合诊疗模式 MDT to HIM。我们将整合诊疗概括为以下五点：全程管理，重点突出；循证医学，紧跟前沿；中西贯通，适合国情；规范诊疗，兼顾个体；以人为本，重在整合。

卵巢癌是一种什么样的疾病？对女性同胞的危害有多大？对家庭和社会的影响有多大？目前国内的卵巢癌治疗水平如何？我们可以用两句话来概括：卵巢癌是妇癌之王，诊疗水平亟待规范。

从世界范围来看，卵巢癌的发病率每年新增 30 万左右，排在妇科肿瘤的第 8 位；死亡率也比较高，每年死亡人数约为 18 万，排在妇科肿瘤的第 6 位。从国内范围来看，在过去的 20 年中，卵巢癌的发病率一直持续上升，死亡率并未改变。对 4 种妇科常见肿瘤死亡率进行比较后不难发现，卵巢癌的死亡率最高（64%），宫颈癌的死亡率次之（50%），乳腺癌为 31%，子宫内膜癌为 23%。因此，卵巢癌的诊治对妇瘤科医生而言是一项极大的挑战。

过去，我们经常通过三个"70%"来形容卵巢癌的预后不好：70% 的病人在诊断时已为晚期，70% 的病人在 3 年内复发，70% 的病人在 5 年内死亡。卵巢深藏在盆腔深部，并且生长迅速，无明确病因，无有效的筛查方法，无特征性的临床表现。当得到诊断时，75% 的病人已处于 Ⅲ 期或 Ⅳ 期，病变很容易复发。一旦复发，就会反复复发，因此卵巢癌病人的 5 年生存率约为 30%。

正常卵巢包含性索间质细胞、生殖细胞和上皮细胞。卵巢是维持女性生理生育功能的非常重要的器官，一旦发生癌变，就会出现性索间质瘤，例如颗粒细胞瘤、卵泡膜细胞瘤和生殖细胞瘤（如内胚窦瘤、无性细胞瘤、未成熟畸胎瘤）和上皮性肿瘤。其中上皮性肿瘤最常见，约占卵巢癌的 90% 以上。以下所描述的内容以上皮性卵巢癌为主，不涉及其他类型的卵巢癌。

上皮性卵巢癌是一种非常复杂的肿瘤，包括浆液性癌、黏液性癌、透明细胞癌和内膜样癌等。卵巢癌的来源是输卵管、卵巢还是腹膜，目前还不太清楚。通常将卵巢癌、输卵管癌和腹膜癌并称为卵巢癌。

CACA 指南指出，卵巢癌的全程治疗是一个漫长的过程，手术治疗方法包括初始细胞减灭术、二次细胞减灭术和再次细胞减灭术。化疗方法包括一线化疗、二线化疗、三线化疗和四线化疗。据我了解，有一病人已接受 8 次手术和 36 次化疗，治疗后已存活 15 年。因此，卵巢癌的治疗对于医生和病人而言均是一种挑战。卵巢癌的病情复杂，需要专业的医疗团队（即妇瘤科医生）来诊断和治疗。有许多证据证明，卵巢癌病人通过妇瘤科医生进行手术或化疗后可以获得生存受益。但是，目前中国缺乏完整的妇瘤专科医生培养和认证制度。为此，中国抗癌协会妇瘤专委会在制定 CACA 卵巢癌指南之前做了一次全国范围内的卵巢癌治疗现状调查，并且发布了《2022 中国卵巢癌诊疗现状白皮书》。调查中我们走访了 502 例病人和 300 多位医生，其中也探讨了手术的探查范围，以手术切口为标志，从脐耻到脐部、剑突或脐部中间都不充分。CACA 指南要求手术切口的上端应达到剑突，在中国达到此比例的病人只占 27%，多数未达到规范的要求。

此外，新辅助化疗具有严格的指征，只有达到严格指征者采取新辅助化疗时才能获益。在中国，行新辅助化疗病人的比例达到 42%，此比例明显过高。维持治疗是治疗卵巢癌一个新策略，能明显降低卵巢癌的复发。在中国，接受维持治疗卵巢癌病人的比例还较低，只占 53%。

由以上内容可以看出，中国的卵巢癌治疗水平还不均衡。在过去的 1 年中，关于中国的卵巢癌临床试验，无论是新药开发、新适应证开发还是手术指征开发，已有许多研究成果被刊登在世界权威的临床肿瘤杂志上，包括 *Annals of Oncology*、*Lancet Oncol*、*Clinical Cancer Research* 等著名杂志上，此说明中国的研究成果已得到世界同行的认可。当然，这些最新的中国研究成果和进展同样会反映在 CACA 卵巢癌指南中。

2. 精准防筛，检测先行

上皮性卵巢癌的危险因素大体包括两类，即遗传性因素和非遗传性因素。遗传性因素主要由基因突变造成，是先天性因素，可以检测和精准干预；非遗传性因素是后天因素，部分可以得到纠正。绝经年龄晚、不孕不育、绝经后激素替代治疗、子宫内膜异位症等可以增加上皮性卵巢癌的发病风险，口服避孕药、既往接受子宫切除术、接受过结扎术等可以降低上皮性卵巢癌的发病风险。

遗传性上皮性卵巢癌占总的上皮性卵巢癌的 20%~25%，其中遗传性乳腺癌 - 卵巢癌综合征的占比最高，约为 70% 以上。这部分病人携带 *BRCA1/2* 的胚系突变，5% 的上皮性卵巢癌与同源重组修复基因（HRR）胚系基因的突变相关，主要基因包括 *RAD51C*、*RAD51D*、*BRIP1*、*ATM* 和 *PALB2*。约 1% 的上皮性卵巢癌与 Lynch

综合征相关，Lynch 综合征主要由 *MLH*1、*MSH*2、*MSH*6、*PMS*2、*EPCAM* 共 5 个主要错配修复基因突变造成。

CACA 指南推荐，卵巢癌病人应进行基因检测，主要检测内容包括胚系突变和体系突变。通过外周血白细胞可以检测胚系突变，通过肿瘤组织样本可以检测体系突变。CACA 指南建议，临床中卵巢癌病人应采用胚系遗传基因检测和 BRCA/HRD 检测。对于晚期转移性病人，CACA 指南推荐行肿瘤大 panel 基因检测，可为 PD-1 抑制剂和 NTRK 抑制剂的应用提供依据，同时也为靶向药物的临床试验提供潜在靶点。

目前，临床上尚无有效的卵巢癌筛查手段，所以不支持对一般人群进行上皮性卵巢癌筛查。主要原因包括以下几个方面：①从发病机制来看，绝大多数的卵巢癌来源于输卵管伞端上皮，早期即可发生腹盆腔种植转移；②一般情况下，女性人群的发病率较低，只有 1%~2%；③目前常用的筛查手段是阴道超声联合 CA125 检测，缺乏足够的灵敏度和特异度。此方法弊大于利，在一般女性人群中并不能发现更多的早期病人，不利于降低病人的死亡率。因此，我们要关注高危人群。什么是高危人群？具有 *BRCA* 和 *HRR* 基因胚系突变的病人是高危人群。这部分病人可采取以下措施：①加强教育，使病人了解更多关于卵巢癌的知识；②筛查，但是不能提早发现卵巢癌；③进行化学预防，即口服避孕药，但是不作为常规推荐方法，口服避孕药可降低约 50% 的卵巢癌发病风险，但是有可能增加乳腺癌的发病风险；④预防性手术，如果病人强烈要求，可推荐降低乳腺癌风险的手术；⑤生殖干预，CACA 指南推荐第三代试管婴儿技术，通过基因筛查和基因诊断可以筛查出健康胚胎进行移植，并且有效防止家族遗传性疾病的传递。

对于预防性输卵管卵巢切除术，以 *BRCA*1/2 突变女性为例，如果病人强烈要求，并且已完成生育，推荐的手术时机是 35~40 岁；如果具有 *BRCA*2 突变，推荐的手术时机是 40~45 岁。此手术可以降低 80% 卵巢癌的发病风险，降低 77% 的全因死亡率。预防性输卵管卵巢切除术不同于普通妇科的双侧附件切除，要求在腹腔镜下全面探查，遵循无瘤原则，因为 5% 的病人存在隐匿性上皮性卵巢癌或原位癌。CACA 指南推荐采取特殊病理取材要求，例如 SEE-FIM 方法，也就是卵巢输卵管全段分段取材，并且采用特殊的免疫组织化学染色。

CACA 指南推荐，上皮性卵巢癌病人均应接受遗传基因筛查，例如非黏液性上皮性卵巢癌病人均应接受 *BRCA* 检测。CACA 指南推荐，采用 NGS panel 时需要同时检测多种风险致病基因，包括 *BRCA*1、*BRCA*2 基因，同源重组修复（HRR）基因以及 Lynch 综合征相关基因。与单纯 *BRCA*1/2 检测比较，此方法可以额外确诊约 6% 的遗传性卵巢癌病人。

CACA 指南推荐，检测 PARP 抑制剂生物标志物的建议如下：①推荐所有非黏液性上皮性卵巢癌病人明确肿瘤 *BRCA*1/2 的突变（包括胚系和体细胞突变）状态；②对于新诊断病人，CACA 指南推荐同源重组修复缺陷（HRD）状态检测有助于选择不同的维持治疗方案，以达到最佳疗效；③对考虑使用 PARP 抑制剂作为单药挽救性治疗的后线卵巢癌病人，CACA 指南推荐，铂敏感复发者可采用 HRD 检测（包括 BRCA1/2 和 HRD 评分的检测），铂耐药复发病人仅需要接受胚系和（或）体系 BRCA1/2 检测。

3. 个性方案，始于诊断

诊断卵巢癌时必须收集详细的临床病理资料。首先详细采集病史，卵巢癌病人早期常无明显症状，晚期症状无特异性，部分表现为消化道症状，如腹胀、腹痛和纳差等，也可表现为恶病质症状。CACA 指南强调家族遗传史的收集，遗传性卵巢癌占比为 15% ~ 25%，病人的发病年龄较早，近亲中常有乳腺癌、子宫内膜癌和结肠癌等病史，如遗传性乳腺癌 - 卵巢癌综合征。CACA 指南强调，进行实验室检查时必须检测肿瘤标志物，CA125 和人附睾蛋白 4（HE4）是临床上最常用的两个肿瘤标志物，但是如果 CA19 - 9 和 CEA 增高，则需要特别警惕卵巢的继发性和转移性肿瘤。

影像学评估也非常重要。超声检查主要用于初始评估，包括经阴道超声、经腹超声和彩色多普勒超声。增强 CT 检查常用于术前肿瘤范围和转移的评估，扫描速度快，临床应用便捷，非常有利于腹膜后淋巴结转移情况的评估。MR 检查对软组织的分辨率高，CACA 指南推荐行全身弥散加权 MR，有利于卵巢肿瘤早期的良恶性鉴别。经济条件好的病人可行 PET/CT 检测，此方法可检测出小病灶，发现隐匿转移灶，使卵巢癌的临床分期更加准确，并且有利于复发病灶的早期发现。

对于个别特殊病人，如果血清 CA19 - 9 和 CEA 显著增高，特别是当 CA125/CEA < 25 时，需要行胃肠镜检查以排除消化道转移性肿瘤；合并胸腹水的病人应行细胞学检查以协助分期，但是细胞学检查不能区分组织病理类型，也不能作为新辅助治疗的证据。

组织病理学检查是诊断卵巢癌的金标准，标本主要来源于两个方面，即手术病理标本和肿块穿刺活检。肿块穿刺活检包括超声或 CT 引导下穿刺和后穹窿穿刺。穿刺活检不应用于早期卵巢癌，以免肿瘤破裂和分期上升。穿刺活检适用于无法手术切净的晚期病人，也为新辅助化疗提供了病理诊断依据。

CACA 指南采用最新 WHO 卵巢肿瘤病理分类标准。卵巢肿瘤多种多样，如浆液性肿瘤、黏液性肿瘤、子宫内膜样肿瘤、Brenner 肿瘤、间叶源性肿瘤、混合性上皮性/间叶源性肿瘤等。上皮性卵巢癌包括 5 个常见亚型，占比最多的是高级别浆液性癌（占 70%），免疫组织化学染色结果提示 PAX、WT1 和 P53 阳性表达。透明细胞癌占比为 10%，免疫组织化学染色结果提示 PAX 和 Napsin A 阳性表达。子宫内膜癌占比为 10%，免疫组织化学染色结果提示 PAX 和 PR 阳性表达。低级别浆液性癌占比小于 5%，与高级别浆液性癌相比，免疫组织化学染色结果提示 P53 阴性表达，PAX 和 WT1 阳性表达。黏液性癌占比为 3%，免疫组织化学染色结果提示 PAX 和 P53 的表达可以为阴性或阳性。

CACA 指南中的病理分类包括：①明确了子宫外高级别浆液性癌发病部位的诊断标准，80% 为输卵管起源，20% 是卵巢或腹膜起源；②交界性肿瘤从组织形态学和生物学行为上更类似于低级别浆液性癌，强调有微乳头结构的浆液性肿瘤应归为浆液性交界性肿瘤；③将卵巢浆黏液性癌归入子宫内膜样癌的浆黏液癌特殊亚型；④增加了中肾管样腺癌和混合性癌，均为罕见肿瘤类型，发病机制暂时不明确；⑤引入了两性母细胞瘤，多为良性，罕见复发。

CACA 指南仍然采用手术病理分期，结合了 FIGO 和 TNM 分期。Ⅰ期的肿瘤局限于卵巢或输卵管，对应 T_1；Ⅱ期肿瘤伴有盆腔扩散，对应 T_2；Ⅲ期肿瘤的扩散超出了盆腔，有腹腔扩散，对应 $T_{3a}N_{0/1}$；Ⅳ期肿瘤有超出腹腔外的远处转移，对应 M_1。

卵巢癌如何预防，如何筛查，如何诊断，这是一个非常重要的问题。大多数卵巢癌的病因不明，发病隐匿，是隐形杀手。CACA 指南提出了精准防筛，将近 1/4 的卵巢癌病人与遗传相关，通过一级预防和胚胎植入前遗传学诊断（PGD）技术可以将遗传因素通过"上帝之手"阻断。

4. 初始治疗，全程基石

初始治疗的规范是全程治疗成功的基石。CACA 指南对初始治疗的推荐总原则是以手术为主，辅助化疗，并且强调整合治疗。

对于Ⅰ期病人，CACA 指南推荐全面分期手术，并且对年轻病人兼顾生育要求。化疗时需要根据临床病理检查结果判定，复发高危病人需要接受术后辅助化疗，低危病人可免除化疗。

对Ⅱ～Ⅳ期病人，CACA 指南推荐全面分期手术或肿瘤细胞减灭术，以 R_0 为总体目标。对经过可切除性评估或手术耐受性评估认为不适合直接接受手术的病人，CACA 指南推荐考虑新辅助化疗。这类病人无论手术结局如何，均需要接受术后辅助化疗。如果选择维持治疗，CACA 指南推荐根据病人基因检测的分型来选择个体化的维持治疗方案。

（1）初始治疗的手术治疗

CACA 指南推荐的手术原则为早期病人需要行全面分期，晚期则以彻底减瘤为目标。年轻、早期病人需要兼顾生育要求，根据手术开展时机、人群的早期或晚期、有无保留生育功能的要求，以及之前是否行不完整的手术，基本上可将手术治疗方法分为 4 个种类。早期病人经常需要接受全面分期手术和再次全面分期手术，"再次"意味着这些病人在就诊前可能已经接受过一次不完整的分期手术，需要再次补充。早期、年轻且需要保留生育功能的病人应接受保留生育功能的全面分期手术。晚期病人则需要接受以彻底减瘤为目的的肿瘤细胞减灭术。

关于全面分期的手术原则，CACA 指南强调，需要根据转移途径进行全面探查；术中需要进行组织病理取材，明确诊断；术中需要多处取样和活检，确定更准确的分期；无论原发灶还是转移灶，在全面分期手术时都需要被彻底切除。

明确分期手术的范围后，接下来需要了解卵巢癌的转移规律和转移途径。从目前已知的卵巢癌生物学行为和转移特征，可以看到卵巢癌与其他癌（如常见的肺癌和乳腺癌）有所不同。卵巢癌有一种非常特殊的转移方式，即腹腔种植转移。直接蔓延和腹腔种植转移占卵巢癌转移的90%，还有10%的病人会出现淋巴结转移。远处转移的比例在卵巢肿瘤中出现较少，这也决定了分期手术的方式或范围，需要包括腹膜面分期。腹膜面分期时主要采用针对潜在的腹腔种植转移灶开展的分期手术，包括大网膜切除、可疑腹膜面活检和粘连带活检。淋巴结转移时则需要遵循淋巴转移的规律，此时应进行淋巴结分期。

对于全面分期手术的具体内容，CACA指南中已有明确推荐，主要的重要内容包括：第一，在中国的卵巢癌手术病人中只有27%能做到CACA指南所推荐的手术切口范围。CACA指南非常推荐、非常强调需要足够长的腹部纵形切口，要求的范围为从剑突到耻骨联合，这样大的切口才能做到全面探查，做到彻底切除。第二，手术时需要严格遵守无瘤原则，完整取出卵巢肿瘤，并且避免包膜破裂。第三，对于淋巴结切除，CACA指南做出明确建议，至少需要达到肠系膜下动脉血管水平，最好能达到左肾静脉下方水平。因为根据已有研究结果，左肾静脉下的淋巴结有可能是卵巢癌淋巴结转移的第一站。

CACA指南对全面分期手术的内容进行了总结，包括最基本的要求，如全子宫和卵巢的切除、腹水细胞学检查。腹膜面分期包括所有腹膜以及经常发生转移部位（如结肠旁沟、横膈面）的活检取样。淋巴结分期指腹主动脉旁及盆腔淋巴结的切除。对于淋巴结分期手术，常常需要由经过妇瘤专科培训的医生来完成，因为在国内目前许多妇产科医生还无法达到左肾静脉下切除的这个水平。

在第一次术中未做到全面分期的病人可能需要进行再次全面分期手术。CACA指南推荐，主要有两类人群可纳入此手术的适应证：第一类是早期低危病人，这类病人如果经过再次全面分期，在未发现隐匿转移灶的情况下，有可能通过此手术免除即将接受的化疗，这对病人的意义非常重大。第二类病人则是影像学检查结果提示可能存在残留病灶的病人，也需要接受全面的分期手术。再次全面分期手术的手术范围、相关手术原则和内容均与全面分期手术相同。

对于保留生育功能的全面分期手术，CACA指南提出的手术指征主要包括年轻病人、渴望生育、无不孕不育相关病史、处于临床早期（如ⅠA/ⅠC期）、病灶为单侧卵巢或位于双侧卵巢的ⅠB期，子宫或对侧卵巢的外观正常。手术范围和原则都与全面分期手术相同，不同的是，此手术允许保留子宫和正常侧卵巢。如果ⅠB期病人的双侧卵巢均受累，可仅保留子宫，这也是一种保留生育功能的手术选择。

针对晚期病人开展的瘤细胞减灭术，CACA指南提出，瘤细胞减灭术的主要目标是尽最大努力切除原发病灶和转移病灶，旨在提高病人的生存率。根据有无新辅助化疗，CACA指南将瘤细胞减灭术分为初始瘤细胞减灭术和中间性瘤细胞减灭术。对于瘤细胞减灭术的适应证和原则，CACA指南也做出了非常明确的推荐。初始瘤细胞减灭术仅适用于中晚期病人，换言之，Ⅰ期病人适合行全面分期手术，但是不适合行瘤细胞减灭术。中间性瘤细胞减灭术则适用于新辅助化疗后，可以获得临床缓解或疾病稳定。换言之，化疗后疾病进展的病人不适合接受瘤细胞减灭术，可以耐受手术或无严重内科合并症前提下才可以开展瘤细胞减灭术，因为手术时经常需要联合多脏器切除，创伤或并发症的发生率相对较大。CACA 指南也强调应尽可能保留脏器功能且不影响病人的生存质量。在手术过程中，如果脏器可以保存，尽量不切除，如果肠道可以通过吻合技术连接起来，则不选择造瘘术，这也是 CACA 指南中强调的非常重要的一点。CACA 指南非常推荐，瘤细胞减灭术应由妇瘤医生评估和实施。

对于晚期瘤细胞减灭术，具体的目标是什么呢？希望达到什么样的手术结局与病人生存状况呢？二者间的关联又如何呢？

CACA 指南对满意减瘤术的定义为 R_0 切除。从国际上的变化来看，残留病灶从最早 21 世纪 60 年代的 3cm 到 70 年代的 2cm，再到 1986 年的 1cm，2004 年时无肉眼残留。CACA 指南采用了最新国际认可的 R_0 作为满意的定义。最大残留病灶小于 1cm 时为 R_1 切除；大于 1cm 时为 R_2 切除。

对于瘤细胞减灭术的原则和内容，CACA 指南做出了非常明确的推荐。术中同样要求有足够长的腹部纵形切口，因为只有足够长的切口才有可能做到全面探查，不遗留任何病灶，并且有可能为开展广泛的上腹部手术提供可能的条件。另外，要求在手术中尽可能切除所有病灶，争取达到无肉眼可见的残留病灶状态。同样，根据手术范围和对手术难度的要求，一些经过初步培训的妇科肿瘤医生基本上都能独立完成手术，包括子宫附件切除术、简单的腹盆腔转移灶切除、大网膜切除术等。在瘤细胞减灭术中常会碰到需要联合脏器切除的情况，可能会被切除的部位包括受累肠管、部分膀胱或者输尿管、上腹部脾脏、远端胰体尾、膈肌、胆囊、部分肝脏和部分胃等。行瘤细胞减灭术联合脏器切除时常需要专科医生具有丰富的外科操作技术，或者手术团队中加入外科医生，也就是 MDT 团队需要有外科医生的参与才能将手术完成。

对于瘤细胞减灭术中的淋巴结切除，CACA 指南推荐对Ⅱ期及以下病人行淋巴结切除，Ⅱ期以上病人则不作要求。对于淋巴结明显肿大的病人，建议完整切除。

在 CACA 指南中，新辅助化疗是指术前进行的化疗。其目的主要包括：第一，改善病人的一般状况。因为某些病人的一般情况很差，来医院就诊时已经属于恶病质，通过化疗可改善病情。第二，达到缩瘤的目的。因为某些病人的病灶分布非常广泛，直接手术无法做到满意切除，新辅助化疗主要有两方面的作用，即有可能缩小手术范围，降低手术难度，最终可以降低围手术期的并发症发生率。但是新辅助化疗也存在一些潜在的问题，主要是可能诱导耐药产生，如果不恰当使用则会影响病人的疗效。在中国，新辅助化疗的使用比例偏高。因此，CACA 指南对新辅助化疗的适应证和要求做出了明确的推荐，此有助于合理应用新辅助化疗，最终改善中国病人的治疗情况。

CACA 指南也提到了目前新辅助化疗应用的共识，主要包括三点：①在初次手术中无法达到满意切除的病人，行中间性瘤细胞减灭术时疗效不劣于初始瘤细胞减灭术；②是否应用新辅助化疗，何时用，应结合术者能力、疾病情况、病人身体状况进行整合考虑；③新辅助化疗后接受中间性瘤细胞减灭术病人的围手术期并发症发生率和病死率的确会比直接接受初始瘤细胞减免术更低。

对于新辅助化疗的适应证，CACA 指南推荐：①经可切除性评估认为不能通过初始瘤细胞减灭术达到满意切除的 Ⅲ～Ⅳ 期病人；②经耐受性评估认为病人体能状况较差、存在严重合并症、围手术期高风险；③行可切除性评估时应整合体检结果、影像学手段和手术探查等多种手段；④可切除性评估应由妇瘤专科医生完成；⑤不适用于黏液癌、低级别、透明细胞癌等对化疗相对不敏感的肿瘤。

对于新辅助化疗的实施，CACA 指南也做出了非常明确的推荐：①不应超过 3~4 个疗程，无论新辅助化疗有几个疗程，术后辅助化疗至少 3 个疗程；②新辅助化疗方案应与一线化疗方案相同，但是严格要求采用静脉化疗；③CACA 指南重点强调慎用抗血管生成治疗的药物（如贝伐珠单抗），因为这类药物有可能增加围手术期肠漏和切口相关并发症。如果确实需要在新辅助化疗过程中使用此类药物，则行中间性瘤细胞减灭术前应至少停用 6 周；④行新辅助化疗后，疗效评估达到完全缓解、部分缓解或疾病稳定的病人都应接受中间性瘤细胞减灭术。

为了便于更好地理解新辅助化疗和适应证，应进行可切除性评估以及耐受性评估的内容。举一个病例。

女性，54 岁，主诉腹胀、食欲缺乏 20 余天，2016 年 8 月入院，体检时发现大量腹水，右上腹肿块 20cm；盆腔检查结果提示子宫及双附件粘连成团块，界限不清，呈比较固定的状态；肿瘤指标检查结果提示 CA125 和 HE4 显著升高，其余肿瘤指标正常；腹水涂片时可见胰癌细胞。

对拟诊为晚期的病人，手术目标是达到 R_0 切除。刚才提到的晚期病人所接受的手术包括初次减瘤手术或行新辅助化疗后接受中间性瘤细胞减免术，应该如何选择呢？CACA 指南提到可通过评估进行选择，评估内容包括两部分：一个是可切除性评估；另一个是手术耐受性评估。

该病人接受手术耐受性评估后，认为可以耐受手术，应重点进行可切除性评估。CACA 指南提到，目前最常用的两种可切除性评估方法包括：①以增强 CT 检查为主要检查手段的修订评分标准，主要包括影像学特征，以及病人年龄、肿瘤指标、麻醉评估状态和美国麻醉师协会评分。②腔镜探查评分，CACA 指南建议晚期卵巢癌病人都需要进行相关评估，至少应接受影像学评分，有些病人可选择接受腔镜评分。对于该病人的影像学评分，医生认为其有机会达到满意切除的目的，并且身体可以耐受手术，所以实施了初始瘤细胞减灭术。手术时操作步骤包括右上腹的膈肌切除、左上腹脾脏和胰尾切除、中腹部右半结肠切除，盆腔中除了传统妇科子宫附件切除外，还进行了直肠前切除术。这个手术的范围非常广泛，术式也非常繁多，涉及非常多相关科室的手术内容。例如，在一些亚专科比较多时，右上腹手术可能主要由肝胆科医生完成，肠道手术主要由胃肠肿瘤科医生完成，胰腺手术可能需要肝胆胰医生完成。因此，这也体现了对晚期卵巢病人通过 MDT to HIM 进行相关的整合治疗才有可能达到满意的手术结局。术后病理结果提示为高级别浆液性癌，并且脾脏实质中可见癌细胞累及。根据 CACA 指南采用的分期，该病人处于Ⅳ期，手术结局是 R_0 切除。基因检测结果提示，该病人是伴 *BRCA2* 胚系突变的病人。

（2）初始治疗的化疗

关于卵巢癌一线化疗方案的演变，重要节点主要是 20 世纪 90 年代顺铂 + 紫杉醇方案的确立。21 世纪初，卡铂 + 紫杉醇方案作为当时的一个标准治疗方案。21 世纪 10 年代，除了卡铂 + 紫杉醇外，其他方案（如多西他赛 + 卡铂，脂质体多柔比星 + 卡铂等）也可作为一线化疗方案，此外还有贝伐珠单抗的引入。

CACA 指南对一线化疗方案做出了非常明确的推荐，包括首选方案、备选方案、特殊情况下可选方案，如果病人年纪较大或体力状况不好，则可选择卡铂单药。除这些相关的推荐外，CACA 指南非常强调使用贝伐珠单抗时要严格限定在Ⅱ期以上病人，并且使用腹腔化疗时要严格限定在满意减瘤的 R_0 或 R_1 切除的Ⅱ～Ⅲ期病人。

除了对常见病理类型化疗方案的推荐外，CACA 指南对少见肿瘤的化疗方案也有相应推荐。例如黏液性肿瘤，除了与静脉化疗方案相同外，CACA 指南也推荐可采用胃肠肿瘤常用的氟尿嘧啶 + 奥沙利铂方案，或卡培他滨 + 奥沙利铂方案，并且也提出了贝伐珠单抗可用于Ⅱ期以上病人。

对于低级别浆液性癌或高分化子宫内膜样癌，CACA 指南推荐，除化疗方案以外，内分泌治疗也可用于这类肿瘤的治疗，包括芳香化酶抑制剂等。

上述所述病人是一位Ⅳ期 R_0 切除的病人，应如何选择化疗方案？对于常见的高级别浆液性癌，首选方案是紫杉醇 + 卡铂，并且允许联用贝伐珠单抗。结合当时病人的情况，当时已接受多段肠管切除且经济负担能力有限，所以给予卡铂 + 紫杉醇 6 个周期的化疗。

（3）初始治疗的维持治疗

维持治疗是改善卵巢癌预后的重要途径。维持治疗的主要目的是控制微小残留病灶。如果不进行维持治疗，微小残留病灶可能在随访观察期间再次生长，导致较早复发。如果经过维持治疗的控制，复发可能会相对推迟，甚至有些微小残留病灶可以被消除，最终可提高临床治愈率。

CACA 指南对维持治疗的相关要素作出了非常明确的推荐。首先是哪些人群适用于维持治疗或需要维持治疗。Ⅱ～Ⅳ期病人的病理分型是高级别肿瘤，包括浆液性和子宫内膜样卵巢癌，如果病理不符，基因检测结果提示有 *BRCA* 基因突变的其他病理类型（如透明细胞癌），也可采用维持治疗。维持治疗可用于含铂治疗结束且疗效评估达临床缓解的病人。采用的药物主要包括贝伐珠单抗或PARP抑制剂，主要目的是延长病人无疾病进展期，提高临床治愈率。

CACA指南也提及了影响维持治疗的医疗因素，主要包括一线化疗过程中是否曾使用贝伐珠单抗、基因检测状态、分期以及化疗结束后病人是完全缓解还是部分缓解。

对于曾使用贝伐珠单抗且HRD状态未知或不存在HRD缺陷的病人，CACA指南推荐使用贝伐珠单抗单药维持。对于携带BRCA基因突变或HRD缺陷的病人，CACA指南推荐奥拉帕利+贝伐珠单抗或PARP抑制剂单药治疗。如果在一线标准化疗中未曾使用贝伐珠单抗，根据生物基因分型，BRCA野生型病人则推荐采用尼拉帕利单药维持。如果上述那位病人在治疗结束后处于临床完全缓解状态，也可选择继续观察。BRCA突变病人推荐奥拉帕利或者尼拉帕利单药维持治疗。Ⅱ期且达到临床完全缓解的病人也可选择继续观察而不接受维持治疗。

虽然CACA指南对不同分型、不同分期、不同缓解状态的病人都有相应推荐，但是这些推荐都来自国内和国外的研究证据。我们不能忽视人群的特殊性，即东西方人群接受同样的药物治疗后可能会获得不同的效果。

以AGO-OVAR16研究为例，这个研究主要对比卵巢癌一线化疗后采用帕唑帕尼或安慰剂维持治疗的疗效，为一项全球多中心研究（包括中国病人）。从意向治疗（ITT）分析人群的PFS曲线可见明确的临床获益，维持治疗能延长5.6个月的无进展生存期。中国人亚组分析中总生存期的曲线实际上是东亚人群使用靶向药物之后的结果，即通过维持治疗东亚人群的生活时间反而更短，此结果提示，与欧美人群获益相反，帕唑帕尼的维持治疗会增加东亚人群的死亡风险。由此警醒医生，在当下临床试验全球化的环境下，对所有临床证据和临床研究结果要审慎待之，特别要重视中国证据和中国数据的产生。

再回到这例病人，她的基因检测结果提示BRCA2胚系突变状态，并且完成了6个疗程的化疗后达到临床缓解。2017年，在无国内和国外研究证据的情况下，采用了定期随访。时至今日，CACA指南已被推出，其中也包括了中国的相关研究数据。CACA指南推荐，这位病人可采用PARP抑制剂维持治疗，假定将这位病人放到今天的治疗环境，我们将推荐她接受维持治疗。

总之，对于初始治疗，针对早期的卵巢癌病人，CACA指南推荐行全面分期手术，术后根据临床病理结果选择个性化化疗。部分高危病人需要接受化疗，复发低危病人可免除化疗。对于晚期卵巢癌病人，应根据病人的一般情况、肿瘤分布、可切除性、术者或术者团队的手术能力来决定是否需要行新辅助化疗。

CACA指南提出的最终手术目标是R_0切除。无论是早期还是晚期病人，术后化疗方案应根据临床分期和病理类型确定，例如，对较少见的病理类型可考虑采用特殊方案。常见病理类型的治疗则以卡铂+紫杉醇为主的方案，疗程也根据肿瘤分期的早晚有所不同。

行维持治疗时需要根据病人的分期来确定，考虑是否使用贝伐珠单抗、基因分型结果以及临床缓解状态（完全缓解或部分缓解）来决定一线维持治疗中应选择什么样的药物。

5. 复发治疗，创新融合

对于复发卵巢癌，在化疗结束后复发时间越久，对含铂化疗再次起效的可能性越大。如果肿瘤在很短时间内复发，则病人有可能已对含铂化疗药物产生耐药。因此，复发卵巢癌病人首先应进行分型检查。

如果肿瘤在前线化疗结束后 6 个月内复发，则病人所患肿瘤即为铂耐药型复发卵巢癌。若肿瘤在前线化疗结束后 6 个月以上复发，则此类病人所患肿瘤即为铂敏感型复发卵巢癌。在铂耐药型复发卵巢癌中，有一类病人会在前线化疗过程中即刻发生肿瘤进展，或在完成前线化疗后 4 周内就发生肿瘤进展，这类病人的疗效往往非常差，称之为铂难治型复发卵巢癌。在 6~12 个月复发的肿瘤称为铂部分敏感型复发卵巢癌，这些病人也可能经铂化疗后效果不是非常好。

对铂敏感复发的卵巢癌病人，首先需要评估病人是否有再次手术的可能。如果评估时认为病人体内的肿瘤可以被完全切除，也就是 R_0 切除，CACA 指南推荐首先实施再次瘤细胞减灭术。如果病人无手术机会，则选择系统性治疗，主要采用化疗。CACA 指南推荐化疗以含铂联合化疗为主，因为含铂化疗在多数情况下对铂敏感的复发卵巢癌起效。在化疗过程中可用贝伐珠单抗，也可不使用。对铂敏感的复发卵巢癌的维持治疗显然可以提高疗效，因此 CACA 指南推荐，对铂敏感的复发卵巢癌在完成化疗后可用 PARP 抑制剂或贝伐珠单抗进行维持治疗。

对铂耐药的复发卵巢癌，通常无机会再行瘤细胞减灭术。因为药物治疗对这类病人经常已失去疗效，即便通过手术切除干净，也经常无疗效好的化疗方法保驾护航，因此病人不一定可以从手术中获益。但是有些病人可以实施姑息性手术以缓解症状，如解决肠梗阻等，不过必须慎重抉择。对铂耐药的复发卵巢癌常选择系统治疗。CACA 指南推荐，行系统治疗时采用非铂单药，因为此类病人可能对铂类化疗已不敏感，也可选择非铂单药联合贝伐珠单抗治疗。在铂耐药的复发卵巢癌中，尚无证据表明维持治疗可使此类病人获益，因此 CACA 指南并不推荐对铂耐药的复发卵巢癌实施维持治疗。

现在我们举一个关于铂敏感复发卵巢癌的典型病例。病人 48 岁，在 2008 年 3 月被诊断为卵巢浆液性囊腺癌 ⅢC 期，实施初始瘤细胞减灭术后残留灶小于 0.5cm。术后于 2008 年 3—9 月完成含铂化疗 6 个疗程。在长期随访中，病人于 2013 年 5 月出现肿瘤复发。2008 年 9 月时病人结束一线化疗，即结束化疗 55 个月后病人发生复发，这属于铂敏感复发。PET/CT 检查结果提示脾周、肝肾隐窝和腹主动脉旁均出现转移灶。

铂敏感的复发卵巢癌可选择手术也可选择化疗进行治疗。截至 2013 年，采用手术是否可以使病人的生存期更长，结论尚不明确。2013年，中国上海妇科肿瘤组（SGOG）正在进行一项验证再次瘤细胞减灭术联合化疗与单纯化疗不同疗效的Ⅲ期随机对照试验。该病人在知情同意的情况下自愿加入这项研究，被随机分到化疗组。2013年5—10月，病人采用紫杉醇+卡铂化疗7个疗程，化疗结束后CA125恢复到正常水平，影像学检查结果提示病人已达到完全缓解状态。继续随访病人，2014年6月病人的CA125复升至141U/mL，CT检查结果显示脾周的病灶增大、肝肾隐窝结节和腹主动脉旁肿大淋巴结，这些结果提示病人再次复发。病人第一次复发时采用单纯化疗，无进展生存期是11个月。病人第二次复发时选择再次瘤细胞减灭术，在术中完成R_0切除，将腹腔、盆腔中所有肉眼可见的病灶都切除干净，并且在术后采用吉西他滨+顺铂化疗6个疗程，末次化疗时间为2014年11月。继续随访，2016年10月病人又复发，PET/CT检查结果提示盆腔和右肝后下段包膜出现新病灶，此提示肿瘤发生进展。在第二次复发时，无进展生存期达28个月。从该病人的自身对照来看，第一次复发采用单纯化疗，第二次复发采用手术联合化疗，即再次瘤细胞减灭联合辅助化疗。采用手术后，无进展生存期明显高于前一次复发（28个月 vs 11个月）。由此说明，铂敏感复发卵巢癌病人接受再次手术后病灶能达到R_0切除，能使病人的生存获益。

2021年，中国SOC-1研究发表，同时发表的另一项重磅研究是德国的DESKTOP Ⅲ研究。两项研究均证实铂敏感复发卵巢癌如果能达到R_0切除，建议病人采用手术治疗，此可大幅度提高病人的生存期。

在SOC1研究中，无进展生存期的两条曲线明显分开，中位无进展生存期改善了5.5个月。DESKTOP Ⅲ研究中总生存期的数据显示，中位无进展生存期改善了7.7个月。这两项重磅研究都证明，对于铂敏感复发卵巢癌，假如临床评估时可将所有复发病灶完全切除，则首先推荐采用再次减瘤术，这也是CACA指南所强烈推荐的。

关于铂敏感复发卵巢癌的手术治疗，国际指南建议，复发灶为孤立或寡转移灶、无腹水、无广泛腹膜播散的病人可以考虑采用手术。中国SOC-1研究认为不仅限于此，即便是多发的病灶，只要通过iMODEL评估后评分≤4.7分，都有可能达到R_0切除。同样，德国的DESKTOP Ⅲ研究中也有AGO评分系统。中国研究与德国研究中这两个评分系统的区别在于，中国病人如果采用SOC-1研究进行评估，能够入选的病人比例比采用德国标准明显高，将近高出16个百分点。德国的研究要求进行初始减瘤术时病灶已达到R_0，即初始减瘤术时如果未达到R_0切除，就相当于可以一票否决，在复发时就无机会再次实施手术。在中国研究中，初始手术时R_0切除的权重降低，并且添加了其他因素，因此更多病人在复发时获得手术机会。

CACA指南推荐，对铂敏感复发卵巢癌进行系统治疗时，首选铂类为基础的联合化疗，方案包括卡铂+吉西他滨、卡铂+多柔比星脂质体、卡铂+紫杉醇等。

对于特殊病理类型的肿瘤（如黏液性肿瘤），可选择的胃肠道方案包括氟尿嘧啶+四氢叶酸+奥沙利铂、卡培他滨+奥沙利铂；透明细胞癌可采用顺铂+伊立替康；低级别浆液性癌可选用激素（如氟维司群）治疗等。此外也可选择其他化疗方案，例如，卡铂+吉西他滨、卡铂+多柔比星脂质体、卡铂+紫杉醇、顺铂+吉西他滨、卡铂+多西他赛、卡铂+紫杉醇（周疗）。

关于铂敏感复发卵巢癌，目前认为在完成化疗后进行维持治疗可以明显改善病人的生存期，中国研究也已证实这一结论。如果选择含铂化疗后病人为 BRCA 基因突变或 HRD 阳性，则可在化疗后选择 PARP 抑制剂维持治疗。如果在含铂化疗时已经联合应用贝伐珠单抗，病人又为 BRCA 基因突变，可停用贝伐珠单抗，在化疗后用 PARP 抑制剂维持治疗。此外，对无基因突变的病人也可选择含铂化疗+贝伐珠单抗，并且使用贝伐珠单抗维持治疗。CACA 指南推荐，铂敏感复发卵巢癌病人可采用维持治疗。

中国 NORA 研究是一项首次采用个体化剂量尼拉帕利维持治疗的随机对照Ⅲ期临床试验。国外 NOVA 研究认为，采用尼拉帕利的起始剂量为 300mg/d，但是研究过程中病人出现药物毒性的概率比较高，有一些病人因药物毒性而中断治疗，从而影响最终治疗。但是中国医生采用了个体化剂量给药，如果病人的体重低于 77kg 或血小板基数小于 150×10^9/L，尼拉帕利的起始剂量可改为 200mg/d；如果大于上述条件可采用剂量为 300mg/d。这项研究是中国在国际上首次证实尼拉帕尼采用个体化剂量进行治疗的一项研究，此方法可以使肿瘤进展甚至死亡风险降低 68%，治疗效果不亚于国际上 NOVA 研究中所提及的治疗方案，但是毒性明显下降，病人更容易耐受，并且更容易完成维持治疗。贫血、血小板降低、高血压的概率都显著优于 NOVA 研究，这也是中国学者对国际卵巢癌维持治疗的一个贡献。

卵巢癌一旦复发，可能会反复复发，其治疗也是一个漫长的过程。当病人接受二线或三线化疗失败后，如果有 BRCA 基因突变，中国研究显示可直接选用 PARP 抑制剂治疗。例如，国产的帕米帕利和氟唑帕利都显示了卓越的疗效。因此，开展后线治疗时也可选用 PARP 抑制剂对 BRCA 基因突变病人进行治疗。

CACA 指南也提及了关于铂耐药复发卵巢癌的治疗。铂耐药复发卵巢癌一般不主张采用再次减瘤术，因为术后缺乏有效的药物辅助治疗方案。但是 CACA 指南推荐，部分病人可实施姑息性手术，例如，肠梗阻病人可实施肠改道和肠造口术，大出血病人可选择动脉介入栓塞术，孤立或寡病灶病人可实施射频消融术等。需要明确的是，这些手术都是姑息性手术。

铂耐药复发卵巢癌一般采用系统性治疗。CACA 指南推荐，对此类病人化疗时可选择非铂类单药化疗，包括口服的环磷酰胺、依托泊苷、吉西他滨、紫杉醇等。这些方案中都不含铂的单药化疗，也可在这些药物治疗的基础上再联用贝伐珠单抗治疗。

同样，对于二线以上化疗失败但有 BRCA 基因突变的病人，也可直接选用

PARP 抑制剂治疗。这类病人也可选用贝伐珠单抗进行单药治疗。

许多病人反复复发、反复治疗后需要进行评估，可能有效药物逐渐减少。这些病人也可进行对症支持治疗，并且不见得一定比药物的疗效差，因此具体情况应具体分析。同时，应鼓励病人参加更多的临床试验。

对于特定生物标志物的病人，如一些泛肿瘤标志物，即 *NTRK* 基因融合实体瘤、MSI-H 或 dMMR 和 TMB-H（≥10muts/MB）病人，可采用靶向药物（如恩曲替尼或拉罗替尼、帕博利珠单抗等），同时应进行基因检测。

关于复发卵巢癌的治疗，总结内容包括：首先应对复发卵巢癌进行分型，如果是铂敏感复发卵巢癌，CACA 指南首先推荐评估病人是否有手术的可能，如果可以手术则选择手术治疗，如果无手术可能则可选择化疗、支持治疗、姑息治疗和临床试验。对于铂耐药复发卵巢癌，CACA 指南一般推荐采用非铂单药化疗，也可采用靶向药物，如 PARP 抑制剂和贝伐珠单抗等，还可选择支持治疗（包括姑息治疗和临床试验等）。

6. 随访康复，聚焦整合

卵巢癌是一种预后不良的恶性肿瘤，虽然一线化疗后有 80% 以上的病人可达到缓解或部分缓解，但是仍然有 50%~70% 的病人在缓解后复发。病人的 5 年生存率在不同临床分期中有很大差异，特别是 Ⅲ~Ⅳ 期晚期卵巢癌病人的 5 年生存率不足 40%。针对不良预后，CACA 指南指出，对卵巢癌病人进行随访非常重要。

随访的目的主要包括三个方面，即发现复发病灶，处理相关复发症状，为病人提供心理和社会支持。CACA 指南推荐，在治疗后第 1~2 年，每 2~4 个月随访 1 次；治疗后 3~5 年，每 4~6 个月随访一次；治疗后 5 年，每 6~12 个月随访一次。CACA 指南特别强调对随访内容的安排和要求，随访内容包括病史采集、相关症状询问和体格检查。如果是以 CA125 上升为主的卵巢恶性肿瘤，应注重肿瘤标志物的检测，在需要时进行血常规和有关生化检查。CACA 指南特别强调对影像学检查的随访价值，根据需要可完善胸部、腹部和盆腔的增强 CT、MRI 或 PET/CT 检查。CACA 指南推荐，每 4~6 个月进行一次腹部和盆腔的增强 CT 检查，每 6~12 个月进行一次胸部 X 线或 CT 检查。同时，指南中也强调对既往未进行规范化遗传风险评估与遗传咨询的病人，需要补充遗传风险评估和遗传咨询。

针对不同治疗环节的康复，CACA 指南也给予了明确的解释，包括手术后和化疗维持后这两个环节的康复。无论是开腹手术还是腔镜手术，CACA 指南都强调围手术期的多种干预应始终贯穿快速康复理念，用于帮助和提高病人预后。对于化疗和维持治疗的病人，CACA 指南推荐有针对性的康复治疗可以提高病人机体的耐受性。对于术后康复，CACA 指南提出应关注五大核心症状，包括病人的疲劳、嗜睡、食欲缺乏、疼痛和睡眠不安。对于部分病人，例如围手术期或围绝经期症状、围手术期出现下肢静脉血栓、切口愈合不良、伴有尿潴留和肠梗阻病人，指南也明确推荐了相应的康复治疗方案。对于化疗和维持治疗期间的康复情况，CACA 指南推荐对出现以下六种情况的病人应予以针对性关注：①胃肠道症状群，如恶心/呕吐、体重下降、食欲下降或进食时口味发生改变；②心理症状群，如焦虑不安、紧张感和悲伤；③自我形象受损症状群，因化疗和维持治疗导致脱发、便秘和生活自理能力下降；④疼痛症状群，如疼痛、腹胀；⑤围绝经期症状群；⑥神经系统症状群，如手脚麻木、眩晕等。

针对康复手段，CACA指南推荐两种方案：①非药物性干预措施，包括运动疗法、物理治疗（针灸、耳穴、经皮神经电刺激），以及其他治疗方法（认知行为疗法、心理疗法和表达支持疗法）；②药物干预措施，包括绝经激素治疗（MHT）、对症治疗（如出现胃肠道等不适）、中医药治疗。

CACA指南特别强调中医药在康复治疗中的价值和作用。中医药治疗与康复治疗的思路包括三部分内容：①中医药治疗可降低手术和化疗的并发症，提高卵巢癌病人的生活质量；②中医药治疗能改善病人的机体功能，增强机体对手术和化疗的耐受程度；③中医药治疗能提高病人的机体免疫力，延缓复发，延长复发时间。

CACA指南特别强调中医学中关于卵巢癌的认识。中医学认为，卵巢癌是由正气不足、外邪内侵而致，早期表现为正气尚足，以肝郁气滞实证为主，治疗多以祛邪为主；手术和化疗后的病人多为邪去正虚，多见肝郁脾虚等虚证；晚期或进展期病人为邪盛正衰，治疗时应以补虚祛邪为主。中医学认为卵巢癌的症状由正邪对抗所致，疾病进展过程由正盛邪弱到正虚邪盛。

根据病人的证型和辨证，可采取不同的治疗措施。对湿热内蕴/热毒证病人，应清热利湿，解毒散结；对肝郁气滞/气滞证/气郁证病人，应疏肝理气；对气滞血瘀/血瘀证病人，应行气活血，祛瘀散结。此外，若虚实夹杂，如痰湿凝滞型，应健脾益气，祛湿化痰；如气虚血瘀型，应益气温阳，活血化瘀；如肝郁脾虚型，应疏肝解郁，健脾和胃。若病人辨证为正虚，如气血亏虚，应补气养血；如气阴两虚，应益气养阴，退热除烦；如肝肾阴虚，应养阴清热，滋补肝肾；如阳虚证，应温补阳气；如脾肾亏虚，应补益脾肾。

对化疗前和化疗后的病人，采用中医药辨证施治措施干预后证型可发生改变。关于中医药的早期干预，在化疗前以补气、行气化瘀为治则；化疗后则注重滋阴、清热化湿，以防阴虚证和湿热证的发展，经过治疗后病人症候出现相应改变，机体免疫功能得到极大改善。

郁仁存教授有一案例：冯某，44岁，卵巢癌腹腔广泛转移，不能手术。在间断不规律化疗中配合中医药治疗，选取健脾益肾、益精填髓、行气活血等中药，化疗休息期以补肾扶正为主提高自身免疫力。该病人已带瘤生存长达10余年，由此可见，中医治疗应是卵巢癌治疗中的重要组成部分。

对卵巢癌病人进行中医整合诊治的另一个目的是延长复发时间。中医药作为常规治疗后的维持治疗，不仅能改善病人症状，提高生活质量，还可以延长复发时间和无进展生存期。因此，通过中医药的调整和整合治疗，我们能够提高病人的免疫力，提高病人对手术和化疗的耐受性，提高整合治疗的效果。

中医特色疗法包括脐贴和耳穴按压。脐贴可用姜半夏粉和生姜粉按2∶1进行配制，适量陈醋调和、搅拌成泥状，制成圆饼，化疗前1h清水清洁脐部后贴敷脐贴，每天1次，每次6h，连续使用5d。耳穴按压时可选择神门、膈、贲门、交感、脾、胃七大耳穴进行干预，以产生酸、胀、麻的"得气"感为度，每穴按压1min，每天按压4次，连续按压5d。

对于中药外敷（涂）法，针对不同的症状和体征，可选用不同的外敷中药。如果病人以腹痛为主，应采用活血止痛法，推荐方药有乳香、没药、冰片和红花等。如果病人合并腹水，应采用益气活血、渗湿利水法，推荐方药有黄芪、牵牛子、猪苓、桃仁、薏苡仁和冰片等。如果病人合并胸腔积液，应采用益气消饮、温阳化瘀法，推荐方药有生黄芪、桂枝、莪术、老鹳草、牵牛子和冰片等。晚期病人表现为以肿块为主，应采用消肿散结法，推荐方药有大黄、芒硝和冰片等。

针灸疗法在卵巢癌的综合治疗和整合治疗中具有价值和作用。CACA指南推荐的处方是以足厥阴肝经、足阳明胃经、任脉经穴为主。选择的穴位主要包括关元、气海、中极、天枢、三阴交和太冲。应根据病人的不同症状和体征选择不同的配穴。如果腹痛，加中脘、大横、足三里和次髎等穴位；如果伴有食欲缺乏，加足三里、内关、公孙、中脘、下脘和冲脉等穴位。

因此，对于卵巢癌病人的治疗，应在手术、化疗和维持治疗的基础上结合康复、中医药、针灸疗法，此能为病人的整合治疗提供有益帮助，同时也是整合医学所要达到的要求和内容。

7. 未来展望

临床上，我们应认识到，卵巢癌指南与实际工作存在差距，卵巢癌治疗的瓶颈在于手术技术还不够广泛，新辅助化疗的应用不规范，化疗疗程和剂量也不规范，特别是维持治疗病人的比例较低，铂耐药病人缺乏有效的治疗手段，这是一个世界性难题。

对于前两个因素，我们需要对中国肿瘤医生进行专业培训，将基础和临床进行整合来克服困难。在未来，卵巢癌的治疗方向应是推广MDT to HIM的整合诊治策略，促进卵巢癌诊治的规范化、人文化和个体化。同时，我们也应重视手术、化疗和靶向治疗的"三位一体"，实现卵巢癌"慢病化"的全程管理。再者，我们也应重视高危发病人群的源头管理，实行一级预防，降低中国人群的卵巢癌发病率。更为重要的是，我们也要重视有生育需求病人的生育功能保留，坚持肿瘤结局与生活质量并重。

二、院士点评

1. 乔杰院士：重视整合，强调生存

卵巢癌作为妇瘤中预后最差、常见的恶性肿瘤，无论对医生还是病人而言，

诊治复杂性一直是妇瘤领域面临的最大挑战，所以 CACA 卵巢癌指南的颁布具有非常重要的意义。与卵巢癌有关的指南比较多，如 NCCN 指南和 FIGO 指南等，这些都聚焦于卵巢癌的规范治疗，特别是初始治疗的规范性。其中，初始治疗是保证病人生存的最重要环节。但是 CACA 卵巢癌指南更强调实用性，特别是化疗方案、术前各种评分系统的应用和复发后的措施等。

CACA 卵巢癌指南的另一个特点是特别结合了卵巢癌领域中的研究进展，如基因检测、遗传咨询和靶向治疗等，同时也纳入了肿瘤治疗中的营养支持和中医治疗。该指南更加具有特色，契合临床治疗的同时，也体现了肿瘤诊治中另一个核心理念，即积极治疗与姑息治疗的有机整合。"常常安慰，偶尔治愈，总是帮助"在 CACA 指南中体现得更为突出。

指南所提及的临床研究中，国内所开展的研究越来越多。国内的临床研究日益精进，相信在与国际接轨的过程中，国内医学专家和科学家会发挥更重要的作用。

中国 CACA 整合诊治指南集国内外卵巢癌研究的最新进展而制定，对卵巢癌的筛查难点、辅助诊治措施、手术方式选择、术后肿瘤基因筛查、遗传咨询等做出了全面的阐述。整合医学的整体理念特别重视病人治疗后未来的生活质量，同时从生命起源守护整体生活健康，并与大健康质量的提升整合在一起。

辅助生殖可将肿瘤中越来越多与遗传相关的研究进行精进和深入的确定，这有利于更好地开展遗传咨询，为家庭未来的生活指导和人口素质的整体提升做出更多贡献。特别希望在未来的工作中，我们可以更深入地加强妇产科整体亚专科的合作，在生育力的保护、保留和保存方面做出更多的贡献。

2. 陈子江院士：保护生殖生存质量，靠 MDT to HIM 加强

作为生殖医学专业或生殖内分泌专业的医生，其实我更加关注肿瘤在大妇产科中的角色。卵巢癌是恶性程度高、生存率低的肿瘤。CACA 卵巢癌指南非常全面。虽然国际上关于卵巢癌的指南有很多，如 FIGO 指南等，但是没有任何一部指南与 CACA 指南一样从整合角度做出全面的论述。CACA 指南体现了中国特色和整合医学的特色，不仅内容具有连贯性，而且最后还包含了中医药的内容。此外，卵巢癌作为一类恶性肿瘤，在早期被发现的难度较大，这些病人的人文关怀和生存质量需要引起医生更多的关注。

虽然今天我学到了许多卵巢癌知识，但是结合中国现状，并未看到在卵巢癌生育力保存方面的突破。希望在今天的进展中，我们可以在生育力的保存和保护方面获益。尽管指南中提到，当肿瘤为Ⅰa期时该如何处理，但是当妇瘤医生在临床上真正遇到这样的卵巢癌病人时考虑更多的当然是生命。希望我们能在妇产科层面做到小"MDT"，将生殖内分泌学、生殖医学、妇科或中医科整合在一起。目前，卵巢癌在临床实践中的水平还有待提高，CACA 卵巢癌指南实际上起到了引导作用。将来，在 CACA 卵巢癌指南的普及中，也希望看到肿瘤医生和生殖医学医生

的共同协作。

随着肿瘤病人的逐渐年轻化和生育力保护需求的增加，各种现代治疗癌症的手段越来越多，如手术、化疗、靶向治疗"三位一体"以及新辅助治疗等。随着生育期的延长，我们不仅要加强对生育力的保护，而且为了子代的问题和女性的生殖内分泌功能，我们还要维护病人的生存质量。因此大家需要共同努力，尤其是肿瘤医生。希望在小范围领域可以做到一定层面的MDT，由各个医院的专科医生具体落实。执行时医生还需要进行个体化治疗，在实践方面通过CACA指南的推广进一步学习以实现诊疗整合，包括中西医整合治疗、中药治疗及相应的医学证据。虽然指南中列出了几味中药，但并非所有医生开出的处方是一样的，当病人病情严重时也要考虑是否可以服用中药。因此，我们还需要更多的研究证据，也希望能在指南中看到更多的A类证据和一类证据，此有利于使医生更加明确药物治疗方法。

3. 黄荷凤院士：审慎思考，加强特色

指南精读巡讲是一种非常好的使全国人民了解指南的形式。将肿瘤按各个医学系列编写成指南，这是中国的一大创举。以往我们在临床工作中都是从NCCN、FIGO和ESMO指南中寻找依据，现在我们所制定的CACA指南更多地体现了中国特色，并且提倡中西医结合治疗。

此外，我们应该从指南中更好地体会如何实现生育力保存、生活质量和存活率提高之间的关系，此值得大家慎重考虑。在临床诊疗中我们有时很难判断此问题，如果指南给予了相应参考信息，再加上生殖医生与肿瘤医生的合作，将理论与技术进行结合，就可以帮助医生更好地进行整合诊疗。因此，我们在制定这方面的指南时应该做得更加细致。

关于预防性卵巢切除术或输卵管切除术，部分医院已经开展，这是一个非常新的事件。希望今后制订指南时可以更加细致地分析关于这方面的重点，使临床医生可以理解指南中关于这方面疾病的处理方法。

在遗传方面，该指南做得非常好，结合个人和家庭对卵巢癌进行个性化分析是非常必要的。生殖医学也是非常重要的，如BRCA1阳性，到底是否需要对病人实施试管婴儿，这是一个经常难以判断的事情。因为某些病人虽然携带BRCA1基因但并未罹患肿瘤，怀孕后胎儿是否就不能出生呢？如何判断携带BRCA1基因的胚胎在出生后就一定罹患肿瘤，然后拒绝胎儿出生呢？也许这个胎儿出生后虽然携带BRCA1基因但终生未发病呢？在这方面，希望指南中可以添加多基因风险评估（PRS），再加BRCA1相关内容，从而更好地体现指南的特色。对于卵巢癌，指南中需要添加风险评估和咨询方面的内容。关于社会心理学支持、教育讨论、知情同意等方面，我们也希望在下次解读时可以听到相应的内容。

4. 马丁院士：提高生存，改变现状

近年来，卵巢癌是妇科恶性肿瘤中在分子生物学研究方面进展最快的一个肿

瘤，主要体现在以 PARP 抑制剂为代表的分子诊断和治疗进展方面，此使得卵巢癌预后得到较大幅度的提高，这是一个可喜的结果。经过最近几年的宣讲，分子靶向治疗已经得到中国妇瘤医生和病人的广泛接受。

目前，国家对肿瘤的防控非常重视，国家卫健委、国家癌症中心正在紧锣密鼓地开展各种癌症的单病种质量控制管理工作，其中第一批项目中共纳入 7 种癌症，包括卵巢癌和宫颈癌。对于卵巢癌，我们也注意到，许多出现盆腔包块的病人常常在基层医院就诊时打开腹腔，但是肿瘤并未被切除干净，化疗的操作也不规范。因此，中国卵巢癌病人的预后生存率比国外发达国家低 10%～15%。

通过单病种质量控制管理工作的开展，希望能将卵巢癌病人推荐给有资质的医院，由有资质的妇瘤医生进行规范化治疗，做到分级诊疗，从而将卵巢癌病人的预后生存率至少提高 10%。目前，临床中正在抓紧进行这项工作。在卵巢癌方面，全世界的关注点是复发转移、维持治疗，但是在遗传背景方面，希望中国学者也要有所作为。

5. 郎景和院士：卵巢癌是一块"硬骨头"

刚刚提到"五个大"，我们可以再加一个"大"，也就是大大地受到鼓舞，给医生大大的信心来对付卵巢癌。卵巢癌确实是一块"硬骨头"，可以说卵巢癌是最难治的妇科恶性肿瘤之一，与胰腺癌类似。它也是最难被发现或早期被发现的肿瘤，结果也最难得到控制，因此我们有必要将这个"硬骨头"啃下。

刚才提到了几个"70%"，我再增加两个"70%"。早在 20 世纪 70 年代，当时与杨丽娟、吴葆桢教授一起研究卵巢癌，我们就提到这两个"70%"：第一，70% 的卵巢癌病人被发现时已处于 Ⅲ 期或 Ⅳ 期，也就是晚期；目前，70% 卵巢癌的治愈率约增加 10%，但是尚无特别的突破。另外，卵巢癌的 3 年内复发率为 70%。如果再增加第 5 个 70%，那就是 70% 的卵巢癌病人是上皮性癌。因为性腺间质肿瘤和生殖细胞瘤目前已取得非常不错的治疗效果，所以第 5 个"70%"很关键，让我们感受到了沉重的压力，也需要我们付出更大的努力才能突破。

有些问题是很重要的，卵巢癌为什么难治？复发率高。复发的问题一直受到医生的关注，因为 70% 的卵巢癌都会复发。2000 年，在南宁专门召开了一场关于卵巢癌复发的会议，当时就提出了几个"定"：第一个是定性，即是否为复发；第二个是定位，在哪个部位复发；第三个是定型，包括铂类敏感型、耐药型、不敏感型或难治型；第四个是定法，也就是需要制定治疗方法。因为医生都会接触到复发问题，所以我们需要深入讲解相关内容。例如，复发时是否需要手术治疗，这是一个难点，我同意指南中所提出的建议。我记得与吴大夫写书时说过两句话，当时稍有调侃：第一，对上皮性卵巢癌进行初始治疗时最大的失误是不做手术，不做手术就不行，当时是手术第一；第二，对于复发性卵巢癌，最大的失误是贸然手术，不能看到癌症一复发即实施手术。曾经有专家提出，如果癌症病灶切除得不干净，则病人复发更快。

另外，卵巢癌为什么难于在早期被发现？因为瘤体比较隐秘，与宫颈癌和内膜癌不同，因此医生应特别注意，应及时发现包块，重视包块。此外，我们要重视癌症的性质是良性还是恶性。因此，指南在强调这些问题时应该更加明确描述，尤其是在解读时。对于输卵管切除，应该明确具体的操作方式，否则其他术者在应用时可能会有点儿不理解。

在中国，由于人口众多、地域辽阔、各地发展不平衡，同时还要兼顾农村，可能妇瘤医生的资质并不健全。医生分布的不平衡也导致不能将每个病人都转到大医院。建议基层医生接受正规的指导，因此我们亟待制定肿瘤的相关规范。

三、总　结

樊代明院士：致癌原因，别样治疗

郎院士回顾了20世纪70年代的医疗情况，70岁以下的医生可能不知道当时的事情。郎院士的意思是，目前的死亡人数与当时差不多。所有肿瘤均存在这样的情况，病人的5年生存率提高了，诊断率也提高了，但是真正死亡的绝对人数并无太大变化，所做的早期诊断仅改变了分数的分子，但却认为病人的肿瘤治疗效果提高，我们应该解决这个问题，这是老一辈妇产科专家给我们提出的期望。进行瘤细胞减灭术时，我们应该注意两点：第一，并非所有肿瘤都一样，即便是一种肿瘤，如胃癌、肝癌，每种的亚型都一样吗？当然不一样。因此，所有卵巢癌也并非是一样的。过去，我们通常对癌症进行早、中、晚分期，找出病理组织的高分化、低分化和组织学类型，但是我们是否考虑，引起同一种肿瘤的原因是不一样的。

第一种是遗传因素。卵巢癌的发病与遗传有一定的关系。由遗传引起的肿瘤通常生长缓慢，不转移或寡转移，肿瘤外面通常被包膜严密包裹。人体的抵抗力尚在，发生肿瘤的原因是遗传细胞出现了问题，所以治疗时要狠狠杀灭细胞，只要能治疗，就一定要想办法将肿瘤细胞杀死，因为人体的抵抗力尚在。结肠癌、直肠癌也是这样，可以通过手术、放疗或化疗将肿瘤细胞置于死地。

第二种是环境致癌。X线、药物或化学药物可对身体抵抗力产生强烈的影响。这种肿瘤可能没有包膜或侵袭性特别强，可以转移到身体各处。这类病人需要增加机体抵抗力，免疫治疗、PD-1和PD-L1的效果会非常好。

第三种是感染性肿瘤。什么是癌？包块长大了以后继续生长且不能控制就称为癌。这种情况是由第三方造成的，不是人体，而是感染。例如，肝癌由肝炎病毒引起，宫颈癌由HPV引起，鼻咽癌由EB病毒引起。感染源侵入人体后，要么抑制身体的抵抗力，要么增强瘤细胞的生长力，但是将感染病灶解决后肿瘤就不生长了，或者肿瘤就不存在了。发生胃癌时需要治疗幽门螺杆菌，而非治疗癌细胞，治疗幽门螺杆菌即可控制胃癌，因为胃癌是一种感染性肿瘤。

第四种是内分泌性肿瘤。人体内大致包括甲状腺癌、卵巢癌、前列腺癌和乳腺癌，这是身体的中枢神经系统调控出现了问题。调控可能受到神经的影响，但是更多源于内分泌的结果，所以使用某一种激素就可将肿瘤搞定，例如乳腺癌雌激素受体抑制剂等，卵巢癌和前列腺癌同样如此，也可以通过切除相应的器官来解决问题。调控出现问题后肿瘤可以通过激素来控制发展，这就是内分泌性肿瘤。

第五种是心理出现问题。某些病人被告知罹患胰腺癌后，回家后不足5d就去世，这是抑郁症导致了疾病的加重。另外，极大的落差导致心理不平衡，也是肿瘤加重的原因之一。因此，抑郁在肿瘤发病中发挥着非常重要的作用，由于抑郁造成了身体平衡的紊乱，瘤细胞大量生长，免疫力对肿瘤细胞不能发挥任何作用。大多数肿瘤病人在手术前和治疗后均呈抑郁状态，没有一个肿瘤病人在接受抗抑郁症治疗后未显示任何疗效。将来，我们常规通过心理医生来治疗肿瘤，因为肿瘤的发生与心理作用也有一定的关系。

别样的癌要别样地治。第一，虽然同为肿瘤，但是各种肿瘤之间并不一样，可以区分者可视为高人或上等医者，我们应该将肿瘤分开治疗。第二条，不是所有医生都可以治疗肿瘤，将来一定要对医生进行认证。如果不经认证，病人就诊后医生就可以手术，目前基层医院都可以开展肿瘤手术。应该对不同的医生进行不同的分类，准予开展不同的治疗方法，病人的效果取决于医治的医生。某些医生即使已开展肿瘤手术几十年，也很可能不是一名合格的医生。所以，临床上我们要对每一位医生进行认证，哪怕是老医生，同时对医生在一生中所实施的手术进行回顾，分析病人存活时间的长短，只有这样才能提高医生的医疗水平。

之前，我校有一位老教授，84岁时身体不行了，去看望他。他笑着对我说："樊校长，别的不说，在全国抗肿瘤方面，我是最好的医生。"考虑到他的身体状况，我报之一笑。他说："你笑什么，我就是这样的医生。"我说："有一点儿是值得肯定的，您一辈子做的肿瘤手术肯定是全中国最多的。但是，您的肿瘤病人的存活时间是否比其他术者的病人更长呢？在您现阶段所实施的手术中，病人的存活时间是否比过去就诊于您这儿的病人更长呢？有可能，虽然您已做了几十年手术，但是目前就诊病人的生存时间与我们年轻时所接诊并实施手术的病人是一样的。"他说这两个数据都没有。

所以，我们一定要对医生进行认证，如果某肿瘤医生未通过CACA认证，就不能治疗这类肿瘤，这样有利于提高诊疗水平。如果医生不进行认证，治疗时就可能发生许多问题。如果一个问题通过医生的治疗造成了更多的问题，毫无疑问，这就是医生自己的问题。

究竟该怎么实施肿瘤呢？最近，我参加了一场在日内瓦开展的UICC会议，会议讨论了未来医学的挑战和对策。目前，肿瘤的种类越来越多，我们所遇到的挑战包括十项，其中自然界给我们带来了三大影响：第一个是气候变化，气温升高；第二个是环境污染，包括大气污染；第三个是辐射增强，与几十年前的阳光不同的是，现在的阳光未经过滤而直接照射到人体，这与轻度放疗差不多。这三个问题可引起人类肿瘤发生概率升高。人体自身的因素包括五大方面：第一个是酗酒，第二个是抽烟，第三个是肥胖，第四个是运动少，第五个是精神紧张。以上因素加起来共 8 个方面。第九个是老龄化，年龄大时人体所罹患的肿瘤可能增多，现在人们的寿命越来越长，年长时所患疾病的病理机制并不清楚。第十个是政府和民众对健康的意识和认知不够。未来的对策是什么？就肿瘤来说，仍然像目前以诊断和治疗为主体肯定是不对的，因为通过诊断和治疗所获得的疗效都基本上到了饱和状态，很难再得到提高。当然，合理的 MDT to HIM 可能解决一些问题，但是更多的是要将"关口前移"，即做好预防和筛查，效果就会不一样。后续治疗时我们也需要特别注重康复，治疗后是否接受康复治疗对肿瘤病人的结局是完全不一样的。例如，抽烟可引起肺癌，如果治疗后回家又继续抽烟，那么病人的结局可想而知。所以我们一定要将"关口前移"，管理后移，这样才能起到主要作用。如果仅强调教育医生注重诊断和治疗，即使医生可以达到师傅的水平，那么他也就只能达到师傅的水平，很难有更大的突破。因此，我们将来必须加强医学教育制度的改革。

现阶段，我们所采用的治疗手段多数为碎片化的治疗方法。例如，手术可以使 60% 的病人达到治疗效果，但是还有 40% 的病人无法获得效果，并且手术还有相应的适应证，不能接受手术的病人则选择内科治疗，结果显示内科治疗的效果并不好。手术后 40% 的病人可能转移或复发。手术可以使 60% 的病人获益，其他治疗方案也可能使病人获益，如果将通过其他治疗方案获益的病人归功于手术，则是不正确的。

心血管外科医生可能与内科医生发生争执，外科医生认为心脏搭桥的效果好，内科医生认为心脏支架的效果好，前者有循证证据，后者也有循证证据。如果既不懂外科又不懂内科，某些人可能认为病人发生冠心病时服药的效果好，这些的确有相应的循证医学证据。某些心前区绞痛的病人在最后尸检时可能会发现冠状动脉堵塞，但是一生中都不表现出临床症状。所以针对各种情况，我们如果只抓住自己眼前所关注的点，即各自为政，仅可实施碎片化治疗。进行碎片化治疗的最后结果就是治疗的效率很低，质量很差，花费也很高，最后可能对某些病人带来不好的影响。

因此，我们可以得出结论，这是由中国学者提出来的，疾病的整合诊治是未来医学发展的方向（不是之一），这就是整体整合医学。

喉癌整合诊治前沿

◎房居高 钟 琦 雷大鹏 易俊林 董 频

一、指南精讲

1. 博采众长，独具特色

CACA 喉癌指南的特色是对喉癌、下咽癌和鼻腔鼻窦恶性肿瘤三种疾病独立成章，针对性强，科学性强，便捷性强，权威性更强。本着 MDT to HIM 的理念，以人为本，以病为基，择群施治，"防—筛—诊—治—康"多学科并重，全过程关注，采用整合医学的理念对喉癌进行诊治。通过 CACA 指南，我们将发出中国声音，定位中国特色，立足中国研究，对位国际标准，结合中国临床实践，实现整合中医治瘤的理念；CACA 喉癌指南有助于我们回归临床实际，兼顾基层医院与高水平医院，坚持原则与进展，实现现实与前瞻共存，重视科普性与专业性。

这部喉癌 CACA 指南包括概述、预防与筛查、手术治疗、综合治疗、康复与随访等内容。CACA 喉癌指南博采众长，独具特色，目的是提高整合诊疗的水平，达到"防—筛—诊—治—康"同质化，服务"健康中国 2030"。到 2030 年，希望总体喉癌病人的 5 年生存率提高 15%，早诊率提高 20%。

与国外同类指南相比，CACA 喉癌指南、NCCN 指南和 ESMO 指南在以下几个方面有所不同：CACA 指南详细介绍了肿瘤筛查，但是 NCCN 指南没有；在手术平台和外科术式方面，NCCN 和 ESMO 指南均不涉及；对于晚期喉癌的转化治疗，NCCN 指南仅涉及主要脏器，ESMO 指南只粗略介绍；中医药治疗是 CACA 指南的特色之一。

根据对 185 个国家的喉癌流行病学研究结果显示，中国的年龄标化发病率为 1.30/10 万，排名在第 65 位，但是实际的男性发病率稍高，约为 3/10 万，女性接近于 1/10 万。据 2020 年各国发布的喉癌新发病例数和死亡病例数，中国的新发病例和死亡人数位居全球第一。中国喉癌监测网选取了全国 682 个癌症监测点，覆盖人口达 3.8 亿，即东中部的人口密集地区。根据国内 2015 年的年龄性别标化的喉癌和全身其他各种肿瘤估计的发病率研究结果，喉癌的男性发病数为 2.6 万余例，女性为 1.4 万余例。

在全身恶性肿瘤中，虽然喉癌的发病率不高，但是对人的健康和生活质量影响非常大。众所周知，喉是人的发音器官和语言器官，人区别于动物的最主要功能是人能够说话，具有语言功能。病人一旦罹患喉癌，经治疗后仍然可能影响发音和呼吸。喉和咽部为咽喉要道，也是维持生命的重要通道，不仅具有发音功能，还具有呼吸功能，因此喉癌的致残率和致死率均比较高。关于我国喉癌的防治现状，尚未对其发病率进行全国普查，所以仍然缺乏比较精确的统一数据，目前只是通过监测点预估发病率。对于喉癌的筛查，目前尚缺乏系统的指导，治疗时存在重生存轻功能的现象，在康复与随访的过程中存在重治疗、轻康复和随访及术后综合治疗等情况。因此，我们应大力推广 CACA 喉癌指南，使其不仅可以在三甲医院落地，而且可以在全国的县级和地市级医院落地，尤其是全国 2000 多个县级医疗单位。如果 CACA 喉癌指南可以落地，则对中国的喉癌防治和提高喉癌的生存率具有非常重要的指导意义。

2. 喉癌防治，筛查诊断

预防喉癌时需要明确预防的内容，即所谓的危险因素。危险因素包括环境因素、职业暴露因素、遗传易感性和性激素相关因素。对喉癌而言，环境因素主要包括烟草暴露，包括香烟、雪茄烟草和无烟烟草等。CACA 指南对烟草暴露的强度做出了非常明确的规定，烟草暴露的计量单位是"支/年"。此次，CACA 指南对烟草暴露的强度做出了定义，一般认为病人每年抽烟 500 支以上是重要的暴露因素。喉癌的其他危险因素包括酒精暴露、咽喉食管反流和人类乳头状病毒感染等。从遗传易感性来说，高龄是肿瘤的高发因素，其次是少见的免疫方面缺陷，最后是性激素相关因素。根据临床经验，在喉癌中绝大多数病人是男性，女性相对少见，因此有学者提出疑问，是否雄性激素在发病中起到一定的致病因素，目前该疑问尚停留在假说或待证实的层面，未得到有力证据的支持。

从烟草暴露来看，烟草与喉癌密切相关。88%~98% 的喉癌病人与长期烟草暴露相关，所以有烟草暴露史喉癌病人的危险度是不吸烟者的 39 倍以上，此与烟草暴露强度（即每年抽烟 500 支以上）呈正相关。也就是说，暴露强度越大，罹患喉癌的风险度越大。此外，二手烟同样有害，尤其是对于低龄病人。一般而言，病人开始吸烟的年龄较小，暴露时间较长，暴露强度越大。从预防角度来看，戒烟后罹患喉癌的风险逐年下降，一般在 10~12 年后可以降至不吸烟水平，无论从何时开始戒烟，此对病人降低喉癌风险都非常有效。近几年，国家逐渐加强宣传戒烟力度，首先宣传肺癌防治措施，然后进行关于心脑血管影响的健康教育，后期我们应极力宣传烟草对喉癌的影响，使吸烟者深入认识烟草对喉癌的影响。今年，世界无烟日的宣传主题是重点保护年轻人，也就是从二手烟及低龄吸烟者着手，并且取得了显著进展。从反方面来看，这几年女性的烟草暴露强度或比例有所增加，这与女性喉癌增加密切相关。

第二个主要危险因素是酒精（乙醇）暴露，酒精暴露者罹患喉癌的风险是非酒精暴露者的 2.0~5.6 倍，有时与烟草起到协同作用。乙醇的代谢产物是乙醛，乙醛是一级致癌物，中国人普遍缺乏乙醛代谢酶，饮酒后乙醛会在体内大量堆积。对于国人而言，饮酒作为很强的暴露因素，更为有害。所以，CACA 指南摒弃之前指南所提出的戒烟和限酒，直接提出戒烟和戒酒。酒精暴露强度与肿瘤发病相关，例如大量饮酒、有风险饮酒、适量饮酒和所谓的无害饮酒。所谓的适量饮酒是每天饮酒20g，相当于一瓶啤酒的酒精含量，此仍然存在一定的致癌作用，致癌风险依然存在。另外，饮酒与食管反流密切相关。如果晚上抽烟喝酒后大量进食，则会诱发夜间食管反流，所以饮酒是综合有害因素。

第三个危险因素是人乳头状瘤病毒感染。近年来，人乳头状瘤病毒与肿瘤之间的关系受到社会的广泛关注，我国每年统计的人乳头状瘤病毒相关肿瘤病例中，发病人数约为11万例，死亡率约为3.6万，两个数据均很高，分别占中国新发病例的3.4%和死亡病例的1.8%。人乳头状瘤病毒的亚型较多，超过100种，与喉癌高度相关性的亚型是16和18亚型。

最后，关于喉癌的危险因素，还有其他一些预防要素。首先是食管反流，有meta分析结果显示，胃食管反流是喉癌的风险因素，目前已成为喉癌预防的研究热点。其次是大众比较关注的空气污染，二氧化硫、甲醛和工业的重金属粉尘都是重要的致癌因素。职业暴露与喉癌密切相关，除了长期接触一些石棉等有害物质外，消防队员对火灾中烟尘的防护也十分重要，因为它也是一种很重要的致癌因素。最后是放射性物质的接触，包括镭、铀和氡等的长期接触，这些也是喉癌的高发因素。

说到肿瘤，首先应提到三级预防。众所周知，一级预防是病因学预防，即消除危险因素，保持健康的生活方式（戒烟和戒酒）、拥有良好的空气质量，还应做好一些必要的职业防护，同时大量摄入蔬菜和水果对喉癌病人而言也是一种不错的保护因素。二级预防主要包括早期发现、早期诊断、早期治疗。三级防护主要指康复管理，即全方位、全周期的健康管理。

喉癌可能表现出很明确的癌前病变，首先是声带白斑，例如病人一直进行检查但拒绝接受治疗，随着时间的推移，病变部位从比较表浅的白斑逐渐发展为进展期喉癌。在反应性或角化白斑病人中，约1%~5%最后可能会进展为喉癌。轻度异型增生病人中6%可进展为局部中晚期喉癌，重度异型增生或原位癌病人中约28%最后会进展为晚期喉癌。因此，积极处理声带白斑防治肿瘤具有非常重要的意义。另外，由人乳头状瘤病毒感染所引起的成人喉乳头状瘤也是很明确的癌性病变。慢性增生性喉炎亦称为肥厚性增生性或慢性肥厚性喉炎，也是喉癌的癌前病变。

对于喉癌病人来说，特别是有烟酒等高危因素暴露者，建议40岁以上进行筛查。一旦出现声音嘶哑、吞咽不适、痰中带血、颈部肿物等症状，并且约两周以上不缓解，应行喉镜筛查。

根据解剖学位置不同，可将喉癌分为三种类型：①声门上型，即会厌处，所谓的声门以上部位；②声门型，在左右声带和前后联合位置上，也是喉癌中最常见的类型；③声门下型，在声带之下，发病率相对较低。

根据喉癌的原发部位不同，首发症状也会不同。声门型喉癌是发病率最高的类型，最早期的症状主要包括声音嘶哑，待进展到一定程度，由于声带是上呼吸道中最窄的位置，因此一旦肿物长得比较大时就会引起呼吸困难，当颈部淋巴结转移时也会出现颈部包块。声门上型喉癌最早期可能仅表现为咽部异物感和痰中带血，无特别明显的症状，一旦侵犯声门或声带后会出现声门型喉癌症状。发生声门下型喉癌的病人相对较少，早期无症状，当出现喉外侵犯或声门侵犯时会出现症状。

喉镜是最简单、有效的筛查方法，可分为间接喉镜、纤维喉镜、电子喉镜、频闪喉镜和窄带光喉镜，这也是喉镜发展的整个过程。随着技术的进步，喉镜的诊断准确率越高，其与病理间的符合度越高。首先介绍间接喉镜，由于喉属于身体内部部位，只在照明的情况下通过可以反射光的小镜子经过反射可以观察到喉镜中声带及其他状态。用手牵住病人舌头，然后将喉镜加热（因为凉喉镜会产生雾气）后伸到病人口腔，通过反射作用可以观察喉腔。以前多采用可以反复消毒的金属质喉镜，现在也可采用一次性塑料喉镜，其更加卫生、安全。之后出现纤维喉镜或电子喉镜，其配备的软镜子比较细，通过鼻腔可进入体内，然后绕过鼻咽部进行喉部观察。相对来说，这种喉镜的成像准确度较高，所以能够反映喉的状态。频闪喉镜是具备特殊光源的喉镜，通过频闪可以体现喉黏膜的震动状态，因此通过此项检查在较早期时可以发现黏膜上病变从而有利于做出正确诊断。近年来，又研发出具备特殊光源的喉镜，即窄带光喉镜，其滤掉红光，保留普通白光源中的绿光和蓝光，可以观察黏膜下新生血管，通过血管形态可以得出诊断，其结果与病理诊断的符合率非常高，并且诊断的准确率也大幅度提高。

除以上诊断方法外，喉癌诊断还应包括影像学诊断。此 CACA 喉癌指南也推荐了增强 CT、增强 MRI、PET/CT 来观察全身情况。另外，像腹部 CT、腹部 B 超和核素等骨扫描，亦有利于了解全身情况。喉癌的病理活检是明确诊断的金标准。

从病理学角度考虑，95%～99% 的喉癌都是鳞状细胞癌，其他的病理类型包括神经内分泌癌、腺样囊性癌、黏液表皮癌等。从浸润深度来看，可将喉癌区分为原位癌和浸润癌。从组织分化程度来看，还可将喉癌分为高分化、中分化和低分化。

本次 CACA 喉癌指南采信了美国 AJCC 的 TNM 分期分型的方式，这样便于国际上的交流。我们在 TNM 分期的基础上将喉癌分成 1～4 期，从而根据不同病期的喉癌确定治疗策略。

3. 喉癌的手术治疗

喉癌治疗的主要目的是彻底控制肿瘤，延长病人生命，次要目的包括尽可能保留发音功能和良好的吞咽功能，同时尽量避免永久性气管造瘘，减少口腔干燥、味觉、嗅觉减退等功能性损害。治疗方式包括手术、放疗、化疗和生物治疗等。在达到上述这些目的的同时，应采用最经济且损伤最小的治疗方式。

从历史变迁来看，喉部手术最早开始于 1873 年，Billroth 完成了全球第一例全喉切除手术，并且在 19 世纪提出了垂直半喉切除术。随着时代的发展，喉癌生物学行为研究也为保留喉功能提供了理论依据。到 20 世纪初，Butlin 和 Gluck 提出了半喉切除的理念、不裂开声带切除等。到 20 世纪上半叶，治疗主要以局部或区域照射为主，采用手术较少。1950 年以后保留喉功能的喉癌手术得以开展，20 世纪 60～80 年代时有学者进一步丰富了垂直喉部分切除术。随着同步放化疗的应用和普及，目前喉癌的治疗以手术、放疗、化疗、靶向治疗等综合治疗为主。王天铎教授于 20 世纪 80 年代初率先在国内开展了保留喉功能的下咽癌手术以及各种喉成形术。在喉癌治疗方法的选择方面，术前评估综合状况非常重要，包括病人的一般状况、营养状况、心肺肝肾功能、前期治疗情况、病人的经济状况及期望值等。术前需要进行评估的项目包括内镜检查、病理活检和影像学检查，以及其他病人的因素，如职业、对声音等生活质量的要求、就医便利程度、依从性、对疾病的认识、期望值和对并发症的接受程度等。按照 CACA 指南，多学科整合诊治肿瘤专家团队推行"MDT to HIM"理念，进一步讨论和设计肿瘤治疗方案，同时综合考虑肿瘤因素、病人因素和医疗机构因素，甚至包括社会心理因素，谨慎选择治疗方案。

按照指南建议，喉癌可分为声门型、声门上型和声门下型。发病率以声门型喉癌最多见，其次是声门上型，声门下型少见。声门上型喉癌可分为早期和中晚期，早期即 T_1 期和 T_2 期，推荐手术或放疗的单一治疗方案，不建议叠加治疗，除非存在高危因素。声门型喉癌一般最早出现声音嘶哑，可于早期发现。对 T_1 和 T_2 病变，临床上需要进行术前充分评估，可以考虑经口内镜或开放术治疗。开展经口内镜治疗时可在显微镜下采用二氧化碳激光或等离子等能量平台，该术式的远期后遗症较少，可以避免气管切开，并且发音效果也很好，具有微创、周期短、恢复快和费用低等优势。开放手术可选择喉裂开、喉垂直部分切除或环状软骨上喉部分切除，这些术式也可有效保留发音功能。对于中晚期喉癌，如 T_3 或 T_4 病变，CACA 指南推荐保留喉功能手术或同步放化疗。完成保留喉功能术后病人可发音，手术方式各种各样，包括垂直喉或额侧部分切除、环状软骨上切除、环－舌骨－会厌固定等。手术的最主要目的是保留发音和术后吞咽功能。对于 T_4 晚期病例，推荐行手术或术后放疗，如果病变范围很大，则喉功能可能无法保留。对于 T_{4b} 病变，一般考虑行诱导化疗，并实施降期喉手术。

如果发生早期病变时想要避免实施开放手术，则通过经口内镜进行二氧化碳激光切除，在充分评估时应进行术前电子喉镜和 NBA 内镜检查等，也可做到广泛普查筛查，此有助于做到早期诊断。治疗声门型喉癌时，如声带的原位癌或 T_1 期（甚至 T_2 声带癌），只要可暴露可切除即可彻底切除肿瘤，并且避免气管切开。另外，术前需要做充分评估，病人应耐受全身麻醉或支撑口径的操作。激光切除术后病人恢复非常好。目前，激光手术主要用于喉部显微外科手术，二者优越性相互叠加后可降低损伤，无须喉裂开和气管切开，对术后发音功能的恢复有帮助。

如果病人于支撑喉镜下病变暴露不佳，或前连合受累导致病变暴露不佳，可考虑采用垂直喉切除，即裂开手术。术前进行电子喉镜检查（包括普通白光或内镜窄带成像术）可看到肿瘤病变情况，切除术后病人也可达到良好的发音效果，并且可以恢复正常生活。因此，目前开展喉癌手术时术前评估和术后随访非常重要，可避免术后复发情况。

对中晚期喉癌，即 T_3 或 T_4 病变，术前固定一侧声带，即声带出现较大病变。术前 CT 评估时可能发现淋巴结转移，需要进行淋巴结清扫，切除病变后可保留喉功能和术后发音，吞咽功能也可获得良好的恢复。病变范围比较大的病人也可选择次全切除术或喉环状软骨舌骨会厌固定术。对 T_4 病变晚期病人，如果肿瘤长到喉外侧，侵犯喉前软骨或肌肉组织，此时需要进行全喉切除术。

声门上型喉癌也是比较常见的喉癌，病变一般发生在声带以上，包括会厌、食管等部位，临床上可采用早期和中晚期治疗。具有早期病变病人的症状与慢性咽炎类似，也有可能出现吞咽不适感等。早期可考虑两种治疗方案：一是手术或单纯放疗，手术方案可选择经口内镜手术，或目前推崇的达芬奇机器人手术；另一种方法是等离子治疗，由于具有较好的止血效果，其在临床手术治疗中具有一定的优势。原则上可以切除病变部分，只要暴露到位，均可采用显微镜下激光、等离子或其他手术切除。开放性手术可针对暴露不佳或病变范围较大的病人，也可选择会咽切除术或水平半喉切除术。对中晚期声门上型喉癌，CACA 指南推荐保留喉功能的手术、术前诱导化疗或同步放化疗联合应用。与声门型喉癌的治疗原则一样，术中应最大可能地保留喉功能，并且提高病人的生活质量，同时应预防术后呛咳或误吸等情况。

治疗早期声门上型喉癌时可考虑经口内镜手术，如二氧化碳激光或等离子。另外，目前达芬奇机器人手术在临床中开始推广，有条件的医院可以采用。该手术在喉癌早期可以做到完整切除，这是由于三维高清视野可放大术野，并且机械臂在操作时较灵活，具有多个自由度，此有利于实现组织的切割、游离和缝合。术者可充分利用工作经验达到较短的学习曲线，并且可以全面控制镜头，在助手配合的情况下达到完整切除。

对于暴露不佳或经口挑起后暴露不佳的病人，亦可选择开放性手术，切除后也可实现术后发音且声带完整保留，术后能减少误吸和呛咳的发生，提高病人的术后生活质量。

如果病变范围非常广泛，可选择全喉切除术，适应证包括手术或非手术复发、高龄、有全身多脏器疾病和肺功能不良病人。另外，累及喉内的晚期 T_4 喉癌病人，甚至已侵犯喉前肌肉或软骨的病人，这种情况下只能选择全喉切除术以延长病人的生存率。

对喉癌进行手术治疗的主要目的是彻底控瘤，延长病人生命，在此基础上尽可能保留发音功能和良好的吞咽功能。治疗方式除手术外，还可配合放化疗和生物治疗。按照 CACA 指南，应推动多学科整合诊治，即 MDT to HIM，由肿瘤专家团队共同讨论并设计肿瘤治疗方案，术前做好充分评估。根据每个病人的不同情况，可以灵活选择切除或重建方法，以最大限度地保留喉功能（发音、吞咽和呼吸），此可以提高病人的生活质量。

4. 非手术治疗，提效保功能

喉癌位于咽喉要道，具有非常重要的功能，如呼吸、进食和语言等。因此，治疗喉癌时，既要提高疗效，又要保留喉部功能。手术治疗是非常重要的手段，非手术治疗方法（包括放疗和内科治疗在内的其他治疗手段）也起着非常重要的作用。

CACA 喉癌指南对不同期别的喉癌提出了不同的治疗需求，对放疗、化疗、分子靶向治疗和免疫治疗都做出了详细推荐。此治疗过程体现了 MDT to HIM 的整合治疗理念，总体目标是通过 HIM 理念提高肿瘤治疗的疗效，保留喉部功能，改善病人的生活质量。其中，放疗非常重要，是治疗肿瘤的手段之一，在喉癌中起着非常重要的治疗作用。首先，放疗可以治愈肿瘤，特别是对早期的声门上型喉癌和声门型喉癌，通过单一治疗手段（即单纯放疗）便能达到治愈目的。

另外，部分病人可先接受手术治疗，术后如果有不良预后因素则需要进行放疗来帮助治疗肿瘤。如果肿瘤处于晚期，且淋巴结数目多、较大，则需要行术后辅助放疗，特别是对淋巴结已长到包膜外者。如果手术切缘不充分，或切缘阳性，则需要进行术后同期化疗。对局部晚期肿瘤无法切除或其他原因不能手术，或拒绝手术、放疗和联合化疗或其他手段的病人，也能获得很好的疗效。

放疗进入了一个非常精准、高效的年代，首先需要有非常先进的设备来帮助确定肿瘤位置。目前，放疗专业都有专用的 CT 模拟机，部分较大的医学中心装备有 MR 模拟机，通过高端定位设备能准确定位肿瘤，并且可以非常准确地勾画出肿瘤的靶区，同时有利于指导放疗。

目前，放疗已进入非常先进的阶段。我国拥有非常高级的先进加速器，采用的放疗技术都是调强放疗技术，具有代表性的技术有两种：一种是旋转容积调强，其加速器机头可 180°旋转，治疗速度非常快，治疗时间为 2～3min。由于速度快，治疗影响可降到最低。另一种是螺旋断层调强方案治疗，称为 TOMO。TOMO 加速器机头可 360°旋转，每次治疗时都在图像引导下进行，治疗精度高，使肿瘤放疗剂量与肿瘤高度适形，此有利于更好地保护周围正常组织。

目前，国内十几家医院已经安装了更加先进的加速器设备，如质子和重离子加速器。这种新型加速器所使用的射线具有一定的特征，能将所携带的能量主要在肿瘤部位释放来杀死肿瘤。这种加速器使肿瘤剂量更加集中，周围组织保护得更好，特别适用于对常规加速器不太敏感的肿瘤治疗。

对喉癌，质子和重离子加速器的优势都不是特别明显。在放疗过程中，每例病人基本上都需要治疗 30 次左右，每次治疗时都要求保持在相同位置，所以在每次治疗时加速器能采集治疗前的图像,与计划图像进行配准,并且校正两者之间的差别。经校准后,误差能控制在亚毫米级范围之内,因此现代治疗方法能实现精准、安全和微创的目的。

除放疗以外,非手术治疗中还包括其他非常重要的手段,即内科治疗。内科治疗包括化疗、分子靶向和免疫治疗三种治疗手段。首先,化疗主要体现在两个方面:①对需要保留喉功能的病人提高保喉率,通过诱导化疗来筛选比较敏感的病人,进而选择后续的保留喉功能的治疗模式;②选择同期放化疗可进一步提高保喉率或生存率。对局部晚期病人,在放疗基础上联合化疗可以提高疗效,同时对部分曾行手术治疗且有高危因素的病人,术后放疗联合化疗也能进一步提高疗效。对于喉功能保全,所谓的诱导化疗即为对病人进行化疗,用化疗来筛选对化疗敏感的病人,适用于中期偏晚或晚期偏早的病人,都可选用先化疗的治疗模式。化疗方案选择标准的 TPF 方案:病人先行 2~3 周期化疗,化疗结束后进行检查,然后评估化疗疗效。如果病人疗效较好,便可达到完全缓解,即肿瘤消失。病人后续只进行单纯放疗即可保留喉。若肿瘤消退比较满意但未达到完全消失,此时可选择放疗或同步放化疗,也能使病人在保喉的同时得到很好效果。若行诱导化疗后肿瘤消退不满意,建议选择手术治疗,术后再根据有无不良预后因素选择放疗或放化疗。不良预后因素主要包括肿瘤处于较晚期、淋巴结较大或较多、手术切缘不干净的病人。

对于保全喉功能的病人,可以选择放疗作为治疗模式,在此基础上也可增加化疗,从而进一步提高喉功能保全效果。对中期或晚期偏早病人,建议选择同期放化疗,在获得保喉功能的同时可以进一步提高疗效。常用方案即在放疗的同时采用顺铂 $100mg/m^2$(每 3 周一次),或采用顺铂 $40mg/m^2$(每周一次)的治疗方案。

晚期喉癌病人不能接受手术治疗,此时在联合放疗的基础上采用化疗可以进一步提高肿瘤疗效,因此联合方式包括诱导放疗和诱导化疗,后期再行同期放化疗,或一开始即选择同时放疗和化疗。对于需要行全喉手术但不愿意接受手术的病人,或病变处于特别晚期且无法行手术切除治疗的病人,也可选择化疗或放疗的治疗模式。有些病人一旦得到诊断便已出现原位转移,此时的治疗方式应以化疗为主。

内科治疗还包括分子靶向治疗。随着对肿瘤生物学行为的认识,在肿瘤细胞表面可能存在能够刺激肿瘤细胞生长、促进肿瘤转移的"靶点"。所谓靶向治疗是采用具有针对性的药物来定向破坏靶点,使其失去功能,就像打靶一样。是否采用单一靶向治疗就能治愈肿瘤呢?从目前的情况来看,单一靶向治疗手段并不能治愈肿瘤,单独靶向治疗药物的有效率为 30% 左右,因此采用靶向治疗时一定要联合放疗和化疗,或联合手术、放疗和化疗三种。放疗联合靶向治疗的作用与放疗联合化疗的作用相当。CACA 指南推荐,对局部晚期喉癌,当病人不耐受化疗时放疗联合靶向治疗可作为治疗的选择之一。目前，靶向治疗喉癌的药物主要包括泰欣生（即尼妥珠单抗）和西妥昔单抗两种药物。

当前，免疫治疗比较热门，发生早期肿瘤时机体通过自身免疫系统可以杀灭少量瘤细胞，但是当瘤细胞长到一定程度后即会发生一些变化，可以逃避机体的正常免疫监视。主要包括两种模式：一种模式是踩刹车，瘤细胞能使机体免疫细胞失去功能或功能下降；一种是断油门，即免疫细胞识别肿瘤的能力下降。免疫治疗主要根据"松刹车加油门"的方法来破坏肿瘤并逃避免疫监视的机制，从而达到杀死肿瘤的目的。目前，免疫治疗主要用于复发或转移的喉癌病人，并且这部分病人不适合采用手术治疗或放疗。适合手术治疗或放疗的病人应先行手术治疗或放疗。不适合手术治疗和放疗的病人，在复发和转移的喉癌中可通过化疗联合免疫治疗或单独免疫治疗来达到治疗的目的。目前，推荐用于免疫治疗的药物包括帕博利珠单抗，国产药物中也有同类型的药物，如卡瑞利珠和特瑞普利等。以上是喉癌非手术治疗的内容，其目的是增效保功能。

5. 喉癌的康复、随访与展望

喉部本身具有发音、呼吸和吞咽的功能。针对这三个功能，我们对术后康复进行相关介绍，同时根据术后或放疗后出现的心理变化对病人进行心理康复和中医药治疗，最后对喉癌的未来与随访进行相关介绍。

喉位于咽喉部要道，是非常重要的器官，本身具有吞咽、呼吸和发音功能。采取各种治疗后，如果病人丧失呼吸功能，则医生将在颈前部开放空洞，即器官切开或带器官套筒，此对发音功能具有影响，也可能导致哑巴或声音过小，不能正常交流。由于术后喉部局部僵硬或放疗后组织瘢痕化，病人不能正常饮食，只能进食流质或半流质食物，严重者将无法进食。需要接受经鼻饲饮食或经肠道营养支持，这些都会为病人带来诸多的不便。

如何进行功能康复？首先应进行发音康复，术前医生会询问病人的意见，即术后是否需要保留喉功能或不进行半喉手术而改为全喉切除术，病人接受全喉切除术后就失去了发音功能。根据术中情况，如果放置发音管，则也可能帮助病人在术后发声。病人在全喉切除术后不能发音怎么办？目前，有几种办法可尝试用于帮助发音。一种是类似电动剃须刀的电子喉，在全喉术后我们发现在打开图中机器时颈部会有"嗡嗡"音的颤动，此时口腔发出"你好，我吃饭了没有"的声音，就像机器人的声音一样，但是由于机器本身的颤动比较大，口腔的发音相对较弱，有时病人存在不敢讲话的心理或不愿意引起周围人围观的想法。因此，电子喉的使用有一定的局限性。但是电子喉的操作简便，基本上不需要临床医生或相关病人指导就可使用。发音钮可在二次手术或在进行全喉切除术时安装使用。发音钮就像塑料纽扣一样，它需要定期清理和保护，同时需要定期更换。当然，护理也非常重要，如果用力不当，则有可能导致脱落、损坏，此时需要更换新按钮。发音时，可用拇指按住发音钮上的洞，气流通过小的反应扣后挤到口腔中，从而达到说话的目的，这也是一种手术后再手术的发音。病人借助此设备基本上可以与正常人进行交流，通过启动试管音或电子喉也同样可以帮助喉癌病人发音。

著名相声演员李文华罹患喉癌后接受全喉切除术，通过辅助发音设备还可以讲解节目。上海残联无喉者协会的会长在接受全喉切除术后可以在公开场合进行演讲，说明他的食管发音功能恢复得非常不错。同时还可以组建一些团体，包括病人自己组建的团体，此有利于团队成员之间互相交流，互相进行发声训练，通过老人带新人的方式，共同融入社会，从而更好地适应生活。

除了发音康复外，其他比较重要的康复是呼吸功能恢复。呼吸的重要性优于发音，若在颈部安装带孔管子，需要在颈部用纱布遮挡以防止飞虫进入，同时需要做好护理，每天对气管托管进行消毒。同时病人也需要接受雾化吸入，特别是在北方地区，因为空气比较干燥，如果寒冷的空气被吸入气管则可能会引起肺部改变。虽然南方相对湿润且空气好很多，但是病人也需要接受护理和消毒。有些病人不乐意佩戴气管管套而直接将其拔掉，如果持续时间较久则会导致病人瘘口狭小，此时可能需要再次进行手术治疗。在全喉切除术后病人是可以恢复发音的，如果想完全恢复呼吸功能，目前尚做不到。如果半喉切除术后病人不接受拔管，则可进行二次手术，待恢复呼吸功能后，可以将甲状软骨保留的残存后腔扩大，希望通过手术可以改善半喉切除术或不能拔管造成的喉功能较差的状态。对于已拔出气管套管并恢复正常呼吸功能的病人，只能通过激光手术或其他微创手术来改善呼吸反应状态。

喉的三大功能中吞咽功能亦非常重要。吞咽功能和营养支持在手术前后也是非常重要的话题。放疗医生建议病人在接受放疗时进行鼻饲，这是由于放疗后产生的局部疼痛会导致病人不敢吞咽，鼻饲可以防止病人误吸而影响放疗效果。围手术期时病人也需要营养支持，在喉部手术后病人吞咽时创伤可影响腹部恢复，因此通过鼻饲可以将食物直接输入胃中，病人不再需要吞咽动作，此方法有利于喉部的愈合，还可以补充比较高能量的营养液。同时通过鼻饲输入到病人体内的营养是充足的，不需要再进行静脉营养。因此，病人在长期营养不良时应首选进口进食，如果无法经口进食，则需要选择鼻饲营养，如果通过鼻饲无法做到营养支持，也可再行肠内营养或其他静脉补给。

对于全喉切除术病人，特别是在放疗后，由于局部瘢痕组织很硬，颈部以下吞咽肌肉已损伤或纤维化，无法正常吞咽，当病人经口进食时可选择较易吞咽的稀流质无残渣食物或半流质、流质饮食。如果病人下咽困难比较明显，也可采用外科干预，如食管扩张或训练。于医院就诊后可以请医生麻醉狭窄管腔，由于周围组织压迫、管腔变窄，可以采用扩张的管道通过颈部到达食管和胃，反复几次后，相对狭窄的管腔就会变粗。对于反复扩张无效者，也可放置支架协助吞咽，甚至部分病人无法放置支架或吞咽扩张无效时，也可通过插入鼻饲管解决吞咽问题，从而满足病人的营养需求。

除以上主要康复内容外，心理康复也非常重要。正常人在正常工作和生活中如果突然不能发音，甚至原本具有语言功能的病人从喋喋不休突然变得不能发音，本人的心理落差非常大。因此，心理康复十分重要。病人得知术后失去发音功能后需要克服其主观痛苦和持续疲惫感。正常减压训练，建立良好医护关系，冥想坐禅训练，这些措施有助于病人心理得到舒缓。同时进行术后相关康复后病人可更好地融入社会，心理状态也可恢复正常。

除手术、放疗和化疗外，中医治疗亦对喉癌有帮助。有些病人经多年手术后复查，常会建议采用中药康复，主要病因是正气虚弱、肺热内盛、肝胆毒热、痰浊内阻等导致肿瘤，治疗时以扶正祛邪、肝肺兼顾、攻补兼施为主，根据头颈部肿瘤的不同持续时间可出现不同的症状，进而采用不同的外治法，内治配合外用药可相得益彰，提高疗效，使病人的生活更加健康。

除了以上所提及的治疗方法和康复训练外，CACA 指南亦非常重视术后随访。CACA 指南将随访提到非常重要的高度，因为国内病人的随访依从性较差。病人认为采用手术和放疗后疾病可得到治愈，所以不必复查，实际上这是一种非常错误的观念。病人在手术治疗后 1 个月左右一般需要进行首次随访，此时可以查看病人的恢复情况，是否需要改进治疗方案，并帮助病人完善康复措施。在两年之内，病人应每 2~3 个月做一次喉镜检查，以防喉癌的复发，甚至发生改变。以往的临床记录表明，通过对比不同阶段的喉镜结果可发现喉癌是否复发。同时，增强 CT、全身检查、血液生化结果等都可提示再复发的可能性。由于甲状腺位于喉部旁边，放疗或手术可能对甲状腺功能造成损伤，此时需要检查甲状腺功能是否降低，从而选择相应的补救措施。一般来说，病人罹患喉癌超过两年后复发的可能性降低，此时随访时间可延长至每 5~6 个月复查一次。有些病人认为，如果病人 10 年内无复发，则后期复发的可能性更小，但是在十几年后部分病人又会长出新的肿瘤，需要进行第二次全喉切除术。因此，病人罹患喉癌 5 年后也需要每 8~12 个月随访一次，并且需要终生随访，禁烟、戒酒可以防止肿瘤再生。对于晚期肿瘤病人，经一段时间治疗后可行 PET/CT 检查，此时还需要积极嘱咐禁烟和戒酒，并且积极治疗或密切观察肿瘤病变，同时应注意重复癌与肿瘤的复发。

二、院士点评

1. 韩德民院士：精彩绝伦，为喉癌诊疗提供可靠依据

喉癌的治疗是一个非常复杂的过程，我和张志愿院士是全程参与的时代见证人。抗癌协会中分设头颈外科专业委员会，该专业委员会还包括口腔合并外科、肿瘤医院头颈外科、耳鼻咽喉头颈外科，于 1985 年成立。我是第一届学会的秘书长，当时的主任委员是李树林教授，同时委员会的成员还包括许多知名教授。从 1985 年到现在，一转眼 30 年，头颈肿瘤外科的进步与发展，特别是在喉领域的发展，我们都是见证人。

听完巡讲后，我认为 CACA 指南非常重要，它涵盖了新历史条件的几个过程：第一，此次报告认真地将国内外动态做了全面分析，引经据典，从喉癌外科的起源、喉癌诊断方法的进步，到我国在喉癌治疗的各方面经验都进行了陈述。关于我国在喉癌诊断和治疗方面的研究，山东医科大学的王天铎教授曾经做出不少贡献，中国医科大学的专家也做出了自己的贡献。那时以俞静桓教授为代表的专家在喉癌病理生理学、组织病理学、分子生物学特性，特别是喉功能性手术方面都开展了大量的研究。当时出现了各种不同喉癌切除术的术式，包括早期声门癌的局部切除、垂直半喉切除、声门上水平喉切除、水平或垂直半喉切除、喉的 3/4 切除、喉次全切除后的功能重建等，那时皮瓣移植等在国内非常具有代表性。我就是在那时跟随专家们牵马坠镫，并且与大家一起在邱蔚六教授的带领下参加头颈外科专业委员会的各项工作。这些历史为我国开展喉癌方面的研究打下了非常坚实的基础。我国关于喉癌方面的基础研究（包括病理学、生理学、局部的连续切片、生长扩散特点）在当时世界上非常具有代表性，这也为后来的功能性手术打下了坚实基础。

第二，此次关于 CACA 诊疗指南的诠释全面展示了目前的诊疗技术和方法。指南不仅提及由过去的外科治疗为主发展到今天的整合治疗，而且在整合治疗理念中对新的疗法又做了非常多的增补。我认为，这体现了时代特点，即与时俱进，同时对未来的发展指明了方向。

第三，通过大量的专家共识建立了标准化的诊疗体系，这是 CACA 诊疗指南的基础。全国专家的共识形成了标准化的诊疗体系，其优点包括：①减少误判误治，提高治疗的精准度和准确性。②在人才培养方面，制定了标准化体系，使培养体系更完善、更准确，避免一家一人一把号各吹各的调，不同专家发表各自不同的见解，不同专家拥有不同的思维方式，不同的思维方式又带来不同的诊疗方法，若是这样，将会造成诊疗混乱的现象。CACA 整合诊疗标准化体系建设促进了整体划一共同认识的形成，对体现我国整体水平并在大面积多中心研究的基础上提高整个学科治疗水平是一项巨大的推进。③科普宣传非常重要。我国幅员辽阔，如何将新的治疗方法和技术面向基层、广大县级医疗机构具有一定的难度。我国的县级医疗机构将近 2 万家，我认为，如此大面积的县级医疗机构在喉癌诊疗方法方面还是比较落后的。正如樊院士所讲，喉癌研究人员相对较少，但是我国的喉癌发病率很高，真正从业人员和具有能力诊疗喉癌的人数不多，这是一个问题。因此，CACA 诊疗指南有利于加强科普宣传，并且为临床医生进行有效的专业培训打下坚实的基础。

第四，多学科 MDT to HIM 模式的建立。过去，关于喉癌的研究以外科治疗为主，放疗为辅，用于化疗的有效药物较少，所以化疗较少用于病人治疗。免疫治疗的发展更加薄弱，在更早期我们提倡综合治疗，但是目前为止，真正意义的综合治疗并未开展起来，非常缺憾。我希望，此次制定的 CACA 诊疗指南能够将整合治疗的概念进一步强化。我们确实应该加强力量，在整合治疗领域中下功夫，同时要有新方法和新技术的突破，做到真正促进整合治疗的建立。如果我们在方法和技术方面无法突破，而仅仅在概念方面谈论该问题。当无手段和方法解决问题时，就相当于"过河无桥，上路无车"，只能将问题停留于想法和愿望阶段。另外，康复手段和方法实际上也是对喉癌病人人性化管理方面的重要措施。因为喉是咽喉要道，一旦喉出现问题，病人最大的困惑就是失去说话能力。当正常人突然变成哑巴时，精神压力就非常大，病人将痛不欲生，因此术后康复至关重要。

术后康复治疗实际上是从20世纪70年代开始的，我国在这方面已经作出了一系列相关研究，从当时齐鲁医院专家带头开展的喉发音研究，到后来中国医科大学金济霖教授带头开展的食管发音研究，这些都是21世纪后期开展的工作。当时针对喉癌的手术只有全喉切除术，在颈部进行造瘘，无法开展食管发音和发音方法的研究。但是经过这30年的发展，我们已经在发音方法方面取得了非常大的进步，刚才也已全面介绍。实际上，无论是电子喉和发音钮，还是各种康复手段和手术方法等，这些均无疑表明了康复手段具有多样化。关于多样化的标准化，我认为目前尚存在差距，在多样化基础上如何建立标准化，这一点值得我们深思。但是，目前我认为，我们还应该细致整理和完善CACA诊疗在康复手段与方法方面的标准化体系，做到通俗易懂，同时选择对象应清晰、准确，此有利于后期的推广使用。

对今后CACA诊疗指南基础上的深入研究，我有如下建议：①需要强调喉癌的病因学研究。我认为，这可能涉及遗传学方面的研究，同时还需更深入了解未被解析的病因学研究。抽烟、喝酒可能是危险因素之一，但是该人群的发病率极低，需要进一步分析。②需要从治疗方法上研究，希望将来外科医生不用通过手术而是利用各种免疫治疗和整合治疗方法来控制肿瘤，这需要我们共同努力。③关于治疗策略问题，例如某些早期喉癌的全喉切除术，原本可以进行功能性手术，但由于无相应的手段而接受了非功能性手术。有时，早期喉癌可通过激光治疗，三年或五年的生存率很高，但是我们却选择了有创的外科治疗方法。我们应该真正从病人的利益着想，以病人的利益为中心，采取有效的整合诊疗手段，因此我们必须建立多学科评估体系。④在科普宣传方面，我们希望可以通过人工智能大数据的方法将更多喉癌诊疗中心联系起来，此有利于更多经验的整合，从而促使更多防控手段和病人电子病历服务平台体系的建立。同时在加强随访过程中，建立为病人服务的方法和为医生服务的体系。

2. 赵铱民院士：奋发踔厉，优化喉癌诊疗技术

针对此次指南精讲，我有三点建议：①要加强临床研究。对肿瘤的治疗，一定坚持生存率与生活质量并举，并且病人的生活质量更加重要，生存质量也同样重要。晚期肿瘤病人可采用化疗，若无效果则可直接手术。其实，放化疗的疗效因个体差异而不同。我们应通过多中心临床研究找到生物标志物，从而指导化疗和放疗，病人的效果可能会更好。通过临床研究进行对比可以找到更好的治疗办法，然后再进行精准治疗。樊代明院士一直强调整合下的精准治疗、个体化治疗、转化医学和循证医学并举。加强横断研究，选择高发地区进行防控，找到具有代表性的发病率，这些可能对制订指南更有意义。我们应前瞻性地开展Ⅰ～Ⅲ期药物试验，虽然任务可能很重，但是必须实施。②关于人乳头状瘤病毒。2017 年世界卫生组织已明确将口咽癌与口腔癌分开，口咽包括软腭舌根，舌根涉及喉部，如果病变侵犯到会厌软骨，则我们也应进行全舌根切除术。人乳头状瘤病毒阳性的口咽癌病人宜采用放疗而非手术；人乳头状瘤病毒阳性病人的预后较好，阴性病人往往存在 p53 突变，所以预后较差。关于人乳头状瘤病毒与喉癌的关系，值得我们进一步深入研究。③关于康复治疗，我们已开展了不少工作，并且取得了较好的效果，这值得我们进一步巩固。

3. 张志愿院士：笃行不怠，探寻喉癌诊疗新方向

说到喉癌，马上会联想到相声演员李文华老师，他虽然患喉癌，但依旧活跃在相声舞台多年，这说明我国的喉癌治疗水平挺高，喉功能保存非常好。结合自身经历，我对指南提出三点意见：①治疗方面。咽喉是要道，其之所以很重要，是因为地方很小，能切的组织很有限。目前，用于治疗的方法包括手术治疗、物理治疗和药物治疗等。物理治疗包括激光化疗、放疗、热治疗和射频等。药物治疗即化疗，也包括免疫治疗。相比其他肿瘤，喉癌的手术治疗区域有限，因此可能是一种整合精准的序列治疗方法，应作为首选。如果具有一定的效果，如何更加精准，如何减毒增效，这些均可能成为未来的方向。很多治疗方法都是将肿瘤杀掉，正常组织也会受到损害，如何平衡肿瘤与正常组织，这也是我们未来研究的方向之一。在口腔黑色素瘤精讲会上我们提到，硝酸盐对鳞癌的化疗有帮助，包括全身保护和免疫调节等。现在，我们也希望在开展肿瘤治疗的减毒增效方面实现突破。另外，功能保存及康复治疗也至关重要，如果突然不能说话，这对病人而言实属无法接受。②治疗喉癌时应以预防为主，早发现、早治疗应是研究方向之一，发现早则治疗后的效果肯定好。因此，早发现、早治疗应是整个肿瘤防治的主体方向。③口腔与咽喉相通，是"邻居"关系，口腔健康是全身健康的基石，病从口入，因此口腔卫生对全身健康至关重要。菌群对全身健康，包括脑健康、脑功能和胃肠肿瘤都有很重要的影响。因此，口腔健康维持、局部稳态、局部免疫对喉部的影响亦至关重要。加强口腔健康，维持口腔卫生，这些对鼻咽喉肿瘤的防治也具有重要的意义。

4. 王松灵院士：砥砺前行，提升喉癌康复手段

我是一名口腔修复医生，严格来说属于跨行。虽然一个是耳鼻喉学科，一个是口腔学科，但两者之间有非常密切的关系，前方与唇齿相依，下方与口和喉相连。完整的口腔介于其间，连成整体。口腔是上游，喉是下游，其重要性正如刚才各位院士和解读专家所提，不言而喻。呼吸功能、吞咽功能、语言功能都与喉

密切相关，喉部是非常重要的生命器官和生命通道，因此要特别重视，但是该领域一直缺乏规范、严谨的诊疗体系。许多病人在发现喉癌时已处于晚期，例如，前不久我国一位著名的文学家因喉癌晚期去世，在早期发现后他本人抗拒治疗，最后导致喉癌晚期，这给我留下了非常深刻的印象。作为一名口腔医生，我常遇到喉癌术后病人，如果造瘘，则喉部的永久性造瘘将导致口腔干燥，甚至味觉和嗅觉变化。病人也常以为口干就需要寻求口腔科医生帮助，我们对此也感到很无奈。这是长期喉腔开放所导致的，我们也一直在关注这些问题。

作为一名口腔修复医生，我关注3个方面：①关注术后康复问题。我接触最多的是术后病人，怎样尽可能减少痛苦，使病人恢复到最佳状态，提高其生活质量，这些值得考虑。有些病人在无指南指导的情况下所完成的治疗通常是不规范的，最后所产生的后遗症比较严重。虽然生命保下来了，但是生活质量不高，所以我们应高度关注病人术后的生活质量。②高度关注功能的康复问题，一是语言功能，二是吞咽功能。有许多病人曾表明术后吃饭非常困难，但是又不愿意接受鼻饲，所以经常想很多办法将头仰到特殊体位，保持头顶墙角体位，使食物流下去，此经常导致病人发生呛咳。我们对这种情况常常感到无能为力，这些都成为进一步改进和关注的问题。③正如我们刚才所提到的永久性造瘘，它所带来的影响还是挺大的，包括语言功能丧失、吞咽功能影响，这些都给病人生活质量造成很大影响。在喉癌防治方面，CACA指南的出现对未来提升全国喉癌治疗的整体水平将有较大的帮助，标准化和规范化的制定将有利于整体提高诊疗水平，但指南只是基于既往经验的总结归纳和提高，我们还有很多已提出的问题尚未解决。正如刚才樊院士所讲到，喉部这样一个小小的地方集中了这么多的重要功能，又是这么小的一块部位，每一缕肌肉、每一根神经，甚至每一处黏膜，都有非常重要的机能。对于真正的喉癌，特别需要接受精准治疗和精准手术，我们可以动用各种整合手段，采用各种方式来解决好喉部问题，方寸之间，将喉癌的治疗做精做好，这就需要我们进一步深入开展医学研究，从而研究出更精细的技术，此有利于更早发现肿瘤，并在"防—筛—诊—治—康"等各方面取得较好成绩，最后达到提高喉癌病人生活质量的目的。

5. 贾伟平院士：光前裕后，整合促进喉癌诊疗发展

听完巡讲，我有两个感想：①实际上，所有的肿瘤都离不开刚才樊院士所讲的"防—筛—诊—治—康"。②离不开多学科的参与和跨学科的协作。但是，关于不同的肿瘤，我们应关注防治至康复这一整体链的各个方面，孰轻孰重，需要进一步研究。多学科参与，跨学科协作，谁为主，谁为辅，这些也需要研究。众所周知，鼻咽癌与EB病毒感染有关，甲状腺癌与生活方式和情志有关，但是喉癌的病因确实一直是未搞清楚的谜。

我之前在门诊上遇到一例糖尿病病人，他开口说话时我听不清，既往曾因喉癌接受喉部手术（20多年前）。对此，我有两个印象：①耳鼻喉科的医生很厉害，病人接受肿瘤手术20多年后未复发。②病人因不能说话而感到很痛苦。从该病人的病情考虑，我认为喉癌病人应得到高度重视，因为虽然癌症得到解决，但是病人终身说不出话，感到很痛苦。作为一名医生，我们的职责和使命来自两方面的驱动，一方面的驱动是解除病患的痛苦，病人有需求，则医生应该解决。另一方面的驱动是在解除痛苦中发现医学问题，然后解决问题，并建立更有利于病人恢复的方法。今天，我们对CACA喉癌指南进行精讲，也是为了遵守这样的初衷。正如刚才各位院士所述，我觉得我们应在病因学方面加强横断面、流行病学和临床相关的研究，同时搞清楚中国喉癌的特点。

在整个"防—筛—诊—治—康"链条中，治疗喉癌的最主要关键点在哪里，我们应搞清楚。希望今后我们在进一步实践、推广、规范指导过程中形成新的证据，总结中国人的发病特点，并且在下一次指南修订时可以看到新的呈现。

三、总　　结

樊代明院士：重视喉癌，发出中国最强音

制定指南，有点像当领导。作为一名好领导，应该知道怎样将群众的意志变成自己的意志，然后再将自己的意志变成群众的意志。真正编写指南时应包罗万象，将各行各业的成功经验拿过来分享，然后再将指南进一步推广，不断在实践中检验指南，最后形成一步公认的指南，这是一件循环往复、永无止境的事情。

"写指南"的说法其实是不对的，"编撰指南"的说法其实也不对。"做指南"在本质上是一项很严谨的医学研究，不是科学研究，这涉及很多层次。"medical research"不等同于"scientific research"，所以指南的制定本身就是一门很深奥的研究，也是集体智慧的结晶。

我向国际抗癌联盟介绍CACA指南时想了很久的措辞，表达为"issue的发布"是不对的。我问王瑛秘书长，她建议用"develop"来描述，我想这个是正确的，但是仍然没有把我心里的意思表达出来。CACA指南的真正用处究竟是什么，如何用动词来形容这个意思，我们到现在尚不知道，用中文可以表达为"制定"，但是英文中用这个词来描述可能不太合适，希望精讲结束后大家可以集思广益。无论如何，正如贾院士所说，首先汇总各种数据和各种经验，然后再将汇总的结论放到实践中不断循环，这事实上也是整合医学的概念。

我们一定要重视喉癌，可能大家没有切身体会，但是大家可能曾被鱼刺或小骨头卡过喉咙。我在工程院工作时曾见到一位女士被鱼刺卡住喉咙，就诊时医生已经下班。她感到特别难受，不足一个小时的时间就吐了一大杯口水，所以迫切想早点取出鱼刺，最后我们将鱼刺取出来后病人感觉到很舒服。鱼刺是可以取出来的，但是罹患喉癌的病人会可持续感到难受，所以我们要高度重视。尽管韩院士认为抽烟和饮酒可能不是喉癌的病因，贾卫平教授也曾说喉癌的病因未知，但是某些统计数据应引起我们的重视。抽烟人群罹患喉癌的概率是不抽烟人群的39

倍，这个数字还是挺大的。90%的喉癌由抽烟引起，一年抽500支烟是非常容易的。喝酒也是致病因素，每天饮酒10g（即10mL）就可能致癌，也许这个数字可能会更大一些。咽喉是摄取食物的要道，从口腔向下进入食管的酒，从胃部反流到食管后造成胃食管反流，还有人乳头状瘤病毒感染也是致病因素之一。在过去，一般食管癌不会造成感染，然而由于不良生活习惯导致生殖器官感染人乳头状瘤病毒的女性较多，因此我们一定要加强预防。

肾癌整合诊治前沿

◎李长岭 张爱莉 陈立军 齐 隽 李 响 叶定伟

一、专家解读

1. 指南概述，中国标准

肾细胞癌简称肾癌，在世界范围内肾癌的发病率占成人恶性肿瘤的2%~4%。据统计，2020年全球肾癌发病例数约为43.1万例，发病率位居全部肿瘤发病率的第14位，死亡例数约为17.9万例，死亡率位居全部肿瘤死亡率的第15位。如果按照性别统计，男性中肾癌发病率占男性肿瘤的第7位，女性中肾癌发病率位于女性肿瘤的第10位。也就是说，按照性别统计，男女性的肾癌发病率都占全部肿瘤的前十位，并且肾癌的发病率呈现上升趋势。肾癌的发病率在全球具有明显的地域差异，北美、西欧等西方发达国家的发病率最高，非洲和亚洲等发展中国家的发病率最低，我国的肾癌发病率略低于世界平均水平。

在性别方面，男性的肾癌发病率远高于女性。据2019年中国肿瘤登记年报报告显示，2016年中国肿瘤登记地区的肾癌发病率为4.02/10万，死亡率为1.37/10万。从发病率与死亡率来看，中国的肾癌发病特点有两个：第一，城市高于农村；第二，东部高于西部。肾癌可见于各个年龄段，高发年龄为50~70岁，男性肾癌发病率与死亡率都高于女性。

近期一项临床实践和数据结果显示，肾癌的发病特点呈现逐年年轻化趋势，因此我们必须给予重视。

2. "肾"时度势，早筛早诊

肾癌的发病存在性别差异、年龄差异和地区差异等。男性的发病率约为女性的两倍，发病年龄的高峰期为50~70岁，欧美等西方发达国家的发病率较高，非洲等发展中国家的发病率较低，我国城市的发病率高于农村。

众所周知，肾癌的发病原因尚不明确，其与遗传、吸烟、肥胖和高血压等有关。不同肿瘤具有不同的危险因素，吸烟是可以人为控制的，但是遗传因素却无法改变。

大部分肾细胞癌呈散发性，遗传性肾癌占肾癌总数的2%~4%。一般认为，遗传性肾癌的潜在病人可能包括：①≤45岁的肾癌病人；②双侧/多发肾癌；③肾癌家族史；④肾癌合并其他肿瘤病史，如嗜铬细胞瘤和胃肠道间质瘤等；⑤合并少见的皮肤疾病，或平滑肌肉瘤和血管纤维瘤等。

吸烟是肾癌发病的中等危险因素，过度肥胖者罹患肾癌的风险较高，高血压是肾癌风险增高的独立性危险因素，长期透析病人的肾癌发病风险也随之增高。另外，还有很多因素可能与肾癌发病相关。在工业化社会中，环境中存在多种致癌物可能增加肾癌的发生风险；不良饮食习惯，如高摄入乳制品、动物蛋白、脂肪，低摄入水果、蔬菜等，可能是肾癌的危险因素；与肾癌发生密切相关的致癌物包括砷、镉、亚硝酸盐、黄曲霉素等；长期服用非那西丁和抗高血压药物可能增加肾癌的发病风险。

因此，我们应对肾癌采取三级预防策略：①一级预防，主要目的是降低发病率，包括戒烟、戒酒、控制体重、控制血压、生活规律和均衡营养等。②二级预防，主要目的是降低病死率，尽早处理癌前病变，重点筛查、定期体检、对疾病早诊早治。③三级预防，主要目的是延长病人生存，包括整合治疗、缓解症状、促进康复、定期随诊和降低复发等。

在日常生活中，保持良好的生活习惯可降低肾癌的发病率，包括戒烟、戒酒、加强锻炼、合理的膳食、控制体重、预防和控制高血压、避免精神紧张等。

CACA 指南特别重视肾癌的筛查工作。研究结果显示，不同分期肾癌病人的预后差别很大，Ⅰ～Ⅳ期肾癌病人的 5 年主要特异生存率分别是 91%、74%、67% 和 32%。早筛早诊可提高病人的生存质量，具有非常重要的意义。对高危人群应尤其注意定期筛查，做到真正的早诊早治。高危人群主要包括有肾癌家族史的病人、终末期肾病病人、肾移植病人及存在其他肾癌危险因素的人群，如吸烟、肥胖和高血压等，中老年男性亦应积极接受筛查。

筛查肾癌的主要手段包括超声检查和尿常规检查，超声检查具有经济、简便、无辐射和普及率高的特点，是目前最常用的检查手段。尿常规检查相对而言是简便易行的，应作为常规检查。

CACA 指南推荐，肾癌诊断应从多方面入手，这样才能对每个病例全面了解。

首先应了解肾癌病人的临床表现，主要包括原发灶的表现、转移灶的症状、副瘤综合征的症状等。由于目前越来越多的肾癌是通过健康查体发现的，处于早期阶段，因此大部分肾癌未表现出临床症状。原发灶症状主要包括腰部钝痛或隐痛、血尿，一般全程无痛，可见间歇肉眼血尿，部分病人在腹部可触及包块。转移灶症状可因转移部位不同而不同，如果发生肺转移，则病人会出现咳嗽和咯血症状。当发生骨转移时病人会出现骨痛、骨折症状，当发生淋巴结转移时病人可出现颈部淋巴结肿大，当肿瘤侵犯肾静脉和下腔静脉时病人会出现精索静脉曲张和下肢水肿等临床症状。约 30% 的肾癌病人伴有副瘤综合征，表现为高血压、红细胞沉降率增快、红细胞增多、肝功能异常、高钙血症、高血糖和神经肌肉病变等。

对于筛查时结果异常的人群，应做进一步的检查，包括通过影像学检查了解肾脏的局部情况及有无转移，其他检查包括心肺功能、肝肾功能等方面的检查。

影像学检查对肾癌的定位、定性、分期和随访具有重要作用。主要检查方法包括 CT 平扫、强化扫描和磁共振检查，其他检查方法包括超声检查和超声造影。超声造影有助于鉴别肾肿瘤的良恶性，特别适用于复杂性肾囊肿的鉴别诊断。另外，核素肾动态显像能准确评价双肾功能，有助于指导手术方案的制定。如果病人出现腹痛症状或碱性磷酸酶增高，应进行核素骨扫描检查以明确是否发生骨转移。PET/CT 检查主要用于远处转移的评估，具有较高敏感性和特异性，可以为治疗提供更多信息。

实验室检查可作为病人一般情况、肝肾功能和预后评价的参考，包括肝肾功能、常规钙、碱性磷酸酶和酸脱氢酶等，对邻近或累及肾盂的肾肿瘤病人应考虑行尿细胞学检查，此有助于明确肿瘤性质。目前，尚无公认的用于肾癌早期辅助诊断的血清肿瘤标志物。

肾肿瘤穿刺活检对病理诊断具有重要价值，是肾癌诊断的主要方法之一。CACA 指南推荐，在决定行肾肿瘤穿刺活检时需要成立由泌尿外科、影像科、超声科、病理科在内的 MDT to HIM 团队，进而充分评估所选方案的获益和风险。准备接受消融治疗或等待观察的肾脏小肿瘤病人应行穿刺活检。转移性肾癌病人在接受系统性治疗前如果无病理结果，则应行穿刺活检。

根据组织病理学诊断结果可明确肾癌的组织类型，此为制定治疗方案和判断预后提供了重要的参考依据。

CACA 指南推荐应用 2016 版 WHO 肾脏肿瘤病理组织学分类。肾癌可分为透明细胞癌和非透明细胞癌，透明细胞癌约占肾癌的 75%~80%，对免疫和靶向治疗较为敏感。非透明细胞癌包括乳头状肾癌、嫌色细胞癌、肾髓质癌、肾集合管癌等，对靶向和免疫治疗的效果不如透明细胞癌。

组织病理分级是判断预后的重要因素，主要用于肾透明细胞癌和乳头状细胞癌。肾癌的级别越高，恶性程度越高，预后越差。CACA 指南推荐应用 WHO/ISUP 病理分级系统，其在实践中的操作性更强，重复性更好。

近年来，根据分子诊断进行肾癌的研究已取得明显进展。例如，透明细胞癌与 *VHL* 突变有关，乳头状细胞癌 Ⅰ 型与 *MET* 突变有关，Ⅱ 型与 *FH* 突变有关。TNM 分期针对肾癌的局部情况、淋巴结转移和远处转移进行了详细描述，为制定个体化治疗方案、随访和预后判断提供了必要的依据。分期是判断预后的重要因素，分期越高，死亡风险越大。CACA 指南推荐应用 2017 版 AJCC 肾癌 TNM 分析系统，根据 TNM 情况对肾癌病人进行临床分期。随着临床分期的增高，病人的 5 年肿瘤特异生存逐步降低。

另外，临床分期对肾癌病人治疗方案的确定具有重要意义。CACA 指南推荐应开展 MDT to HIM 的诊疗模式。Ⅰ 期病人的治疗以保肾手术为主，Ⅱ 期以根治手术为主，Ⅲ 期以根治手术联合新辅助治疗为主，Ⅳ 期应采取药物、手术、放疗、止痛和中医中药等整合疗法。

3. 精打"细"算：局限性/局部进展期肾癌的治疗

对于肾癌的治疗，CACA 指南推荐以 MDT to HIM 为理念，针对病人、医生、肿瘤、医院等多方面因素进行充分评估并制定治疗决策，从而为病人带来最佳的治疗效果。对于肿瘤，我们应考虑是否能完整切除、是否需联合切除受累的邻近器官。对于病人，我们应评估体能状态和病人的意愿。对于医生，我们应确定医生是否具备相应的技术水平和临床经验。对医院，我们应考虑是否配备 MDT to HIM 团队以进行一系列的整合评估，此有利于制定一个优化的整合治疗决策。

对于肾癌的治疗手段，CACA 指南推荐以手术治疗为主，其他治疗为辅。其他治疗方法包括靶向药物治疗和免疫治疗。手术治疗包括开放性手术、腔镜手术和机器人手术。对不能手术的病人可采取药物治疗。药物治疗包括三方面，即靶向药物、免疫药物和化疗药物。第一种治疗药物主要包括 TKI 抑制剂和 mTOR 抑制剂。第二种治疗药物包括免疫检查点抑制剂 PD-1、PD-L1 和 CTLA-4，由于肾细胞癌对化疗和放疗不敏感，所以不推荐病人采用第三种化疗药物。对个体情况比较差、预期寿命比较短、孤立肾的小肾肿瘤基础疾病比较多、不能耐受手术及其药物治疗的病人，可采用等待观察或消融治疗、中医中药治疗。

CACA 指南对局限性肾癌的诊断定义是肿瘤局限于肾脏被膜内，包括 TNM 分期为 $T_{1\sim2}N_0M_0$ 期，临床分期为 Ⅰ 期、Ⅱ 期的肾癌。对局限性肾癌的治疗，MDT to HIM 团队首先要对病人进行充分评估，适宜手术的病人可采用肾部分切除术或根治性肾切除术；对不适宜手术的病人，可采用消融治疗和主动监测。

对适宜手术的病人，CACA 指南推荐，外科手术是病人获得治愈的治疗方式，包括肾部分切除术和根治性切除术。肾部分切除术的可行性要依据肿瘤的特点、肾功能保护、术者经验和技巧等整合评估，从而做出使病人获益最大的选择。与根治性肾切除术相比，肾部分切除术具有相似的肿瘤学结果，但是肾功能的保护更佳，并且因肾功能不全发生心脑血管疾病的风险会明显降低。对 T_2 期肿瘤行肾部分切除术可能会增加手术期的风险，我们应慎重考虑。所以 CACA 指南推荐 T_1 期的肾癌病人应首选肾部分切除术，T_2 期病人在有条件的情况下可选择肾部分切除术，否则应选择根治性肾切除术。CACA 指南建议，局限性肾癌应避免过度治疗。临床上病人无肾上腺受累时，不支持同期切除患侧肾上腺，不推荐局限性肾癌病人常规开展淋巴结清扫术或术后接受辅助治疗。

对不适宜手术的病人，如果存在手术高危因素及预期寿命不佳的小肾肿瘤，则 CACA 指南推荐消融治疗和主动监测，拟实施非手术治疗前，应经过 MDT to HIM 团队讨论，并向病人充分说明所选择方案的获益和风险。

CACA 指南对局部进展期肾癌的定义包括两个方面：第一，肿瘤突破肾脏被膜，累及肾周脂肪和肾窦脂肪，但仍局限在 Gerota 筋膜内，可伴区域淋巴结转移或静脉瘤栓，但无远处转移者，包括 TNM 分期为 $T_{1\sim2}N_1M_0/T_3N_{0\sim1}M_0$ 的肾细胞癌，临床分期为 Ⅲ 期。第二，从广义上讲，T_4 期肿瘤在无转移、可完整手术切除的情况下也被归入局限进展期肾细胞癌的范畴。对于局部进展期肾细胞癌的治疗，我们首先应坚持 MDT to HIM 的诊疗原则对病人进行充分评估，适宜手术的病人可采用根治性切除、联合脏器切除和手术联合药物治疗，对不适宜手术的病人可采用药物治疗、介入治疗、消融治疗、超声聚焦刀治疗和中医中药治疗。

CACA 指南推荐，进展期肾细胞癌可采用更激进的手术策略，对可以耐受手术的病人推荐行根治性肾切除术，必要时可联合脏器切除。临床诊断为淋巴结转移的病人建议采用腹膜后淋巴结清扫术。合并静脉瘤栓的非转移肾细胞癌病人应完整切除患肾和瘤栓。但是对于下腔静脉瘤栓，特别是Ⅲ~Ⅳ级瘤栓，手术治疗可伴随较大的风险性和复杂性，因此术前需要进行 MDT to HIM 协作以完成进展期肾癌的评估与治疗。

CACA 指南对新辅助治疗的定义是实施局部治疗前所做的系统性治疗，以缩小肿瘤、消除微转移，从而利于后续手术治疗，并且有助于改善病人生存质量。目前，已有回顾性和少量前瞻性研究证实，术前新辅助靶向治疗或免疫治疗均可降低肿瘤分期，但是尚无随机对照研究来证实新辅助治疗可改善病人预后。

新辅助治疗的潜在获益包括：第一，可以缩小瘤体，使不可切除肿瘤变成可切除肿瘤；使瘤栓降级、降低手术风险和难度；最大限度保留肾单位，从而保证病人的生存质量。第二，早期控制转移病灶，降低复发和转移风险。第三，在治疗前可评估新辅助治疗药物的敏感性。但是，新辅助治疗也有潜在的风险：第一，延迟手术时间，具有促进肿瘤进展的潜在倾向。第二，有治疗毒性。第三，在治疗前需要先穿刺活检，可能存在作为穿刺活检针道转移的潜在风险。

关于进展期肾癌的辅助治疗，对于透明细胞癌病人 CACA 指南推荐进行临床试验、等待观察、靶向药物治疗和免疫治疗。药物治疗可采用舒尼替尼和帕博利珠单抗，著名的 S-TRAC 实验支持这一治疗，他们使用足量的舒尼替尼进行辅助治疗 1 年后，与安慰剂相比病人的无病生存期明显获益，但是总生存期获益情况还不明确。KEYNOTE-564 研究也证实采用免疫治疗抑制剂帕博利珠单抗可以显著提高病人的无病生存期，但总生存期获益也不很明确。而对于非透明细胞癌，CACA 指南推荐选择临床试验或观察等待。

4. 兼"胞"并容：不可切除/转移性肾癌的治疗

不可切除或转移性肾癌有两种情况：一种是肾脏原发肿瘤已突破肾 Gerota 筋膜且无法完全切除，这种情况常称为局部晚期。另一种是除了肾脏的原发病灶外，肾肿瘤已通过区域外淋巴结或远处脏器发生转移，这种情况属于转移性肾癌。两种情况实际上都涉及了一些全身性疾病。

针对这种情况，无论是减瘤性肾切除、转移灶切除及不可切除病灶而进行放疗都属于姑息性治疗方法，也是手术和放疗的主要手段。真正有助于不可切除和转移性肾癌的治疗基础是系统治疗，因为肾癌对化疗不敏感，所以现有的系统治疗方法主要是以抗血管新生为主的靶向治疗和以免疫检测点抑制剂为主的免疫治疗。与此同时，CACA 指南强调要结合多学科团队进行支持治疗，包括麻醉、介入、营养支持。另外，与其他指南不同的是，CACA 指南强调和引入中医中药治疗，中医中药可以扶正祛邪，提高免疫力，缓解病人的临床症状，改善相应治疗所带来的不良反应。

我们之所以强调整合治疗策略，是因为晚期转移性肾癌或不可切除肾癌病人的状态不仅是合并多种疾病，还存在很快进入后续进展的状态。如果存在骨转移、脑转移的可能，选择治疗方案时需要特别考虑。同时还有其他的一系列治疗方法，无论是靶向治疗、免疫治疗或局部放疗等措施，它们所带来的治疗风险需要根据病人的健康状况评估是否能够耐受。所以，除了多学科团队的合作以外，我们还需要考虑整合医学的整合治疗策略，包括健康支持、康复治疗、中医中药和心理支持。

在这些情况下，我们应对病人的整体状况进行预后评估和判断，可以通过肿瘤状态、体能状态及一系列临床指标进行初步预判。除此之外，还可以结合组织学因素来判断肿瘤的恶性进展，也就是带来的后续发展风险。另外，还可以通过分子生物学因素的判断（如分子学标志物）对靶向治疗和免疫治疗的疗效做出评估，但是目前临床上主要还是依据肿瘤分期、分级和组织亚型来对预后判断提供重要信息。

最常见的用于评估转移性肾癌风险的模型有两种，一种是 MSKCC，这是一个在细胞因子时代用于评估的模型；另一个风险模型是 IMDC，这是一个由国际转移性肾癌专家委员会所定的模型。这些模型包括了疾病状态及反映全身状态的一些指标，通过这些指标可以将转移性肾癌的风险进行分组，分别为低危组、中危组和高危组。

对于低危组，在系统化治疗中单用靶向治疗的药物很可能有效；对于中、高危组，则推荐靶向治疗联合免疫治疗。因为肾癌以透明细胞癌为主，存在 VHL 基因突变，而基因突变会带来低氧诱导因子和血管内皮生长因子信号通路的异常激活，所以应用受体酪氨酸激酶抑制剂 TKI 或 mTOR 受体抑制剂来控制肿瘤新生血管形成，特别是以透明细胞癌为主的肾癌，能发挥有效的治疗作用。

肿瘤免疫逃逸的研究最早起源于 20 世纪 70~80 代。在过去的 10 年中，有学者对免疫逃逸机制展开了非常深入的研究，发现了以 PD-1、PD-L1、CTLA-4 为代表的免疫检测点抑制剂。针对这些免疫检测点抑制剂的抗体来松开免疫刹车就可恢复 T 细胞对瘤细胞的杀伤作用，重新激活机体的控瘤免疫。

从 2005 年到现在，以 TKI 为代表的治疗肾癌的靶向治疗药物多达 9 种，国内有索拉菲尼、舒尼替尼、阿昔替尼、帕唑帕尼和依维莫司共 5 种。从 2015 年开始，一系列抗免疫检测点抑制剂抗体也进入临床应用。

CACA 指南推荐，关于以肾透明细胞癌为主的一线系统治疗，低危病人可单用培唑帕尼、舒尼替尼等靶向药物；中、高危病人应考虑采用靶向治疗联合免疫或双免疫治疗。经过这些治疗，如果病人出现疾病进展，应基于一线用药的 MDT to HIM 个体化策略，如果病人采用靶向治疗联合免疫治疗，则可能需要考虑病人的个体化来更换药物，当然也应该鼓励病人加入临床试验。CACA 指南强调整体支持和中医中药治疗。由于非透明细胞癌包括很多组织亚型，这些组织亚型的恶性程度和预后又有所不同，所以要强调在 MDT to HIM 诊疗模式下权衡利弊后进行个体化决策，并鼓励病人加入临床试验。在这个过程中，CACA 指南推荐除了靶向治疗联合免疫治疗以外，在实践中还应考虑化疗、最佳支持治疗和中医中药治疗。

在系统化治疗为晚期转移性肾癌带来有效治疗的基础上，我们不能忽视原发病灶和转移病灶的局部治疗。对原发病灶的治疗，假设肿瘤的原发病灶较大，而病人的整体条件良好且能够耐受手术，可对转移性肾癌谨慎选择施行减瘤性肾切除术。对于不适合手术但有明显临床症状（如血尿）导致贫血的病人，可选择介入栓塞治疗。放疗属于姑息性治疗，对原发病灶进行放疗仍然存在争议，如果开展，则建议进行临床研究。

作为转移病灶的局部治疗，假设转移病灶可以完全切除，病人不存在不良风险因素又能耐受手术，则术者可以尝试转移病灶的完整切除。骨和脑的转移灶可行立体定向放疗，以实现局部控制和症状缓解。其他病灶，如肝脏转移病灶或其他转移病灶，可通过消融治疗或栓塞控制局部症状。

除此之外，转移性肾癌病人的整体健康状态比较差，在结合系统治疗过程中无论是靶向治疗还是免疫治疗均会引起一系列的不良反应，如血液系统的造血功能障碍、消化系统不良症状等。从中医角度而言，发生这些症状时应考虑脾虚。在中医治疗过程中，此时应考虑调理脾胃补中土，调理气机升阳气。治疗时以健脾理气为主，可选异功散方剂。因为此方剂包括人参、白术、陈皮、茯苓、甘草等，可达到健脾理气的效果。

5. 方兴未"癌"：肾癌病人的康复与随诊

CACA 指南高度重视肿瘤的康复和随访工作。肿瘤康复医学作为康复医学和肿瘤学的分支，CACA 指南强调要秉承"全程、全面、全员"的原则，坚持进行康复和随访。在整个康复过程中，主要是围绕围手术期及术后的康复。CACA 指南强调，要有肿瘤外科、肿瘤内科、放疗科、康复科、心理科、疼痛科、营养科、中医科及康复护士等组成的多学科团队 MDT to HIM 共同协作，此有利于提供比较好的治疗康复随访平台，促使病人身心及时康复，提高病人的生活质量，延长寿命，使其能尽快顺利回归社会。

在围手术期康复过程中，CACA 指南强调要采用加速康复外科理念和措施。加速康复外科是指在围手术期应用当前已经正式有效的方法来减少和减轻病人的应急状况、并发症和可能出现的生理和心理创伤，并且降低病死率、缩短住院时间、减少治疗费用、加快术后康复。

加速康复外科主要聚焦于术前、术中和术后三个不同环节。在术前，要重视准备工作的优化，包括优化肠道准备、病人戒烟和戒酒等。术中特别重视优化麻醉，尽量轻、细，预防术中造成深静脉血栓形成。术后主要目的是镇痛，减轻病人痛苦。在病情允许的情况下，尽早让病人能下床活动，尽早拔出引流管、导尿管，促使病人能尽早恢复正常饮食，促进健康的恢复。

治疗后还需要继续鼓励或要求病人戒烟戒酒、适当控制盐分摄入，在饮食上做到摄入均衡，避免暴饮暴食，还要注意个体化的调整。对于一些肾功能不全的病人，应与肾脏内科医生联合对病人限制饮水和摄入蛋白。对于肾功能正常者，没有过度的限制要求，但应控制摄入量。

CACA指南强调病人的并发症管理，特别需要加强控制一些原发的基础性疾病，如糖尿病、高血压等；尽可能避免服用对肾功能有害的药物；鼓励病人适当进行合理的运动，使病人尽可能得到全面康复；采用认知疗法、行为疗法、家庭治疗等方法进行治疗以解决病人所面临的心理障碍，改善病人非适应社会的行为；中医中药已经被证实可以在提高免疫力、缓解症状及预防或治疗药物不良反应方面提供帮助。应充分发挥祖国医学的特长，让病人接受这方面的治疗，这可以促使祖国医学走向国际，走向世界。

CACA指南为术后病人制定了全面的随访政策。有充分依据证明，参与定期随访的病人存在更好的生存优势和生活质量，能及时发现问题，及时做出相应处理。无论任何时期的病人，都应接受定期复查。复查时应兼顾肿瘤学和肾功能学特点以及其他全身系统功能进行充分、全面的评估。不同病人需要根据肿瘤危险分层、治疗选择、功能结果、预期寿命以及当地医疗资源条件等因素来制定个体化复诊方案。

随访内容包括四个方面：首先是病史，应注意病人是否存在一些特殊症状。体检时要重视腹部肿块、颈部淋巴结肿大、精索静脉曲张及下肢水肿等症状。其次是影像学检查，主要包括B超和CT检查。对肾功能正常者，鼓励做增强腹部CT，应将胸部CT检查纳入常规检查。目前，CACA指南不推荐将PET/CT检查作为常规随访手段，仅可用于临床上怀疑有病灶转移者。再者，随访时还应进行实验室检查，目前尚无公认的血清学肿瘤标志物。最后，临床随访中还应纳入常规检查，包括尿常规、血常规、肝肾功能等。对于碱性磷酸酶升高的病人，要及时进行骨扫描检查，以排除是否发生骨转移。

关于随访频率，临床常根据病人的局部情况或不可切除的转移情况来设定不同的随访频率。对于局部性或局部进展期肾癌，治疗初期可以每36个月随访一次，之后待病情稳定后可逐渐延长随访间隔时间，通常一年做一次检查。对于不可切除或转移性肾癌，应根据目前的治疗情况来安排随访频率，通常每6~16周做一次复查。CACA指南强调个体化原则，要根据疾病复发及进展风险来个体化调整相应的随访频率。对于切缘阳性或高复发风险的肿瘤，如果病理结果提示有肉瘤样改变、怀疑病灶复发或进展，以及治疗时有不良反应，则可以将随访时间缩短。病情长期稳定的病人可以将随访频率适当延长。

6. 研究方向与展望

在其他实体肿瘤（如男性泌尿系肿瘤）中，关于前列腺癌的整合医学和多学科诊疗相对比较成熟，并且已走到了研究前沿。但是在肾脏肿瘤中，整合医学和多学科诊疗的开展相对滞后。所以，我们未来应在手术过程、药物研发和探索、放疗推广、康复治疗、中医中药和影像病理等方面进行整合和多学科治疗的优化。

在精准时代来临之际，我们应该追求精准与个体化治疗，应注重临床分层、分子标志物的分层和探索，同时注重组织基因分层的研究和探索，使诸多分层因素中具有多维度分层的精准和个体化方案得以优化，使病人的生存率和治愈率得到进一步提高。

在数字和人工智能时代来临之际，我们将继续探索关于肾脏肿瘤在医学影像和病理诊断中智能化和数字化的研究，同时应注重在手术 3D 图像导航和机器人辅助诊治和手术中数字和人工智能的探索。教学模拟和模拟操作也有利于数字和人工智能的研究和探索。

二、院士点评

1. 郭应禄院士：凝聚共识，开创未来

随着外科微创技术和晚期肾癌药物治疗的进步，肾癌的内外科治疗得到了飞速发展。一方面，机器人外科手术平台的应用促使各种保肾手术的应用越来越普遍。以往经开放手术或腔镜手术不易保留的肾脏，在机器人手术系统的辅助下能得以保留，这一点是小方向的发展。另一方面，局部进展期肾癌伴随肾瘤栓的手术技术也越来越成熟，围手术期并发症的治疗也取得了较好的效果，这一点是向更大方向的发展。再者，晚期肾癌中减瘤性肾切除术的实施更加精确，这是往更细的方向发展。

自 2005 年开始，晚期肾癌药物经过十多年的发展历程，免疫检查点抑制剂的出现完全改变了晚期肾癌全身治疗的格局。随着免疫检查点抑制剂和新型靶向药物的出现，临床医师在制定肾癌的治疗方案时，所面临的选择和随之而来的困惑也越来越多。如何合理选择药物及安排用药顺序，这对晚期肾癌病人进行精准个体化治疗而言是至关重要的。同时，在进行疗效评估时应注意毒性管理等内容。

以上发展说明，现阶段的肾癌诊疗强调整合诊治、内外兼修。CACA 肾癌整合诊治指南以整合肿瘤学的基本原则与要义为出发点，搭建了肾癌诊治的最新、最全、最有效的诊疗思路和构架，将国际经验与国内实践、外科手术、内科药物与整合肿瘤学完美地结合在一起，是一本具有鲜明特色的肾癌诊疗指导手册。

相信随着 CACA 肾癌指南的推广和逐步应用，我们可以使中国泌尿外科的发展水平在 2035 年达到"亚洲领先，世界一流"的目标。

2. 陈香美院士：呵护肾脏，积极预防

肾癌的内外科治疗过程中要重视肾脏的保护，可从三个方面进行讨论：第一，肾癌切除术是外科医生最拿手的一项临床手术技术，尤其在微创治疗方面，但是要注意手术过程中肾脏缺血对肾脏功能的损害。如果手术时间长、缺血时间过久，则会导致器官坏死或功能受损，不利于病人的健康，所以在肾脏切除术时要尽量将缺血时间缩短在最小时间点。当然临床中未表现出肾功能下降的病人在长期随访中可能未表现出肾功能慢性变化，但是这并不等于从生物学上未损害到肾功能，所以泌尿外科医生在手术时要时刻考虑如何更好地保护肾脏。

另一方面，人有两个肾脏，这也说明了肾脏的重要性。现在，人的正常寿命可达 80 岁，甚至更高。随着年龄的增长，肾小球滤过率会逐渐降低，人体从平均 40 岁开始肾小球滤过率将每年以 1mL/min 的速度下降，到 90 岁时，一侧肾脏就不足以维持正常的生活，这时更需要两个肾脏。因此，希望今后内外科医生可以联合整合诊疗，以争取更好地达到 MDT to HIM，并且更好地保护肾脏功能。同时，病人要坚持健康的生活状态来保护肾脏功能。

最后，对肾癌病人，免疫检查点抑制剂的广泛应用对肾脏本身可带来一定的损害，所以肿瘤病人在应用免疫检查点抑制剂过程中应多注意观察。当然不仅是肾癌病人，在其他肿瘤治疗中，使用免疫检查点抑制剂治疗时也要考虑如何保护肾脏。

3. 张旭院士：积极进步，奋发超越

我国已经进入人口老龄化社会，恶性肿瘤已成为泌尿外科中最常见的疾病。为解决这一问题，我们应从以下几个方面入手。

第一，我们应从差异中寻求真理。中国在肿瘤诊治方面已取得飞速发展，尤其在肿瘤诊治方面，我国已取得跨越性发展，早期我们到国外学习，模仿国外的先进工作经验、诊断手段和治疗方法，因为东西方人种、环境、行为和人文的不同，所以中国注定不能照搬国外的经验，要从国内外、不同病人的差异中找出共性，找出真理。现在，我们自己有了创新诊疗成果，并且在很多方面已达到临床水平。以前是学习，现在是相互学习，互为老师。在肿瘤规范诊断与诊疗水平方面，我们与西方国家相比仍然存在差距。

第二，我们应从继承中实现创新。早在 2006 年，我国出版了第 1 版中华医学会泌尿外科学会指南，后来经过 6 次再版，并且每年更新。现在所发布的 CACA 指南进一步完善了中国指南，并且一定会推动我国泌尿外科的整体发展。

最后，我们应在实践中加以验证。我国是发展中国家，虽然有像北京、上海这样的发达地区拥有非常优质的医疗团队，但是还有边远地区缺医少药和缺乏培训良好的医生。为此，我们需要向边缘地区解读、宣传和推广 CACA 指南，以此来规范医生和医院的诊疗行为，从而提高整体医药水平。同时，中国需要拿出自己的临床数据和高水平的临床研究，并将其写入指南和教材，向世界呈现，供西方

4. 侯凡凡院士：精准预后，化险为夷

CACA 指南在国际指南基础上针对中国人群的流行病学特点和遗传背景，根据中国人群的研究成果，制定了具有中国特色的防控和诊疗措施，此体现了整合医学思维，兼具中国特色和国外视野，是更加适合中国人群的肿瘤整合防治指南。

肾癌是泌尿系统中最常见的恶性肿瘤之一，约占肾瘤总数的 80%，同时也是生殖系统中致死率最高的肿瘤。研究表明，慢性肾病对肾癌预后具有重要影响。在肾癌切除术前，病人是否罹患慢性肾病、肾小球滤过率降低的水平及蛋白尿的严重程度都会影响术后生存率。总而言之，术前肾小球滤过率低于 60mL/min 或术后肾小球滤过率低于 45mL/min 是病人预后不良的两个重要指标。伴有慢性肾病（尤其是严重慢性肾病）肾癌病人的术后生存率要明显低于无慢性肾病的肾癌病人。

影响肾癌预后的另一个关键因素是术后残余肾功能。为了保护残余肾功能，建议定期检查尿常规和肾功能，从而避免肾毒性药物对肾脏的进一步损害。此外，应建议肾癌病人避免高盐、高糖、高脂饮食，从而减少肾脏损害。总之，泌尿外科和肾内科的密切合作对精准预测肾癌及手术治疗的预后极其重要。

5. 董尔丹院士：不忘研究，方得健康

CACA 指南是标准、共识，基本遵循在肿瘤疾病治疗中的"防—筛—诊—治—康"发生发展和转归流程，有助于推动肾癌诊治的标准化。CACA 指南也将推动我国关于肾癌标准化治疗的结局。我国的经济社会发展水平与医疗水平并不完全一致，这个指南将有利于肾癌诊治的标准化过程，从而尽量减少中间的失误。

CACA 肾癌指南是整体观的系统论，对推动肿瘤研究具有很大作用。关于肿瘤基础研究的问题，从国际发展来看，1937 年美国联邦政府专门成立了国家癌症研究所（包括肾脏的一些研究），后来通过国家癌症法修正案得到长期持续稳定支持。1990 年，美国的肿瘤死亡率迎来拐点，每年平均下降 0.7%。1991—2018 年，美国肿瘤死亡率约下降 31%，这是科技投入带来的成果。所以，我们应该呼吁加强对基础研究和应用研究等的投入。

我们应该从"防—筛—诊—治—康"等多个角度开展关于肾脏的维持健康、促进健康和恢复健康等教育活动，全方位促进肾癌在内的其他肿瘤和疾病。我们应解决早期发现、专利发明、诊断治疗、大量人群调查等方面的问题，全面推进健康中国的建设过程，以人群的整体工作来推动肾癌在内所有疾病的问题，从而推动我国的全民健康。

三、总　结

樊代明院士：重视肾脏，研究创新，争创佳绩

肾脏对人体功能和人体健康影响巨大，我们应重视肾脏功能的保护。

目前，我国肾癌病人逐年增加。病人接受全身肿瘤治疗后首先表现为恶心、呕吐、胃肠道反应、头发脱落，随之可出现肝脏、心脏和肾脏表现。如果表现为与肾脏有关的症状，病人将十分痛苦。

肾脏是一个任劳任怨地努力为全身工作的器官。无论采用何种治疗方式，我们都要认真保护它。

在人体中，不同肿瘤的生物学分类是不一样。第一是遗传性肿瘤，每一种肿瘤都具有遗传性。第二是环境性肿瘤，如 X 线或化学物质。第三是感染性肿瘤，如肝癌与乙型肝炎病毒、宫颈癌与人乳头状瘤病毒、鼻咽癌与 EB 病毒。如果消除感染，则肿瘤的发病率将会大幅度下降。第四是内分泌性肿瘤，如甲状腺癌、乳腺癌、前列腺癌、卵巢癌和子宫内膜癌等，可以用某种激素控制肿瘤生长。第五是心理性肿瘤，如精神紧张。最后是营养性肿瘤，如营养不良、肥胖。所以，未来我们要从肿瘤病理的描述性分类过渡到生物性分类，这将对人体具有更大的帮助。

通过研究肾癌的发生及预后，我们或许可以从肾癌的诊断和治疗中找到攻克其他肿瘤的良方妙药。

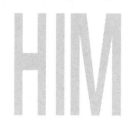

外阴阴道恶性肿瘤整合诊治前沿

◎王丹波 隋 龙 阳志军 王 莉 魏丽春
　迟志宏 李 晶 林仲秋

一、专家解读

1. 指南概述，标准为衡

从流行病学的角度考虑，外阴阴道恶性肿瘤的发病率在女性生殖道恶性肿瘤中的占比并不高，外阴肿瘤占2%~5%，阴道肿瘤仅占1%~2%。因此，外阴阴道恶性肿瘤的国际指南少有关注，其规范和治疗也亟待指导，积极推行CACA指南势在必行。

外阴阴道癌常见于绝经后女性，人乳头状瘤病毒（HPV）持续感染可导致年轻女性发病率增加，外阴阴道肿瘤又发生于难言之隐的特殊解剖部位，所以尽管早期死亡率不高，但却严重影响病人的生活质量，同时也增加了治疗的复杂性。

外阴恶性黑色素瘤与阴道恶性黑色素瘤的预后较差，但是两者的治疗方法不同。近年来，关于两者的治疗进展有所突破，其流行病学特点更凸显了CACA指南的重要价值。

外阴阴道肿瘤的病理分类具有多样化的特点，其中鳞状细胞癌的发病率最高，占80%~90%，恶性黑色素瘤占2%~4%。外阴恶性黑色瘤为皮肤亚型恶性黑色素瘤，阴道恶性黑色素瘤为黏膜亚型恶性黑色素瘤，黏膜亚型是中国人群高发的一类恶性黑色素瘤，并且皮肤恶性黑色素瘤与黏膜恶性黑色素瘤的治疗具有一定的差异，有些妇科医生常将两者混为一谈，因此推行CACA指南已迫不及待。

前庭大腺癌、基底细胞癌和佩吉特病（Paget病）都是外阴特有的一类恶性肿瘤，葡萄状肉瘤高发于两岁以下幼儿，20%为位于下生殖道的恶性肿瘤，这说明外阴阴道恶性肿瘤不仅具有病理分类多样化的特点，还具有多学科交叉的特点。

外阴阴道肿瘤的诊治现状不容乐观，首先是可预防、难筛查，HPV疫苗在预防宫颈癌的同时也可达到预防HPV相关外阴阴道癌的目的，但是相关科普知识并未得到普及，很少有人会以预防外阴阴道癌为目的接种HPV疫苗，筛查时HPV常被忽略，在做宫颈癌筛查时往往疏于关注阴道癌癌前病变。同时，外阴阴道癌癌前病变的治疗也较宫颈癌癌前病变更困难，而外阴阴道肿瘤的病理类型较多，生理功能需求也体现了治疗个体化的复杂性。中国人恶性黑色素瘤的基因突变不同于西方人，这也决定了靶向治疗药物的选择必须具有中国特点。特殊的解剖部位同样突现了康复的特殊性，进行外阴阴道肿瘤康复时需要关注外阴形态的恢复以及心理和性功能康复。

基于这些现状，CACA 指南中 MDT to HIM 理念的推广对外阴阴道肿瘤更具有重要意义。

CACA 外阴癌指南及 CACA 阴道癌指南的主要特色包括 4 个方面：①体现中国优势，适用性强。尽管外阴阴道肿瘤的发病率低，但是我国作为人口大国，病例数相对较多，CACA 指南整合了国内临床试验和研究成果，发出了中国声音。②体现全程管理（防—筛—诊—治—康）的理念，特别是防、筛、康凸显了 CACA 指南的优势。③体现了 MDT to HIM 理念，多学科协同有利于进行个体化整合治疗，提供最优化的诊治方案。④与时俱进，追逐前沿。CACA 指南更新了手术术式，覆盖了更多的放疗新技术，对免疫、靶向等前沿治疗的应用提供了充分的指导。NCCN、ESMO 和 FIGO 指南中，只有 FIGO 指南粗略描述了外阴阴道恶性肿瘤，CACA 指南不仅包括外阴阴道肿瘤指南，而且涉及"防—筛—诊—治—康"全程管理，非常全面。总体而言，国际指南在外阴阴道肿瘤方面的内容相对弱化或缺失，CACA 指南填补了此项空白，具有丰富内容、指导性强的特点。

2. 预防筛查，未病先防

CACA 指南尤其重视强调外阴阴道癌的预防和筛查。中国传统医学早就提出"上医治未病，下医治已病"，即倡导以预防为主的疾病防治理念。虽然解剖上外阴阴道与宫颈接近，但在预防与筛查方面却比宫颈癌困难很多。一旦发生外阴阴道癌，则妇女的身心危害远超其他肿瘤，因此对外阴癌进行有效预防、对高危人群进行机会性筛查尤其重要。

外阴阴道癌的预防是重点，其预防体系包括一级预防，也就是病因学预防的宣传教育。虽然外阴与阴道恶性肿瘤的筛查和预防很困难，但是 90% 以上的宫颈癌、肛门癌与高危型 HPV 有关，将近 80% 的阴道癌与高危型 HPV 感染有关，70% 以上的外阴癌与 HPV 感染有关。外阴与阴道的癌前病变与 HPV 感染相关的概率更高，外阴癌前病变中 90% 以上与 HPV 感染有关，主要是 HPV16 型；阴道癌前病变中 85.5% 与 HPV 感染有关，主要亚型也是 HPV16 型。因此，HPV 疫苗不仅对宫颈癌的预防有效，对外阴阴道癌的预防同样非常有效。

二级预防涉及筛查。由于外阴阴道癌的每年总体发病人数并非很多，因此不推行社会群体性筛查的概念，在高危人群中进行机会性筛查尤其有效和重要。此外，外阴阴道癌前病变的早期诊断、早期治疗也是预防外阴阴道癌的重要环节。

关于 HPV，大众群体可能存在一些误区：

第一，HPV 疫苗会不会传染？接种后人体会不会感染病变？实际上，HPV 疫苗主要由衣壳蛋白组成，其核心并不包裹病毒的 DNA，无病毒基因，所以它无传染性，不会致病。

第二，不管是国产还是进口的二价、四价或九价疫苗，针对的核心亚型包括 HPV16 型、18 型。多数外阴癌和阴道癌（尤其是外阴阴道的癌前病变）与 HPV 感染相关，其中大部分与 HPV16 型相关，因此 HPV 疫苗的及时接种对预防外阴阴道癌的发生尤其重要。

第三，HPV 主要通过性行为传播，无论是男性还是女性，从口腔、咽喉到男女性的生殖器、肛门的恶性肿瘤，大部分都与 HPV 感染有关。因此大众需要知道阻断 HPV 传播的正确卫生知识，要保持健康的生活方式，包括健康性行为及正确使用避孕套的方法。对于二价疫苗，小年龄段人群只要接种两针就可达到预防宫颈癌、外阴癌和阴道癌发病的效果，这对疫苗的普及和推广带来了很大的好处。

因为阴道呈圆筒状，不容易暴露，所以不易筛查，这在发现疾病方面为临床诊疗带来了困难。由于外阴癌的每年全球新发病例不足 5 万，所以不推荐在社会群体中进行筛查，但是育龄期妇女如果出现外阴颜色或形态改变、溃疡或赘生物、瘙痒等高危症状，则应前往医院就诊。我们应抓住这个机遇进行机会性筛查，这也是 CACA 指南的一个特色。

还有小部分外阴癌与 HPV 感染无关，例如外阴硬化性苔藓和其他少见的外阴疾病，都可引起小部分外阴恶性肿瘤。只要病人的宫颈筛查结果异常或因阴道癌前病变等就医，则需要抓住阴道镜检查这个非常重要且特殊的环节，严格、认真、谨慎地查找外阴病变，必要时还可进行多点活检。

每年全球阴道癌新发病例数不足 5 万例，所以不推行社会性人群筛查概念，但是由于其大部分与 HPV 感染相关，在宫颈癌筛查的同时如果出现异常 HPV 阳性，则需要进一步做阴道镜检查，只要抓住机会，仔细全面检查阴道，就可准确、及时地发现阴道癌前病变，因为 10% 的阴道癌前病变可进展为阴道癌。

在过去的几十年中，中国人对阴道癌前病变的认识不足，因为教科书中一部分数据来源于 50 年前美国的外阴阴道癌前病变的发病数据。实际上，中国是宫颈癌高发国家，HPV 感染率超过 10%。近年来，由于我国已具备自己的多中心、前瞻性、大样本临床研究数据，所以 CACA 指南个性化地提出了阴道癌的二级预防，指南中所提及的中国经验和建议也被国际指南所采纳，例如 2019 版的美国阴道镜宫颈病理学会的美国指南就采纳了中国的临床经验。

根据某妇产科专科医院医学中心的数据显示，最近十年期间，整个下生殖道癌前病变中阴道占比从 8%、12% 和 13% 一直上升到 23.7%。也就是说，每 4 例下生殖道癌前病变中就有 1 例是阴道癌前病变，所以与 HPV 感染密切相关。

CACA 指南中另一个亮点是，强调虽然不能开展社会性群体筛查，但应对高危人群展开机会性筛查。高危人群包括 HPV 持续感染者、有宫颈癌前病变病史者、既往因宫颈癌子宫切除者、既往盆腔放疗者、有肛门癌病史者、已知或可疑已烯雌酚子宫内暴露者等，这些高危人群一旦到医院就诊，就要抓住时机进行机会性筛查。

针对阴道癌前病变的筛查，通过中国临床研究的大数据表明，细胞学 HPV 筛查、阴道镜诊断联合阴道镜引导下组织学活检这三阶梯对发现早期阴道癌或阴道癌前病变同样有效。90%以上的阴道癌前病变通过三阶梯可被及时发现和诊断，这也是二级预防中非常重要的环节。

CACA 指南开创性提出了对外阴阴道癌前病变采用药物、物理、手术及近距离治疗的整合治疗概念。大部分外阴阴道癌前病变病人可以通过药物治疗联合物理治疗获得 80% 以上的治愈率；极少数病人经药物治疗后难以奏效，并且存在浸润，可以采用手术进行切除；在极少数情况下，药物治疗、物理治疗和手术治疗都达不到满意效果，此时可以采用近距离放疗。

CACA 指南还开创性地提出了病变部位决定论，即针对子宫切除的这部分阴道癌前病变，可根据病灶暴露与否来选择首选治疗方式。这些都是中国自己的研究，均领先于国际水平。

中国对癌症研究和女性癌症研究始终非常重视，CACA 指南也不例外。第一大人群是妊娠期女性，大量临床研究结果证明，只要无浸润癌存在，应当等妊娠结束后再行进一步医疗干预。第二大人群是有宫颈癌放疗史的人群，这类人群的细胞学检查结果易呈假阳性，HPV DNA 载量高时应警惕放疗后阴道癌前病变的发生，放疗后阴道壁纤维化活检可能存在困难。由于阴道上 1/3 与宫颈鳞状上皮胚胎发育同源，容易感染 HPV，因此其是诊断和发现阴道高级别病变的重点，及时治疗可预防阴道癌的发生。子宫切除术后，阴道癌的好发部位就是阴道残端。

CACA 指南始终强调外阴阴道癌前病变的全周期管理，长期随访。在初始治疗后外阴阴道癌的复发率较高，存在进展风险，与 HPV 感染相关，因此该疾病的复发高风险因素就是高危型 HPV 持续感染。针对复发情况、好发时间、随访方法、随访间隔和随访内容，CACA 指南都进行了全面介绍。一旦发生该疾病，及时、准确的治疗尤为重要。

3. 临床诊断，注重评估

CACA 指南建议，在临床诊断时不但要明确病理诊断，更要注重对病情的全面评估，以便为后续治疗提供准确的临床依据。

首先，我们讨论外阴癌的诊断。在病史方面，要详细询问病人有无 HPV 感染史，有无外阴鳞状上皮内病变和其他部位恶性肿瘤病史及治疗过程。在症状方面，早期外阴癌的主要表现为外阴瘙痒、局部肿块或溃疡、合并感染，较晚期时可以出现疼痛、渗液和出血。发生远处转移时，可以出现远处转移器官的相应症状。在体征方面，早期外阴癌的主要表现为大阴唇或小阴唇、阴蒂、尿道外口、会阴或肛门部的结节、肿块、痣样物、湿疹样改变或皮肤色素沉着，伴有破溃。晚期肿瘤可侵犯尿道、阴道、直肠、膀胱，发生淋巴结转移时可在腹股沟区、锁骨上窝触及异常增大淋巴结，侵犯盆腔时可出现骨盆区叩击痛。

然后，我们再讨论阴道癌的诊断。在病史方面，要详细询问病人是否有 HPV 感染病史、子宫颈癌前病变，因为子宫颈癌前病变或子宫颈癌行子宫切除病史、盆腔放疗史、肛门癌病史、可疑己烯雌酚在母体子宫内暴露等病史。在症状方面，早期的主要表现为阴道分泌物增多、异常流血，晚期时当病变累及盆腔后，可以出现下腹及腰骶部疼痛，甚至出现排尿痛、血尿、排便困难、排便疼痛等。当发生淋巴结转移时，在腹股沟区、锁骨上窝区可以见异常肿物，出现远处转移时可以出现相应的症状。在体征方面，早期阴道癌主要表现在阴道可扪及或看到结节样或菜花状、溃疡或浅表糜烂状、白斑样或息肉状的病灶。晚期时肿物增大，则可以看到阴道填塞有增大肿物，病变累及阴道旁组织时可以出现阴道旁组织增厚，甚至冰冻骨盆，肿瘤侵犯尿道、膀胱直肠时可以出现尿瘘和粪瘘，发生浅表淋巴结转移时在腹股沟区甚至锁骨上窝可以摸到异常增大的淋巴结，因为阴道病变多位于上1/3阴道壁，鳞癌多位于后壁，腺癌多位于前壁，所以在妇科检查或阴道镜检查时要重点关注这些部位。

在实验室与器械检查方面，CACA指南建议完善血液常规生化检查，以及SCC-Ag、CA125、CA19-9、CEA、AFP、神经元特异性烯醇化酶等检查，甚至需要完善HPV检查来协助诊断。同时还可利用超声、X线胸片、CT、MRI、静脉肾盂造影、PET/CT检查等明确病变部位、大小、与周围解剖结构的关系，有无转移灶，转移灶的部位、数量与大小，同时还可借助尿道膀胱镜、直肠阴道镜进一步明确尿道、膀胱和直肠有无受累。

在病理诊断方面，CACA指南建议，如果外阴癌的癌灶直径大于2cm，可直接在肿物局部取组织送检。如果癌灶≤2cm，CACA建议进行完整清除或采用Keyes活检器进行活检。通过免疫组织化学检查可完善PD-L1、MLH1、MSH2、PMS2、TMB、NTRK等基因检测，从而有利于指导治疗。

阴道癌最常见的大体病理分型是菜花型或结节型，其次为溃疡型和浅表糜烂型。基因检测在阴道癌诊断和治疗方面的作用还需要进一步探索。要求病理报告应包含病理类型、组织学分级、浸润深度、淋巴脉管腔体受累情况、手术切缘情况、淋巴结转移部位和数目，以及是否扩散到包膜外等。

外阴癌的手术分期包括：如果肿瘤局限在外阴，直径<2cm，且间质浸润深度<1mm，诊断为ⅠA期；如肿瘤直径>2cm或者间质浸润深度>1mm，应该诊断为ⅠB期；任何大小的肿瘤累及下1/3尿道、下1/3阴道和肛门且无淋巴结转移，诊断为Ⅱ期；对于任何大小的肿瘤，当发生骨骼、淋巴结转移时可诊断为Ⅲ期；根据转移淋巴结的数量、直径及是否有包膜外扩张，可诊断为ⅢA期、ⅢB期或ⅢC期；对于任何大小的肿瘤，当发生远处器官转移或浸润上2/3尿道或上2/3阴道时，可诊断为ⅣA期；包括盆腔淋巴结转移在内的任何远处转移，可诊断为ⅣB期。还需要注意的是，测量肿瘤浸润深度时应从邻近最浅表真皮乳头的皮肤间质结合处开始到浸润的最深点。

对阴道癌的临床分期，CACA建议把握以下几个原则：根据临床检查结果对病情进行全面评估；应该由两位或以上有经验的妇瘤医生进行；需在治疗前确定分期，一旦确定则不能更改，当对分期存在争议时，应将分期定于较早期，不能根据治疗后手术情况、病理情况改变初始分期。

阴道癌临床分期可分为 4 期：当病变局限在阴道壁时，诊断为Ⅰ期；病变穿透阴道壁，但未达盆腔时，诊断为Ⅱ期；对于任何大小的肿瘤，如果累及盆壁和（或）累及阴道下 1/3，和（或）导致肾积水，引发肾脏并发症，或转移到邻近盆腔和腹股沟区淋巴结时，诊断为Ⅲ期；当肿瘤侵犯膀胱或直肠并超出盆腔，无论是否转移到盆腔后腹股沟淋巴结，只要无远处转移灶，诊断为ⅣA 期，出现骨、肺等远处器官转移时，诊断为ⅣB 期。

诊断原发性阴道癌时需要与继发性阴道癌鉴别，CACA 指南建议诊断原发性阴道癌时需要满足以下几点：子宫颈和外阴未见恶性肿瘤，子宫颈原位癌，手术 2 年后发病，浸润性子宫颈癌，手术治疗 5 年后发病或接受放疗 10 年后发病。

恶性黑色素瘤的诊断依据是 ABCDE 原则：A，病变是否整齐、对称；B，病变边界是否清晰、规则；C，病变颜色、分布是否均匀；D，直径是否超过 6mm；E，病变是否维持稳定，无明显变化，或突然变大、破溃、出血、刺痛、周围出现新生"黑点"等。

在免疫组化方面，CACA 指南建议完善黑色素小体、神经元肿瘤标志物 S-100 和神经元特异性烯醇化酶等指标，这些指标的完善对无色素恶性黑色素瘤病人的诊断尤其重要。

在基因检测方面，CACA 指南建议所有确诊的黑色素瘤病人在治疗前都需要进行 *C-KIT*、*BRAF*、*NRAS* 等基因检测。特别需要注意的是，黏膜黑色素瘤在中国人群中的发病率远高于欧美国家，中国的数据也显示，在黏膜黑色素瘤中 *KIT* 突变可高达 32%，*BRAF* 少见变异，可达 14.3%，同时还存在 *NTRK*、*ROS/ALK* 等基因的罕见突变。这些基因的检测结果对指导临床用药非常重要。

目前，黏膜黑色素瘤尚无标准分期，外阴黑色素瘤分期参照皮肤恶性黑色素瘤的 TNM 分期，临床分期包括 0 期、Ⅰ期～Ⅳ期。T 分期主要根据肿瘤的厚度、是否有溃疡，将肿瘤分为原位癌、T_1～T_4 期；N 分期主要根据区域淋巴结转移的数目、是否有卫星灶、移行转移灶和/或微卫星灶，将肿瘤分为 N_0 期、N_1～N_3 期；M 分期主要根据转移部位及乳酸脱氢酶的水平，将肿瘤分为 M_0～M_1 期。

4. 规范治疗，赢在整合

（1）手术治疗

外阴阴道癌的总体治疗原则包括：外阴癌的治疗以手术治疗为主，阴道癌以放疗为主，外阴阴道恶性黑色素瘤的治疗采用手术、放疗、化疗、靶向治疗和免疫治疗等整合治疗模式。

外阴阴道是女性身体的重要部位，CACA 指南要求除遵循指南、疾病分期、部位大小、病理学类型外，还要考虑病人的年龄和意愿，个体化选择手术方案。

早期外阴癌和Ⅰ期下 1/3 阴道癌的手术包括两个部分，即外阴肿瘤切除和腹股沟淋巴结切除。

CACA 指南将繁杂的外阴切除类型分为 3 个部分，即单纯部分外阴切除术、根治性部分外阴切除术和根治性全外阴切除术。腹股沟淋巴结切除包括腹股沟淋巴结切除术、前哨淋巴结活检术和淋巴结活检术。

对外阴癌前病变和ⅠA期病人，CACA 指南推荐单纯部分外阴切除术，要求切缘距离肿瘤病灶边缘的宽度至少为 1cm 以上，切除深度应超过皮下 1cm。

对于这部分病人，切缘状态是预后的独立危险因素，所以对于病理报告提示阴性切缘 >8mm 以上的肿瘤，选择观察相对安全；对阴性切缘 <8mm 的肿瘤，也是可以接受的；如果靠近浸润癌，则需要密切随访；切缘阳性病人可选择再次手术，但是切缘阳性且累及尿道、肛门或阴道时，切除过多组织可能导致较多的并发症和功能障碍，这部分病人可直接选择辅助放疗；合并淋巴结转移者可直接选择辅助放疗。

对ⅠB~Ⅲ期局部晚期外阴癌病人，CACA 指南推荐根治性外阴切除术，术中要求切缘宽度达 2~3cm 以上，深度达泌尿生殖膈或耻骨筋膜，这部分病人的切口比较大，Ⅰ期愈合率较低，部分病人需要行皮瓣转移手术。ⅠB~Ⅲ期外阴癌手术还包括腹股沟淋巴结切除术，CACA 指南建议根据病变部位进行选择，如果病变位于一侧外阴，可行同侧外阴切除术和腹股沟淋巴结切除术。如果术中冰冻检查结果发现同侧腹股沟淋巴结阳性，也应像中央型病人一样行双侧腹股沟淋巴结切除术。CACA 指南还推荐腹股沟切口和外阴切口分开的"三切口"模式，此有利于Ⅰ期愈合。

关于腹股沟淋巴结切除的范围，CACA 指南推荐从腹股沟韧带上方 2cm 开始，沿缝匠肌外缘、长收肌内缘向下，直至两者交汇处区域内的浅层淋巴脂肪组织和深层淋巴脂肪组织，这些病人术后可出现下肢回流障碍和淋巴水肿等并发症，尤其是术后行辅助放疗的病人，其并发症发生率更高，程度更重。

CACA 指南根据两个前哨淋巴结研究的临床数据发现，肿瘤直径 <4cm 的Ⅰ期、Ⅱ期病人可切除前哨淋巴结，评估时淋巴结转移的敏感性和阴性预测值可达 90% 以上。前哨淋巴结大多位于耻骨联合两侧的耻骨结节旁，也称为耻骨结节旁淋巴结，其解剖标志明确，术中易于查找。所以 CACA 指南要求外阴肿瘤 <4cm 的单灶性病变且临床无腹股沟淋巴结转移证据的病人可行前哨淋巴结切除。如果前哨淋巴结阴性，就不需要再切除剩余的淋巴结。如果前哨淋巴结阳性，则需要行患侧腹股沟淋巴结切除，或者切除阳性前哨淋巴结后给予放疗。选择示踪剂时，推荐亚甲蓝、^{99m}Tc 和荧光剂等。

对于肿大的淋巴结，需要通过腹股沟淋巴结活检进行病理证实，CACA 指南推荐三种类型：对融合固定不能耐受切除或融合固定不能切除者推荐行穿刺活检术和部分组织切除活检术，对未融合或活动的淋巴结推荐行完整切除病理检查，病理学明确淋巴结转移后可给予放疗。

对于ⅠB~Ⅲ期的局部晚期外阴癌病人，不需人工肛门、人工尿道且进行根治性外阴切除后，病理报告提示阴性切缘 >8mm 淋巴结阴性的病人，可选择随访观察；阴性切缘 <8mm 且淋巴结阴性的病人，应密切随访观察；切缘阴性且淋巴结阳性、切缘阳性且淋巴结阴性或两者均阳性者，均需要行术后辅助放疗。

对于位于阴道下 1/3 的 Ⅰ 期阴道癌，可参考外阴癌的治疗方式行阴道局部广泛切除术或扩大切除术，CACA 指南要求切缘距离病灶 1cm 以上，并且需要行双侧腹股沟淋巴结切除术，部分病人还需要行尿道和外阴的扩大切除，同时实施尿道和外阴成形术。

对于位于阴道上 1/3 的 Ⅰ 期阴道癌，可参照宫颈癌的治疗范围，行根治性全子宫切除和阴道上段切除术，切缘应至少距离病灶 1cm 以上，并且需要行盆腔淋巴结切除术。如果病人既往因其他疾病已行子宫切除，则可行子宫旁组织切除 + 阴道上段切除 + 盆腔淋巴结切除术，这部分病人可以保留双侧卵巢。

对于阴道中 1/3 的 Ⅰ 期阴道癌病人，需要行子宫全切除术、全阴道切除术、盆腔和腹股沟淋巴结切除术，由于病变范围比较大，术后并发症非常多，绝大多数病例不能耐受这些手术，所以 CACA 指南对这部分病人首先推荐放疗。

对于 Ⅲ 期外阴癌和 ⅣA 期阴道癌，尤其是合并直肠阴道瘘或膀胱阴道瘘的病人，应行盆腔器官廓清术，根据病灶部位可选择前盆腔廓清术、后盆腔廓清术和全盆腔廓清术。

盆腔廓清术非常复杂，需要对肿瘤累及的相邻器官进行整体切除，病人的 5 年生存率也可提高到 30%～60%，围手术期并发症可降低到 30%～44%，但是这种病例的生存质量急剧下降。因此，CACA 指南要求术前应严格筛选病例，充分评估病人病情，排除远处转移，尤其是对于实施 Ⅱ 型、Ⅲ 型盆腔廓清术的病人。

另外，CACA 指南还要求这部分病例应以妇科治疗为主导，由影像学专家详细分析影像学特点，并且联合结直肠外科和泌尿外科医生进行联合操作，同时还应考虑中医科、营养科、心理科等综合调治和心理辅导。

外阴阴道恶性黑色素瘤的恶性程度高，预后差，极易发生复发和转移。CACA 指南要求必须完整切除小的孤立病灶并送检，不能进行局部活检和部分切除活检。一旦病理检查结果确诊为恶性黑色素瘤，应尽早开始治疗，并且建议进行基因检测。

切除原发灶时需要根据肿瘤的大小和浸润深度来选择切缘距离，为 0.5～2cm，Ⅰ 期或 Ⅱ 期病人可以选择前哨淋巴结切除，Ⅲ 期或 Ⅳ 期病人可选区域淋巴结切除或阳性淋巴结切除后再接受辅助放疗、化疗、免疫治疗和靶向治疗。

阴道恶性黑色素瘤不同于外阴皮肤的恶性黑色素瘤，属于黏膜型恶性黑色素瘤，对放疗和化疗相对敏感。CACA 指南要求对阴道恶性黑色素瘤原发灶进行完整切除，同时保证切缘阴性。

对于子宫附件无受侵证据者，不推荐行预防性子宫和双附件切除术；对于临床怀疑淋巴结转移者，可行局部区域淋巴结切除或切除肿大淋巴结，同时给予辅助放疗、化疗、免疫治疗或靶向治疗。对于复发病人，可进行手术切除，但是不建议实施局部广泛切除术和盆腔廓清术，后续需要借助于放疗、化疗、免疫治疗和靶向治疗等 MDT to HIM 整合治疗模式。

（2）放射治疗

外阴和阴道的解剖结构相邻，黏膜相延续，肿瘤互相侵犯的概率较高；外阴癌和阴道癌的淋巴结转移通过腹股沟和盆腔淋巴结向远处发展，HPV 持续感染是外阴癌和阴道癌的重要致病因素。HPV 感染相关肿瘤对放化疗敏感，因此放疗和化疗同时进行是局部晚期外阴癌、阴道癌的重要治疗模式。

另外，放疗可使外阴和阴道的结构与功能得到很好的保护，这是一种无创的治疗模式。根据治疗目的，我们可以将放疗分为以下几个类型：对于早期不能手术的病人，放疗可达到与手术相同的结果；局部晚期外阴癌和阴道癌、ⅣB 期寡转移病人，通过根治性放疗可得到长期生存；对于术后有复发因素的病人和潜在可切除手术的病人，放疗和手术的整合治疗可达到很好的局部区域控制和总生存率；对于ⅣB 广泛转移和复发的病人，姑息性放疗可使病人提高生活质量，延长生存时间。

放疗技术由体外照射和体内近距离照射两部分组成，CACA 指南优先推荐使用 CT/MRI 引导下的内外照射技术；放疗剂量的选择既要考虑获得较高的局控率，又要严格控制严重并发症的发生率；CACA 指南推荐使用同期化疗。

采用体外照射技术时优先推荐各种束流调强放疗技术，例如适形调强放疗、容积调强放疗和螺旋断层放疗，调强放疗技术可更好地保护靶区周围的重要器官，例如股骨头、膀胱与直肠，同时可给予可见病灶以更高剂量的照射。

外照射时应包括原发灶区域和周围的病灶区域，还应包括肿大淋巴结和相应淋巴引流区。行外照射时推荐采用常规剂量分割模式，每次 1.8~2.0Gy，临床中病灶照射剂量为 45~50Gy，转移淋巴结加量为 10~15Gy，原发灶结合近距离治疗时可给予更高剂量的照射。

CACA 指南推荐，应采用单药顺铂同期化疗或含铂药物联合方案，体外照射范围应根据肿瘤的位置决定。如果肿瘤仅局限于外阴，照射范围包括整体外阴组织；如果肿瘤侵犯阴道尿道下段，照射范围应包括可见病灶以及 2~3cm 的尿道和阴道组织；如果阴道广泛受侵，照射范围应包括全阴道组织；如果肿瘤侵犯尿道中上段，照射范围应包括整体尿道和膀胱颈部；如果肿瘤侵犯肛门、肛管、膀胱和阴蒂时，照射范围应包括可见病灶及周围 2cm 范围之内。

阴道癌也同样需要根据肿瘤侵犯部位和范围来决定照射范围。例如，肿瘤仅局限于阴道上段，照射范围包括阴道上 2/3 以及周围组织；如果肿瘤侵及阴道中下段，照射范围包括全部阴道和周围组织；如果肿瘤侵及宫颈，照射范围还需要增加宫颈、宫体和宫旁组织。

CACA 指南建议采用 MRI 检查对局部病灶进行分期和细节观察。MRI 检查有助于识别卫星病灶、淋巴脉管间隙和皮肤受侵，原发病灶周围皮肤以及皮下组织应包括在照射范围之内，当阴道受侵时应注意直肠充盈程度对阴道靶区的影响。

当肿瘤局限于外阴或侵及阴道远端、尿道和阴蒂时，照射范围应包括双侧腹股沟、闭孔、髂内、髂外的淋巴结；当肿瘤仅局限于阴道中上段或宫颈时，照射范围应包括髂内、髂外、闭孔和髂总淋巴结；当阴道后壁或阴道直肠间隙受侵时，照射范围应增加骶前淋巴结照射；当肿瘤侵及肛门和肛管时，还应增加直肠系膜淋巴结的照射。

CACA 指南建议选择合适的阴道施源器并联合组织间插植放疗技术，建议使用 3D 打印技术来实现个体化施源器模板设计，4D 图像引导近距离技术可以保证肿瘤获得更高剂量的照射，同时周围器官可以得到很好的保护。推荐剂量是每次 5~7Gy，每周 1~2 次，总量为 24~30Gy。确定近距离照射范围时应根据肿瘤不同密度和复发危险分为几个层次，例如对于可见肿瘤靶区（GTV），应区分是初始治疗时 GTV，还是外照射后残留的 GTV。临床靶体积可分为高危临床靶体积（HR-GTV）、中危临床靶体积（IR-GTV）、低危临床靶体积（LR-GTV）。应关注肿瘤体积或形状在治疗过程中的变化，近距离治疗可以对巨大外阴病灶和外照射后残留病灶给予安全、有效的照射剂量。

放疗流程和关键环节的管理与质控是放疗成功的关键，表浅区域的靶区应给予剂量补偿，重要的结构和位置应放置标识，以利于靶区勾画。治疗外阴癌时双下肢应采取蛙形姿势，在治疗过程中应定期进行锥形束 TCT（CBCT）验证，以保证靶区位置和形态准确性。如果延长疗程，应给予剂量补偿，从而达到更好的疗效。

如果预后判断不好，应鼓励病人参加临床试验。有一外阴癌侵犯阴道/尿道周围的病人，伴腹股沟淋巴结转移且体积较大，有包膜外侵，如果采用常规治疗技术后则肿瘤残留的概率会比较高。因此，经过 MDT to HIM 的讨论，建议病人参加临床研究，详细说明可能获益后，病人签署知情同意书。

经过两个周期的贝伐珠单抗 + TP 化疗后，该病例的腹股沟淋巴结转移病灶及外阴、尿道周围阴道末端的原发病灶几乎达到完全缓解。接下来，又给予病人腹股沟和外阴区域 50Gy 的照射、可见病灶区域 64Gy 的照射。两年后随访，病人的肿瘤控制效果非常好，二便正常，可从事日常家务活动。这样一个新的治疗方案为病人带来了生存质量和生活质量的获益。

治疗外阴癌和阴道癌时采用先进的调强和 4D 近距离技术可使局部区域获得更高的控制，同时还可以保留重要结构和器官的功能。利用根治性放疗、术前和术后放疗、同期化疗和整合医疗模式，通过严格流程管理和质控并探索更有效的临床方案，可以使阴道癌和外阴癌病人获得更高的局控率和生活质量，以及更长的生存期。

（3）靶向治疗和免疫治疗

在 2000 年之前，临床中被批准用于治疗黑色素瘤的药物只有 3 种，一种药物是化疗药达卡巴嗪，另两种药物是细胞因子。

2000年之后，随着药物发展进入了靶向和免疫治疗时代，治疗黑色素瘤（特别是晚期黑色素瘤）的方式很少，所以黑色素瘤就成为很多新药的试验田。许多免疫药物通过晚期黑色素瘤临床试验获批上市，这些药物的首个适应证是晚期黑色素瘤。由于这些新药的成功研发，晚期黑色素瘤病人的5年生存率从以前的5%升高到现在的30%。

说到靶向治疗，不可避免地提及基因检测，基因突变率在不同人种中是有差别的。白色人种（特别是高加索人）的黑色素瘤主要亚型是皮肤亚型，*BRAF*基因突变的比率高达50%左右，而我国基因检测所发现的*BRAF*突变比率只有25%。我国有一些比较少见的黑色素瘤亚型（如黏膜亚型），只有1%~2%的白色人种会出现黏膜黑色素瘤。在东亚人种中，黏膜黑色素瘤的比率高达20%多，这拉低了国内*BRAF*突变的比率。

虽然外阴和阴道黑色素瘤的位置比较接近，但是两者属于不同的两个黑色素瘤亚型，外阴属于皮肤亚型，阴道属于黏膜亚型。

对于皮肤亚型，有许多国外分期系统及大规模的临床试验和指南可供借鉴，但是黏膜黑色素瘤却无可借鉴的内容。指南中许多临床研究和一些可改变指南的治疗均都是对中国医学界的贡献。

黑色素瘤的治疗方法主要包括手术、放疗、化疗、靶向治疗和免疫治疗。内科治疗主要包括药物化疗、靶向治疗和免疫治疗。对于以外阴为主的皮肤黑色素瘤，化疗的地位越来越低，因为其在辅助治疗中无阳性证据，所以行辅助治疗时不推荐采用化疗。而对于晚期皮肤黑色素瘤，化疗的地位也很低，在靶向免疫治疗无效后行后线治疗时才能尝试化疗。

对于黏膜黑色素瘤，化疗的地位是截然不同的。阴道黑色素瘤属于黏膜黑色素瘤，有研究将辅助治疗分为三组，第一组采用化疗，第二组采用免疫治疗，第三组是对照组且未采用任何辅助治疗。其中化疗组的生存时间最好，因此目前黏膜黑色素瘤术后行辅助治疗时仍然推荐采用化疗，目前临床中正在开展此项临床试验。实验组采用化疗联合PD-1单抗的免疫治疗。

另外，晚期黏膜黑色素瘤病人采用紫杉烷类药物+贝伐珠单抗治疗和单纯紫杉醇药物化疗后，两者的有效率、疗效持续时间和总生存时间也得到明显改善。

对于靶向治疗，首先应提到*BRAF*基因，*BRAF*是黑色素瘤发生和发展过程中一个主要驱动基因，其突变主要分为三类。目前针对*BRAF*突变的靶向药物（维莫非尼）仅涉及一类突变，这个突变在皮肤和黏膜黑色素瘤中的突变是不同的，皮肤黑色素瘤基因的突变率是50%，其中95%以上是Ⅰ类突变，所以治疗策略很明确，即采用靶向药物治疗。治疗中可供选择的药物包括达拉非尼+曲美替尼/维莫非尼，目前这些药物都已纳入我国医保。

但是阴道黏膜黑色素瘤发生*BRAF*突变的比率就很低，只有12.5%，其中Ⅰ类突变只占85%左右，发生在其他部位的罕见黏膜黑色素瘤的突变比率比较高，虽然治疗方法特别相同，但是采用靶向治疗黏膜黑色素瘤后，其有效率和疗效持续时间比皮肤黑色素瘤更差。

国内外许多研究已证实，BRAF V600突变的病人应采用达拉非尼+曲美替尼双靶向药物治疗，与单纯的单靶向治疗（达拉非尼或维莫非尼）相比，其疗效和持续时间均得到显著提高，所以对于这类突变的病人，我们应首先推荐双靶向治疗。

另一个基因是C-KIT，其在胃肠间质瘤中的突变率较高，但是检测时发现该基因在黏膜黑色素瘤中的变异比率高达32%，变异中除了突变外，还包括基因扩增。

对于皮肤黑色素瘤，C-KIT基因的变异比率较低，仅为3%，所以国外临床研究纳入病人的速度很慢，完成临床试验也比较困难。在黑色素瘤指南中，国外一个比较重要的指南（NCCN指南）参考了我国针对C-KIT突变的晚期黑色素瘤治疗的临床试验数据，将C-KIT抑制剂（伊马替尼）列入了指南推荐中。黏膜中基因的变异率较高，所以如果发现罹患阴道黑色素瘤的病人存在基因突变，我们也可考虑采用伊马替尼这类靶向药物进行治疗。有临床研究结果显示，如果突变发生在11和13外显子，则有效率会更高。

另有还有一些其他少见的基因，例如NTRK和ROS/ALK基因突变，关于这些靶向药物的临床研究也正在开展中，但是由于样本量较小，目前还无比较成熟的推荐。

最后介绍一下免疫治疗。免疫治疗主要包括两种：一种是细胞因子，几十年前已批准将大剂量IL-2用于晚期黑色素瘤的治疗。由于其有效率低，不良反应较大，故已逐渐被淘汰。但是这类药物一旦产生疗效，则持续时间很长，所以尽管传统的IL-2已被淘汰，但目前关于新型基因工程改造的IL-2临床研究正在开展中。二是免疫检查点抑制剂，这是这几年的研究热点，其在多个瘤种中已取得较好的疗效。这类药物首先在黑色素瘤中开展临床试验，两项国际大型临床研究KEYNOTE002和006纳入许多晚期黑色素瘤病人，长期随访结果证实，该类药物使晚期黑色素瘤病人的5年总生存率达到30%，此奠定了PD-1单抗药物在晚期黑色素瘤中的治疗地位。

国内也有多个免疫检查点抑制剂上市，但是在临床试验中所取得的治疗晚期黑色素瘤的总体有效率与国外临床试验数据的差距很大，因此我们进行了分层分析，发现如果黑色素瘤来源于皮肤，则有效数据与国际报道类似，但是该类药物治疗黏膜黑色素瘤的有效率降低，进口的帕博利珠单抗仅为13%，特瑞普利单抗仅为0。

基于这一点可说明，黏膜黑色素瘤和皮肤黑色素瘤这两种亚型的生物学行为和免疫微环境不同，所以应在此基础上进行新的临床研究。对于晚期黏膜黑色素瘤病人，在PD-1单抗治疗基础上加用小分子TKI靶向药物（阿西替尼）后结果显示治疗有效率大大提高，初步有效率接近50%。目前临床中正在扩大样本量进行Ⅱ期临床研究，可能很快进入全球Ⅲ期临床研究。

国外对黏膜黑色素瘤的免疫治疗也进行了一些探索，但都是小规模或回顾性的研究，数据信度有限，结论也相互矛盾，例如 PD-1 单抗 + CTLA-4 单抗的双免疫治疗与单药 PD-1 单抗相比，有些研究认为双免疫治疗的效果更好，有些研究则认为两种治疗的结果类似。

CACA 指南对免疫检查点抑制剂（如 PD-1 单抗）的诊疗特点也提出了一些建议。对于皮肤黑色素瘤，采用 PD-1 单抗进行单药治疗后病人的有效率达到 30% 以上，所以 CACA 指南建议晚期皮肤黑色素瘤病人可采用 PD-1 单抗或双免疫治疗（PD-1 单抗 + CTLA-4 单抗）。对于黏膜黑色素瘤，单药 PD-1 单抗的有效率仅为 13%，因此 CACA 指南建议采用 PD-1 + 小分子 TKI（如阿昔替尼）进行治疗。

（4）化疗和综合治疗

外阴癌和阴道癌是妇科恶性肿瘤中相对较少见的肿瘤。对外阴癌病人，化疗的目的主要包括放疗增敏和转移治疗。CACA 指南特别指出，治疗早期外阴癌病人时仍强调以手术为核心的个体化治疗，放疗主要用于局部晚期病人的转化治疗和晚期病人的整合治疗。

由于外阴癌和阴道癌的发病率较低，所以目前尚无标准的全身治疗方案。

现有证据已经表明，放疗联合化疗（即熟知的同期放化疗）的效果显著优于单用化疗和放疗。在临床中进行同期放化疗时，需要注意的一个要点就是放疗必须与化疗同时进行。在临床中较为常用的方案包括顺铂，顺铂 + 5-FU 和丝裂霉素 + 5-FU。除了以上三个方案，CACA 指南还推荐采用其他单药和多药联合方案。

目前，临床中较为常用方案的具体执行方式包括：最常用的方案是 5-FU + 顺铂，顺铂的剂量为 $50mg/m^2$，氟尿嘧啶（5-FU）则以 $1g/(m^2 \cdot 24h)$ 进行持续静脉滴注；其他方案包括丝裂霉素 + 5-FU、紫杉醇 + 卡铂、紫杉醇 + 顺铂等，详细方案参见本指南。

除了传统化疗外，目前分子靶向治疗和免疫治疗在外阴阴道癌治疗中显示出越来越重要的作用。其中 CACA 指南推荐使用的药物主要包括三类：①帕博利珠单抗：适用于 TMB-H、PD-1 阳性、MSI-H/dMMR 外阴癌的二线治疗；②纳武单抗：适用于 HPV 相关晚期、复发或转移性外阴癌治疗；③拉罗替尼/恩曲替尼：适用于 NTRK 基因融合阳性病人。

与外阴癌比较，阴道癌的发病率更低，因此目前化疗在阴道癌治疗中应用的具体方案、价值和地位尚不明确。从现有证据来看，阴道癌病人单用化疗的疗效差于同期放化疗。目前对晚期、局部晚期、复发或转移性阴道癌病人，CACA 指南推荐使用化疗。

CACA 指南特别明确了阴道癌的放疗指征，除腺癌肿瘤直径 <2cm 或 FIGO I 期的病人，绝大多数原发阴道癌病人应采用同期放化疗。指南中还特别强调的治疗方式是同期放化疗，而非单纯放疗。原因在于，现有证据已经明确指出，原发

阴道癌病人采用同期放化疗的疗效要显著优于单用放疗。

对阴道癌病人，辅助化疗主要用于晚期、复发或转移病人，其目的是降低术后复发风险，并且改善晚期病人的整体疗效。

目前临床中常采用化疗，CACA 指南建议病人至少进行 3~4 个疗程的化疗，采用的化疗方案主要借鉴于宫颈癌和外阴癌。动脉灌注化疗是 CACA 指南特别强调和推荐的化疗方式，主要适用于中晚期原发性阴道癌病人的姑息性治疗。在临床中，CACA 指南推荐采用以铂类为主的联合治疗，与外阴癌相似的是，阴道癌病人也可尝试采用免疫治疗和靶向治疗。但是，目前存在的临床问题是仍然缺少针对这一类病人的质量比较高的临床依据。在临床中，已报道治疗时使用的药物，包括如贝伐珠单抗在内的血管内皮生长因子抑制药物和免疫抑制剂。

介入治疗是 CACA 指南有别于欧美治疗指南的一大特色，在本版 CACA 指南中，学者推荐采用动脉栓塞治疗和动脉化疗。动脉栓塞治疗时常用的方法包括双侧子宫动脉栓塞、阴道动脉栓塞，以及有选择性地进行髂内动脉栓塞（适用于阴道病灶大出血且保守治疗无效者）。动脉插管治疗的方法主要适用于中晚期原发性阴道癌病人的姑息性治疗，在临床中常采用以铂类为主的联合化疗。

5. 全程管理，兼重康复

除了传统手术、放疗、化疗和免疫治疗外，CACA 指南特别强调要对外阴癌和阴道癌病人进行全程管理，并且兼顾康复。CACA 指南的一大特色就是突出了营养、康复和中医中药的治疗。

在外阴癌和阴道癌病人的治疗过程中，进行营养治疗时应遵循的基本原则是：①先行评估；②有原则地进行顺序性肠内和肠外营养治疗；③进行综合的实验室评估。

CACA 指南的第二个特色就是康复治疗。康复治疗主要包括三大部分：①术后康复治疗，主要指用物理膜及人体生理器官和补片进行阴道或外阴的功能恢复治疗；②放疗后的康复治疗，主要包括物理治疗和雌激素的局部应用；③对外阴癌和阴道癌病人进行心理康复治疗。

传统医学也是 CACA 指南中强调的内容，合理的中医中药治疗对外阴癌和阴道癌病人的局部和整体功能康复会起到非常好的辅助作用。

6. 总结与展望

针对外阴阴道癌，从"防—筛—诊—治—康"的角度出发，预防的目的是降低病人的发病率；筛查的目的是减少死亡率；在诊断方面，CACA 指南具有非常有特色的中国分期；在治疗方面，应探索治疗的新方法；在康复方面，要在恢复外阴外观和改善阴道功能方面做出努力。

预防是为了降低发病率，CACA 指南建议应大力推广接种宫颈癌疫苗。大部分的宫颈癌、外阴癌和阴道癌的病因相同，与高危型的 HPV 病毒持续感染密切相关。因此，接种 HPV 疫苗不但可以减少宫颈癌的发病率，而且可以减少外阴癌和阴道癌的发病率，达到"一箭三雕"的功效。

筛查是为了减少死亡率，虽然外阴癌和阴道癌的发病率不高，但是病人罹患此类疾病后存在相当大的危害。通过发现早期病变和及早治疗能够降低病人的死亡率。CACA 指南建议，在筛查宫颈癌的同时应进行外阴癌和阴道癌的筛查。宫颈癌的三阶梯筛查在早发现、早治疗、早处理以及降低浸润癌和死亡率等方面已经发挥了重要作用，在普及宫颈癌筛查时不遗漏外阴和阴道部位的筛查就可以同时减少宫颈癌、外阴癌和阴道癌的发生率，从而减少病人的死亡率。

诊断时应推广中国的分期，探索阴道黑色素瘤治疗的中国模式。中国病人和外国病人的阴道黑色素瘤具有明显不同的特点，目前中国已制定出黏膜型黑色素瘤的分期，这是由中国学者提出来的，属于全球首创，目前已在国际得到部分认可。该分期是一个关于全身黏膜型黑色素瘤的分期，应用于阴道黑色素瘤时还需要进一步验证，同时应探索中国分期在阴道黑色素瘤中临床诊治和转化方面的研究。

治疗时应探索治疗的新方法。CACA 指南希望在治疗外阴癌中探索化疗＋低剂量放疗的应用，从而可以达到缩小手术切除范围或不手术的目的。由于外阴癌在进行手术切除后会影响到外阴的功能和外观，所以要尽量减少手术对外阴癌的影响。目前手术仍然是外阴癌的主要治疗方法，也仍然面临切口愈合不良的问题。常规高剂量放疗在杀灭肿瘤的同时也会造成皮肤损伤和坏死，因此应探索低剂量的放疗，用 50Gy 左右低剂量的放疗可以杀灭 90% 的癌细胞，加联合化疗是否可以杀灭剩下 10% 的癌细胞呢？通过这两种方法结合来缩小手术切除范围或免去手术的可能性，这是未来我们在治疗方面应探索的新方法之一。

康复时应恢复外阴外观和阴道功能，同时需要推广外阴整形技术，使年轻病人的阴道功能得以保留和恢复。晚期复发外阴癌病人在接受大范围的切除后容易出现创面愈合不良和外阴变形的不良结局，推广皮瓣转移整形技术有助于恢复外阴的外观。在治疗阴道癌时，无论是放疗还是手术，都可能导致阴道狭窄和功能部分丧失，所以我们在恢复阴道功能等方面（特别是扩张阴道和人工阴道）需要采取一些措施，例如部分外阴癌病人的外阴缺损愈合问题在病灶切除后通过皮瓣转移就可得到解决。

总的来讲，CACA 指南是一个很全面的指南，通过"防—筛—诊—治—康"实现了 MDT to HIM。希望 CACA 指南能对外阴阴道癌的治疗起到一个更好的作用，使病人得到更好的诊治。

二、院士点评

1. 郎景和院士：加强重视，人性治疗

我有几个想法。

第一是要重视外阴和阴道疾病，特别是外阴和阴道的恶性肿瘤。外阴阴道癌

比较少见，比宫颈癌和子宫内膜癌还少，所以目前我们对它的认识不够充分，加上它的死亡率不像卵巢癌那样高，所以我们对它的重视也不够，无论在诊断和治疗方面的认识都不够充分，正是因为如此，外阴阴道癌的发病率在上升。另外，外阴阴道癌的发病已趋向年轻化，可能与 HPV 感染有关，同时也得益于人群对外阴阴道癌认识的提高。

第二是早发现、早治疗，包括筛查。外阴阴道癌不像宫颈癌那样可以进行大筛查，但是我们也应注意抓住机会，在检查宫颈时也注意一下外阴和阴道，因为两者可查、可见。外阴阴道疾病是很特别的，特别是外阴疾病，实际上是妇科疾病和外阴皮肤病的表现，我们要让病人自己注意观察，形成"不是医生让我去检查，而是我要去见医生"的思维。病人常常因隐蔽而忽略，又常常碍于羞耻，我们要将隐蔽和羞耻去掉，主动去找医生诊治。另外，我们也要告诉公众甚至医生，不要随便用手触摸，无论是瘙痒还是皮肤肿块或结节等，都应该首先去医院检查。

第三，CACA 指南已经贯穿了"四化"，即规范化、个体化、人性化和微创化。我们要从遵循 NCCN、FIGO 和 ESMO 指南治病变成遵循 CACA 指南，将此视为我们中国人的责任，这一点是非常重要的。另外，我们在手术时应注意人性化，以前我在做外阴癌手术时所采取的是一个很大的蝴蝶形切口，即将阴阜、双腹股沟至外阴全部切除，这类伤口是不可能达到 I 期愈合的。目前，我们所采取的是三切口，同时还注意外阴的整形，有时还使用生物补片等。整个手术过程中我们非常注意病人后期的生活质量和生命质量，这也是 CACA 指南的优点。

第四是强调淋巴结的处理。外阴癌和阴道癌都容易发生淋巴结转移，甚至不同阶段阴道肿瘤的淋巴结走向具有些许差异。进行外阴癌分期时应考虑淋巴结转移的数量和大小，淋巴结转移对外阴阴道癌的分期、治疗（包括放疗和手术）非常重要，我们应引起重视。

2. 马丁院士：早诊早治，改善预后

外阴癌和阴道癌在妇科肿瘤中并未得到充分的重视，大家比较关注的四大癌包括宫颈癌、卵巢癌、子宫内膜癌和滋养细胞瘤，因为它们的发病率比较高。

但是这两种肿瘤具有特殊性，治疗时存在很大的困难，如切除阴道癌时通常希望切除瘤外 1cm 甚至更多组织，但是阴道的前壁与膀胱和尿道相邻，后壁与直肠相邻，组织结构已经限定我们在手术时不可以切除过多的组织，所以阴道癌的预后比较差。

部分女性罹患外阴癌后因为害羞而延误治疗时间，这为治疗带来了很大的麻烦。我曾经在治疗一例外阴癌病人时切除尿道、子宫、阴道和直肠，当时用皮瓣修复了较大的伤口，请外科医生进行造瘘、重建人工尿道和直肠。整个手术持续了整整 7h，缝合了 500 多针。如果早期发现，早期进行手术治疗，则外阴癌的术后效果非常好。

过去进行淋巴清扫后伤口很难达到 I 期愈合，因为伤口相当大。现在，通过

腔镜进行淋巴清扫术可以获得满意的治疗效果，此有助于伤口愈合。

CACA 指南建议将阴道癌和外阴癌的诊断前推，因为 HPV 感染的概率非常高，所以可通过疫苗进行预防，对高危人群进行筛查也可发到提前预防的目的。妇瘤医生（尤其是年轻医生）应根据分级分期和淋巴结转移进行规范化治疗，将肿瘤切除干净，并尽量恢复外阴的功能和外观，同时辅以特殊的化疗和辅助治疗，这样才可能改善外阴癌和阴道癌的预后。在"健康中国 2030"的重要关口，我们要想办法提高每种肿瘤的 5 年生存率，现在国家已纳入 7 种肿瘤的单病种控制，比较少见的外阴癌和阴道癌也将被逐渐纳入其中。我们要加强单病种的质量控制，使肿瘤预后得到大幅度的提高。

3. 于金明院士：整合理念，排兵布阵

外阴和阴道肿瘤在妇科肿瘤中的发病率相对较低，国内外相对缺乏高级别的研究证据，同时也缺乏相应的诊疗共识和指南。

因外阴和阴道的解剖位置具有特殊性，通过手术切除肿瘤时容易出现切缘切除得不干净的问题，所以放疗尤为重要，但是放疗可产生放射损伤，同时肿瘤位置的特殊性也导致放疗剂量的分布不能令人满意。一旦肿瘤复发，后续治疗非常棘手，因此规范性、同质化诊疗非常重要，推广整合医学这个概念也非常重要。

皇家马斯登癌症中心（英国）所使用的教科书中记载了一句话：肿瘤治愈只有两种机会，要么是冰冷的手术刀，要么是灼热的放射线。

内科治疗可用于全身治疗，对减少复发和转移都具有很好的作用，怎样合理制订治疗计划、精准排兵布阵都非常重要。

4. 田志刚院士：调控免疫，飞速发展

免疫治疗踩上了这个时代的节拍。古今中外，人们认为医学的最高境界是能实现疾病的免疫治疗，调控机体的抗病系统。但是多少年以来，由于免疫学进展并未达到这一境界，技术也未完全解决理论上所希望的水平，所以人类的这个理想并未得到很好实现。但在过去的十余年间，免疫治疗的发展速度很快，其中一个标志就是 2011 年和 2018 年诺贝尔生理学或医学奖均颁给了免疫专家。希望在未来不久，免疫治疗能成为继手术后的一线治疗手段。目前，这个领域的发展很快，包括抗体治疗、疫苗治疗、溶瘤病毒治疗及各种各样的基因修饰细胞治疗等，如果免疫治疗的功能足够强大，则医学的最高境界是免疫治疗。

目前，我们有望通过各种手段尝试开展免疫治疗，并且有些病人已经获得很好的机会。

此外，免疫治疗没有那么"玄"，实际上用起来很简单，可口服（如一些小分子药物）、皮下接种（如疫苗）、静脉输注，与其他的用药方式一样。但是免疫治疗的方案有很多，可单用也可联用，通常采用免疫治疗与放疗和化疗联用。所以，未来治疗肿瘤的办法应该会越来越多。

5. 王琦院士：中医中药，引发思考

CACA 指南将中医药的内容专门作为一章进行介绍，说明很重视中医药在肿瘤中的一些共性和作用。我从 4 个方面进行解读。

第一个问题是中医药介入肿瘤治疗，贡献度体现在什么地方。我觉得包括 6 个方面：①减轻手术和放疗的不良反应，包括白细胞减少等；②增强放疗和化疗的耐受性；③减轻术后并发症，如肠梗阻等；④早期干预，如外阴白斑和增生性营养障碍等；⑤由于年龄或其他因素不能接受放化疗者，可采用中医药治疗；⑥要高度重视中医药的隐藏价值，很多有效的治疗方法不止出现在医学殿堂，还散落于民间。

第二个问题要解释中医药参与哪些内容。我认为包括许多方面，其中 4 点最重要：一是扶正固本，二是软坚散结，三是清热解毒，四是控瘤止痛。例如 HPV，通过中医药可提高转阴率，降低病毒载量，提高病人的生活质量。

第三个问题是关于作用机制。刚才所提到的内容都有相应的文献可查，而且不止一篇文献。中国人不是现在才开始患外阴肿瘤，几千年来，我们在防治过程中对很多古代疾病积累了丰富的经验，形成了非常重要的理论。中医药并非以消除体内病原为目的，而是积极调动特异性和非特异性的免疫功能。癌和肿瘤有一个前和后的关系，转移与人体免疫调节具有密切的关系，中国的肿瘤医生一定要深入思考肿瘤和人的关系、免疫与肿瘤治疗的关系。

第四个问题是关于高质量的医学证据。研究中医药治疗方法时我们需要讨论这个问题，因为关于中医药研究的样本量不够，偏倚性暴露很强，需要解析中药的多种复杂成分。一个具有单成分的药品容易被解析，但是中药具有多种成分复方，怎么解决呢？同时，治疗时可能需要内服或外敷多种药物，因此我们应该逐步进行理清、解读。

将中西医整合时二者之间的关系是什么呢？分别在什么环节中发挥作用呢？我们一定要将这其中的机制了解清楚。治疗肿瘤时将两种医学的思维互相补充，有利于促进中国肿瘤学会的发展。最后一个建议是，我们应该将中医药中的"调理"一词替换为其他更合适的词，因为中医药所发挥的作用不仅仅是调理。

三、总 结

樊代明院士：整合思维，灵活治疗

第一点，我们应关注 6 个"口"，中医又将其称为"七窍"。每个位置的肿瘤都有不同的治疗方式，不再完全需要依靠切除。罹患白血病时无法切除病灶，早期的鼻咽癌、肛管癌和阴道癌等不需要切除，通过内镜就可以治疗。外科医生只切除晚期病灶，内科医生善于进行化疗和放疗，所以将来可能会出现这样的情况，即单纯的外科医生或单纯的内科医生将不复存在，具有整合能力的医生将会更适合未来的医疗环境。

第二点，目前许多学者认为放疗和化疗同期开展较好，但是哪种方案更好尚无结论。有学者称放疗辅助化疗可取得较好疗效，也有学者称化疗辅助放疗可取得较好疗效，因人而异。

这两个问题的妥善解决将会引起极大的肿瘤治疗学革命。

我们说人体有上口和下口，上口可由 EB 病毒引起鼻咽癌，下口可由 HPV 导致宫颈癌，这样两者就具有了共同点。虽然共同点不多，但是黏膜内出现的癌即为鳞癌，疗效为什么差别这么大呢？这就值得大家去深思。关于黑色素瘤，黏膜黑色素瘤和皮肤黑色素瘤的差别很明显；还有，中国的黑色素瘤与国外的黑色素瘤不一样，差别在哪里呢？我想，黑色素瘤可产生黑色素，黄色人种的肤色居中，白色人种的肤色偏浅，黑色人种的肤色过深，这其中一定有重要基因在发挥重要调节。

之前曾提及口腔黏膜恶性黑色素瘤采用其他治疗方法后效果不好，我国专家采用 CDK4 治疗后 15 例病人中 12 例有效。如果阴道黑色素瘤采取这种治疗有效的话，这将是一件非常了不起的事，那么我们就可以将全中国的黑色素瘤病人一一进行治疗。

另外，我还总结了 4 个"不要小看"：第一，不要小看了全球 5 万例外阴癌病人，这 5 万例具有特殊的意义。首先，外阴病变容易被发现，病人出现变化后先治疗，在将癌前病变治愈后出现了 5 万例。第二，不要小看外阴癌作为一个较为惰性的肿瘤，其存在时间很长。每年新发病例为 5 万例，在总人群中并不少，这部分人成为传染源后可造成进一步的传播，如果不高度重视每年新发病的 5 万例病人，则将不断地扩大传染源。第三，不要小看 HPV 的危害。70% 的外阴癌、80% 的阴道癌、90% 的宫颈癌与 HPV 有关，这说明组织越深越脆弱，则越容易引起癌变。所以我们一定要注意预防，如果通过疫苗将早期病变进行有限预防，则后续将不再发生其他癌症。疫苗既可以预防外阴，又可以预防阴道，还可以预防宫颈，疫苗可预防三癌。第四，不要小看了国产疫苗。疫苗包括二价和三价等，价数越多则疫苗越贵，但是价数越多越好吗？答案是否定的。因为 HPV 感染主要与 16 和 18 亚型有关，国产二价疫苗就可以将这两个亚型覆盖。另外，我们不要忽视男性卫生，70% 的外阴癌由 HPV 感染引起，但还有 30% 并非 HPV 感染引起，而是可能由其他问题造成，且 HPV 感染并不完全来源于女性，所以妇女首先应保持自身卫生。

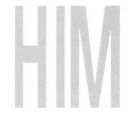

结肠癌、肛管癌整合诊治前沿

◎王锡山 钟芸诗 李 军 李 健 邱 萌
　唐 源 张 睿 刘 骞

一、专家解读

1. 指南概述

CACA结直肠癌、肛管癌指南,分为"结肠癌""直肠癌""肛管癌"三部分,其针对性、便捷性、科学性和权威性更强,涵盖"流—防—筛—诊—治—康"全程管理,关注疾病全程防治和康复,注重多学科整合(MDT to HIM),贯彻"整合医学理念"。该指南定位和对标国际,引领中国,结合中国的具体国情和临床实践,纳入中国研究,融合中医中药治疗特色,并且指南所服务的对象广泛,兼顾基层与三甲医院,具有科普性与专业性的特点。

对标国际NCCN和ESMO指南,CACA指南纳入了各家指南的长处,规避了短处,突出了中国特色。CACA指南在流行病学、筛查、手术平台和外科术式等方面展开详尽描述,尤其对转移后外科治疗也进行了规范,同时包含中国特色中医药治疗和全程康复管理。

全球结直肠癌的发病率位居第4位,死亡率位居第3位。根据国家癌症中心2020年的发布结果,结直肠癌的发病率已上升到第2位,死亡率位居第4位。通过WHO开发的一款流行病学预测工具检测结果显示,截至2030年,我国结肠癌预计年新发病例数为41.7万人,死亡病例数为23.8万人;截至2040年,预计年新发病例数为52.5万人,死亡病例数为32.6万人。截至2030年,肛管癌的预计年新发病例数约为6000例,死亡病例数为3000例;截至2040年,预计年新发病例数近7000例,死亡病例数为4000多例。可见结肠癌和肛管癌的防诊治任务还很艰巨,任重道远。

2. 防筛并行,早癌有约

目前,中国结直肠癌诊治存在的问题包括:超过64%的病人完全不了解结直肠癌的高危因素,85%不了解早期筛查知识,97%的病人在患病前未接受过结直肠癌筛查,甚至出现便血、严重腹泻和腹痛症状时才就诊。目前,就诊病人中44%已出现肝、肺转移。

对于结肠癌的病因,环境因素和内在因素构成两大主要因素。环境因素包括饮食习惯、肠道菌群和亚硝酸盐摄入等;内在因素则与基因遗传相关。常见的癌前病变包括腺瘤、锯齿状腺瘤、腺瘤病和炎症性肠病相关异型增生等。据统计，对于中国人群中已知的结直肠癌危险因素，男性中45.1%和女性中41.1%是可以改变的，即结肠癌是可防可治的疾病，改变生活方式即可有效防治，例如加强体育锻炼、补充钙和维生素等。

CACA指南明确指出，应对病人进行明确的健康指引。指南中学者对保持健康的生活方式提出了6点建议，包括控制体重、积极锻炼、改变饮食方式、戒酒、戒烟，以及营造健康、乐观和阳光的心态。

CACA指南对癌前病变进行了详细分型，癌前病变可分为隆起型、平坦型和浅表凹陷型。隆起型病变指结肠黏膜表面向腔内凸起的蒂样结构；平坦型则指该病变的隆起高度超过正常结肠黏膜1mm，如平坦型病灶范围超过2cm则定义为侧向发育型息肉（LST）（又分为颗粒型和非颗粒型）；如果病灶凹陷程度超过正常结肠黏膜周围范围1mm，则为凹陷型（又分为Ⅱc型和Ⅱc+Ⅱa型等）。

CACA指南对不同类型结直肠癌前病变如何进行规范化内镜治疗给出了详细指引。5mm以下病变可采用热活检钳咬除术；Ⅰp、Ⅰsp和Ⅰs型病变可采用圈套器切除；Ⅱa、Ⅱc型和部分Ⅰs型病变可采用内镜下黏膜切除术（EMR）切除；超过2cm的病变、抬举征阴性、复发性病变以及反复活检不能证实为癌的病变，则可建议采用内镜下黏膜下剥离术（ESD）切除以获取完整的整块病理组织，此有利于为后续治疗提供病理指导。CACA指南对所有癌前病变均不建议行全瘤体组织破坏术，如采用APC或圈套器进行烧灼。

CACA指南提出筛查时应重点关注三种主要人群分布，包括一般人群、高危人群和遗传性结直肠癌。三大人群可采用包括问卷法、粪便免疫化学测试（FIT）、多靶点粪便DNA-FIT和肠镜为主所得出的整合筛查建议。对一般人群，起始筛查年龄为50岁；对有条件的人群，如东部沿海地区，可每5~10年进行一次肠镜检查；对拒绝接受肠镜检查的病人，可采用FIT和问卷调查法进行分层，建议进行结肠镜检查。如无法进行结肠镜检查，则可采用DNA-FIT法进行结直肠癌的筛查工作。

高危人群指有肠癌家族史、腺瘤病史和炎症性肠病等疾病史的人群。对于高危人群，CACA指南建议筛查时应注意：对明确有2个以上亲属确诊为结直肠癌或进展期腺瘤的病人，建议从40岁开始接受筛查，每5年进行一次肠镜检查；而对腺瘤性息肉综合征病人，则建议每年行肠镜检查；对Lynch综合征病人，20~25岁病人可每2年接受一次肠镜检查，40岁后则每年接受一次肠镜检查。

对遗传性结肠癌进行筛检时应启动一般原则，包括明确家族史、家族已明确诊断为家族性腺瘤性息肉病（FAP）或遗传性非息肉病性结直肠癌（Lynch综合征）者，应开展相应遗传综合征的筛检；对息肉数目≥20枚者，则应开展FAP/MUTYH相关性息肉病筛检；排除FAP且年龄<70岁的病人，则应进行Lynch综合征筛检。

CACA 指南对 Lynch 综合征筛查也给出了明确指导，包括确诊病人存在 Lynch 综合征家系的筛查及相关基因的筛查标准。对于 FAP，CACA 指南将其分为典型 FAP（息肉超过 100 枚）和轻症型 FAP（息肉数较少），以及伴有结肠性 MUTYH 相关性息肉病的类型，并且开展相关基因筛查工作。

CACA 指南和国内外其他指南相比，突出了长处，避免了短处，从筛查年龄看，其对不同人群给予不同的启动筛查年龄的定义；从筛查技术看，则整合了肠镜、FIT 和 DNA-FIT 技术；对筛查间隔看，根据不同技术的优缺点给予了很好的指引。通过筛查可显著降低腺瘤病人中中高级别息肉的比例，从 40% 降至 10%，还可使结直肠癌的每年发病率和死亡率均明显降低。

CACA 指南对早期结直肠癌治疗也给出了专业性的指导。早期结直肠癌是指浸润深度局限于黏膜及黏膜下层任意大小的结直肠上皮性肿瘤，无论是否存在淋巴结转移，主要包括局限在黏膜层的 T_{is} 癌和黏膜下层癌。常采用内镜下剥离手术进行治疗，包括标记范围、黏膜下注射、切开边缘和剥离肿瘤。临床上常对侧向发育型息肉进行内镜治疗，包括原发病灶注射、剥离、创面夹闭和标本的规范固定。采用内镜治疗的目标是整块切除早期结直肠癌病灶，从而为病理评估提供很好的基底和水平切缘的依据。对病理提示 T_1 期且黏膜下浸润深度 $\geq 1000\mu m$ 的肿瘤，则建议进行手术治疗。

3. 诊疗有规，外科行范

首先从一个病例来讨论，一例年轻女性因腹痛两个月治疗无效就诊，肠镜检查发现在升结肠距肛门 60cm 处有一菜花样占位，通过活检可明确为印戒细胞癌，同时腹部 CT 检查结果显示局部肿瘤位于升结肠中段，系膜内有多发肿大淋巴结，同时在后腹膜处也存在一些可疑淋巴结，门诊诊断时考虑有远处转移。

结肠癌可表现为许多可能的症状，相对于直肠癌，其症状可能会更加隐匿，例如部分病人可表现为不典型的腹部隐痛不适或大便性状改变，在肿块较大时可能会出现腹部肿块和梗阻，一些较晚期病人可出现营养不良等症状。此病例还具有一个特点，即早发性结肠癌，发病年龄小于 50 岁，显著小于中位发病年龄。年轻肠癌病人是近年来需要特别引起关注的一组人群，其发病率逐年上升，所以对年轻人群普及防癌意识非常重要。当遇到这类病例就诊时，我们通常应首先进行病史采集，因为许多疾病的发生与肠癌有关，尤其是相当一部分病人存在家族史，筛选这类病人的家族史对更好地全程管理病人和家系至关重要。

CACA 指南特别强调规范化体检，由于目前临床中有许多影像学检查手段，常规体检常被忽略，腹部视、触、叩、听以及直肠指诊都可提供许多影像学检查不能全面反映的信息。接下来应进行实验室检查，此主要有助于判断病人的一般基础状况是否可以耐受手术，以及了解肿瘤负荷。例如，检测肿瘤标志物可了解肿瘤是否发生远处转移，并且帮助进行鉴别诊断。

CACA 结肠癌指南强调，诊断时应关注两个要素：第一是定性，即肿块是否为肿瘤，肿瘤的类型是什么；第二是定量，即肿瘤目前处于哪一期。定性诊断常由肠镜检查完成，可通过活检明确肿瘤的病理类型和基础分子特征，但是有肠穿孔或不完全性梗阻表现的病人接受肠镜检查时可存在一定的风险。同时进行肠镜检查时要短缩肠管，因此肿瘤定位和影像定位可能会存在出入，尤其对于较小病灶，在术前要结合影像检查进行综合性判断和定位。由于肠镜活检的组织量相对较小，对部分诊断为高级别上皮内瘤变者并不能完全除外浸润癌，这一点我们在临床中要有所警惕。完成定性诊断后我们应行定量诊断，定量诊断主要通过影像学方法完成，临床常采用CT和MRI检查，主要用于判断局部肿瘤的位置和大小、区域淋巴结转移情况及是否存在远处转移，特别强调怀疑肝脏转移者应接受MRI检查。对于大部分病人，如果无可疑状况，不常规推荐PET/CT检查。

CACA指南要求在进行结肠癌诊断时应遵循流程，首先进行病史采集、严格体检、实验室检查和影像学检查，最终实现明确诊断和确定分期。医生可通过TNM三个要素判断结肠癌的分期，"T"代表局部肿瘤的浸润深度，"N"代表区域淋巴结有无转移和转移数量，"M"代表远处转移（如肝、肺等）。

Ⅰ期结肠癌肿瘤的浸润较浅，未穿透肠壁，无区域淋巴结和远处转移，病人的5年生存率可达98%，只需要采用外科手术进行切除后即可获得长期预后，并且不需要辅助性治疗；Ⅱ期结肠癌肿瘤较大，浸润较深，但仍然未出现区域淋巴结转移，病人的5年生存率下降10%；如果肿瘤进一步发展并出现转移，例如区域淋巴结转移，则会降为Ⅲ期，对应的5年生存率跨度很大，可为70%甚至更低；如果肿瘤出现远处转移，病人的5年生存率可降低至约10%。不同分期所对应的预后不同，我们应采取不同的治疗策略，这也是CACA指南中特别强调术前进行分期的原因。

由于本例病人在门诊行CT检查后提示后腹膜可能存在转移，如果存在转移则为Ⅳ期，治疗方案会完全不同，因此治疗团队应在MDT to HIM原则指导下进行多学科讨论。经过讨论，放射科医生认为后腹膜转移可能更类似于反应性增生，而非转移，诊断时修正为Ⅲ期结肠癌，同时治疗策略应采用根治性手术，可见MDT to HIM原则至关重要。由于整个诊疗过程中所有专科医生都进行了前瞻性集体协作，并针对病人状况进行最优化个体化诊疗规划，使得病人得到最有效的治疗规划，减少了误诊误治状况的发生。

CACA结肠癌指南针对非转移性结肠癌的处理流程进行了非常清晰、详尽的介绍，流程中包括许多关键词，最主要包括切除、区域淋巴结清扫和辅助性化疗。相对于其他指南，CACA指南的一个重大特点是强调外科原则、规范外科细节。指南中还特别提出应遵循肿瘤功能外科原则和损伤效益比原则，不仅应根治肿瘤，同时还强调功能保护。在开展手术前应进行高质量的影像学检查，同时应强调在MDT to HIM原则下进行多学科团队的前瞻性介入以进行决策规划。外科团队成员应该有相应的技术能力，并且经过规范化培训，同时还要具有良好的病理技术支撑，熟悉冰冻病例学检查，并且能够得出结构化的病理报告，同时特别强调术中应遵循无瘤原则和完整系膜切除原则。

我国地域广阔，医院数量特别庞大，针对不同的医院，我们应该如何进行具体手术平台的选择呢？CACA 指南特别提出应基于医疗单位的实际情况进行选择，同时推荐了三种常见技术方法。在大多数情况下开放手术都是一个安全的选择，尤其是对于硬件条件不足的基层单位和肥胖等病例；对大部分病人和医院而言，在有相应硬件条件的情况下，腔镜手术是一种更加安全、微创的选择，但也存在一些禁忌情况，例如高龄、心肺功能不佳而不能耐受长时间气腹、严重肥胖或穿孔粘连的病人，这时开放手术可能是更为安全的选择；一些区域的医疗中心配备了机器人手术平台，机器人手术可理解为腔镜手术的进阶选择，在精细解剖和深部缝合方面可能会更有优势。

结肠癌根治术的范围可理解为两个维度：第一是纵向切除范围，即沿着肿瘤、肠管的远近端切除多少肠管；第二是横向范围，即在系膜根部什么水平切断系膜并进行淋巴结清扫。在乙状结肠癌梗阻情况下病人的近端肠管水肿通常严重，此时进行吻合不合适，应采用结肠造口术，争取通过 II 期手术回纳。针对 FAP 病人，由于需要切除全部直肠，这时需要进行小肠储袋吻合。

在手术时打开本例病人腹腔后可见肿瘤位于升结肠中段，此意味着远近端都需要切除一部分正常肠管，并且需要在系膜根部进行清扫，系膜的正面和背面都是光滑的，此过程中应遵循完整结肠系膜切除（CME）原则进行右半结肠根治术。将系膜淋巴结在根部予以清扫，可明确肿瘤在区域淋巴结转移的程度。以此病例为例，我们一共清扫并获得了 34 枚淋巴结，其中 5 枚有转移，这些病理信息将指导肿瘤内科医生开展后续的辅助性化疗。

CACA 指南特别强调源自中国病人和中国医生的创新性研究。CACA 结肠癌指南的外科部分特别强调 NOSES 手术，此手术是由中国学者创新性提出的一种术式，通过现有器械实现腹壁无切口取出肿瘤。目前关于 NOSES 手术学的英文、法文、俄文、日文和韩文版图书均已在全球范围内正式出版，并且获得了巨大的反响。中国学者在创新术式方面一直未停下前进的脚步，由于男性病人缺乏可取出肿瘤的自然腔道，实施右半结肠手术成为一个难题。中国学者创新性提出了一种经直肠前壁切开取出右半结肠肿瘤的经自然腔道取标本手术（NOSES）术式，非常聪明地解决了男性病人无腹壁切口行右半结肠癌手术的难题。NOSES 手术真正实现了微创中的微创，使病人从手术后的第 1 天开始快速恢复。中国的外科学者也在关注一些其他术式，如保留回盲部的右半结肠癌根治术，这些手术将会更加关注菌群功能和病人的长期预后。

MDT to HIM 对医生处理更加复杂的病例至关重要。一例巨大结肠肝曲癌侵犯胰头、肠系膜上静脉病人在 MDT to HIM 原则指导下进行了转化性治疗，同时结肠团队和肝胆胰团队进行联合手术，在开展 R_0 切除肿瘤的同时也进行了重要血管的重建，这些措施使病人得到了根治性治疗。另外，还有一例初始性肝脏多发转移的病例，几乎每个肝段都存在转移瘤，MDT to HIM 团队干预对其进行转化治疗，实施了多脏器切除术（连同结肠原发灶和肝脏转移瘤一起）。

在临床中我们经常会遇见一些需要行急诊手术的情况，如结肠穿孔、梗阻和出血。针对这些情况，CACA 指南特别强调救命优先，应快速识别、果断干预，而不应拘泥于完善常规检查。尽早解除梗阻，找到出血点，这些才是救命的关键。外科手术获得满意效果的基础是可靠的病理报告，CACA 结肠癌指南特别强调，外科标本应获得结构化和规范化的病理报告，并且对报告要点也提出了清晰的规定。CACA 结肠癌指南特别强调，根治标本都应进行错配修复蛋白检测，病人不同则预后不同，所制定的辅助治疗决策也将不同。

4. 辅助化疗，指南有约

手术后仍有部分病人需要接受辅助化疗，从而降低术后复发风险，延长病人的总生存期。辅助化疗的总体原则包括不同分期中哪些分期的病人需要接受治疗，哪些病人不需要接受治疗，以及术后化疗开始时间和化疗总疗程。从总则中可以看到，Ⅰ期结肠癌在术后不需要接受化疗，单纯观察即可；Ⅱ期和Ⅲ期病人是接受化疗的主要人群，但依然要进行具体区分，部分低危人群则不建议接受化疗，高危人群需要接受辅助化疗以延长生存期。辅助化疗时间一般从术后 3~4 周开始，不迟于术后 8 周，总体疗程为 3~6 个月，但是可能会根据危险度分级具体区分疗程，哪些病人需要 3 个月，哪些病人需要延长 6 个月。辅助化疗时应明确不同化疗方案的选择（联合治疗和单药治疗），以及哪些药物不能推荐用于术后辅助化疗。

辅助化疗到底能够为术后病人带来哪些益处呢？以 3 年无复发生存率（DFS）作为评估标准，如果单纯进行手术而不行化疗，病人的 3 年 DFS 为 62% 左右；如果不进行辅助化疗，以单纯氟尿嘧啶+亚叶酸钙单药为例，病人的 3 年 DFS 由 62% 逐渐增加到 70%，最高可达 72.9%，提高幅度约为 10%~12%；如果在氟尿嘧啶基础上再联合奥沙利铂（即联合辅助化疗），病人的 3 年 DFS 在原先基础上可再次升高 5%。由此可见，与单纯手术而不行辅助化疗相比，3 年 DFS 从单药辅助化疗到联合辅助化疗是可以逐渐提高的，可见辅助化疗可以使病人获益。

Ⅰ期病人不推荐行辅助化疗，部分Ⅱ期病人（即无高危因素病人）也可不接受辅助化疗。高危因素包括：①术中可见肿瘤侵犯周围脏器，如侵犯胰腺；②肿瘤分化程度不好，如低分化肿瘤，甚至印戒细胞肿瘤；③肿瘤中出现脉管和神经侵犯；④术中或术前病人出现明显肠梗阻。除此之外，高危因素还包括术前肿瘤部分穿孔、手术切缘阳性或切缘情况不明、手术切缘安全距离不足、术后检出淋巴结不足 12 枚，具备其中一个条件则被列为高危Ⅱ期病人。高危Ⅱ期病人需要接受术后辅助化疗，首先推荐联合化疗，可采用 FOLFOX4 方案，即氟尿嘧啶联合奥沙利铂治疗。通过联合治疗方案，高危Ⅱ期病人的 5 年 DFS 可明显改善。如果病人的体力较弱，不能耐受联合化疗，也可选择氟尿嘧啶单药治疗，与不做化疗相比可以改善病人术后的无复发生存率。

Ⅲ期病人本身的复发风险高于Ⅱ期，所以对Ⅲ期病人应优先推荐联合治疗，即氟尿嘧啶联合铂类（即 FOLFOX4 方案），与单纯氟尿嘧啶单药方案相比，FOLFOX4 方案可明显提高病人术后的无复发生存率和总生存期。因氟尿嘧啶除了可以静脉给药以外，还可以通过口服给药，最常用的口服氟尿嘧啶药物是卡培他滨。卡培他滨联合奥沙利铂（即 CAPEOX 方案）也可用于Ⅲ期肠癌的辅助化疗，与氟尿嘧啶单药化疗相比，其也可进一步改善病人的生存情况。因此，Ⅲ期肠癌联合治疗方案包括两种模式，即 FOLFOX4 和 CAPEOX 方案，两者都可以用于肠癌的辅助化疗，但是略有区别。前面提到，氟尿嘧啶有静脉制剂和口服制剂，可用于口服的氟尿嘧啶药物包括卡培他滨，联合应用可获得与氟尿嘧啶单药相似的疗效，甚至部分数据显示其可进一步改善治疗趋势。因此，如果部分Ⅲ期肠癌病人无法耐受联合静脉化疗，在采用单药情况下卡培他滨也可替代氟尿嘧啶，并且卡培他滨是口服药，用药更加方便，病人的生活质量可以得到进一步改善。

有学者可能担心老年病人能否耐受比较强力的联合化疗。从数据上看，70 岁以上的老年病人在接受联合化疗的情况下，的确可能会因不良反应增加导致用药强度不够，最终使联合治疗的优势无法显示。因此 CACA 指南推荐，70 岁以上老年病人应建议给予氟尿嘧啶类单药，不建议优先采用静脉联合化疗，主要考虑的因素包括老年病人的耐受性和安全性。

在结直肠癌的辅助化疗过程中，除氟尿嘧啶和奥沙利铂外，应同时明确不推荐用于辅助化疗的药物，包括伊立替康、替吉奥和 TAS – 102，还包括靶向药物（如贝伐珠单抗、西妥昔单抗、瑞戈非尼和呋喹替尼）。另外，有学者经常质疑，免疫治疗能否用于微卫星不稳定病人进行辅助治疗呢？关于此方面的研究正在临床试验中，尚未得出明确的结论。在无明确结论之前，临床上均无证据表明免疫检查点抑制剂 PD – 1 单抗和 PD-L1 单抗可应用于术后辅助化疗。

辅助化疗的时间包括 3 个月和 6 个月，治疗方案包括 XELOX 方案和 FOLFOX4 方案，XELOX 方案还有另外一个名称，即 CAPOX 方案。Ⅲ期肠癌可分为低危组和高危组，主要依据 T 分期和 N 分期确定。$T_{1-3}N_1$ 病人被纳入低危组，T_4 或 N_2 病人被纳入高危组。高危人群应推荐辅助化疗 6 个月。如果低危病人接受的方案是 XELOX（CAPOX），经过 3 个月或 6 个月的治疗后两者最终所获得的 DFS 相近，因此此类病人可考虑接受 XELOX（CAPOX）3 个月治疗；如果选择 FOLFOX 方案，依然建议病人接受 6 个月治疗。高危Ⅱ期的结果与低危Ⅲ期一样，但是比低危Ⅲ期人群的危险度更低一些，所以同样是采用 CAPOX 方案，高危Ⅱ期病人可选择 3 个月的辅助治疗时间；如果采用 FOLFOX 化疗，依然建议进行 6 个月的辅助化疗。

新辅助化疗的定义是对某些负荷大的肿瘤或已经不能手术、出现转移的肿瘤病人，事先用化疗缩小肿瘤或控制转移后再手术，主要针对的人群是 T_4 期结肠癌病人。新辅助化疗的目的是缩小术前瘤体，减少体内微小病灶的发生，使病人达到无疾病状态（NED），甚至治愈状态，同时可利用新辅助化疗的敏感性来指导术后辅助化疗方案的选择。一般建议，新辅助化疗的疗程为 2~3 个月，治疗方案可选择奥沙利铂为主的化疗方案，也可选择含有伊立替康为主的化疗方案，一般不推荐使用靶向药物。术前和术后的围手术期化疗总时间一般为 6 个月。

5. 晚期肠癌，峰回路转

首先来了解一个病例，男性，79 岁，因大便变细及体检发现肝脏多个结节来就诊。CT 和肝脏 MRI 检查结果明确为乙状结肠癌伴多发肝转移，最后肠镜病检提示腺癌，免疫组化提示 pMMR 状态为正常表达，经基因检测证实为 *RAS*、*BARF* V600E 和 *HER2* 野生型，最终临床分期为 $cT_3N_1M_{1a}$ IVa 期。影像学检查结果显示病人初始肝脏病灶达 15 个以上，经 MDT to HIM 团队讨论，认为初始不可切除。如何制定整体的治疗规划呢？对于转移性结肠癌，应首先评估病人的肿瘤特征以及自身的基础状况，结合肿瘤特征和病人状况，经 MDT to HIM 评估和讨论后制订合理的治疗目标，进行全程化管理。需要具体考量的因素包括 4 个：①明确病人和疾病分类，应明确病人的体能状况是否符合所接受强度的治疗，从而分为适合和不适合型；根据肿瘤转移器官数和数目分为局限性转移（寡转移）和广泛性转移。②明确基础分子和基因特征，包括完善 *RAS*、*BRAF* 和 MMR（错配修复蛋白）检测，也可行微卫星稳定性状态评估，同时建议检测 HER2 表达，有条件的病人可以进行 *POLE/POLD*1 基因以及 *NTRK* 基因检测，进一步为分子分型指导下晚期肠癌的整体治疗提供药物选择标准。③进行原发灶部位的判读，以结肠脾曲为界，将肠癌原发灶分为右半肠癌和左半肠癌。④最终基于以上分子特征、疾病特征和原发灶部位，形成 MDT to HIM 指导下的治疗目标，将病人分为可手术切除、潜在可切除和不可切除。

经初始评估后，无论是原发灶还是转移灶，对于可切除的病人所采用的整合治疗均围绕围手术期治疗，包括术前化疗和术后辅助化疗；对初始评估不可切除的病人，根据目前经过肿瘤退缩是否有希望达到 R_0 或局部无瘤状态，可分为潜在可切除或不可切除。对潜在可切除者，应通过非常强有力的化疗和联合靶向治疗进行肿瘤退缩，最终希望经过手术可达到 R_0 切除；对病灶过于广泛且肿瘤负荷较大和有相关病情症状者，应给予多线治疗的药物全程管理。因此，基于不同的治疗目标，所给予的整合全程管理策略不同。总体而言，对同时性转移或异时性转移，整体原则都是将病人进行分类，可分为可切除、潜在可切除或姑息性治疗，并给予相应的治疗措施，这些流程在 CACA 指南中都有关于治疗方案的详细解答。

除了常见的肝转移应按照此路径处理外，对其他少见的转移（包括卵巢转移、肺转移和腹膜转移），推荐的整体治疗策略是在系统性治疗基础上结合局部治疗。肺转移的治疗原则和肝转移比较相近，也分为可切除和不可切除，对应措施包括手术或以姑息治疗为主的全程药物管理；对腹膜转移，则应根据局限性腹膜转移或较广泛的病灶来决定是否进行手术干预，也可考虑采用局部热灌注参与的整合治疗。而对于更为罕见的卵巢转移，则应基于卵巢转移本身容易出现原发性耐药，对药物治疗不敏感，并且可进行性长大而产生非常严重的并发症（如肿瘤压迫、腹水），所以在整体治疗中卵巢转移的姑息性切除具有非常重要的地位。

刚才提到的79岁高龄病人，经过 MDT to HIM 讨论后，考虑病灶经过缩瘤后可以进行局部处理，制定了适合老年病人的两药联合靶向治疗策略。经过减量 FOLFOX 联合西妥昔单抗化疗9个疗程，并且在围治疗期给予非常密切的随访以保持体力状态和治疗耐受力的支持治疗后，这个病人在整体治疗过程中都维持在功能状态评分（PS）为0分的状态，并且体重无明显变化，最终达到疗效评估为部分缓解（PR）的状态且部分肝转移灶消失。经过 MDT to HIM 讨论后进行原发灶和转移灶的局部处理，病人达到 R_0 切除，目前这个病人仍处于存活状态。

接下来所介绍的这位病人也具有代表性，一59岁女性因大便习惯改变伴便血就诊，PS 评分为1分。经 CT 和 MRI 检查，最终诊断为横结肠肿瘤伴多发肝转移。CT 影像显示肝脏有非常多的转移灶，遍布全肝，不可能进行完全的 R_0 切除及射频治疗。经过免疫组化和基因检测后确认为腺癌，明确是 pMMR（微卫星稳定型），伴 *KRAS* 突变，最终临床确诊为 $cT_4N_1M_{1a}$ 的Ⅳa期同时性肝转移。

该病例存在这么广泛的肿瘤，即使肿瘤缩小，也不可能达到局部完全 R_0 切除，所以选择不可手术切除的姑息性治疗的全程管理。对于这类病人，应全程根据病人情况选择一线、二线或三线治疗。在初始治疗时化疗会成为一线治疗方案，进展后会采用二线治疗，再进展可进入到三线治疗，甚至为后线治疗。在一线治疗中，病人经过一段时间接受一定强度的治疗后肿瘤比较稳定，但是体能状况仍然不能承受较强治疗时会改变为低度治疗，进展以后再采用二线治疗，这是整体治疗的总体框架。

在实际执行流程中，首先应判断病人是否具有适合治疗强度的体能。第二步应进行基因型判读，此时也要进行分层管理，首先明确是微卫星稳定型还是高度微卫星不稳定型。对高度微卫星不稳定型病人，目前给予不同路径；对微卫星稳定型病人，会进一步区分 *RAS* 和 *BRAF* 的基因状态。在 *RAS* 野生型病人中，会进一步区分左半肠癌和右半肠癌。结合这样的分层路径管理可为病人提供最适合的药物管理，包括化疗或靶向治疗的联合。

姑息一线治疗且适合强度治疗、对微卫星高度不稳定或错位蛋白表达缺失的病人，应首先选择 PD-1 治疗，这是一个非常高的证据级别推荐。而对于微卫星稳定型病人，主要根据 *RAS* 野生型状态优先选择双药化疗联合西妥昔单抗，而化疗方案可选择氟尿嘧啶联合奥沙利铂或伊立替康。对右半结肠癌或 *RAS* 突变型病人，或虽然有 *BRAF* V600E 突变但不能承受三药的病人，则推荐双药化疗联合贝伐珠单抗，化疗方案与野生型病人的选择方案类似。而对于可耐受三药治疗的病人，包括年轻、体力状况好、肿瘤负荷大或短时间内观察到肿瘤快速进展以及有 *BRAF* V600E 突变的病人，推荐采用含氟尿嘧啶＋奥沙利铂＋伊立替康的三药化疗，再联合贝伐珠单抗作为首选治疗。

CACA 指南将不适合强度治疗的病人定义为：年龄≥70 岁；体能状况或器官功能欠佳，不能承受强度治疗；肿瘤负荷小且生长缓慢（如仅发生肺转移者），通常指局部肺转移个数比较多但肿瘤非常小且发展比较慢的病人。

此类病人首先推荐氟尿嘧啶单药或卡培他滨联合贝伐珠单抗治疗，如果病人无法耐受卡培他滨或氟尿嘧啶，则考虑采曲氟尿苷替匹嘧啶片（TAS-102）联合贝伐珠单抗治疗。如果存在贝伐珠单抗的禁忌证，则单独采用氟尿嘧啶。对于左半结肠癌、*RSA*、*BRAF* 野生型 MSS 型的病人，可考虑采用西妥昔单抗联合低剂量伊立替康。因此，整体优选方案是单药联合靶向治疗的策略。

该病例经评估后认为不可切除病变，因此进入多线治疗全程管理，给予一线治疗的标准 FOLFOX6 方案联合贝伐珠单抗 8 个疗程后疗效达到部分缓解，但是进行第二次 MDT to HIM 评估后肿瘤仍然不可切除。在这个过程中，病人已经过一段时间的强度治疗（诱导化疗），体能状况和药物毒副作用都已到高峰阶段，并且肿瘤可能无法再进一步缩小，此时应给予维持治疗或停止治疗。目前进行维持治疗时所采用的方案都是以低毒药物为主，使用比较方便，适用人群均经过一定时长的一线治疗、两药或三药联合靶向或单纯的化疗且达到疾病控制（CR/PR/SD）状态，经过 MDT to HIM 评估仍然不适合局部处理（包括手术或射频处理）的病人可进入维持治疗阶段，维持治疗方案首选卡培他滨或氟尿嘧啶联合贝伐珠单抗。

所以在姑息一线治疗方面，CACA 指南和其他指南的区别在于仍然坚持原发灶，根据原发灶 *RAS/BRAF* MSI 基因状态来选择最佳药物组合。对于微卫星不稳定型（MSI）病人，应首选 PD-1 单抗治疗。对于不能耐受氟尿嘧啶的病人，可以考虑使用雷替曲塞或 TAS-102 进行替换治疗。

如果一线治疗进展后进入二线治疗阶段，整体的二线治疗策略也是将病人分为能接受强度治疗和不能接受强度治疗者。对适合强度治疗的病人，则根据既往的化疗方案和既往的靶向药物，选择二线化疗和靶向药物。含奥沙利铂和伊立替康的方案可互为一线和二线用药，如果一线治疗时采用三药方案，则进入到类似于三阴性治疗的选择中，在 CACA 指南中推荐雷替曲塞可与铂类联合作为二线治疗方案，而进行靶向治疗时则根据 *RAS/BRAF* 的突变型来选择，不再考虑结肠癌的侧别。对于一线治疗时采用贝伐珠单抗的 *RAS* 突变型病人，后线治疗时则考虑贝伐珠单抗的跨线治疗；对于一线治疗时采用西妥昔单抗的 *RAS* 野生型病人，二线治疗时则改为贝伐珠单抗；对一线治疗时使用贝伐珠单抗的 *RAS/BRAF* 双野生型病人，二线治疗时可跨线使用贝伐珠单抗或西妥昔单抗；而对于 *BRAF* V600E 突变型病人，则应使用多靶联合，主要包括 BRAF 抑制剂联合上游抗 EGFR 单抗抑制剂或下游的 MEK 抑制剂。除了 MSI-H 病人外，*POLE/POLD* 突变病人在接受二线治疗后如果既往未采用免疫治疗，则可以考虑将免疫治疗作为一种优选方案。

在二线化疗方案中，国外推荐伊立替康联合氟尿嘧啶可作为奥沙利铂一线治疗后的二线治疗选择。中国提出了改良的卡培他滨联合伊立替康方案，其不仅在中国人群中安全、有效，而且整体不良反应比 FOLFIRI 更少，所以 CACA 指南优先推荐此治疗方案。

对于一线治疗时使用三药化疗后出现进展的病人，后续治疗时可参考三线治疗原则。对于一线维持治疗中出现进展者，CACA 指南建议优先导入原诱导化疗方案（一线化疗方案），再次进展后再改为二线治疗方案。

对于适合强度治疗的病人，制订整体治疗方案时应根据 PS 评分而定。如果 PS 评分大于 2 分，则为最佳支持治疗；如果 PS 评分为 0~2 分，则可根据基因状态来选择病人既往未曾使用的靶向治疗药物。如果病人为 *RAS/BRAF* 突变型，则应优先考虑氟尿嘧啶类联合贝伐珠单抗。所以在二线治疗方面，CACA 指南和其他指南的区别主要在于不建议采用西妥昔单抗进行跨线治疗。另外，*BRAF* V600E 突变病人应考虑将双靶联合作为优选，选择药物时仍然推荐将雷替曲塞作为氟尿嘧啶的替代治疗。同时，除了 MSI-H 病人外，*POLE/POLD* 突变病人应进行免疫检查点抑制剂治疗。

前述 59 岁女性病人同样经历了药物全程管理。在一线治疗达到 8 个疗程后，经 MDT to HIM 评估仍然无法进行局部切除，故采用维持治疗，最终选择卡培他滨联合贝伐珠单抗。在病情取得进展后，再次导入原本有效的 FOLFOX6 方案联合贝伐珠单抗，再次进展后才改为二线治疗方案，即卡培他滨联合伊立替康和贝伐珠单抗（中国的改良方案），所以药物管理是完全按照 CACA 指南进行的。

如果二线治疗进展后病人进入到三线治疗，则应根据病人是否具有一些特殊分子标志物进行不同药物的选择。如果在非分子标志物指导下，可选择瑞戈非尼、呋喹替尼或 TAS-102 单用或联合贝伐珠单抗。如果具有 *BRAF* V600E 突变/MSS 型、*HER2* 过表达、*dMMR/MSI-H/POLE/POLD*1 基因突变、*RAS/BRAF* 野生型、*NTRK* 融合基因突变等特征，则应根据前面提到的一些特异性靶向治疗进行优先推荐。

在三线治疗后，指南仍然非常强调肿瘤的基因分型，应完善基因检测，并且在后线治疗时也可推荐动态 ctDNA 监测，明确曾采用西妥昔单抗的病人是否持续存在 *RAS/BRAF* 的继发性耐药突变，如果为野生型，在三线治疗时仍可考虑再次导入西妥昔单抗。在三线治疗时药物治疗的整体有效性较低，所以在后线治疗中非常强调对不适合上述治疗或瘤负荷较大的病人应考虑选择性局部治疗来缩小肿瘤，以减少肿瘤相关并发症和后遗症，如介入治疗、瘤体内注射、物理治疗或中医药治疗。

最终该病人进入到三线治疗的全身 TKI 联合肝动脉灌注化疗（HAIC），因为病人的肝脏肿瘤负荷非常大。经过全身治疗联合局部治疗后，肺部病灶缩小，肝病灶得到控制。虽然该例病人出现整体肝转移病灶，并且为同时性肝转移，基因型（*RAS* 突变型）也不好，但是经过多线全程管理和全身联合局部治疗后，目前病人的存活时间已超过24个月,并且生活质量不错。

全程管理延长了晚期肠癌病人的生存期,并且保障了病人的生活质量。部分病人甚至可能达到转化、长期生存或根治的可能性。因此,对于晚期肠癌,我们仍然期待峰回路转。

6. 整合理念,保肛保命

与结直肠癌相比,肛管癌具有一些特殊性,其发生在肛管部位,多数为上皮来源,以鳞癌更常见。肛管癌的发生存在一些比较确定的危险因素,例如人乳头状瘤病毒(HPV)感染、肛交史、性传播疾病、宫颈癌、会阴部肿瘤、免疫抑制和吸烟等。

肛管的位置在直肠末端,起自直肠并进入耻骨直肠肌悬带处(即肛直肠环处),止于鳞状黏膜与肛周皮肤交界,在解剖学和外科学方面略有差异。以下通过一个病例来了解肛管癌的临床特点。

一48岁男性病人,主因"便血3月余"入院,肛门指检时进指1cm可触及肿瘤,双侧腹股沟未触及肿大淋巴结。病理活检提示中分化鳞状细胞癌,实验室检查提示鳞状抗原阳性,HPV-DNA-16阳性。

CACA指南对肛管癌的最常见症状及如何体检进行了介绍。肛管癌中最常见的症状是出血,肛周肿物也较常见,如果肿瘤较大则会影响肛门括约肌的功能,部分病人可扪及腹股沟区或肛周肿大淋巴结。体检时应强调注意腹股沟淋巴结的检测和直肠指检,女性应同时进行三合诊检查。

CACA指南建议对肛管癌进行三级预防。一级预防,应对肛管癌的特殊病因加以重视,接种HPV疫苗可用于预防肛管鳞状细胞癌。另外,保持健康的生活方式和良好的情绪心态等非常关键。二级预防,为早期发现肛管病变,应熟悉肛管癌的常见症状,45%病人的首发症状为便血,35%病人可伴有肛门下坠感。三级预防,CACA指南不建议对全民行肛门发育不良和恶性肿瘤的普及筛查,此可用于高危病人,例如HIV阳性或与男性发生过性行为的男性,免疫功能低下或有宫颈癌病史的女性,筛查手段以肛门指检与肛门镜为主。

再次回到前述病例资料,通过肠镜检查可见肛管至直肠的溃疡性肿物,考虑肛管癌侵袭直肠的可能性大。通过盆腔高分辨率MRI检查可见直肠末端肛管部位不规则隆起,左侧髂内区淋巴结肿大。

CACA指南建议通过影像学检查评估肿瘤。盆腔MRI检查可提示很多信息,例如肿瘤大小和位置、与肛缘和齿状线的关系、区域淋巴结状态等,推荐将其作为肛管常规检查。CT检查是排除远处转移的重要方式。另外,CACA指南也提到超声检查和PET/CT检查,PET/CT检查不作为常规应用,但是对于一些病情复杂的情况(如常规检查不能明确),可将其作为有益辅助。

肛管癌的分期不同于结直肠癌,T分期的依据是肿瘤大小的不同,N分期也包括一些特殊淋巴结的范畴。

CACA 指南强调非常流畅的诊断过程，如果病人存在可疑临床症状和病史，应首先进行相应体格检查，然后完善影像学检查和肠镜等病因学检查，女性还需要接受妇科和宫颈癌筛查，男性还需要接受 HIV 检查等。通过一系列的检查，则能明确诊断和确定分期，为今后的治疗打下坚实基础。

此病人入院时诊断为肛管中分化鳞状细胞癌，侵犯肛提肌，肛周和左侧髂内淋巴结转移，分期为 $cT_2N_{1a}M_0$ ⅢA 期。

确定分期后，应该明确治疗的流程。转移性肛管癌应以放化疗（特别是化疗）为主。对于局限性肿瘤，除了分化良好的肿瘤可以做局部扩大切除术外，推荐其他的局限肿瘤都应行放化疗。

根据 CACA 指南中 MDT to HIM 的原则，应将以 5-FU/MMC 双药为主的同步放化疗作为标准治疗模式，并且根据不同的情况进行调整。CACA 指南的制定依据许多循证医学证据，最优治疗模式有益于病人。

目前，在同步放化疗前行诱导化疗并无效果，在同步放化疗后行巩固化疗也未提高疗效，但是不能单纯行放疗，单纯放疗会降低局部控制程度和生存率。丝裂霉素可能具有比较重的血液学毒性，能否将丝裂霉素换成顺铂呢？有相关证据提示，行 5-FU/DDP 同步放化疗后血液学反应降低，但是会降低腹壁造口率，因此不推荐使用，只有对体弱者才可考虑 5-FU/DDP 同步放化疗。如果无体弱原因，仍然推荐 5-FU/MMC。也有学者尝试采用 5-FU 同步放化疗，疗效相对更差一点，且 4/5 级毒性反应更高，因此不建议推荐此方案。总的来说，5-FU/MMC 同步放化疗仍然是局限期肛管癌的标准治疗模式。

对于本例病人，临床中给予适形调强放疗（处方剂量为 45Gy），同时给予原发灶和淋巴结 54Gy，并联合卡培他滨＋丝裂霉素 C（MMC）。鉴于放疗技术的进步，推荐以更好的技术来实施放疗，此有利于更好地保护重要器官（如肠道、膀胱、股骨头和会阴等），病人对放疗的耐受性会更好。病人在放疗后 1 个月、6 个月、1 年和 1.5 年时都曾进行复查，根据肠镜检查结果提示原本存在的肿瘤现在已完全消失，放疗后 1 个月仅可见一些黏膜白斑，并未见明确肿瘤；放疗后 6 个月白斑消失，肠道非常完整、光滑，未见明确肿瘤；放疗后 1 年和 1.5 年亦如此。根据 MRI 检查结果评估，原始肿瘤在放疗后 6 个月已完全消退，黏膜流畅无中断，未见明确肿瘤残存。放疗后 1.5 年病人的 MRI 检查结果未变，目前肿瘤已全部消退。

放化疗后疗效评估非常重要，CACA 指南列出了一个简明扼要的流程，应通过直肠指诊、肛门镜检查、MRI 检查、胸腹盆 CT 检查和腹股沟淋巴结检查等判断疗效。

如果肿瘤能达到完全缓解，后续可持续随访，但部分病人通过放化疗后肿瘤还会残存，或肿瘤略微缩小但未完全消退，这类病人应进行长时间随访，研究数据证实最佳随访时间为 6 个月。如果肿瘤仍然残存，甚至肿瘤有所进展，则需要选择一些完全性治疗，需要采用外科治疗对病人进行挽救时，应及时咨询外科专家。

7. 疑难复杂，赢在整合

肛管恶性黑色素瘤是一种发病率非常低的疾病，仅占所有肛门恶性肿瘤的 0.1%~4.6%，但却是仅次于皮肤黑色素瘤和眼部黑色素瘤且位居第 3 位的恶性黑色素瘤，占所有黏膜恶性黑色素瘤的 25%。

通常病人以便血和肛周疼痛为主要症状，镜下也可见黑色或无色素沉着肛门隆起肿物，病理检查可以协助确诊。如果肿瘤未转移，主要以局部切除手术和腹会阴联合切除手术为主。

诊断肛管黑色素瘤时，如果出现可疑临床症状则需要首先进行体格检查，然后再行影像学检测（包括 CT、MRI、PET/CT、肛门镜活检等），最后明确诊断，并确定分期。

目前，对肛管黑色素瘤进行分期仍采用 TNM 分期：Ⅰ期，无基层侵犯；Ⅱ期，有基层侵犯；Ⅲ期，考虑存在区域淋巴结转移；Ⅳ期，有远处转移。初治肛管恶性黑色素肿瘤时有 60% 的病人已经出现远处转移，所以 CACA 指南推荐采用 PET/CT 检查作为治疗前的整合评估。肛管恶性黑色素瘤属于黏膜黑色素瘤，其组织结构来源不同于常规的皮肤或肢端的黑色素瘤，在治疗方面具有独特性。

关于肛管黑色素瘤治疗，原发灶的治疗首选手术切除，如果肿瘤小于 2cm，可保留足够的阴性切缘，首选局部广泛切除；如果局部广泛切除难以保证肿瘤根治性，病人应接受腹会阴联合切除术。局部切除手术有利于保留病人的肛门功能，使病人获得较好的生活质量，但是肿瘤的局部复发率较高；实施腹会阴联合切除术时需要切除肛门，虽然病人的局部控制率较好，但是生活质量损失较大，目前这两种术式的选择仍然存在争议，需要进行一些前瞻性研究。目前，CACA 指南推荐首选的治疗方式仍然是局部切除术，两种手术的病人生存结局比较一致。

关于淋巴结清扫，肛管黑色素瘤主要涉及三组淋巴结评估：第一组是肠系膜淋巴结，第二组是侧方淋巴结，第三组是腹股沟淋巴结。现有数据均不能证明三种淋巴结的预防清扫可改善病人的生存结果。所以在临床实践中并不推荐对病人行预防性淋巴结清扫，但是如果术前检查结果提示存在相应的淋巴结转移，在术中应行相应淋巴结清扫。目前，前哨淋巴结清扫尚无医学依据，因此在临床中不推荐。病人经过治疗后可出现远处转移或者复发，需要利用 MDT to HIM 的原则并经过讨论后制定最佳的治疗方案，对病人进行个体化治疗。

关于内科治疗，Ⅰ~Ⅲ期病人采用根治性手术后在临床上仍然需要接受以化疗为主的治疗模式。目前，学界广泛认为化疗的疗效大于大量干扰素或 PD-1 单抗治疗效果，首选的化疗方案为替莫唑胺+顺铂，对不可手术切除的Ⅰ、Ⅱ、Ⅲ期和Ⅳ期病人以及全身状况不佳者，应给予最佳支持治疗。假如病人身体状态好且可耐受化疗，应给予化疗+抗血管生成药物，化疗方案包括达卡巴嗪+恩度（重组人血管内皮抑制素）、替莫唑胺+恩度、紫杉醇+卡铂±贝伐珠单抗、白蛋白紫杉醇+卡铂±贝伐珠单抗。

随着精准治疗模式的推进,包括基因检测在临床中的广泛应用,如果病人出现 BRAF、CKIT 等基因突变,临床中也可根据基因突变情况来选择更佳的治疗模式。例如,BRAF V600E 突变病人可接受 PD-1 单抗±阿西替尼治疗或"双靶"治疗(BRAF 抑制剂+MEK 抑制剂),临床中采用达拉非尼+曲美替尼治疗。CKIT 突变病人可选择 CKIT 抑制剂,包括伊马替尼。NRAS 和 NTRK 等基因突变病人可以选择相应的靶向药物。目前单免治疗、双免治疗、靶向治疗联合免疫治疗在临床中都得到了广泛应用,并且逐渐从晚期末线治疗、二线治疗推进到一线治疗,甚至已经在有些病例的新辅助治疗中得到了一定的尝试。相信在不久的将来,新的治疗原则和治疗模式将会在临床中为病人带来更好的获益和生存改善。

对于无法接受手术的高龄或有明确手术禁忌的病人,以及不可切除的局部复发或伴有转移性疾病的病人,放疗可作为姑息治疗手段来控制局部病灶进展。MDT to HIM 诊治模式可减少少数医生的不完善决策,定时、定点对病人的一般状况等做出全面评估,制定并实施最适合、最优化的整合治疗方案,并且可以提高病人的生活或生存获益以及生活质量,符合最佳的临床治疗原则和最优的卫生经济学理念。

8. 随访康复,全程管理

基于结肠肛管癌的疾病特点,康复管理主要包括营养治疗、中医肿瘤康复治疗、长期后遗症治疗和造口管理共四部分,并强调早期全程辨证。

营养治疗应始终贯穿于结肠肛管癌的整个治疗过程中,一经诊断,应尽快进行营养相关筛查和评估,并且根据评估结果来制订治疗方案,同时尽快开始营养治疗的实施。

中医药治疗也是康复管理的一个重要环节,应根据结肠肛管癌的不同治疗阶段进行扶正祛邪,因人、因时、因地制宜,依据标本兼治的原则进行辨证施治。另外,中医还可通过针灸、推拿和食疗等办法来促进结肠肛管癌病人的康复。

因肿瘤病因和治疗原因引起的迟发性后遗症的治疗也是全程管理的一个重要部分,肠道功能受损相关并发症、手术放疗引起的泌尿功能障碍、疼痛管理和睡眠障碍等,这些后遗症都应得到积极治疗,并且治疗结果直接决定病人的生活质量。

在结肠肛管癌康复过程中,需要关注的另一个重要内容是造口管理。造口管理是指经过专门培训和专科认证的专业造口师进行宣教、心理辅导、造口定位、造口护理和教学指导,以确保造口病人顺利康复。

结肠肛管癌病人一般需要终身复诊,病人出院后的随诊复诊是全程管理的重要组成部分。CACA 指南对结肠肛管癌病人出院后的复诊部分做出了详细的阐述,对应检查的项目和间隔时间也做出了很详细的推荐,强调 PET/CT 检查不应作为常规推荐的检查项目。另外,如果病人的身体状况不允许再接受控瘤治疗,则不主张再进行常规随访。

CACA 指南的另一个特点是，明确推荐了术后癌胚抗原（CEA）出现持续升高的处理流程。它的核心内涵是在肿瘤标志物升高的情况下积极检查，明确病因，查找原发灶，并且给予积极处理，争取使病人再次达到无瘤状态。

9. 总结和展望

CACA 指南强调 MDT to HIM 的原则，突出手术治疗规范的必要性，重视化学药物的严谨使用，也注重中医中药和心理康复的应用。

如果提升我国肠癌的诊治水平，则需要在国家层面将关口前移，做到预防为主；在社会层面做到诊治规范化、科学化，使所有医生达到同质化培训，使所有病人的治疗达到规范化；在个人层面应做到每个人意识到自己的健康不仅关系到他的家庭，还关系到健康中国建设。这样在就可以在三个层面形成交叉立体的网络，真正提升我国结直肠癌的诊治水平。

一个国家的肠癌诊治水平如同木桶理论，最终取决于短板。CACA 大肠癌指南重在补齐短板，提升整体诊治水平，贵在整合，难在整合，赢在整合。

二、院士点评

1. 詹启敏院士：更新指南动态，加强国际合作

CACA 指南涵盖了当前国内外结直肠领域疾病防治实践的前沿和精华，一方面体现了目前国际上比较成熟的最新经验，另一方面体现了我国在结直肠临床实践过程中的专家共识和经验。从解读内容来看，该指南既强调全链条、全周期的早期筛查，又注重早诊早治、外科手术、放化疗、综合治疗、术前新辅助治疗、术后综合放化疗，既包括临床的前沿技术，又融合多学科交叉，还纳入与临床问题相结合的科学研究。

从发展历史来看，肠癌并非我国的传统肿瘤，我国过去常见的消化道肿瘤是以胃癌、食管癌和肝癌为主，但是随着这些年我国经济社会的发展，特别是生活方式和生活环境的改变，目前结直肠癌的发病率非常高，接近西方水平。我们一方面要面对传统肿瘤，另一方面又要面对新产生的肿瘤，这对我国肿瘤的治疗和预防是双重负担。结直肠癌的发病率和死亡率严重威胁着中国人民的健康。

我提出如下几点建议。

第一，一部好的指南应得到积极推广。指南要落地，就需要做好规划，刚开始不能在全国范围内推广，一定要选择部分地区（特别是高发地区）。我们要对指南进行深入解读、培训和讲解，不能让指南仅停留在书本中，而且要更好地用于实践，使结直肠癌防治工作付诸实践行动。

第二，要组织跨学科、跨部门、跨地区的科学研究和临床试验。指南纳入了过去工作经验的总结，其应该是动态、不断更新的，从而以更高的要求来指导工作。同时，我们需要根据普及指南时所反馈的一些建议开展相应研究，不断优化和完善指南。

第三，要加强国际间的合作。结直肠癌是西方的传统肿瘤，西方的防治诊疗水平和落地模式存在很多值得我们借鉴的地方。未来在指南实践和提高完善过程中，我们要加强与国际同行的合作。

2. 李兆申院士：坚持中国特色，全面推广指南

近年来，我国的生活水平逐渐提高，由于生活饮食的细化，肿瘤的发生率也在逐渐增加。前几年，无论是发生率还是死亡率，上海市的结直肠癌排名为第二位，甚至有可能很快超过肺癌，成为上海排名第一位的恶性肿瘤。因此，CACA指南针对危害人民健康最严重的肿瘤来制订指南，这是非常重要的。

CACA指南的制定从"防—筛—诊—治—康"几个方面出发，内容全面，数据充分，权威性强，同时赋予了中国特色。中国人与西方人在人种、遗传因素和国家属性方面存在很大差异，因此我们不能照搬照抄国外的指南，应该多开展研究，将具有中国特色的数据纳入指南中。目前，我国许多指南中所采用的数据仍然来自国外，多中心研究、手术方式、药物化疗和综合治疗模式均是如此，我国自己开展的科学研究很少，因此未来我们应该多做研究，使中国特色、中国数据大放异彩，中国人在国际指南制定时就会更加拥有话语权，即权威性和学术权。

我们不但要向专业医生推广指南，还要向群众推广指南。指南中部分内容介绍了防治筛查，我国许多群体没有筛查意识，出现便血后不知道应该进行筛查，因此我们一定要加强推广指南。

制定指南时要遵循国家健康战略发展，针对预防、早筛、早诊和早治等目标开展研究、推广和科普，绝不能仅将晚期肿瘤和无法治愈的肿瘤作为重点，我们要将目标放在提高大肠癌的早期诊断率、治愈率和5年生存率方面，最终提高中国整体人群的寿命，从而实现"健康中国2030"的规划。

3. 李兰娟院士：加强肠道微生态研究有益于调节免疫

关于肠道与肿瘤发病机制的研究非常重要，目前肠道微生态研究是国内外研究的热点，其不仅与人体营养相关，而且与肝病、抑郁症和肠道肿瘤等疾病密切相关。曾经有文献表明，可以将肠道菌群作为一个新器官，肠道菌群的基因是人体基因的100倍，通过基因组研究可以了解肠道菌群。目前，关于这方面的研究数量确实非常多。

目前已发现肠道中存在许多有益菌，基因微生态的变异紊乱与肠癌的发生、发展具有密切关系，因此研究结直肠癌时应对肠道微生态给予重视。肠道菌群对人体非常重要，肠道微生态紊乱可能会导致肠道黏膜上皮发生改变，经过长期炎症刺激后可能发生肿瘤，所以要扶正祛邪，调节肠道微生态。

指南中增加了直肠癌微生态变化的原理，以及预防和治疗措施，并且引入国内外的相关研究，这对胃肠道肿瘤的防治具有重要意义。许多病人的便秘问题可以通过调节微生物来减少肠道毒素的吸收并改变免疫功能，从而可以减少许多疾病的出现。因牛奶过敏导致腹痛的病人也可以在使用微生态制剂后对牛奶不再过

敏，所以微生态调节对免疫调节非常重要。科普宣传（尤其是在指南中添加相关内容）将对保障肠道健康发挥非常重要的作用。目前，肿瘤诊疗水平进展得非常快，许多大肠癌病人在出现肝脏转移后经过合理治疗后还能获得更长时间的生存。但是，加强早期预防并阻止肿瘤变为晚期则更加重要。通过体检筛查，早期发现，病人可获得很好的预后。

通过整合诊治指南，我们将中西医和内外科整合起来，将各个学科领域的知识整合起来，此对肠癌的防治发挥着非常重要的作用，因此我们要积极进行科普宣传。

4. 杨宝峰院士：中西整合，医工整合

我国人口众多，幅员辽阔，医院水平不一，治疗方法不同，因此我们需要一部指南，更需要使指南落地。

我提出以下几点思考。

第一，我国有许多常用的肿瘤药物，如氟尿嘧啶、顺铂和奥沙利铂。氟尿嘧啶可影响核酸代谢，铂类可影响 DNA 的功能和结构。虽然这些药物的药效好，但毒性极大，怎么才能降低毒性呢？抗肿瘤药物包括四大类，即细胞毒性药物、激素类药物、靶向药物和免疫治疗药物。如果在临床治疗过程中采取中西医结合，将可调节免疫的中药写入指南并发布英文版进行推广，是否更具有中国特色呢？

第二，进行胃肠道检查时病人非常难受，需要服用辅助试剂。虽然目前已研发出胶囊制剂，但是尚未在全国得到推广，我们是否可从肿瘤生物标志物展开研究，通过智能大数据和医工交叉进行多学科整合进而做好生物标志物的早期预警呢？

第三，他山之石可以攻玉，我们不能照搬国外的指南，但应该吸取外国指南的精华，因为欧美和日本等国家或地区的许多肿瘤防治经验值得我们借鉴和学习。

第四，肿瘤的发病机制很复杂，可能与基因组学、炎症和免疫等有关。目前我们仍未找到发病的关键机制，这需要医生将基础和临床中的多学科进行交叉。

第五，我们应结合临床药学和基础药学，实现医工整合，通过发明和创造医疗新技术为我国肿瘤防治领域做出贡献。

第六，指南的修订应该是动态的，希望下次修订指南时可以更新并扩充一些基础医学、中医中药学和工学方面的内容。

5. 张伯礼院士：中西医并重，增强中国特色

大肠癌可严重威胁国人的健康，其受到生活方式和饮食习惯的影响，可防可治。虽然目前临床中尚未攻克肿瘤，但已摸索出有效的治疗方法，特别是现代多学科整合治疗。整合治疗强调基础和临床整合、外科和内科整合、中医和西医整合，提高了病人的预后。

CACA 指南的内容全面充实，同时兼顾大医院医生、基层医生进行规范化同质化指导，提升了中国肿瘤领域的整体防治水平。指南中也提到了一些关于中医药的内容，体现了中国特色。在这里，我对指南提出几点建议。

第一，指南要与时俱进。无论是前期的生物标志物和大范围流调，还是终点事件的评估等，应不断更新指南，纳入最新研究成果（特别是具有中国特色的内容），通过不断修订使指南更加完善。

第二，应使指南惠及基层，普及百姓，使高危人群积极参加筛查，此有利于早期发现肿瘤。我国许多肿瘤的预期寿命不如国外，就是因为在早发现这方面做得不充分。如何实现早诊早发现？一定要让群众了解肿瘤，加强筛查意识，转变生活方式，杜绝餐餐大鱼大肉等不良生活习惯所带来的隐患。

第三，希望以后在指南中能突出中西并重，突出中国特色。实际上，关于中医治疗大肠癌的文献有很多，许多古典遗迹中有记载。中医治疗在围手术期治疗、保守治疗后行辅助治疗、姑息治疗和放化疗方面都可发挥作用。

中医治疗可改善病人症状，提高机体免疫力，预防复发和转移。在早期治疗中中药可改善肠道内环境，防止息肉恶变。因此，增加更多中医知识，凸突显中西并重，强调预防为主，这些内容的更新具有重要意义。

三、总　结

樊代明院士：同病不同因，故要整合治疗

生活方式的改变对大肠癌的发生具有重要影响。肠癌的发生与多种因素有关，同样是结肠癌，发病因素可能存在很大差距，我们不能笼统采用同一种方法进行治疗。过去，临床中通常以发病部位、大体形态和瘤细胞学形态对肿瘤进行分型，这些分类方式具有很大的局限性。我个人认为，肿瘤既然与生命有关，应该通过生物学背景来进行分类。部分肿瘤具有遗传性，如胃癌和肠癌等。部分肿瘤生长较慢，可不转移或寡转移，这是因为在胚系发育时出现了问题，但是病人的抵抗力并未下降。因此，只要想办法将坏细胞消灭，病人就可以存活更长时间。

环境因素（如X线或化学物质等）可造成肿瘤，多以破坏身体免疫力为主。此时正常免疫细胞的功能减弱或丧失，肿瘤干细胞的生长无法得到控制。此类病人不可采用前述方法进行治疗，而是应该恢复病人的抵抗力。

感染性癌多由外来因素侵入机体导致增生所致，只要消灭或控制外来因素，肿瘤就会受到抑制或停止生长。人类的进化与细菌消化有关，将来生物感染可能与某些肠癌的治疗有关。

内分泌失调所引起的癌症也与大肠癌有关，机体无法调节癌细胞与抵抗力之间的关系可造成内分泌紊乱和神经抑制，从而引起整个机体的紊乱，最终导致肿瘤。

最后一个是营养失衡和代谢失衡，过度肥胖或极少运动也是癌症发生的影响因素。

虽然引起癌症的原因不同，但治疗方法却千篇一律。如果我们牺牲了病人的自然力，破坏了病人体内的平衡，那么治疗效果将会越来越差。因此，我们一定要争取对病人进行整合治疗。

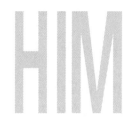

胸腺肿瘤整合诊治前沿

◎方文涛 于振涛 茅 腾 谷志涛 陈克能

一、专家解读

1. 指南概述

纵隔是指左右纵隔胸膜之间全部器官、结构与结缔组织的总称，前界是胸骨，后界是脊柱，两侧是双肺的纵隔胸膜，上界是颈胸交界部，下界通过膈肌与腹腔相分隔。

胸腺肿瘤主要位于前纵隔区域，解剖学上可将纵隔分为三个区域：前区为血管前区，其中的主要结构和脏器是胸腺，也包括一些脂肪组织、淋巴结和左无名静脉；中区又称内脏区，除心脏大血管、气管和食管外，还包括许多神经和淋巴组织；后区指脊柱两侧的椎旁软组织，其中也包括一些神经和淋巴组织。

胸腺在前区是一个重要的解剖结构，最常见的前纵隔占位是胸腺肿瘤，包括胸腺瘤、胸腺癌和神经内分泌瘤，也包括淋巴瘤以及畸胎瘤和精原细胞瘤等生殖细胞肿瘤，这些都是在胸腺肿瘤诊疗中需要严格区分和鉴别的肿瘤，其诊疗方式存在非常大的差别。纵隔中也有很多是良性占位，我们必须了解清楚，以避免造成不必要的治疗。

以往认为，胸腺肿瘤的发病率非常低。根据美国 SEER 数据库显示，胸腺肿瘤的发病率约为 2/100 万人，北美的数据库显示亚裔人群的发病率远高于白色人种，约高出 1 倍左右。

我国目前尚无关于胸腺瘤的全国流行病学数据，但根据上海市疾病预防控制中心（SCDC）统计结果显示，中国人的胸腺瘤发病率约为（3~4）/100 万人，比欧美国家的比例高 1 倍左右，与欧美人群的差别相符合。

近年来，随着肺癌 CT 筛查的普遍应用，胸腺瘤的实际发病率远高于以往预估。从肺癌的筛查结果来看，胸腺瘤的发病率大概为（3~4）/1 万人，最高为 6/1 万人，其发病率事实上比原先估计的水平高近 100 倍，这说明胸腺瘤的诊疗也事关民众的身体健康，亟须重视。

在 CACA 的领导下，我们建立了一个庞大的中国人群多中心数据信息管理系统，其中包括全国 61 家 CACA 成员单位参与的胸腺瘤回顾性数据库。截至去年，已累计纳入 5000 多例病人；包括所有纵隔疾病在内的前瞻性数据库在建立不到 3 年的时间中也已累积了 3000 多例病人。与其他胸部常见肿瘤相比，这个数字看似比较小，但事实上在世界范围内已是一个最大的胸腺肿瘤数据库。

胸腺瘤具有鲜明的特点，以往认为有些胸腺瘤是良性的，有些是恶性的。目前所形成的共识是所有胸腺瘤存在恶性潜能，因此这些胸腺瘤都是恶性肿瘤。I期肿瘤非常早，完整切除后也存在复发转移的可能性，以往认为良性的A型胸腺瘤也存在远处转移的情况。

与其他恶性肿瘤相比，胸腺瘤的恶性程度相对较低，远处转移较少，局部复发更常见，即使在复发后还有许多病人能获得长期生存，因此如果想获得一个完整的随访结果，则需要较长期的随访，因为这两点相对少见，并且恶性程度相对较低，所以有关胸腺瘤诊疗的医学证据较少，争议非常多。无论是肿瘤分期还是组织学分型，以往都存在很大争议，这为临床诊疗带来了很多困惑。

在中国胸腺瘤协作组合作的基础上，针对目前缺乏高级别证据的临床指南，CACA成功制定了中国有关胸腺瘤诊治的共识，这个共识是在全国多家医疗单位共同合作下建立的较大数据库，在比较好的多项研究基础上达成的，这个数据库也为这次CACA指南的制定提供了一个非常好的基础。

CACA指南具有非常重要的两点：第一，推荐使用国际抗癌联盟（UICC）第8版TNM分期作为诊断治疗的基础，目前大家已了解国际上比较多的NCCN指南，其中采用40年前的Masaoka分期，而欧洲ESMO指南同样偏重于采用Masaoka分期，当然近年来也开始结合UICC分期。为什么要推荐CACA指南并使用UICC分期？因为这是第一个国际通用、国际抗癌联盟推荐的胸腺瘤分期，同时也是一个TNM分期，其可以与其他肿瘤分期接轨。更重要的是该分期所包含的数据库中有1/3的病例来自中国，这也体现了中国病人的特殊情况，所以更适合用于中国的临床工作。

在肿瘤的病理分型上，CACA同样推荐世界卫生组织制定的2021版胸腺瘤分期，其中包括3大类，即胸腺瘤、胸腺癌和神经内分泌瘤。这个推荐同样是基于全世界公认的权威性组织学分析，并且分型在很大程度上建立在中国大量病例的组织学类型基础上，所以也比较适合中国病人的分型。在一个良好的肿瘤分期和分型基础上，CACA制定的胸腺瘤整合诊治指南所包括的内容非常全面，也更符合中国病人的特点。

2. 前纵隔小结节

我们先来了解一个病例：

男性，58岁，因胸部不适做冠状动脉CT检查时意外发现前纵隔处存在占位。下一步应该如何处置，我们暂且保留，后续将进行描述。

随着近年来胸部CT检查的普及，前纵隔小结节和肺小结节也越来越多，按照目前对小结节和纵隔肿瘤的认识，纵隔肿瘤的实际发生率比过去所认为的高达100倍，纵隔手术的数量也在逐年增加。国内最大的医学中心每年所开展的纵隔肿瘤手术量已从2009年的300台左右增加到2017年的将近1000台，这说明纵隔肿瘤病人在不断增加。

随着纵隔肿瘤病人的数量增加，许多非治疗性手术的比例也在增高。一项来自美国的研究结果表明，非治疗性手术的比例可达43.8%。什么是非治疗性手术？即无治疗意义的手术。例如，对淋巴瘤、胸腺囊肿、无肌无力症状胸腺增生的病人进行外科治疗，这无异于给目前有限的医疗资源带来了浪费，同时不利于病人的健康，因为这些手术对他们来说是不必要的。

有关前纵隔小结节的研究显示，对419例前纵隔结节≤3cm的病人进行CT检查，体检结果可见有症状的前纵隔小结节逐年增加。2013—2018年各种结节囊肿都呈明显上升趋势，结合胸部CT和MRI检查可有助于临床诊断。

结合MRI检查和CT检查，结果可见99%的病人罹患良性囊肿，对这组病人未行手术治疗，经长期随访后病情基本上无变化。其中91例（22%）病人接受手术切除，其中非治疗性手术仅占6.6%，说明CT和MRI检查联合诊治为这些病人提供了一个非常好、非常精准的诊断。对于前纵隔小结节，CT和MRI检查的联合应用对区分不同前纵隔肿物的性质具有非常好的诊断价值，可以区分囊肿、囊性胸腺瘤和胸腺瘤。

胸腺囊肿的CT表现与囊性胸腺瘤无明显区别，在T1加权MRI下无增强，在T2加权MRI下呈明显增强，在MRI增强后又未表现出增强特性，这样就可与囊性胸腺瘤区分。因为囊性胸腺瘤在T2加权MRI下呈明显增强，但是在MRI增强中也会被强化；而胸腺瘤在T_2加权MRI下没有强化，但在MRI增强后会表现出增强。因此，通过CT和MRI的结合可以区分小结节的性质，从而决定后续治疗或随访。

除了讨论CT和MRI联合检查的诊断应用，该研究还分析了一部分病例，正如之前所述，91例（22%）病人接受前纵隔肿物切除手术，其中84例为胸腺瘤，CT特征包括边界/分叶情况，此有助于区分组织类型和分期。

在边界清晰且无分叶的病人中100%表现为T_1分期；在边界不清且有分叶的病人中17%表现为T_2和T_3分期，这也有利于对组织学特性进行明显区分。

在边界清晰且无分叶的病人中，会存在更多偏向良性的病变，A型、AB型和B型可能会更多。有分叶且边界不清的病人则表现为B2型和B3型，甚至更多表现为胸腺癌或神经内分泌瘤。

前纵隔小结节的这种CT表现对区分病人的低危或中高危也具有非常大的帮助，可以判断肿瘤的倍增时间与恶性程度的相关性。低危病人的倍增时间可长达23.8个月，中高危病人的倍增时间只有10.1个月。因此，我们可以通过病史、肿瘤标志物、CT和MRI联合诊断来区分前纵隔小结节。

考虑为良性小结节时（如囊肿增生），可在初次发现后3~6个月复查CT和MRI，无变化的病人可每年进行一次复查；考虑为低危胸腺瘤时，在初次发现后3~6个月时复查也比较安全，该疾病的倍增时间很长，如无变化，可继续观察随访。

在观察和随访中如果发现结节明显增大，则应择时手术，并非说低危胸腺瘤不需要接受手术治疗，而是在实际医疗环境中应考虑到基层医院的医疗水平，如果胸外科医生无充足的诊疗经验，则判断小结节时可能不是特别准确。另外，低危结节的倍增时间比较长，适当随访也不会造成不良结果。这时随访是检验临床诊断正确性的重要方式，在随访过程中还要做好病人宣教，不应放任不管，不应因随访而延误治疗。高危胸腺瘤病人应及时采取手术治疗。所以，随访是检验诊断正确性的重要方式。

关于前纵隔小结节的随访，我们可通过一些具体案例来说明。例如，一例诊断考虑囊肿的病人经过3年随访，病变无变化，可继续随访，不必要行手术治疗。另一例病人在随访两年时发现肿瘤缩小，再随访两年时囊肿已几近消失，从而避免了不必要的手术治疗。

在随访中是否会延误病人治疗？在某种情况下也可能发生这样的事情。例如，某病人在6年前就诊时发现一个很小的不清晰肿物，随访4年时结节增大。其实，肿物大小增长到1.6cm时应引起重视，并密切随访观察结节变化。但是很遗憾，病人未做到，2年后再复查时发现结节明显增大，并且出现毛刺和分叶样改变。术中发现为胸腺鳞癌，有胸膜广泛转移，同时伴膈神经受累，分期为$T_3N_0M_{1a}$。其实随访过程中已耽误病情，如果及早处理，病人可能获得更好的预后。第二个病例也是在随访2年时发现小结节增大，又随访1年时发现明显增大。术后发现病人罹患胸腺鳞癌，分期为$T_{1a}N_0M_0$，治疗尚及时。第三个病例在随访5年时发现肿瘤明显增大，又随访3年时肿瘤又有所增大，手术后经病理检查确定为AB型胸腺肿瘤，分期为$T_{1a}N_0M_0$。第三个病例与第二个病例的不同在于随访时间更长，肿瘤增长较缓慢，并且边界相对比较清晰，所以在不断增大后也采取了手术方式处理。

第一个病例是一个反面的案例，在第一次4年随访中应对病人给予足够重视。第二个病例及时接受手术，使得肿瘤保留在一个比较早的分期。第三个病例也采取了适时手术，虽然经过8年随访，但是病人依然取得了比较好的结果。

CACA纵隔专业委员会也提出了一个关于纵隔占位的初步诊断流程，包括肿瘤指标、血液生化指标、胸部增强CT、胸部增强MRI、PET/CT和奥曲肽PET/CT扫描。

如果肿瘤标志物AFP/β-HCG增高，可考虑生殖源性肿瘤；如果LDH明显升高，则提示可能是淋巴系统肿瘤；如果T-SPOT阳性，则提示结核的可能。因此，生化指标可以帮助鉴别胸腺增生、生殖源性肿瘤、血管瘤和淋巴造血系统肿瘤等。PCT/CT检查也可以帮助排查肿瘤。通过初步的鉴别诊断，可以进行下一步的病人分流或诊治流程。

对于怀疑胸腺上皮性肿瘤的病人，可以结合CT和MRI的特征，包括肿物的大小、边界、囊实性、密度和信号的高低等；对于肿瘤较小且无明显外侵者，可以选择继续随访，也可以对那些存在焦虑且有手术指征的病人进行外科手术。肿瘤体积较大（约3cm）或者有外侵迹象/可疑淋巴结转移的病人可以积极采取手术治疗。对于怀疑为纵隔良性占位（包括囊肿、淋巴结或胸腺增生）且初次发现 3~6 个月内行 CT 和 MRI 检查无变化或缩小的病人，可每年复查一次 CT；如果病变增大，可以每年再进行一次肿瘤评估来解决后续问题。

随访的重要性体现在临床检验诊断中，此可以避免非治疗性手术的实施，并且在随访过程中可以帮助我们动态观察病情变化，并适时选择处理方法，尤其根治性切除术，这是影响病人预后的重要因素之一。

现在我们回到开始的那个 58 岁男性病例，病人意外发现一个 <3cm 的前纵隔肿物。这例病人可以按照刚才介绍的诊疗流程通过 CT 和 MRI 检查的联合诊断来判定病变的性质，从而决定需要进一步随访还是其他介入治疗。结合 MRI 检查，病人在 T2 加权 MRI 时表现为增强占位，MRI 增强后无增强的表现，所以考虑病人罹患胸腺囊肿。我们对这例病人进行了进一步的随访，3 年内病变无明显变化，这也印证了之前对于小结节处理流程的正确性。

3. 外科治疗

先了解另一个病例资料。中年女性，于体检时发现前纵隔占位 1 个月，无其他合并症，MRI 检查显示不均质增强，临床诊断为胸腺瘤，临床分期为 $cT_3N_0M_0$，考虑存在肺受侵犯的可能。接下来如何治疗？是否需要接受手术？如果接受手术，需要遵循哪些基本原则？采取何种进路？切除范围包括哪些部位？

影响预后的三大因素包括分期、分型和切除状况。一般情况下，分期和分型很难被改变，所以我们唯一可以做的就是，一旦实施手术，应尽可能做到根治性切除。

如果外科医生自己很难判断根治性切除的可能性，CACA 指南建议外科医生和影像科医生一起评估完整切除的可能性，并逐渐将多学科诊治向整合医学转变。

根治性切除的定义是需要切除受累或者疑似受累的结构。什么叫疑似受累？举个例子，在术中发现肿瘤与肺的关系密切，CACA 指南则建议将受累肺组织一并切除，哪怕术后病理未提示侵犯。这是因为术中并不能判断病理学的侵犯，这里应遵循从重原则，考虑到双侧膈神经损伤会导致术后难治性呼吸衰竭，尤其是合并重症肌无力的病人，所以 CACA 指南指出应尽量避免切除双侧膈神经，即使双侧膈神经均存在问题，术前 CT 检查未见明显胸膜腔转移，CACA 指南还是建议术中应该常规探查胸膜腔，如果出现转移或者疑似转移，应该将病变一并切除。

行外科治疗时术者所关心的问题无外乎这几个方面：有无手术指征？行全胸腺切除还是肿瘤切除？应选择微创手术还是开放手术？是否需要处理淋巴结？术后应如何处理？

首先，我们来了解手术指征。对于原发肿瘤，首选根治切除术，这点是没有争议的。CACA 指南指出，伴有少量胸膜扩散及部分伴有寡转移的病例在经过多学科评估疗效后也可以选择直接手术。局部晚期肿瘤包括复杂的 T_3 期和部分 T_4 期，或合并比较广泛的胸膜转移、部分寡转移，建议行诱导治疗后再做评估。总体而言，病人的病情千变万化，需要考虑到个体化因素，所以我们更加需要整合多学科来评估手术指征。

复发肿瘤是否存在手术指征呢？有研究表明，病人复发以后再次手术可以改善总体生存，但是这种生存优势主要体现在 Masaoka Ⅳ 期以前，即 Masaoka Ⅰ~Ⅲ 期病人。

第二个问题则关于切除范围，选择全胸腺切除还是肿瘤切除更合适呢？CACA 指南推荐首选全胸腺切除，包括肿瘤及其周围的胸腺和脂肪，解剖的界限包括双侧膈神经以及心脏大血管前方的前纵隔区域。切除范围包括心脏大血管和左侧无名静脉前面所有的肿瘤及软组织。

支持证据包括中国抗癌协会纵隔专委会前身中国胸腺瘤协作组（ChART）领衔的国际胸腺恶性肿瘤研究组（ITMIG）全球数据库的回顾性研究。行全胸腺切除术病人的 10 年累计复发率为 5.7%，部分切除术（即仅切除肿瘤）病人的 10 年累计复发率为 12.9%，虽然两者间无统计学差异，但数值上相差 1 倍，并且这项研究将晚期肿瘤纳入其中。再看中国自己的数据，仅分析早期肿瘤可发现全胸腺切除后病人的复发率仅为 3.2%，而部分胸腺切除病人的复发率则高达 13.3%，差异有统计学意义（$P=0.006$）。

第三个问题是关于手术入路的选择，应选择微创手术还是开放手术？近年来，我国微创技术蓬勃发展，单从技术角度已站在世界前沿。因此，相比于 NCCN 和 ESMO 指南，CACA 指南做出了更积极的推荐。对侵犯胸膜的早期肿瘤可行微创手术，技术成熟的医疗单位甚至可对侵犯心包、膈神经、部分肺和部分静脉系统的肿瘤行微创术切除术，前提是遵循 R_0 切除和无瘤原则。术中无瘤原则应体现在术中不钳夹组织、不暴力推挡肿瘤，这些行为有可能导致肿瘤破损，继而造成医源性肿瘤扩散。胸膜腔的种植转移是胸腺瘤术后治疗失败的一个主要原因。

ITMIG 全球数据库中有研究回顾了 2514 例胸腺瘤病人，经过倾向性匹配后行微创手术者 266 例，开放手术者 266 例，两者的 R_0 切除率无差异。日本胸腺肿瘤联盟（JART）数据库的回顾性研究显示，病人的 5 年总生存（OS）和无复发生存（RFS）均无差异，我国其他数据库的生存率和复发率同样无差异。另外，微创手术不但包括各类胸腔镜手术，也包括机器人辅助手术。

第四个问题是关于淋巴结处理，这又是一个 CACA 指南领先 NCCN 和 ESMO 指南的方面。NCCN 指南根本未对是否需要行淋巴结清扫做出推荐或建议；ESMO 指南虽然给出了一个比较详细的建议，但是总体而言胸腺瘤的淋巴结转移率并不高，所以推荐常规行 N_1 淋巴结清扫并不那么合理，CACA 指南给出了更加科学、合理的推荐。经过前期研究，可将胸腺瘤分为低危、中危和高危三部分，低危病例不需要行淋巴结清扫，中危病例只需要行前纵隔淋巴结清扫术（即 N_1 淋巴结清扫术），高危病例可推荐行 N_2 淋巴结清扫术。

所有 B3 型胸腺瘤、胸腺癌和胸腺神经内分泌瘤都属于高危类型；在剩余的 A、

AB、B1 和 B2 型病人中，T_1 和 T_2 属于低危，T_3 和 T_4 属于中危。支持这一分类的证据包括以下几项研究。首先，JART 发表了一项回顾性研究，共调查 115 家医院的 1320 例手术病人，结果显示淋巴结转移与胸腺癌的预后相关。美国 SEER 数据库中一项回顾性研究得出相似结果，即无论何种病理类型，淋巴结转移病人的预后更差。我国的研究数据也得出类似结论，淋巴结转移与预后的关系为：胸腺瘤具有临界差异，胸腺癌具有显著差异。但以上研究都是回顾性分析，在对淋巴结转移无深入了解的前提下，多数胸外科医生不会主动清扫淋巴结，所以回顾性研究的结果可能存在很大偏倚。

于是 ChART 研究组进行了全球首个关于淋巴结清扫的前瞻性观察研究，对胸腺瘤病人有意向地去做淋巴结清扫，最后发现意向性淋巴结清扫术可显著提高淋巴结转移检出率，这也证实了淋巴结处理的确值得引起胸外科医生的重视。

基于这个研究数据，CACA 做出了一个风险模型，在高危病理组中病人的淋巴结转移率高达 17.6%，在出现淋巴结的病人中 N_2 淋巴结转移率可高达 2/3，出现双侧淋巴结转移的病人也有 1/4。中危组中总的淋巴结转移率为 13.3%，均为 N_1 淋巴结，未出现一例 N_2 淋巴结转移，结合 CACA 指南中全胸腺切除术的推荐，在行全胸腺切除术的实际操作中可将前纵隔淋巴结一并切除。

N_1 淋巴结可分为两部分，即胸内和颈部。胸内包括胸骨后和心脏大血管前，以双侧膈神经为界；颈部包括从前纵隔向上延伸至锁骨下的气管前方，即胸腺上和周围组织。N_2 淋巴结可分为三部分，即颈部、胸骨旁和胸内膈神经后方。颈部包括颈动脉鞘外侧的部分，即通常所说锁骨上区部分；胸骨旁包括乳内血管旁淋巴结；胸内部分包括膈神经后方淋巴结，参照肺癌的命名，即双侧肺门组第 10 组，右侧第 2、4 组，以及左侧第 5 组和隆突下第 7 组。

上述这个病例符合直接手术的指征，在胸腔镜微创方法下行全胸腺切除＋右上叶楔形切除＋心包部分切除，同时联合 N_1 淋巴结清扫。术后病理结果提示为 B2 型胸腺瘤，分期如术前诊断，即 $T_3N_0M_0$。接下来的问题是，这个病人是否需要行术后辅助治疗，如何制定术后随访策略？

4. 整合治疗 MDT to HIM

该病例的术后病理结果提示为 B2 型胸腺瘤，TNM 3 期。术后是否需要行辅助治疗？采取何种辅助治疗？CACA 指南建议，制定术后辅助治疗方案时，首先需要评估是否达到肿瘤的完整切除。

在将肿瘤完整切除后，对于 UICC Ⅰ 期的胸腺瘤及 Ⅱ~Ⅲa 期的 A/AB/B1 型胸腺瘤，术后仅需随访，不推荐进行辅助治疗；对于 UICC Ⅱ 期、Ⅲa 期的 B2/3 型胸腺瘤，可以进行辅助放疗，也可以仅随访；如果病理结果提示为胸腺瘤，并且合并淋巴结转移或远处转移时，CACA 指南推荐增加辅助化疗；在完整切除后，病理结果提示胸腺癌和胸腺神经内分泌肿瘤，则推荐术后进行辅助化疗±放疗。

如果未达到完整肿瘤切除，且病理结果提示为胸腺瘤，则 CACA 指南推荐进行术后辅助放疗；如果胸腺瘤合并淋巴结转移或远处转移，病理结果提示为胸腺癌和胸腺神经内分泌肿瘤，则 CACA 指南推荐进行术后放化疗。

与 NCCN 指南和 ESMO 指南相比，CACA 指南具有以下几个特点：第一，CACA 指南首次以 TNM 分期来指导术后治疗模式的实施，UICC Ⅰ期囊括了 M-K 分期中Ⅰ期、ⅡA期、ⅡB期及部分Ⅲ期的病例，制订 UICC 新分期时发现以上分期的病例无预后差异，因此在制定新指南时有必要调整既往的治疗模式。

其次，CACA 指南考虑到了胸腺瘤和胸腺癌两种病理类型的差异，根据不同类型的肿瘤复发模型的差异调整了术后辅助治疗的模式。推荐对Ⅰ期胸腺瘤进行随访可减少术后放疗的使用，对Ⅰ期胸腺癌和神经内分泌瘤则应强调辅助化疗的作用。

对完整切除后 UICC Ⅱ~Ⅲ期的胸腺瘤病人，NCCN 指南和 ESMO 指南均推荐行术后放疗。CACA 指南推荐对恶性程度较低的 A、AB、B1 型胸腺瘤进行随访，而对恶性程度较高的 B2、B3 型胸腺瘤进行术后辅助放疗。

对伴胸膜腔播散的病例，CACA 指南在恶性程度最高的胸腺癌和胸腺神经内分泌瘤中增加了术后辅助化疗的推荐。对伴淋巴结阳性的病例，CACA 指南则强调术后辅助化疗的应用。

3 个指南对术后辅助放疗存在争议，这一争议源自目前临床证据的不足以及几项临床研究的冲突。

我国一项回顾性临床研究显示，Ⅱ~Ⅲ期可获得完整切除的胸腺瘤病人于术后行放疗并未见生存获益。同样，一项证据级别较高的 meta 分析结果显示，术后放疗不能减少Ⅱ~Ⅲ期可获完整切除病人的术后复发。国际胸腺瘤协作组的回顾性研究结果提示，术后辅助放疗可提高完整切除后 Masaoka Ⅱ~Ⅲ期胸腺瘤病人的术后生存。来自日本的一项研究结果显示，术后放疗仅可提高胸腺癌病人的无复发生存，但并不能改善罹患癌或瘤病人的总体生存。

这几项研究并不能证明术后辅助放疗的必要性，考虑到放疗依然有可能引起骨髓抑制和放射性肺炎等不良反应，CACA 指南仅推荐对复发高危病人进行术后辅助放疗。同样，由于胸腺瘤的发病率较低，既往对胸腺癌病人是否需要行辅助化疗也不明确。我国一项回顾性研究结果显示，完整切除的胸腺癌病人于术后行辅助化疗可显著改善 Masaoka Ⅱ期病人的无复发生存以及 Masaoka Ⅲ期病人的 5 年总体生存，考虑到胸腺癌术后复发主要以远处转移为主，因此 CACA 指南推荐对胸腺癌病人进行术后辅助化疗。

为更好地探讨术后辅助治疗的意义，一项国内临床研究利用中国胸腺瘤协作组构建的数据库建立了根治性切除术后肿瘤复发风险的预测模型。这个模型根据预后将病人分为两组，低危组包括 T_1 期胸腺瘤及 T_{2-3} 期 A/AB/B1 型胸腺瘤，高危组包括 T_{2-3} 期 B2/3 型胸腺瘤、所有分期胸腺癌及胸腺神经内分泌瘤。结果显示低危组的复发率远低于高危组，两组间的 10 年无疾病生存也存在明显差别。因此低危组和高危组病人应采取不同的术后辅助治疗模式。综合以上所有临床证据，我们制定了 CACA 指南的术后辅助治疗方案。对于前面所描述的病例，B3 型 Ⅲ 期的胸腺瘤属于复发高危组，应推荐术后辅助放疗。

前面内容介绍了可完整切除病例的诊疗策略。出诊时如果面临肿瘤外侵比较明显且不能实现完整切除的肿瘤，应选择何种治疗方案？

我们来探讨以下病例。中年男性，因胸闷不适两个月就诊，胸部 CT 和 MRI 检查结果提示左前纵隔占位，倾向于胸腺瘤，肿瘤可能侵犯心包、左肺、左无名静脉和主动脉。此病例的肿瘤外侵比较明显，下一步应如何处理？

对于无法直接手术或无手术机会的肿瘤，CACA 指南推荐对纵隔肿块进行活检。首先明确病理类型，然后再行后续治疗。明确病理类型时首先推荐行粗针穿刺活检，需要将胸腺瘤与淋巴瘤和前纵隔生殖细胞瘤进行鉴别，只有获得足够的样本量，才能准确得出病理学诊断。因此我们推荐行粗针穿刺活检而非细针抽吸。如果不能实施粗针穿刺活检，为避免因人为因素造成胸膜腔播散，CACA 指南推荐采用胸骨旁小切口或颈部小切口行瘤组织活检，尽量避免在胸腔镜下进行活检。

明确病理诊断后，CACA 指南推荐对局部晚期胸腺瘤进行诱导化疗或放化疗，然后评估手术指征；如果可以做到手术完整切除，则推荐手术，术后再根据切除情况和分期予以放疗或放化疗；对无法完整切除者，建议行根治性放化疗；对存在广泛远处转移者，可在明确病理诊断后进行根治性放化疗；如果胰腺治疗失败，胸腺癌病人还可尝试靶向治疗或免疫治疗。

3 个指南中关于诱导治疗的指征类似，均针对潜在可切除病灶。在诱导治疗方式方面，NCCN 指南和 ESMO 指南仅推荐进行诱导化疗，因为诱导放疗可能增加原发病灶对治疗的反应率，达到缩小肿瘤和降期的目的。CACA 指南推荐进行诱导的化疗或放化疗模式。

国内开展的一项前瞻性单组、Ⅱ 期临床研究结果显示，临床 Ⅲ 期且潜在不可切除的胸腺瘤病人实施术前同期诱导放化疗的治疗方案后，整体的治疗反应率可达 48.5%，其中 82% 的病人可实现完整切除。4 例病人于术后病理检查提示完全缓解，5 年整体总体生存率可达 63%。通过进一步的分层分析发现，诱导后手术能够显著改善病人的无复发生存。另外需要说明的是，肿瘤类型不同，则获得的治疗效果可能存在差异。从整体来看，无论从缓解率、手术切除率还是术后生存情况，胸腺瘤的治疗效果均明显优于胸腺癌。

对于前面所介绍的病例，经多学科讨论后考虑直接手术难以达到完整切除。因此，首先在 B 超引导下经前胸壁行粗针穿刺活检，病理诊断明确为 B3 型胸腺瘤，因此采用紫杉醇 + 卡铂的化疗方案，化疗两个疗程后复查结果提示肿瘤未明显缩小，随后进行前纵隔区域的放疗，放疗时所采用的剂量与诱导放疗剂量（40Gy）一致，治疗后可见肿瘤明显缩小，肿瘤与主动脉间虽然存在粘连，但是未发现明显侵犯证据。经过 MDT to HIM 讨论，认为通过手术可达到完整切除。该病例接受胸骨正中切口术，术中完整切除肿瘤，同时切除肿瘤侵犯的部分心包、左侧膈神经、左肺上叶和左无名静脉，并且进行了双侧纵隔淋巴结清扫。

术后病理结果提示 B3 型胸腺瘤放化疗后改变，肿瘤治疗后出现坏死，肿瘤占整个肿块容积的比例小于 50%。根据肿瘤外侵程度判定为 $T_3N_0M_0$，根据 CACA 指南该病人术后需要对瘤床进行补充放疗（20Gy）。

胸腺瘤的整体预后较好，远期生存优于食管癌、肺癌等常见胸部肿瘤，但是仍然存在复发风险。因此，治疗后如何进行随访非常重要。术后如何进行规律随访，无论是 NCCN 指南还是 ESMO 指南，均未制订明确的随访策略。CACA 指南结合前期建立的术后复发风险模型，按照病人的术后复发风险程度，对复发风险相对较低的病例推荐采取分级随访模式每年随访一次，对复发风险相对较高的病例则推荐前 3 年内每半年随访一次，3 年后可以降低随访频率，每年随访一次。

根据模型显示，复发低危组病人主要以瘤床和胸膜腔的复发为主，远处转移较为少见，并且复发病例均匀分布在术后 10 年，因此每年进行一次常规胸部 CT 检查随访即可。复发高危组病人中复发以远处转移为主，并且半数病人在术后前 3 年出现复发，几乎所有复发均出现在术后 6 年内。因此高危组病人应行最少为期 6 年的全身检查，推荐前 3 年内每半年复查一次，后 3 年内每年复查一次。相信经过规律随访，我们可以做到复发的早期发现、早期治疗，并且提高整体诊治的效果，这也充分符合"防—筛—诊—治—康"的整合治疗观念。

4. 回顾与展望

CACA 指南强调把控手术指征的重要性，外科手术是治疗胸腺瘤的重要治疗手段，正确的鉴别诊断是外科治疗的重要基石，尤其是 CT 和 MRI 检查的应用可很大程度上有利于区别不必要手术治疗的囊肿与胸腺瘤。CACA 倡导避免过度治疗，同时也要避免延误治疗。适时手术和及时手术不仅节省了医疗资源，而且对病人的生命健康负责。另外，诱导治疗后术的实施更需要多学科间的通力合作，可以为病人制定个体化的治疗策略。

手术是治疗胸腺瘤的重要手段，因此我们应强调遵循手术原则的重要性。根治性切除术是治疗胸腺瘤的重要手段，尤其是胸腺瘤，术后复发的常见部位是瘤床和胸膜腔。术中遵循原则，完整切除肿瘤和外侵组织，避免医源性肿瘤播散，这些均是手术的重中之重。

正中切口是传统经典手术，但是随着微创技术的推广，对于大型医疗机构的胸外科医生而言，早期胸腺瘤微创切除数已不再是难题，甚至可实现局部外侵肿瘤的微创切除。但是广大基层医院的医生应综合考虑实际情况，不能为开展微创手术而造成不良的医源性事件。另外，我们还要注意术中淋巴结的清扫和采样，这对正确分期和指导后续治疗具有十分重要的意义，同时对术后整合管理和治疗也十分重要。

术后早期主要需关注病人的康复与病理评估，应根据病理结果对不同病人给予个体化的治疗或随访观察。胸腺瘤病人的生存时间较长，与其他肿瘤病人相比，需要更长的随访时间。中医中药在病人康复管理中也起着非常重要的作用。同时，我们应将人文关怀、及时随访复查贯穿于胸腺瘤的整个随访过程。

CACA 指南倡导多学科合作，将整合医学理念贯穿于整个诊疗过程。胸腺瘤具有特殊性和复杂性，所以更需要多学科间的通力合作，影像科在临床诊断、疗效评估和随访中扮演着极其重要的作用。外科是治疗的主要手段，在手术指征原则、围手术期管理和术后随访等方面发挥着重要作用。病理科医生开展活检、冰冻病理和石蜡切片检查对病情进行评估也具有十分重要的意义，此为病人的诊断和治疗提供了重要的支持依据。肿瘤内科、呼吸内科和放疗科医生也可为病人的诱导治疗、术后辅助治疗、根治性治疗及复发后转移治疗出谋划策，从而制订具体的个体化治疗方案。各学科各司其职，同时加强交流合作，可为病人提供良好的综合管理。

胸腺瘤仍然存在许多未解之谜，CACA 指南也需要不断完善。除鉴别囊性病变和胸腺肿瘤外，MRI 检查在鉴别诊断中还具有更多的用途。前纵隔乃至整个纵隔中病灶种类繁多，例如淋巴瘤、生殖细胞瘤、神经源性肿瘤、软组织肿瘤和感染等，这些都是常见的临床疾病。将来纵隔肿瘤整合专委会也将提供更多的平台，此有利于更多的临床医生分享这方面的临床知识。

举例说明，MRI 检查在胸腺瘤的诊断分型和分类中发挥着重要作用。MRI 检查在胸腺瘤分类中也发挥着重要作用。例如，A 型胸腺瘤的增强曲线缓慢升高，而 B3 型胸腺瘤则一般呈现出平台型增强曲线。

MRI 检查还可在肿瘤分期中发挥重要作用。例如，一例侵犯心包和右肺的 B 型胸腺瘤病人的图像可以为其他影像性诊断提供更多的分析信息。当然 MRI 检查也可对辅助治疗进行疗效评估。

例如一例前纵隔胸腺鳞癌病人，治疗前 MRI 检查结果提示升主动脉受到肿瘤侵犯，治疗后肿瘤和升主动脉间出现脂肪线，此提示肿瘤退缩，通过手术有可能完整切除肿瘤。术中也证实肿瘤与主动脉的关系密切，瘤缘组织存在治疗后的纤维化改变。因此 MRI 检查在诊断、治疗、分型和疗效的评估中具有重要作用。当然，目前临床中对胸腺瘤的内科治疗还是以放疗和化疗为主。对一些不能手术的病人，应考虑更重要的治疗措施。

近年来，关于靶向治疗临床试验的好消息接连不断，国内外的一些新药研发和临床试验为胸腺瘤可能提供了更多的选择，我们仍然需要与药品企业合作，探索新治疗策略和新治疗靶点，此可为病人提供更多的治疗方法。

一项关于仑伐替尼的 II 期临床试验结果表明，其总反应率可达 38%，疾病控制率（DCR）可达 95%，中位疗效时间可维持将近 1 年的时间。另外一项关于舒尼替尼的研究结果表明，治疗后 T_{reg} PD-1 表达下降病人的总生存期明显短于 T_{reg}

PD-1表达不变或升高者，治疗后CD8+T细胞CTLA4高表达程度与总生存期密切关系。这些都提示，舒尼替尼与免疫检查点抑制剂组合可能具有协同效果，我们应高度重视这些临床研究，因为这些结果可以为病人提供更多的治疗机会。

目前，CACA指南不推荐胸腺瘤病人使用免疫治疗，此主要考虑到免疫相关不良事件在胸腺瘤中的发生率较高，但是在胸腺癌病人中可以尝试。胸腺癌PD-L1的高表达水平与疗效之间具有极其重要的关系。有研究表明，PD-L1高表达病人比PD-L1低表达或阴性表达病人的疗效更好。期待国内相关研究结果为指导胸腺瘤和胸腺癌的治疗提供更多、更好的证据。

当然，个体化治疗永远离不开基础研究和转化研究的发展。根据美国TCGA数据库提供的消息，仅100多例胸腺瘤病人进行部分测试，其中主要为胸腺瘤病人，胸腺癌和神经内分泌瘤病人极少。我国是胸腺瘤高发国家，胸腺瘤的发病率高于北美，在庞大的病人群体中有必要开展针对中国人群的高通量多维组学研究，应基于测试结果进一步探索胸腺瘤分子分型的潜在靶向治疗靶点，为推进个体化诊疗和发展提供中国声音和中国数据。

5. 总 结

CACA指南在整个制定过程中体现了中国胸腺瘤领域合作研究的发展过程，从2011年开始筹备中国肿瘤临床研究协作组到建立各种各样的数据库，参与世界卫生组织（WHO）制定病理组织学分型；2013年正式加入国际胸腺瘤协会的大家庭，并且参与制定了2016年第一个国际抗癌联盟胸腺肿瘤的手术病理分期；2019年在中国抗癌协会支持下成立了纵隔肿瘤专业委员会。整个过程体现了治疗手段从开放手术发展为微创手术，从各科分治演变为多学科合作，包括从单中心单个医生的"单打独斗"到国内的合作平台，再到参与国际合作研究，最后达到国际领先水平。

指南的制定体现了胸腺瘤诊疗不仅涉及传统的手术治疗、化疗和放疗，同时也逐步开始向多维组学研究、分子分型、新药物靶点和个体化诊疗模式的探索，希望我们可以将胸腺瘤的诊疗推到一个新的高度。在不断完善传统治疗方式的同时，临床中也在推进各种各样基础探索研究的临床转化，希望可以促进胸腺瘤治疗真正能够迈入精准治疗时代。

CACA指南也体现了肿瘤整合治疗理念，包括多学科诊断和各种各样的治疗方式（如传统治疗方式、中医中药治疗和新型免疫靶向药物治疗等），同时更多地体现了整个病程的多学科全程管理（包括早期纵隔占位小结节的随访、手术原则、内科和放疗评估、病理组织学诊断和合作）。

除了临床多学科的整合，今后我们还需要努力在基础研究的帮助下进行临床转化，推动精准个体化治疗，使胸腺瘤治疗可以获得更好的效果，真正使从临床到病人的最终获益在整合治疗理念中得到充分体现。

二、院士点评

1. 曹雪涛院士：免疫功能，仍需探索

我想说明以下几点内容：

第一，胸腺瘤是一种非常特殊的肿瘤，虽然小众，但涉及中枢免疫器官。胸腺是 T 细胞分化发育成熟的组织，过去提及免疫功能不行，则经常说"胸腺衰老了，胸腺功能失去了"。胸腺功能不仅有助于抵抗外来侵袭，而且出现自身免疫性疾病时胸腺也会产生天然调节性 T 细胞以维持免疫耐受。在胸腺的发育过程中，机体会通过阴性选择机制清除一些对自身组织有反应性的 T 细胞。也就是说，胸腺功能正常时不能产生太多的炎症性或反应性 T 细胞。在肿瘤的发生、发展、治疗和转归的过程中，免疫功能发挥着重要的作用。因此，我认为在随访中（特别是后期长期的随访中），我们应考虑 T 细胞的免疫功能。

第二，新靶点的发现对于化疗和免疫治疗都非常重要，特别是伴随淋巴结转移的胸腺瘤，如果能通过一些新靶点利用靶向治疗方式控制淋巴结转移，使其更加局限，则之后增加免疫原性可能调动机体内一些残存细胞，包括 B 细胞抗体的产生，从而达到治疗的目的，这也是未来用于肿瘤治疗的一个方法。目前，国际上有一种新的治疗设想，就是从自身免疫激发的角度利用病人的自身控瘤抗体进行治疗。我觉得，免疫记忆是长时间的，所以如何将已有的部分免疫功能充分调动起来，通过发现新靶点来进一步开展整合性肿瘤治疗方式，此非常值得大家探讨。

第三，人的胸腺在 20 岁之前非常旺盛，青年后基本上衰减。CACA 指南提及，胸腺瘤的发病年龄基本在 40~70 岁，此时病人的胸腺已经老化，几乎成为脂肪组织。因此，胸腺的衰老究竟与胸腺瘤的发病机制存在什么样关系？与肿瘤之间的关系究竟如何？这些都值得我们探索。

2. 魏于全院士：结合临床，靶向探索

胸腺瘤具有生物学行为的改变，特别是一些靶点和生物学标志。例如表皮生长因子受体（EGFR）在恶性肿瘤中表达的比例非常高，约为 70%~100%；干细胞因子受体 Kit 的表达基本也在 80% 以上；HER-2 在良性肿瘤中的表达比例约为 6%，在恶性肿瘤中达 50% 以上；胰岛素样生长因子（IGF）受体在恶性肿瘤中的表达比例为 70% 左右。这些恶性肿瘤的高表达为后续治疗提供了潜在靶点。

传统一线化疗药物包括顺铂和紫杉醇，病人出现耐药或复发时虽然也存在其他选择，但是疗效有限，所以应发展新的靶向治疗方法。目前，用于治疗其他一些大肿瘤的靶向治疗抑制剂比较多。例如，伊马替尼是一个多靶点抑制剂，有报道显示其对胸腺癌的治疗反应率比较高。另外一个药物是舒尼替尼，这个也是一个多靶点药物（VGFR、Kit 和 PDGF），有研究提示该药物的部分反应率比较高，有报道显示基本上病人都出现肿瘤缩小。其他具有临床效果的药物包括多靶点抑

制剂（如索拉菲尼）、mTOR 抑制剂和表观遗传药物（如 HDAC 抑制剂）等。

我们不能一开始即研发关于胸腺瘤的靶向药，很多学者在其他肿瘤用此药物治疗获得明显疗效时才做出初步报道。我觉得，中国的科学家和医生在这方面可以选择目前已研发的靶向药物，根据一些靶点的改变，结合临床实际进行探索，逐渐建立标准的靶向治疗方案。我觉得，这些治疗方案的应用非常具有前景。

3. 丁健院士：基础研究，药物探索

对于刚才的解读，我讲几点看法：

第一，要加强基础研究。由于现在胸腺瘤的研究比较少，起步也比较晚，组织渠道也比较难，运用世界卫生组织的传统分型（A 型、B 型、胸腺瘤和胸腺癌）在肿瘤治疗方面尚不能发挥充分的作用。如果可以制定一个比较精确的分型，或将某一部分分为亚分子分型，这对将来的靶点选择、药物治疗和手术可以发挥非常大的作用。另一点，胸腺组织与其他组织不一样，它原来是一个免疫器官，在人的早期发育和发展过程中发挥重要的作用，以后逐渐萎缩，最后甚至变成脂肪组织。最近有研究显示，即使到后期胸腺在整个机体的免疫（甚至衰老）过程中都可发挥重要作用。目前，关于这方面的研究仍然比较缺乏。胸腺功能与胸腺瘤之间有什么关系？这一点值得我们开展大量的研究进行深入探讨，并且一定要先进行基础研究，后期通过多学科协作共同探讨。

第二，药物的治疗。到目前为止，药物治疗仍然遵循传统原则，一线治疗药物包括顺铂和紫杉醇，二线治疗则基本无较好的治疗方案。近年来开展的许多研究主要集中于两类：一类是靶向药物，主要包括血管生成抑制剂（如舒尼替尼、帕博利珠单抗等）；一类是联合用药。但是有些临床治疗方案非常可惜，不能说未获得成功和经验，但最后并未达到目的。有一个现象非常奇怪，有时候对病人的无进展生存期（PFS）还满意，但总生存期却未达到预期，并且治疗方案和疗效之间的差异很大，这非常值得我们研究。

当然，我也赞成在早期胸腺瘤阶段无更多证据时不要盲目采用免疫治疗，但是在胸腺癌阶段免疫治疗和综合治疗应该可以发挥较大作用。最终发展为癌时还是应该采用药物治疗，并且联合用药也是未来治疗的一个方向。就药物本身来讲，联合应用药物的安全性非常重要。关于药物治疗，我国目前尚缺乏相应的指南和规则。

胸腺瘤的治疗一直属于外科领域，目前内科医生也逐渐参与其中。我希望能够通过整合治疗共同努力，争取在胸腺瘤方面取得突破性进展，为病人做出更大的贡献。

4. 贾伟平院士：抽丝剥茧，早诊早治

胸腺瘤的发生发展是一个涉及多学科的问题。胸腺是免疫器官，也是内分泌器官。分泌的胸腺素可通过血液循环调节人体免疫系统和内环境，从而对外环境做出应急反应。对于胸腺瘤，我有以下几点体会：

第一，作为一名临床医生，应期盼达到手到病除的理想境界。如果要做到这一点，最重要的措施是早发现、早诊断、早治疗。从内科医生的角度出发，一定要熟悉所有疾病的症状，其实有些胸腺瘤的发生在早期可以捕捉症状。有两个病例，其中一个病例的症状主要以夜间咳嗽为主诉，查体时无异常，影像学资料提示纵隔胸腺瘤；另一个病例的症状也是以咳嗽为主，除考虑呼吸系统疾病以外，医生还应考虑纵隔中胸腺可能发生病变。

第二，有许多免疫系统的疾病（如重症肌无力、眼睑下垂和系统性红斑狼疮），临床中多考虑与内分泌有关，但不要忘记这些疾病的发生和过程中胸腺可能参与其中，这可能是胸腺瘤的另一种特殊表现。医生一定要捕捉病人的临床症状，及时帮助病人在早期发现疾病。

第三，胸腺分泌的激素伴随着人体免疫衰老的整个过程，并且相应的药物可用于很多内科疾病的治疗中，例如在新冠肺炎救治过程中病人常规需要使用日达仙（注射用胸腺肽 α_1），实际上就是增加胸腺激素，增强免疫。胸腺激素还可治疗许多免疫性疾病，包括系统性红斑狼疮和重症肌无力等，这也为治疗提供了新的途径。

5. 刘良院士：平衡治疗，过犹不及

我认为樊代明院士倡导的肿瘤整合医学契合且代表了世界医学的发展方向，与传统中医药学的思想和方法不谋而合。

中医药是以"一论四观"为核心医学思想的个体化整体医学体系。所谓"一论"即系统论，所谓"四观"即整体观、辨证观、动态观和平衡观，与整合医学中的许多理念和操作都非常契合。"一论四观"的核心思想主要体现在临床治疗学中的整体治疗和个体化治疗。中医治疗应遵循的一个非常重要的原则为"三因制宜"，还应提倡平衡治疗而非过度治疗。

中医辨证理论的轴心是"证"，中医药研究不能离开"证"。"证"与西医基于疾病病理的治疗是交叉的，但是许多的治疗理念、原则和方法不同。尽管理论不同，但是同一种疾病在不同的个体、不同的疾病阶段、不同的地域可以表现为不同的证候群，这是一种客观存在。从这个现象与本质的哲学逻辑来分析，中医辨证理论具有相应的生命科学基础和药物治疗学基础，当前医学界也需要更多关注中医药的核心理论。

另外，我们需要特别强调平衡治疗，《黄帝内经》中提及"阴平阳秘，精神乃治，阴阳离决，精气乃绝"，"谨察阴阳所在而调之，以平为期"。中医的治疗思想就是达到平衡即可，不能过度治疗，这也说明整合治疗、平衡治疗和个体化治疗是中西医学的共同目标，也是目前整合医学的核心思想。

分享两个我经历的案例。第一例病人在 20 多年前罹患晚期肺癌，经化疗几个疗程后不久过世。经治医生认为，化疗后病人肿瘤已缩小 2/3，效果明显。但是肿瘤明显缩小后病人最终并未存活，这项治疗方案究竟是否有效呢？当然，目前化

疗方案已经取得飞速进步，与 20 多年前的治疗水平不可同日而语。

第二个病例为北美华侨，20 多年前就诊于广东省中医院心脏中心。北美最主要的国家均为发达国家，心脏搭桥技术相当不错，但是病人在国外曾经几次因为不能接受手术而出院，这次希望可以在术前依靠中医调理后再考虑是否可以接受手术。最终病人成功进行手术，术前和术后都接受了中医药治疗。广州中医药大学邓铁涛教授每周在心脏中心查房，并为病人进行围手术期调理。

基于本次学习，有三点内容需要提示：第一，中医药能否在各类手术的围手术期、康复期和远期的健康管理方面发挥一些作用。第二，几年前我曾开展抗关节炎研究，当时使用地塞米松后抗关节炎的效果非常好，但是胸腺出现萎缩。能否使用极少剂量的地塞米松产生一定的抗关节炎作用，从而使中药产生更关键的增效作用，但胸腺又不发生萎缩呢？对此，我摸索了很长时间，以 1∶640 的配方获得美国国家发明专利，目前尚无时间进行开发。虽然中西医的理论和方法不同，但服务对象都是病人，因此今后中西医之间一定要多沟通、多理解、多合作、互相站台，共同为健康中国建设做出贡献。

三、总　结

樊代明院士：胸腺"锦衣卫"，人体"清道夫"

我认为，胸腺就像人体的锄奸队和清道夫。胸腺很重要，随着人体的成长逐渐消失，初始时不但产生对外的 T 淋巴细胞，同时也产生可能机体无法识别的抗原而对人体正常细胞产生作用，在发育中部分抗原逐渐消失，否则病人就容易罹患自身免疫性疾病。

因此，我们应加强关于胸腺的研究，出现胸腺瘤时不但需要思考如何治疗肿瘤，还要思考为何会出现肿瘤。将肿瘤切除后，我们还应研究相应的生理功能及其对人体的正常作用。希望大家可以认真、细致地深入思考。

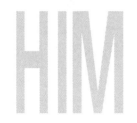

子宫内膜癌整合诊治前沿

◎刘继红 陈晓军 李 政 黄 鹤 曲芃芃

一、专家解读

1. 妇癌高发，循因可防

CACA 子宫内膜癌整合诊治指南是在中国抗癌协会领导下，由妇瘤专业委员会组织全国 31 名专家和医生共同撰写，历时一年多完成。

我们将从 5 个方面介绍和解读 CACA 子宫内膜癌整合诊治指南的内容。第一部分，妇癌高发，循因可防，主要介绍子宫内膜癌的流行病学概况；第二部分，防筛结合，精准诊断，介绍子宫内膜癌的病因和预防筛查以及诊断方法，应特别关注分子分型；第三部分，规范先行，兼重功能，讲解子宫内膜癌的初始治疗；第四部分，复发治疗，赢在整合，将介绍晚期和复发子宫内膜癌的治疗进展；第五部分，注重康复，健康生存，重点介绍子宫内膜癌病人治疗后的生存管理。

首先介绍子宫内膜癌的流行病学特征和本指南的特色。子宫内膜癌是妇科常见三大恶性肿瘤之一，在经济发达国家和地区，其发病率高居妇科恶性肿瘤之首，全球每年约有 40 万例子宫内膜癌新发病例，疾病负担非常大。更令人忧心的是，在全球范围内子宫内膜癌的发病率呈明显上升趋势。有数据显示，在过去 30 年中子宫内膜癌的发病率增加 130%，尤其是在肥胖和老年人群中，病人的内膜癌发病率增加更为显著。子宫内膜癌的发病水平与社会经济水平呈正相关，因此经济发达国家的发病率明显高于发展中国家。中国的情况也不例外，随着社会经济的发展，中国子宫内膜癌的发病率在过去 20 年间也有明显上升。2015 年子宫内膜癌的发病率几乎是 2003 年的 2 倍，2020 年我国子宫内膜癌的新发病例数达 8 万多例，在妇癌中仅次于最常见的子宫颈癌。在我国随着宫颈筛查和 HPV 疫苗的普及应用，宫颈癌的发病率将会大幅度下降，子宫内膜癌将成为妇癌之首，不容忽视。

子宫内膜癌是老年性疾病，在围绝经期高发，绝经后妇女占 60%，但是近年来年轻女性患子宫内膜癌越来越多见，在全球范围内都有很明显的年轻化趋势。与卵巢癌不同，70% 卵巢癌在诊断时已处于晚期，大多数子宫内膜癌病人在早期可以得到诊断，并且子宫内膜癌的发展相对缓慢，因此预后较好。但是一些晚期和复发病人以及特殊病理类型（如浆液性癌）病人的疾病进程类似于卵巢癌，在治疗上也相对困难和棘手，且预后较差。

在病因学上，子宫内膜癌的发生与多种因素相关，包括生活方式、不孕不育、月经初潮早和绝经晚，以及肥胖和糖尿病等代谢性疾病。大多数病例的发生与雌激素暴露密切相关。近年来，关于子宫内膜癌发病的遗传因素研究逐渐深入，这些前沿性研究内容在《CACA 子宫内膜癌整合诊治指南》一书中有详细叙述。

简单地对比 CACA 子宫内膜癌整合指南与美国 NCCN 指南和欧洲 ESGO 指南的差异。CACA 指南详细罗列了中国人群子宫内膜癌流行病学数据，在手术路径、整合诊断、辅助治疗和中医药治疗方面都具有自己的特色，做到了"他有我精，他无我有"。

CACA 子宫内膜癌整合指南与 CACA 指南等相比具有鲜明的整合特色，从病因分析、筛查预防、精准分子诊断和早期内膜癌治疗（特别是保留生理、生育功能的决策），到晚期和复发病例的挽救治疗，该过程整合了肿瘤外科、肿瘤内科、肿瘤放疗、分子医学、遗传学和祖国传统医学等多学科。整合医学观念贯穿于指南的"防—筛—诊—治—康"全过程。

2. 防筛结合，精准诊断

CACA 推荐对子宫内膜癌应做到有效的"防、筛、诊"。防，即识别高危人群，做到有效预防；筛，即对遗传性子宫内膜癌做到应筛尽筛；诊，即应充分整合传统方法和分子病理，做到精准诊断。

对子宫内膜癌的首要任务是准确识别高危人群，进行有效预防，降低子宫内膜癌的发病率。根据子宫内膜癌的病因和发病特点，可将子宫内膜癌分为两大类，即 I 型和 II 型子宫内膜癌。其中 I 型最常见，占子宫内膜癌的 80%～90%，这类内膜癌多发生于绝经前或围绝经期妇女，其发生与长期无孕激素拮抗的雌激素暴露有关，是一种激素依赖性肿瘤，具有明确的癌前病变；病理类型包括内膜样癌 G1 和 G2，这类肿瘤雌性激素受体呈阳性，预后较好。另外，在子宫内膜癌中还有很少一部分是生殖系基因致病性突变导致的遗传性内膜癌，这类肿瘤在病理上多为 I 型内膜癌。另外，II 型内膜癌较为少见，仅占内膜癌的 10%～20%，多见于绝经后妇女。这类肿瘤的发生病因不明，不依赖于雌激素，且无明确的癌前病变，病理类型多表现为内膜样癌 G3 或非内膜样癌，雌性激素受体呈阴性，多存在 P53 突变，且预后较差。

因此，根据 I 型和 II 型子宫内膜癌的特点，CACA 指南指出存在明确高危因素和癌前病变的 I 型子宫内膜癌病人是有效预防的目标人群。CACA 建议应根据子宫内膜癌的高危因素识别子宫内膜癌的高危人群，包括存在卵巢持续分泌雌激素的人群（例如卵巢排卵功能障碍、多囊卵巢综合征、围绝经期妇女和存在分泌雌激素的肿瘤病人）、长期暴露于雌激素的病人（例如绝经晚、未孕和年龄增加的病人）、存在代谢异常的病人（例如肥胖和糖尿病的病人）、存在外源性雌激素刺激的情况（例如长期无孕激素保护的雌激素治疗、育龄的乳腺癌病人长期服用他莫昔芬）、遗传性子宫内膜癌（例如 Lynch 综合征、Cowden 综合征，或者有明确的内膜癌、卵巢癌、结直肠癌或乳腺癌家族史的女性）。这些病人都是子宫内膜癌的高危人群，应进行积极干预，以预防子宫内膜癌的发生。

CACA 强调对高危人群进行一级预防是预防的关键环节。对子宫内膜癌的一级预防主要是"三个减"和"三个加"。"三个减"包括有效减重、停用外源性雌激素和切除分泌雌激素的肿瘤;"三个加"包括健康的生活和饮食方式、积极治疗卵巢排卵功能障碍、加用孕激素保护子宫内膜。对已患子宫内膜癌的人群也应做好二级预防,即早发现、早诊断和早治疗。

在子宫内膜癌中约有 3%~5% 的遗传性子宫内膜癌,其中最为常见的是由于错配修复系统的生殖系突变导致的 Lynch 综合征以及由于 PTEN 基因生殖系的致病性突变导致的 Cowden 综合征。这两个综合征都是常染色体显性遗传性疾病,即病人子女遗传致病性突变的可能性为 50%,所以这类遗传性子宫内膜癌对病人本人和子女都有较强的致病性,我们必须引起高度重视,并且做到应筛尽筛。

作为最常见的遗传性子宫内膜癌,Lynch 综合征具有"两高一低"的特点。第一高是发病率高,Lynch 综合征是最常见的遗传性结直肠癌综合征,全人群的发病率高达 0.35%,Lynch 综合征导致的子宫内膜癌占内膜癌的 2%~3%。Lynch 综合征的另一高是罹患多种癌的风险高,一名 Lynch 综合征的女性罹患子宫内膜癌的可能性约为 60%,同时罹患结直肠癌可能性约为 60%、罹患卵巢癌的可能性为 10%。并且这些肿瘤之间并不彼此排斥,可同时或先后发生,约 10% 病人在诊断时就已同时罹患两种癌症。作为遗传性子宫内膜癌,发病年龄分散、发现肿瘤时病人较年轻是 Lynch 综合征的第三个重要特征。

CACA 推荐应对所有子宫内膜癌进行 Lynch 综合征的筛查。在条件有限的情况下,当不能做到全面覆盖时,我们至少应对发病年龄小于 60 岁的子宫内膜癌或任何年龄的子宫内膜癌同时存在以下情况时进行 Lynch 综合征筛查,包括病人同时或先后罹患 Lynch 综合征相关癌症,一名一级亲属在 60 岁或更年轻时罹患 Lynch 综合征相关癌症,病理学检查结果强烈提示 Lynch 相关癌症。CACA 建议可采用对肿瘤组织进行错配修复系统蛋白的免疫组化检查,或行微卫星不稳定检查,两种方式进行 Lynch 综合征的筛查都具有 90% 以上的诊断敏感度,但是免疫组化方法的价格更低、耗时更短,但是临床中应用更多。虽然 Lynch 综合征的筛查和诊断流程表面上比较复杂,但是总结后可概括为三个步骤,如果行 Lynch 综合征筛查时发现错配修复系统的蛋白表达缺失,或存在微卫星不稳定,或免疫组化检查结果中虽未发现错配修复系统蛋白存在缺失但是根据病人的临床或家族情况进行评估后高度怀疑为 Lynch 综合征时,应认为这例病人是 Lynch 综合征的可疑病例。对可疑病例,我们应在充分知情同意的情况下提供遗传咨询和生殖系的基因检测,并且评估是否存在错配修复系统的生殖系突变,从而明确诊断。

对明确诊断为 Lynch 综合征的病人,CACA 建议应对病人进行终身健康管理,采取有效的预防措施,从而降低 Lynch 综合征相关的发病率和死亡率。这些健康管理措施首先包括健康教育,应告知病人关于 Lynch 综合征的基本信息,该疾病对病人本人、子女和亲属的影响包括哪些?同时也要给予病人及其家庭足够的心理和社会支持，帮助她们更易理解和接受目前所面临的困境。第二，应为确诊为Lynch综合征的病人制定个体化的肿瘤筛查方案。如果病人尚未罹患子宫内膜癌，建议从35岁或更年轻时开始通过超声或内膜活检进行子宫内膜癌的筛查，同时还应每年进行肠镜检查，从而早期发现肠道肿瘤。第三，应采取降低风险的干预措施，包括在完成生育后、40岁前进行预防性全子宫双侧输卵管和卵巢切除术，避免此后发生子宫内膜癌和卵巢癌的风险。这些病人在术后接受激素替代治疗是非常安全的，如果病人子宫尚在位，则可口服避孕药以预防子宫内膜癌的发生，口服阿司匹林可降低结直肠癌的发生风险。最后，与病人有血缘关系的家族成员也应接受遗传咨询和基因检测的服务。

对于子宫内膜癌的诊断，CACA建议应按照规范进行全面的评估和诊断。首先对存在异常子宫出血或阴道排液的临床症状，存在子宫内膜癌的高危因素，妇科检查明确出血来源于宫腔，超声等影像学检查提示宫腔占位或者内膜异常增厚的病人，应当高度怀疑子宫内膜癌的可能性，进行子宫内膜活检的病理检查可有助于明确诊断。在明确诊断子宫内膜癌后，还应进一步通过影像学检查评估肿瘤累及范围。在子宫在位时，CACA推荐首选盆腔增强磁共振成像（MRI），用以评估肿瘤与其他周围器官的关系。对于晚期病人，还建议采用PET/CT检查以评估肿瘤的播散范围，同时还应评估肿瘤标志物等，最后通过全面手术病理分期进行全面评估和诊断。

作为恶性肿瘤，病理评估是诊断子宫内膜癌的最重要环节，CACA建议应请病理专家会诊以提高诊断的准确度。对于初治病例，术后除行病理分型、病理分级和常规病理评估外，CACA强调应行淋巴血管浸润的定量评估，镜下≥5个淋巴血管浸润应诊断为弥漫性淋巴血管浸润。有研究显示，与局灶性淋巴血管浸润相比，弥漫性淋巴血管浸润的远处转移和盆腔局部复发的风险显著增加。另外，随着前哨淋巴结定位活检在子宫内膜癌中的广泛应用，CACA强调应当对前哨淋巴结进行病理超分期，病理超分期的关键在于连续切片，此有助于发现更低容量的淋巴结转移。对于直径为0.2~2mm的微转移，或直径<0.2mm或<200个瘤细胞的孤立肿瘤细胞转移，病理超分期可有效提升前哨淋巴结定位活检，发现转移淋巴结的敏感度，避免漏诊淋巴结转移导致的肿瘤降分期，从而贻误有效辅助治疗的开展。需要指出的是，如果淋巴结只存在孤立瘤细胞转移，目前建议仅行记录，但是不提升手术病理分期。

在完善手术病理评估后，CACA建议同时使用FIGO分期和TNM分期系统进行评估和记录。FIGO分期整合了肿瘤浸润、淋巴结累积和远处转移的情况进行分期；TNM分期则分别对肿瘤（T）、淋巴结转移（N）和远处转移（M）进行评估。同时对肿瘤进行FIGO分期和TNM分期有利于准确判断肿瘤状态。

除了传统病理诊断外，近年来被提出和广泛验证的子宫内膜癌分子分型极大程度地提升了对子宫内膜癌的精准诊断能力。分子分型是在不依赖肿瘤病理形态下根据肿瘤细胞分子特征将子宫内膜癌分为具有显著生物学行为和预后差异的4个类型,包括POLE超突变型、错配修复系统缺陷型、无特殊分子特征和p53突变。其中POLE超突变型占子宫内膜癌的7%左右,以POLE的核酸外切酶区域超突变为主要分子特征,可通过基因测序方式进行诊断。这类肿瘤通常在形态上表现为高级别肿瘤,组织局部淋巴细胞浸润非常显著,肿瘤突变负荷极高,大多数处于早期。虽然研究显示此类肿瘤对放疗和化疗不敏感,但是由于突变负荷非常高,很容易被机体免疫系统识别和杀伤,所以该肿瘤极少复发,并且预后非常好。错配修复系统缺陷类型占子宫内膜癌的28%左右,以错配修复系统缺陷和微卫星不稳定为主要分子特征,可以通过对错配修复系统的蛋白酶组化检测或微卫星不稳定检测进行评估,肿瘤形态上多表现为Ⅰ型子宫内膜癌,肿瘤突变负荷也高,局部淋巴细胞浸润显著。这类肿瘤的预后一般,但是对免疫检查点抑制剂的治疗非常敏感。第三种是无特殊分子特征类型,此类型最多见,占子宫内膜癌的38%左右,无显著分子特征,大多数为Ⅰ型子宫内膜癌,但是雌性激素受体呈阳性,预后一般,抗雌激素治疗可能有效。最后一种是p53突变类型,占子宫内膜癌的26%左右,肿瘤存在大量基因拷贝数异常,多数存在p53突变,可通过p53免疫组化检测或基因测序检测,病理上多表现为Ⅱ型子宫内膜癌,预后最差,对化疗相对较敏感。

基于分子分型对子宫内膜癌精准诊断的重要性,CACA建议应对所有子宫内膜癌进行分子分型检测。对部分传统病理评估为低危类型的子宫内膜癌,由于额外POLE检测并不能进一步影响对病人辅助治疗和预后的判断和改变,可考虑省略POLE检测,但是仍应进行错配修复系统和p53检测,从而发现可能潜在的高危人群或Lynch综合征病人。CACA建议应整合分子分型和传统病理评估,对子宫内膜癌进行更为精准的风险分层,从而指导临床治疗方案的制订。其中低危类型中除传统低危类型外,Ⅰ~Ⅱ期POLE超突变病例也应归为低危类型。如果病人只存在一个高危因素,即深基层浸润、高级别肿瘤、p53突变或非内膜样癌,但是只局限在内膜层无基层浸润,这类病人可纳为中危类型。如果病人存在弥漫性淋巴血管浸润,或同时存在深基层浸润和高级别肿瘤,或为Ⅱ期子宫内膜癌时,则应纳为高中危类型。如果病人为Ⅲ~ⅣA期或存在p53突变,或Ⅱ型子宫内膜癌存在肌层浸润,则应纳为高危类型。Ⅲ~Ⅳ期、有残留病灶或ⅣB期的病人应纳为晚期转移类型。对于晚期或复发病例,CACA建议也皆应进行分子标志物检测以寻找可能的治疗靶点,这些分子标志物包括雌激素受体等。浆液性癌肉瘤或p53突变病例应进行HER2免疫组化检查、FISH检测、NTRK融合基因检测和肿瘤突变负荷检测。

CACA建议应由高质量的多学科团队对子宫内膜癌病人的肿瘤病理类型和高危因素、手术病理分期、分子分型和病人个体情况进行整合评估,从而制定最恰当的个体化治疗和随访方案。

虽然子宫内膜癌的发病率随着社会生活水平的提高在逐步上升,但是在子宫内膜癌中占绝大部分的Ⅰ型子宫内膜样癌具有明确的病因和癌前病变，是可防可治的妇科恶性肿瘤。大医治未病，妇科医生应能准确识别子宫内膜癌的高危人群，进行有效的一级预防，从而阻断子宫内膜癌的发生。

随着遗传检测技术的成熟和普及，已有较便捷和有效的手段来筛查和诊断遗传性子宫内膜癌，也可通过二级预防和三级预防对遗传性子宫内膜癌进行健康管理和干预（包括分子分型在内的子宫内膜癌的分子病理评估），这是近年来妇瘤领域中最大的进展之一。整合病人的传统病理和分子病理评估结果，为病人做出精确诊断，这些措施为病人制定最适合的精准治疗方案提供了前提条件。

3. 规范先行，兼重功能

CACA指南推荐子宫内膜癌的治疗应以手术为主，同时应整合放疗和化疗。由于绝大多数子宫内膜癌病人在确诊时还处于疾病早期，因此手术治疗对绝大部分病人而言是首选的初始治疗方式。完成手术治疗后，应根据病理因素和分子分型将病人分为不同的复发风险组，分别推荐不同的辅助治疗方式。CACA指南同时指出，制定治疗方案时应结合病人的年龄、生育要求、病理类型和分子分型、临床分期和体能状态等多因素进行整合考虑。对于可接受初始手术治疗的子宫内膜癌病人，CACA指南推荐手术治疗应遵循三大原则：微创手术是首选，无瘤原则要记牢，全面探查很重要。

首先，关于手术入路的选择，CACA指南推荐治疗早期子宫内膜癌时应首选微创手术，包括腔镜和机器人辅助腔镜手术，也可根据病人的个体情况和医疗机构的设备配置等客观条件选择开腹或经阴道手术。其次，无论选择哪种手术入路和手术方式，均应强调一定要牢记无瘤原则，术中切除子宫后应完整取出，禁止使用任何形式的子宫粉碎术以避免造成异源性肿瘤播散。最后CACA指南要求对手术视野范围内行全面探查，除仔细检查子宫和附件的肉眼外观外，还应仔细评估各处腹膜、膈肌和腹腔脏器，对怀疑存在肿瘤侵犯或转移的组织应取样并送病理检查。

对于早期子宫内膜癌，无论是随机对照临床试验、基于肿瘤数据库大样本的分析，还是基于人群的手术研究，都证实微创手术在不影响肿瘤疗效的前提下能降低手术部位的感染风险，减少输血和静脉血栓栓塞的发生率，缩短病人住院时间，降低住院费用。因此CACA指南推荐对早期子宫内膜癌病人首选微创手术，但也应在遵循无瘤原则的前提下根据实际情况决定最适合病人的手术入路。关于具体的手术方式，CACA指南推荐，病灶局限于子宫体的病人（临床Ⅰ期子宫内膜癌病人）应进行全面分期手术，手术切除范围包括全子宫、双附件、盆腔和副主动脉旁淋巴结，术中应留取盆腹腔冲洗液并送细胞学检查。虽然淋巴结状态是用于分期的重要标准，但是国内外研究已经证实接受系统性淋巴结清扫并不能延长病人的生存时间。因此，CACA指南在整合国内外研究和指南的基础上提出，前哨淋巴结活检结合病理学超分期是系统性淋巴结清扫的可选择替代方案。此外，对诊刮病理结果提示特殊类型的子宫内膜癌，包括子宫内膜浆液性癌、癌肉瘤和未分化癌病人，还应切除大网膜或行大网膜活检。对先前接受不完全分期手术的中危或高危病人，CACA 指南推荐行再分期手术以明确辅助治疗方案。对于有手术禁忌证的病人，CACA 指南推荐进行盆腔外照射放疗，可联合或不联合引导的近距离放疗。

如果欲顺利完成前哨淋巴结活检，CACA 指南指出其关键在于严格遵照操作流程。术者首先应仔细评估腹膜和浆膜面，留取腹腔冲洗液并送细胞学检查；然后应仔细评估腹膜后情况，切除所有定位的前哨淋巴结并送病理学检查；对任何术中探查提示可疑转移的淋巴结都必须切除，无论其是否定位；如果一侧盆腔淋巴结未定位到前哨淋巴，应对该侧进行系统性盆腔淋巴结清扫，是否需要行腹主动脉旁淋巴结清扫则由手术医生根据术中探查情况进行决定。

值得一提的是，为了给病人提供更多的临床证据，由 CACA 子宫内膜癌指南的副主编陈晓军教授担任主要研究者、国内 6 家医疗单位参与的 SNEC 研究正在展开中。此研究旨在探讨在高中危且病灶局限于子宫的病人行前哨淋巴结定位切除后对比系统性淋巴结清扫术的安全性和有效性。期待在不远的将来，以该研究为首的更多中国人自己的研究数据为 CACA 指南的再版和修订提供更翔实的依据。

对于子宫颈怀疑或已证实有肿瘤浸润的病人（即临床 II 期病人），无论术前是否行子宫颈活检（尽管搔刮病理结果为阳性），还是盆腔 MR 检查结果显示宫颈间质受累，CACA 指南推荐进行以全子宫或广泛性全子宫切除为基础的分期手术，手术范围与病灶局限于子宫体的病人相同。在整合国内外最新研究的基础上，CACA 指南指出，在能保证切缘阴性的前提下，单纯进行子宫切除术病人的预后不差于行广泛性子宫切除术病人。对于难以排除原发宫颈癌的病例，广泛性子宫切除术可能更有利于肿瘤的局部控制。因此，CACA 指南建议对这部分病人根据具体情况进行整合分析后再作出决策。对于不适合手术的病人，可先行盆腔外照射放疗，可联合阴道近距离放疗，也可考虑联合全身治疗。在上述治疗结束后，可再次评估病人的病情，必要时可考虑再次行手术治疗。

对于病变超出子宫的病人（临床 III 期及以上子宫内癌病人），CACA 指南推荐手术切除范围应涉及全子宫、双附件和肿大的淋巴结，无须进行系统性淋巴结清扫。建议切除大网膜并对盆腹腔内所有肉眼可见的肿瘤进行最大限度的切除，尽量达到肉眼无肿瘤残留，类似于晚期卵巢癌的瘤细胞减灭术。经过评估，初次手术难以达到满意减瘤的病人也可考虑先行新辅助化疗后再做手术。

对初始治疗时已出现远处转移的 IV 期病人，则应以全身治疗为主，再根据全身治疗效果评估是否可接受手术或行盆腔放疗。对仅出现局部扩散但又不适合手术的病人，CACA 指南推荐先行盆腔外照射放疗，然后联合阴道近距离放疗或全身治疗，再评估是否可行手术治疗。

随着子宫内膜癌发病趋于年轻化，越来越多的病人在绝经前患病，能否保留卵巢以改善围绝经期症状成为许多病人关心的焦点问题。CACA 指南推荐，对满足以下 5 个条件者可保留卵巢（仍建议切除双侧输卵管）：年龄 < 45 岁的绝经前女性，肿瘤局限于内膜层或浅肌层，病理类型为高分化内膜样腺癌，影像学检查结果提示无卵巢和子宫外转移，无遗传性肿瘤病史（如 Lynch 综合征等）。此外，还有相当一部分年轻病人在患病时仍有生育要求，能否在治疗疾病的同时保留子宫以完成生育，这也成为病人的核心诉求。CACA 指南推荐，满足这 5 个条件的病人可考虑保留子宫，但是应明确告知病人保留子宫并非标准的治疗方式，在治疗有效和完成生育后仍然建议接受子宫切除术。这 5 个条件包括病理类型为高分化子宫内膜样腺癌，盆腔 MR 或经阴道彩超结果显示肿瘤局限于内膜层，影像学检查提示无宫外或远处转移，病人无内分泌治疗禁忌，并且建议在治疗前应咨询生殖和遗传学专家。保留子宫的治疗方案以口服大剂量孕激素治疗为主；对特殊人群（如血栓高危、乳腺癌高危或难治性病人）还可考虑促性腺激素释放激素 α（GnRH-α）联合来曲唑的方案；关于免疫检查点抑制剂和化疗的研究目前仍在探索中。CACA 指南强调在治疗前后都应接受宫腔镜评估，必要时可行病灶切除。具体来说，有保留子宫要求者在治疗前都应接受生育力评估，并且确认尚未怀孕。CACA 指南还推荐对诊刮的癌组织进行错配修复蛋白的检测，对结果有异常或有 Lynch 相关肿瘤家族史的病人还建议行胚系检测，评估后可接受治疗的病人首选孕激素为主的治疗。在治疗期间还应注重体重和生活方式的管理，CACA 指南推荐每 3~6 个月通过宫腔镜检查对子宫内膜癌进行病理学评估，对治疗后达到完全缓解的病人则鼓励积极地进行辅助生育治疗，之后可继续给予孕激素预防复发，并且强调应定期接受子宫内膜的评估，对治疗后出现复发或已完成生育者则建议接受标准根治性手术。而对治疗 6~12 个月后病灶仍存在甚至出现进展的病人，CACA 指南推荐直接采用根治性手术，不再考虑保留子宫。CACA 指南推荐，根据之前介绍过的危险程度分层，所有病人在接受初始治疗后应给予不同的辅助治疗手段，包括低危病人无须辅助治疗，但是对 POLE 超突变的 Ⅲ~Ⅳ 期病人建议入组临床试验，中危病人则推荐选择近距离的腔内放疗，60 岁以下病人也可考虑不采用辅助治疗。对高中危组病人则推荐采用盆腔外照射放疗，但是对高级别或弥漫淋巴脉管侵犯的病人则应考虑增加辅助化疗。对高危病人则推荐盆腔外照射放疗联合全身治疗，癌肉瘤病人的治疗方法可参照高危子宫内膜癌病人的推荐。

CACA 指南推荐病人在结束治疗的 2~3 年内应每 3~6 个月复查一次，之后每半年一次，5 年后可每年复查一次。CACA 指南推荐复查内容包括对肿瘤相关症状的仔细询问，例如是否存在阴道出血、血尿和血便，有无近期发生食欲减退、体重减轻或疼痛，是否伴有咳嗽或呼吸困难，有无下肢水肿或腹胀等。此外还应进行包括妇科检查和浅表淋巴结检查在内的详细体检。在肿瘤标志物方面，CACA 指南推荐行血中 CA125 和 HE4 等指标检测。最后根据病人症状和体征建议行包括 B 超、增强 CT 或 MR 在内的影像学检查，必要时可行 PET/CT 全身检查。

子宫内膜癌的初始治疗以手术治疗为主，根据术后病理特征和分子分型决定术后辅助治疗的方法。应特别强调的是，CACA指南对早期内膜癌病人推荐首选微创手术和前哨淋巴结活检，也对早期子宫内膜癌病人保留生理和生育功能的治疗进行了具体阐述。治疗时可为病人量身定制治疗方案，特别应着重考量能否保留子宫和手术后辅助治疗，结合分子分型等因素综合制订决策非常重要。

4. 复发治疗，赢在整合

对复发性子宫内膜癌，CACA指南提倡在MDT的基础上进行整合诊疗，达到赢在整合的目的。复发病人的病情相对复杂，通常需要联合多种治疗方法进行整合治疗。手术和放疗依然是常用疗法，除此之外，大部分病人需要进行全身系统治疗。相对而言，复发病例的个体性更强，在整合病人的肿瘤情况（包括病理、影像学和分子分型信息）和个人情况（包括一般状况、心理、营养和康复等）以及合理、有序地使用几种治疗手段方面，整合医学理念就显得尤为重要。

CACA指南依据病人复发病灶的部位、既往是否接受放疗，将复发区分为几种情况：盆腔内复发但既往未接受放疗，盆腔内复发且既往接受过放疗，盆腔外孤立局限复发以及盆腔外或远处广泛转移。治疗方法包括局部治疗、手术、放疗、全身治疗以及基于分子检测的靶向治疗和免疫治疗，这也是近年来子宫内膜癌治疗进展的一个主要方面。

大部分盆腔内复发但既往未接受放疗（其中包括既往仅接受过后装放疗）的病人对放疗依然敏感，CACA指南推荐放疗优先。尤其是对复发位于阴道残端的孤立复发病灶，CACA指南将其单独列出。有研究表明，这部分病人接受放疗后完全缓解率接近90%，并在随后8年的随访中近七成病人未出现再次复发，应将放疗作为首选疗法。根据病灶的位置和范围，其他盆腔内复发病灶可选择放疗或手术联合全身治疗，首选放疗。病灶累及肠道等脏器或病灶范围广泛且不适合放疗但评估可达满意切缘的病人应首选手术治疗，术后补充放疗（可加减全身治疗）。对盆腔内复发且既往未接受外照射的病人，放疗后再次出现野内复发的概率较小，但是这部分病人的预后比较差，如果评估后通过手术可获得满意切除，则可行手术切除联合全身治疗。切缘是否阴性、淋巴结转移是影响预后的重要因素，不适合手术的病人应选择全身治疗。

盆腔外复发又可分为腹腔内复发、腹膜后区域复发和远处转移。对腹腔内复发病人，由于肠道等影响一般难以实施根治性放疗。CACA指南推荐尽量行瘤细胞减灭术，术后联合全身治疗；也可先行全身化疗，评估后可行满意肿瘤减灭术的情况下再行手术治疗，术后再联合全身治疗。腹膜后区域的局限复发依然可首选放疗，在这个区域行放疗治疗可达到比较理想的疗效，但是同时应根据具体的肿瘤情况决定。

一复发病例的病灶位于腹膜后淋巴结，盆腔和腹主动脉旁出现多发淋巴结转移，多处融合成片块状，连续达到肾血管水平。经多学科会诊后，考虑到肿瘤负荷较大，通过放疗不一定能获得满意控制，照射范围和毒性均较大，病人可能难以耐受，因此选择先行瘤细胞减灭术，满意切除肿瘤后再行放疗和全身治疗，以达到提高疗效的目的。对远处转移的病人或孤立病灶病人（如肺、肝的寡病灶，特别是距初次治疗时间间隔较长者），可先行局部治疗再联合全身治疗。对不适合局部治疗和广泛转移的病人，应以全身治疗为主。

子宫内膜癌的全身治疗包括全身化疗、分子靶向治疗、免疫治疗和激素治疗。子宫内膜癌的化疗推荐以铂为基础的方案，首选方案是卡铂联合紫杉醇。无论是术后辅助治疗还是晚期复发病人的全身治疗，关于晚期复发病人的文献报道显示，使用该方案后病人的客观反应率为40%~62%，中位生存时间为13~29个月。对于癌肉瘤，推荐行紫杉醇联合异环磷酰胺或顺铂联合异环磷酰胺的治疗方案，目前也推荐卡铂联合紫杉醇的方案。有临床研究结果显示，经紫杉醇联合卡铂治疗后病人的总生存时间不低于紫杉醇联合异环磷酰胺，并且在无进展生存时间方面更有优势。此外，尽管两种方案的毒性都可耐受，但是紫杉醇联合卡铂的方案在治疗时更为便捷，只需注射1d，而紫杉醇联合异环磷酰胺治疗则需要注射3d。因此，CACA指南也将该方案作为首选推荐。化疗药物有很多种，主要包括多西他赛、多柔比星、脂质体阿霉素、白蛋白紫杉醇和贝伐单抗等，联合方案都是以铂为基础。有一种治疗方法是三药联合方案，即顺铂+多柔比星+紫杉醇。一项研究结果显示，该方案较经典两药方案具有3个月的生存优势，但是毒性较大，尤其是周围神经毒性，因此其在临床中应用较少。在一些Ⅱ期临床研究中，卡铂联合紫杉醇和贝伐单抗的治疗对晚期复发子宫内膜癌具有较好的反应率和生存时间，并且贝伐单抗单药用于复发子宫内膜癌二线治疗的反应率可达13.5%，与很多化疗单药相当。因此，临床中也推荐将此方案用于复发晚期子宫内膜癌的治疗。

总体而言，上述联合方案的反应率为30%~80%，病人的生存期为1年左右。在单药治疗中一线用药的反应率为21%~36%，二线用药的反应率为4%~27%。需要指出的是，类似于卵巢癌中铂敏感的概念，复发或进展与前次全程治疗的时间间隔也可作为预测疗效、选择用药的依据之一。有研究结果显示，距前次治疗的时间间隔在1年以上者，以铂为基础的化疗反应率可达60%以上，可再次使用以铂为基础的化疗；当距前次治疗时间较短、含铂药物化疗的有效率较低时，除更换化疗药物外，我们更要积极考虑其他靶向治疗或免疫治疗是否合适。

全身治疗的第二部分是分子靶向治疗和免疫治疗，两者均基于分子检测进行用药。关于靶向治疗，HER2高表达的浆液性癌在卡铂联合紫杉醇化疗的基础上可联合曲妥珠单抗，NTRK基因融合阳性病人可联合拉罗替尼或恩曲替尼，这部分病人较少。关于免疫治疗，存在TMB-H或MSI-H或dMMR分子标签的病人可采用免疫检查点抑制剂，例如帕博利珠单抗。此外，非MSI-H或dMMR病人在一次系统治疗后进展为二线治疗时可采用仑伐替尼联合帕博利珠单抗。

浆液性子宫内膜癌的恶性程度高，易于复发，并且预后差。该疾病的分子分型多为高拷贝数型，是临床治疗的难点，约 30% 的病人可存在 HER2 过表达。有研究表明，在治疗时部分病人在紫杉醇联合卡铂化疗的基础上增加曲妥珠单抗，其中位无进展生存时间由 8 个月延长至 12.4 个月，并且毒性可耐受。CACA 指南推荐对晚期或复发浆液性癌病人进行 HER2 表达情况的检测。对存在过表达的病人，则建议在标准化疗方案基础上联合曲妥珠单抗。

在子宫内膜癌的分子分型中，有一种类型就是高度微卫星不稳定型，即 MSI-H 型。病人的基因存在错配修复缺陷，dMMR 肿瘤的突变负荷和免疫原性较高，免疫治疗的效果较好。在国内的子宫内膜癌病人中，MSI-I 型约占 28%。另外还有 POLE 超突变型，其突变负荷更高，即前面提及的分子标签 TMB-H，这也是免疫检查点抑制剂的应用指征。在 KEYNOTE 158 研究中，帕博利珠单抗单药治疗 MSI-H 晚期复发子宫内膜癌病人的反应率可达 48%，14% 的病人完全缓解，中位无进展生存时间达到 13 个月，总生存时间超过 48 个月。与前面所介绍的化疗相比可发现，这个数据比较亮眼，CACA 指南也推荐对存在 MSI-H、dMMR 或 TMB-H 的病人发生复发晚期子宫内膜癌时可采用免疫检查点抑制剂。此外，非 MSI-H 晚期复发子宫内膜癌病人采用仑伐替尼联合帕博利珠单抗后也可展现可观的控瘤效果。仑伐替尼是一种多靶点药物，属于 EGFR 酪氨酸激酶抑制剂。有研究结果表明，使用该药有利于肿瘤微环境中效应 T 淋巴细胞的浸润，可改善肿瘤微环境，与帕博利珠抗产生协同效应，并且增加疗效。有研究结果显示，非 MSI-H 病人在双药联用后的反应率为 36.2%，MSI-H 病人的反应率更高，可达 63.6%，在全部人群中总生存期为 16.7 个月。因此，CACA 指南也推荐仑伐替尼 + 帕博利珠单抗作为非 MSI-H 晚期复发子宫内膜癌的二线治疗。

激素治疗作为全身治疗的一种方法，主要用于传统意义上的 I 型子宫内膜癌。G 型肿瘤呈激素依赖型特点，病理类型为子宫内膜样腺癌，包括子宫内膜样腺癌 G1 和 G2，具有分化好、雌激素和孕激素受体表达呈阳性、进展相对缓慢等特点。如果病人无肠梗阻和出血等急性症状，可采用激素治疗维持，首选高效孕酮联合他莫昔芬交替用药，病人的反应率为 27%～38%。此方法同样可以作为全身控瘤的手段之一。

子宫内膜癌晚期和复发病例的治疗以全身治疗为主，需要根据病人病灶的复发部位、是否于放疗野内复发、分子标记物的检测结果，通过 MDT 会诊来制定个体化的精准方案。这个阶段的治疗更需要遵循整合医学的观念，也最能体现 MDT to HIM 的理念。

5. 注重康复，健康生存

大多数子宫内膜癌病人的预后都较好，希望病人在获得长期生存的同时积极康复，提高生存质量。

与子宫内膜癌治疗相关的并发症包括下肢淋巴水肿、激素替代和性生活受限，常影响病人的生存质量。CACA 子宫内膜癌指南建议病人应锻炼体力、注意健康饮食和控制体重,并且指导病人保持健康的生活方式。

第一个问题,即下肢淋巴水肿。子宫内膜癌病人在手术或放疗后都可能发生下肢淋巴水肿,并且可能发生于在以后生命过程的任何一个阶段。目前,临床中尚缺乏统一的关于下肢淋巴水肿的评估和诊断方法,也难以确认淋巴水肿的发病率。淋巴水肿的发病因素包括淋巴结切除的数量、放疗、淋巴结转移、肥胖和代谢综合征。这些因素都可导致下肢淋巴回流障碍,造成下肢淋巴水肿。下肢淋巴水肿可分为4期:0期又称亚临床期,病人无肿胀,可能伴有间歇沉重和疲乏感;1期即病人发生下肢肿胀,但经过抬高下肢和休息后可以减轻肿胀甚至消失;2期即病人发生下肢肿胀后经过抬高患肢和休息无法减轻;3期即病人发生更严重的下肢肿胀,俗称"象皮肿"。下肢淋巴水肿主要以预防为主,作为医生,合理规划手术计划非常重要。CACA指南明确推荐子宫内膜癌可做前哨淋巴结切除,可以替代系统淋巴结切除方案,行前哨淋巴结切除可以降低淋巴结切除术后的相关并发症。下肢淋巴水肿是最重要的并发症,对识别下肢淋巴水肿的高危人群也非常重要。可在病人随诊做妇科检查时触摸病人的双下肢,感知双下肢是否一致,患肢是否会有饱满和肿胀的感觉。甚至在病人并未出现症状时医生可感知到病人可能会有下肢淋巴水肿,应及早宣教,教会病人预防淋巴水肿的方法。

淋巴水肿并非病人禁忌的体力活动,应鼓励病人进行适当的日常锻炼。例如,一罹患早期子宫内膜癌的老年女性采用全面分期手术后未接受辅助治疗,术后恢复非常好,但是长时间跳舞后又发生下肢肿胀。此时所发生的症状有可能是前驱症状,在下肢出现酸胀感、沉重感和疲劳感时及时抬高患肢并得到充足的休息有可能不发生淋巴水肿,或者使下肢淋巴水肿减轻,再辅以穿戴弹力袜等加压装置可有效减轻淋巴水肿,预防性手法淋巴引流也是很确切能使早期淋巴水肿减轻的方法。其次应预防感染,保持皮肤完整性,有时很小的皮损就会造成非常严重的感染。

治疗时应以保守治疗为主,早中期可采用手法引流,中医中药对治疗淋巴水肿具有一定的效果,如外敷、穴位贴敷和拔罐等。手术治疗可用于晚期,此时应注意寻找专科医生或专科医院进行晚期下肢淋巴水肿的手术治疗。药物治疗主要用于预防感染和治疗可能发生的感染情况,预防应大于治疗,所以CACA指南特别强调预防重于治疗。

第二个问题即激素替代。CACA指南对子宫内膜癌的标准治疗是全子宫、双附件和淋巴结切除,此为全面的分期手术,其中包括卵巢切除。卵巢切除后可能会发生一系列的问题,尤其是围绝经期和绝经前病人有可能发生围绝经期综合征,增加心血管疾病、代谢病和骨质疏松的风险。

CACA指南推荐,<45岁且有条件的病人可保留卵巢,45~60岁围绝经期发病病人在切除卵巢后就会表现上述问题。切除卵巢后病人有可能发生围绝经期综合征,首先雌二醇激素水平呈断崖式下降,与自然绝经相比,病人会有更严重的

症状且持续更长时间，可能出现潮热、盗汗、头痛、睡眠障碍和心血管问题等。中医认为，这种状况由肾虚肾阳不足导致，以肾虚多见，并且心脾存在功能失调。中医应遵循辨证论治，西医也可采用激素替代。除此之外，出现心血管和骨质疏松问题时也可采用激素替代进行预防。当然，激素并无治疗作用，子宫内膜癌病人在术后能否采用激素替代，这个问题一直存在争论。争论点在于子宫内膜癌是雌激素依赖肿瘤，采用雌激素治疗后是否会增加复发概率；同样，乳腺癌也是雌激素依赖型肿瘤，采用雌激素替代是否会增加发病概率。2002年，有临床试验研究首次报道绝经后女性采用激素替代后乳腺癌、卒中和静脉血栓的总体风险增加。但是随后进行10余年的随访并分层研究后，结果表明子宫切除术后和年龄小于60岁的女性单用低剂量雌激素并不增加乳腺癌的发病风险，甚至表现为降低趋势，但是乳腺癌病人不适合服用雌激素。有关回顾性分析表明，早期子宫内膜癌应用雌激素替代，并未增加复发和肿瘤相关风险。有一项随机临床试验研究结果表明，子宫内膜癌病人在切除子宫和卵巢后采用雌激素治疗，与安慰剂比较并未增加复发和新发肿瘤。虽然此研究仅开展3年时间，但是并无证据表明子宫内膜癌病人采用雌激素替代后存在复发风险。

CACA指南推荐，应个体化选择病人的雌激素替代。术前应选择未绝经且年龄<60岁、肿瘤复发风险低、无遗传性肿瘤和非Lynch综合征的病人。另外，乳腺癌病人不应采用激素替代，正在发生血栓或6个月内出现血栓者也不适合采用激素替代。在肝脏疾病活跃期病人也禁止采用激素替代。吸烟病人应慎用激素替代。激素替代药物可选择天然雌激素，也可选择选择性雌激素受体调节剂，这是目前研究的热点，有许多临床试验同时也是今后发展的方向。另有一点非常重要，就是应尽可能地使用最低有效剂量的雌激素去控制症状，同时向病人详细说明激素替代的风险和获益，并且推荐病人参加相关的临床试验。

第三个问题，关于子宫内膜癌病人在子宫切除术后会发生性生活受限的问题。应鼓励病人适当性生活，病人性生活受限的第一个最大原因是心理问题（包括恐惧），可能恐惧丧失器官后如果进行性生活是否会存在不适的感觉。一例子宫内膜癌病人在术后6年未再进行性生活，虽然病人年纪不大且阴道条件较好，主要原因还是病人恐惧，另外病人还恐惧过性生活后是否会出现子宫内膜癌复发。对于此类病人，可建议进行心理咨询，临床医生也可给予一些心理疏导。生理问题，例如阴道干涩、性交疼痛等由雌激素下降引起的症状，也会阻碍病人过适当性生活；另外，放疗可使阴道挛缩，也可能会影响病人的性生活，此时可采取阴道扩张、润滑剂、局部麻醉剂、局部雌激素等治疗，这些都可有效解决问题。

最后，CACA指南鼓励病人坚持健康的生活方式（例如适当运动），量身定制运动方案（包括日常活动、锻炼和休闲活动等），同时应预防淋巴水肿和跌倒的发生。第二个建议是病人应该坚持健康的饮食，均衡营养，合理搭配饮食中的成分，摄入水果、蔬菜、谷物和蛋白质，减少糖和脂肪的摄入。应保持正常健康的体重，保持理想体重（理想的体重指数为 18.5～24.9kg/m²），笑迎美好生活。

子宫内膜癌病人接受治疗后应保持健康的心理和身体，回归社会和家庭，开启美好的幸福生活。

6. 总结与展望

子宫内膜癌的特点包括：第一，随着经济的发展，子宫内膜癌的发病率逐年上升，在我国即将成为妇癌之首，此已成为影响女性健康的重要问题，必须引起重视。第二，子宫内膜癌的发病危险因素十分明晰，可防可筛，同时也需要重视病人的遗传倾向。第三，大多数子宫内膜癌病人在早期可被诊断，微创手术和前哨淋巴结是 CACA 指南推荐的首选手术方法。对有指征的早期病人可行保留生育能力和保留卵巢功能的治疗。第四，CACA 指南推荐对子宫内膜癌病人进行分子分型检测以指导治疗和评估预后。第五，对晚期和复发性子宫内膜癌病人行联合免疫治疗后整合治疗的有效率较高，这值得我们进一步探索。

基于这些特点，CACA 指南强调应对子宫内膜癌进行防筛结合，以精准诊断引导精准治疗，全程整合以提高病人的生存质量。子宫内膜癌将成为妇科发病率最高的恶性肿瘤，因此我们必须重视一级预防，即病因预防，例如控制危险因素（包括肥胖、糖尿病和高血压等）和雌激素暴露。二级预防时应探索无创和无痛的筛查方法，例如，贾卫华教授团队正在开展尿液甲基化检测以筛查子宫内膜癌的研究。另外，我们还需要重视遗传性子宫内膜癌，开展相关遗传基因检测，建议有条件的医院开设遗传咨询门诊。在子宫内膜癌的精准治疗方面，我们有许多问题等待研究和探索。例如，前哨淋巴结是否能替代淋巴结清扫用于子宫内膜癌的治疗，是否会对病人的生存产生影响，这些还需要由前瞻性随机对照研究提供高级别的医学证据。国内陈晓军教授领衔开展的 SNEC 研究将很好地回答这一临床问题。以分子检测为基础的精准诊断，无论是分子病理还是大 panel 基因检测，都将是继续探索的方向。如果想实现子宫内膜癌的精准治疗，则还需要通过分子肿瘤（Molecular Tumour）研究这一桥梁来实现，这也是妇瘤分子诊疗专家组正在推进的工作。2023 年 4 月和 2023 年 5 月，两场 MTB（分子肿瘤专家组）诊疗在线活动已经举办，我们也希望将这一活动持续开展。

伴随着医学的进步，对病人的诊治已不局限于对疾病本身的诊治，而是要求对病人的疾病、生理、心理乃至社会适应能力进行整合管理，整体提升病人的生存状况和生活质量。就子宫内膜癌而言，我们需要利用更先进的科学技术手段，基于整合医学的概念，通过多学科合作，为病人提供更恰当的个体化预防、筛查、诊断、治疗和康复方案。在国外，许多指南也已经提出了对病人治疗后进行生存管理的一些原则，我们也需要通过开展康复门诊和疼痛门诊或者建设"生命之光俱乐部"等来整体改善子宫内膜癌病人的生存状态，并且提升女性的健康水平。

这也正是宣讲 CACA 子宫内膜整合诊治指南和前沿进展的目的和使命所在。整合一小步，临床一大步，CACA 指南赢在整合。

二、院士点评

1. 郎景和院士：重视子宫内膜癌，有效筛查

本次"CACA 子宫内膜癌指南精读"巡讲很重要，很全面，很细腻，很实用。我有几点感想。

第一，要强调子宫内膜癌的重要性，因为它将成为妇科或生殖器官中的第一肿瘤。解放初期中国人口的平均寿命短，女性生育子女偏多，子宫内膜癌的发生率较低。随着时间的推移，中国人口的平均寿命逐渐延长，女性生育子女逐渐减少，所以子宫内膜癌可能更加突出，女性生殖系统中排名第 1 位的宫颈癌目前正在逐渐被消除。在 30 年前，宫颈癌和子宫内膜癌的发病率为 10∶1，后来由 5∶1、3∶1 和 2∶1 逐渐变为现在的 1∶1（甚至为 1∶2）。在北京，子宫内膜癌的发病率高于宫颈癌，这个趋势一定还会持续保持，未来几年内子宫内膜癌在全国将成为第一大肿瘤，我们要特别重视。

第二，目前，关于子宫内膜癌流行病学的研究已经非常成熟。肥胖、糖尿病和高血压由代谢紊乱引起，可能与雌激素调节（非孕激素）有关，不育、少育和少生都是子宫内膜癌的高危因素。开展遗传学研究时，从一般流行性因素直到 Lynch 综合征和 Cowden 综合征的广度深入分析子宫内膜癌至关重要。行分子分型检查时借助病理检查、免疫组化检查和分子生物学分析，这就需要整合，妇瘤的确诊一定要与病理检查相结合，并且应与外科、泌尿科、放射科、放疗科和病理科等整合。在妇产科内部，诊断子宫内膜癌时我们需要将妇科、产科、肿瘤科和生殖内分泌整合起来。

第三，关于筛查问题。首先，子宫内膜癌与宫颈癌不同。宫颈癌的发病率较高，可通过筛查检测。子宫内膜癌是机会性、选择性或高危人群的筛查，这就更需要我们制定标准。其次，怎样筛查子宫内膜癌？病人出现子宫内膜癌时医生无法做涂片检查，也不可能对每个人行宫腔镜检查，也不能完全依靠影像学检查。如何利用超微宫腔镜的探针取出内膜并与影像学检查结合起来，然后形成对哪些人群需要进行筛查的方法学，我认为这也很重要。最后一个问题是关于癌前病变和子宫内膜增生。子宫内膜癌包括单纯增生、复杂增生和不典型增生，严重程度包括轻度、中度和重度，每一种类型发展为癌症的概率并不相同，处理方法也不一样，其分子分型应该成为防治子宫内膜癌的重要环节。卵巢癌以上皮性肿瘤多见，宫颈癌中腺癌比较常见。治疗前也讨论了前哨淋巴结活检、高效孕激素的应用和保留生育功能的必要性，这些方法已经成为目前非常热门且经验成熟的治疗方法，对其进一步规范将对有益于指导广大妇产科医生的临床工作。

2. 马丁院士：重视筛查，规范治疗

子宫内膜癌已逐渐成为妇科肿瘤中的首发疾病，其发病率最高。随着生活方式（特别是饮食）的改变，糖尿病、高血压、肥胖和各种综合征以及长期服用无

孕激素保护的雌激素类药物、未遵循 PICOS 原则等逐渐成为子宫内膜癌高发的因素。这些高危人群应进行癌症筛查（如宫颈癌和子宫内膜癌），子宫内膜癌病人在接受筛查后，如果可以在早期发现病变，则治疗效果很好。目前，通用的检查仍然是脱落细胞筛查。例如，在精读巡讲中所提到的尿液甲基化筛查，这是一项非常有创意的检查。我们要将分子筛查逐渐纳入子宫内膜癌的早期防控措施中。目前，分子分型技术比较成熟，希望今后其技术更加简化、价格更低。同时，在分子分型指导下规范化进行治疗是提高子宫内膜癌预后的一项重要措施。

对于子宫内膜癌，我们还要考虑在治疗中对子宫功能进行保护。假如病人已罹患子宫内膜癌，则我们在早期还可以通过努力保护生育功能，至少应保护病人的内分泌功能。

目前，发展速度最快的分子治疗和精准治疗技术使得免疫治疗在子宫内膜癌中发挥非常好的效果，所以两者在子宫内膜癌中所取得的进展相对较多，这也为妇科肿瘤医生提供了许多新的工具。指南中强调，应首先采取规范化治疗，同时采用一些探索性进展。真正实现"健康中国 2030 年"中提出的提升病人 10%～15% 的生存力，这是我们的治疗目标。

3. 乔杰院士：生育功能，注重保护

CACA 指南作为一部具有中国特色的指南，全面阐述了不同肿瘤。对于妇瘤来说，应特别强调生育功能的保护和保存。首先，我们应特别感谢以这种组织形式对 CACA 指南进行解读，解读汇总可以相对地突出重点。随着年轻病人的逐渐增加以及治疗效果的好转，许多病人的表现与雌激素依赖性 I 型内模样腺癌的关系密切，此可能与雌激素刺激相关。无论是卵巢排卵障碍性疾病（如内膜缺乏孕激素的拮抗作用，长期以单一雌激素治疗增生），还是子宫内膜较薄病人，在治疗中都存在同样的问题，均有可能在促排卵治疗中产生相关的负面影响。

关于遗传性肿瘤，到底如何早筛早治。适时进行辅助生殖技术治疗，同时结合遗传学诊断筛查，我觉得特别有意义。CACA 指南在现有的整合理论支持下，建议病人在接受保守治疗前咨询辅助生殖专家非常有必要。同时在治疗 6 个月后达到完全缓解（CR）时病人尽快就诊于生殖医学中心进行助孕，这也解答了许多妇产科医生和病人的困惑。年轻病人在接受保守治疗达到 CR 后应该采用自然受孕还是不同的辅助生殖方法助孕，这些还需要开展更多的医学研究。本次精读巡讲中既对指南进行了解读，同时也梳理出来相应问题。CACA 指南对病人随访时出现的医源性绝经和下肢淋巴水肿等问题提供了有益的支持和帮助。

未来以下两个方面特别重要：一是科普，怎样使病人了解更多的预防和筛查知识。关于出生时缺陷预防，县级医院应能做到早筛，地市级应能做到早诊断，国家和省级医院能够正确指导和早期诊疗。与出生缺陷相比，医学界可能在肿瘤领域方面做得更好，因为肿瘤在病人和基层医生中的普及非常更广泛。

在多学科协作方面，妇科肿瘤的治疗更多地体现了整合医学的意义，可以真

正实现将"防—筛—诊—治—康"整合在一起，在提高病人疗效的同时也提升了病人的生存质量。期待未来临床中可以呈现更多循证医学方面的中国数据。

4. 宁光院士：激素拮抗，相互作用

生殖内分泌又称妇科内分泌，已完全成为一个单独领域。此内容基本上已从内分泌领域中剥离，在科学研究中大家可能还会交流与学习相应知识。从大的内分泌角度来讲，子宫内膜癌是一个雌激素过多的疾病，原因可能是雌激素的水平或者活性过高。雌激素的水平在某些生理情况下需要升高，否则女性将不能生育，但是在非生育状态下雌激素水平过高就会带来一系列的疾病，最终将导致子宫内膜增厚，这也是雌激素的作用之一。

从内分泌角度来讲，治疗时首先应强调预防。如果注重预防子宫内膜的不适宜增生，也就可以使雌激素水平下降。同时应关注上游激素的控制，例如降低GnRH水平，使激素分泌与子宫内膜增生和最后生育目标相匹配，达到雌激素分泌得到合理控制的目标。

从预防的角度来考虑，如何达到这种状态呢？首先，我认为应遵循PICOS原则，合理控制激素的实际分泌非常重要。在某种程度上，通过二甲双胍进行治疗就可能达到这个治疗效果。另一方面，合理控制胰岛素的分泌也是一个非常重要的手段，因为胰岛素本身就是一个促进生长的因素，可导致雌激素的持续分泌。第二，预防时应拮抗雌激素。拮抗雌激素的最简单方法就是孕激素治疗，孕激素是治疗雌激素过高和子宫内膜癌的重要方法之一，但是经孕激素拮抗后病人的雌激素也可能进一步升高。第三，预防时也可采用雌激素的直接拮抗剂（如竞争性拮抗剂），此也可以降低雌激素的产生。芳香化酶抑制剂可能会是一个很好的治疗药物，可使雌激素分泌量减少，或者降低雌激素的作用。第四，预防时也可采取阻断雌激素合成通路的方法，如果能做到这一点，也可有效降低雌激素的作用。避孕的药物有许多种类，可以考虑将这些药物用于子宫内膜癌的预防、治疗以及围手术期的控制，此可能会保证治疗效果更加有效。

5. 陈志南院士：从基础到临床，从临床到市场

在最近的一段时间内，美国癌症协会和我国癌症中心相继发布了最新的癌症发病情况。2020年，全球癌症的发病人数为1930万例，死亡人数为900多万例，接近1000万例，癌症谱也发生很大改变。在女性肿瘤中乳腺癌的发病人数已经达到200多万例，成为第一大癌；男性的前列腺癌发病人数也很高。纵观癌症的高发病态势，与2020年相比，2022年中国人群的发病率和死亡率都无明显下降，并且居高不下，这给我们敲响了警钟。

对于肿瘤治疗，首先应进行精准诊断，分子分型诊断在子宫内膜癌方面得到了很好的进展。在晚期肿瘤和复发性内膜癌中，临床上同样存在需采用手术以外的整合治疗方案。目前，在肿瘤整合治疗方面所取得的最重要进展是免疫治疗，虽然免疫治疗从2013年成为当时十大突破之首后受到新冠病毒疫情的影响，但仍

在推进和发展中。第一，关于肿瘤的治疗性疫苗，最近我国重点研发计划并设计了一些重大课题。目前，在肿瘤治疗性疫苗方面所取得的最重要进展是建立了mRNA治疗性疫苗平台，此与新冠疫苗同时发展，包括个体化DC疫苗和通用性疫苗。由于个体化精准医疗的发展，原来研发DC疫苗时只将其分离出来，扩增后再次引入，现在将这些抗原负载到DC细胞上后将带有精准抗原的疫苗输入体内，此技术发展得很快。另一治疗领域则关于T细胞的治疗，包括CAR-T、TCR-T和NKT治疗，特别CAR-T治疗。从2017年FDA首次批准两个CAR-T分别用于B淋巴细胞瘤和白血病（主要针对CD19抗体）后，目前为止已经批准7种CAR-T疗法，其中除CD19外还有B细胞成熟抗原（BCMA）。免疫治疗的发展非常迅猛，因为罹患晚期肿瘤和复发性肿瘤时病人有时可能已失去手术指征。整合治疗的方法目前还包括化疗、放疗、射频和消融等。对于不同部位的肿瘤，CAR-T治疗既可采用血液系统注射，又可采用盆腔注射和局部注射等。肿瘤的整合治疗（尤其是晚期肿瘤）不同于以往的姑息治疗，目前所采用的积极办法逐渐增多。

三、总　结

樊代明院士："农家"调整策略，"施肥"切勿过多

第一，为成人治病的医生是世界和中国医生的主体，应该向儿科医生学习，同时为成人治病的医生和儿科医生也应向妇科医生学习，从中了解人体结构和功能的基本特点，并且用于治疗成人或老人的疾病。采用儿科治疗方法或许可以解决成人的问题，采用妇科方法或许可以解决儿科病人的问题。要学习妇科、产科或儿科的治疗措施，并将这些治疗手段整合，即MDT to HIM。

第二，我将子宫内膜癌的发生总结为三个关系，即种子、化肥和土壤。如果女性病人的雌激素分泌过多但不生育，就易引发子宫内膜癌，"不生孩子，就易生长肿瘤"。"化肥过多则庄稼会长杂草"，杂草过多则不利于农作物结果；如果病人雌激素过多且缺乏孕激素，则容易滋生肿瘤。在这种情况下，"农家亟须改主意"，即整合考虑。怀孕后女性孕激素升高则可以抵抗雌激素。雌激素可促进癌细胞的生长，孕激素则促进分化，临床中应注意"种子""化肥""土壤"之间的关系。

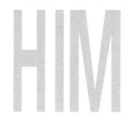

儿童肿瘤整合诊治前沿

◎汤永民　竺晓凡　汤静燕　段　超　王焕明　刘志凯

一、专家解读

(一) 儿童急性淋巴细胞白血病

1. 指南概述

儿童肿瘤是儿童时期的少见病和罕见病，种类繁多，总体发病率约为20/10万，是严重危及患儿健康与生命的疾病。儿童肿瘤的瘤种随年龄的增长可能有所变化，年龄较小儿童的肿瘤以白血病、中枢神经系统肿瘤居多。随着年龄的逐渐增长，儿童可能出现其他瘤种，如淋巴瘤和生殖细胞瘤等。

儿童肿瘤的特点是肿瘤种类的占比不同，其中急性淋巴细胞白血病（ALL）占比最多，其次是脑瘤和霍奇金淋巴瘤等。儿童肿瘤的另一个非常重要特点是治疗效果明显优于成人，儿童肿瘤的总体生存率可达80%以上，急性淋巴细胞白血病、肾母细胞瘤和霍奇金淋巴瘤等的生存率甚至可达90%。

与成人相比，治疗儿童肿瘤时应更加注重远期疗效，最终的目标是彻底治愈，追求去除肿瘤的同时应尽可能减轻或避免出现严重的毒副作用，防止后遗症的发生，并且维持良好的学习能力和社会适应能力，保持正常的生活质量，使肿瘤患儿拥有正常的人生，同时能为社会和家庭做出与正常人一样的贡献。

儿童肿瘤专业委员会主要关注两种肿瘤，其中之一是急性淋巴细胞白血病。CACA指南将急性淋巴细胞白血病的"流—诊—治—康"共4个方面纳入其中，从实际出发，借鉴国际上的一些经验，同时纳入我国多中心、前瞻性、大样本（CCCG-ALL-2015方案，5年纳入7 600余例）研究的结果，其实用性、科学性和权威性均较高。CACA指南突出精准的诊断分型和微小残留病灶（MRD）监测分层，推荐多药联合、强化和规范治疗及长期随诊的原则和理念，揭示了儿童ALL的总体5年生存率高达90%。CACA指南的专业性强，语言通俗易懂，适用于高水平儿童肿瘤中心和基层单位的儿童肿瘤医生。

ALL是儿童时期最常见的恶性肿瘤，约占15岁以下儿童肿瘤患病人数的25%，发病率约为（3~4）/10万，是成人病人的3倍。每年儿童新发病例数为1.5万例，发病高峰年龄为2~5岁。

2. ALL的诊断分型

儿童急性淋巴细胞白血病的发病原因主要与4个因素有关：①生物学因素，例如感染、免疫功能异常；②物理因素，例如 X 线、γ 线等辐射；③化学因素，例如长期接触含有苯的有机溶剂；④遗传因素，家族性遗传因素约占白血病的 0.7%。

白血病是一种血液系统恶性肿瘤，由造血干细胞在分化过程中受到一次或多次打击造成癌基因激活或抑癌基因失活从而引发凋亡受阻、增殖加速，最终导致分化异常所致。关于发病机制，目前共有 4 个学说：①白血病干细胞/前白血病干细胞学说；②白血病驱动基因学说；③白血病二次打击学说；④白血病复发克隆起源与演化学说。

白血病干细胞/前白血病干细胞学说。在正常组织中造血干细胞分化，最终成熟为一个正常成熟细胞，如果在发育过程中有一个癌基因诱导重组，便会发生异常转化，形成前白血病干细胞状态。在一些事件的协同作用以及前肿瘤细胞状态和微环境改变的情况下，机体便会发生造血系统的肿瘤转化。

白血病的二次打击学说在临床中具有比较经典的意义，认为急性淋巴细胞白血病并无基因异常。在正常胎儿期，部分病人处于前白血病状态，携带 *KMT2A* 基因，经过一次打击后部分病人获得白血病状态；部分病人在婴儿期即罹患白血病；还有部分病人经过一次打击后并未出现白血病，在之后某个时间点经历二次打击后（例如感染、射线等原因）引发白血病。

白血病的驱动基因学说。融合基因 *ETV6-RUNX*1 在儿童 ALL 中约占 25%。目前，有研究结果显示患儿出生后在 RAP 酶的作用下出现一些协同基因的变异，从而驱动了肿瘤的发生。这种肿瘤的发生由抑制性基因突变引起，部分病人的总体预后良好，但是约 25% 的病人预后不良，原因在于个体基因的差异。

白血病的克隆演化学说。部分病人在出生时融合基因或突变已经存在，但是诊断时克隆非常小，随着化疗的作用，可能发生压力选择和耐药，微小克隆逐渐变为优势克隆，这就是克隆性演化的过程。

白血病甲基化异常调控是新近的研究结果。在儿童急性淋巴细胞白血病、T-ALL 和其他高二倍体等研究中，T-ALL 的甲基化异常占主要优势，其他亚型（如 B-ALL 亚型）的甲基化异常并无明显 T 细胞，这也是造成 T 细胞和 B 细胞治疗差异的原因。

ALL 的分子生物学特征主要表现为儿童和成人的遗传学、分子学特征具有明显的差异。儿童病人较成人具有良好的分子生物学特征，因此其疗效远比成人更好。随着年龄的增长，儿童 ALL 会出现差异性表达。

诊断 ALL 时需要考虑 4 个方面：①临床表现，通常来源于就诊病人的自我描述。②实验室检查，最基本的检查包括血常规和生化学检查，可用以评估脏器功能。③骨髓形态、免疫分型遗传学和分子学检测，骨髓检查对诊断 ALL 非常重要，通过骨髓穿刺检查可得知骨髓细胞的形态学是否存在异常；通过免疫学表型可区分 T-ALL 和 B-ALL；遗传学和分子学检测可区分 *TEL-AML*1 的融合基因或超二倍体的融合基因，从而更加清楚了解生物学特点。④影像学检查，通过 X 线、CT 或

MRI 检查可以了解是否存在肺部浸润、颅内浸润或骨浸润等情况。CACA 指南整合了多方面信息，旨在通过整合诊断为下一步治疗打下良好基础。

治疗前的分层诊断：CACA 指南推荐，在进行危险度分层诊断时低危组病人应符合危险度分层的所有条件（3 个），中危组病人应符合 10 项中任意一项或多项条件，高危组病人应符合 9 项中任意一项或多项条件，此有利于病人的后期治疗。在 CACA 指南推荐的分层诊断中，低危组比之前的分层诊断更加简化，中危组更加简单、易执行，高危组的条件更清晰、简洁，这更加有利于临床执行过程中的操作。

儿童急性淋巴细胞白血病的病因复杂，并且与遗传易感相关。学者对发病机制的研究有利于提供诊断新思路，整合诊断对分层治疗的意义重大。通过精准的整合诊断和分层标准进行适度治疗可促进疗效的提高，并且降低治疗时药物的毒性。

3. ALL 的现代治疗

治疗儿童急性淋巴细胞白血病时应考虑几个被国内和国际医学界所接受的原则：①临床精准危险分层，包括低危、中危、高危；②在疾病治疗中多采用多药联合治疗，包括门冬酰胺酶 + 大剂量 MTX 的多药联合；③治疗年限相对较长，一般大于 2 年；④放弃中枢放疗作为预防脑膜浸润的方法。

在生物学特征方面，儿童肿瘤和成人肿瘤存在差异，因此两者的治疗方法也不尽相同：①在分层方面，各组的比例明显不同，约 45% 的儿童呈低危型（标准型），高危型仅占 5% 左右；成人病人中无低危型，仅存在中危型和高危型。②多数儿童病人接受大剂量氨甲蝶呤治疗，一般采用 $3 \sim 5 g/m^2$ 的剂量，但是将该剂量用于成人时其副作用明显差于儿童；③一般情况下，病人应接受 16 ~ 18 次的腰椎穿刺和腔内化疗，儿童的被动依从性比较好，成人较差，临床中已基本取消儿童病人的放疗方案；④低危组病人的相对比例较低，所以采用骨髓移植和 CAR-T 治疗的病人比例较成人低得多；⑤对于部分 20 ~ 30 岁的青年病人，如果接受儿童治疗方案，则预后亦良好。

CACA 指南重点推荐了儿童 ALL 的规范性治疗方案，包括诱导、巩固、脑膜预防、再诱导、维持治疗共 5 个阶段。国内外的其他方案通常也包括此 5 个阶段，CACA 指南以 CACA-CCCG - 2015 - ALL 多中心合作方案为依据，该方案中研究者得出结论：①协作组通过大样本（7640 例）的临床研究获得了 5 年生存率为 91% 的较好结果，此与国际水平接近，中枢神经系统白血病的 5 年生存率为 2.7%。因此，放弃中枢放疗是可以接受的，延迟鞘内注射、脑脊液免疫表型检测和麻醉下操作对中枢神经系统白血病发病率的减低可能发挥比较好的作用，这也说明 CACA 方案的框架是合理的。②达沙替尼在控制总复发率和中枢神经系统复发率方面优于伊马替尼，达沙替尼与伊马替尼的毒性反应类似。③无论是低危、中危和高危病人，如果在治疗维持阶段取消最后 7 次的长春新碱 + 地塞米松治疗，对预后并无影响。以上结论均由大样本研究得出明确得出，并且已经刊登在权威期刊上。

CACA 指南推荐的治疗方案也是根据上述 3 条结论将治疗组分为低危组、中危组和高危组，并且各组所使用的药物不同。pH 阳性患儿可采用达沙替尼治疗；高危组除可采用异基因骨髓治疗外，也可考虑采用 CAR-T 治疗，尽管这部分患儿的比例很低，不足 3%；在 3 组病人中治疗后期时可以将最后 8 次的长春新碱 + 地塞米松维持治疗全部取消。

儿童 ALL 的具体治疗方案：低危组在第一阶段可采用诱导治疗，此时可能放弃使用第 2 剂的柔红霉素和培门冬酶，只有在微小残留病灶未达标准时骨髓抑制病人超过一定时限后才补充第二剂。在微小残留病灶超过一定标准时第 26 天也应采用第 2 剂的培门冬酶，因此并非每个人都应采用第 2 剂。详情将在后面内容中说明，此处增加 2 次腰穿，如存在损伤，则可另外加用。在诱导治疗后从白血病状态直到完全缓解（CR）期间约需要 28 天。第二阶段可在诱导缓解后 28 天和 19 天行骨髓微小残留病灶检测后再进行巩固治疗。巩固治疗的主要区别在于阿糖胞苷的使用方法，有学者倾向于治疗 4 天停用 2 天后再治疗 4 天，我们则采用连续治疗 7 天。在巩固阶段进行治疗时存在一定条件，低危组病人诱导 17 天后微小残留病灶大于 0.1% 时可采用第二次 Gam，如果微小残留病灶小于 0.1，则应取消第二次使用。在低危组 ALL 中，许多病人的微小残留病灶不会超过 0.1%，因此大部分病人无须使用第二次。在脑膜浸润的预防阶段，共可使用 4 次大剂量 NTX（$3g/m^2$）+ 腰椎穿刺。在诱导治疗时，CACA 指南增加了间期治疗。对于维持治疗，CACA 指南重点介绍了后面 9 次中约取消 8 次长春新碱 + 地塞米松治疗的情况，其副作用更少，年龄较大儿童可能因此受益。

中危组与低危组诱导治疗的不同之处在于，第 2 剂的柔红霉素和培门冬酶必须使用，只有当 MRD≥0.01% 且患儿基因分型 *MEF2D* 重排或 *MLL* 阳性时，在整个病程前需要联合硼替佐米。柔红霉素和培门冬酶的总剂量不一样，在巩固治疗阶段中 CM 相似，但是采用第二次 CMA 的机会较低危组明显增加，多数低危组病人在第 19 天且 MRD≥0.01% 时无须使用第二次，中危组病人只有当 MRD<0.01% 时才不必采用，所以基本上多数中危组病人采用第二个 CRM，少部分病人则可能无此必要，CACA 指南的分层更加精细，有利于避免过度治疗和治疗不足。

有关脑膜浸润的预防，中危组采用的剂量为 $5g/m^2$，低危组为 $3g/m^2$，同样使用 4 次。第四个阶段时采用间期治疗和再诱导，两者均明显增加药物的使用次数，并且提高使用强度，此为与低危组的不同之处。维持治疗与低危组治疗存在两个不同之处。第一个是前 20 周中每 4 周增加 COAP，此比低危组的强度大，到第二个维持治疗阶段则采用环磷酰胺 + 阿糖胞苷，每 8 周治疗一次，也可考虑使用长春新碱 + 地塞米松。

治疗时主要根据低危组和中危组的不同而采用不用的方案。高危组病人的治疗方法实际上与中危组的差别不大，但是高危组病人存在 CAR-T 治疗和造血干细胞移植术的指征。如果高危组病人选择造血干细胞移植术，一般在 4 次大剂量

NTX 治疗完成后再接受骨髓移植或 CAR-T 治疗。

关于儿童 ALL，目前医学界已在治疗方面取得一定的进展：①分层更加精准、动态。目前有基因测序研究显示，如果大样本试验证实某些特殊基因可能对预后产生影响，则 CACA 指南将考虑采用。②新药靶向治疗是主要的治疗方法（如单抗双抗和新药），此需要经过临床试验不断证实后才会被 CACA 指南推荐。③CAR-T 疗法可改善复发病人和高危组病人的预后，是治疗急性淋巴细胞白血病（特别是 B-ALL）的手段。

（二）儿童横纹肌肉瘤

1. 指南概述

CACA 指南全方位涵盖了横纹肌肉瘤（RMS）的"流—筛—诊—治—康"的各个方面，实用性较强，并且具有较强的科学性和权威性。本指南从实际出发，借鉴国际经验，同时纳入中国的研究数据，是适用于我国具体国情的临床实践指南。该指南突出多学科联合个体化治疗，贯彻 MDT to HIM 的原则和理念，适用人群主要包括儿童肿瘤专科医生，同时覆盖各个亚专业并兼顾高水平儿童肿瘤中心和基层单位，专业性较强。

横纹肌肉瘤是儿童中最常见的软组织肿瘤，约占儿童恶性肿瘤的 3.5%。在美国，20 岁以下人群的总发病率为 4.5/100 万，男性高于女性（1.37:1）。在中国上海，研究数据显示 RMS 的发病率为 3.4/100 万。在欧美国家，RMS 的发病率高于亚洲，非洲地区中不同国家间发病率的差异较大。

2. RMS 的诊断分型与内科治疗

CACA 横纹肌肉瘤指南主要包括四方面的内容：一是诊断，二是全身治疗，三是局部治疗，四是随访。首先，指南引领精准诊断。目前，横纹肌肉瘤的病因仍不明确，主要考虑与以下三方面因素相关：①遗传因素，主要包括 *TP*53 基因、*NF*1 基因、*DICER*1 基因及 RAS 通路相关基因的 k 系突变；②环境因素，与围产期相关的环境因素主要包括母亲在孕期吸食可卡因或大麻，父亲有电磁场职业暴露史，以及胎儿在宫内接受 X 线；③患病前接触烷化剂也与横纹肌肉瘤的发病相关，其他因素主要包括先天畸形、早产及低出生体重或出生体重过高。

与横纹肌肉瘤相关的肿瘤易感综合征主要包括 Li-Fraumeni 综合征、Dicer1 综合征、神经纤维瘤病 I 型、Costello 综合征、Noonan 综合征及 Backwith-Wiedemann 综合征。CACA 指南建议对存在与横纹肌肉瘤相关肿瘤易感综合征的患儿应定期监测肿瘤的发生。例如，患有 Li-Fraumeni 综合征的患儿将终生存在患有软组织肉瘤的风险，因此建议每年均进行全身 MRI 检查。Dicer1 综合征与女性患儿泌尿生殖系统的横纹肌肉瘤相关，因此建议定期监测盆腔影像学结果。横纹肌肉瘤是可发生于全身任何部位的恶性肿瘤，其中头颈部是最常见部位，临床表现主要与肿瘤的原发部位密切相关，局部症状主要表现为占位、压迫和浸润，发热、贫血等全身症状较少见，多见于晚期病人。横纹肌肉瘤的转移以淋巴结、肺及局部和远处骨骼最常见，骨髓转移约占 5%，肺是最常见的转移部位，肝转移则非常少见。

横纹肌肉瘤可分为以下 4 个基本病理亚型：包括胚胎型、腺泡型、梭形细胞硬化型和多形性横纹肌肉瘤，前三型常见于儿童，多形性横纹肌肉瘤在儿童中罕见，多见于成人。形态学变化是诊断横纹肌肉瘤的金标准，分子病理检测结果是诊断横纹肌肉瘤的重要补充，对横纹肌肉瘤的分层治疗具有重要的指导意义。

对于胚胎型横纹肌肉瘤，存在 *MYOD*1 基因变异及 *TP*53 基因变异者预后不佳。对于腺泡状横纹肌肉瘤患儿，*PIX*3 及 *FOXO*1 基因融合是腺泡状横纹肌肉瘤的典型分子遗传学改变，存在 *PIX*3-*FOXO*1 基因融合患儿的预后最差。关于梭形细胞硬化型横纹肌肉瘤，2020 版的骨与软组织肉瘤分类中重点更新了梭形细胞硬化型 RMS 的分子分型，将其分为具有 *VGLL*2、*NCOA*2 及 *CITED*2 重排的先天性梭形细胞硬化型横纹肌肉瘤，此类患儿的生物学行为倾向于具有与胚胎形式比较类似的良好预后。而伴有 *MYOD*1 突变的梭形细胞横纹肌肉瘤特别容易发生远处转移，且预后不佳。具有 TFCP2 重排的梭形细胞硬化型横纹肌肉瘤非常罕见，病人的年龄分布非常广，可从婴幼儿到成年人甚至老年人，发病部位多为头颈部，以颅面骨多见，进展非常迅速，同时病人对化疗不太敏感，且预后非常差。

有关横纹肌肉瘤的评估检查，CACA 指南推荐，评估原发瘤灶时建议采用 CT 或 MRI 平扫及增强检查或局部 B 超检查。评估转移灶时，CACA 指南推荐采用 PET/CT 检查和骨扫描检查，肺 CT 检查可发现肺部转移病灶，颅脑 MRI 检查有助于发现颅内转移病灶，多部位超声检查可发现软组织转移病灶及淋巴结转移灶。横纹肌肉瘤患儿应行骨髓检测，包括骨髓穿刺和骨髓活检。对脑膜旁区横纹肌肉瘤患儿，则推荐采用脑脊液检查，对横纹肌肉瘤进行分期时可采用治疗前的 TNM 分期，以及与美国横纹肌肉瘤研究组（IRS）术后病理分期相结合的分期方式。

首先了解 TNM 分期，局限性病变如果位于预后良好的位置，通常 TNM 分期为 1 期；局限性病变如果位于预后不良的位置，同时肿瘤直径≤5cm 伴区域淋巴结转移者，TNM 分期则是 2 期；如果局限性病变的瘤径小于 5cm 且伴淋巴结转移，则为 3 期；如果瘤径大于 5cm，无论是否存在淋巴结转移，均归为 3 期；如果病变存在远处转移，则 TNM 分期为 4 期。

IRS 术后病理分期主要根据患儿的手术切除情况来判定。如果病人已经接受手术切除，既无镜下残留，又无区域淋巴结转移，则属于 IRS 1 期病变；如果病人已接受手术切除且无肉眼残留，但是存在镜下残留或区域淋巴结转移，则为 2 期病变；如果肿瘤未得到完整切除且存在肉眼残留，或局限性病变无法被完全切除而仅进行活检，则为 3 期；如果病人已出现远处转移，或存在胸水和腹水、胸膜和腹膜的种植病灶，或存在脑积液阳性体征，则将病人归为 IRS 4 期。根据横纹肌肉瘤的危险度，可将病人分为低危组、中危组和高危组，此需要结合患儿的病理亚型、TNM 分期和 IRS 分组进行整合判断。

CACA 指南强调，治疗横纹肌肉瘤时应注重整合治疗，并权衡利弊。对存在根治希望的患儿，通常需要采取更加积极的治疗。儿童肿瘤不同于成人，大部分可通过整合治疗达到长期生存，因此在治疗过程中应特别注重权衡利弊，在保证根治肿瘤的同时还要特别关注治疗对患儿带来的远期生活质量影响。对于难治且复发的病人，CACA 指南强调通过多学科整合来制订 MDT to HIM 方案，既应考虑既往治疗，同时又应尊重患儿及其家属的意见。横纹肌肉瘤治疗包括放疗、化疗、手术和整合治疗。化疗是贯穿横纹肌肉瘤治疗始终的治疗方式，所有患儿均应接受化疗。对横纹肌肉瘤进行化疗时也应强调分层原则。2016 年，中国抗癌协会小儿肿瘤专业委员会推出了儿童及青少年横纹肌肉瘤诊疗建议，也就是大家熟悉的 CCCG-RMS 2016 方案，2017 年开启了全国范围内的横纹肌肉瘤多中心前瞻性临床研究，2019 年由中华医学会及国家卫生健康委员会分别推出膀胱前列腺横纹肌肉瘤专家共识和儿童及青少年横纹肌肉瘤诊疗规范（2019 版）。2022 年的 CACA 横纹肌肉瘤整合诊治指南是我国第一部儿童横纹肌肉瘤的整合诊治指南。

在 2016 年横纹肌肉瘤多中心前瞻性临床研究中，现阶段我国在横纹肌肉瘤诊治方面还存在以下问题：①低危组横纹肌肉瘤患儿的局部复发是影响预后的主要因素。目前，低危组病人的化疗方案相对比较单一，需要进一步分层治疗。②中危组中横纹肌肉瘤患儿的生存率还有待提升。虽然维持治疗已在有经验的中心开展，但尚未写入我国的诊疗建议。③高危组横纹肌肉瘤患儿的生存率仍然较低，需要在目前治疗基础上增加更有效的全身治疗手段。④对于难治复发横纹肌肉瘤，国内并无诊疗建议。目前，特殊部位的横纹肌肉瘤还缺少全身治疗和局部治疗细则的依据。⑤分子病理检测尚未作为分层治疗依据纳入我国横纹肌肉瘤的诊疗规范，CACA 横纹肌肉瘤指南作为我国首部横纹肌肉瘤诊治指南，立足于我国横纹肌肉瘤现状，以 CCCG-RMS 2016 多中心研究结果为基础，充分借鉴国际先进经验，内容非常全面，完整涵盖了横纹肌肉瘤的"防—筛—诊—治—康"各个方面的证据，充分、详细地贯彻了 MDT to HIM 的整合诊治理念。

CACA 指南主张，疑似横纹肌肉瘤的患儿首先应接受手术可行性的评估，对可在早期进行手术切除的患儿，建议先接受手术治疗，术后依据病理类型进行分层治疗。在早期无手术全切可能性的患儿则建议接受活检，活检后患儿进行术前化疗，建议在化疗 4 个疗程后评估手术的可能性。如果病人可以接受手术治疗，在化疗 4 个疗程后进行手术治疗，术后再辅助进行放疗，然后再行巩固化疗。

进行横纹肌肉瘤化疗时 VAC 方案仍然是横纹肌肉瘤化疗的基石。对低危组横纹肌肉瘤病人进行化疗时，CACA 指南仍然优先推荐 VAC 方案（4 个疗程），然后再给予 VA 方案（4 个疗程）。CACA 指南还对低危组横纹肌肉瘤病人的化疗提出了进一步分层治疗的建议，主要针对 TNM 1 期 IRS 3 组非眼眶病变以及 TNM 3 期 IRS 1～2 组病变，因为病人的局部复发率比较高，因此建议升级治疗，其化疗方案可参考中危组。低危组中除 IRS 1 组患儿不需要接受放疗外，CACA 指南对 IRS 2～3

组不伴区域淋巴结转移且预后良好部位的胚胎型横纹肌肉瘤并不强调放疗的必需性，但是建议不放疗组应增加烷化剂的剂量和时间。

对于中危组的横纹肌肉瘤治疗，CACA 指南优先推荐的化疗方案为 VAS 与 VI 的交替化疗，同时建议在化疗的基础上联合维持治疗。CACA 指南对融合基因阴性的腺泡状横纹肌肉瘤进行更深入的分层，对 TNM 1~2 期 IRS 1~2 组或 IRS 3 组眼眶融合基因阴性的腺泡状横纹肌肉瘤建议进行降级治疗，化疗方案可参考低危组，前期临床试验结果显示，坦罗莫司治疗横纹肌肉瘤有效，但考虑到药物的可及性，仅建议在有条件的情况下酌情使用。高危组横纹肌肉瘤患儿的治疗困难，并且预后不佳。

目前，已知与高危组预后相关的危险因素主要包括：①年龄因素，年龄 >10 岁或 <1 岁高危组患儿的预后不佳。②预后不良的位置；③存在 3 个及以上转移病灶；④存在骨和骨髓转移。对高危组横纹肌肉瘤治疗的选择，CACA 指南建议在多药联合化疗的基础上加入靶向治疗和替莫唑胺以提高高危组横纹肌肉瘤患儿的疗效。

近年来，针对难治复发性横纹肌肉瘤的研究结果主要包括：①复发后具有 FR 特征患儿的预后较好，不具备 FR 特征患儿的预后较差；②长春瑞滨、环磷酰胺和坦罗莫司对复发横纹肌肉瘤患儿具有比较理想的治疗反应率；③与 VI 方案相比，VIT 方案可显著提高复发横纹肌肉瘤患儿的疗效；④异基因造血干细胞移植具有一定的疗效，但是自体干细胞移植并无明显优势；⑤只有少量临床研究表明，安洛替尼对晚期横纹肌肉瘤有效。对难治复发横纹肌肉瘤，CACA 指南主张充分评估患儿的临床特征，主要包括初诊初治时一些临床特征、分期分组特点及前期治疗情况。对具有 FR 特征的患儿，采用以阿霉素和环磷酰胺为基础的多药联合化疗方法可能达到治愈目的。如果患儿预后不佳，治疗时需要充分考虑患儿的临床特点、前期治疗情况及本医疗单位临床医生的治疗经验，同时还应综合考虑患儿和家长的治疗意愿。

CACA 指南将位于脑膜旁区伴任何一项中枢侵犯危险因素的横纹肌肉瘤归入中危中枢侵犯组。对中枢侵犯组的横纹肌肉瘤患儿，治疗时推荐采用包含卡铂、异环磷酰胺和阿霉素在内的六药联合化疗，这是 2016 RMS 方案中首次推出的针对中枢侵犯组的六药联合强效化疗。对脑膜旁区的横纹肌肉瘤病人进行手术治疗时非常困难，需要充分兼顾手术为患儿带来的治疗获益以及美观损害。对部分中枢侵犯组的横纹肌肉瘤患儿，可通过化疗和放疗获得长期缓解。

3. 局部治疗，重在整合

从整合医学的角度考虑，横纹肌肉瘤作为一种局部占位实体瘤，不仅需要全身治疗（如化疗），而且需要局部治疗。手术作为局部治疗的一种，在整个治疗过程中发挥非常重要的作用，能否在整个肿瘤治疗过程中将肿瘤切除实际上是一个标志性事件。如前所述，小儿横纹肌肉瘤可涉及各个年龄、各个部位和各个类型，因此在复杂治疗过程中需要走好第一步、开好第一刀。所谓走好第一步，即诊断小儿横纹肌肉瘤（包括横纹肌肉瘤在内的软组织肉瘤）时十分困难，虽然病理诊断是确诊的金标准，但是通常十分困难。有资料显示，8%的肉瘤最终无法得到明确诊断，甚至可能误诊。

CACA指南特别强调，在治疗整个软组织肉瘤前强烈建议进行活检，即使是那些在临床或影像学上具有比较典型特点的软组织肉瘤，也建议进行活检。当然，活检时应考虑与后期手术切口的一致性，也包括在整个活检过程中应取足够的组织量。结合儿童肿瘤的特点，我们并不推荐针吸活检和冰冻活检，通常推荐带空心的穿刺针（即活检针）比较安全和方便。如果活检时达不到深部病灶，则建议通过开腹或开胸进入肿瘤病灶，通过切开活检可获得更多的标本量，但是也会存在出血和肿瘤污染的风险（必须考虑）。对位置比较潜在的较小肿瘤，如果可完整切除，则有助于得到更准确的病理诊断结果。对一些空腔脏器和周围部位的肿瘤，内镜活检（如胃镜、膀胱镜和阴道镜等）也具有可行性。

在活检过程中通常推荐超声引导，此有利于活检时穿刺针进入比较典型的组织区域，同时也可避开主要血管或脏器，既可提高穿刺阳性率，又可减少出血风险。无论如何，活检都具有创伤性，并且具有出血感染和肿瘤破裂等可能性，需要引起警惕。对横纹肌肉瘤手术，CACA指南强调合适时应选择恰当的手术方式，无血无瘤、分块切除，同时应注意器官保存和功能重建。

CACA指南特别强调整合全局时应恰到好处，儿童横纹肌肉瘤在大多数情况下对化疗比较敏感，因此术前进行新辅助化疗可使不能切除的肿瘤变为可以切除，这样原本危险的手术变得相对安全。所以在治疗过程中一定要判断能否切除肿瘤，通过准确判断找准合适时机，不能在治疗初期盲目开刀，如果不能做到完整切除或引起比较严重的并发症，则可造成手术失败。当然，在整个治疗过程中，在整合医学层面通过放疗和化疗后准确把握切除程度，不要切除过多组织造成不必要的损伤，也不能切除不充分造成复发。

横纹肌肉瘤是软组织肿瘤，肿瘤可能浸润和包埋主要血管或神经。通过现有医学发展，例如新辅助化疗（包括介入栓塞、先进的止血设备或材料），已经可以使达到无血要求。也就是说，通过精细手术可以做到准确解剖，从而减少损失。CACA指南特别强调无瘤原则，力争做到切除彻底、阴性边缘，这就是所说的R_0切除。当然，对于特殊部位的肿瘤，尤其是巨大肿瘤，可能需要采取切除的办法，最终达到无瘤的目的。

由于中线部位的血管结构复杂，经过分区清扫可最大限度切除肿瘤，形成血管骨骼化效果。CACA指南特别强调，针对儿童青少年的特点，器官保存功能重建显得尤为重要。由于儿童横纹肌肉瘤的预后相对较好，并且具有更长的生存预期和更好的恢复潜力，所以治疗方法一定得恰当，不但要求可以治疗该疾病，而且希望病人可以健康存活，这就是长期生存质量的概念。

医学发展到今天，儿童如果发生肢体横纹肌肉瘤则需要进行截肢手术，这对家庭和医生而言都是一个很难接受的选择。幸运的是，在很难得到满意切除的情况下经过化疗和放疗后，近100%的手足部横纹肌肉瘤病人可达到10年局部控制，因此在很大程度上可避免截肢。对于双侧肾脏肿瘤，临床医生也可通过保存肾单位的手术方法去除肿瘤并留存自身肾脏组织，达到保存肾脏的目的。

对于器官保留，如果病人罹患的单侧卵巢肿瘤为良性时，则毫无疑问务必保存，但是如果病人罹患双侧肉瘤，同样应满足保留卵巢组织的要求。不仅如此，在整个治疗过程（包括化疗），尤其是在盆腹腔放疗前，应特别强调生殖力的保存，可通过卵巢移位方法或卵巢冻存移植来保存儿童和青少年未来的生育能力。

CACA指南特别强调了不同部位的手术要求：①总体来讲，希望可以通过外科手术实现横纹肌肉瘤的完全广泛切除，并且保证安全切缘，同时一定考虑美观和功能保存。②对局部进行广泛切除毫无疑问是最佳方法，一般可以考虑2cm的安全切缘。但是在某些特殊情况下，例如较多头颈部横纹肌肉瘤，实际上由于解剖学的限制，1cm的窄切缘也可接受。同时需要考虑成人手术对儿童的适应性。③对初次手术后怀疑存在微小残留或切除范围不足时，可考虑在化疗前行二次手术，也就是所谓的二次探查。④减瘤手术一般不会改善病人的预后，并且临床医生也不建议对横纹肌肉瘤进行减瘤手术。⑤对体积较大且紧邻重要血管和神经的肿瘤，新辅助化疗和放疗对局部控制具有增益的效果，可实现损伤更小、预后更好。⑥发生肢体横纹肌肉瘤时，如果出现淋巴结肿大和可疑淋巴结，则一定要进行活检。如果不能进行活检，一定要将这部分病变纳入未来放疗方案的规划中。⑦对于肢体和四肢横纹肌肉瘤，如果临床中未发现肿大淋巴结，也应寻找前哨淋巴结活检的方法，此可提高评估局部区域淋巴结的准确性。⑧对于特殊部位的横纹肌肿瘤（如胆道），如果依照低风险组进行治疗，则效果并不佳，因此未来应进一步开展分层治疗研究。⑨由于睾丸旁横纹肌肉瘤的淋巴转移较多，所以均应进行盆腹腔淋巴结评估。⑩对年龄<10岁且影像学未提示肿大淋巴结的睾丸旁横纹肌瘤，则不需要进行腹膜后淋巴结取样，但是一定要加强排查。对于可疑阳性病人，建议进行淋巴结取样活检。对年龄>10岁的睾丸旁横纹肌肉瘤病人，均建议进行同侧腹膜和淋巴结清扫。由于特殊的解剖位置，对膀胱前列腺、阴道子宫部位的横纹肌肉瘤进行手术后会造成较大的功能损伤，因此CACA指南特别强调应尽量通过化疗和放疗或整合治疗等手段来提高器官功能的保存效果，避免一期手术时采用根治性器官切除术。如果经过规范化、足疗程的综合评价后局部控制仍未达到理想程度，则必须进行本质性器官摘除的决策评估，这就是CACA指南对横纹肌肿瘤局部手术的一些考虑和决策。

4. 放疗在横纹肌肉瘤治疗中的作用

CACA指南强调整合治疗，放疗作为重要的局部治疗手段，也是整合治疗的一部分。放疗具有许多优点，首先它是一种根治性治疗手段，总体上对肿瘤的治愈效果与手术大致相当。其次，放疗是一种无创的治疗手段，每次仅需要几分钟即可完成，儿童的耐受性非常好，并且禁忌证少。最重要的是，放疗对正常器官的损伤比较小。发生眼眶横纹肌肉瘤时，如果不进行根治性手术，则可能需要摘除整个眼球，但是放疗对眼球的外观影响很小，如果严格控制剂量，则视力也将得到最大程度的保留。放疗也存在一些不足之处，例如部分横纹肌肉瘤对射线并非特别敏感，无法达到根治的目的，此时即需要进行手术挽救。并且放疗对患儿的长期生长发育可能产生影响，甚至少部分病人在未来还会存在因辐射而致癌的风险。

如何将放疗与手术之间衔接呢？首先，需要进行多学科整合 MDT to HIM 的讨论来确定一个整体的治疗框架，如果病人适合先进行手术，则应根据手术切除情况来决定放疗时机。病人在完全切除肿瘤后 1 个月进行放疗，如果部分切除后需要尽快放疗，可按照根治性放化疗处理。如果病人暂时不适合接受手术，可在放疗后 1~2 个月内评估是否需要接受手术治疗，放疗后失败者即属于复发难治病人。

CACA 指南推荐个体化治疗，化疗贯穿于横纹肌肉瘤的整个治疗过程，如何将化疗和放疗进行整合呢？原发灶可采用 4 个疗程的化疗后再开始接受放疗，发生转移者可接受更加积极的治疗，CACA 指南推荐采用 8 个疗程的化疗后再进行放疗。如果病人的症状明显，并且不适合接受手术，则建议尽快开始放疗。对于幼儿，考虑到未来生长发育的影响，可在完成化疗后再接受放疗。

关于放疗的模拟定位，CACA 指南推荐使用 CT 和 MRI 检查。大部分横纹肌肉瘤患儿的年龄为 10 岁以下，可能 1/3 的病人不满 5 岁。相对于成人病人，我们要将儿童的治疗计划制订得更精细，因此推荐扫描层应更薄。固定装置可与成人类似，但是应更关注患儿的心理特点，例如在固定装置上印制卡通图案，这样可以明显提高患儿的治疗依从性。

横纹肌肉瘤还具有一个特点，即患儿的肿瘤比成人生长得更快。临床中，我们经常会遇到一些肿瘤特别大的病人，CACA 指南推荐采用个体化定位，首先病人应尽量保持舒适体位，这样才可重复进行；低年龄儿童可适当增加镇静剂。对特殊部位肿瘤病人，例如眼部肿瘤病人，无法使用常规的热塑膜，此时应推荐采用发泡胶等个体化手段进行固定，并且辅以光学体表追踪系统。在定位过程中，应有整合团队（包括医生、物理师和治疗师）的共同参与。

关于照射范围，原发瘤灶可仅照射肿瘤和周边的高危区域，注意避让或危及周围器官；发生淋巴结转移时应照射相应的淋巴结引流区；对转移灶，常仅照射转移灶，推荐采用立体定向放疗。

关于处方剂量，横纹肌肉瘤是对放疗中等敏感的一种肿瘤。术后病人按照危险度从低到高逐步提高照射剂量，从 36Gy 逐渐提高到 50.4Gy 左右。对根治性放疗，建议大部分肿瘤的照射剂量为 50.4Gy，眼眶区域的肿瘤约 45Gy 就足够。但对一些特殊肿瘤，如果体积较大、化疗效果不好，但是能保证危及器官不超限量时，可适当增加剂量并采用同步加量技术。

一定要注意，横纹肌肉瘤患儿的心理特点不同于成人。因此，我们首先应保证舒适的环境，适当调高空调的设定温度。对于需要给予镇静措施的儿童，在治疗时可将灯光略微调暗，此有利于患儿增强安全感。儿童的配合度比成人差，治疗的重复性可能差一些，改变误差会更大一些，因此CACA指南建议在图像引导下进行放疗。对于有条件的单位，建议采用六维治疗床来修正误差，儿童在治疗过程中可能会出现一些不自主运动，建议采用光学体表追踪系统对这种运动进行监测。部分肿瘤变化得特别快，一定要注意及时重新定位，有条件的单位可探索自适应方案。

以上就是治疗部分的内容，CACA指南推荐从整体角度出发制定整合治疗方案，在整个治疗过程中应注重儿童的生理和心理特点，将每个细节做到位，最终才能达到最好的疗效。

5. 规范随访，未来可期

随访建议及长期生存者的管理：建议病人在治疗结束一年之内每3个月复查一次，治疗后2~3年可每4个月复查一次，之后逐渐减少随访频次。随访内容包括原发病监测、合并症监测、器官功能和生长发育的情况。停药早期应重点监测原发病。后期需要关注器官功能、机体发育、社会心理和第二肿瘤的情况。中医中药在治疗实体瘤后病人的康复治疗过程中也会发挥一定的作用。

横纹肌肉瘤的未来展望如何？答案在于"精准诊断，细化分层，贵在联合，赢在整合"。我们应采用MDT to HIM的治疗模式为每一位儿童提供最合适的治疗方案。

二、院士点评

1. 陈国强院士：规范随访，全民关注，未来可期

儿童肿瘤尤其是ALL的有效率可达90%。此结果令人震撼，这得益于儿科界专家充分借鉴国际经验，立足我国现状，通过脚踏实地开展大范围的临床研究才得到今天的整合诊疗指南，真正体现了整合诊疗的分子化和治疗的精准化。如果能积极地将这套指南体系进一步推广，可能会对提升儿童的治疗有效率（包括预防儿童肿瘤的发生）发挥非常重要的作用。儿童肿瘤与成人不一样，儿童肿瘤在有效率达到80%~90%的基础上，如果想做到"规范随访，未来可期"这一点，则可能需要全社会共同做出更大的努力，这不仅需要广大医生的规范随访，而且全社会人群均应重视。肿瘤患儿的生理、心理和康复在方方面面才会真正"未来可期"。

2. 王红阳院士：加强分子机制研究，实现跨学科整合，提升临床诊疗水平

无论是ALL还是RMS，CACA指南非常系统、精细和全面地概括了相关内容，既体现了前沿进展，又对实践具有非常强的指导性，同时对基层治疗的医务人员非常有益。该指南所包括的内容很具体，前沿性也很好，同时包括了国外和国内的部分最新进展。无论是儿童肿瘤还是成人肿瘤，目前许多挑战和瓶颈问题尚未得到解决。儿童肿瘤也与成人肿瘤一样存在一些共性问题和挑战，例如在病因和发病机制方面，两类肿瘤均还存在一些问题。尽管临床中已发现肿瘤的发生与许多生物学、感染性、物理性和遗传性等因素相关，但是肿瘤如何发病、如何被调控、怎样阻断尚未可知。因此从这些方面考虑，加强分子机理研究（特别是基础性研究）非常重要。

针对ALL和RMS，临床中存在一个共性问题，今后如何进一步精确加强靶向治疗、分层诊断和优化治疗方案及延长远期疗效。我认为，治疗时需要采取个性化的治疗方案，完成代明院士提出的"获得最优化疗效"的目标，实现儿童肿瘤的远期疗效随访并提高生存率，保障正常的生存期。为满足这些要求，我认为目前还缺乏分子诊断标志物，当然分子标志物不仅有利于诊断，而且有利于分子分型，治疗时需要根据有效药物靶点进行研发新药。监测时也需要对病人进行远期随访并检测远期疗效，并且整合最佳的化疗方案，同时考虑如何将其他方案整合在一起，这些均需要借助多药联合研究（包括CAR-T治疗）。采用CAR-T治疗时当然需要根据诊断标志物帮助判断疗效及是否需要延续治疗等，所以应将标志物的问题提上议程，通过基础研究发现标志物并筛选、鉴定和验证，通过临床试验帮助确定标志物是否能够指导临床应用和实践，最终能够获批并用于临床。

此外，今天我们在会议中一直强调跨学科整合，这非常重要，一方面可以提高诊治能力，另外也需要发展新技术。例如，是否可以通过类器官技术来帮助获得更好的药品筛查和组合方案，能否可以通过单细胞可视化技术来帮助提高诊断和监控水平。各位临床医生需要这些新策略和新技术以加强基础和临床整合，并且更多实现跨学科整合。这些有利于我们在新技术和各种应用平台的支撑下能够将临床诊断治疗水平进一步提高，并且更多地造福于所有病人。

3. 李兰娟院士：探索微生态相关研究

大规模巡讲CACA指南可大幅度提升肿瘤治疗的水平，虽然肿瘤的治疗发展十分迅速，新药也已陆续推出，但是临床中尚未掌握哪类药物的疗效最好且副作用最少。我们过去视肿瘤为不治之症，现在已出现许多控瘤药可以治疗大量肿瘤，CACA指南让肿瘤病人看到了希望。除医务人员外，许多肿瘤病人也在参加今天的巡讲，这具有特别重要的意义。CACA指南不同于以往的大部分指南，其中纳入了许多大样本和多中心的研究成果，治疗方法包括化疗、放疗、内科治疗、外科治疗，同时将几个方面的内容整合到同一个指南中。这对整体治疗非常重要，并且有益于提高整体治疗效果。

CACA指南中专家提到多学科整合诊疗很有必要，病人何时需要手术治疗，何时需要放疗等，均可以通过多学科整合诊疗来实现。这样既可以让病人放心，省去许多麻烦，同时又能得到高水平专家的指导，增加病人的治疗信心。

我认为，在肿瘤发病机制研究中目前许多国内外前沿进展与微生态密切相关。今天我们讲到小儿急性白血病时提到感染与免疫有关，其实感染与免疫的关系涉及各种肿瘤，但是哪个部位感染，哪种菌群感染，哪类病毒感染，然后分别引起何种免疫变化，这些涉及病因机制方面内容需要开展更多研究。当今已发表许多关于微生态变化的文献，机体内可能存在许多细菌，小儿可能从出生时即伴随菌群的不断变化，所以微生态在生长和发育中发挥非常重要的作用，两者之间具有非常密切的关系。病人在罹患肿瘤并进行放化疗后微生态的紊乱会导致许多并发症（包括腹泻）的发生等。目前，我们仍然缺乏微生态的相关研究，如何通过微生态调节来减少治疗时引起的并发症，这些均值得研究。

4. 李校堃院士：探索疾病与遗传的关系，将新理念、新标准融入教学

如果想将中国医学发展得越来越强大，我们确实需要发布自己的指南和自己的标准，这样一方面能减少病人的痛苦，另一方面也能使我国医学走到世界前列。目前，我开展调控生命过程中细胞生长因子的相关病理机制、调控机制、生理作用、结构和功能、与疾病关系的相关研究已 30 多年，今天巡讲时各位专家们讲授指南的效果非常好。

我认为，这些儿科疾病的发生实际上具有几个共同特点，并且与遗传、基因发育之间的关系也非常密切。我们制订儿童肿瘤 CACA 指南时应该考虑诸多因素，例如母系遗传、父系遗传，这些方面均很重要。另外，前面李兰娟院士也提及药物研究。最近这些年，药物研究发展得非常快，学者越来越深入研究疾病的基因或 DNA。深入了解整个发病机制后，我们发现了新的靶标、新的靶点和新的阻断抑制剂，包括之前谈及儿科中所使用的替尼类 EGF 受体抑制剂，最近也有一些 FGF 受体抑制剂相继上市。在用药方面，临床医生对 70 岁肿瘤病人和儿童用药的思考就存在许多不同。儿童的治愈率达到 80% 以上，很长时间内我们需要思考后续遗传因素对安全性的影响，包括目前已开展的新细胞治疗技术（如 CAR-T 等）的影响。在儿科这个领域中许多非常优秀的专家也需要与药学专家共同联合，针对儿科用药去发现靶标，从而在遗传学和流行病学调查方面开展更多的研究。我们应在这个领域中将自己的 CACA 指南建立得更加坚固和牢固，从而在世界上获得更高的地位。应该让医学生通过教科书了解整合医学理念和最新标准，这对医学教育事业的发展具有非常重要的意义，我们需要努力落实。

5. 谭蔚泓院士：整合治疗，整合诊断，精准治疗

整合治疗和整合诊断能够精准推动精准治疗，这与中国科学院医学研究所的研究方向非常相近。虽然我们并未提出整合诊疗这种概念，但我们提出诊断时必须采用多个疾病标志，其关键之一就是肿瘤标志物。我们希望通过人脸识别式的诊断对多个诊疗标志进行同时识别。我刚才特别注意到整合诊断，既要检测血液中诊疗标志物，也要开展 CT 检查，同时也应开展各种各样的病理实验检测。我认

为，进行整合诊断时应该将多个分子标志物整合起来做一次实验，而不是让病人做10次实验，今天做CT检查，明天做病理检查，后天再抽血进行化验。我认为，将肿瘤标志物整合起来才能使病人得到一个更为简便的诊断方式。

今天我学习了很多，大家都提到基础研究的重要性，王红阳院士提到怎样将临床问题与基础研究紧密联系起来，这也正是中科院医学研究所以临床问题为导向全面推动医疗的研发。我们一定要用有组织的方式来对临床问题进行深入研究，在这一点上，中科院医学所与肿瘤医院一直在全力推动临床医生和科学家的紧密团结，围绕一些对病人有特别意义的临床问题进行深入且有组织的攻关式研发。

6. 施一公院士：联合基础科研人员与临床医生深入开展研究

我国儿童肿瘤的年发病率为（10~15）/10万，每年约有3万例儿童新诊断为恶性肿瘤，14岁以下儿童的死因占比中恶性肿瘤位居第2位，排名前3位的儿童肿瘤（恶性血液肿瘤、神经母细胞瘤、肾母细胞瘤）严重危害着儿童的健康。令人欣慰的是，在基础研究和临床研究的推动下，包括靶向疗法在内的多种精准诊疗手段，均已有效应用于儿童肿瘤，并且疗效不断提升。目前，血液肿瘤的治愈率在80%以上，实体瘤的治愈率为60%~70%。本次儿童肿瘤CACA指南的发布对促进儿童肿瘤治疗与预后等方面起到了积极作用，为儿童肿瘤规范化防治提供了指导性建议。

尽管我们在儿童肿瘤领域已经取得了较好进展，目前仍有诸多问题需要基础科研人员与一线工作临床医生联合起来，并且在肿瘤靶点发现与结构解析、上下游生物学功能效应、创新药物发现和创新诊疗方法开发等多个方面深入开展研究，这样才有可能使我国真正走在世界儿童肿瘤领域的前列。最后，我衷心感谢中国抗癌协会持续为儿童肿瘤领域提供的相关支持与帮助，此有利于进一步带动与促进相关肿瘤研究领域的全面发展。

三、总　结

樊代明院士：转换思维，解决问题

我们要重视儿童，儿童的急性淋巴细胞性白血病的治疗效果好，因为低危组占比高（约50%以上），高危组的比例低。但是成人则相反，低危组占比低，高危组占比高。为什么会出现这个情况呢？我们治疗儿童白血病时是将癌细胞当成"好人"进行指正、教育，而治疗成人恶性疾病时将癌细胞当成"坏人"进行消灭。能否将成人的肿瘤当成儿童的肿瘤来治疗呢？可否换一个思维，用治疗儿童肿瘤的方法去治疗成人的肿瘤呢？细胞都是父母给的，开始都是一个细胞，经过受精卵的不断分化而成。部分中医采用治疗儿童白血病的方式来治疗成人白血病，这是真实存在的。尿激酶就是从儿童的尿液中提取的，儿童的尿液来自血液的滤过，我们在培养细胞时应采用胎牛血清而非老牛血清。很多肿瘤病人在控癌药耐药后不必更换控癌药，可以将儿童的粪便交换肠菌制成制剂后进行肠镜灌注，这样控瘤药即可有效，抗肝炎病毒也是这样。所以，我们不要将小便与大便看成废品，充分利用即可发挥作用。

免疫治疗包括 PD-1 治疗，一位诺贝尔奖获得者发现 PD-1 治疗对年轻小鼠有效，而对年老小鼠无效。我们知道，因为儿童淋巴免疫系统不成熟无法分清正常细胞和癌细胞，所以采用 CAR-T 疗法无效；虽然成年人可以分清，但无法消灭癌细胞，所以采用 CAR-T 疗法有效。所以说，我们应提高儿童对瘤细胞和正常细胞的识别能力。其他科室的医生一定要向儿科医生学习，儿科医生也要向其他科室的医生学习。就像矛可以进攻，但不能自卫，盾可以自卫，但不能进攻，将两者的优点结合在一起，各取所长，这就是通过矛盾论解决矛盾的根本方法。

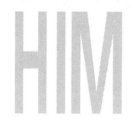

子宫肉瘤与滋养细胞肿瘤整合诊治前沿

◎朱笕青 郑 虹 陈仲波 向 阳 杨开选
　蒋 芳 鹿 欣 谢 萍

一、专家解读

（一）子宫肉瘤篇

1. 指南概述，先入为主

子宫肉瘤在临床上比较少见，发病率较低，女性人群的年发病为（1.55～1.95）/10万，占子宫体恶性肿瘤的3%～7%。目前，子宫肉瘤的病因尚不明确，一般认为肥胖、糖尿病可能是子宫肉瘤的相关危险因素，口服避孕药和雌激素替代治疗也可使发病风险升高，这是流行病学调研数据。由于该病比较少见，目前尚无有效的早期筛查方法。

子宫肉瘤影像学检查缺乏特征性表现，通常难以在术前鉴定子宫体部肿瘤的良恶性。大多数病人是以子宫良性疾病（子宫肌瘤、子宫腺肌病、功血等）就诊，在手术切除后病检时才确诊为子宫肉瘤。

说到子宫肉瘤，绕不开的话题是子宫肌瘤。子宫肌瘤在成年女性中非常常见的良性肿瘤，约占20%～30%。由于子宫肌瘤对身体的伤害性不大，绝大多数子宫肌瘤病人不需要治疗。但子宫肉瘤存在一定的恶变率，国外报道为0.13%～2%，国内报道为0.4%～0.8%。对医生而言，需要引起重视，每100例病人中有1例可能会发生恶变。子宫肌瘤恶变的类型主要包括子宫平滑肌肉瘤和恶性间叶瘤，前者较为多见。

总体而言，子宫肉瘤是恶性程度相对较高的疾病，根据不同病理类型而异，如子宫平滑肌肉瘤是最常见的类型，且预后较差；其次是子宫内膜间质肉瘤，该病包括两种类型，一种是高级别，一种是低级别，最常见的是低级别，低级别子宫内膜肉瘤的预后相对较好，但高级别的预后非常差。子宫未分化肉瘤罕见，预后非常差，病人的生存期通常不超过两年。此外，少见的腺肉瘤也相对较好，属于低度恶性肿瘤，所以需要明确了解病理类型。除此之外，与所有肿瘤一样，肿瘤分期是子宫肉瘤的最重要预后因素。例如1期子宫平滑肌肉瘤的5年生存率为51%，但2期则几乎下降一半（仅为25%），总体5年生存率约为32%。因此，早期诊断对子宫肉瘤十分重要。

2. 学科整合，精于诊断

子宫肉瘤通常无特征性症状与体征，可能出现的临床表现有以下 4 方面，最常见的是异常阴道出血，但并不是每个病人都会出现阴道出血。子宫平滑肌肉瘤并未侵犯子宫内膜，也未挤压宫腔造成宫腔变形，不会出现阴道出血症状。子宫肉瘤通常生长比较迅速，因此常伴坏死出血并引起腹痛，宫腔生长的子宫肉瘤会引起不断宫缩从而导致下腹坠痛。子宫肉瘤增大到一定程度时，子宫超出盆腔，部分病人会自行触摸到腹部包块，而增大的子宫也会压迫周围脏器并引起相应症状。例如压迫膀胱和直肠会引起尿频、里急后重和排尿或排便困难等症状。特别要注意的是，子宫平滑肌瘤病人在进行定期随访期间如果短期内出现平滑肌瘤迅速增大，例如在半年内增大 1 倍，则应考虑出现子宫肉瘤的可能性。另外，如果未使用雌激素替代疗法的绝经后女性出现子宫肌瘤逐渐增大，则也要高度警惕子宫肉瘤的可能性。因为子宫平滑肌瘤是一种雌孕激素依赖肿瘤，在绝经后女性中会逐渐缩小，然而子宫肉瘤一般是非激素依赖型的。

妇科查体时通常会发现子宫体积增大，主要为向宫腔生长的巨大息肉样子宫肉瘤，查体时可能会在宫颈口甚至阴道口发现赘生物。病人就诊时已属于疾病晚期，也会出现与转移相关的一些症状和体征，如果发生腹部的广泛转移则会出现腹部多发肿物，如果发生肺转移则会出现持续咳嗽和憋气等症状，晚期病人也会存在贫血、消瘦等与肿瘤消耗相关的症状。

术前最为准确的诊断方法是组织病理学检查。CACA 指南建议，如果病人存在异常阴道出血症状，或影像学结果提示存在宫腔占位，务必进行诊断性刮宫。如果查体时可见宫颈口或阴道口有突出物，应进行脱出物活检。然而即使进行诊断性刮宫或宫颈口突出物活检，术前进行准确的病理学诊断的敏感性还是比较低，术前诊断率不足 50%。其原因主要包括两个方面：一是子宫肉瘤有时并不向宫腔生长侵犯内膜，因此无法取到组织病理活检标本；二是即使取到标本，也会因为组织量太少（肿瘤内部可能存在异质性或大量坏死）而影响病理科做出准确判断。如果通过临床表现和盆腔超声检查已经怀疑存在子宫肉瘤的可能，CACA 指南强烈建议务必在术前进行全面的影像学评估，目的主要包括两个：首先是辅助判断肿物的良恶性，虽然影像学检查的诊断敏感性和特异性并非百分之百，但是通过经阴道超声和盆腔增强 CT 或 MR 检查还是可以发现一些非常特征性的表现。例如子宫平滑肌肉瘤，经阴道超声检查可见比较典型的表现，即单个存在的大体积回声不均匀的肿物和周围的基层界限不清晰，血流阻力指数较低，而在盆腔增强 MR 显像上子宫平滑肌肉瘤也表现为单一体积较大的肿物，边界不清，在 T1 加权项和 T2 加权项上分别存在特征性的信号。我们进行全面影像学评估时另一个比较重要的目的就是判断全身是否存在其他转移灶，所以除盆腔影像学检查外，还应进行胸腹的增强 CT 或 PET/CT 等检查。

子宫肉瘤最常见的一种病理类型是子宫平滑肌肉瘤，占子宫肉瘤的 40%~50%。第二常见类型是低级别子宫内膜间质肉瘤，占 15%~20%。低级别子宫内膜间质肉瘤的恶性程度相对较低，肿瘤生长较缓慢，临床中常出现远期复发。高级别子宫内膜间质肉瘤的恶性程度比较高，但极为罕见。此外还有比较罕见的未分化子宫肉瘤，它是一种缺乏特异性分化的高度恶性间叶性肿瘤。更为罕见的子宫肉瘤还包括子宫腺肉瘤、血管周上皮样细胞瘤和横纹肌肉瘤等。

最常见的子宫平滑肌肉瘤的大体特征一般包括单发、体积较大、边界不清，切面一般比较软，鱼肉样。显微镜下平滑肌肉瘤的三个典型表现包括：①细胞增生活跃，核分裂象多见，一般会大于 10 个/高倍视野。②细胞异型性明显。③存在肿瘤凝固性坏死。

其实各种子宫肉瘤病理类型的大体表现非常类似，通常呈现为位于肌壁间或凸入到宫腔的肿物，肿物边界一般不清晰，可见出血坏死，因此应通过显微镜下特征、免疫组化结果和分子病理学检查进行鉴别诊断。低级别子宫内膜间质肉瘤在显微镜下呈现为大小一致的细胞，类似增生期的子宫内膜间质细胞，这些细胞缺乏异型性，并且核分裂象较少。相对应的高级别子宫内膜间质肉瘤的细胞形态是分化幼稚的细胞，核分裂象很多见，通常大于 10/10HPF。免疫组化检查结果提示低级别，一般孕激素受体表达阳性，CD10 呈弥漫强阳性表达。高级别子宫内膜间质肉瘤的 CD10、ER、PR 通常呈阴性，Cyclin D1 在 70% 以上的病人中呈阳性。此外还可以通过分子病理学检查方法鉴别低级别和高级别子宫内膜间质肉瘤，约 2/3 的低级别子宫内膜间质肉瘤可出现多个基因融合，高级别子宫内膜间质肉瘤可呈现两种主要基因重排。未分化子宫肉瘤的细胞异型性非常明显，并且核分裂更为多见，有时会接近 50/10HPF。免疫组化和分子病理学检查结果常无特异性表现，所以在病理诊断上通常采用排除法，也就是排除其他一些高度恶性肿瘤（如高级别子宫内膜间质肉瘤和癌肉瘤等）后再进行未分化子宫肉瘤诊断。

CACA 指南推荐的子宫肉瘤分期参考并整合了 2009 年 Vigo 两个针对不同子宫肉瘤病理类型的分期。Ⅰ期是指肿瘤局限于子宫，子宫平滑肌肉瘤和子宫内膜间质肉瘤在Ⅰ期中的分层主要依据肿瘤直径，ⅠA 期是指肿瘤直径≤5cm，ⅠB 期是指肿瘤直径>5cm，子宫腺肉瘤的生长方式比较类似于子宫内膜癌，所以Ⅰ期分层主要依据肿瘤对肌层的侵犯。ⅠA 期主要是指肿瘤局限在内膜层，ⅠB 期是指肌层侵犯≤1/2，ⅠC 期是指肌层侵犯>1/2；Ⅱ期子宫肉瘤是指肿瘤超出子宫但仍局限在盆腔；Ⅲ期是指肿瘤侵犯腹腔组织；Ⅳ期是指肿瘤侵犯膀胱、直肠或出现远处转移。

3. 规范治疗，功能保护

子宫肉瘤治疗包括手术治疗、化疗、内分泌治疗、放疗和靶向治疗。治疗总原则是以手术治疗为主，内分泌治疗、化疗、放疗和靶向治疗为辅。CACA 指南强调手术治疗特别重要，手术是治疗子宫肌瘤的基石。

手术治疗分为两种情况：第一，术前或术中确诊为子宫肉瘤的处理。第二，子宫良性疾病，术后病理确诊为子宫肌瘤的处理。通过前面专家介绍，子宫肌瘤病人多数因为子宫肌瘤等良性疾病接受手术后常规病理结果提示恶性肿瘤（子宫肉瘤），所以会牵涉到这方面的内容。子宫肉瘤的手术治疗包括四个内容：①子宫肉瘤的经典术式，即子宫全切联合双附件切除术；②后腹膜淋巴结切除术；③保留卵巢和保留生育功能；④子宫肉瘤，许多病人因误诊为子宫肌瘤而行手术，特别（接受子宫粉碎术的病人），CACA指南认为此类的病人需要采用瘤细胞减灭术。

对术前或术中确诊为子宫肌瘤的处理，如果肿瘤局限于子宫，则CACA指南推荐行子宫全切联合双附件切除术。如果子宫外存在病灶，CACA指南推荐行子宫旋切联合双附件切除＋转移病灶切除。如果病人合并严重疾病且不能耐受手术，或子宫肉瘤的范围特别广泛而不能接受手术，CACA指南推荐行盆腔外照射可联合或不联合近距离放疗和（或）全身系统性治疗。子宫肉瘤的标准术式是子宫全切术和双附件切除术。

关于后腹膜淋巴结切除的问题，CACA指南认为无须常规实施系统性盆腔和腹主动脉旁淋巴结切除术，但是术中需要仔细探查，任何可疑或肿大的淋巴结均应切除。

关于保留卵巢功能的问题，子宫腺肉瘤发生卵巢转移者非常罕见，绝经前低危病人可考虑保留卵巢。平滑肌肉瘤发生卵巢转移的概率为3.5%～4%，保留卵巢不是影响病人预后的独立因素。对早期年轻ER阴性病人，同时肿瘤又局限于子宫且远离宫角的病人，可酌情保留一侧卵巢。低级别子宫内膜间质肉瘤因属于激素敏感肿瘤，保留卵巢的复发率极高，建议进行双附件切除。高级别子宫内膜间质肉瘤，恶性程度非常高，非常容易复发和转移，一般常规切除卵巢。CACA指南认为，有生育要求的病人在接受保留生育功能的手术时需要格外谨慎。目前尚无高级别证据支持，仅有关于恶性程度低的子宫肉瘤（如低级别子宫内膜间质肉瘤、腺肉瘤）早期病人的个例报道。CACA指南建议检查时病人应充分知情同意。临床检查中未发现宫外转移者可考虑保留手术，但是术后需要严密随访，并且建议生育完成后切除子宫。CACA指南强烈建议保留生育功能手术时应该格外谨慎。

良性疾病术后确诊为子宫肉瘤的处理措施主要包括以下步骤：①病理切片会诊，以明确病理类型，行ER/PR检测有利于判断年轻病人能否保留卵巢。②详细的影像学检查（如增强CT或MR）可明确是否存在转移灶。手术原则为切除残留的子宫、宫颈和（或）附件，切除肿大或可疑的淋巴结，切除子宫外的转移病灶。对前次手术时行子宫或肌瘤粉碎的病人，建议行瘤细胞减灭术，并且尽最大可能彻底切除残余病灶。

关于术后辅助治疗原则，对于恶性程度低的低级别子宫内膜间质肉瘤病人，Ⅰ期可术后观察，也可采用内分泌治疗；Ⅱ～Ⅳ期病人术后可给予内分泌治疗；切缘阳性病人可给予体外放疗。对于恶性程度高的子宫平滑肌肉瘤、未分化子宫肉瘤和高级别子宫内膜间质肉瘤，Ⅰ期可选择术后观察；ER 或 PR 阳性病人可采用内分泌治疗。Ⅱ~Ⅳ期病人推荐采用术后辅助化疗和（或）体外放疗。

内分泌治疗的适应证包括：①低级别子宫内膜间质肉瘤，因其属于激素敏感肿瘤。②ER 或 PR 阳性的子宫平滑肌肉瘤、高级别子宫内膜间质肉瘤和腺肉瘤等。行内分泌治疗时首选芳香化酶抑制剂，也可采用氟维司群、甲地孕酮和亮丙瑞林等，目前已不再采用他莫昔芬。有学者认为需要治疗 2 年，也有学者认为需要终生使用。

Ⅱ~Ⅳ期或复发的子宫平滑肌肉瘤、未分化子宫肉瘤和高级别子宫内膜间质肉瘤需要化疗。化疗方案首选多柔比星单药化疗，也可选择吉西他滨 + 多西他赛、多柔比星 + 异环磷酰胺等化疗方案，一般建议 6 个疗程。

放疗用于肿瘤有残留或亚临床转移的补充治疗，另外也可用于复发或转移病灶的姑息治疗。外照射主要用于盆腔或主动脉旁区域的放疗，亚临床病灶的照射剂量一般为 45~50Gy，明确病灶为 60~70Gy。近距离放疗主要用于子宫切除术后阴道局部或阴道复发病灶，或用于子宫切除前的新辅助放疗。放疗一般建议术后 6~8 周开始，最晚不应迟于术后 12 周。

靶向治疗药物曲贝替定是全新的多模块合成控癌药，为海洋生物提取物，主要作用于瘤细胞 DNA 导致的缺口，可在基因水平抑制瘤细胞的分裂和生长。有临床研究显示，曲贝替定联合多柔比星治疗晚期子宫平滑肌肉瘤病人的客观缓解率为 59.6%，非常高。目前，曲贝替定主要用于子宫平滑肌肉瘤的二线治疗。

肿瘤突变负荷（TMB）≥10mb 的病人可考虑免疫治疗（如帕姆单抗），*NTRK* 基因融合病人可考虑采用拉罗替尼，*BRCA*2 阳性子宫平滑肌肉瘤病人可考虑采用 PARP 抑制剂（如奥拉帕利和伊拉帕利等）。

CACA 指南认为，复发病人的治疗策略取决于是否可能再次行手术切除，其次应评估是否有放疗史。孤立/局部复发/转移病灶病人可考虑采用手术切除和（或）加减放疗与全身系统性治疗。全身多发转移病人可以采用全身系统性治疗加减姑息性放疗，也可考虑对症支持治疗。

典型病例：女性，54 岁，发现子宫肌瘤增大两个月。首次手术为腔镜下子宫次全切除术，术中用粉碎器粉碎子宫后取出标本。术后病理报告提示子宫平滑肌肉瘤，3 周后行第 2 次手术（即开腹手术，切除残余宫颈和双附件，盆腔淋巴结肿大予以切除），所有病理报告结果提示阴性。1 年后复查 CT 时结果提示腹盆腔存在不均质包块，考虑转移，行第 3 次手术（瘤细胞减灭术、腹盆腔肿瘤切除、直肠部分切除和小肠部分切除），术后给予多西他赛联合吉西他滨化疗（6 个疗程），化疗后 1 个月复查，CT 检查提示直肠旁有一 5cm 肿块，考虑转移，行第 4 次手术（瘤细胞减灭术、部分直肠切除、回肠保护性造瘘和右侧输尿输尿管支架置入术）。该病人随访到今年 3 月份，目前无肿瘤复发情况，至今无瘤生存 6 个月。

该病例提示：①短期内子宫肌瘤增大且不能排除恶性病人不宜采用子宫粉碎

器。对于子宫肉瘤且已采用粉碎器的病人，CACA 指南推荐采用瘤细胞减灭术；复发子宫肉瘤病人经评估后可接受手术时，强烈推荐再次手术切除，同时可采用化疗和放疗等整合治疗手段提高病人的生存率。

4. 康复随访，赢在整合

子宫肉瘤的康复措施包括6个方面：①手术康复；②化疗/放疗康复；③加强护理；④中医中药治疗；⑤心理康复；⑥严密随访。

CACA 指南强调在手术康复环节中应注重 MDT to HIM，制定个性化 ERAS 方案，促进术后快速康复：①多模式止痛方案；②避免或减少引流管的使用；③术后早期下床活动；④术后早期恢复进食和饮水；⑤维持水电解质平衡。

化疗和放疗可带来一系列症状群，如胃肠道的恶心和呕吐，以及心理异常（如焦虑、悲伤）等。CACA 指南认为，通过针对性康复可提高机体对化疗和放疗的耐受性。

在康复过程中应加强护理。护理内容包括手术环节护理、化疗和放疗环节护理、病人在医院内的护理和出院后居家护理。CACA 指南强调三分治疗，七分护理。

中医中药强调的康复思路包括：①降低手术化疗的并发症，提高病人的生活质量。②改善机体功能，增强机体对手术化疗的耐受程度。③提高机体免疫力，延缓肿瘤复发。

关于病人的教育和心理辅导，我们可以通过3个方面阐释：①改善病人的生活方式，包括均衡饮食、适当锻炼、戒烟和戒酒等。②帮助病人回归家庭，回归社会。③帮助病人恢复正常的生理功能状态和良好的生活质量。

对子宫肉瘤病人进行随访非常重要，随访的目的是及时发现复发病灶，处理和治疗相关并发症，提供心理和社会支持。在康复过程中，前2年每3个月随访一次，3~5年每6个月随访一次，5年后每6~10个月随访一次。病人出现阴道出血等不适症状时建议随时就诊。随访内容包括：①详细询问病人症状。仔细进行体格检查，包括妇科双合诊和三合诊检查等。②复查中初诊时如果发现肿瘤标志物增高，则必要时检测血常规和生化。③根据需要进行胸部、腹部、盆腔增强 CT 检查。CACA 指南推荐，前3年每3~6个月做一次 CT 检查，第4~5年每6~12个月检查一次，5年以上可考虑每1~2年复查一次 CT。④提供心理和社会支持。

4. 总结现状，展望未来

在治疗前确诊子宫肉瘤比较困难，随着分子医学的发展，需要跨越病理诊断这一传统模式以期在术前根据新肿瘤标志物鉴别肿瘤的良性或恶性。目前，子宫肉瘤的治疗过分依赖于手术，对放化疗不敏感。数年前恶性黑色素瘤的治疗也依赖于手术，对放化疗不敏感，但是近年来恶性黑色素瘤中已发现许多新靶点，所以通过靶向治疗和免疫治疗已有非常大的改观。同样子宫肉瘤也会有新药物靶向治疗和免疫治疗这一类新药物出现，来彻底改观子宫肉瘤的预后。

（二）滋养细胞肿瘤篇

1. 指南概述——国际领先，中国特色

CACA 指南由数十位中国专家制定，美国 NCCN 指南最早在 2018 年首次发布妊娠滋养细胞肿瘤的诊治指南，编委会成员只有 3 位。国际妇产科联盟（FIGO）指南是目前关于妊娠滋养细胞肿瘤最为全面的指南，每 3 年更新一次，最新版于 2021 年出版，中国专家也参与其中。CACA 指南具有权威性，国际领先，国内权威。主编曾担任国际滋养细胞肿瘤协会主席，兼任 FIGO 妊娠滋养细胞肿瘤（GTN）指南编委，率先将中国经验写入国际指南。其次，CACA 指南具有综合性，整合所有学科，具有中国特色，贯彻"整合医学理念"，强调 MDT to HIM，首次纳入中医和康复内容。最后，CACA 指南具有广泛性，其内容翔实，实用易学，兼具科普性与专业性，适用于不同医疗水平机构，服务不同对象，方便掌握与实操。

妊娠滋养细胞肿瘤为一组与异常妊娠相关的不常见疾病，包括良性葡萄胎、侵蚀性葡萄胎、绒毛膜癌、胎盘部位滋养细胞肿瘤和上皮滋养细胞肿瘤等疾病。20 世纪 60 年代前，由于缺乏有效治疗方法，绒毛膜癌病人的死亡率高达 90%。自发现一系列有效化疗药物后，恶性滋养细胞肿瘤的治愈率可达 90% 以上。低级别病人的治愈率几乎接近 100%，因此该疾病是目前为止人类最早得以治愈的实体瘤之一。从流行病资料可知，我国曾经开展关于葡萄胎发病率的大型流行病学调查。基于人群研究，我国平均发病率约为 0.78‰，不同地区的发病率不同。由上一次流行病学调查结果可知，江西、浙江、广东、贵州等地区的发生率相对高，但是全国的总体发生率不足 1‰。

相比于全世界其他国家，中国的绒毛膜癌发生率偏高。总体来讲，亚洲国家的发生率比欧美和西方国家高，中国的发生率约为（1~9）/4 万，较少见，甚至成为相对罕见的一类妇科恶性肿瘤。

到目前为止，该疾病尚无非常有效的筛查手段。这种肿瘤的发生机制比较复杂，目前尚未完全阐明。相关危险因素涉及遗传学改变（包括表观遗传学改变）等，这些可能都是导致妊娠滋养细胞肿瘤发生和发展的重要因素。未来，我们还会在这个方面进行探索，真正探明发病机制，此可为在临床中有效诊治妊娠滋养细胞肿瘤提出非常好的理论依据。

2. 病理诊断——细胞分子，精准诊断

妊娠滋养细胞疾病包括 4 大类，是具有特殊临床表现和发病机制的一组异质性疾病。第一类是葡萄胎，包括完全性葡萄胎、部分性葡萄胎和侵袭性葡萄胎。第二类是滋养细胞肿瘤，包括绒毛膜癌、胎盘部位滋养细胞肿瘤、上皮样滋养细胞肿瘤和混合性滋养细胞肿瘤。第三类是肿瘤样病变，包括超强胎盘部位反应和胎盘部位结节与斑块。第四类是异常绒毛病变。我国葡萄胎和滋养细胞肿瘤的发病率高于其他国家和人种，因此在此主要讲述葡萄胎和滋养细胞肿瘤。

葡萄胎又称为水泡状胎块（俗称鬼胎），由异常妊娠引起，是以胎盘绒毛水肿增大伴滋养细胞增生为特征的异常妊娠。此疾病可分为三个亚型：①完全性葡萄胎，可见呈透明和半透明串珠葡萄水泡，无胎儿。显微镜下可见增大的水肿绒毛和滋养细胞的环状增生。临床表现为子宫增大月份大于孕周，HCG水平显著升高。②部分性葡萄胎有正常绒毛和水肿绒毛，可见胎儿和孕囊成分，显微镜下可见两种绒毛纤维化和水肿绒毛。此外可见胎儿的血管和有核红细胞。临床表现为子宫正常大小或小于孕周，HCG水平升高不显著。③侵袭性葡萄胎是一类特殊葡萄胎，可见侵袭性水肿绒毛，仅占子宫、肌层血管和子宫以外部位时才称为侵袭性葡萄胎，可能是完全性葡萄胎的进展或后遗症。这些高度水肿且具有侵袭性特征的绒毛可进入肌壁间，破坏周围组织。子宫肌壁可以出现单个或多个出血性病灶，绒毛可进入血管，顺着血流到子宫以外，通常在肺部形成多发浸润性种植性转移性病灶。在临床中，侵蚀性葡萄胎病人常表现为HCG水平持续性升高。

显微镜和形态学结果通常可见这三个亚型的水肿绒毛，有时很难鉴别，因此需要依靠其他手段（如免疫组化p57）辅助诊断。完全性葡萄胎中绒毛滋养细胞的间质p57核不表达，呈阴性；部分性葡萄胎的绒毛滋养细胞和间质p57可见明显核阳性表达。水肿绒毛仅依靠p57有时也难以确诊，此时需要更强有力的手段来帮助鉴别，例如通过分子分型诊断（借助短串联重复序列，STR）可进行基因分型诊断。完全性葡萄胎通常形成双雄二倍体；部分性葡萄胎通常表现为双雄单雌三倍体，甚至有时为四倍体或五倍体，比较罕见。

滋养细胞肿瘤可来源于不同的滋养细胞。滋养细胞包括三大类：第一类是细胞滋养细胞，第二类是合体滋养细胞，第三类是中间滋养细胞。不同类型的滋养细胞具有各自的细胞特点、免疫表型以及由此产生的不同肿瘤。第一类细胞滋养细胞是原始细胞，是滋养细胞的干细胞，免疫表型是Cyclin E和p63的弥漫强硬性表达，由此产生的肿瘤是绒毛膜癌。第二类合体滋养细胞是由滋养细胞干细胞产生的成熟细胞，可以产生多种胎盘激素，免疫表型是HSD3B1、hPL、β-HCG的弥漫性强表达，由此产生的肿瘤是绒毛癌。第三类中间滋养细胞可根据发生部位不一样分为三个亚型：第一型是发生在种植部位的中间滋养细胞，细胞的免疫表型是HPL和CD146，呈弥漫强阳性表达，由此产生的肿瘤称为胎盘部位的滋养细胞肿瘤（PSTT）。第二型是绒毛型中间滋养细胞，其免疫表型是p63和Inhibin，呈弥漫强阳性表达，由此产生的肿瘤称为上皮样滋养细胞肿瘤（ETT）。最后一种类型的中间滋养细胞来源于滋养细胞柱的滋养细胞，其参与绒毛膜癌的形成。

绒毛膜癌是指来源于肿瘤性合体细胞中间滋养细胞以和胞滋养细胞形成的高度侵袭性恶性肿瘤。可见子宫内出血性肿块伴显著坏死，显微镜下无绒毛，具有双向分化的异形滋养细胞。第二类胎盘部位滋养细胞（PSTT）起源于胎盘种植部位，是以中间型滋养细胞增生为主的肿瘤，通常表现为在子宫内膜形成境界清楚的息肉或结节状肿块，这些肿瘤也可侵袭肌壁，在显微镜下仍无绒毛，由种植部位的中间滋养细胞在平滑肌间隙中穿插生长,并且这些中间滋养细胞可浸润血管壁,替代和改造血管,形成血管重塑。第三类,ETT是以绒毛型中间滋养细胞异常增生形成的恶性肿瘤,通常发生在供给或供体下段,形成出血性肿块,在显微镜下仍无绒毛,是由异形中间滋养细胞增生形成的一些细胞巢。在这些巢中和细胞间可见一些极具特征性的嗜酸性物质,并出现地图状坏死,这就是三型滋养细胞肿瘤的肉眼和显微镜下改变。

然而这些瘤细胞也具有特异的免疫组化结果。绒毛膜癌中HCG、HPL和p63呈弥漫强阳性表达。此外,细胞增殖指数Ki-67通常大于90%。第二类PSTT中HPL和CD146呈弥漫强阳性表达,细胞增殖指数Ki-67为10%~30%。第三类ETT中p63、p40、Cyclin E和α-Inhibin呈强阳性弥漫表达,Ki-67指数大于10%。以上免疫组化特性可作为很好的鉴别手段。这三类滋养细胞肿瘤在分子遗传学方面具有共同改变,存在独特父系等位基因改变。临床中病人发生在生育年龄,具有共同的临床表现,多数出现阴道出血,并且HCG水平升高,但是HCG水平升高各具特色,通常是临床中鉴别这三种不同肿瘤的重要指标。

混合性滋养细胞肿瘤是由PSTT、ETT、绒毛膜癌(CC)等两种或两种以上成分构成的混合性恶性肿瘤,这是一种最新被认识的肿瘤,非常罕见,通常以CC混合ETT最常见。对于此类型肿瘤,我们有待不断认识和总结更多经验。

3. 临床诊断——见微知著,审慎研判

这类疾病包括多种病理类型,病理检查是诊断的金标准,但是其中某些类型可通过临床特征诊断鉴别,故需要见微知著,审慎研判。

典型葡萄胎可通过病史、体格检查、血清HCG和特异影像学特点进行临床诊断。详细询问病史非常重要,典型葡萄胎的诊断通常并不困难。最常见的临床表现是子宫异常出血,同时合并子宫异常增大,出现这两种症状时基本可考虑为葡萄胎。如果伴有妊娠剧吐、妊娠期高血压和甲亢,并且合并卵巢黄素化囊肿,则更加有利于诊断,严重病例可出现肺栓塞和急性心衰。近年来,由于诊断时间的提前,典型症状如妊娠剧吐和妊娠期高血压的发生率已明显减低。HCG是人绒毛膜促性腺激素,由胚胎滋养细胞和合体滋养细胞分泌,病人在正常妊娠和出现葡萄胎时此激素的变化趋势不同,可协助鉴别。在正常妊娠中,HCG水平逐渐升高,在停经8~10周时达高峰,以后逐渐下降。葡萄胎病人的血清HCG测定值通常远高于正常妊娠,并且持续时间比较久。因此,CACA指南指出,在临床可疑葡萄胎时应连续监测血清HCG水平,再结合临床表现和其他诊断方法对疾病作出及时诊断。

B超是诊断葡萄胎的重要辅助检查。CACA指南推荐,可疑病人应进行经阴道彩色多普勒超声检查,此有助于鉴别葡萄胎、多胎妊娠和胎儿畸形。典型葡萄胎具有特征性B超表现,包括宫腔的脓毒症和蜂窝状结构,通常可见单侧或双侧卵巢黄素化囊肿,血流丰富。完全性葡萄胎在孕8周后绒毛组织增厚呈囊性变,缺乏

可识别孕囊。部分性葡萄胎表现为胎盘增大，回声杂乱，可见胎儿成分，B超对完全性葡萄胎诊断的灵敏度可达95%。当然，病理组织学检查是诊断葡萄胎的最重要和最终依据。

妊娠滋养细胞肿瘤是目前国际妇产科联盟和国际妇癌协会认可的唯一一类没有组织病理学证据就可进行临床诊断的妇瘤，并且在无病理结果的情况下可给予化疗。β-HCG水平变化是临床诊断的主要依据，影像学是重要的辅助手段，但是并非必须手段，病理诊断永远是金标准。

临床诊断包括两种情况。首先是葡萄胎中侵袭性葡萄胎，在监测HCG水平变化过程中，如果满足如下两个条件之一即可进行临床诊断：①在连续监测3周或更长时间期间，HCG水平处于平台期不下降。②HCG水平持续上升，持续时间不小于两周。从下面这个例子可以看出，在清宫后葡萄胎的HCG水平下降，随后持续两周，第7天和第14天HCG水平持续上升，同时影像学结果提示肺转移和子宫侵袭性病灶。侵袭性葡萄胎的临床诊断明确，应尽快开始化疗。

绒毛膜癌可继发于葡萄胎以外的其他妊娠，包括足月产、流产和异位妊娠等。这些妊娠终止后4周以上，如果血清β-HCG水平仍然持续在高水平或曾经一度下降后又上升，排除再次妊娠后就可在临床中诊断为绒毛膜癌。由此可知，足月产病人HCG水平持续上升达到1万U/L以上，在短期内上升到52万U/L，影像学结果可排除妊娠物的残留和再次妊娠。肺CT和颅脑MR检查可以看到肺部和脑部转移，因此足月产后如果临床诊断明确为绒毛膜癌，应当尽快开始规范化治疗。

当然，典型病例符合临床诊断标准，可明确诊断，但是滋养细胞肿瘤毕竟属于罕见肿瘤，如果临床表现不典型，一定要排除更为常见的妊娠物残留、再次妊娠和非典型异位妊娠。CACA指南强调手术在诊断与鉴别诊断中的必要性，可通过再次清宫宫腔镜和腹腔镜来明确诊断。同时CACA指南对影像学评估也做出详细说明，评估时既要充分，又不能过度检查。CACA指南推荐，出现盆腔病变时采用盆腔B超和MRI检查，出现肺部转移灶时则推荐首选肺CT检查，如果无条件，可以以胸部X线检查替代。当肺部存在较大转移病灶时，应进行头颅和腹部转移病灶的评估，可选择CT或MRI检查，PET/CT指南不推荐作为常规检查，仅在某些病人仅出现HCG水平的升高但诊断并不明确时，协助用于鉴别诊断。

关于滋养细胞肿瘤的临床分期，不同国家具有不同的分期及预后评分系统。滋养细胞肿瘤的解剖学分析最早由我国的宋洪钊教授提出，他通过深入研究滋养细胞肿瘤的生物学行为，在1962年发表了滋养细胞肿瘤的临床分期，该分期于1982年被WTO所推荐，并经FIGO采纳。目前使用的2002年发表的FIGO 2000临床分期与预后评分标准中的分期即以此为框架，本指南沿用此分期标准，根据疾病的发展情况将疾病分为4期：一期肿瘤局源于子宫；二期肿瘤侵蚀并扩散到其他生殖器官和阴道，但仍限于生殖道；三期肿瘤进一步扩散到肺部；四期出现远处其他部位转移。临床分期反映了疾病的发展规律。

滋养细胞肿瘤还具有特有的预后评分系统，整合了疾病相关的其他 8 个预后因素，每个因素具有不同的权重计分。根据总分对疾病进行分层，0~6 分为低危病人，≥7 分为高危病人。临床期别早的病人可能归为高危组，期别晚的病人可能归为低危组，诊断时分期与预后评分结合更有利于预后的判断和病人的管理，从而进行分层治疗。对低危和高危病人给予不同治疗策略后才能在规范化治疗的基础上实现个体化治疗。

4. 整合治疗——精准分层，整合施治

葡萄胎一经诊断就应在充分术前准备下尽快行清宫术。另外，对于 40 岁以上无生育要求的病人，部分 meta 分析结果显示可选择子宫切除术，但是并不能减少远处转移的风险，所以 CACA 指南不建议将子宫切除术作为葡萄胎清宫术的替代方案，CACA 指南也不推荐进行药物流产。

葡萄胎清宫术的操作要点：①充分术前准备，包括血常规、生化和肝肾功能检查，还有甲状腺功能和血型测定，同时还应在备血的情况下进行清宫术。②清宫术有别于其他诊断或早期人工流产，一定要在超声监测下由有经验的妇科医生完成。③清宫术具有先扩后吸的特点，先充分扩张颈管，然后用 12~14mm 的大号吸管吸引。④缩宫素的规范使用：在扩宫和清宫后使用缩宫素可以减少大出血风险。⑤将所有宫内清除物常规送病理，有条件者可进行核型检测和分子分型。⑥对于 Rh 阴性病人，需要给予抗 D 免疫球蛋白。

关于葡萄胎的治疗，临床中存在许多争议，最主要的争议是二次清宫、预防性化疗和预防性子宫切除。CACA 指南对以上争议给予明确建议和推荐，二次清宫术不作为常规推荐，但以下情况可行二次清宫术：①孕周 > 12 周，有出血风险。②第一次清宫术后 1~2 周 B 超提示宫腔残留。在二次清宫前应评估的内容包括：①盆腔超声或 MR 评估：是否残留？与肌层的关系？是否存在子宫肌层占位？②胸部 X 线或 CT 检查评估：是否存在肺转移？③同时需要正确看待影像学检查，避免过度治疗。

第二个存在争议的问题是预防性化疗。CACA 指南不推荐将预防性化疗作为常规治疗，但是如果存在恶变高危因素或规律随访的困难情况下，可予以预防性化疗。此时存在两个前提条件：第一，存在恶变的高危因素；第二，规律随访困难。其中恶变的高危因素包括：HCG > 50 万 U/L 有别于其他国外指南。葡萄胎病人的 HCG 水平通常大于 10 万 U/L，如果界值定在 10 万 U/L，则更多病人会接受过度治疗，所以本次 CACA 指南制定的 HCG 标准水平是大于 50 万 U/L。子宫实际大小明显大于孕周、卵巢黄素化囊肿大于 6cm、年龄大于 40 岁、重复性葡萄胎病史都是高危因素。预防性化疗时必须采用单药化疗，可选用氨甲蝶呤（MTX）、放线菌素 D（Act-D）。在 β-HCG 水平恢复正常后不需要进行巩固化疗。

第三个问题是预防性子宫切除。无论是完全性葡萄胎还是部分性葡萄胎，都存在进展为滋养细胞肿瘤（GTN）的风险，完全性葡萄胎进展为肿瘤的概率为

15%~20%，部分性葡萄胎为0.5%~5%。随着年龄增长，病人发生GTN的风险逐渐增加，所以许多指南提出预防性子宫切除术是否可以减少GTN的发生。应明确告知病人以上恶变风险，并非所有葡萄胎都会进展为滋养细胞肿瘤。第二，切除器官意味着永久失去生育能力，许多循证医学（包括meta分析、大样本回顾分析）结果显示，预防性子宫切除术仅可减少子宫局部肌层浸润的风险，并不减少葡萄胎后GTN需要化疗的风险。所以，CACA指南不推荐将预防性子宫切除术作为葡萄胎清宫术后的常规治疗。

第二部分是关于GTN的治疗。滋养细胞肿瘤是妇科恶性肿瘤中唯一一个采用化疗就可以治愈的肿瘤，所以治疗是应以化疗为主，分层治疗，侵蚀性葡萄胎和绒毛膜癌低危病人可采用单药化疗，高危病人则可采用联合化疗。胎盘部位滋养细胞肿瘤和上皮样滋养细胞肿瘤对化疗不敏感，所以首选手术治疗。PSTT病人如果存在高危因素或出现子宫外转移，术后也应进行辅助化疗。

低危肿瘤病人的治疗原则是精准分层化疗。首先，低危葡萄胎病人发生GTN时，如果为0~4分，病理结果提示非绒毛膜癌，则采用单药化疗的成功率高。如果病人发生葡萄胎后GTN评分为5~6分或病理诊断为绒毛膜癌，一线治疗时采用单药化疗的失败风险明显增高，可参照预后评分为高危组病人的方案来选择联合化疗。无论单药还是联合，低危GTN病人经化疗后HCG水平恢复正常后需要巩固化疗2~3个疗程。

低危GTN病人通常采用的单药化疗药物主要包括两个：一个是MTX，另一个是Act-D。化疗方案主要包括4种，均为Ⅰ类推荐，其方案如下：①MTX 8天方案和5天方案，8天方案是1、3、5、7d时间隔，于2、4、6、8d给予四氢叶酸，间隔疗程是2周；5d方案是小剂量0.4mg/kg，连续5d，间隔疗程是2周。②Act-D的冲击方案和5d方案。这四种方案的CR率无明显差别，但是也有几个方案不推荐用于单药治疗：①MTX周疗；②MTX静脉冲击；③5-FU也不作为低危GTN治疗的首选。

低危GTN在化疗中发生耐药的可能性为20%~30%。耐药可分为两种：一种是原发耐药，即初始采用单药化疗，在最初治疗两个疗程后HCG水平上升或处于平台期，该平台是指HCG变化小于10%，持续两个疗程；另一种是继发耐药，但之后HCG水平再上升到平台期超过两个疗程或上升时间超过两周。无论是原发耐药还是继发耐药，诊断时应首先排除导致持续性低水平HCG的其他原因。HCG存在α链和β链，α链与FSH、IH和TSH的α链存在交叉反应，所以一些围绝经女性（绝经前45岁女性）的FSH和IH水平升高，可能测得HCG升高，也可能是α链的交叉反应，所以一定检测是总HCG还是β-HCG水平。

诊断原发或继发耐药时更换方案的原则是耐药时HCG的水平，如果β-HCG水平处于平台且<300U/L，此时可采用另一单药化疗。如果β-HCG处于平台且>300U/L，β-HCG升高或出现新病灶，对两种单药化疗耐药，此时可采用联合化疗。

需要注意的是，低危 GTN 病人采用单药化疗有效但是对毒副反应不耐受是应更换为另一种单药，但这不属于耐药范畴。

高危 GTN 病人的治疗，治疗原则应以联合化疗为主，必要时可结合手术、放疗等其他治疗方法。首选 EMA-CO 方案或以 5 – FU/FUDR 为主的联合化疗方案，停止化疗的指征为 β-HCG 正常后再巩固化疗 3～4 个疗程。当发生肿瘤浸润并引起致命性出血时，或在化疗耐药等特定情况下可进行手术干预。高危 GTN 病人的治疗。高危 GTN 病人的治疗也应以化疗为主，必要时可结合手术或放疗措施，首选联合方案，一是以 MTX 为主的 EMA-CO 或 EMAEP 联合方案；二是 5 – FU 为主的联合方案。同样高危 GTN 病人在恢复正常后也需要进行巩固化疗。在急诊情况下肿瘤是嗜血管病灶，可能引起子宫病灶出血、肝转移出血、脑出血或肺出血，当出血为致命性时需要进行手术干预。

高危 GTN 病人通常采用联合化疗方案，常规选择 5 – FU/FUDR 为基础的联合化疗，其次选择以 MTX 为基础的联合化疗。CACA 指南推荐，5 – FU/FUDR 治疗方案是中国的特色。预后评分 ≥13 分以及伴肝、脑或广泛转移的高危 GTN 病人被称为超高危 GTN 病人，治疗方案遵循 MDT to HIM 原则，强调 MDT 多学科整合诊治（妇科、胸外科、脑外科、肝胆外科、ICU、放疗科等）。对存在出血风险或体能状态不能耐受联合化疗的超高危 GTN 病人，CACA 指南推荐先采用低剂量诱导化疗：AE 方案和 EP 方案。在病人接受 2～3 个疗程的治疗且病情稳定后，可选择 EP-EMA 等联合化疗方案、脑转移可行定向放疗和全脑放疗。

无论是低危还是高危滋养细胞肿瘤，HCG 水平正常不等于治疗结束，因为 HCG 正常时子宫滋养细胞肿瘤可能只剩 10^5 个，常规检测手段无法检测，这时即需要进行巩固化疗。低危滋养细胞肿瘤病人需要进行巩固化疗 2～3 个疗程；高危病人则需要进行 3 个疗程，但至少有一个是联合化疗；超高危病人则通常需要 3～4 个疗程，也至少有一个是联合化疗，这是滋养细胞肿瘤 CACA 指南中反复强调的建议和推荐。

在整体滋养细胞肿瘤中，子宫滋养细胞肿瘤发生耐药或者复发的概率为 11%～33%。高危耐药和复发肿瘤的治疗原则是全面评估多学科整合治疗。评估内容包括影像学检查，如胸部、腹部、盆腔和脑部的 MR 或者 CT 检查，必要时还需要进行 PET/CT 检查以明确耐药或复发病灶的部位，同时也需要重新进行预后评分。滋养细胞肿瘤与其他三大肿瘤不同，后者的临床病理分期可能不会改变，但是滋养细胞肿瘤的分期和评分是动态的，例如单药耐药可能需要再加 2 分，如果既往采用联合方案则需要加 4 分，并重新进行评估预后评分。高危耐药或复发滋养细胞肿瘤的治疗原则包括：首选二线化疗方案，包括 FAEV、EMA-EP、ICE、VIP、TE/TP 和 BEP 等；第二方案是免疫检查点抑制剂和其他靶向治疗，其在滋养细胞肿瘤（尤其是耐药复发的滋养细胞肿瘤）中具有非常好的缓解率，也可以采用化疗联合免疫检查点抑制剂，然后进行免疫检查抑制剂的维持治疗，也可采用免疫检查抑制剂联合 TKI，临床研究已证实这些方案的疗效。同时，一些耐药且孤立的滋养细胞肿瘤也可采取手术治疗。

滋养细胞肿瘤是以化疗为主要治疗方法的妇科恶性肿瘤，在特定情况下也需要采用手术干预：①急诊出血，子宫或其他部位转移病灶（肝、胃肠道、肾和脑转移），颅内高压出现脑疝时，这些情况均应行急诊手术。②耐药病灶。③缩短化疗疗程。相应的手术治疗方案也包括一些鉴别诊断手术：①葡萄胎且发生高危 GTN 病人经 8 个疗程的化疗后 HCG 水平达到平台期，巨大耐药病灶不可能依靠化疗消除，所以应进行耐药病灶的切除。②人工流产术后 HCG 水平上升，宫角部位有丰富血供的病灶是 GTN，经过判断可能是宫角妊娠，在鉴别诊断手术后经病理检查证实是胎盘组织。③在临床中医生对巨大病灶存在困惑，宫颈 GTN 发生弥漫性出血坏死、病灶较大、压迫膀胱和尿道、排尿困难时，如果病人无生育要求，则应予以联合化疗，待 HCG 水平接近正常时应进行手术切除，最后经巩固化疗可达到 CR。

手术是治疗复发耐药滋养细胞肿瘤的重要手段。CACA 指南强调手术在耐药复发病人中的治疗地位，切除孤立的脑、肺、子宫等耐药病灶后可以明显提高病人的治愈率。对于耐药性 GTN 手术指征和手术时机，需要注意以下几点：①在一般情况下可以耐受手术。②病灶局限或可切除，无手术切除部位以外的活跃性病灶或耐药的播散性病灶。③术前血清 β-HCG 应尽可能控制在低水平，切忌在 HCG 水平升高情况下进行手术。④术后应选择合适、敏感的化疗方案。

最后是关于中间性滋养细胞肿瘤的治疗。中间性滋养细胞肿瘤对化疗不敏感，首选手术治疗。但是手术时也应根据 PSTT 的范围或临床分期决定，PSTT 仅分期不评分，因为 HCG 的水平不代表病情的轻重，如果一期病变局限在子宫，则首选子宫全切术。转移性 PSTT 病人应尽可能选择切除转移病灶，建议给予子宫全切术 + 转移病灶切除术。目前尚无关于淋巴结转移率的报道，术中是否应行淋巴结活检需要根据术前影像学检查和术中探查结果决定。对于病灶局部早期且有生育要求的病人，在充分沟通和详细评估的前提下，可考虑采用保留生育功能的治疗（宫腔或肌层局部病灶切除）。化疗主要用于高危病人行子宫切除后的辅助治疗，应选择联合化疗，可选的化疗方案包括 FAEV、EMA-CO、EMA-EP 和 TP/TE 等。化疗疗程与高危妊娠滋养细胞肿瘤相同。

5. 中医治疗——补肾固本，标本兼治

早在 1400 多年前，古代医家就认识 GTN，但是由于历史的原因以及认知和检测手段的局限性，对 GTN 的认识局限于表象的描述，作为独立疾病被提出最早见于隋代。隋代医家巢元方认为，妖魅鬼精得入于脏，状如怀孕，故曰"鬼胎"。此后历代医家沿用此病名，并不断丰富对鬼胎的描述和处置原则。清代著名中医妇科大家傅山也沿用此诊断。在漫长的中医历史长河中，也有医家对此诊断提出质疑，例如明代医家虞抟认为鬼胎并非由鬼神交接而成胎，应将病名更正为"伪

胎"。在清代的"竹林四圣"也提出本病的病因并非由妖魅鬼精得入于脏,认为是妇女体质虚弱的子宫内部原因所致,也同意明代医家关于"伪胎"的更正。到了现代,随着后世医家对本病认识的不断深入,中医妇科学在十二五、十三五的规划教材中已经开始正式沿用西医的"葡萄胎"作为中医诊断。至此,中医和西医在关于葡萄胎的诊断上并轨并达成一致。

针对葡萄胎的病因,中医认为本病应以肾虚为本。中医认为肾主生殖,葡萄胎是生殖系统功能紊乱所致,所以肾虚是本病发生的根本原因,可以是肾气未充,也可以是肾气失充,即自然衰老过程,或者是肾气损伤和男性命门火衰。

肾气未充,也就是现代医学所谈到的过早交接,早婚早育,这与现代医家对本病的认识基本一致。现代医学认为,本病由卵巢功能不全、卵巢功能衰退或卵巢功能损伤所致,可引起卵巢功能障碍,进而影响孕卵的正常发育,最终导致本病的发生。中医强调的肾气未充与现代文献所报道的过早交接（<20岁）、早婚早育有关。肾气失充则与晚育和卵巢功能衰退有关。现代医学报道,40岁以上人群发生此病变的概率更高,50岁以上人群的发生率是20~35岁人群的200倍。肾气损伤可导致卵巢功能损伤,中医强调多产、房劳可伤肾,现代文献也报道孕产次数增多可使发生率增高,尤其以六胎上最为明显。男性命门火衰、精子质量下降可致本病,即老夫少妻的情况可促使滋养细胞疾病的发生。

针对本病的治疗原则,中医治则首选下胎益母,CACA推荐以清宫术作为首选治则,只是由于当时年代的限制,中医无清宫手术,所以主要以药物下胎为主,而后续治疗时中医强调改善母体状态。母体状态主要是肾亏虚,肾气未充、肾气失充、肾气损伤,应重点改善肾的问题。除肾本身的问题外,中医强调系统的整体观,强调以健脾和肾的先后天关系,以后天脾胃来养先天的肾,还要重视肾和肝的肝肾同源关系,以补肝经血来治肾的经,从而达到补肾的目的。

关于后续治疗时改善母体的状况,中医强调辨证论治的内服方药,主要根据病人肾脾两虚,或寒湿郁结,或气滞血瘀,或痰浊郁结来进行相应的选方用药。针对肿瘤手术和放化疗后出现的常见并发症,中医也具有非常好的特色和优势。最常见的化疗方案为GTN治疗,并发症包括口腔多发溃疡以及消化道的腹泻、便秘、恶心和呕吐等症状。中医措施除了内服中药外,还有外用中药和针灸等,这些对病人均有获益,可改善并发症,促进病人完成放疗和化疗,提高病人的疗效。

CACA指南推荐随访葡萄胎病人期间应采取可靠的方法避孕,首选避孕套和口服避孕药。CACA指南不建议选用宫内节育器,并指出再次妊娠的时机是β-HCG恢复正常水平后半年。随访时主要检测HCG水平,CACA指南推荐葡萄胎清宫术后每周一次,连续3周;3周后每月一次,连续6个月;6个月后每半年一次,持续2年。CACA指南指出,侵袭性葡萄胎和绒毛膜癌病人在化疗结束后要严密随访血清HCG水平,一年内每个月监测一次,第2年每3个月一次,第3年每半年一次,第4年每年一次,5年后每两年一次。CACA指南强调高危病人应至少随访5

年，同时应注意随访全身影像学检测。随访期间应严格避孕1年，如果在β-HCG水平恢复正常后短期内发生意外妊娠，医生需要与病人做好充分的沟通，权衡利弊，采取个体化处理措施。

6. 未来愿景——系统优化，方案创新

开展滋养细胞研究时，一定要以指南为指导，以临床为基础，以创新为驱动，以系统完善优化为目标，全力打造一套具有中国特色的少见肿瘤（甚至相对罕见肿瘤）诊疗体系和流程。在临床处理过程中，特别要强调规范，所以规范前行是第一招，滋养细胞肿瘤同样如此。无论是诊断还是治疗，都离不开规范。在临床过程中，滋养细胞疾病（特别是恶性滋养细胞肿瘤）通常不需要开展组织病理学检测就可进行临床诊断。

诊疗时一定要注意规范化，避免误诊误治。另外，对诊断明确的恶性滋养细胞肿瘤，初次治疗时更应强调规范实施，因为这种肿瘤的治愈率可达90%以上。如果因为不规范治疗导致疾病耐药而反复复发，一定会给病人带来更多痛苦。所以强调在初次治疗时规范实施能够保证绝大部分病人获得良好的疗效。因此，无论何时强调规范治疗都是必需的。同时，这种疾病虽不是常见病，但是在我国还是经常能看到，可严重威胁育龄妇女的生命健康，因此应更多开展全国协作和高水平多中心临床研究。开展更多具有中国特色的临床研究并将研究结果推向世界，能够持续保持中国在世界学术舞台的领先地位。在引领创新方面，除精准诊治外，还要深化发病机制的研究。在临床方面，探索并优化滋养细胞肿瘤的分级分层时更应持续发力，结合我国拥有更多病源的优势和前期的工作基础，由此发力，可以引领国际创新。当然对于一些非常困难的病例或复发的难治病例，应考虑到整合医学，并且应攻克诊疗难点、优化应对方案，探索耐药复发的机制，特别是对于治疗超高危非常难治性病人，研究新疗法（包括新靶点、新方案和新策略）非常重要。同时，还应根据 MDT to HIM 总结中国医生在治疗难治病例的临床经验。我相信，在大家努力下，通过团结协作，中国的滋养细胞肿瘤研究水平能够持续站在国际前沿的舞台。

二、院士点评

1. 郎景和院士：重视临床研究，加强团队建设

子宫肉瘤少见且不易发现，滋养细胞肿瘤可以治愈。如何识别不常见的肿瘤，如何保持滋养细胞肿瘤的诊治效果，这些是解读 CACA 指南的宗旨。子宫肉瘤的发现多为偶然，医生的经验和警觉起决定性作用，医生需要特别重视。在内镜和粉碎手术流行的时代，医生一定要遵循无瘤原则，养成检查标本的习惯。另外，开展临床研究十分重要，不要以为临床研究简单且价值低。我们应重新认识临床研究的重要性，强调临床研究的必要性。最后应着重于打造团队建设，医疗团队建设有助于打造肿瘤专业的精英队伍，更好地服务病人。

2. 陈子江院士：需要加强多中心、跨学科合作

通过化疗可以根治滋养细胞肿瘤，这是中国对妇产科学的伟大贡献，宋鸿钊院士所作的贡献来自临床又回归于临床，是我们学习的榜样。临床研究的重要性仍然体现在将来自临床的问题置于临床中解决，如何保持我国持续领先的地位，此有待于新临床研究成果的开展和全世界专家的公认，我们应加强多中心、跨学科 MDT to HIM 的合作。中国人口众多，病例样本多，并且具有独特的疾病特征，如何使中国研究在国际领域保持领先地位，还有待于新临床研究的开展。CACA 指南解读可以更好地避免误诊或过度治疗。

在肿瘤治疗过程中，需要考虑人文问题，例如是否需要生育等。另外，在病人治疗过程中，需要考虑个体化治疗。对子宫肉瘤，不同肿瘤对生育力保护的要求不一样，这需要通过临床研究和多学科或交叉领域来解决。

3. 马丁院士：靶向治疗方兴未艾，要针对性开发靶疗方法

子宫肉瘤的发病较隐秘，诊断困难，未来应找到其与子宫肌瘤的早期鉴别诊断方法和分子诊断方法。因为子宫肉瘤的疗效不太理想，并且靶向治疗方兴未艾，所以我们利用目前的靶向药物在临床试验中找到好方法，同时应针对性开发靶疗方法。

滋养细胞肿瘤的预后很好，但是尚存在 20% 左右的病变属于难治性。我们应将免疫抑制剂取得的良好疗效延续下去，并且通过新型治疗手段减少化疗的不良反应。我们可以在这些方面开展许多工作，并且将预防关口前移，再造辉煌。

滋养细胞肿瘤由妊娠导致，与男性和免疫密切相关。此疾病在西方国家比较少见，多见于东南亚地区。但是我国的发病率在明显下降，原因在于饮食结构的变化。另外，在过去很长一段时间内，我国提倡"一对夫妇只生育一个子女"政策，这是否对滋养细胞肿瘤发病产生影响仍然值得探讨。

目前，二孩政策的开放（特别是高龄二胎、三胎）对滋养细胞肿瘤的发生是否产生影响，包括配偶之间的免疫配合度等，这些遗传背景值得商讨。

4. 乔杰院士：早诊早治，对肿瘤病人恢复健康、完美人生具有重要意义

子宫肉瘤对人体的影响很大，保留生育功能需要十分慎重，应避免治疗不足和治疗过度。

在滋养细胞肿瘤的组织免疫表型和病理学金标准的基础上，结合基因诊断的亚型分析具有非常重要的意义。临床医生在未来指导时与病人进行充分沟通非常重要。部分葡萄胎病人行植入前应接受基因检测和遗传诊断，同时利用好辅助生殖技术可解决许多问题。滋养细胞肿瘤是人类历史上第一个能通过化疗治愈的实体瘤，利用辅助生殖技术可在一定程度上帮助病人，也可为病人提供再生育遗传咨询，进而提高病人的妊娠率，减少葡萄胎的发生率。CACA 指南规范了妊娠滋养细胞肿瘤的诊治流程，并且提倡早诊早治，对肿瘤病人的治愈、保留生育功能、恢复健康和维持完美人生具有重要意义。

5. 黄荷凤院士：需要深度挖掘中医的主导作用

子宫肉瘤和滋养细胞肿瘤是罕见疾病，其发生率相对较少，基层医疗单位可能更少见。滋养细胞肿瘤在我国多见，正如郎老师所言，我国长时间在世界上占据优势地位。在诊疗过程中，第一站没做好，会为后续的第二站和第三站带来更大的困难。另外，中医治疗具有我国的特色。隋朝时将这两种疾病统称为鬼胎，我觉得挺有道理。马丁院士说，实际上目前的多种化疗方案对生育力具有杀伤作用，虽然可能保留生育功能，但是也可能对婴儿造成损伤。关于这方面的内容，我希望中医专家可以继续挖掘。中医在辅助治疗中发挥重要作用，我们还需要深度挖掘通过中医诊疗该疾病的经验，进而发挥中医的主导作用。

6. 郑树森院士：肿瘤治疗，能切尽切

在肝脏肿瘤的治疗过程中，如果肿瘤发生广泛转移，需要采取化疗、靶向治疗、免疫治疗和手术等整合治疗手段，此非常重要，也比较贴合樊院士提出的整合医学。同时，我们发现腹腔中肉瘤失控时，无论采用姑息切除，还是复发后再切除，部分病人可能获得较长的存活时间。我相信在子宫肉瘤中道理同样，总之能够切除的肿瘤应尽量切除。

在治疗肝脏肿瘤时，如果肿瘤较大，可先将肝脏先切下来，待离体切掉肿瘤后再将肝脏移植回去。这种操作在子宫肌瘤中是否可行，尚有待验证。总之，治疗肿瘤时应以整合治疗为主，另外如果肿瘤通过手术可以切除则应尽量切除。

7. 谭蔚泓院士：病理分子诊断是诊断肿瘤的金标准

病理诊断依靠组织形态，固然是诊断肿瘤的金标准，但也存在一定的局限性，如何将其与分子病理诊断联合起来进一步完善诊断结果，这是一个需要深究的领域。我们在过去一年中开展了相应的研究，组建了乳腺癌分子分型团队，目标是早期诊断和精准诊断。我们通过病理学样本已得到非常好的验证，并且已发现1100多个蛋白可以对分子分型进行精准把控。在这1100个蛋白中，19个蛋白可用来精准判断肿瘤。我认为，通过本次合作，在不远的将来一定能将分子病理诊断真正应用到临床中，这为解决妇瘤的早期诊断和精准诊断提供了革命性的依据。

三、总　结

樊代明院士：兼顾土地、种子和化肥问题

不同的病人罹患同一癌种，在不同治疗时期应诊断分治。一首打油诗提及"都说西方春来早（谭），引以为'蔚'送红朝（宋鸿钊先生）；世上还有困难事，弘（泓）扬中医最重要"。我们最终要解决"土地、种子和化肥"的问题，使"种子"在肥沃的"土地"上生长发芽。子宫类比于土地，胚胎类比于种子，仅播种是行不通的，此时还需要化肥的助力，也就是激素。解决这些问题的关键因素是人，人的整体调节在这其中发挥着非常重要的作用。

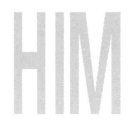

眼肿瘤整合诊治前沿

◎范先群 贾仁兵 魏文斌 孙丰源 项晓琳

一、专家解读

1. 眼肿瘤概述

（1）眼肿瘤概况，特在致盲

眼睛是心灵的窗户，每一个人都希望拥有一双明亮的眼睛，眼眶就像一个房子，保护着体内的眼球、神经、血管、肌肉等重要组织结构。眼球就像一个照相机，前部有角膜、晶状体，后面有玻璃体、视网膜和脉络膜等。角膜或晶状体好比照相机的镜头，视网膜好比照相机的胶卷，我们看到的东西就呈现在视网膜上。眼睛也可以生长肿瘤，眼恶性肿瘤可发生于眼睛的任何部位，是致盲、致残和致死的最严重眼病。眼睑也就是常说的眼皮，人们通过睁开和闭合眼睑看清外面的世界，维持内膜的稳定，保持眼内的重要结构。眼睑皮肤是全身最薄的皮肤，其上可发生肿瘤，结膜是通常看到的眼白，同样可以发生肿瘤，眼球内可以生长肿瘤，主要生长在脉络膜和视网膜上，眼眶包绕着眼球。眼眶肿瘤大多位于眼球中后部，可导致眼球突出。眼睑恶性肿瘤主要包括眼睑皮脂腺癌、基底细胞癌和鳞状细胞癌等，其中发生于睑板蔡氏腺和麦氏腺的恶性肿瘤称之为眼睑皮脂腺癌，又称为睑板腺癌，是眼睑特有肿瘤，睑板腺癌呈多灶性生长，派杰样浸润，复发率和远处转移率高是临床治疗难点。结膜肿瘤主要包括结膜黑色素瘤、鳞状细胞癌和淋巴瘤等。其中结膜黑色素瘤是结膜恶性程度最高的肿瘤，其最大特点是主要继发于原发性获得性黑变病的恶变，较少直接发生恶性肿瘤，以播散、种植和隐匿性转移。

CACA 指南的制定有望为规范临床诊疗提供依据、改善病人预后。眼内肿瘤主要包括儿童最常见的眼内恶性肿瘤、视网膜母细胞瘤和成人最常见的眼内恶性肿瘤、葡萄膜黑色素瘤。葡萄膜黑色素瘤可发生于虹膜、睫状体和脉络膜，其中脉络膜血供丰富，是葡萄膜的主要组成部分，发生肿瘤占比为 90%。葡萄膜黑色素瘤易发生远处转移，肝脏是主要的转移部位，转移后中位生存时间仅半年左右。眼眶肿瘤包括泪腺肿瘤、横纹肌肉瘤和视神经肿瘤等，多发生于眼球后方，向前推移眼球后可造成眼球突出，压迫视神经后可导致视力下降，可远处转移，甚至危及生命。腺样囊性癌是最常见的泪腺恶性上皮性肿瘤，易向颅内蔓延和远处转移，复发率和死亡率高。CACA 指南制定了国际首个泪腺腺样囊性癌诊疗指南，因恶性肿瘤在临床上属于罕见病和疑难病。眼睑皮脂腺癌占所有眼睑肿瘤的 37%，我国发病率较高，约为欧美国家的 3～10 倍，病人 10 年生存率为 77.9%，转移率为 18.9%。

CACA 指南首次报道了我国眼睑皮脂腺癌的相关数据，葡萄膜黑色素瘤发病受遗传因素影响，不同人种的发病率差异较大。表格内容提示澳大利亚人的发病率最高，东亚人的发病率较低，只有前者的 1/10。结膜黑色素瘤约占眼部肿瘤的 2%，主要包括原发性和获得性，由黑变病恶变而来。由于其长期存在，常被忽视，一旦发生快速生长，可能已发生恶变。在此提醒，如果发现结膜色素肿块突然增大或伴有出血，应及时就医。腺样囊性癌是泪腺中最常见的恶性肿瘤，位于眼球外上方，可造成眼球突出和眼球移位，近年来发病率逐年上升。引起恶性肿瘤的危险因素很多，包括生活方式、饮食习惯、环境因素和病毒感染等。除了与遗传因素相关外，眼肿瘤的发生还受年龄、紫外线照射等影响。眼肿瘤的发生与基因异常有关。不同肿瘤间致病基因差异较大，发生于结膜或葡萄膜的黑色素瘤由于血眼屏障的存在和眼内免疫豁免，两种肿瘤的致病基因不同，结膜黑色素瘤的主要致病基因为 *BRAF* 和 *NRAS* 突变，而葡萄膜黑色素瘤的致病基因主要为 *GNAQ* 和 *GNA*11 突变。CACA 指南首次发现我国眼睑皮脂腺癌病人的 *PCDH*15 突变与远处转移相关，结膜黑色素瘤的 *FAT*4 突变与其转移和死亡相关。

(2) 眼肿瘤诊疗，赢在整合

眼肿瘤的临床诊疗经历了经验诊疗、专科诊疗、精准诊疗、多学科诊疗，到 CACA 指南提出的整合诊疗。整合诊疗将病人及其病程看作一个整体，整合多种诊疗方法，实现全面诊断、治疗和康复。

CACA 指南首次提出了"防—筛—诊—治—康"的整合诊治理念，重视眼肿瘤，首先要重视其预防和筛查，"防筛"先行就是要普及眼肿瘤的知识，预防眼肿瘤的发生。整合诊治就是全身整体评估，多学科参与的眼肿瘤整合治疗，从头康复就是要全病程跟踪和全过程康复，实现保生命、保视力和保眼球。

眼肿瘤的组织起源多样，对预防带来很大挑战，发生于眼睑或结膜的肿瘤，大多数肉眼可见，请务必提高警惕。一旦发现异常，应及时就医，避免肿瘤造成更大危害。发生于眼内或眼眶的肿瘤可早期对视力产生影响，因此定期的眼健康检查至关重要。

眼肿瘤诊断首先依赖于眼科专科检查，由于眼球结构的特殊性，眼科拥有很多专用检查设备，包括裂隙灯、光学相干断层扫描（OCT）、超声生物显微镜（UBM）、眼底照相、视野检查和电生理评估等。眼科设备有助于对眼睛各部位进行全面和细致检查，眼底也是全身唯一能够直接看到血液流动的组织。眼肿瘤的影像学检查至关重要，包括 B 超、CT、MR 等。肿瘤属于全身病，眼肿瘤同样如此，全身检查包括实验室检查、基因检测等眼球结构的特殊性，以及眼肿瘤的特异性，此决定了治疗的独特性。治疗方法包括激光治疗、冷冻治疗、术中表面化疗等局部治疗，以及常用的手术治疗、化疗、放疗和免疫治疗。

CACA指南着重强调中医药治疗,并以整合治疗为总体治疗方案。激光治疗主要运用激光的光热和光化学效应杀伤肿瘤。眼球屈光间质透明,激光可以穿透角膜和晶体到达眼内病灶,主要用于治疗眼底后脊部的肿瘤;冷冻治疗主要运用二氧化碳为冷冻源,将肿瘤冷冻成冰球,达到杀伤肿瘤的效果,主要用于眼底周边部的肿瘤。发生于眼睑和结膜的肿瘤同样可以运用激光和冷冻治疗。

手术治疗包括肿瘤切除术、眼球摘除术、眶内容剜除术和选择性颈部清扫术等。根据肿瘤的不同分期、分级,可选择不同的手术方法,在保生命的前提下力争保眼球、保视力。眼肿瘤化疗主要包括全身静脉化疗和动脉介入化疗,其中动脉介入化疗将 0.56mm 的导管经股动脉、腹主动脉、胸主动脉、颈内动脉插入直径 1mm 左右的眼动脉,通过介入达到最细的动脉,显著提高杀伤眼肿瘤的效果,降低全身毒副作用。

放疗主要包括远距离放疗和近距离放疗,其中远距离质子束主要治疗眼内肿瘤,伽马刀立体定向主要治疗眼眶肿瘤。进行远距离放疗时,尤其需要注意对晶体、视神经等结构的保护,以降低白内障和视神经病变等并发症的发生。近距离放疗主要为巩膜敷贴放疗,将带有放射性粒子的敷贴剂置于靠近肿瘤基底部的巩膜表面杀伤肿瘤,常用的放射源包括碘-125、钌-106、锶-90等。蝴蝶放疗对中等大小肿瘤的疗效突出,可达到保生命、保眼球、保视力的目的。除此之外,免疫治疗、靶向治疗和中医药治疗也在眼肿瘤治疗中发挥重要作用。PD-1单抗用于结膜黑色素瘤转移病人的治疗,可延长生存期。新型T细胞受体疗法可有效延长转移性葡萄膜黑色素瘤病人的生存期。对BRAF突变的结膜黑色素瘤,BRAF靶向抑制剂的疗效明显,中医理疗和中药治疗可改善眼肿瘤病人的免疫微环境,提高眼肿瘤的疗效。CACA指南强调重视眼肿瘤病人的康复,包括生命康复、功能康复、外形康复和心理康复等,将康复治疗贯穿于整个治疗过程,提高病人的生活质量。

(3)眼肿瘤展望,重在创新

为深入研究眼肿瘤的发病机制,我国专家建立了国际上首株视网膜母细胞瘤转移细胞系,开展视网膜内的器官研究,标志着我国在该研究领域走在国际最前列。泪液和房水可用于眼肿瘤诊断,我们建立了泪液和房水监测平台,可监测到极低浓度的微量物质,实现微小眼肿瘤的早期检测。

我国学者利用肿瘤特有的有效糖酵解代谢构建荧光,增强探点,实现对13种瘤细胞的特异性荧光标记,有效率达96%以上,标记时间比病理检测时间提前4周,实现了对瘤灶的早发现、早预警。由于血眼屏障(包括血视网膜屏障和血房水屏障)的存在,眼肿瘤具有独特的免疫微环境,为开发免疫治疗带来新挑战和新机遇。针对眼肿瘤的特异性基因突变,我国眼肿瘤专家率先应用肿瘤腺病毒开展多靶点治疗眼肿瘤。CACA指南首次提出了适应眼肿瘤特点的整合诊治指南,使眼肿瘤诊疗有理可依、有据可查、有规可守。CACA指南强调全过程、全周期、全方位的"防—筛—诊—治—康"。当然，我们首次创建的眼肿瘤指南还有不足之处，需要不断修正，不断优化，不断完善。

眼肿瘤是致盲、致残、致死的最严重眼病，CACA 指南立足于我国眼肿瘤病人的特点，针对我国眼肿瘤的诊疗现状，首次提出结膜黑色素瘤和泪腺腺样囊性癌的诊疗指南，填补了空白，贯穿"防—筛—诊—治—康"的整合治疗理念，规范和普及诊疗方案，实现保生命、保眼球、保视力。CACA 眼肿瘤指南贵在整合，赢在整合。

2. 眼睑皮脂腺癌

眼睑皮脂腺癌的早期临床表现多样，早期症状和体征主要集中在眼部，可伪装成为"霰粒肿"，主称"偷针眼"。黄白色的孤立结节如果位于睑结膜面，可伴有眼睛干涩、摩擦感；也可伪装成"结膜炎"，表现为结膜处持久、弥漫性充血；也可伪装成睑缘炎，表现为弥漫的眼睑边缘增厚，但用眼药水和眼药膏后不见好转。需要警惕的是，眼睑皮脂腺癌可能是 Muir-Torre 综合征的一部分，这是一类罕见常染色体遗传病。病人存在眼睑皮脂腺癌的同时罹患内脏肿瘤，包括消化道肿瘤、泌尿系统肿瘤、生殖系统肿瘤，明确的致病基因包括 $MSH2$、$MLH1$、$MSH6$、$PSM2$。在眼科检查过程中，除了常规视力、眼压、B 超和眼底照相等检查项目，通过裂隙灯、眼前段照相和眼表功能检查等手段可以更精准地发现一些肉眼难以观察到的病变，更好评估肿瘤的范围和侵袭程度。一旦眼睑皮脂腺癌进入进展期，可通过局部浸润方式向眶内生长，也可形成区域淋巴结转移。区域淋巴结转移模式相对固定，主要累及腮腺、颌下和颈部的淋巴结，进一步可形成远处转移。远处转移主要集中在脑、肺、肝等重要脏器。通过眼部增强 MR 检查、颈部增强 CT 检查、重要脏器 CT 或 MR 检查，可综合评估病人肿瘤的累及范围和临床分期。对可疑病灶，如果是孤立结节样生长，可局部活检以明确肿瘤性质。如果怀疑为弥漫的上皮内浸润，边界不确切，CACA 指南推荐采用地图样方式活检，此有助于明确病变的累及范围。如果存在临床病理高危因素，例如复发性肿瘤、分期靠后，CACA 指南推荐在条件允许情况下应行前哨淋巴结活检。常规病理学报告对评估眼睑皮脂腺癌预后起至关重要作用。

CACA 指南建议进行常规病理时应做到标准化、规范化和统一化，从肿瘤大体外观、组织学特征、组织学亚型、分化程度、免疫染色到上皮内浸润类型、神经血管浸润情况、溃疡与否等作出全面和详细的描述。

眼肿瘤病人发生远处转移的风险增加时，CACA 指南推荐对这些病人做分子病理检查，以提供潜在靶点信息，为后续靶向治疗和免疫治疗提供依据，主要检测指标包括 MTS 相关基因、微卫星稳定性、PD-1、PD-L1、免疫组化和 $PCDH15$ 基因等。CACA 指南推荐，应依据肿瘤大小、肿瘤累及眼睑范围、有无眶周侵犯、有无邻近结构浸润、有无淋巴结或远处转移来评估肿瘤分期。

CACA 指南指出，眼睑皮脂腺癌的治疗应考虑从局部手术、放疗到系统化疗、靶向治疗、免疫治疗的整合治疗。手术时针对可切除病灶，根据病变累及范围，采用局部肿瘤摘除术、眶内容物剜除术和区域淋巴结清扫术的整合手术方式。CACA 指南推荐，对具有高危因素的病人，可在术后予以术区和淋巴结辅助化疗。如果发生远处转移，则应依据分子诊断结果及早予以化疗、靶向治疗或免疫治疗。

对无远处转移的局部进展期病灶，CACA 指南首次提出显微边缘控制手术模式。根据局部和远处转移情况，CACA 指南推荐采取以病人为中心、MDT to HIM 的肿瘤切除和放化疗整合治疗方案。CACA 指南强调，对可切除病灶的眼睑修复，应根据病变部位、病变深度、累及范围不同，使用相应的修复方式。修复的主要目的包括修复缺损以维持眼睑正常形状；黏膜上皮层存在重建的眼睑内层的目的是保护角膜；前睑缘的存在有利于保护眼球，免受皮肤和睫毛的伤害。

另外，需要有足够的皮肤量来维持正常的闭眼动作，需要有足够的提上睑肌功能以利于睁眼时暴露瞳孔，同时还应尽量做到双眼基本对称。对于眼睑的浅层缺损，依据缺损大小，可采取滑行皮瓣和鼻颞侧旋转皮瓣；厚层缺损可采取自体组织移植（包括硬腭、耳软骨、口唇黏膜等），也可采用生物材料（包括遗体巩膜、脱细胞真皮等）。

眼睑全层修复的方式主要包括下睑桥形皮瓣、上睑旋转皮瓣和休斯瓣等。这些皮瓣可以修复眼睑各种类型的全层缺损，重建良好外观。

虽然眼睑皮脂腺癌对放疗不敏感，但放疗仍然是一个重要的治疗方法之一。CACA 指南主张出现以下情况时可进行放疗：T_4 期不完全切除术后的辅助放疗；病理高危因素，如神经周围浸润者；颈部淋巴结清扫术后辅助治疗；因各种原因不能手术或拒绝手术者可做放疗。

对侵犯眼眶或周围组织且可完全切除的眼睑皮脂腺癌，CACA 指南提出行眶内容物剜除术后可根据病人的情况考虑个性化辅助放疗。此外，因为眼睛是心灵的窗户，位于面部最重要位置，所以赝复体修复病人的外观对病人的容貌和心理康复至关重要。对全身转移病人，如果无法耐受手术，CACA 指南主张实施全身化疗，局部化疗主要用于切缘阳性、术后复发和派杰样浸润病变。

目前，对于眼睑皮脂腺癌，暂时无特异性致病基因和针对性靶向药物，CACA 指南主张应用普适性化疗方案，化疗不敏感病人也可根据情况考虑靶向治疗，包括针对 VEGF、PD-1、mTOR 信号通路和 Hedgehog 信号通路等，可单用，也可联用。

早期皮脂腺癌的预后较好，5 年随访时总体生存率可达 90% 以上，局部进展期和晚期眼睑皮脂腺癌造成预后不良的因素包括超过 6 个月的上下眼睑均受累、眼眶受累和 T_3 期及以上病人等临床危险因素，还有弥漫性生长、多中心起源、派杰样浸润、淋巴结和周围神经受累等病理因素，眼睑皮脂腺癌与其他肿瘤类似，治疗后需长期严密随访。

CACA 指南指出，随访策略应遵循分级、按时、定期和规范的原则，也就是根据肿瘤分期，差异性地规定随访频率、随访项目和随访标准，目的在于检测复发、评估疗效、及时处理、促进康复。对早中期病人，前两年内每半年随访一次，3～10年内应每年随访一次；对进展期病人，应增加随访频次，前两年内每3个月随访一次，以后每半年随访一次。如果病情进展，应缩短随访时间间隔。

3. 结膜黑色素瘤

CACA指南强调，在认识结膜黑色素瘤时首先应知道结膜黑色素瘤从哪里来的问题。正如总论中所提到的，结膜黑色素瘤主要来自原发性获得性黑斑病，还可来自结膜色素痣，或一些其他少见的结膜良性病变，包括蓝痣、眼黑色素细胞增多症、着色性干皮病等。

特别要注意的是，也有部分结膜黑色素瘤一开始就是恶性，我们称为原发恶性，约占20%。

目前，结膜黑色肿瘤的诊疗面临一些困境，CACA指南提供了4种主要原因：第一，起病比较隐匿，有些病人的病灶在上睑结膜面深处，早期很难发现。第二，容易潜行播散。比如一些很微小的病灶位于泪道边缘，看上去表面病灶很微小，病症很轻微，实际上可能向泪道和鼻泪管甚至鼻腔侵犯。第三，有些病灶表现为无色素状态，结膜黑色素瘤不黑，这给诊断带来很大困难。第四，有一些病灶的体征和转移与恶性程度并不匹配，看上去是一个比较轻微的病灶，但也可能已经发生严重远处转移。这四个特点决定了结膜黑色素瘤面临的一些诊疗困境。CACA指南带领我们认识结膜黑色素瘤的临床特点时，为我们总结了6个特点：第一，形态不规则；第二，边界不清楚，就像一盆水洒在地上，很难有确定的边缘；第三，颜色不均匀，有的地方颜色深，有的地方浅，甚至没有色素；第四，高低长短不同，直径不一，直径的差别非常大；第五，表现为进展和隆起，也就是在原来扁平病灶上突然出现局限性隆起，像面包在微波炉里加热时出现隆起一样；第六，在病灶周围出现一些滋养血管，其在白色结膜背景下显得特别明显。

结膜黑色素瘤非常具有特点，CACA指南总结了结膜黑色素瘤的几个重要部位和临床表现：第一，虽然病人的病变很轻，但是可能会出现严重泪道侵犯；第二，它会侵犯眶周皮肤和肌肉等其他软组织，表现为眶周组织隆起；第三，有些病人会出现眼球壁周围组织侵犯；第四，结膜黑色素瘤从睑结膜越过睑缘，进入眼睑皮肤，形成结膜外眼睑侵犯；第五，它可能侵犯眼眶，出现眼球以下眼眶的软组织侵犯。肿瘤的淋巴结转移是一个共性特点，但CACA指南告诉我们，要特别注意结膜黑色素瘤的淋巴结转移，因为病人可在早期发生隐匿性淋巴结转移，预后非常不良。所以，我们要特别关注结膜黑色素瘤的淋巴结转移，尤其是早期可能存在的隐匿性转移。

关于结膜黑色素瘤的远处转移，CACA指南也特别指出，中国人结膜黑色素瘤的转移与欧美人种不一样。我国的结膜黑色素瘤转移以脑转移为主，占将近1/3。除脑转移外，其他常见转移部位包括肝转移、肺转移和骨转移，这四大转移部位组成了中国结膜黑色素瘤病人的完整基本转移途径，是预后不良、导致死亡的重要因素。

结膜黑色素瘤的整合诊断包括体检、眼科辅助检查、眼科专科影像检查及全身影像病理检查等。

CACA 指南特别关注结膜黑色素瘤的一些特征性对应性眼科检查。例如，在裂隙灯和眼前节照相情况下可比较精确、细微地观察结膜黑色素瘤中播散小的隐匿病灶、不典型且色素比较浅的病灶、结膜深处或角膜处出现炎症侵犯的情况。通过 OCT 和 UBM 检查，既可看见角膜前面边界，也有利于看到平时不容易观察到的角膜后部边界，进而全面认识整个结膜黑色素瘤的范围。

对结膜黑色素瘤的远处转移，像其他肿瘤一样，可采用 B 超、CT、MR 和 PET/CT 等检查。但 CACA 指南特别提醒，结膜黑色素瘤因为恶性度高、转移率高，又特别容易转移到一些非常重要的致死性部位。所以要特别关注 PET/CT 检查，其在术前检查、判断分期、制定治疗方案、术后随访中具有非常重要的作用。

进行结膜黑色素瘤的病理检查时应注意标本采集、检测方法和专病报告等事项，CACA 指南针对这几个方面提出了非常有价值的意见和指导。首先是标本采集，需要对肿瘤本身及其切缘进行采集；第二，需要对肿瘤进行地图样活检，因为结膜黑色素瘤会存在一些小的播散性病灶，这些病灶可能不连续在一起，也可能有一些大病灶，有些地方发生了恶变，但另一些地方并未发生恶变，此时需要行地图样活检以对不同病变进行精确病理诊断。同时，行结膜黑色素瘤病理活检的过程中必要时应行前哨淋巴结活检。结膜黑色素瘤的病理检查方法包括组织学检查、免疫学检查和分子诊断。

CACA 指南特别指出，要重视结膜黑色素瘤的分子诊断，因为结膜黑色素瘤存在特异性基因突变，在特定病人中实施分子诊断有助于指导术后靶向治疗。考虑到无关于结膜黑色素瘤的规范化疗方法，而规范化疗对有些病人的治疗非常重要。因此，CACA 指南特别提供了一幅完整的结膜黑色素瘤病理检查图表，包括临床诊断、组织病理诊断和分子病理诊断。CACA 指南特别提到，基于中国人群队列，有研究发现了一个针对中国结膜黑色素瘤手术病人的非常重要的组织病理学诊断方法。

在进行组织病理学诊断时，要特别关注组织学特征，包括厚度、有丝分裂、核分裂、溃疡形成和组织消退等，这对中国病人的预后判断具有非常重要的作用，有助于对中国病人进行完整的病理学诊断。在结膜黑色素瘤的分析中，CACA 指南做出了非常重要的改进。在原来参考 AJCC 分析的基础上，对病理分析的 pT_2 和 pT_3 两个分期进行了细化，原来的分期标准是根据肿瘤侵犯固有层的厚度是否大于 2mm 分为 a 和 b 两个阶段。而我们根据中国病人的队列研究结果发现，对病人进行 <2mm、2~4mm、>4mm 三个阶段的划分更有利于评估不同分期阶段的病情进展特点，更有利于指导病人进行分类治疗和预后判断。结膜黑色素瘤的治疗方法包括手术治疗、局部的冷冻治疗、化疗、短程的放疗、靶向免疫治疗和整合治疗。结膜黑色素瘤指南非常淋漓尽致地体现了整合治疗的特点，是多种治疗方法的集合、多种治疗手段的深度整合，也是一个有机整合，其完美体现了整合治疗的基本理念和基本原则。

对于处理原发灶时的一些基本手术原则，CACA 指南提供了规范的指导：对 T_1 期和 T_2 期原发灶，应强调进行规范的切缘标记，包括 4～5mm 宽度的切缘；"零接触"手术切除的基本原则；对角膜边缘病灶的化学消除治疗；术中应进行辅助联合治疗。在结膜黑色素瘤手术治疗过程中，CACA 指南制定了完整的治疗过程图谱：第一步，对切缘进行标记；第二步，进行冷冻；第三步，进行角膜缘病灶处理；第四步，进行"零接触"的切除等；最后，通过快速病理检查确定所需切除的病理范围。

CACA 指南特别提醒，在治疗过程中应注意对结膜黑色素瘤这样特殊的肿瘤进行冷冻处理。冷冻是一个双冻融的过程，也就是在结膜黑色肿瘤切除术前后都应进行冷冻处理，目的是最大限度地消除一些隐匿病灶，防止术后复发。

对结膜黑色素瘤侵犯角膜炎以及侵犯角膜组织的处理，CACA 指南特别要求对角膜炎进行无水乙醇浸泡，称为角膜炎化学消除处理技术。同时对术中可能存在的残留或一些存在的良性病变，存在恶性病变的可能时也提倡在术中进行浸泡化疗，这样可最大限度地防止术中病灶的残留以及术后病灶的恶变。

因为涉及结膜黑色素瘤切除后的修复，CACA 特别关注结膜对角膜的保护作用。因为结膜对维护角膜正常功能、保持眼表功能的稳定性非常重要，所以在切除肿瘤时应及时对结膜进行修复。CACA 指南推荐了几种基本的修复方法，根据切除结膜肿瘤后缺损范围、严重程度及对角膜的影响，可以采取结膜移植修复术、羊膜移植修复术或口唇黏膜移植修复术来最大限度地修复结膜缺损，维护角结膜的基本功能。

化疗和放疗在结膜黑色素瘤治疗中发挥重要作用，尤其是结膜黑色素瘤的局部化疗，无论是在术中还是术后，都可进行局部化疗处理，术中化疗是为了清除一些残留病灶，防止术中发生局限性播散。对于有病理或临床高危因素的病人而言，术后辅助化疗也可最大限度地防止病灶复发和转移。总体来说，结膜黑色素对放疗不敏感，当需要进行放疗时 CACA 指南特别推荐使用一种近距离敷贴放疗的方法，这种放疗方法主要用于减轻局部肿瘤的进展、控制病灶加重，特别是对于局部病灶很大且不具备手术条件的病人，可在相当长时间内对病灶进行一定程度的控制。

对 T_3 期、T_4 期结膜黑色素瘤原发灶的处理，CACA 指南推荐根据两种情形处理。第一种，如果手术病灶仍可通过扩大切除方法（包括眶内容剜除）进行切除，仍应采用尽量根治的方法根治，最大限度保留病人生命，根治后进行靶向和免疫治疗，以巩固手术疗效。如果原发灶范围已经非常大，或不耐受这么大的手术，就需要进行一定程度的姑息治疗，同时联合靶向和免疫治疗来最大限度地延长病人生命。

结膜黑色素瘤的治疗当然也包括整合治疗，对此肿瘤行眶内容剜除术的比例要大于眼科其他恶性肿瘤。由于外观受到的影响更严重，身心受到巨大伤害的比例更大，所以术后要进行积极的外观修复来恢复病人外观，重建心灵健康，恢复良好人格，使病人可以很好地融入家庭，回归社会。对结膜黑色素瘤淋巴结的清扫，CACA 指南区将其分为两种情形：第一种，如果在临床检查中已经明确提示存在淋巴结转移，需要进行根治性淋巴结清扫；第二种，有时一些结膜黑色素肿瘤在临床中虽然找不到淋巴结转移的征象，但根据的临床特点和体征，认为具有高危因素，可能存在淋巴结侵犯，此时 CACA 指南推荐也可选择性使用淋巴结清扫术。因为目前国内外尚无关于结膜黑色素瘤的规范化疗方案，所以靶向治疗和免疫治疗对一些结膜黑色素瘤的治疗不可或缺，甚至是唯一的治疗方法。CACA 指南总结了结膜黑色素瘤需要靶向治疗或免疫治疗的一些具体适应证和具体方法的选择。

治疗适应证包括以下几种情形：第一，一些局部进展期肿瘤虽然未发生远处转移，但是局部病灶的范围过大，无法在保证病人生命安全的情况下切除。第二，病人已发生远处转移，即使对局部病灶进行根治性切除，也不能很好地控制病情。在这种情况下，应考虑进行靶向治疗和免疫治疗。具体方案是，如果病人存在经典的 *BRAF* 基因突变，可使用针对 *BRAF* 的抑制剂 + MEK 通路信号抑制剂的双靶向治疗；如果病人无经典 *BRAF* 突变，则需要采用普适性靶向治疗或免疫治疗，CACA 指南提倡采用双靶向治疗，例如针对 PD-1 的免疫检查点抑制剂，或针对抗心肌血管的 VEGF 抑制剂等进行联合治疗，这样可最大限度地使病人保持在病情长期稳定或疾病无进展状态，最大限度地延长生存时间。

结膜黑色素瘤的随访在所有眼恶性肿瘤中尤为重要，CACA 指南特别提示应对结膜黑色素瘤进行非常密切、非常积极、非常长期的跟踪和随访。一般要求前 2~3 年内每 3 个月随访一次，2~3 年后每 3~6 个月随访一次。这种随访是长期的、终生的，具有高危临床病理因素的病人更应加强随访，及早发现结膜黑色素瘤的复发和转移，及时干预，最大限度提高生存时间和生存质量。

4. 葡萄膜黑色素瘤

葡萄膜黑色素瘤是成人眼科中最常见的原发性恶性肿瘤，除皮肤外，眼部是最好发的器官，其中葡萄膜是常见的好发部位。葡萄膜黑色素瘤主要来源于葡萄膜的黑色素细胞，好发于脉络膜，50% 的病人最终发生肿瘤远处转移。因此，葡萄膜黑色素瘤在眼科中是一个比较少见的致死性眼病，不仅影响视功能，更影响病人的生命安全，在眼科中极其受重视。

葡萄膜黑色素瘤中有 50% 最终发生远处转移，遗憾的是，目前尚无有效的针对这种远处转移的治疗方法。治疗方案仅可控制肿瘤的局部状况，但是病人临床存活率还不高，远期效果有限。根据数据统计，在葡萄膜黑色素瘤中，大中型肿瘤的5年、10年、15年转移率分别为35%、49%和67%。中型肿瘤的5年、10年、15年转移率分别为14%、26%和37%。有研究曾经对1553例中国葡萄膜黑色素瘤病人进行长期随访，5年、10年、15年转移率分别为19%、27%和31%。5年和10年转移率分别为20%和30%。可以看出，中国人葡萄膜黑色素瘤的临床疗效和生命预后比美国人群要好，治愈率稍高，转移率稍低。葡萄膜黑色素瘤的临床表现主要为持续眼前闪光、眼前黑影、视力减退和视物遮挡。临床诊断主要依靠临床体征。CACA指南特别指出，葡萄膜黑色素瘤的临床表现多为蘑菇样或圆顶状色素性包块。对1116例中国葡萄膜黑色素瘤的临床特征进行研究，发现中国人葡萄膜黑色素瘤的发病年龄小，平均为45~50岁，北美人群葡萄膜黑色素瘤的发病平均年龄在60岁左右，中国人群葡萄膜黑色素瘤的视网膜脱离发生率特别高，75%的病人合并视网膜脱离，但中国人群无色素和少色素病例占比较少，只有5%左右，而高加索人群无色素病例占30%左右，这也是CACA指南特别指出的临床差异。在临床中，做好葡萄膜黑色素瘤的诊断特别重要。葡萄膜黑色素瘤的临床诊断依靠临床表现，也就是说，通过间接检眼镜和眼底检查观察肿瘤大小、位置、颜色以及肿瘤所继发的视网膜改变，可以对肿瘤作出比较好的判断，眼底和裂隙灯照片可帮助记录这些肿瘤，也可为治疗后随访提供可靠记录。CACA指南特别强调，葡萄膜黑色素瘤的临床诊断超声具有特别重要价值，因为超声具有比较明显的影像学特征。在B超检查结果中，葡萄膜黑色素瘤的典型表现为蘑菇样、圆顶状或半球形，具有比较明显的深衰减、"挖空"征和脉络膜凹陷。彩色多普勒超声检查结果所显示的血流特点，尤其是超声造影所表现的时间强度曲线表现为恶性肿瘤所特有的快进快出型。CACA指南也强调MR成像对葡萄膜黑色素瘤诊断的价值，因为黑色素瘤的黑色素具有顺磁效应，在T1加权项上显示高信号影，T2加权项上显示低信号影，也就是常说的长T1、短T2信号，并且强化扫描可见肿瘤明显的增强信号，因此CACA指南提出眼底检查、超声和MR是临床中诊断葡萄膜黑色素瘤的主要影像指标。

当然，CACA指南也提到荧光血管造影和脉络膜血管造影对黑色素瘤的血液循环状态和鉴别诊断也具有特别的重要价值。比如，通过造影可显示肿瘤的血管形态，吲哚菁绿血管造影可显示肿瘤自身的双循环状态和遮蔽荧光等，在肿瘤诊断和鉴别诊断中也具有特别的重要价值。光学相干断层成像和OCT是最近几年发展起来的重要影像，对黑色素瘤的诊断和临床检测也具有重要意义。CACA指南提出，OCT检查可发现肿瘤所合并的视网膜异常，例如视网膜下积液、视网膜水肿以及肿瘤病灶隆起的横断面结构。尤其是近几年，OCTA检查成为提供无创血管、血流显现的一种影像学方法，在无创情况下可以看清黑色素瘤活体中的肿瘤血管形态和密度，并进行量化，同时也可帮助判断肿瘤治疗前后肿瘤血管的消退情况，为活体肿瘤的观察、诊断和治疗提供可靠的无创血管显影方法。PET/CT检查可用于肿瘤全身转移灶的监测，尤其有助于发现早期肿瘤的复发和眼外转移，并提高肿瘤分期的准确性。对于少数临床中不典型且诊断尚有困难的葡萄膜黑色素瘤病人，CACA 指南建议行诊断性眼内肿瘤活检，可通过巩膜或经玻璃体途径进行肿瘤细胞活检，最后根据活检进行组织病理学诊断和遗传学分类。葡萄膜黑色素瘤在病理组织学上可分为三类，即梭形细胞型、上皮癌细胞型和混合细胞型。

CACA 指南特别提醒，这 3 种细胞类型与预后的关系特别密切。CACA 指南推出的葡萄膜黑色素瘤临床分期则将 AJCC 第 8 版 TNM 的分期作为借鉴，这对评价肿瘤预后具有重要价值，也为肿瘤随访提供了可靠的依据。CACA 指南特别推荐肿瘤大小的分期，在国际上，北美眼黑色素瘤协作组织也借用肿瘤大小进行分期，从而为临床治疗的选择提供可靠的保证。CACA 指南也强调，根据肿瘤大小选择不同的治疗方法可以为临床提供可靠保证。这种分期有利于临床快速判断，也便于临床掌握。CACA 指南也特别强调葡萄膜黑色素瘤的治疗，目前推荐保眼治疗，也有个别病例需要采取非保眼治疗。所谓保眼就是通过放疗、激光治疗和局部手术切除治疗原发肿瘤，同时保留眼球这个重要器官，从而尽可能地保留视功能。非保眼治疗是指一些肿瘤比较大或复发的肿瘤，不得已只能进行眼球摘除术，部分病变侵犯了眼眶，不得不行眼眶内容摘除手术。这种非保眼疗法确实是临床医生的痛苦抉择，因此要把握好适应证。

CACA 指南特别强调，葡萄膜黑色素瘤应根据肿瘤的大小、位置和继发改变，患眼和对侧眼的视功能状况，以及病人的全身情况选择个性化治疗。对于厚度特别薄且直径在 3mm 以下的肿瘤，可以选择经瞳孔的温热治疗或光动力治疗。对于中等大小的肿瘤，可以选择巩膜敷贴放疗。对眼前段的肿瘤或特殊形状的肿瘤，可以采取局部切除方法，因此特别强调个性化治疗是临床选择的重要参考。

CACA 指南特别推荐，巩膜外敷贴方式治疗是治疗中等大小肿瘤的首选方法。因为葡萄膜黑色素瘤对放射线比较敏感，所以应根据肿瘤所在位置选择合适的放射性敷贴器，缝合在巩膜表面，并对肿瘤进行单向放疗。一般瘤体顶端的放射剂量为 80~100Gy，我们和中国原子能科学院共同研制了国产巩膜敷贴器。采用的离子是碘-125，它是一种低能量放射性粒子，采用的射线是 γ 线，外壳所采用的金属可屏蔽 99.5% 的射线，因此可保证肿瘤放射线对肿瘤的单向、定向和定时的精准照射。也就是根据肿瘤所在的位置将放射敷贴器缝合在巩膜表面，对肿瘤进行单向照射，从而可以避免对放射线非常敏感的眼部器官其他组织造成损伤，最大限度地减少放射性并发症。放疗后肿瘤可明显缩小，颜色也发生明显变化，肿瘤周围会出现一圈脉络膜萎缩，也就说明通过巩膜敷贴放疗可达到比较好的疗效，对局部肿瘤控制达到良好状态。通过超声测量可知肿瘤在巩膜敷贴放疗前后的变化。可以看到，经过巩膜敷贴放疗后，肿瘤的高度明显缩小。病理结果提示，通过巩膜敷贴方式治疗，葡萄膜黑色素瘤中绝大部分肿瘤区域出现肿瘤组织坏死和色素颗粒分解。当然在部分区域中还可见到少量的残余活细胞。为什么要对巩膜敷贴放疗病人进行长期随访？应密切监测肿瘤变化以防止肿瘤复发，CACA 指南特别提出巩膜敷贴方式治疗，对治疗的疗效和常见并发症应引起高度重视。其中，新生血管型青光眼是治疗后最常见的并发症，也是保眼失败的最主要原因。其次是放射性视网膜病变，发生高峰是放疗后 5 年内，因此巩膜敷贴放疗病人应进行长期随访，以密切观察新生血管性青光眼和放射性视网膜病变的出现，同时强调眼内注射抗 VEGF 药物，此可有效控制放射性视网膜病变，最大限度保存病人的治疗后视功能。我们曾经总结过巩膜敷贴放疗用于葡萄膜黑色素瘤的临床研究，通过 10 年的随访，819 例病人经过膜敷贴后有效率达到 88.3%，眼球的保留率为 91.1%，其中 5 年肿瘤转移率仅为 12.8%，10 年肿瘤转移率为 20.6%，病死率为 5.8%。说明中国人的葡萄膜黑色素瘤通过巩膜敷贴放疗后临床疗效比国外还要稍好。

CACA 指南特别推荐，一些特殊部位的肿瘤可通过玻璃体视网膜微创手术切除眼内肿瘤，然后进行眼球重建。特别是睫状体、虹膜及周边部的葡萄膜黑色素瘤，以及部分后部的黑色素瘤，基底比较小、高度比较高的部分病例非常适合进行局部切除和眼球重建，眼球的保眼率可达到 95%，也能让 90% 的病人在术后保留有用的视力。局部切除不仅能完整切除眼内黑色素瘤病人的肿瘤，还可做眼球组织重建，这样可以最大限度地保留病人的视功能。CACA 指南也推荐全身治疗。因为目前尚无有效用于治疗葡萄膜黑色素瘤的化疗药物，大家也特别关注肿瘤转移后的全身治疗，遗憾的是，尚无一种特别有效的治疗远处转移的方法。因此，CACA 指南也鼓励病人参加有关的临床试验。对于比较孤立或局限的肝脏转移灶，可考虑手术治疗、组织消融和化学溶栓等。当然也可积极参与某些关于免疫治疗和靶向治疗的临床试验，以期最大限度地改善葡萄膜黑色素瘤转移病人的生命。

CACA 指南特别强调对葡萄膜黑色素瘤病人随访和预后评估的重要性，应根据基因检测结果、临床特征和病理学特征将肿瘤风险进行等级划分，从而指导术后随访。葡萄膜黑色素瘤病人的术后随访包括眼部随访和全身观察。眼部随访时应重点观察肿瘤的变化，是否复发。应强调肿瘤边缘的特点、肿瘤邻近结构厚度的改变、肿瘤的血管状态是否改变，因此血管造影、超声和眼底照相是常用的随访工具，对全身监测也特别重要，以期早点发现转移病灶。因此，在对黑色素瘤病人进行随访的过程中，应高度重视肝脏的特异性影像学检查（包括腹部 B 超、腹部 MR 等）和肝功能检测。

CACA 指南也建议根据基因检测、肿瘤大小、肿瘤细胞类型、肿瘤范围和位置对黑色素瘤的转移分析、转移风险进行分层评级评估。对一些低风险病人或中风险病人，10 年内每半年到一年随访一次；对高风险病人，5 年内每 3~6 个月随访一次，10 年内每 6~12 个月随访一次。根据风险等级，密切随访黑色素瘤病人非常重要。尽管现有的局部控制葡萄膜黑色素瘤的手段可有效控制原发病灶，但还没有办法控制远处转移。因此，CACA 指南也推荐在葡萄膜黑色素瘤的发病机制和转移机制方面不断探索。希望随着肿瘤免疫治疗和靶向治疗的飞速进步，葡萄膜黑色素瘤病人能获得良好的预后。

5. 泪腺腺样囊性癌

眼肿瘤部分的泪腺腺样囊性癌是临床中常见的内腺区恶性肿瘤，临床表现包括单眼进行性眼球突出，并且眼球多向鼻下方移位，肿瘤较大并压迫眼球时还会导致因屈光改变的视力下降或复视等症状。该肿瘤的嗜神经性可引起自发性疼痛。腺样囊性癌的检查包括视力、眶部门诊、眼球位置和眼球运动等常规检查。进行影像学检查时通常需要超声、CT 和 MR 等确定肿瘤范围。病理检查为确定肿瘤的金标准，分子诊断有利于判断预后。这些常用的检查设备可以帮助医生了解肿瘤对眼球的影响。CACA 指南强调，首先应合理选用眼科专用检查，如裂隙灯可显示眼前段和后段的改变，观察肿瘤引起的视网膜皱褶，验光仪可测量视力和屈光改变，视野计可明确视野缺损范围，同视机可检查复视情况等。CT、MR 和超声等影像学检查可揭示肿瘤的形状边界和局部浸润等情况，作为手术操作和预后的判断。鉴于泪腺腺样囊性癌原发于内腺区软组织，同时肿瘤又可累积周围骨组织的这种特性，因此 CACA 指南建议同时采取 MR 和 CT 进行联合影像学检查，该肿瘤在 CT 上显示为团块状或结节状，肿瘤多沿眼眶的眶壁向深部侵袭性生长，呈楔形或肠型蔓延。因肿瘤长期生长迅速，可出现肿瘤内部的坏死，因此钙化沉着可在影像上表现为钙化灶，肿瘤侵犯，可使邻近骨组织呈同式样改变。在 MR 检查结果上，肿瘤信号表现为 T1 呈等信号，T2 呈等信号或高信号，因肿瘤坏死液也可造成 MR 信号呈斑驳样改变。泪腺的恶性上皮性肿瘤包括今天讲的泪腺腺样囊性癌、多行性腺瘤，还有黏液表皮样癌和腺癌等，这些肿瘤的影像特征非常相似，鉴别诊断比较困难，因此诊断的金标准仍然是病理学诊断。诊断活检可造成播散风险，并且活检可造成标本量相对不足，影响鉴别诊断，所以 CACA 指南不推荐行活检检查。该肿瘤的病理类型主要包括筛状型、管状型和实体型。其中筛状型最为常见，其次为管状型，实体型最为少见，但其分化程度低，预后比较差。此外，根据细胞分化的程度可进行分级，CACA 指南建议常规病理检查时应做到标准化、统一化。从肿瘤的大体外观、组织学特性、组织学亚型、分化程度、免疫染色、神经血管骨骼受浸润情况等可作出全面和详细的描述。

随着分子生物学的发展，病理诊断从传统 HE 染色、免疫组化向着分子水平深化。组织病理关注的是肿瘤形态学改变，是诊断标准，而分子病理在组织病理基础上进一步校准诊断结果，揭示肿瘤的内在机制特征，深入分析疾病发生发展的风险，在临床诊断中组织病理和分子病理各具优势。CACA 指南推荐，必要时可进行分子病理检查，此有利于提供治疗的靶点信息，为后续可能的靶向免疫治疗提供依据。在临床诊治的流程中，就诊时医生应进行层层递进的整合诊断，首先根据病症和体征判断为眼眶的占位性病变，根据影像学结果进一步诊断为泪腺的上皮性肿瘤，再根据手术组织学确诊为泪腺下囊性癌后进一步进行分级分期，确定是否有相关的基因突变，以帮助判断肿瘤的侵袭性、转移性、复发率、生存率。CACA 指南总结的我国腺样囊性癌的治疗现状显示，与国外相比，复发率、转移率和生存率存在一定的差距。主要原因除了我国多数病人为中晚期外，还包括诊断不规范、肿瘤分型和后续综合治疗的不规范等多种原因。因此 CACA 指南指出，制定改善预后、提高整合诊断水平的规范具有重大的临床意义。目前，腺样囊性癌的整合性治疗方法包括手术、放疗、静脉化疗、动脉介入化疗和靶向免疫治疗等。

目前，手术时采取的方法是局部扩大的肿瘤完整切除或眶内容摘除术，可联合术区淋巴结清扫。CACA 指南推荐术后给予辅助放疗、化疗、靶向治疗和免疫治疗，并特别强调治疗前应准确评估，术前需要根据病变大小、浸润程度和全身是否累及等制定恰当的治疗方案。

对于 T_3 期前的肿瘤，应实施肿瘤扩大切除术，超过 T_3 期时应进行眼眶内容剜除术。手术时通常无法完整切除肿瘤，其目的在于肿瘤减荷，为术后进行辅助放化疗创造条件。CACA 指南特别指出，眼部手术时涉及重要的容貌和外观改变，眶内容剜除术后应用赝复体可大大改善病人容貌和心理，有利于社交活动，此至关重要，故应推荐使用赝复体。

术后辅助放疗非常重要，由于肿瘤的嗜神经性，原则上需要术后联合放疗。放疗可分为外放疗和近距离放疗。CACA 指南推荐实施适形调强放疗，一般建议术后 4 周左右复查增强 MR 以进行放疗定位，放疗应在术后 4~6 周开始进行。腺样囊性癌对化疗不敏感，单独静脉化疗的效果不理想。目前采用的方案包括 CAP 方案、CEF 方案和 CVF 方案。

晚期肿瘤或高度复发风险病人可经动脉化疗，通过动脉插管经颈动脉至泪腺动脉，将药物直接注射到肿瘤附近，也可联合化学静脉化疗，待肿瘤体积缩小后也可进行联合手术治疗。这种术前化疗兼容减荷的方法在提高总体生存率方面具有一定的作用。全身转移应考虑放化疗、中医药治疗和心理治疗。目前该肿瘤暂时无对应的靶向治疗药物，CACA 指南建议根据情况使用普适性靶向药物治疗。该肿瘤可通过孔裂神经血管局部蔓延，也可通过淋巴血型转移，其中肺是最常见的转移部位。局部复发的危险因素包括神经周围浸润、病变切缘阳性和病理分型不佳等。

随访的目的在于监测复发、评估疗效、及时处理并发症和促进康复。CACA 指南指出，随访策略应循序分级、按时、定期和规范检查的原则，放疗期间应每周复查，注意放射性并发症的发生。在放疗结束后，前两年应每 3 个月复查一次，第 3~5 年应每 6 月复查一次，5 年后应每年复查一次，如果病情进展，则应缩短随访时间间隔。

二、院士点评

1. 谢立信院士：加大免疫治疗药物研发力度，制定中国特色眼瘤诊疗方案

听了 CACA 指南的解读，我非常激动。目前医学界存在一个根深蒂固的理念，

无论是开国际会，还是宣讲临床诊疗指南，多数人采用外国人制定的指南。所以，现在所宣讲的理念中不仅要提升国人的话语权，还要引入国人的先进诊疗方案，让外国人看到中华民族几百年的努力。我们在 20 世纪 80 年代到国外去学习，回国后一直想做一些事情，所以这个方向太了不起了，我觉得非常好。今天所宣讲的内容是眼科肿瘤，在眼科中肿瘤共 11 个，所以眼科医生不是特别熟悉这个病。

今天宣讲的这些内容不仅应在病人中推广，而且眼科医生也要很好地学习以提高诊疗水平，否则这些肿瘤病人就会去其他科室就诊。另外眼科也必须进行整合，神经病变病人经常会被收到颅脑外科，如果眼科病变稍微扩散，可影响到上颌窦或泪道系统，再往后方是耳鼻喉，再往下方是口腔，所以眼睛处于包围中，所以要去突破，整合是必需的。最后，今天在专家所讲的免疫治疗中很少看到中国药的出现，希望通过 CACA 指南的引领可以带动先进药物的研发，将来在 CACA 指南解读中可以更多地介绍中国的药物。

2. 韩德民院士：整合多学科诊疗资源，建立眼肿瘤标准化诊疗体系

刚才听了 4 位专家从不同角度介绍眼肿瘤，我觉得眼科肿瘤与其他肿瘤具有共性，也具有专科特性。眼科结构总体比较精细，眼科肿瘤在早期很容易被发现，有一点儿问题就会发生改变，有一点儿问题就会在眼眶和眼周围出现局部表现。其他部位的肿瘤即使长得比眼睛还大，也不一定发现，这就是差异性。所以眼肿瘤的治疗可能要求更精细，早期发现、早期治疗可取得更好的治疗效果。眼科肿瘤和其他一些特别精细的肿瘤（如黑色素瘤，魏文斌教授研究的葡萄膜黑色素瘤）具有明显的特点，通常在早期发生转移，治疗中如果处理不好，会导致生命危险。即使眼部很小的肿瘤，也会发生很大的影响。因此，从恶性肿瘤的角度考虑，无论哪个学科都具有共性，因此 CACA 指南巡讲非常有意义。我希望巡讲能促进标准化体系和标准化诊疗流程的形成。在这个基础上，应进一步考虑怎么能够将肿瘤治疗在全国范围中推广，形成中国研究特色，在国际舞台上拥有我们的话语权。这个基础性工作就是标准化诊疗体系和标准化诊疗流程，这非常重要，我希望在眼科领域中也能建立这个体系。另外，虽然眼科肿瘤具有眼科的特点，但我希望能与其他学科形成更多、更广的联系。因为现在肿瘤整合治疗在化疗、放疗、生物治疗方面都取得了突飞猛进的发展，在眼科领域中这些治疗应该与肿瘤整体发展，并且从更高层面整合起来。整合医学是以病人为中心，将各种资源整合起来，为解决疾病治疗和攻克疾病治疗难关发挥了各个学科和各种力量的综合作用。这是整合医学的核心思想。我们耳鼻咽喉头颈外科要与眼科保持高度一致，保持密切联系，在攻克眼科肿瘤的同时攻克鼻咽相关肿瘤。在肿瘤学界中眼科作为小科，虽然不是肿瘤治疗的主体学科，但是也要发挥应有的作用。

3. 张学敏院士：眼肿瘤药物的发展历程

关于几位专家的报告，我从头到尾都听了，印象非常深刻，也学习了很多。肿瘤，我们过去接触得很少。你们刚才提出保生命、保眼球、保视力。因为罕见

肿瘤较常见肿瘤在发病机制和转归规律方面具有特殊性，所以去年国家自然科学基金委医学部专门资助了这方面的研究，以后可能还会加强对罕见肿瘤的重视。总的来讲，我觉得眼部肿瘤（除个别外）的治愈率很高。很多肿瘤的5年生存率可达到70%~90%，我国制定的这个指南体现了我们治愈率的质量、治愈的理念、先进的水平，这给我留下了很深刻的印象。药物治疗经历了3个阶段，第一个阶段是化疗药，因为周期肿瘤细胞呈无节制生长，就像汽车遇到红灯却停不下来，所以需要根据细胞周期研发化疗药。但化疗药分不清敌我，分不清正常细胞和肿瘤细胞，所以副作用大。后来进一步认识到其细胞周期之所以出现问题，是因为基因的突变。基于基因突变，我们又发明了靶向药，靶向药能分出敌我，分出肿瘤细胞与正常细胞的区别，所以副作用小得多，但对生命的延长作用很有限。接着又进入第三阶段，正常人的免疫系统能迅速清除突变细胞，为什么肿瘤细胞突变后免疫系统不能清除它呢？基于检查点的发现，以PD-1为代表的免疫治疗让人类真正看见了战胜肿瘤的希望，10%~20%的晚期肿瘤（部分发生全身转移）通过用药可以消掉全部肿瘤细胞，这是罕见的，也是匪夷所思的。因此，现在全世界的研究焦点基本上无例外，都着力于发现更多的检查点。

除PD-1外，目前尚未发现更多的检查点。更多的检查点现在处于Ⅱ期或Ⅲ期临床研究中，预计未来3~5年还会出现系列的免疫治疗药物。预期5年内药物治疗晚期肿瘤的有效率可达50%。因此，我觉得将来治疗肿瘤的第一选择可能不是手术，我们期待这一天的到来。

4. 顾晓松院士：眼肿瘤的整合诊治是当今医学的发展方向

第一，CACA指南的推出使得肿瘤的整合诊治得到了很好的普及和指导。第一，因为肿瘤的发生率很高，这几年发病人数从360万、380万、420万逐渐上升，这是一个重大问题。第二，真正有效的肿瘤药物亟待出现。第三，真正对肿瘤有效的治疗措施应该是整合治疗，肿瘤的发生过程是一个整体过程。整合治疗在发展需求、社会需求、老百姓需求和科学需求方面的发展空间很大。今天几位专家分别做了专题演讲，这是一场很好的演讲。我的感受是，肿瘤的整合诊疗是当今医学的发展方向，随着人工智能、互联网、数字医疗、现代分子生物技术和科学技术的发展，我们应在整合医学旗帜下充分发挥整合医学的优势，在降低肿瘤发生率、延长肿瘤病人生存期和改善肿瘤病人的生活质量方面发挥重要作用。

5. 杨正林院士：实现眼肿瘤早发现、早诊断、早治疗的有效途径

对于视网膜母细胞瘤，我一直在寻找机会进行一些研究。虽然它是一种罕见病，但中国的人口这么多，所以实际上这个病的发病人数还是很多的，临床上经常会碰到这种病人。正如前面的这些专家所提到的，治疗这个病的最好办法是早发现、早诊断、早治疗。如果在很早期就能发现这个疾病，并且进行手术治疗，则不仅可以保生命，还可以保视力，视力可达1.0。早期通过分子诊断确诊后治疗，可以避免病人的视力受到影响，这就不仅仅是保生命了。

视网膜细胞瘤的发病机制非常清楚，就是 RB1 基因突变，这是人类找到的第一种抑癌基因。当然诊断一个疾病时应进行整合，也不单是仅依靠基因进行诊断，还可借助于临床症状和影像学资料，但基因诊断在其中发挥了非常重要的作用。RB1 突变主要是胚系突变，人的基因来源于两部分，一部分来自父亲，一部分来自母亲，来自两方面的拷贝，如果其中一部分失活，另一部分无论因为什么原因在视网膜中再次出现失活时就容易导致疾病。当然，还存在部分无先天性的胚系突变，它是体系的两个突变，这种可能性也存在，所以在胚系突变、先天性非发育功能突变的高危人群中，如果视网膜再发生突变，就容易发生肿瘤，所以要筛查这些高危人群，这样就会在更早期发现肿瘤。

另一方面是检测技术的进度。原来最早的检测技术在穿刺视网膜时可能取得太多的正常组织，且突变的瘤细胞太少。现在的检测技术可将灵敏度大幅提高，此使得检测度得到提高。将来要更多关注这些高危人群，包括他们家的亲属。第二，应进一步提高检测灵敏度，真正做到早发现、早诊断、早治疗。另外，将来还要研究其他更新的治疗方法，特别是药物免疫方面的治疗，如果能研究新药或新法，则更加有利于这个疾病的治愈。因为到晚期摘除眼球后再进行化疗或放疗，则可能已经晚了。所以我们要进一步探讨更好的治疗方法，毕竟还有一部分病人不能在早期被发现，而是在较晚期才被发现。

三、总　结

樊代明院士：眼瘤细胞的常见转移场所——肝脏

为什么眼瘤仅转移到肝脏或者多数转移到肝脏？因为眼部血液从静脉系统回流，到肝脏前必须先到右心房，然后再进右心室，然后泵出后首先进入肺脏。肿瘤应首先被肺脏拦截，应该首先出现肺脏转移，但事实却不是。血液从肺脏出来首先进入左心室，然后均匀分布到全身器官，为什么肿瘤出现在肝脏呢？大家想一想这是什么道理。中医提倡清肝明目，明目需要先治肝，我想基础研究应着重研究肿瘤如何从眼睛转移到肝脏。大家想一想，此路径并不通，或者说肝脏这个部位最适合眼瘤的生长？这种想法仅供大家参考。

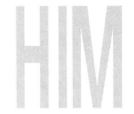

神经内分泌肿瘤整合诊治前沿

◎陈 洁 聂勇战 罗 杰 蒋力明 吴文铭 李 洁

一、专家解读

1. 疾病特点，指南概述

神经内分泌瘤（NEN）泛指所有起源于肽能神经元和神经内分泌细胞的肿瘤，表现为惰性、缓慢生长的低度恶性到高转移性等明显恶性的一系列异质性肿瘤。这类肿瘤除头发和指甲外，可长于全身所有部位。历史命名从最早的类癌到1969年的APUD（胺前体摄入与脱羧）瘤，直到2010年WHO统一命名为神经内分泌瘤。虽然这个名词听起来很陌生，但一名最著名的NEN病人，就是苹果公司的乔布斯，他所罹患的肿瘤就是胰腺NEN。

NEN具有高度异质性和复杂性。NEN起源于有激素分泌功能的神经内分泌细胞，所以临床症状分为功能性和非功能性两大类。根据组织胚胎起源部位，可将NEN分为前肠、中肠和后肠肿瘤。NEN既可生长在神经内分泌腺体内，也可生长在腺体外，还有10%左右的NEN与遗传相关。根据病理学特点，WHO对它制定了非常详尽的分类分级体系。胃部NEN还应有非常重要的临床分型，应采纳AJCC分期或欧洲神经内分泌肿瘤学会（ENETS）分期体系。

从流行病学的角度考虑，从1973年到2012年NEN在美国的发病率升高了6.4倍。2014年中国国家癌症中心的初步数据表明，中国的NEN发病率约为4.1/10万，属于罕见肿瘤。但2001—2010年中国23家大型综合医院和肿瘤专科医院的胃肠胰NEN检出率直线攀升，实际上在中国可能这个肿瘤的真实发病率处于非常快速的攀升之中。

NEN虽然好发于全身各处，但胃肠胰NEN占65%～75%。因此，虽然CACA神经内分泌瘤整合诊治指南涵盖了胃肠胰和胸部NEN，但以下内容重点讲述胃肠胰NEN。

从胃肠胰NEN的好发部位看，中国人和欧美白人存在区别。欧美白人中小肠NEN是第1位，其次是胰腺和直肠。中国人中胰腺是第1位，其次是直肠和胃。

目前，NEN在中国的诊治现状包括以下几个特点：首先NEN的发病部位分散、就诊科室分散、临床医生认识不足，因此诊断困难，治疗选择也很困难。从病人角度出发，NEN病人去医院时甚至不知道应该于哪个科室就诊，因此导致NEN的误诊误治居高不下。

NEN的诊疗手段非常复杂，包括实验室诊断和影像诊断的全覆盖，以及病理学诊断分类、分化、分级、分期与分型。治疗手段涵盖了内镜治疗、外科治疗、内科治疗、介入治疗、放射性核素治疗、放疗、中医治疗、心理治疗和姑息治疗等，几乎涵盖了肿瘤治疗的所有手段。NEN 虽然罕见，但非常复杂，具有高度异质性，因此诊疗时需要运用整合医学的 MDT to HIM 理念，也希望具有临床指导意义的整合诊治指南可以用来指导临床中的肿瘤诊治。

2. 防筛先行，诊断为基

NEN 的预防和早筛不同于其他实体瘤。首先，目前遗传性 NEN 尚无预防性药物可以干预，但确诊的病人及其亲属可通过基因家系筛查和影像学进行筛查，以达到早期发现的目的。值得关注的是，近年来日益成熟的第三代试管婴儿技术能在胚胎植入阶段用于开展遗传性诊断和筛查，此可有效阻断 NEN 致病基因的代际遗传，但距离临床推广和应用还有很长的路要走。其次，由于散发性 NEN 的发病机制尚不明确，目前无法进行预防，但对存在特征性临床表现的功能性 NEN 可实现早期识别。对于非功能性 NEN，只能从健康查体、内镜和超声等检查中发现，以尽可能早期发现消化道或胰腺 NEN。

根据是否分泌激素，NEN 可分为功能性和非功能性两大类型。其中功能性 NEN 约占 20%，如胰岛素瘤、胃泌素瘤、胰高血糖素瘤等；非功能性 NEN 约占 80%。CACA 指南重点强调，无论功能性或非功能性，激素分泌具有鲜明的时空异质性，功能性肿瘤也可同时或异时出现双激素或多激素分泌，少数非功能性肿瘤可进展为功能性肿瘤，因此给临床诊治带来极大挑战。

功能性 NEN 包括多种类型，其中最常见的胰岛素瘤可分泌大量胰岛素，从而导致病人出现以心悸、出汗、肢体震颤和易激惹为主要症状的 Wipple 三联征。临床上也经常提到几类激素相关综合征，多由功能性 NEN 引起，其中佐林格-埃利森综合征由肿瘤分泌大量胃泌素引起，表现为顽固、多发或非典型部位的胃或十二指肠溃疡，增量服用质子泵抑制剂的疗效非常显著。库欣综合征通常由位于胰腺或胸腺的肿瘤分泌促肾上腺皮质激素引发，最典型的体征为向心性肥胖。类癌综合征由位于小肠、肺和胰腺的肿瘤分泌五羟色胺、缓激肽等激素引起，表现为发作性腹痛、腹泻和皮肤潮红，有些可继发烟酸缺乏，也可出现糙皮病等。

非功能性 NEN 多因病变占位引起器官的压迫、梗阻、出血等继发性症状而被发现。例如胰腺 NEN 可压迫胆总管导致梗阻性黄疸；肠道肿瘤的病灶较大时可导致肠梗阻，病变溃烂侵犯血管时可引起消化道出血。总之，非功能性 NEN 的临床表现复杂多样。CACA 指南强调，如果出现以上表现，应对病人进行全方位评估，注意隐匿部位发生此类病变的可能性，以避免误诊或漏诊。

另外，尽管遗传相关 NEN 仅占 5%~10%，但是仍然需要临床医生引起足够重视。这类肿瘤属于胚系常染色体显性遗传，此类基因突变通常可导致各类腺瘤或癌，它们所具备的特征性临床表现也是诊断这些肿瘤的重要依据。例如 *MEN*1、*RET* 和 *CDKN*1*B* 分别可以导致 1 型、2 型和 4 型的多发性内分泌腺瘤病，这些疾病通常可引起多部位腺瘤或腺癌的发生。以 MEN1 为例，通常可发生甲状旁腺腺瘤、胰腺或十二指肠神经内分泌瘤。其中一些病人不乏出现前面提到的特征性临床体征，例如 MEN2b 病人伴随马方综合征和舌黏膜神经瘤。VHL、NF1、TSC1 和 TSC2 基因突变可分别导致希佩尔-林道综合征、1 型多发性神经纤维瘤病和结节性硬化症。以希佩尔-林道综合征为例，病人可多发嗜铬细胞瘤、副神经节瘤、胰腺神经内分泌瘤和多种血管母细胞瘤等。NF1 突变可表现为典型的皮肤多发性神经纤维瘤和皮肤咖啡牛奶斑等特征性体征。近年来，高通量测序技术的发展和应用极大地推动了以上这些疾病更为精准的分型和诊断。

血清标志物是诊断 NEN 的重要手段，具有较高的灵敏度和特异性。嗜铬粒蛋白 A（CgA）和神经元特异性烯醇化酶（NSE）是最经典的通用标志物，其中 CgA 用于功能性和非功能性 NEN 的诊断和治疗评估，NSE 可用于低分化神经内分泌癌的诊断。CACA 指南建议在条件具备的医院和中心积极开展胃泌素、胰岛素、胰高血糖素、ACTH 和 5-羟基吲哚乙酸（5-HIAA）等激素标志物的检测，以进一步提高这些特定性功能性 NEN 的检出率。

常规消化道内镜和超声内镜检查是诊断胃肠道和胰腺 NEN 的重要手段，主要用于观察肿瘤的形态和结构，并通过活检为病理检查提供组织样本。CACA 指南系统阐述了胃、小肠和结直肠 NEN 内镜下的特征性表现。通过内镜检查将胃神经内分泌瘤（胃 NET）分为 3 种类型：1 型胃 NET 表现为萎缩性胃炎背景下胃底体多发性小息肉样病灶或黏膜下肿物；2 型胃 NET 表现为胃底体肥厚性胃炎基础上的多发息肉样或黏膜下隆起病变，黏膜表面常见多发糜烂甚至溃疡；3 型胃 NET 多为单发，病灶可发生于全胃各部位，呈息肉样、溃疡型病变。另外胃神经内分泌癌在内镜下与胃腺癌无法区分，需要进一步病理鉴别。CACA 指南特别强调，鉴于 2 型胃 NET 在内镜下与肥厚增生性胃炎和 Bormann Ⅳ型胃癌的表现非常相似，可以借助血清胃泌素、^{68}Ga-SSA PET 成像和病理手段进一步鉴别。小肠 NEN 在内镜下与正常黏膜分界清晰，肿瘤质地硬，多呈现为无蒂黏膜下隆起，具有蘑菇样、甜面圈样改变。小肠神经内分泌癌在内镜下与腺癌也无法区分，同样需要进一步通过病理检查确诊。直肠 NEN 位于直肠中下段，与小肠 NET 类似，也表现为无蒂且光滑的黏膜下隆起，可呈现小蘑菇、甜面圈样改变。直肠神经内分泌癌与直肠腺癌表现类似，通常伴有黏膜表面的充血、糜烂或溃疡，并可与直肠癌或腺瘤样息肉并存。在常规内镜诊断基础上，为进一步明确病变性质，超声内镜是必不可少的检查手段，可将胃肠道层次结构的组织学特征及其邻近脏器病变的比邻关系清晰呈现出来，并可明确病变浸润深度和周围淋巴结的转移状态。另外超声内镜结合细针穿刺活检对肿瘤的病理诊断具有重要确诊价值。

3. 病理诊断，分型诊断

人体神经内分泌细胞的分布极其广泛，有四五十种之多。这些神经内分泌细胞分泌不同激素，具有不同功能，但有一个共同特点，就是神经内分泌细胞分泌的激素在化学结构上都是肽类激素和胺类物质，而这类物质有一个非常重要的特点，就是必须以膜包颗粒的方式存在。这种膜包颗粒就是深染电子致密颗粒，这种膜只有一种，无论是什么样的激素，只要是神经内分泌的肽类激素和胺类物质，就必须包裹这种膜，这种膜就是嗜铬粒蛋白家组。就像一碗汤圆，不管是什么馅，只要看皮儿就知道是汤圆而不是饺子，所以糯米皮是汤圆的标识。而神经内分泌细胞的重要标识就是嗜铬粒蛋白。还有一个很重要的工具是突触素（Syn），Syn是专门将深染电子致密颗粒运送到血管并发挥激素作用的一个运载工具。NEN的标志物是CgA、Syn和胰岛素相关蛋白1（INSM1），这是NEN的共性，其均表达这种神经内分泌标记物。

人体的NEN包括三大家族。首先，第一大家族是来源于内胚层干细胞的上皮性NEN，上皮性NEN又分为高分化神经内分泌瘤（NET）和低分化神经内分泌癌（NEC）。除这两大家族外，还有一个家族来源于神经外胚层，也就是嗜铬细胞瘤和副神经节瘤，它们是神经性NEN。

胃肠胰NEN归属于上皮性NEN。内胚层干细胞首先分化成神经内分泌的前体细胞，在有一定分化方向的基础上再发生肿瘤性病变，此称为NET，其又分为G1、G2和G3。未分化前体细胞完全不知道分化方向，具有神经内分泌标记物表达的这一类低分化肿瘤就称为NEC，又分为大细胞NEC和小细胞NEC。

NET和NEC来源于两个不同的家族，是恶性程度不同的肿瘤，两者的遗传学改变不同，对药物的治疗反应也不同，通过病理检查明确区分具有非常重要的意义。肿瘤具有自身的形态学特点，病理科医生可以辨识其形态。NET细胞的大小非常一致，就像一个模子刻出来的，有丰富的血管，富细胞、富血供和均一性是NET的形态特点。NEC细胞的异型性很明显，大小不等，分化很差，恶性度高。

除形态学外，其实还有一些其他病理指标可判断肿瘤的恶性程度，例如核分裂象、Ki-67和肿瘤坏死。肿瘤的核分裂增多、Ki-67指数增高或出现肿瘤性坏死，说明肿瘤的恶性程度高。所以在病理上诊断NEN需要三个步骤，也称为三部曲：第一，形态需要符合NEN的特点；第二，通过免疫组化观察NEN的标志物，如CgA、Syn和INSM1是否为阳性；第三，根据肿瘤增殖活性指标Ki-67、核分裂象和坏死进行分级，这就是诊断三部曲。

解剖部位不同，病理分级的诊断标准不同。胃肠胰NEN的命名和分级标准分为3个部分。第一部分是NET，第二部分是NEC，第三部分是混合性神经内分泌和非神经内分泌瘤。NET又根据Ki-67和恶性程度的不同分为3个级别，分别为G1、G2和G3。NEC本身就是高级别恶性肿瘤，所以不再进行分级。需要注意的是，NET G3和NEC中的Ki-67和核分裂象的诊断标准完全一样，区别在于一个是高分化，一个是低分化。也就是说NET G3和NEC的最重要鉴别点是形态分化。但部分肿瘤的形态与NET有重叠，诊断这类肿瘤时就不仅应根据形态，还要进行多方面综合，从形态分化、增殖活性、基因突变和临床病程这四个方面进行整合判断。其中包括病程时间长短，是否原先合并 NET G1/G2 病史或原先合并有其他恶性癌的病史。病理临床整合是鉴别诊断的法宝，这也是 CACA 指南的宗旨。

细节决定命运，胃肠胰 NEN 的分级诊断中有一些注意事项。首先是 Ki-67 和核分裂分级时，重点应参考增殖活性最高的热点区，在分级时如果两个指标不一致，遵循的原则是就高不就低。在诊断混合性神经内分泌和非神经内分泌瘤时，强调每种成分都是形态学和免疫组化可辨识的独立肿瘤，并且每种成分的占比应≥30%。还有非常重要的一点是，胃肠胰 NEN 具有非常明显的时空异质性，也就是说同一病人转移灶和原发灶的病理分化、分级可能不同，并且在不同时段复发和转移病灶也可出现肿瘤进化现象。一定要根据疾病进展进行多时段、多部位取材，以适应个体化治疗。

上述是诊断胃肠胰 NEN 的总原则，但胃是一个非常神奇的器官，胃 NET 因其独特的解剖学、组织学、病理生理学、发病机制不同，可分为三个临床亚型。

胃酸分泌的功能单位在胃底体，但调控胃酸分泌的司令部在胃窦部。胃窦部是 G 细胞存在的部位，调控司令是胃窦部 G 细胞，它分泌胃泌素作用于肠嗜铬样细胞（ECL 细胞），ECL 细胞再分泌组胺作用于壁细胞，壁细胞分泌胃酸，这是一个正常的生理过程。胃泌素不只是作用于 ECL 细胞有利于其工作，同时也滋养 ECL 细胞。ECL 细胞位于胃底体，受胃泌素滋养。有一句话"马无夜草不肥"，假如血中胃泌素持续增高，会出现滋养胃底体 ECL 细胞增生，增生过度就变为肿瘤性病变。所以 1 型胃 NET 发生的机制是壁细胞抗体作用于壁细胞，壁细胞萎缩后胃酸缺乏，刺激了胃窦部的胃泌素细胞，长期刺激作用可造成胃窦部胃泌素升高。升高的胃泌素滋养 ECL 细胞，增生过度可促成肿瘤。2 型胃 NET 是在十二指肠或胰腺中出现功能性胃泌素瘤，血中胃泌素升高，同样刺激胃底体的 ECL 细胞，形成肿瘤病变。同时，高胃泌素使壁细胞增生，所以出现肥厚性胃炎和高胃酸状态。

正是由于 1 型和 2 型胃 NET 的发病机制不同，所以临床中胃镜表现和病理结果也是不同的。1 型胃 NET 在高胃泌素血症的作用下出现萎缩性胃炎时胃底体的多发息肉样病变。2 型胃 NET 是在高胃泌素刺激下出现肥厚性胃炎背景时胃底体的多发息肉样病变。3 型胃 NET 无基础病变，血清胃泌素正常，通常为一个单发病变，可发生在全胃，无定位特异性。由于 ECL 细胞只在胃底体，所以 1 型和 2 型胃 NET 的定位就在胃底体。

由于 1 型和 2 型胃 NET 来源于 ECL 细胞，所以如果在显微镜下仅取部分肿瘤组织时无法进行病理分级。但是如果取材背景胃黏膜，就可看到 1 型胃 NET 是萎缩性胃炎背景下的神经内分泌细胞增生，而 2 型胃 NET 是肥厚性胃炎背景下的神经内分泌细胞增生。所以病理检查是根据背景胃黏膜的不同对 1 型、2 型和 3 型进行分型诊断。因此根据病理形态进行分型诊断时临床中必须满足病理取材标本的需要。也就是说，不仅要取病变部分的区域，同时还要取胃底体看似正常的胃黏膜和胃窦部黏膜，分析背景胃黏膜是增生还是肥厚，神经内分泌细胞是否增生，据此区别这三个类型。

除了多部位取材外,临床中还要求取材时进行挖掘式取材。因为1型NET萎缩时黏膜肌非常肥厚,2型NET本身肥厚时壁细胞增生,由于胃镜下取材表浅,很难取到,只有肿瘤长到一定程度并累及黏膜后才比较容易取到。因此临床怀疑胃NET时,无论是萎缩性胃炎还是肥厚性胃炎,应多部位取材,并且应进行挖掘式取材,这样病理检查时才能对胃NET进行分型,否则就是"巧妇难为无米之炊"。所以一个完整的病理报告,无论哪个部位,都是临床和病理的整合。CACA指南要求,NEN的病理报告需要包含10项基本信息,首先是标本类型、肿瘤部位、肿瘤大小和数目、肿瘤浸润深度和范围、脉管瘤栓和神经侵犯情况等,此外还有刚才提到的神经内分泌标记物阳性,同时还要提供分级指标(即Ki-67和核分裂象)。另外,还应关注切缘情况、淋巴结转移情况,以及肿瘤的分型和分级。

4. 影像诊断,分期诊断

影像学分析伴随每一个肿瘤病人的整个诊疗过程。在CACA指南中,影像学分析包含5个方面。首先需要特别指出的是,在NEN中有一种特殊的放射性核素治疗,即肽受体介导的放射性核素治疗(PRRT)。哪种病人更适合这种治疗,实际上可根据功能影像或分子影像进行筛选,这是目前所知肿瘤中唯一一个使用影像学作为筛选的手段。

下面从更直观的可视化角度来理解NET。图1病例胃左边可见不足1cm的病变,胃镜病理活检结果提示NET,右边CT结果提示黏膜下有一个明显强化的结节。图2直肠镜下可见一1.3cm的直肠NET,在直肠的磁共振平扫中箭头所示为略低信号,增强扫描后明显强化,同样系膜内淋巴结虽然小,但是也明显强化,系膜内大的淋巴结明显强化,这些淋巴结经手术证实均为转移。因此,CACA指南推荐对直肠NET使用MR急性分期检查。

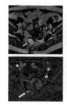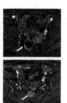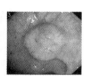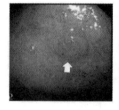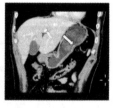

图1 胃NET　　　　　　　　图2 直肠NET

图3为胰腺NET,左边两张图属于同一个病例,CT和MR检查都可清楚可视胰头明显强化结节,最右边的图显示更大、强化更明显的胰腺NET,其强化程度和后面提及的下腔静脉和腹主动脉相似。前面是胃肠胰原发病变的富血供强化影像学表现,它们转移瘤是什么样呢?图4中左边4幅图是NET富血供明显强化的表现,右边是神经内分泌癌或者其他类型癌所表现出来的转移,呈乏血供或低血供表现,强化不明显,边界比较模糊。

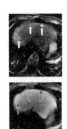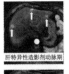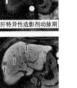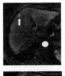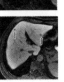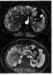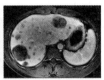

图3 胰腺NET　　　　　图4 NET富血供和其他类型癌乏血供的表现

为了提高肝转移瘤的检出率，CACA指南特别推荐使用肝特异性MR增强造影剂。图5中的病例显示，在第一排动脉期中的强化病灶，在第二排的肝胆期显示更清晰，同时在肝胆期中箭头提示额外发现两个转移灶。

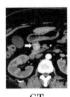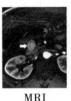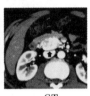

图5 肝特异性MR增强扫描

神经内分泌瘤NET多为富血供，与常见同部位的癌或神经内分泌癌截然不同。因此CACA指南推荐行常规影像学检查时采用多期增强扫描，特殊部位（如胰腺、脑、骨等）也可酌情使用MR。对于肝转移病例，特别推荐使用肝特异性造影剂。神经内分泌癌的检查方法与相同部位的癌一样。

除此之外，CACA指南为了配合NEN肝转移的外科治疗，推荐根据影像学特点将解剖分型分为三型，即简单型、部分转化的复杂型可切除、弥漫型不可切除。影像学结果还能更加全面地反映病灶的肿瘤异质性，例如原发灶与转移灶一致，在动脉期胰头和肝转移病灶都明显强化，到胰腺期强化程度下降。原发灶与肝转移灶不同，胰腺原发肿瘤为低强化或强化很弱，而肝转移灶呈高强化、高低混杂强化和低强化，这实际上反映了肿瘤的异质性。病人经病理证实为pNET（G2），由于肝肿瘤转移负荷大于50%，CACA指南依据分型指标推荐病人以化疗为首选治疗方案。

CACA指南在分子影像学方面做到了精准指导。NEN中生长抑素受体存在75%~80%的高表达。使用同位素标记它的前体或将代谢产物注射到体内后，示踪剂会与NEN的表面受体相结合，因此诊断准确率和特异度均达到95%以上。CACA指南推荐生长抑素受体显像适用于G1和G2的病例。[18]F-FDG-PET/CT更适用于NEC或疾病快速进展的NET。CACA指南推荐使用联合扫描，肽受体放射性核素治疗（PRRT）也依据分子影像学结果作为病例筛选。

CACA指南推荐更多有条件的医院使用联合扫描。一病人行直肠镜检查时发现直肠 NET，通过生长抑素受体 PET/CT 发现肝转移、骨转移和淋巴结转移，而这些阳性征象在 ^{18}F-FDG-PET/CT 中表达为阴性，该病人经系统治疗、介入治疗和 PRRT 治疗等，总生存期达到 5 年。如果这是一例直肠癌伴肝转移和骨转移的话，会有这么好的生存期吗？

在临床中，经常见到以"发现转移瘤"为主诉来就诊的病人，通常会以一步到位的方式做 FDG-PET/CT。在普通平扫 CT 上，可见胰头部肿物和肝转移灶，但在 PET 图像上无任何变化。同时胰腺 MR 检查科非常清楚地显示胰头部肿瘤，同样肝脏增强 CT 和 MR 肝胆特异性扫描都提示肝脏多发病灶，比 PET/CT 检查可以看到更多的转移灶。最后经活检证实为 G2，再次提示 NEN 的异质性非常强。

CACA 指南也考虑到，部分 NEN 对生长抑素受体的表达并不高，例如胰岛素瘤，其更多表达胰高血糖素样肽物质。嗜铬细胞瘤和副神经节瘤更多表达儿茶酚胺的代谢产物。因此，使用其前体物质和代谢产物标记的 PET/CT 能更有效地检测出这类肿瘤，其对胰岛素瘤的诊断灵敏度达到 97%，对嗜铬细胞瘤和副神经节瘤的诊断敏感度达 100%。

5. 内镜外科，介入治疗

内镜外科和介入治疗是 NEN 整合治疗的重要环节。在总体治疗框架上，NEN 的有创治疗主要包括 4 部分。术前评估时通常需要从肿瘤分期、分级等多角度全面评估，以制定合理的治疗策略。对功能性和进展性 NEN，术前通常需要进行症状控制治疗或转化/新辅助治疗。有创治疗手段和方式的选择需要根据肿瘤部位、危险因素等进行整合判断。常用治疗手段包括内镜治疗、外科手术治疗及针对肝转移灶的介入治疗。具体而言，手术治疗通常包括局部切除、根治性切除、姑息性切除等，手术技术包括开放手术、腔镜手术、机器人手术等。最后需要根据疾病特点、治疗方式和治疗效果制订术后随访或辅助治疗计划。

相较于治疗本身，治疗前充分评估是改善预后的前提和保障。NEN 的术前评估主要包括 8 个方面，即一般状况、肿瘤分级、分期、分泌功能、遗传特点、肿瘤部位、是否需要围手术期治疗、潜在的治疗方式。

需要特别注意的是，NEN 的侵袭性通常弱于相应部位的腺癌，但远处转移相对常见，故分期评估时应特别注意肿瘤的全身状况。对功能性 NEN，由于肿瘤直径通常较小且可多发，故应特别注意肿瘤数量和位置的精准定位。手术治疗时还应着重进行原发灶和转移灶的解剖学与可切除性评估。总体来说，NEN 的术前评估依赖于多学科协作，很好地践行了 MDT 及整合医学的理念。

治疗方式的选择主要遵循以下流程。对分化较好的神经内分泌瘤，若疾病处于早期，分级较低且位于空腔脏器，可优先选择内镜下治疗。对局灶性和局部进展期肿瘤，主要采用手术治疗。对晚期转移性肿瘤，可视具体病情选择手术、联合介入治疗或内科系统治疗。但对恶性程度较高的神经内分泌癌，无论肿瘤分期如何，均不推荐行内镜下治疗，而应参照相应部位腺癌的要求进行手术或系统治疗。

由于NEN的异质性较强，疾病分布谱较广，故非转移性胃肠胰神经内分泌肿瘤（GEP-NEN）有创治疗的决策难点在于把握"肿瘤学疗效"与"器官功能保全"之间的平衡。肿瘤直径通常被认为是恶性程度的宏观体现，故选择治疗方式时通常参考"直径原则"，通常以1cm或2cm为界。此外还需要进行预后危险因素的评估，如肿瘤浸润深度、病理类型、区域淋巴结转移等情况。随着危险因素的累积和病人耐受程度的下降，可选择保守治疗、内镜治疗、局部切除、根治性切除等。

对于空腔脏器早期NEN，内镜治疗主要包括内镜下黏膜切除术（EMR）和内镜黏膜下剥离术（ESD），其中EMR还包括多种改良术式，如透明帽法、套扎器法等。需要注意的是，内镜下治疗必须首先满足肿瘤级别低、浸润浅、无转移的前提。

治疗胃NEN时需要重点考虑病理分型，不同分型肿瘤的起源机制、恶性程度、处理原则均有差异。对1型胃NET，若瘤径<1cm且无危险因素，可内镜下切除或钳除，并联合规律的随访。1~2cm的肿瘤需要完善超声内镜评估，早期肿瘤仍可行内镜下切除，但若肿瘤侵及固有肌层，伴有可疑淋巴结转移或直径>2cm时，则建议手术治疗，可根据疾病的具体特点行局部切除或根治性切除术。2型胃NET多继发于胃泌素瘤，应首先切除胃泌素瘤病灶或进行积极的控症治疗。胃内病灶的处理原则基本等同于1型胃NET。3型胃NET的恶性程度通常较高，除早期低级别病灶可行内镜下治疗外，其他情况均推荐手术治疗，通常选择根治性手术。胃NEC均应行根治性手术治疗，手术原则及方法需要参照胃腺癌的相关要求。

治疗十二指肠NEN时需要重点考虑肿瘤与壶腹的关系。非壶腹周围直径<1cm的早期低级别肿瘤可选择内镜治疗。1~2cm的非壶腹周围肿瘤在内镜下切除的难度较大，并发症发生率和切缘阳性风险较高，因此治疗方式的选择仍存在争议，需要综合参考肿瘤大小、具体部位和医师经验水平。其他情况的十二指肠NEN通常推荐手术治疗。打开十二指肠侧壁后，行肿物局部切除或直接行胰十二指肠切除术。十二指肠NEC同样应按照腺癌的标准行根治性手术。

空回肠NEN通常缺乏早期症状。病人确诊时通常伴肠梗阻、肠套叠、肠缺血或出血等症状，故通常推荐行根治性手术，并进行充分的淋巴结清扫。需要注意的是，开腹术在淋巴结清扫探查潜在多发肿瘤方面具有明显优势，故可优先选择。

治疗阑尾及结直肠NEN时同样应遵循"直径原则"和危险因素分层流程。对2cm以下无危险因素的肿瘤，可选择单纯阑尾切除或内镜下切除。对合并危险因素的肿瘤，如侵犯阑尾系膜、侵犯固有基层、病理级别较高，均推荐行根治性切除术。需要特别注意的是，直肠NET区域淋巴结转移的风险较高，故治疗时应相对积极。对直径较小的直肠NET，应严格把握内镜治疗指征。对可疑伴有危险因素或直径偏大的肿瘤，可优先行经肛门肿物局部切除术，以兼顾功能保全。若内镜治疗后病理切缘阳性，或病理级别为G3，还应补充根治性手术治疗。

胰腺 NET 的外科治疗相对复杂。对散发性胰腺 NET，应首先考虑肿瘤的功能特点，功能性肿瘤的手术指征通常更强。对非转移无功能性肿瘤，应首先根据"直径原则"和肿瘤分期明确治疗方向，并结合危险因素分层和可切除性评估，选择随访、局部切除、根治性切除等治疗方式。此外，遗传相关胰腺 NET 主要参考散发性肿瘤的手术原则，胰腺 NEC 应参考胰腺癌的相关治疗原则。整体上制定手术方案时需要从多个角度进行综合考虑。具体来说，恶性程度较低的胰岛素瘤可行肿瘤剜除术，外科治愈率可达 90% 以上。其他功能性肿瘤因具有较强恶性潜能，故推荐行规则性胰腺切除术，并进行区域淋巴结清扫术。

总之，功能性胰腺 NET 通常推荐相对积极的手术，以缓解激素症状，并减少相关药物用量。手术方式和淋巴结处理的原则主要取决于肿瘤的恶性程度。非功能性胰腺 NET 主要参考肿瘤的"直径原则"，对 2cm 以下无危险因素的中低级别胰腺 NET 可进行密切随访，若行手术，可优先选择肿瘤剜除术，但考虑到微小胰腺 NET 仍存在 10%~15% 的淋巴结转移率，故推荐至少完善淋巴结活检。对 2cm 以上者推荐行规则性胰腺切除，并常规进行淋巴结清扫。若肿瘤分期较晚，但病理级别降低，也可选择有效的减瘤手术或先行转化治疗。对恶性程度较高的晚期胰腺 NET，通常选择内科药物治疗。需要注意的是，"直径原则"虽然具有很高的临床实践指导价值，但在具体病例中还应灵活掌握，避免盲目坚守。

胰腺 NEN 的淋巴结清扫细节仍存在一定争议。在 CACA 指南推荐的分期系统中，对胰腺 NEN 进行分期时仅考虑淋巴结是否转移，但淋巴结转移的数量与胰腺 NEN 的预后密切相关。充分的淋巴结清扫术有助于提高分期准确性，可改善手术疗效并指导后续治疗，故淋巴结清扫的数量应大于 8 枚。此外手术方式对淋巴结清扫数量也有显著影响，单纯的剜除手术或胰腺中段切除术所获取的淋巴结数量十分有限，因此就胰腺 NEN 而言，未来 CACA 指南的实践难点主要在于保证非规则性胰腺切除手术的规范性。

肝脏是 NEN 的常见转移部位。总体来说，手术可延长生存期，故肝转移并非手术绝对禁忌。原则上手术应以 R_0/R_1 切除为目标，但手术疗效取决于肿瘤生物学行为和手术切除效果。故术前需要对肿瘤分级、原发灶及转移灶的可切除性进行充分评估。R_0 切除难度较大的病人可前瞻性开展转化治疗，生物学行为较好的中低级别 NEN 也可在保证残肝体积的前提下行有效的减瘤手术，并联合介入治疗，以保证治疗效果。

肝转移 NEN 的手术决策主要包括三个方面。在转移灶评估方面，通常根据肿瘤数量、分布及瘤负荷，分为Ⅰ、Ⅱ、Ⅲ型肝转移。评估原发灶时需要根据肿瘤与邻近结构（特别是与血管）的关系评估可切除性。在生物学评估方面，通常以肿瘤的病理分级、分类为主，同时参考肿瘤的宏观特点（如进展速度、转化疗效等），原则上治疗时倾向于随着不良因素的累加而趋于保守，治疗方式也会由创伤较大的手术治疗向介入或系统治疗转变。

如果肿瘤的原发灶和转移灶均可切除，通常推荐手术治疗，并且力争实现 R_0/R_1 切除。根治性切除难度较大但肿瘤分级较低的病人也可尝试减瘤手术，整体减瘤比例应至少大于 70%，功能性肿瘤的减瘤比例通常达到 90%，以充分缓解激素症状。对原发灶可切除但肝转移灶不可切除的中低级别 NEN，可尝试手术切除原发灶，并对转移灶进行介入治疗。如果原发灶不可切除，通常不推荐仅行转移灶切除，而应以系统治疗联合介入治疗为主。

肝转移瘤负荷会对药物治疗效果和病人预后造成负面影响，因此对手术难以切除或无法完全切除的肝内病灶，若肿瘤分级较低且生物学行为较好，应积极进行介入治疗。介入治疗主要包括经肝动脉途径治疗和消融治疗。由于肝转移灶的血供多来自肝动脉，故前者的适用性更强。经肝动脉途径的治疗主要包括单纯栓塞、化疗栓塞和放射性微球栓塞，三者的总体疗效接近，但综合考虑到不良反应、远期并发症发生率及治疗费用等因素，通常优先选择单纯性栓塞术。比较而言，消融治疗主要适用于转移灶数量较少、直径较小的病例。

转移性 NEN 的外科治疗中也存在一些难点值得进一步探索。例如对肝转移灶无法切除的 NET，单纯切除原发灶能否带来生存获益目前仍有争议。虽然有证据显示，单纯行原发灶切除能显著改善病人的中位生存，并且原发灶切除可能为胰腺小肠 NET 病人带来额外获益。但由于相关研究存在一定的选择偏倚，尚缺乏随机对照研究，故本指南对这一观点进行了谨慎、积极的推荐。

肝移植也是目前转移性 NEN 治疗的争议所在，NEN 病人中肝移植指征的把握相对严格，通常只有肿瘤分级较低、生物学行为较好、病情稳定的病人才考虑移植手术。此外，移植手术的疗效与病人的初始疾病状态、原发肿瘤部位等因素密切相关，并且肝移植后仍存在较高的肿瘤复发率。虽然有证据提示，经过严格筛选的肝移植能延长病人的生存期，但综合考虑我国现阶段的医疗特点，指南对肝移植治疗的推荐仍相对保守。

6. 统筹全局，系统治疗

药物治疗时首先应考虑哪些因素会影响治疗决策，可从以下三点考虑。第一是肿瘤特点，包括原发部位、肿瘤负荷大小、有无功能、肿瘤分化情况、增殖指数、生长抑素受体的表达水平以及疾病进展状态，也就是肿瘤是在短期内进展迅速还是相对比较惰性、缓慢地生长。第二是病人状况，包括年龄、身体状况、体能状态（PS）评分高低、有无伴随疾病。第三是治疗目的，例如肿瘤可能存在潜在可切除性，或者尽管转移但认为可切除，在这种情况下转化或新辅助治疗是为了争取更好的手术机会，此时可能会选择效果更强的药物设计方案。还有一种情况，就是肿瘤引起的症状比较多，此时要考虑药物方案是否能尽快缓解肿瘤引起的症状。另外经过评估后如果发现肿瘤已到晚期，治疗目的应以延缓肿瘤进展、改善生存质量为主。

CACA 指南中，明确指出 NEN 的药物治疗主要分为两大类，一类是缓解激素相关临床症状或综合征，另一类是控瘤增殖治疗。缓解症状的药物包括生物治疗、靶向药物和其他控症治疗药物。从控瘤增殖治疗的角度考虑，同样也包括生物治疗、靶向药物，但还包括细胞毒性化疗药物和免疫检查点抑制剂。

新辅助治疗或转化治疗的目的是降期，提高手术切除率、R_0切除率，筛选适合手术治疗的病人，最重要的是了解肿瘤对药物的敏感性。其适应证为高分化的G1/G2以及部分经选择的NET G3病人。选择药物或方案的原则是考虑较高的客观缓解率（ORR）。潜在方案包括化疗、靶向治疗和PRRT治疗。化疗最常用的药物是替莫唑胺，使用单药后ORR可达27.8%，联合其他药物（如卡培他滨）后ORR可达33%。在靶向治疗方面，目前索凡替尼的ORR相对高一些，胰腺NET可达19%，非胰腺NET可达10%。PRRT治疗主要是以^{177}Lu-DOTATATE为代表的治疗，胰腺NET的ORR为55%，胃肠NET的ORR为31%。临床应用价值相对明确，但尚缺乏高级别证据。

目前，根治术后辅助治疗的适应证为分化差的NEC或NET G3病人。以铂类为基础的方案（如EP或EC方案）主要用于NEC或部分NET G3病人术后4~6个周期的治疗。替莫唑胺为基础的方案可用于部分NET G3病人。

缓解激素相关症状或综合征的药物主要分为以下5个方面。第一，类癌综合征，一线治疗时首选生长抑素类似物为主的药物，如果经生长抑素类似物治疗后症状控制不理想，二线治疗时可考虑在生长抑素类似物的基础上联合α干扰素；经过治疗后出现顽固性腹泻可考虑特罗司他乙酯联合生长抑素类似物。第二，转移性胰岛素瘤，目前可用靶向药物依维莫司治疗。依维莫司的一个不良反应是血糖升高，但也可控制肿瘤生长，从控制低血糖发作的角度考虑可以选择二氮嗪。第三，胃泌素瘤，首先应考虑抑制胃酸相关症状的药物，可选择质子泵抑制剂（PPI）。使用PPI时剂量通常要比处方推荐剂量相对大一些；抑制胃泌素分泌可用生长抑素类似物。第四，异位促肾上腺皮质激素（ACTH）瘤相对少见，但是一旦存在，也比较凶险。针对治疗药物的选择，可考虑皮质醇合成抑制剂或皮质醇受体拮抗剂，并且在某些情况下这两个药物可联用。第五，其他罕见功能性肿瘤，以生长抑素类似物为主抑制激素分泌。

控瘤增殖治疗的生长抑素类似物的适应证为高分化的G1/G2、生长抑素受体（SSTR）表达阳性、肿瘤相对生长缓慢、肿瘤负荷小。具体药物或治疗方案是长效奥曲肽或兰瑞肽水凝胶，两者都可作为肿瘤的一线治疗。对部分治疗后进展者，可增加长效奥曲肽或兰瑞肽水凝胶的剂量。

控瘤增殖治疗的靶向药物的适应证为高分化的G1/G2，SSTR表达阴性，Ki-67指数大于10%的G2以及肿瘤负荷较大者，生长抑素类似物治疗后进展的病人。在药物选用方面，索凡替尼和舒尼替尼都属于抗血管生成的小分子TKI，其中索凡替尼适用于胰腺NET或非胰腺NET的一线或二线治疗，一线治疗适用于SSTR表达阴性以及肿瘤负荷相对较大的病人，二线治疗适用于生长抑素类似物治疗后进展的病人。舒尼替尼目前仅用于胰腺 NET，一线或二线治疗的具体选择与索凡替尼类似。依维莫司对胰腺 NET 或非胰腺 NET 均适用，一线或二线治疗的具体选择与前两个药物一致。

控瘤增殖治疗的细胞毒性化疗药物的适应证主要是 G3 NET 和 NEC，肿瘤引起的相关临床症状比较明显，负荷大，半年内快速进展且经标准治疗后失败的 G1/G2 NET。在药物或治疗方案中，替莫唑胺为基础方案，可单药或联合卡培他滨、贝伐珠单抗，主要用于 G3 NET 或部分胰腺 NET 的一线治疗，以及部分经标准治疗失败的非胰腺 NET。以铂类为基础的化疗方案包括 EP、EC、IP 方案，主要用于 Ki-67 >55% 的 NEC 一线治疗。以奥沙利铂为基础的方案主要用于 EP/EC 失败后的胃肠胰 NEC 二线治疗。以伊立替康为基础的方案同样用于 EP/EC 失败后的胃肠胰 NEC 二线治疗。

在各个瘤种中，免疫检查点抑制剂或免疫治疗都在如火如荼地进行，并且许多研究结果都推荐用于不同瘤种的临床应用。但是目前 NEN 的免疫检查点抑制剂还处于临床研究阶段，CACA 指南明确指出，其可试用于胃肠胰 NEN 标准治疗失败后，MSI-H 或 TMB-H 病人。具体到药物治疗方面，使用 PD-1 单抗单药或 PD-1 单抗联合 CTLA4 单抗双免治疗也可用于一部分经标准治疗失败的胃肠胰 NEC 病人。但免疫检查点抑制剂或免疫治疗目前存在的最主要问题是如何明确预测标志物的疗效，以及如何与其他药物进行联合治疗，这也是临床试验正在开展的研究。

PRRT 治疗的适应证为生长抑素受体核素显像阳性的 G1/G2 NET，以及经高度选择的部分 G3 NET，但前提是生长抑素受体核素显像阳性病人。在药物治疗方面，目前使用最多的药物是以 ^{177}Lu-DOTATATE 为代表的药物，用于二线及以上治疗；^{90}Y 标记的 PRRT 治疗可用于 ^{177}Lu 治疗进展后，或与 ^{177}Lu 配合使用。目前此疗法存在的问题是国内整体处于临床试验阶段，另外治疗顺序的选择、如何扩大适应证、如何与其他治疗手段和药物联合，也正处于研究阶段。

除上面介绍的这些针对性治疗外，晚期病人的治疗方法还包括姑息治疗、心理干预、中医药治疗、镇痛治疗，以及针对骨转移、脑转移的局部放疗。

7. 研究方面，未来展望

NEN 的百年诊治史显示，从 1907 年德国病理学家 Oberndofer 发现这个肿瘤后一直到 1980 年，在漫长的时间中 NEN 因缺乏有效的诊治手段和治疗药物而完全处于沉寂阶段。1980—2000 年，WHO 对肿瘤进行病理学规范，同时出现第一个化疗药物和生长抑素类似物，该疾病在这个领域中开始微现曙光。2000 年，随着药物研发提速、治疗手段多样、基础研究起步、世界各国各种专业学会的兴起，以及 WHO 对病理知识的不断更新，NEN 领域进入了百花齐放的阶段。

在病理学上，NEN 从早期统一的病理诊断标准开始，然后出现各部位不同的病理命名和病理学研究，一直到现在，又趋向于整合、统一的病理框架。这个框架目前已经被提出，这就是病理学上的"天下大势，久分必合"，此有利于临床中对病理学知识的掌握和解读，有利于 NEN 的临床治疗。同时，病理学已经从形态病理学发展到了分子病理学，近几年在瘤与癌的鉴别、病理的时空异质性、NEN 的分子分型治疗方面都取得了非常长足和快速的进步。

特别值得一提的是，NEN 存在独特的病理时空异质性，成为研究肿瘤异质性演进的极佳模型。这种时空异质性可以帮助找到肿瘤演进的关键驱动靶点或分子开关，为肿瘤研究提供新的思路和启示。

在影像学方面，除了常规影像学检查外，实际上影像学检查已经进入到一个 AI 深度学习和影像组学的时代。所以在未来，多模态的影像组学和 AI 深度学习能否协助临床实现对 NEN 的无活检定级？其次，NEN 经常出现弥漫肝转移，弥漫肝转移的肿瘤负荷与治疗方式选择和药物疗效相关，影像学方法能否做到对这种转移复合的精准评估呢？不同作用机制的药物是否需要不同的疗效预测和评估的影像标准呢？影像学方法对 NEN 时空异质性的追踪和评估能否帮助临床医生更精准地预测预后？这些都是未来影像学需要关注的工作重点。

核医学是 NEN 治疗王冠上的明珠，因为核医学实现了所见即所得和诊疗一体化。在核医学领域中，新型核素显像剂的研发，从生长抑素受体激动剂到拮抗剂、新的受体靶点、新型治疗核素的研发，这些都是目前核医学 NEN 诊疗领域中研究的热点方向。同时，传统的核医学治疗 PRRT 也在逐步拓宽适应证，并逐渐与其他的化疗、免疫、靶向治疗联合，这些都是现在的研究方向。

在外科学上，由于 NEN 不同部位肿瘤的高度异质性，所以在外科学上需要分门别类、各个击破。整个外科学的进展呈微创化、精准化和整合化。因此，不同部位 NEN 的最佳手术方式探索，外科医生什么时候该有所为、什么时候有所不为，NEN 领域中新辅助和转化治疗，以及术后不同部位 NEN 的高危因素和基于高危因素的辅助治疗，这些都是未来 NEN 外科治疗领域中需要解决的问题和发展方向。

在药物治疗方面上，现有治疗药物是否已做到精准用药和方案优化，还有很长的路要走。另外，神经内分泌癌是治疗的天花板，怎么突破这样一个极度恶性的肿瘤呢？免疫治疗的困境是如何将免疫冷肿瘤（如 NEN）变为免疫热肿瘤。同时应将药物与其他治疗手段（包括手术、介入、PRRT 治疗）进行整合。对于任何一种肿瘤，我们希望能够找到新靶点，研发出新药物，NEN 领域的研究虽然已进入百花齐放的阶段，但是依然道阻且长。

在基础和转化方面，工欲善其事，必先利其器，因此希望能在 CACA 神经内分泌瘤专业委员会平台的基础上，未来能够多中心联合建立 NEN 数据库、组织库或类器官库等。在这个基础上，我们可以利用现代的多组学测序，对不同部位、不同类型的 NEN 进行深入研究，能够建立不同类型 NEN 的分子分型库，以寻找关键的驱动基因和分子通路，进而探索免疫微环境和肿瘤的时空异质性。

最后实现 "from bench to bed"，找到新的治疗靶点，研发新的药物，最终实现肿瘤的精准分型诊治，这是我们在未来很多年中需要开展的工作。

NEN是一类罕见、高度复杂、高异质性的肿瘤。临床诊治和研究的开展贵在整合，此时需要MDT；难在整合，此时需要多学科、多领域的参与；最后赢在整合，希望能在CACA神经内分泌肿瘤专业委员会这个平台上对NEN进行全方位的整合诊治和MDT to HIM研究，最终有利于病人的诊治，也有利于推动整个领域的进步。

二、院士点评

1. 张旭院士（神经科学）：NEN治疗，未来可期

我主要从基础研究（特别是病理手段、分子诊断和未来发展）方面提出一些见解和建议。NEN无处不在，发生的根本是分泌肽类激素或其他胺类物质的神经内分泌细胞发生癌变或肿瘤性病变。在这个过程中，标志物和一些分子确实很重要，这是病理诊断的基本要点。但从长远来看，研究时可能需要更多的信息，特别是指南的实施和实践可能有利于在全国范围内建立比较标准化的数据库，其具有指导性。对于分子诊断、病理诊断还是未来运用人工智能（AI）进行病变前预测和治疗后预后的预测，这样的数据库会起到非常好的作用。特别高兴能提到AI技术在未来整个NEN发生、发展中的重要性，期待AI技术、新药研发、新治疗方法等方面的发展。新靶点的发现、新药物的研发、新核素治疗的研发、靶向治疗，这些都非常重要。希望各位同仁在以后的临床实践和研究中能够取得更好的进步，使NEN诊断治疗取得新成绩。

2. 宁光院士：充分探索，成立罕见病治疗中心

从总的肿瘤性质来讲，NEN在发育上具有一定的相似性。但对NEN来说，最主要的是多发性内分泌腺瘤病。NEN一般都具有遗传因素，所以从基因水平对NEN进行诊断非常重要，可做到早期诊断、早期治疗，甚至可有利于实施预防性手术。多发性内分泌腺瘤病，无论是MEN1和MEN2还是家族性甲状腺髓样癌等，都是一组非常重要的疾病。诊断NEN的依据越来越充分，其实在某种程度上说明MEN1的诊断已取得非常大的进展。

第二是治疗。除外科治疗外，其实内科治疗中最主要的方法是腺体疾病的治疗，包括低血糖、高分泌的嗜铬细胞瘤和高分泌的催乳素瘤等。由于涉及多腺体，且非同时期发病，所以此疾病经常会被误诊。我曾遇到一例被误诊的病人，约11次手术后才被诊断出来。最主要的误诊原因是早期医生对NEN（尤其是多发性内分泌腺瘤病）的认识不充分，但在最近几年中大家对这一类疾病的认识越来越充分。在药物治疗方面，虽然普遍认为依维莫司治疗胰腺NET的效果非常好，主要作用在S6位置上，但实际的治疗效果并没有想象得好。此外，目前常用的药物还有生长抑素，整体降低效果非常好。如果实施依维莫司和生长抑素交替治疗方案，其实可以很好地控制许多NEN的生长。

外科治疗时最主要的方法是切除肿瘤，但目前是否能够真正实施预防性手术

还存在很大的争议。能否可以真正切断肿瘤的遗传呢？目前在胚胎水平上可以做到。黄荷凤院士在这方面开展了许多研究，进行了很有益的探索，只是需要思考在伦理上如何解决。后续问题包括目前对胰腺 NET 在内的一系列肿瘤发病机制的理解尚不充分，我们需要在这方面开展更多研究。

在基础研究方面，我们需要进一步在基因治疗和靶向药物上继续努力。因为 NEN 的发病涉及许多基因，再加上基因无明显热点突变，所以研究靶点药物的积极性就没那么高，再说本病也确实罕见，相信未来会得到快速发展。

如果不能找到准确的病因，许多 NEN 的诊断将比较宽泛，因此没办法找到真正的病因和治疗方式，所以病理科医生需要做更多的努力。例如，在 *MEN* 基因突变所导致的一系列肿瘤中，MEN 蛋白的缺失就是一个非常重要的诊断依据。相信将来 NEN 的研究也会走到这个方向，也就是说基因突变可以根据蛋白水平的变化进行诊断，就可进一步明确这一类肿瘤的诊断。

最后一条是中心化处理。对罕见病，我认为应成立罕见病治疗中心，不应将所有病人散布在各个不同的医院。因为医生经验、治疗规范程度和治疗费用可能会出现不相符合，但如果能够成立罕见病治疗中心，就可在很大程度上解决问题。这可借鉴欧洲（尤其是法国）医院的经验，他们的治疗各具特色。也就是说，如果某个医院治疗某种肿瘤的效果非常好，所有患这种肿瘤的病人都应到这个医院治疗，此对治疗经验和队列建立等非常有益。但在中国，如果一个医院治疗所有疾病，那么最后的结局就是罕见病确确实实成为罕见病。因此，如果对中国巨大人口量的罕见病能够真正做到中心化处理，则所有罕见病将不再罕见。

3. 贾伟平院士：扩大宣讲，重视症状

CACA 指南精读巡讲使更多的医生对各个学科的肿瘤和规范治疗都有一个比较全面的了解，CACA 指南确实是一部具有中国诊治特点的临床应用指南。CACA 指南基于全周期健康理念，是"防—筛—诊—治—康"的全链条管理，有别于国际上任何指南。CACA 指南在整个临床应用指南中首屈一指，具有创新性。

大范围宣讲指南对规范临床医疗行为、使病人得到恰当诊治至关重要。此次指南宣讲培训的覆盖面非常广，深入基层，医生的互动交流是正确使用指南不可或缺的关键步骤，非常重要。由此我想到了糖尿病指南的推广。2003 年第一版糖尿病指南面世，到现在已经出版很多版次，几乎每 3 年更新一次，但后来发现很多医生在讲解糖尿病的诊断处理时却参考很多年以前的教科书。因此，今天的 CACA 指南解读提示了我们的诸多不足，也就是说，糖尿病指南在推广方面仍然存在缺陷，推广的范围不够大，大会开得不够多，大讲做得不太好，没有覆盖更全面的范围，没有在基层推广。CACA 指南的宣讲提供了一个非常好的典范，值得各个学科去学习。

从临床医生的角度来讲，诊断 NEN 时首先要确定是否有功能，这点非常重要。因为功能性肿瘤会产生令病人非常不舒服的临床症状，甚至可能带来生命危险。

而非功能性肿瘤可能主要呈压迫性，或由其他非神经内分泌抑制引起。所以区别 NEN 是否为功能性肿瘤在临床中比较容易。例如常见的胃泌素瘤、胰岛素瘤、胰高血糖素瘤等，可根据细胞的增殖情况和分泌的相应激素带来的一系列临床表现进行确定。随着影像学检查技术的发展，尤其是分子影像学的发展，以前很难诊断的神经内分泌瘤变得比较容易诊断，因为示踪不仅可以发现解剖学上的变化，而且能发现功能上的改变。这在很多大医院都可以实现，并且比较有利于确诊。但对于基层医院或县级以下医院，没有 PET/CT 设备怎么办？不要忽略了传统手段，也就是 NEN 的功能性试验，这在鉴别这类肿瘤方面非常重要。例如胰岛素瘤的主要表现是低血糖，可采用功能性诊断（即饥饿试验）。一般来说，在无胰岛素瘤的情况下，机体再饿也不太会发生低血糖，因为葡萄糖水平比较低时就不分泌胰岛素了，但胰岛细胞瘤本身可以自主分泌胰岛素，所以就会导致严重的低血糖。所以内科医生应非常好地掌握功能试验以帮助找到蛛丝马迹，然后再通过影像学判断。

4. 卞修武院士：病理诊断具有重要作用

NEN，无论从发现、命名、分类、分级以及不断更新等方面的认识，还是从临床治疗等方面的进步，病理学都发挥了重要的作用。将来如何与临床更好地整合，甚至实现大数据指导下精准 AI 辅助的下一代诊断病理，这都非常重要。NEN 之所以复杂，之所以重要，我认为至少有以下几个方面的特点。

第一，细胞起源的多样性。因为 NEN 既有神经系统的一些特征又有内分泌的特性，所以能影响全身。一些内分泌颗粒和肽类激素的产生（即便无功能），但仍然可能出现类似或相应的全身表现。

第二，组织形态的复杂性。NEN 具有异质性，体现在构成和排列上。在临床上由病理学检查结果可知，NEN 可以从器官向结构等不同地方出现不同表现。此外肿瘤成分也具有异质性，这种异质性体现在肿瘤之间、病人之间以及肿瘤在演进过程中异质性的产生。

第三，肿瘤细胞可为功能性或非功能性，这是其他肿瘤所不具备的特点，还有生物学行为的复杂性。例如复发和转移，一个肿瘤在形态上似乎比较符合良性，但其实已发生转移。此外，NEN 具有家族遗传倾向性和易感性，很多肿瘤并非出现于同一个部位，这是因为胚系突变的存在导致了诊断和治疗上的复杂性。NEN 要想实现整合诊断和整合治疗，一定要全面考虑其发生部位、起源、深度、浸润情况、转移情况，同时结合病理学、影像学和临床资料，最终确定治疗方案。

第四，目前看来，病理资料、分子影像和其他临床信息（包括多组学的整合）十分重要。但是不可丢掉经典技术（如电镜技术）。神经内分泌颗粒无论形态和成熟度如何，免疫组化结果中的 CgA、突触素指标都是非常重要的确诊依据。

第五，要想从 MDT 这样单纯的多学科结合到实现 HIM 这样的有效整合，大数据提供更多、更高级别的医学证据和多学科整合非常重要。这也就是所倡导的，在病理诊断的基础上形成的下一代诊断病理学，实现 AI 大数据整合的多学科，最后给出一张综合报告单，而不是出具多学科的多种报告显示每个人的观点并让主治医生拿最终的主意，这是未来我们需要解决的问题。

5. 杨正林院士：寻找特异性诊断分子标志物

神经内分泌瘤的诊断特别重要。在诊断中，无论是以检验、病理、实验室为主的检查，还是影像学检查，这些都贯穿了分子标志物。分子标志物不仅来源于疾病本身的分子改变，而且也来源于遗传性。遗传基因的突变为准确诊断奠定了重要基础。更为重要的是，可据此进行治疗，甚至在胚胎植入前进行检查以完全阻断突变，筛选出无突变的胚胎。另外，可能还有一些基因并未发现，未来我们需要开展进一步的研究。

在实验室检查中，只有 CgA 作为重要的诊断分子吗？可能还有其他标志物未找到。未来，从实验室出发找到更多、更早期的特异且灵敏的分子标志物对疾病的诊断更为重要，并且通过这些分子诊断标志物的发现也可研究其致病机制，为下一步治疗提供更多的靶向和信号通路。

6. 张旭院士（泌尿外科学）：神经内分泌诊疗需要多学科整合

相对而言，NEN 比较少见，但也是一个非常复杂的肿瘤，其临床表现因为功能不同而复杂多样，可分泌很多激素（如胃泌素、胰岛素）。泌尿外科中也有相关的 NEN 疾病，并且这种肿瘤通常发生于多个器官或多个系统，因此诊断时非常困难，容易误诊、误判、误治。例如泌尿外科的 von Hippel-Lindau（希佩尔 – 林道）综合征，除了嗜铬细胞瘤外，还有胰腺癌占位、肾脏其他肿瘤囊性占位等。多发性结节恶化也一样，可伴随脑、皮肤等其他部位的多个脏器病变，所以很容易发生误诊。正是因为它的复杂性、多变性、多个系统发病，因此需要多个专科和相关实验室相互支撑，相互配合，MDT to HIM 时才能做出完美诊断。

因此，强调高水平神经内分泌诊疗时需要以 MDT to HIM 为代表的多学科整合诊疗模式的推进。随着科技的发展，要加大基于精准医学理念的分子分型为基础的个性化整合诊疗。

目前，我国的医疗发展水平不平衡，特别是这种少见病、复杂病，NEN 的治疗存在明显的地区差异，医院之间的治疗水平也存在差异。所以，可以成立一些罕见病治疗中心，中国人口基数大，成立罕见病治疗中心后罕见病可以变为这个医院的常见病，对医院的发展可能带来更大的好处。

我十分赞同 CACA 指南。目前，确实需要一部高水平的指南共识来指导和规范临床医生的诊疗水平和工作模式，以进一步减少误诊、误判、误治，并提高国家的整体医疗水平。

7. 范先群院士：重视 NEN 的眼科首发症状

此次指南讲解充分揭示了 CACA 指南的最大特点，就是 MDT to HIM，其从 6

个不同的角度揭示特点，讲得很全面，展示了CACA指南统筹全局的最大优势。

NEN不但具有异质性，而且具有多样性。神经内分泌可作用于全身很多器官或组织。其中两个神经内分泌瘤的首发症状在眼部。第一个肿瘤叫VHL，即希佩尔-林道综合征，又称为遗传性肾癌。50%~62% VHL综合征的首发症状是视网膜血管母细胞瘤，也称为视网膜血管瘤。视网膜血管瘤作为首发症状的表现为视力下降。病人于眼科就诊时，许多眼科医生认为是眼底出血或视力下降，还有部分眼科医生认为是视网膜血管瘤，但却忽视了全身的一系列表现（包括肾癌、嗜铬细胞瘤等），所以这是遗传性肾癌在眼科的表现。垂体瘤也是NEN的一种类型。垂体瘤的首发症状也是视力下降。因为垂体位于视交叉上面，其受到压迫后可造成双侧视神经萎缩，从而导致双侧视力下降和视野缺损。许多眼科医生不了解垂体瘤，总是在眼睛内寻找问题。如果此时有CACA指南在手或拥有整合医学的概念，多学科知识的概念和一张MRI即有助于了解垂体瘤的特点。以上两个肿瘤与眼科有很大的关系。

神经内分泌瘤专业委员会的成员对此做出了很好的解读，凸显了NEN治疗的复杂性，因为牵涉到多个器官和多个学科，其在治疗上的难度很大。前面提到视网膜血管母细胞瘤的治疗也牵涉到眼科治疗，包括眼科光动力疗法和经瞳孔温热疗法，因为临床中通过检查可以直接看到视网膜血管瘤，并且该疾病可直接通过激光治疗。还可行抗VEGF靶向治疗，同时行巩膜敷贴治疗时可将敷贴器绑在巩膜上瘤的部位照射，从而使视网膜血管母细胞瘤萎缩。因此，治疗时应秉承HIM的全局整合诊治理念。

我完全同意成立罕见病治疗中心，这可能有益于提高这类疾病的治疗水平，使罕见病不再罕见，医生也可积累更多的经验。以后，我们也能制定出更多的中国方案，发出中国的声音，发布更多的中国指南。

8. 蒋建新院士：推向基层，走进校园

CACA指南是一部高质量、高水平、高标准、高层次的指南，也是国际上本领域水平最高、最系统、最全面的一部指南。相比于现有的许多指南，CACA指南具有一个非常重要的特点，就是系统性和整合性。NEN是一个非常复杂的疾病种类，可以发生在全身各个部位，具有高度异质性和复杂性，所以治疗这类疾病时尤其需要注意多学科、多团队整合的MDT to HIM。

这部整合指南是在大量循证医学的基础上，既充分结合了现有的指南和共识，同时也充分发挥了整合医学多学科、多团队联合的优势。本指南是现有诊治指南的系统集成，同时也是本类疾病预防诊治水平的一个整体飞跃。相信本指南不仅对各类NEN的精准化、合理化、规范化和高效化的诊治具有重要的指导意义，更重要的是在整体提升我国NEN治疗水平方面也将发挥重要的作用。这部指南也为其他领域疾病的指南编写提供了非常好的范式。

我有两点建议：第一，进一步通过中国医师协会、中华医学会等相关学会进

行大力推广，尤其是向基层医院推广，这样才能让这部高质量的整合诊治指南真正成为本领域中最具权威性的国家指南。第二，希望通过教育部把这部真正高质量、高水平的指南纳入大学课程，走入大学生课堂。相信这部诊治指南对培养本科生的临床思维，培养他们在大学期间对疾病的系统认识非常有帮助。

9. **高福院士：医学不只是科学，医学基于科学，医学高于科学**

之前在听报告时，好多医学院士告诉我三个"90%"：90%的指南来源于西方，90%的医疗设备和器械来源于西方，90%的原创药物来源于西方。今天通过解读指南，NEN领域的大咖云集，就是为了解决90%的问题。展望未来，HIM有助于找准科学问题，创新研究模式。

我经常讲一句话：医学不只是科学，医学基于科学，医学高于科学。医学用于解决全面的问题，科学用于解决不知道的问题，技术用于解决已经知道的科研转化问题。医学是要把死人变成活人，即将病得不行的人让他站起来，这是非常全面的，所以医学求全，技术求同，科学求异。一个求异，一个求同，一个求全。一个求全的学科高于所有的学科，所以医学不要与科学争高低，医学是在科学的基础上发展起来的，比科学高了若干级。中国人具有很高的智慧，实践能力很强，但不会提假设。没有假设或假说就无法提出理论，这是目前面临的重要问题。未来中国人应在医学方面创新、创造、创业。最后，希望NEN指南真正贯彻整合医学理念。NEN贵在整合，难在整合，赢在整合。

三、总　结

樊代明院士：

高福院士从指南的高度首先谈了整合医学，就是HIM。过去我在幻灯片上常写"I love HIM"，意思就是"我爱整合医学"。后来因为这句话可能引起歧义，所以我慢慢改成"I like HIM"。此外，发生疾病时仅控制一个因素是不行的，应同时考虑社会因素、心理因素、环境因素等各种因素才可以。

对于医学与科学的问题，我一直主张医学不仅仅是科学，医学要比科学难得多。在国外，大家都是这么认为的。高福院士认为"医学高于科学"，这句话是完全正确的。

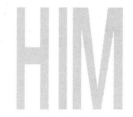

黑色素瘤整合诊治前沿

◎郭 军 牛晓辉 斯 璐 陈 誉

一、专家解读

1. 指南概述

什么是黑色素瘤？大家看过电影《非诚勿扰 2》，最初很多人觉得该电影"无中生有"——长在脚上的疾病怎么可能要命呢！剧中人物李香山恰恰患有黑色素瘤。在当时，黑色素瘤是不治之症，李香山罹患脚部黑色素瘤，最后出现骨转移和多发全身转移，最后以自杀结束生命。据此可知，黑色素瘤确实是非常凶险的疾病之一，黑色素瘤的病因究竟是什么呢？

实际上，绝大部分黑色素瘤由痣恶化而来。每个人身上可能都有痣，这可能让人觉得非常恐怖。如果痣转变成黑色素瘤，那就会危及生命，什么样的痣可能会恶变成黑色素瘤呢？很多黑色素瘤（如黏膜黑色素瘤）起初并未看到痣，其生长部位（如口腔、鼻腔、阴道、直肠等）不利于观察，是否也由痣转化而来不得而知。在本质上，这些部位的黑色素瘤也是由黑色素细胞恶变而来。

黑色素瘤与其他恶性肿瘤的最大区别在于早期可以治愈，通过教育、医学科普可避免悲剧的发生。因为早期发现时可意识到身体某个部位的痣可能会恶变，尽快找医生就诊或手术。如果未及时发现，则可能无法及时获得黑色素瘤方面的知识，进而耽误治疗，病变由 1 期演变为 2 期、3 期、4 期，为时已晚时则不可治愈。一旦到了 4 期，即病变发生转移，生命可能只是以月而论。

总体来看，我国的黑色素瘤发病率确实呈快速上升趋势，但相比欧美，总体发病率还是较低。黑色素瘤是澳大利亚第一大恶性肿瘤，美国和欧洲地区的第五大恶性肿瘤，但在我国排名不及前十。考虑到我国人口众多，实际上每年黑色素瘤的发病人数是澳大利亚的两倍，这是很多国外同道意想不到的，他们在潜意识中认为中国的发病率很低，黑色素瘤病人的人数少。实际上，中国黑色素瘤的确切发病人数比澳大利亚多 1 倍。

我国的黑色素瘤与欧美存在巨大差异，即此黑非彼黑。欧美国家的主要亚型是皮肤黑色素瘤，换句话说，主要发生在皮肤、躯干、四肢，即皮肤表面，这些病变很容易发现。我国的黑色素瘤藏于里，主要发生在足底、手指、脚趾或黏膜，部位不易发现，例如牙龈黑色素瘤、鼻腔镜下可见的鼻腔内黑色素瘤、直肠镜下可见的直肠黑色素瘤、阴道镜下可见的阴道黑色素瘤。因此，我国的黑色素瘤多藏于里。中国黑色素瘤的发病部位基本上以肢端和黏膜为主，占 70% 以上。在欧美国家中，该亚型不到 5%。综上所述，我国的黑色素瘤与欧美差异巨大。

同为一种病，各种黑色素瘤的预后却大相径庭。在我国，肢端型和黏膜型与皮肤型相比，在诊断年龄、危险因素和 5 年生存期等方面的差距非常大，皮肤型的 5 年生存率为 90%，黏膜型仅为 14%。同样都是黑色素瘤，预后差距非常之大。我国常见的黑色素瘤亚型的恶性程度更高、更致命，包括很多基因突变，并且基因突变的情况和遗传学背景不太一样。

我国的黑色素瘤在遗传学特点、生物学特性和预后等方面与国外不同，因此没法照搬经验。不像其他某些肿瘤，欧美与中国的特点等几乎一样，可以直接照搬经验。但是关于黑色素瘤，我们没法参考国外的经验，因为两者的亚型、预后和治疗疗效完全不一样。

我国研究者针对常见亚型，从基因组学、流行病学、分期分型手术到新辅助治疗、辅助治疗、晚期治疗、康复随访，建立了一整套具有中国特色的黑色素瘤诊疗体系。该体系具有科学性，以循证医学证据为基础，并且已获得国外同道的认可。在欧美国家的白色人种中，肢端和黏膜病例数量较少，缺乏循证医学证据的经验，所以需要中国循证医学证据的支持。

CACA 黑色素瘤指南的特点非常鲜明。第一，放眼世界，立足国内证据，这是以中国黑色素瘤亚型为主的指南，大部分的循证医学证据来自中国研究，同时也参考国际指南。第二，诊疗过程的每一个步骤非常翔实，依据充分，全程管理，结合了"防—筛—诊—治—康"整个全程的思维，CACA 指南采用了整合医学的思维模式，注重病人本身，从多学科整体思考，注重整个疗程（包括身心），这有别于其他指南。第三，最重要的是，CACA 黑色素瘤指南非常实用，非常明晰，容易上手，适合不同层级医院的医生随时参考。鉴于指南按照不同亚型、分期、阶段进行推荐，我们可快速查阅内容，兼顾不同层级医院的需求，兼具普适性与专业性，提高整个中国黑色素瘤诊治的水平，延长我国黑色素瘤的总生存期，减少疾病负担带来的损害。同时，该指南对中国国际地位和学术地位的提高都非常有益。

2. "防—筛—诊"系统规范

黑色素瘤的病因来自多阶段、多层次、多因素的相互作用，互为因果，随时交换。其中，心理状态、生活行为、检测技术、社会家庭习惯、宗教信仰等合起来构成"防—筛—诊"整合医学体系。该体系整合了医生经验、病人感受、临床证据，共同完成了防治、筛查和诊断黑色素瘤。

黑色素瘤与其他恶性肿瘤一样，最早期由 1 个细胞变成 2 个细胞，2 个细胞变成 4 个细胞，4 个细胞变成 8 个细胞……这样不停地增长。当这些细胞的个数小于 10^{10} 时就很难发现。当肿瘤细胞达到 1 亿个时，肿瘤的大小约为 $1cm^3$，通过肉眼可以观察。肿瘤到底能潜伏多长时间？有研究发现，潜伏期可能达到 10 年及以上，在潜伏期内观察不到肿瘤，但是一些不良习惯能够促进肿瘤的增长。例如经常晒太阳，当"痣"长在脚上时，如果经常抠脚或没有适当的鞋保护脚部免受刺激，就有可能引发黑色素瘤，那么肿瘤就会从超早期变成早期。早期黑色素瘤的表现并不典型，但此时已直接可视。毕竟黑色素瘤长在身体表面，即皮肤上，很容易被观察。

晚期黑色素即意味着瘤体变大，不仅长在皮肤上，还有可能随着血液或淋巴转移到身体其他部位。约 1/3 的病人如果拥有良好的生活习惯，则可预防甚至治愈。1/3 的早期黑色素瘤病人若能早期及时发现，就能做到早治疗。不幸的是，还有 1/3 病人发现时已出现转移，采取目前的治疗方式仍然能延长生命，甚至可治愈。所以，CACA 指南指出，黑色素瘤应尽可能通过干预发病的危险因素以降低发生率。同时对高危人群进行筛查有助于早发现、早诊断、早治疗，同样也是提高黑色素瘤疗效的关键。

黑色素瘤的预防可分为一级预防和二级预防。其中，一级预防主要指自身具有预防意识。如果部分高危人群的先天痣较多，则可能是黑色素瘤的高危人群，此时应尽量避免刺激痣。同时，应尽量减少不必要的过度日晒，穿适当的鞋以保护好脚底等危险部位，并免受伤害。二级预防是指提高医生的专业素质，并进行功能教育，同时善于应用医疗设备等辅助诊断仪器。一级预防的目的是降低黑色素瘤的发生率，二级预防的主要目的是提高治愈率，即降低死亡率。

黑色素瘤的常见类型包括两种：第一种是皮肤型，多数皮肤型黑色素瘤的发生与照射和皮肤刺激有关，包括皮肤刺青等，若无必要，请尽量避免。第二类是肢端型黑色素瘤，即长在足底、手掌等无毛发的皮肤处。这些疾病通常由一些不良习惯引起：第一，不穿鞋，此可导致脚部容易受伤，如果脚部可能有痣或其他伤口等，则易诱发黑色素瘤。第二，抠脚，该习惯亦有可能诱发黑色素瘤，一定要注意管理好自己的生活习惯。第三，不要去修脚店治疗足部黑痣，不恰当的治疗都可能延误病情或促进黑色素瘤的生长。

黑色素瘤的三大高危人群包括家族史、常年暴晒和易感人群，应特别注意预防。其中，易感人群是指身体上痣非常多的人群，这是相对于无痣人群而言。当然，我们不应谈痣色变，多痣之人无须保持恐惧心理，多注意观察并避免遭受刺激完全可以预防黑色素瘤的发生。同时，CACA 指南要求，应明确发病特征，关注高危人群，方便时应及时就诊。但当病人不确定是否为黑色素瘤症状时，建议及时就医，听取专业医生的意见。

医生将痣分为三种类型，当医生判定病人的痣为交界痣时，需要稍加小心，因为交界痣比其他两种混合痣或内皮痣更易发生恶变。此时应要小心，注意观察症状。

如何辨别是痣还是黑色素瘤呢？记住口诀——"两不三变"。"两不"即相对正常痣而言黑色素瘤不对称（在边缘上），通常不规则。"三变"是指：第一，黑色素瘤的颜色往往不均一，有浅有深，正常痣的颜色是均一的。第二，黑色素瘤会增长，所以会变大，正常痣的大小一般都是固定的。如何对二者进行界定？我为身上的痣拍照，在痣旁边放一把尺子，一年拍照一次未发现任何变化则可认为这是安静的痣，但是如果痣逐渐增大，则应多观察，必要时就医。当痣突然变到多大时需要引起注意呢？答案是6mm，其实相当于铅笔上自带橡皮头的大小，橡皮头的直径是6mm。所以，在日常生活当中测量痣的大小非常简单，可以用这种方法观察和测量痣的大小。第三，黑色素瘤会变高，一般的痣不变，可能与皮肤轻微相融或未与皮肤相融但高度不变。黑色素瘤会越变越高，甚至有时会出现老百姓所谓的"流水"现象。除了肉眼观察外，可及时就医，医生通过专业的检查工具（皮肤镜）可以看得更清晰。同时，医生更有医学经验，能为病人提供更多帮助。

首先应进行局部诊断，黑色素瘤中含有肿瘤细胞的黑色素，当然正常组织中也含有，其聚集后不一定是黑色素瘤。若黑色素瘤聚集和恶性细胞同时存在，就是黑色素瘤。同时，它可产生一系列的全身变化，此时需要抽血并检查。射线检查可用于观察是否发生转移，常见转移区域包括淋巴结、肺等部位。同样，医生会对病人进行物诊，即所谓的物理检查。通俗来讲，就是要看一看、摸一摸。病理检测时需要在显微镜下观察细胞，这是诊断肿瘤的金标准。因为通过显微镜可看到癌细胞，但现在只看到细胞是不够的，现在的医学发展已经进入分子水平，借助超微观可以更深入地了解疾病，因为有些疾病由基因突变引起，因此需要进行基因检测。与黑色素瘤相关的基因是 *BRAF*、*CKIT* 和 *NRAS*，医生会根据这几个基因判断疾病的进展，若发生突变，则可由此设计靶向药。

病理检测是诊断的金标准，但行病理检测前需要活检。活检后可在显微镜下观察组织的病理学形态，据此得出病理报告，其不仅显示黑色素瘤的结论，同时还包含肿瘤侵袭程度、转移风险等。除病理检测外，刚才所说的分子检测也十分重要。从分子角度来观察肿瘤，如果分子构成不同，预后不同，则对应的治疗方法也不同。临床医生在活检时至少应取到黑色素瘤的某些成分才能得到正确的报告。如果取材不专业，活检组织中无黑色素瘤成分，则得到的病理报告无效。如果病人确实罹患黑色素瘤，则可能误诊。临床中我们一定要认识镜下可见的黑色素，不仅要看是否存在恶性细胞，还要看恶性细胞如何生长，生长方法如何，是否存在溃疡，是否很厚。众所周知，如果出现的溃疡增厚，则要么时间较长，要么肿瘤发展得较快。其实，时间长则意味着转移的风险加大，这对生命的影响较大。如果黑色素瘤增厚，则是时间长或生长速度快引起的。因此，如果肿瘤出现溃疡或增长，则对预后不好。这类病人的转移风险可能较高，此时需要仔细观察是否发生转移。迫切要求检查是否转移的需求可能来自局部的病理差异。

众所周知，影像学检查可使肿瘤"透明化"。以前，当剥离皮肤和骨骼肌肉后才能看到骨头。100多年前，当伦琴发现X线后，我们可以看到活生物的骨头，无须去皮脱肉，因此骨头于我们而言是"透明"的。现在，由于MR等检查的出现，我们也可以将软组织看得非常清楚，所有这些都是基于人的正常生理状态，所以影像学检查是使人越来越透明的学科。最简单的影像学检查方法是 B 超检查，B 超对于检查骨头或其他器官的作用是局限的，但对检查软组织具有优势，方便、可及、便宜，尤其是检查皮下是否存在结节时。其次，判断淋巴结转移时 B 超作为筛查手段之一是非常有效的，并且任何级别的医院都具备 B 超仪器。CT 和 MR 检查使人体更加透明，临床中也相当普及。任何一些细小的变化，无论发生在骨骼，还是发生在肺部，通过胸腔或腹腔都可以观察到，其中也包括淋巴结。PET/CT 检查集功能影像和结构影像于一身，有些器官的外观可能无变化，但内部功能可能已发生变化，即使某个淋巴结的外观未观察到肿瘤，且未发生增大，但因为其中有肿瘤细胞，所以其代谢状态也会发生变化，此可以被 PET/CT 捕捉。因此，PET/CT 检查既可发现结构变化，又可发现代谢变化，它是一种非常敏感的方法。但由于其价格不菲，使用时应根据当地的医疗情况决定。病人需要结合自身的经济情况，在医生的建议下选择目前比较好且敏感的影像学方法。

早期肿瘤易治愈。中期肿瘤可出现区域转移，治疗时比早期困难。晚期可能出现重要脏器的转移，如肺、肝脏等，此可导致脏器的功能受损，最终导致生命终结，因此治疗这些病人时相当困难。同样，我们还应注意如何重视这些病人，所以分期非常重要。

假如足部受过伤，10 年内未曾重视，并且病变不对称，边缘不完整、不光滑，颜色又高度不均一，则可初步判定为黑色素瘤。首先应做病理学检查，根据病理结果判定是否存在黑色素瘤细胞，如果病理报告显示为黑色素瘤，则特别容易转移，也非常容易被发现。黑色素瘤是皮肤恶性肿瘤中死亡率最高的一种肿瘤。在多种恶性皮肤肿瘤中，90% 病人死于黑色素瘤。

在"防—筛—诊"的过程中，首先应强调客观性。不要盲目乐观，同时也不要异常紧张，怀疑身体上的痣是黑色素瘤时应根据所学知识客观对待。同时应避免可能的危险因素，但如果病人无法把握或病情发生变化，则一定要及时就医，除通过肉眼诊断外，还可通过影像学方法或病理学检查进行诊断，这样才能做到真正意义的防、筛、诊断。因此，在实施中国特色的黑色素瘤"防—筛—诊"三驾马车时，务必做到知行合一，势在必行。

3. 治疗重点解读

CACA 黑色素瘤指南对黑色素瘤治疗的定义从整合医学入手，同时整合治疗结果、疗效评价和研究方法，三者相辅相成。

黑色素瘤的治疗包括非常多的手段，与其他实体瘤类似，包括手术、放疗、化疗、靶向治疗和免疫治疗。这些年，随着免疫治疗的不断升温，特别是在黑色素瘤这个领域中，免疫治疗成为一种突破性治疗，所以 CACA 指南在免疫治疗中为大家介绍了细胞治疗和溶瘤病毒的治疗。

首先是黑色素瘤的手术治疗。根据不同分期可制订不同的计划，手术治疗发挥了由主到辅的作用。对于早期病变，手术范围非常小，除原发灶手术外，还需要做前哨淋巴结活检。对于中期病变，除需要对原发灶进行扩大切除外，还需要做淋巴结清扫，手术范围增大。到 4 期时病人已不能再通过手术进行治疗，在此阶段中手术治疗的地位有所下降。

在临床中，我们会发现非常多的手术治疗误区，通常包括两种情况。一是过度切除，如果病人的腿脚均被切除，这样的治疗方法会为病人带来非常大的伤痛。如果病人是家中的主要劳动力，则会给病人及家庭带来很多的负担。还有一种情况经常被病人和医生忽视，如果某部位之前做接受手术，切除过少则可能会出现卫星灶，并伴随局部复发和转移，这是黑色素瘤手术治疗中常见的两个误区。CACA 黑色素瘤指南推荐，应由肿瘤的厚度来决定手术范围。如果高度怀疑为黑色素瘤，则需要活检。切下来后外科医生会将组织送到病理科，病理科医生检测肿瘤厚度（即 Breslow 厚度）后根据不同肿瘤的浸润厚度决定扩大切除的安全切缘。另外，CACA 指南指出，如果肿瘤很深，并且侵犯到骨头，则最大的扩大切缘范围只有 2cm。

在之前活检的基础上，扩大切除范围后扩大切除的范围最多不超过 2cm。但在实际临床操作中 CACA 指南提到，不仅要考虑切除干净，还要保留功能，特别是对于特殊的肢端型黑色素瘤。有一例病人是非常有名的钢琴家，手指对他来说非常重要，其在指甲处出现黑色素瘤。手术时切除原发灶后将其他部位取出的皮瓣填补至缺损处，然后再涂抹指甲油，外观也恢复正常，看不出来曾罹患黑色素瘤或曾接受手术。此手术既保留了指甲的美观，同时又保留了指甲的功能，同时又达到了肿瘤根治的目的。所以，手术前应根据病人的不同情况来制定不同的个性化手术方式。

有一些早期病人除了接受原发灶手术外，还需要接受前哨淋巴结活检。具体来讲，可将手或脚部的病灶比喻成煤矿，想将煤矿的煤运送到其他位置，就需要中转站，因为中转站的交通方便，四通八达，有利于肿瘤的播散，这在医学上称为转移。第一个中转站是前哨淋巴结，但在极早期时既看不到又摸不着，因此需要通过特殊办法将前哨淋巴结找出来。在活检时不能将原发灶切得太大，否则原来的痕迹就会被销毁，应尽量少切一点，以方便寻找前哨淋巴结。术中取前哨淋巴结时可使用一种蓝染物质，此有利于术中寻找淋巴结。同时还可采用核素检测，两种方法的结合有利于提高前哨淋巴结的活检准确率。通俗来讲，通过前哨淋巴结活检，我们可以顺藤摸瓜，斩草除根，进一步消灭肿瘤，降低黑色素瘤的转移风险。

前哨淋巴结切除不仅有利于消除肿瘤，还能够用于准确分期。另外，此手术的创伤非常小，只需要通过较小的切口就可以切除肿瘤。应判断是否发生淋巴结转移，分期不一样，则制定的治疗模式也不一样。

CACA 指南提到，前哨淋巴结活检的适用人群为早期病人，例如 I 期和 II 期，肿瘤厚度应大于 1mm。皮肤病变在表皮（特别浅）时没有血管和淋巴管，可突破

1mm 以上，出现淋巴管或血管肿瘤时才有可能进入淋巴管发生转移，因此需要厚度的要求。其次，原发病灶存在溃疡时肯定有血管是破裂的。肿瘤细胞很有可能进入血管和淋巴管，从而造成转移。行原发灶切除和前哨淋巴结活检后能使大部分早期病人达到根治肿瘤的目的。

CACA 指南推荐，Ⅲ期病人需要行淋巴结清扫术。在区域淋巴结转移病人中，区域淋巴结与前哨淋巴结相比能摸得到、看得到。腋窝淋巴结发生转移时一摸便能触及，如此大的肿块通过影像学检查也能看到明显的黑色淋巴结。通过影像学方法或临床资料明确为淋巴结转移时，可明确判定病人处于Ⅲ期。

另外，CACA 指南推荐，前哨淋巴结阳性病人也需要接受淋巴结清扫术。与前哨淋巴结活检相比，淋巴结清扫术的范围较大，将腹股沟切开后有很多脂肪堆积。规范的操作流程要求将整个淋巴结和附属脂肪全部切除，清扫成非常干净的创面。将淋巴结剥离下来后应送病理科检查，然后判断淋巴结是否发生转移。

与前哨淋巴结相比，实施淋巴结清扫术所造成的切口较大，并且花费巨大，术后病人会出现水肿、行走不便等后遗症。但是淋巴结清扫的基本原则是务必清扫干净，不能只行淋巴结切除。俗语道："一粒老鼠屎，坏了一锅汤。"所以手术时一定要清扫干净，不能只切其一。其次，对于临床阳性病人，如果触及淋巴结变大，则必须行淋巴结清扫术，但前哨淋巴结阳性时是否应行清扫手术则存在争议。所以 CACA 指南提出，需要医生和病人进行密切沟通，再决定是否行清除手术。

对于术后转移者，除手术治疗外，还需要行辅助治疗，具体情况应具体分析。判断辅助治疗的效果时一定要注意四个要素：一是要实施规范的手术；二是要具有准确的病理结果；三是要根据临床资料进行判断，如果手术范围不够大，则可能会造成局部复发或病理分期不准，此会造成临床医生对病情判断不准确，导致过度治疗或治疗不足；四是需要有经验丰富的临床医生整体把控，从而选择个体化治疗。

举例而言，罹患相同疾病的两个病人，一个病人的病灶在脚上，另一病人的病灶在手上。这两个部位的皮肤厚度不一样，取活检组织后送病理科进行检查，活检组织的厚度都是 1~2mm，非常有经验的医生认为两者的治疗方法不一样，部分需要治疗，部分不需要治疗。部分病人的皮肤非常厚，部分病人的皮肤比较薄，皮肤深处是血管。对于同样的肿瘤厚度，在非常厚的皮肤中可能根本接触不到脉管，所以可能通过手术切除即可痊愈。但对于皮肤比较薄的病人，同样的肿瘤厚度则可能会侵犯皮肤深层（如血管等），此可能为将来的转移造成隐患。因此，由经验丰富的医生进行整合判断是成功诊疗的重要因素之一，但是辅助治疗的方案也并非一成不变，我们需要进行个体化治疗。

CACA 指南推荐两大治疗方案，一是传统治疗，即干扰素和化疗；二是目前的创新治疗，即免疫治疗和靶向治疗。免疫治疗是以 PD-1 单抗为代表的一类治疗，靶向治疗主要针对皮肤黑色素瘤中 BRAF 突变的群体，目前在我国黑色素瘤治疗中干扰素非常重要，这是基于非常多的医学证据上推荐的。除内科用药外，还需要增加其他辅助治疗，如淋巴结区放疗。但辅助放疗只能控制局部复发率，对远处转移率的效果不佳，并且会增加不良反应。因此，是否需要增加辅助放疗，则需要与病人密切交流后再决定。

对不可手术切除者，治疗原则应以药物治疗为主。CACA 黑色素瘤指南提出，需要以多学科整合诊疗 MDT to HIM 为基础，与内科、外科、介入科、放疗科等专家统一商讨后再制定个性化的整合治疗方案。

总体来说，晚期诊疗除病理检查、临床判断和上述讨论方法外，最重要的是营养支持治疗、中医药治疗和康复治疗。晚期肿瘤病人后期会出现转移病灶，进而影响食欲等，治疗时应以缓解症状为主，在全身治疗的基础上联合局部治疗，例如头部转移可采用放疗，肝转移可行局部的介入射频等，骨转移可通过手术或放疗使用骨保护剂等进行治疗。总体来说，治疗时需要 MDT to HIM。对黑色素瘤晚期的内科治疗，CACA 指南对不同分型给予了不同推荐，在免疫治疗和靶向治疗的基础上还联合化疗抗血管生成药物等治疗方案。

在重视营养支持治疗的同时，一定要保证足量的饮水和蛋白质。民间流行的饥饿疗法，即将肿瘤饿死，并不可取，因为将肿瘤饿死的同时病人的体力可能也不支，所以一定要保证优质的营养支持。

另外，中医药治疗也非常重要。由于肿瘤和治疗的原因，很多肿瘤病人会出现食欲缺乏、便秘和脱发乏力等症状。传统中医药治疗能带来非常好的治疗效果，一些病人会出现盗汗、燥热等症状，此时可通过药物外敷、内服或针灸、康复治疗，此有助于恢复病人整体状态，从而更好地接受控瘤治疗。

战国时期，中医对黑色素瘤就已有初步了解，在我国具有非常久远的历史。有记载，中医将脚部或脚趾的黑色素瘤分为 4 种分型，即湿毒浸淫、气血双亏、肾气亏虚、气滞血瘀等。对于不同分型，我们需要采用整体观念辨证施治，制定不同的治疗方案。

另一个非常重要的内容是黑色素瘤的康复治疗，其包括两方面：一是术后康复或早期病人的康复；二是晚期病人的康复。治疗时一定要采取多学科通力协作的方式，例如在早期，除采用生命康复、功能康复、外形康复和心理康复等，还需要全程随访，并适度参加运动锻炼。除对病人进行心理辅导外，家属的心理辅导也非常重要，这样才能达到个体化康复治疗的目的。

晚期病人康复治疗时需要针对不同转移的部位，不同的病人采取相应的康复措施，例如脑转移、肝转移、肺骨转移。最后，CACA 指南提出，治疗黑色素瘤时应采取"四化一体"措施，即外科病理规范化、辅助治疗合理化、晚期治疗科学化、中医康复全程化。如果能做到"四化一体"，黑色素瘤病人将获得更好的生活质量和结局。

4. 研究方向与展望

与欧美国家相比，中国的黑色素瘤在分型、基因谱、流行病学特征和临床表现等方面的差异巨大。在诊疗过程中，我们必须走中国特色之路，即此黑非彼黑，黑中有不同。在黑色素瘤的全程管理过程中，我们面临很多问题，在手术治疗阶段手术非常重要，但如何确定黏膜黑色素瘤的局部手术切除范围，淋巴结清扫范围是否与直肠癌相似，口腔黑色素瘤病人的双侧颈部淋巴结是否需要清扫，是否可以参照口腔鳞癌的治疗，这些都是手术治疗时面临的挑战。肢端黑色素瘤是否需要行前哨淋巴结清扫，清扫完后后续该如何行新辅助治疗。

新辅助治疗可达到降期的目的，有利于更好地实施手术，延长病人的生存期。此时，对于中国的肢端和黏膜黑色素瘤，如何考量治疗方案、治疗人群、最佳治疗时长，这些都将受到挑战。后续的辅助治疗是预防复发的锦上添花的治疗。

国外对这样的治疗模式进行了非常多的探索，但在我国术后黏膜黑色素瘤的最佳模式应该参照以免疫治疗为主的模式还是坚持我国的特色之路，这些都具有挑战性。因为我国的黏膜黑色素瘤在晚期行 PD-L1 的疗效并不好，因此我国学者很早提出采用黏膜黑色素瘤的辅助治疗，此完全有别于皮肤黑色素瘤，并且这种治疗模式更能改善中国黏膜黑色瘤的预后。

在局部治疗（包括溶瘤病毒和放疗）和不同部位（特别对头颈部内膜黑色素瘤术后放疗）方面，如何起到锦上添花的作用，需要继续探索和考量。

最后再到系统性治疗（包含非常多的中国经验和中国证据），在同时面临更多的免疫治疗和靶向治疗、原发耐药和继发耐药的挑战时，此意味着我国黑色素瘤采用传统治疗时获益的时间会更短，并且探索新的标志物非常重要。

探索分子生物学机制时需要发展多组学平台，随着基因组学、转入组学和蛋白质组学等各种组学的发展，我们可以越来越深入地认识黑色素瘤。典型代表在于基因和蛋白层面上，黏膜黑色素瘤无论在 PD-L1 表达方面，或在免疫微环境中淋巴细胞的浸润，或在基因特征方面，均与皮肤黑色素瘤具有很大的差异。在肢端黑色素瘤中，同样说明了此现象。对于这种情况，我们希望能够以点带面，通过多组学联合中国人的临床样本全面阐明中国黑色素瘤的基因组学特点。这只有在专业委员会的带领下由中国学者才能完成。

众所周知，关于黑色素瘤的疾病特征中，分期非常重要，它是指导所有治疗的基础。其实，黑色素的分期（包括黏膜分期和肢端分期）在全球尚处于空白领域，国内多家中心通过十几年的协作以及深入分析，初步提出了中国黏膜和肢端黑色素瘤的分期。

2023 年，全国 4 家中心牵头，通过分析 1814 例黏膜黑色素瘤病人提出了全国首部黏膜黑色素瘤分期指南，这将对以后黏膜黑色素瘤的治疗分期和预后判断、临床研究开展起到决定性的作用，也将在 CACA 指南中发布。

有研究发现，不同部位的肢端黑色素瘤（例如甲下、足底等）虽然称为肢端黑色素瘤，但是基因背景似乎存在差异。TMB 不一样，PD-L1 表达不一样，甚至预后也不一样。6 家医学中心的学者发现，溃疡对薄 T_1 分期病人的预后具有显著的影响，对厚分期的影响并不太大。其意义在于，今后修订肢端黑色素瘤分期时，该研究将奠定非常重要的基础。

新辅助治疗的目的在于降期，更多在于保功能。众所周知，黏膜黑色素瘤的发生位置很特别。包括直肠、肛管、口腔等新辅助治疗都能使病人通过术前诱导治疗达到缩小肿瘤范围的目的。

初步报道的黏膜新辅助治疗已显示 28.6% 的 PCR 阴性，即 28.6% 的病人肿瘤消失，部分病人今后确实可通过新辅助治疗使手术范围做得更小，甚至更好地延长生存期和改善生活质量，这是我国新辅助治疗研究所带来的重要意义。

在辅助治疗方面，我国黏膜黑色素瘤进行化疗的效果要优于免疫治疗。我国的研究数据表明，正式化疗与传统治疗相比会更显著地改善生存情况。

在黏膜黑色素瘤中如何定位免疫治疗，值得关注。有多中心临床研究表明，黏膜黑色素瘤术后行辅助治疗，然后在化疗基础上联合免疫治疗，与传统化疗比较，可证实黏膜黑色素瘤术后是否需要联合免疫治疗或 PD-L1 治疗。另外，在肢端病变恶性程度比皮肤更高的高危人群中，双面清扫是否比单面清扫更好，这值得进一步研究。

关于中国人群的免疫治疗，从前期数据可知 PD-L1 在中国人群中原发耐药的比例和获得性耐药的比例高于欧美白色人种和高加索人群。在这样背景下，探索免疫耐药后的解救治疗非常重要。

研究发现，注射用紫杉醇（白蛋白结合型）或替莫唑胺联合抗血管生成药物治疗的创新模式可很好地解决一部分病人 PD-L1 耐药后的生存问题。溶瘤病毒亦如此，特别是在区域复发或淋巴瘤转为零淋巴结的病人中，前期研究已证实溶瘤病毒具有 19.2% 的有效率，这也为后续的研究奠定了很好的基础。溶瘤病毒与免疫治疗的联合、溶瘤病毒与靶向治疗的联合，这些都是未来需要回答的问题。

无论过去还是现在，寻找新靶点都是非常重要的探索。这一定要基于我国临床研究的数据，基于我国的人群数据，基于我国的亚群进行探索，其中最经典的通路就是 RAS/RAF 信号通路，其通过继发性点突变活化。这意味着中国黑色素瘤并非无药可医，许多新靶点正在被揭示（如 ERK 抑制剂），并取得了很大的突破。黑色素瘤的细胞周期蛋白通路变异非常多，此时 CDK4/6 抑制剂的前期试验非常成功。有研究发现，病人对总体毒性可以耐受，部分病人有效，关于 STING 激动剂和 EZH2 抑制剂的前期研究都取得了不错的成绩。

分子标志物的研究应基于非常扎实的前期基础研究数据和样本的收集，最典型的发现是中国人的 circular RNA 探索。Circular RNA 标志物在黑色素瘤的发生和发展中可能发挥重要的作用，这也为今后肿瘤标志物的选择提供了筛选指标。

基于临床研究发现，干扰素信号通路与免疫抑制信号的比率可作为生物标志物预测黑色素瘤的抗PD-1免疫治疗反应。所以基于前期数据，可发现非常多的中国创新和中国探索。最后，回顾整篇指南，包括今后专业委员会提出的方向，我们应立足国内，全程管理，整合所有优势医学资源，解决我国黑色素瘤面临的问题。

二、院士点评

1. 陈洪铎院士：发扬中国特色肿瘤医学，推动中国黑色素瘤深化发展

CACA黑色素瘤指南有助于我国相关领域的发展，应大力推广。黑色素瘤的英文名称为"melanoma"，大部分病人在临床上以皮肤表现为主，但中国皮肤黑色素瘤发病率很低。20世纪70年代，我出国留学时见过几例黑色素瘤。回国多年后，我见到了国内的第一例黑色素瘤病例。

20世纪50年代，中国人的平均寿命不到36岁，而现在已达80岁左右。随着年龄的增长，恶性肿瘤（包括皮肤恶性肿瘤）的发生概率会有所增加。中国的黑色素瘤病例不多，但比20世纪50年代明显增加。黑色素瘤的临床表现复杂多变，三两句话难以言明。因此，我认为CACA黑色素瘤整合诊治指南应像其他指南一样，定期进行修订完善。另外，在修订过程中，我希望更多的皮肤科医生参与其中。

2. 廖万清院士：CACA黑色素瘤指南对临床治疗具有重要指导意义

此次指南精读主要有4个特点：①CACA指南代表当代中国水平，也代表世界先进水平。②CACA指南精读具有整合、创新思维的特点，给我们带来的启发是，无论哪种疾病，都符合自然规律的整合思维。③CACA指南由理论和实践密切结合，具有较好的指导意义。本指南内容翔实，从实践中来，又回到实践中去，与临床实践密切相关。④CACA指南是跨学科密切相结合的典范。

3. 夏照帆院士：不同领域相互整合，提高CACA黑色素瘤指南权威性

虽然过去我曾听说黑色素瘤，但已报道的文献提示西方白色人种的发病率较高，我自己接触到的国内黑色素瘤病例很少。近年来，随着文献报道增多，我国黑色素瘤的发病率有所增加，我认识的一个朋友就罹患了黑色素瘤。因此，黑色素瘤确实需要引起我们更多的重视。

我是外科大夫，对于肿瘤的治疗，过去主张切除，但现在拥有很多新观点，如内外科相结合，先行放化疗或免疫治疗后再行手术。换句话说，在诊疗中将内外科的临床与基础整合起来会大大提高肿瘤的疗效，因此应大力推广整合医学观念。治疗肿瘤时不应仅考虑外科切除，仅切除不一定可以获得好的预后。在临床中仅手术切除不能防止肿瘤转移或肿瘤残余病灶复发，将内外科的临床与基础结合起来后可研发更多的肿瘤新疗法。除免疫治疗外，溶瘤治疗也已引起大家的关注。所以，随着基础研究的不断发展，临床中会产生更多、更好治疗黑色素瘤的

方法。

众所周知，西方国家黑色素瘤的发病率高，有"谈瘤色变"的感觉，因为手术清除较为困难，病变转移率高，并且治疗难度大。制定CACA黑色素瘤整合指南时，我们希望能纳入更多的国内临床资料，通过我国多中心临床研究搜集更多的医学证据，此会进一步提高指南的权威性和应用价值。

4. 付小兵院士：运用整合医学思维，推进中国黑色素瘤防治工作

对本次会议，我有两点印象和三条建议。两点印象分别包括：①CACA指南对中国临床具有重要的意义，尽管很多参考文献来自国外，但于我而言，国外文献可用于铺垫国人黑色素瘤的"防—筛—诊—治—康"。因此，文献的来源不重要，关键是我国黑色素瘤在"防—筛—诊—治—康"中产生新的成果。②该印象来自对皮肤疾病和皮肤科的认识。20世纪90年代，我出国留学时国外的烧伤科医生既治伤又治病，但我国的皮肤科仅治病不治伤，形成割裂局面，这使我意识到整合医学在疾病诊治中具有非常重要的意义。

3条建议包括：①对黑色素瘤，应关注皮肤病和外伤的交叉领域。有人常问，黑色素瘤与创伤、损伤之间是否存在关系。就目前证据而言，二者间无直接关系。如果黑色痣受到持续性刺激就会发生恶变。组织反复损伤是否会对黑色素细胞产生恶变作用，目前尚无直接证据证明，这属于交叉学科领域，需要在整合医学思想的指导下关注伤和病。②将皮肤功能细胞运用到创伤、烧伤修复与再生中去，例如黑色素细胞可以调节皮肤色素。目前组织工程皮肤实际上是生物敷料，并无颜色调节功能，是否可将黑色素细胞移植其中以发挥作用，此值得深入研究。目前可以解决的问题涉及汗腺、皮脂腺和毛发，色素问题并未得到解决，若能关注该领域中皮肤的功能性细胞在完美修复再生中的作用，可能对将来进一步提升皮肤完美修复技术产生很重要影响。③黑色素瘤的治疗涉及内科方法、外科方法、皮肤肿瘤处理、营养代谢支持、中医药治疗等，如何获得更高的治愈率并减少死亡率，此需要整合医学思维进行解决问题，以疾病为抓手，利用整合医学方法，可以解决"防—筛—诊"面临的重要问题。

5. 唐立新院士：打破信息不对称，提升公众对癌症认知

整合医学是从"0"到"1"的突破性理论，是CACA指南在医学界形成的类似于工业当中的标准。在认识上，本次精讲提高了公众的认知水平，特别是癌症，对黑色素瘤展开了全新的认识，拓展了认知领域。这使我想起了2019年两位著名诺贝尔经济学奖获得者，通过走访大量乡村得出贫穷的本质——信息不对称，了解信息有限。此次精讲有利于提高公众对医学或黑色素瘤的认知。我个人认为，这是一次非常大的公益科普活动。另外，从哲学上看，整合医学不同于西方的还原论，与中国古代的客观系统论亦存在差别，调动一切可以调动的积极因素，挖掘一切可以挖掘的要素，采用一切可以使用的手段，回归到真正的目的，即为了人类的健康，我认为这是哲学意义上的重大创新。CACA指南是重要的质量标准，

对临床实践起重要作用，可帮助临床医生提高诊疗质量，提高效率，少走弯路。

我的理解包含三点：①多尺度的整合。CACA 指南不仅从宏观角度看待问题，还从介观角度解释问题，即从细胞角度看问题，更主要的是从基因层面看问题。从不同尺度看问题，发现的要素完全不同，多尺度的整合突破了完成传统单一尺度所解决不了的问题。②多阶段的整合。CACA 指南是从预防、筛查到康复的全流程整合，是全生命周期的整合，它突破了单一阶段所不能解决的问题。从此意义上说，它更加专注、更加关注人的健康。③多手段的整合。在面对人类生命健康和疾病的过程中，将各种医疗手段运用于各个阶段。

6. 范先群院士：多学科合作，实现黑色素瘤个性化治疗

黑色素瘤存在人种的差异性，不同人种的发病率差异很大。作为眼科大夫，葡萄膜黑色素瘤的发病部位在眼睛，发病率最高的人群是高加索人，最低的是非洲人，东亚人的发病率也比较低。

不同部位的黑色素瘤也存在差异。除了眼睑黑色素瘤外，眼科还存在结膜黑色素瘤和葡萄膜黑色素瘤。葡萄膜黑色素瘤主要由染色体畸变造成，包括 1、3、6、8 号染色体的畸变，突变的基因主要是 *GNAQ* 或 *GNA*11，与皮肤黏膜的 *BRAF* 或 *NRAS* 突变。我国的研究团队发现，在结膜黑色素瘤中我国病例的突变基因是 *FAT*4，这在国际上属于首次发现。这些不同导致所采用的治疗策略不同。我个人认为，治疗时应采用整合医学思维。在"防—筛—诊—治—康"的基础上，应坚持强调整合治疗。例如，治疗葡萄膜黑色素瘤的方法有很多，包括冷冻、手术、化疗、放疗和靶向等，应运用整合医学的思维为病人提供个性化治疗。

另外，我同意夏院士的观点，病人切除肿瘤后并不一定能获得良好的结局。多种研究表明，葡萄膜黑色素瘤经手术治疗后，即使摘除眼球，也不能提高病人生存率。付院士认为，肿瘤的切除与修复应统一，这很关键。在这些方面，我们需要在多学科整合 MDT to HIM 的基础上更好地实现整合治疗。

三、总　结

樊代明院士：信息对称，治疗有路

面对复杂疾病，由于多种病因的存在，治疗方法繁多，治疗时一定要贯彻整合的理念。正如唐院士所说，要做到信息对称，如果抓住一个问题且仅治疗这一个问题，则最后的效果肯定不好。唐院士说，穷由信息的不对称造成。医生们都很努力，治疗疾病后病人结局的差异却很大，归根结底还是信息不对称造成的。解决这个问题的关键在于主动整合。进行主动整合时我们需要调动一切积极因素，挖掘最重要的要素，最后利用最有效的技术来解决问题。

第一，应在治疗不足与治疗过度中找出路。肿瘤病变千差万别，同一个人的各种细胞在不同时间是变化的，治疗方法又是各种各样的，但每种治疗只能针对其中某一群体、某一细胞或某一时段，因此治疗效果总是局限的，并且各自的治

疗效果已基本达到饱和程度。如果使用其中一种有限治疗效果覆盖所有，则会漏掉很多信息，这称为治疗不足。如果将所有疗法联合起来狂轰滥炸，则可能造成肿瘤细胞未死亡但病人离世，这就是治疗过度。如何从中间找到平衡点，这就是出路，此时需要通过 MDT TO HIM 解决问题。MDT 涉及多学科的参与，并非单打独斗。其次应进行多学科融合和交叉融合，仅狂轰滥炸不行，应采用交叉融合。最后应根据病人信息进行全人、全程和全息的有机整合。不同病人具有不同的病情，应制定个体化的整合诊治方案，最后实现最大化的整合治疗效果。

第二，在治疗前和治疗后找出路。在病人求医时，如果各种疗法已达到饱和程度，这时需要关口前移。1/3 的肿瘤可以预防，不需要治疗；1/3 的肿瘤通过早筛可治好，可避免肿瘤晚期无法治疗。这就是关口前移，即所谓的"在治疗前找出路"。治疗后需要康复，治疗结束后病人是否被管理，管理的措施是否到位，其效果完全不同。例如，肺癌病人在治疗后继续吸烟；大肠癌病人在治疗后继续吃油炸食物。治疗后管理的英文术语是"survivorship management"，直译为"存活者的管理"。MDT 由国外学者提出，但 HIM 由国内学者提出，英文全称是"Holistic Integrative Management"，非单一的"management"，而是"防—筛—诊—治—康"的全程管理。

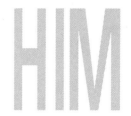

软组织肉瘤整合诊治前沿

◎蔡建强 徐海荣 丁 宜 沈靖南 张晓晶

一、专家解读

1. 指南概述

CACA 指南结合中国国情,着重引用国内证据及专家经验,尤其突出 MDT to HIM 的整合治疗理念,对软组肉瘤(STS)的"防—筛—诊—治—康"提供了全面的指导意见,一定能为我国软组织肉瘤的诊治提供规范指导。

软组织肉瘤是源于非上皮性骨外组织的一类恶性肿瘤,不包括网状内皮系统、神经胶质细胞和各实质器官的支持组织。软组织肉瘤主要源于中胚层,部分源于神经外胚层,主要包括肌肉、脂肪、纤维组织、血管及外周神经。软组织肉瘤的恶性程度高,具有局部侵袭性、易复发、可远处转移的特点。

软组织肉瘤是相对小众的肿瘤,发病率占人类所有恶性肿瘤的 0.72%~1.05%。不同国家和地区报道的发病率不尽相同。美国的年发病率约 3.5/10 万,欧洲为(4~5)/10 万,我国约为 2.91/10 万。根据美国的 SEER 数据库统计,STS 在不同人种中可能存在年发病率的差异。在美国,男女的发病人数比例约为 1.4:1,我国接近 1:1。软组织肉瘤的发病率会随着年龄的增长明显增高,将年龄校准后,80 岁后的发病率约为 30 岁的 8 倍。

虽然软组织肉瘤是小众肿瘤,但可发生在机体不同部位,最常见于肢体(约占 43%),其次内脏约占 19%,腹膜后约占 15%,躯干约占 10%,头颈约占 9%。发病部位的多样性决定了软组织肉瘤临床表现的复杂性,此为诊断和治疗带来了极大的困难和挑战。

软组织肉瘤的病理类型复杂多样,除常见的多形性未分化肉瘤、脂肪肉瘤、平滑肌肉瘤外,还有多达近 100 种亚型,此对病理诊断和后续的分子分型提出了更高的要求。由于软组织肉瘤的恶性程度高,并且多发于肢体或邻近重要脏器,肿瘤的发生通常并存肢体和脏器的功能障碍,此为病人带来了巨大的痛苦。

随着对软组织肉瘤认识的不断深入,肿瘤诊治理念不断更新,CACA 指南强调进行软组织肉瘤的诊断与治疗时需要多学科协作,即 MDT to HIM,需要多学科有经验的专业团队集中管理,尤其要在 MDT to HIM 理念的指导下整合不同学科的优势,针对"防—筛—诊—治—康"进行全方位管理才能有所突破。

2. 诊断与分期

诊断软组织肉瘤时需要结合临床资料、影像结果和病理检查。临床中软组织肉瘤病人通常在出现疼痛或肿块等症状时才就诊，这时影像学诊断发挥关键作用。CACA 指南强调 MRI 检查在诊断过程中的作用，同时 CACA 指南要求必须采用 T1、T2、T2 抑脂、T1 增强抑脂四项检查。

B 超检查是一种比较经济的手段，在临床中的应用非常广泛。如果一位因小腿肿块来就诊的病人在行 B 超检查时提示软组织肿物血流丰富，由此可行定性诊断，考虑为软组织肉瘤。

现以病例形式说明 MRI 与 B 超检查在诊治过程中的作用。病人以无痛性包块就诊，MRI 检查可见肿物主要位于浅层，病变范围比触及范围大很多。首先经过穿刺活检，此病例可初步诊断为恶性间叶肿瘤，FNCLCC II 级区域。基于此病理结果，我们建议采用比较广泛的切除范围，甚至考虑通过皮瓣覆盖伤口。

术后病理诊断结果是恶性外周神经鞘瘤，主要依靠手术治疗。目前 CACA 指南中尚无其他治疗方法（如药物治疗），所以手术显得非常重要。

术后随访中，B 超与 MRI 检查也十分重要。因为 B 超检查是一种比较经济的手段，所以 CACA 指南推荐病人在复查时应尽量优先选择 B 超。病人在术后 3 个月和 6 个月时可采用 B 超检查，但在术后 1 年行 B 超时可看到复发（很小的或仅几厘米），此时就要求病人采用 MRI 检察。通过 MRI 检查可知疾病的危险因素，所以 MRI 与 B 超检查在整个诊断治疗和随访过程中显得非常重要。

同样，通过横断面术前 MRI 与复发后 MRI 的比较，可以看到肿瘤复发的位置，这也提醒医生或病人都应重视 MRI 的运用。只有将 MRI 的范围弄清楚，才可将术后复发率降到最低。

切除后标本病理与之前一致才是彻底的手术切除，病人才能获得治愈。了解 B 超和 MRI 检查对骨科医生而言十分重要，X 线和 CT 检查对检查骨病变也十分重要。针对软组织肿瘤，X 线和 CT 检查是否重要呢？

以某一病例为示，病人肉瘤位于胫骨周围，这时 X 线检查就显得很重要，因为它可清楚了解疾病的整体范围，包括与周围胫骨的关系。当然，CT 检查还可以提供更多的影像信息，包括骨窗和软组织窗。CACA 指南强调，应对累及骨头的软组织肉瘤给予窗宽、宽位，只有这样才能更清晰地观察肿瘤。

我们同样以病例来详细介绍影像学的作用，特别是 X 线检查。病人是一 17 岁女性，首先表现为左腘窝疼痛，两个多月后发现包块，遂到医院就诊，就诊时间是 2021 年 5 月 10 日。病人在当地曾接受 CT 和 MRI 检查，MRI 检查诊断为左膝关节腘窝软组织占位性病变，考虑为恶性肿瘤，皮质旁骨肉瘤不除外。病人还接受骨扫描，检查结果提示骨化明显，血流丰富。对于此病变，影像科医生偏向于肿瘤的良恶程度不佳，所以影像学结果提示为恶性骨肿瘤侵入关节内，皮质旁骨肉瘤可能性大。在这些影像学的基础上，建议病人行病理检查，因为接受病理检查前需结合临床资料、影像学结果和病理检查结果。诊断的最终结果支持骨旁骨肉瘤，并且报告提示细胞成分包括骨母细胞、梭形细胞和新生骨。

病人在 2021 年 5 月 10 日曾行 X 线检查，再次就诊时建议复查 X 线检查，结果提示 5 月 10 日至 6 月 23 日期间软组织肿物的大小无明显变化，但骨化更加明显。结合病人存在疼痛症状和骨化明显，临床不考虑软组织肉瘤，而考虑非肿瘤疾病，即骨化性肌炎。基于临床、影像和病理结果，与病理科医生进行沟通后最终考虑为骨化性肌炎，但细胞成分未发生变化，并见到新生骨，骨周见骨母细胞围绕，伴有梭形成纤维细胞样增生。所以 CACA 指南强调，临床、影像和病理结果相结合对病人的诊断非常重要。如果仅采用一种检查手段，则很容易得到错误结论。基于以上检查，该疾病的诊断名称和病变范围就基本清楚了。但软组织肉瘤是一个全身性疾病，局部可向淋巴结转移，远处可扩散到肺、脑、肝等全身各个脏器。

所以分期检查对淋巴结和全身组织器官都十分重要，CACA 指南优先推荐 PET/CT 检查。有文献研究显示，如果未进行 PET/CT 检查，可能会提供治疗方案的建议；但如果进行 PET/CT 检查，则 72% 的病人可能改变初始的指定治疗方案。所以，我们需要对病人进行分期检查以帮助判断其全身情况，这样才能提供恰当的治疗方案。CACA 指南提出，有些组织亚型应特别注意淋巴结转移，整体淋巴结的转移率在软组织肉瘤中约为 3.7%，但上皮样肉瘤、横纹肌肉瘤、透明细胞肉瘤和血管肉瘤这几个亚型中发生率非常高，这值得注意。虽然建议采用 PET/CT 检查，但这项检查并非全能。

有研究结果显示，对于局部淋巴结转移，常规检查的灵敏度可达到 78.5%，PET 高达 96%，远处淋巴结转移时同样也非常高。但肺的常规检查是 CT 检查，因为它比 PET/CT 检查的结果更优，所以 CACA 指南提出对淋巴结转移（包括全身其他脏器转移）优先推荐 PET/CT 检查，对于肺，CACA 推荐肺 CT 检查。对于骨组织，骨扫描的灵敏度为 82.6%，特异性为 100%；PET/CT 检查的灵敏度为 95.6%，特异性是 78%，所以 PET/CT 检查灵敏度比骨扫描高，特异性较弱，说明两者各有优势。

临床中，CACA 指南推荐互补运用。整体上 CACA 指南推荐将 CT 检查作为诊断、分期监测、治疗效果和随访的重要意向性检查，同样实施病理检查时需要外科医生进行活检。CACA 指南推荐使用两个分期系统，一是美国肌肉骨骼肿瘤学会（MSTS）外科分期系统，推荐外科医生使用；二是美国癌症联合会（AJCC）分级系统，推荐肿瘤内科及致力于整合治疗的医生学习和使用。

外科分级系统以病理分级部位有无转移进行分析，以指导不同分期的不同治疗。而 AJCC 分期已经到了第 8 版，可以提供非常成熟的预后分析系统。

基于大众病例的最新结果，第 8 版 AJCC 分期可将各个分期的预后清晰显示，出现转移病人的中位生存时间只为 24 个月，这是治疗的难点，也是药物治疗、外科治疗时需要关注的重点。从分期比率来看，未出现远处转移者仍然占大多数，所以其在外科治疗、软组织肉瘤治疗中起到重要作用。当然，发生转移或远处转移的病人也占很大比例，所以要重视。

从整体来看，软组织肉瘤的 5 年生存率达到 64.7%，但并非所有病人都是 64.7%，不同分期的病人又可根据渠道、区域、远处转移进行细分。最困难的治疗群体是就诊时已出现远处转移的病人，可能只有 15 年的生存时间。所以，在采用整合医学时如何进行外科治疗、药物治疗和康复治疗等，这些都是 CACA 指南重点关注的内容。

从流行病学的趋势来看，从 1975 年到现在，软组织肿瘤的生存率几乎呈稳定状态。在 1992 年和 2012 年这两个节点，去除不同时代、不同年龄等差异后建造生存率模型，可知 1992 年的 5 年生存率为 65.1%，到 2012 年后校正的生存率为 68.2%。CACA 指南整合了各方面的优质资源来解决病人的诊治困难情况。

3. 分子分型对临床诊治的意义

软组织肉瘤是一大类相对小众的肿瘤，其发病率较低，只占成人恶性肿瘤的 1%。

由于中国人群的基数大，尽管发病率低，但每年新增的患病人数仍然很多。软组织肿瘤包括良性交界性肿瘤和恶性肿瘤，种类大于 100 种，其中软组织肉瘤的类型大于 60 种。可以说软组织肉瘤是一类分类复杂、异质性强的肿瘤，在日常工作中也是非常具有挑战性的一类肿瘤。

软组织肉瘤的组织学形态多样，可出现形态学重叠。部分免疫组化以及分子检测手段具有局限性，导致软组织肉瘤在诊断中会遇到一些挑战。现在软组织肉瘤精准诊断的时代已经到来，匹配的是未来的精准治疗，传统的治疗方式对软组织肉瘤的疗效并不理想。

目前，依照组织来源可将软组织肉瘤分为 11 大类，包括脂肪细胞肿瘤、成纤维细胞、肌纤维母细胞肿瘤和脉管肿瘤等，最常见的是软组织肉瘤。根据中国、美国和英国的统计数据发现，位列前 3 位的软组织肉瘤是未分化多形性肉瘤、脂肪肉瘤和平滑肌肉瘤。

未分化多形性肉瘤是一类高度恶性的肿瘤，占所有肉瘤的 20%，发病年龄高峰为 50~70 岁，大约 2/3 的病例为男性，四肢、躯干和腹膜后是最易发病的位置。诊断时通常采用排除性方法，组织学形态的特点包括多形性细胞、梭形细胞、上皮样细胞和小圆细胞等。在免疫组化中无特异性抗体能够提示诊断，分子检测也不能给予明确提示。这一类肿瘤容易复发，5 年生存率也较低，只有 30%~50%。

排在第 2 位的脂肪肉瘤占所有肉瘤的 18%，恶性程度从低度、中度到高度不等，中老年人是发病的高峰人群。易发位置同样是四肢、躯干和腹膜后，不同类型脂肪肉瘤的形态学各异，免疫组化有益于诊断，分子检测目前已发挥越来越大的辅助诊断作用。由于脂肪肉瘤的级别不同，其预后差异也很大。

平滑肌肉瘤是排在第 3 位的常见肿瘤，占所有肉瘤的 11%，高发人群也是中老年人，易发位置同样是四肢、躯干和腹膜后。病理形态学提示存在梭形细胞以及多形性细胞伴有炎症细胞,免疫组化结果通常提示具有平滑肌分化标志,分子检测通常不能给予明确提示,平滑肌肉瘤容易发生复发和远处转移。

随着分子病理学技术的进步,病理诊断已不仅局限用于肉眼下通过显微镜进行形态学诊断。伴随着20世纪80年代免疫组化抗体、20世纪90年代到21世纪初荧光原位杂交聚合酶链反应和一代、二代测序的应用,人们对软组织肉瘤的认识和诊断已经提升很多层次。CACA指南提示,无论病理组织形态学和分子检测进展到何时何地,分子检测结果的判读必须结合临床和基本的病理诊断结果,只有这样才会得到可信的结果。

伴随基因检测记录的进步,可以将软组织肿瘤简单区分为两大类型,一大类型具有简单核型改变,另一大类型具有复杂核型改变。具有简单核型改变的这类肿瘤可采用现有的技术手段进行检测,如PCR检测和一代、二代测序。复杂核型改变的肿瘤通常常具有复杂的核型改变和染色体改变,不能通过现有的技术手段进行完整和明确的诊断。

有研究发现,约1/3的软组织肉瘤携带可检测的驱动融合基因,融合基因的检测更加推动了软组织肿瘤诊疗过程的进展。2013年,已发现的特定软组织基因异常肿瘤大概只有十几种,但2017年时这个数字翻了一番。到2020年,第5版世界卫生组织(WHO)《软组织和骨肿瘤分类》一书的出版让我们更加认识到软组织肿瘤基因异常的重要性。

出现这种特定基因融合或基因突变的肿瘤已达之前3~4倍的数目。所以软组织肿瘤分子分型的意义越来越得到临床及病理科的重视。罹患同一肿瘤的不同病人在肿瘤进展、放化疗敏感性和预后方面的差异巨大。在整合研究的基础上,分子分型对软组织肉瘤的诊断、治疗、预后分层、复发监控和药物研发方面具有重要意义。

首先是精确病理诊断和分子亚型。滑膜肉瘤是一大类比较常见、具有双向型分化特点的软组织高级别肉瘤。传统的滑膜肉瘤可分为单向型和双向型,双向型的分化预后更差。伴随分子病理学进展,滑膜肉瘤具有特定的分子异常,具有 *SS18* 和 *SSX* 的基因融合,其中 *SSX1* 滑膜肉瘤的预后最差。近期有研究发现,滑膜肉瘤又出现新的融合基因亚型。

尤因肉瘤是一类小圆细胞恶性肿瘤,免疫组化和分子检测使尤因肉瘤的诊断过程达到了新的程度。85%的尤因肉瘤具有 *EWSR1* 和 *FLI1* 的融合基因,其余伴有其他融合伙伴基因,不同融合伙伴基因就是其不同的分子亚型。

上皮样血管内皮瘤是具有上皮样分化特点的血管来源恶性肿瘤,其直接根据融合的不同基因进行区分。不同融合基因导致上皮样血管内皮瘤的预后相差很远,生存的曲线差距也很大。

差分化脊索瘤是独立于去分化脊索瘤和经典脊索瘤之外新出现的一类脊索瘤。区分时主要根据特定的免疫组化表型和特定的基因改变,分子分型方法可为治疗提供理论基础。

其次，分子分型可以指导靶向治疗，通常采用治疗软组织肉瘤的靶点药物，包括抗血管生成药物和具有特定肿瘤靶点的药物，已经部分应用于一线和二线治疗中。以炎性肌纤维母细胞瘤为例，该肿瘤具有 *ALK* 基因异常，*ALK* 基因最早发现于非小细胞肺癌和淋巴瘤，后来发现 20 余种不同肿瘤会出现 *ALK* 基因融合，并且在 30 多种不同肿瘤中发现了 *ALK* 突变或扩增。

不同肿瘤具有相同的基因异常，是否可以使用相同药物进行治疗呢？答案是肯定的，第一代 ALK 抑制剂用于晚期 ALK 阳性的非小细胞肺癌治疗，取得了很好疗效。同样，ALK 抑制剂除用于非小细胞肺癌以外，用于炎性肌纤维母细胞肿瘤治疗时也获得了满意的疗效。

尤因肉瘤具有特定的 *EWSR*1 和 *FLI*1 基因，具有重新融合的特点。在两年前召开的欧洲肿瘤内科学会（ESMO）会议上，美国的一个研究团队根据这个特定融合基因设计出一种 TK216 药物，治疗晚期不可切除尤因肉瘤时也取得了满意效果。

NTRK 重排梭形细胞肿瘤属于 *NTRK* 重排，这种特定基因异常可以累及成人和儿童多种器官中多种形态学特点的肿瘤。这类肿瘤在青少年和儿童中易发生于肢体和躯干，免疫组化结果提示 S-100 和 CD34 双表达，分子检测可检测到 *NTRK*1/2/3 的基因重排，使用相应 NTRK 抑制剂可明显改善病人预后。

上皮样肉瘤属于 *SWI/SNF* 复合体缺陷型肿瘤。除上皮样肉瘤外，还包括肾外横纹肌样瘤、混合瘤和上皮样恶性外周神经鞘瘤（MPNST）等，这种肿瘤中很多具有特定的 *SWI/SNF* 复合缺陷。针对相应发病机制，EZH2 抑制剂治疗上皮样肉瘤具有很好的疗效。

第三，分子分型还可提示肿瘤预后。85% 的尤因肉瘤具有 *EWSR*1 和 *FLI*1 融合基因，这是特定的分子融合形式。它的预后根据生存曲线分析好于伙伴基因形成的融合基因尤因肉瘤。

横纹肌肉瘤中最常见的类型是腺泡状横纹肌肉瘤，大部分具有 *FKHR* 基因融合。有研究发现，*FKHR* 基因融合对预后具有提示意义，与 *PAX*3 和 *PAX*7 融合基因伙伴相比较，具有 *PAX*3 融合和 *FKHR* 融合的腺泡状横纹肌肉瘤的预后要差于 *PAX*7 融合的腺泡状横纹肌肉瘤。另外，腺泡状横纹肌肉瘤如果伴有 *MYC* 基因、*CDK*4 基因和 *MIR*17*HG* 基因扩增，则预后也差。另外，比较罕见的梭形细胞横纹肌肉瘤如果伴有 *MYOD*1 基因突变，则预后也差。

侵袭性纤维瘤病又称为硬纤维瘤，是一种交界性肿瘤，病人会反复复发，部分会危及生命。这一大类肿瘤又可分为野生型和突变型，突变型占绝大多数。有研究发现，*CTNNB*1 野生型的预后要好于突变型，*CTNNB*1*S*45*F* 突变侵袭性纤维瘤病的预后较差，更易复发。

以临床病例为例，一 65 岁男性，因骨盆肿瘤术后两个月复发阑尾炎就诊，镜下出现梭形细胞肿瘤的特点，背景可见较为弥散的间质纤维化，有些地方出现明显的玻璃样变性，最初诊断考虑为低度恶性肌成纤维细胞肉瘤，后来进行二代测序后发现 CDK4、MDM2 和 FRS2 基因扩增，这种情况最常见于腹腔内去分化脂肪肉瘤。有时以去分化成分为主，高分化脂肪肉瘤区域可能并不明显，所以建议将该病例诊断为"去分化脂肪肉瘤"，采用 CDK4/6 抑制剂治疗后随访 16 个月，未发生复发和转移。

软组织肉瘤是一类分类复杂、种类繁多的肿瘤，诊断与鉴别诊断相当困难，在日常工作中给临床医生和病理医生带来了很大挑战。分子分型对肉瘤的诊断、治疗和预后判断具有重要意义。分子分型是未来软组织肉瘤分型的趋势，无论分子分型技术发展到何时何地，病理组织学检查仍然是分子分型的基石。有效、合理地选择分子检测手段有助于病人和医生双双获益。

4. 外科治疗

软组织肉瘤是小众病变，经常会因各种原因接受不恰当的治疗，从而造成大问题。所以 CACA 指南推荐在术前应做一些准备，一个是以 MRI 检查为主的影像学检查，另一个是穿刺活检病理检查。在这些检查的基础上，才可确定是否需要行规范化肿瘤切除手术。CACA 指南指明，在规范化手术前要做好影像学和病理评估，也就是说应对肿瘤进行明确分期，再根据这些分期选择恰当的手术方式和辅助治疗。

可以通过活检判断肿瘤的性质，最主要的方法是针吸活检、穿刺活检、切开活检和切除活检。在这 4 种活检方法中，都可同时联合冰冻活检。CACA 指南推荐进行穿刺活检，因为穿刺活检的创伤小，简易可行，能快速诊断软组织肉瘤。针吸活检因为针细，损伤小，可以获得很多的细胞学形态，所以尤其适用于躯干深部和邻近血管、神经的深部肿瘤。CACA 指南推荐对躯干深部软组织肿瘤进行活检时采用针吸活检。同时，CACA 指南还推荐针芯穿刺活检，它可取得足够量的组织块，对病理检查非常有用。

穿刺活检时要注意将进针点和针道选在设计的手术切口内，这有利于切除穿刺针道以防止肿瘤残留，同时应确认穿刺到肿瘤时才可停止。如果穿刺活检时未取得可信或准确的肿瘤标本，就需要通过切开活检的方式获取足够量的肿瘤标本，从而为病理诊断提供足够信息。当然，切开活检会污染肿瘤和切口通道。手术时应切除大量通道的软组织，此会造成软组织缺损。如果瘤体小，则可直接采用切除活检。

这几种活检方法都可在术中采用冰冻检查，但因冰冻细胞的形态不固定，所以误诊率较高。在选择冰冻活检时要小心谨慎，术前要完善影像学检查，此有助于穿刺活检的操作和定位。

穿刺活检时可通过超声波和 CT 引导进行精准定位穿刺。例如腹膜后深部肿瘤通过超声引导下穿刺，可以安全地避开肝和肾等重要内脏器官，同时也可避开大血管（如腔静脉）以免造成内出血。

根据病理结果可知软组织肿瘤是低度恶性还是高度恶性，根据影像学结果又可判断肿瘤在间室内还是间室外，此可为手术切除设计提供指引。所以 CACA 指南设定了外科分期，分为Ⅰ期、Ⅱ期、Ⅲ期。Ⅲ期病变无论是低度恶性还是高度恶性，都存在区域转移或远处转移的可能性。

根据病理学和影像学检查结果，可将软组织肉瘤的手术方式设定为 4 种。从纵剖面理解，第一种是瘤内切除，在肿瘤内切除；第二种是边缘切除，在肿瘤边缘、肿瘤包块外切除；第三种是广泛切除，将反应区切除；第四种是根治切除，将整个筋膜间室、整块肌肉切除，甚至对整个下肢截肢。

从横断面理解，如果行瘤内切除，则病灶内肿瘤会有残留，即所谓的镜下边缘阳性。边缘切除是指将包膜切除，经过反应区时可能会有卫星灶残留。广泛切除是指将反应区切除后卫星灶就不存在了，但近端可能会存在跳跃灶。根治性切除是指将整个筋膜室切除后跳跃灶就不存在了，但存在远处淋巴结或肺转移的可能性，所以行根治性切除后还是不能做到彻底完整切除。

所以，软组织肉瘤有时会位于深层，有时会位于浅层。不同部位可有很多自然屏障的限制，例如皮肤、筋膜、肌间隙和关节囊等可阻碍肿瘤生长。如果手术时可以根据影像学检查结果彻底切除，就会增加手术成功率。但如果未按照规范进行经瘤或经反应区的手术，自然屏障被破坏后再次手术时就很难判断安全边界。

不规范手术的切缘通常会遗留肿瘤病灶，根据数据统计，有一半病例是因为不规范或非计划手术造成肿瘤残留。所以后期不得不采取辅助治疗，如化疗、放疗和再次扩大切除等，这就为病人的远期治疗带来了很大困难。CACA 指南要求，禁止进行不规范或非计划手术。

例如，某病人被诊断为左上臂肿物，在当地行肿块切除术后病理检查发现是恶性纤维肉瘤，4 年后不可避免地出现肿瘤复发，再次行化疗和扩大切除术后两年肿瘤再次复发。第二次复发时 MRI 结果提示肿块包绕腋部血管和神经，这为下一步治疗提出了难题。如果继续行广泛切除术，则神经和血管很可能丧失功能。

所以三无手术、不规范手术所造成的结局非常残酷。一定要按照 CACA 指南中软组肉瘤的外科分期来设计手术边界，Ⅰ期肿瘤无论在间室内还是间室外均属于低度恶性，CACA 指南强烈推荐应用广泛切除术。在肿瘤的反应区累及血管或神经的情况下，在重要的神经血管反应区内可行边缘切除，在肿瘤内不可切除。针对这种情况，有以下几种手术方式可供选择：如果在血管保不住的情况下，则应行局部广泛切除联合血管置换；如果神经被切除，则功能丧失，此时需要采用截肢代替；如果已行局部边缘切除但还想保住重要的血管和神经时，则可以采用血管、神经外膜剥离联合术后辅助放疗的方式获得功能和局部控制。

Ⅱ期肿瘤是高度恶性的软组织肿瘤，无论是在筋膜室内还是筋膜室外，推荐进行广泛切除，必要时可进行截肢手术，此可保证局部的病灶切除的广泛性和根治性。如果存在血管或神经受累，应联合行血管切除和置换。在行局部边缘切除时应联合放疗。

在非计划手术和不规范手术后，病人的肿瘤残留率很高，所以应行扩大切除术，但扩大切除软组织后应考虑修复问题。基于这些问题，CACA指南推荐软组织肉瘤病人应到专业的肉瘤中心就诊，因为这些医生具有丰富的修复经验和技术。

将软组织肉瘤切除后需要行功能重建。重建的方法多种多样：第一，皮肤覆盖，可以选择植皮和皮瓣转移。第二，血管修复和移植，在软组织肉瘤侵犯重要血管时，为了达到安全的外科边界，有时需要对血管行一期切除和重建。第三，骨骼重建，软组织肉瘤侵犯骨骼时应一并切除，然后行骨重建，可采用生物重建和机械重建两种方式。第四，动力重建，包括神经移植和肌肉、肌腱移位的重建。

Ⅲ期即高度恶性的软组织肉瘤，同时伴远处转移、淋巴结转移或肺转移。针对ⅢA期肿瘤的外科治疗，可分为有无转移灶和能否切除。如果出现肺部转移且可切除，就要对局部软组织尽可能行广泛切除。如果行边缘切除，一定要行辅助放疗以控制局部复发。如果转移灶不可切除，则局部广泛切除无意义，所以对局部原发灶行边缘切除联合辅助放疗即可。

ⅢB期为有转移的高级别肉瘤，也可分为有无转移灶和能否切除两类，应首先区别血管或神经是否受累。如果血管受累，并可切除局部病灶，则应尽可能广泛切除和血管置换。如果局部肿瘤已行边缘切除，在血管鞘膜剥离时可采用放疗方式来控制局部瘤灶。同样，如果神经受累，则广泛切除可能造成神经被切除。如果病人可以接受神经功能丧失，则可行广泛切除。如果不能接受，则只能行边缘切除联合神经外膜剥离切除和放疗。

对软组织肉瘤行外科治疗时，广泛切除腹膜后软组织肉瘤的难度很大，因为腹膜后的器官多，血管丰富，难以取得良好的手术切缘，所以需要行边缘切除。在行边缘切除时，应考虑如何处理可能残留的卫星灶，这就需要多学科整合诊治，即MDT to HIM。

总之，软组织肉瘤的外科治疗不仅仅是手术，而且需要整合其他的相关治疗，如化疗、放疗等。低度恶性肿瘤如果未行辅助放疗和化疗，则需要行广泛且彻底的手术切除。高度恶性肿瘤在获得满意的术前辅助放疗和化疗后，方可行广泛切除。如果放疗和化疗的效果不满意，行根治切除时需要采用多学科整合治疗，即MDT to HIM，如局部消融和放疗等，术后应采用靶向免疫治疗等。所以，CACA指南推荐行软组织肉瘤外科治疗时一定采用多学科联合协助才能获得满意的手术效果，从而提高病人的生存率。

目前，肉瘤的治疗仍然以外科治疗为主，但如何实施手术、如何制订手术计划、如何达到计划之内的外科手术，很多医院（尤其是基层医院）在这方面有所欠缺，所以我们一定要认真判别软组织肉瘤的良恶性程度。由于局部复发的概率很高，一旦涉及肉瘤相关疾病，则设计手术方案时一定要严密，尤其是对于能治愈或根治的病人，一旦出现失误，则会带来很大的遗憾。多器官联合切除也是一种治愈方法，为了保住病人的生命并提高生存期，牺牲一部分器官的功能是值得的。所以对软组织肉瘤实施手术治疗时，一定要稳、准、快、狠，这样才能达到良好的治疗结果。

5. 药物治疗及康复治疗

众所周知，软组织肉瘤的组织学类型多种多样，生物学行为也天差地别，药物敏感性大相径庭，相关的科研和临床试验数量寥寥可数。在什么情况下需要化疗呢？什么时候可以开始化疗呢？什么样的化疗方案更适合呢？这些问题一直困扰着很多医生，CACA指南梳理了很多合理的治疗方法。

化疗是软组织肉瘤的"轰炸机"，其杀伤力强，控制着局部复发和远处转移。化疗包括新辅助化疗、介入化疗、灌注化疗、术后化疗和药物治疗，药物的有效率可达30%~70%，缺点是玉石俱焚。

敏感性是选择化疗的重要依据。目前，高度敏感肿瘤包括尤因肉瘤家族、胚胎性或腺泡性横纹肌肉瘤。中高度敏感肿瘤包括滑膜肉瘤、黏液性或圆细胞脂肪肉瘤、子宫平滑肌肉瘤。中度敏感肿瘤包括多形性脂肪肉瘤、黏液纤维肉瘤、上皮样肉瘤、多形性横纹肌肉瘤、平滑肌肉瘤、恶性外周神经鞘膜瘤、血管肉瘤、促结缔组织增生性小圆细胞肿瘤、头皮和面部的血管肉瘤。不敏感肿瘤包括去分化脂肪肉瘤、透明细胞肉瘤。极不敏感肿瘤包括腺泡状软组织肉瘤、骨外黏液性软骨肉瘤。

依据化疗的敏感性，目前软组织肉瘤可分为三大类，包括非多形性横纹肌肉瘤、尤因肉瘤家族和非特指型软组织肉瘤。非特指型软组织肉瘤是指除外以下三种类型的肉瘤统称。一种是对化疗高度敏感的肉瘤，如尤因肉瘤、非多形性横纹肌肉瘤等。另一种是对化疗极不敏感的肉瘤，如腺泡状软组织肉瘤、骨外黏液性软骨肉瘤等。最后是需要特殊处理的肉瘤，如胃肠道间质瘤、侵袭性纤维瘤病等。CACA指南推荐采用阿霉素和异环磷酰胺，这是软组织肉瘤化疗的两大基石。

CACA指南推荐，术前应行化疗的高级别软组织肉瘤包括肿瘤巨大、累及重要脏器、肿瘤与周围重要血管或神经关系密切、预计手术切除无法达到安全外科边界、切除后会造成重大机体功能残障甚至危及生命者。

术前化疗的优点包括杀灭微小转移灶，使肿瘤与神经、血管、肌肉的边界更加清晰；降低截肢风险，提高保肢率和肢体功能；提高手术切缘的阴性率，降低局部复发风险；可以减少腹膜后肉瘤手术对正常器官的切除；脏器切除与术前放疗联合具有增敏效应；另外应减少因术后并发症不能按时行辅助化疗而对生存期造成的影响；最后，依据术前化疗的病理缓解率帮助制定术后化疗方案。

横纹肌肉瘤属于软组织肉瘤的特殊亚型，治疗前需要进行TNM临床分期。预后又与病变部位相关，预后良好的部位包括眼眶、头颈、胆道、非肾脏、膀胱和前列腺区泌尿生殖道，尽管发生淋巴结转移时也是Ⅰ期。预后不良的其他位置如果未发生转移则为Ⅱ期，如果发生淋巴结转移则为Ⅲ期，发生远处脏器转移则为

Ⅳ期。

依据横纹肌肉瘤的低、中、高三个危险组，可选择不同的化疗方案。常用的化疗方案中，V 代表长春新碱，A 为放线菌素 D，C 为环磷酰胺，I 为异环磷酰胺，D 为多柔比星，E 为依托泊苷，VI 中的 I 代表伊立替康。在这些药物中，三种药物及以上联合是主要的化疗方案。低危组应采用 VAC 或 VA 方案，高危组存在远隔脏器转移或中枢神经侵犯，可选择四药联合交替进行。CACA 指南强调，术前化疗周期应达到 12 周才能进行手术治疗和术后化疗。同时，CACA 指南推荐，多形性横纹肌肉瘤的化疗方案应参照非特指型软组织肉瘤的治疗。

另一个亚型是未分化小圆细胞肉瘤，对化疗非常敏感，目前可分为 4 个亚型。化疗方案首先推选 VDC/IE 交替，适于年轻无转移者，间隔两周优于间隔 3 周。若伴随转移，则推荐 VDC 方案，当多柔比星的剂量达到 $375 mg/m^2$ 时需要改为放线菌素 D。如果采用 EVAIA、VAIA 化疗，则手术前后共计化疗 14 次。关于其他方案的化疗时长，建议新辅助化疗为 4 周期（至少 9 周），然后再行局部治疗（包括手术、放疗），最后行 13 次辅助化疗，化疗总时长为 49 周。

蒽环类是非特指型软组织肉瘤行术前化疗的首选药物，CACA 指南推荐采用 A/AI/MAID。肝、肾病变可采用单药剂量治疗，多柔比星的单药剂量可达 $75 mg/m^2$，异环磷酰胺为 $8\sim12 g/m^2$，联合化疗的整体药物剂量应略微下调，多柔比星的剂量可达 $60 mg/m^2$，异环磷酰胺的剂量可达 $7.5 g/m^2$。化疗应间隔 3 周，术前新辅助化疗应持续 2~3 个周期。CACA 指南强调，有生育要求的生育期病人应知情同意并签字。

术后化疗的目的是消灭残存的微小转移病灶，减少肿瘤复发和转移的机会，提高治愈率，适用于非多形性横纹肌肉瘤、尤因肉瘤家族和对化疗敏感的非特指型软组织肉瘤（Ⅱ期、Ⅲ期）。Ⅱ期肿瘤可伴以下高危因素，如肿瘤位置深、肿瘤累及周围血管或神经、包膜不完整或突破间室、局部复发需要行二次切除术。化疗方案同术前，伤口愈合后应尽早开始化疗，共 4~6 个周期。

姑息性化疗的目的是使肿瘤缩小、稳定，以减轻症状、延长生存期、提高生活质量。目前，一线化疗方案是单药阿霉素，或阿霉素和异环磷酰胺联合。阿霉素联合异环磷酰胺可提高无进展生存期和客观缓解率。目前，尚无关于二线化疗的公认方案。CACA 指南推荐，可参照病理类型选择。平滑肌肉瘤可采用吉西他滨联合达卡巴嗪、吉西他滨联合多西他赛、曲贝替定单药。脂肪肉瘤可采用曲贝替定或艾日布林，能明显改善 OS。滑膜肉瘤可采用大剂量的异环磷酰胺。未分化多形性肉瘤可采用吉西他滨联合多西他赛。血管肉瘤可采用紫杉醇。

化疗在敏感的高级别软组织肉瘤的内科治疗中具有重要地位。目前的主要药物包括蒽环类、大剂量异环磷酰胺、铂类、吉西他滨、紫杉烷类及大剂量氨甲蝶呤等。化疗的疗效具有明显的剂量依赖性，随着剂量的增加，疗效能得到显著提高，但同时也会对正常细胞带来不同程度的损害。有报道称，化疗的相关死亡率可达到3%~10%，在提高疗效的前提下减少毒副作用极为重要。

针对化疗后产生的不良反应，根据出现的时间可分为：急性期，用药后1~2周内出现毒副作用；亚急性期，用药后2~3个月内出现毒副作用；慢性期，用药3个月以上出现毒副作用。按照转归的不同，不良反应可分为可逆性与不可逆性。按照后果的不同，不良反应可分为致死性和非致死性。最后可按照各个系统中脏器的毒性不同进行分类。

用于治疗软组织肉瘤的化疗药物均为中高度致吐药物，所以预防恶心、呕吐至关重要。目前，在临床中应用5-HT_3抑制剂药物非常普遍，其与地塞米松联合能抑制部分病人的呕吐。如果无法抑制，则可联合中枢NK1抑制剂（如阿瑞匹坦）。如果呕吐更为严重，则可以联合神经安定药（如奥氮平）。

骨髓抑制的发生率很高，可致白细胞或粒细胞减少，以及血小板减少和化疗相关性贫血。Ⅲ度和Ⅳ度的中性粒细胞减少可导致总生存率降低，甚至是复杂难治的疾病感染，最终导致死亡。

预防性升白药物能有效降低粒细胞减少性发热（FN）的发生，CACA指南主张化疗后2~4d可采用重组人粒细胞刺激因子，直到中性粒细胞绝对值恢复正常或接近正常水平，也可在化疗给药结束后24h应用聚乙二醇重组人粒细胞刺激因子，每周期进行一次。

肿瘤化疗后血小板减少症的发生率可达23%，可导致出血等严重并发症，造成化疗药物减量甚至化疗延迟，从而影响化疗效果。

应用重组血小板生成素和重组人白介素-11可升高血小板的数量，具有十分重要的临床意义。当血小板数量升至$100×10^9$/L或用药前升高为$50×10^9$/L时就可停药。CACA指南建议，肾功能受损病人使用白介素-11时应减量，蒽环类药物可引起骨髓抑制，病人应慎用。体液潴留、充血性心衰、房性心律不齐或冠状动脉疾病史病人不推荐使用，尤其是老年人群。

前一周期化疗后发生严重血小板降低或出血风险高的病人则需用采用二级预防用药。判定是否存在出血高风险因素，如果存在高危因素，则在化疗结束后6~24h内开始使用升血小板药物治疗；如果不存在高危因素，当血小板数量降为$75×10^9$/L时应予以升血小板治疗。

贫血病人的生存率会降低，因为贫血会导致缺氧，造成血管生成因子增加，此可能促进肿瘤生长。同时也会使化疗的耐受性降低，推迟化疗疗程，降低化疗剂量，也可降低病人的生活质量。

根据血红蛋白的水平，可将贫血分为4级：110g/L以上、90~110g/L、60~90g/L、30~60g/L、30g/L以下。60g/L以下者需要输血，60g/L以上等轻、中度贫血者需要采用促红细胞生成素，并同时补充铁剂。

众所周知，蒽环类药物对心脏的毒性很大，会导致心脏发生不可逆性改变，发生率约为8.6%。其中，98%发生在1年内，18%发生在亚临床。累积剂量是预测心脏毒性的指标，CACA 指南推荐采用右雷佐生、脂质体阿霉素、辅酶 Q_{10}、N-乙半胱氨酸、抗氧化剂和铁螯合剂。另外，如果出现心脏损伤，可采用 ACEI/ARB 药物或 β 受体阻滞剂。

影响蒽环类药物心脏毒性的高危因素包括累计剂量达到 $250 \sim 300 mg/m^2$（应预防），女性或年龄 >65 岁、<18 岁的病人，肾功能不全，既往曾联合放疗，既往曾联合其他化疗药物，以及有心脑血管病史的高风险病人。

脂质体阿霉素不受终生累计剂量的限制，CACA 指南推荐对下列病人可用：体力状态评分较差，器官功能低下（特别是心功能低下），60 岁以上老年病人，注意远期毒性反应及需要保护心脏功能的儿童或青少年病人，以及对生活质量要求较高者。

出血性膀胱炎的发病率可达 10%～40%。环磷酰胺和异环磷酰胺的代谢物对血管、膀胱内膜和泌尿道内膜可产生损伤。目前 WHO 依据无血尿、镜下血尿、肉眼血尿、肉眼血尿伴血快和尿道堵塞，将出血性膀胱炎分为 0～4 级。CACA 指南推荐的预防策略主要包括采用美司钠治疗、水化治疗、碱化治疗、膀胱灌洗。

美司钠可减少大应用大剂量异环磷酰胺或环磷酰胺造成出血性膀胱炎的发生。CACA 指南推荐，如果异环磷酰胺的应用剂量低于 $2.5 g/m^2$，美司钠的给药剂量应等于异环磷酰胺的总日剂量的 60%，并可分为 3 个剂次，分别在异环磷酰胺给药前 15min 或给药后 4h 和 8h 给药。接受高剂量异环磷酰胺者，每天至少需要饮用 2L 的液体，尽量保持膀胱处于放空状态。一旦发生出血性膀胱炎，治疗时需要追加美司纳解救、预防尿路梗阻、输血支持、抗炎镇痛和解痉等支持治疗，并采用持续膀胱冲洗治疗、高压氧治疗和膀胱灌洗等。

软组织肉瘤的放疗相当于"巡航导弹"，目的是提高肿瘤的局部控制率，延长总生存期，更好地保留肢体功能。有研究证实，保留肢体手术联合辅助放疗等于截肢局控率与总生存。CACA 指南推荐高级别 G2/G3 软组织肉瘤应行术前或术后放疗。术前放疗适用于 Ⅱ、Ⅲ 期不可切除或预期难以达到理想手术切缘者，以及手术可能造成肢体功能损伤、局部复发病灶未曾接受放疗并可手术切除者。针对放疗的范围，CT 或 MRI 检查可见肿瘤，大体肿瘤体积（GTV）向四周方向扩大 1.5cm、纵向方向扩大 3.0cm，包括 MRI T2 序列显示的水肿区，可避开关节。目前推荐的放射标准剂量可以达到 95% 计划靶体积（PTV）50Gy。疗效评估在术前放疗后 4～8 周进行，CACA 指南建议 ⅢA、ⅢB 期肿瘤应行同步放化疗。因为化疗可增加射线对肿瘤细胞的杀伤效应，减少远处的微转移概率。

与单纯手术比较，术后辅助放疗能显著改善高级别软组织肉瘤的局部控制率，不提高 OS，适用于 ⅠA 期或 ⅠB 期切缘不足，Ⅱ期或Ⅲ期和术前放疗后手术切缘阳性或肉眼残留者。放射范围即 GTV 向四周方向扩为 1.5cm，纵向方向扩大 4.0cm，包括手术瘢痕和引流口以及肌肉起止点、解剖屏障，应避开关节，放射剂量达到 95% PTV 50Gy 为目前推荐的标准剂量，95% PTV 可加量 60～66Gy。姑息放疗的目的是减轻痛苦,提高生活质量,放射剂量可达到 95% PTV 50~60Gy,但缺点是局部损伤和全身免疫力下降。

众所周知,腹膜后肉瘤主要邻近腹腔重要脏器和结构,手术难以广泛切除,所以局部复发和肿瘤进展是多数病人死亡的原因。目前,术前放疗优于术后放疗,因为原发肿瘤、局部复发肿瘤可将肠道或重要脏器推移,使其解剖恒定。另外,周围血氧比较充足,还可降低术时肿瘤的播散风险,边界更加清楚且易于切除。高分化或去分化的局部复发病灶的局控效果更好。放射范围即 GTV 向四周扩 1.5cm,解剖屏障和重要脏器可调整为 0.5mm,放射剂量可达 95% PTV 45~50Gy。术中放疗适用于接受过术前放疗、术中切缘不明确或怀疑阳性者。术后放疗时 R_0 手术的剂量为 10~16Gy,R_1 手术的剂量为 16~18Gy,R_2 手术的剂量为 20~26Gy,可采用 3D 适形、调强放疗、螺旋断层放射治疗(TOMO)、影像引导调强适形放疗(IGRT)及质子重离子放疗等。

软组织肉瘤的靶向治疗相当于"生物导弹",可分为瘤细胞靶向治疗和瘤血管靶向治疗。与化疗相比,靶向治疗的副作用小,耐受性好,适用于晚期或不可切除的软组织肉瘤。目前,腹膜后高分化、去分化的脂肪肉瘤病人在行一线治疗时可采用哌柏西利。腺泡状软组织肉瘤可采用安罗替尼、培唑帕尼、舒尼替尼。ALK融合的阳性肌成纤维细胞瘤可采用克唑替尼、赛瑞替尼。隆突性皮肤纤维瘤可采用伊马替尼。恶性血管周上皮样细胞瘤可采用依维莫司、西罗莫司和替西罗莫司。

应用于软组织肉瘤二线治疗的靶向药物主要包括培唑帕尼、安罗替尼和瑞戈非尼三种药。共同作用的靶点包括新生血管,又可抑制肿瘤细胞的生长。CACA 指南强调,目前不建议将培唑帕尼与瑞戈非尼用于脂肪肉瘤的治疗,因为其对脂肪肉瘤无效,但对滑膜肉瘤、平滑肌肉瘤和腺泡状软组织肉瘤的效果非常好。应用培唑帕尼时应注意肝功能损伤,应用安罗替尼时应注意甲状腺功能损伤。

另外,还需要强调两种与血管相关的肉瘤,一种是血管肉瘤,也称为恶性血管内皮瘤,是由血管内皮细胞或向血管内皮细胞方向分化的间叶细胞发生的恶性肿瘤,治疗时可采用索拉非尼和贝伐珠单抗联合化疗。另一种是恶性孤立性纤维瘤,也称为血管外皮瘤,影像学结果提示孤立性、边界清楚的软组织肿块,并且肿块的血管丰富、明显强化,出现强化包膜,治疗时建议采用索拉非尼、舒尼替尼、培唑帕尼和贝伐珠单抗联合替莫唑胺。治疗上皮样肉瘤时可选择他泽司他。

在将靶向药物用于软组织肉瘤的二线治疗时,如果同类靶向药物间可以互换,则可另外采用抗血管生成药物联合化疗和抗血管生成药物联合免疫治疗。有临床试验发现,采用抗血管生成药物联合化疗,即培唑帕尼和吉西他滨联合或吉西他滨和多西他赛联合,其中位无进展生存期(mPFS)接近,所以可替换。

抗血管生成联合免疫的理论基础非常明确,肿瘤血管生成塑造存在肿瘤生成的免疫微环境,从而导致药物的弥散降低以及 DC 细胞和细胞毒性 T 细胞的下降。阿昔替尼联合帕博利珠单抗治疗晚期肉瘤可达到临床预期疗效。

软组织肉瘤的免疫治疗，例如 DC 细胞、CIK 细胞和其他免疫生物细胞的治疗，可能是未来软组织肉瘤的发展方向。

针对特殊病理亚型的晚期或不可切除软组织肉瘤，可采用免疫治疗。第一种药物是帕博利珠单抗，可阻断 PD-1 单抗，与 PD-1 结合，并解除 PD-1 对 T 细胞的抑制作用，从而增加人体的免疫反应并杀伤瘤细胞。CACA 指南推荐，未分化多形性肉瘤和腺泡状软组织肉瘤可采用二线治疗。另一种药物是阿替利珠单抗，可与 PD-L1 结合，并阻断与 PD-1 和 B7.1 受体的相互作用。CACA 指南推荐，腺泡状软组织肉瘤可采用一线治疗和二线治疗。另外两种药物还可用于联合治疗腺泡状软组织肉瘤。

中医中药在软组织肉瘤治疗中的应用越来越普遍。CACA 指南推荐采用扶正祛邪相结合的辨证施治原则，通过提高病人的免疫力、改善全身状况、扶正培本，以达到减轻放化疗的毒副作用、延缓肿瘤生长、改善生活质量的目的。

6. 未来展望

从肉瘤的角度看，目前临床中还存在一些瓶颈性问题。未来我们在软组织肉瘤领域中的研究将以本指南为指导，建议加大研究基于我国人群软组织肉瘤的流行病学特征的力度。

另外，在诊断方面，我们应从临床资料、影像学图片和病理检查结果（尤其是分子分型）等方面指导肉瘤的治疗。所以我们要深入分析临床资料、影像学图片、病理检查结果的内在联系，形成软组织肉瘤的整合诊断流程，以规范基层诊疗。

我们应推广 CACA 指南的理念，提高我国软组织肉瘤的整体治疗水平，积极探索转移性软组织肉瘤的整合治疗理念。最后，我们还应加大力度推动康复和中医中药在软组织肉瘤治疗中的发展。

二、院士点评

1. 邱贵兴院士：凝聚共识，奋发超越

制定指南时首先应明确指南的定义，需要根据临床问题、系统评价的证据、循证医学证据，在平衡不同干预措施和利弊的基础上挑选最好的医疗服务方案。

制定指南时应考虑具体的差异性，包括疾病负担、地区基础条件和医疗环境。所以 CACA 指南的指导原则强调，要考虑在真实世界的环境条件下所推荐的意见是否可行。众所周知，国外环境与国内环境存在差异，我国地区的经济发展不平衡，医疗水平差异大，所以不能照搬国外指南，要制定中国自己的指南。

CACA 指南推荐运用 MDT to HIM 的理念和模式，在治疗和加速康复中强调多学科合作为病人带来的益处。但在目前的条件下，要全面实施此模式很难，所以呼吁大家加快实现步伐。从病理诊断角度讲，分子检测并不能用于明确平滑肌肉瘤的诊断，要结合临床情况进行判断。所以，我们应采用多学科协作 MDT to HIM，

共同探讨诊疗方法。

鉴于我国经济发展的不平衡、医疗水平的参差不齐、医疗环境的差异、医患关系紧张,我们应考虑指南的可用性和可行性,因此应对指南内容的强度进行分层。

另外,关于治疗方法,本指南提出中医药可减轻放化疗的毒副作用,减缓肿瘤生长、改善生活质量,但这部分的描述较为笼统,需要增强中医药治疗肿瘤的相应证据,并将其详细编写在指南中。

2. 张英泽院士:研究创新,方得健康

虽然软组织肉瘤的发病率低,但病人一旦患病,其死亡率和致残率很高。因疾病引起的沉重负担可对家庭和病人造成巨大压力。针对本指南,我们提出以下三点建议:第一,要不断发展指南。指南应在继承的基础上进行创新、更新和修订,从而推向升华,推向高潮。第二,应针对脂肪肉瘤、平滑肌肉瘤和滑膜肉瘤等不同肉瘤,在治疗指南中单独描述此类肿瘤的病理诊断和分子分型,从而方便基层医生的临床使用。第三,我国地域辽阔,医院水平和治疗水平不同,需要考虑各医疗机构和医生的同质化问题。CACA 肉瘤指南要在现有的基础上不断创新,以便更好地指导基层医生。

3. 姜保国院士:早期诊断治疗,癌症远离大众

尽管软组织恶性肿瘤相对比较小众,但是软组织包块却是一种大众疾病。CACA 软组织肉瘤指南无论对病人还是骨科医生、外科医生或接触到软组织包块的任何医生都十分重要。因为软组织肿瘤的治疗与其他恶性肿瘤一样,其核心目标都是早发现、早诊断、早治疗。

早发现,即首先发现肿瘤是良性还是恶性。即便是恶性肿瘤,如果发现得早,切除一个小的软组织包块与切一个粘连、局部组织浸润的巨大肿瘤则完全不在一个手术水平上,病人的预后也完全不一样。

所以,制定 CACA 指南对肿瘤领域的影响非常大,建议年轻医生、外科医生和内科医生在接诊软组织包块前认真学习 CACA 指南,了解早期治疗和早期诊断的重要价值。

同样,CACA 指南推出,全民认识软组织包块的意义也非常大。病人本人对软组织包块的良好认知能更好地实现软组织包块的早发现、早诊断。病人甚至可以意识到,即使是小的软组织包块也可能是恶性的,并可能对未来存在生命风险。

4. 杨宝峰院士:药物研发,提高疗效

从药物角度分析软组织肿瘤的治疗,主要包括三大阶段。

第一阶段是 1946—1997 年,这一段时间主要专注于细胞毒性药物的研发。1997 年,有学者发现分子靶向药物,2011 年发现免疫治疗药,包括 PD-1 和 PD-

L1等。目前，这三大类药物都在使用中。虽然细胞毒性药物有效，但是毒性大，病人难以忍受。靶向药物和免疫检查点药物虽然有效，并且相对精准，但是治疗效果有限，容易耐药，个别病人的反应十分明显，毒性也很大。所以在研究药物的过程中，我们要考虑如何提高药物的疗效，降低毒副反应。

CACA指南指出，在未来药物的研究中，我们应考虑种族差异、个体差异、年龄差异和性别差异等。因为这些都会影响药物疗效和药物毒副反应，所以需要医生在临床过程中积累数据，对大数据和样本进行分类、归纳。

第二阶段，通过药物治疗提高人体免疫力和降低毒副反应，从而达到治疗的效果。影响药物疗效的因素包括免疫力，因为在试验中可以通过免疫力调控药效和毒性反应。在中医中药方面，治疗软组织肿瘤时提高免疫力的药物包括许多，如白介素-2和干扰素等。

最后阶段，虽然软组织肿瘤的发病率低，但是恶性程度高。一旦罹患病，特别是处于中晚期时，病人很难被治疗，并且死亡率也很高。因此，从事肿瘤诊治的医生在临床治疗和深化指标检验的过程中应多加注意，找出疾病的规律和特点，发现生物标志物和预警因子，不断完善指南。

5. 唐立新院士：人工智能，医学智能化

从系统角度考虑，未来可从"临床宏观、影像介观、病理微观"三位一体的视角对软组织肉瘤的诊疗进行体系性创新。

CACA指南之所以取得成功，是因为在科学上构建了原创性引领的理论体系，即整合医学；在技术上形成了自主可控的操作规范，在医学上形成了一个标准；在临床上进行了精益求精的广泛迭代；在实践上探索了因地制宜的精准诊治；在管理上探索了交叉融合的机制创新。这"五位一体"也充分体现了我们如何建立中国特色、中国风格、中国气派的学术理念。同时，CACA指南也体现了道路自信、理论自信、制度自信和文化自信。

人工智能作为一种新的劳动手段，数据解析主要体现在三个方面：第一，它能打通不同学科、不同阶段，如感知、诊治、诊断、治疗和康复等，能够整合不同尺度、不同学科来消除边界，消除壁垒。第二，它能将复杂的对象透明化，就是将复杂、认识不清的对象通过感知环节达到透明，从而达到治疗的目的。第三，通过不同的医疗手段，如MRI、B超和CT检查等，将所有技术整合起来，发现单一技术发现不了的问题，从而实现精准的认知诊断。

在治疗过度和治疗不足之间，人工智能有益于找到一个均衡点，而这个均衡点可优化其中的最优结，这是典型的优化。如果医学可以优化病人的诊疗，那么势必将治疗经验提升到科学的高度，在满足约束条件下找到最佳的解决方案。

正如马克思所说，在大工业时代，我们的竞争手段是劳动。在手工业阶段，竞争的手段主要依靠劳动密集。当今，人工智能是一种新型的劳动工具，它通过数字化的无数迭代换取了医学智能化的成功，为医学做出了应有的贡献。

三、总　结

樊代明院士：注重整合，建立中心，开创未来

从科学的高度考虑，从自然的科学看待医学，医学虽然包含科学，但不全是科学。从工程学的角度来看医学，一定要将系统思维和工程思维结合。按照工程学的角度考虑，一台机器中所有部件都很重要，不然难以转动。所以，雷锋说"做一颗永不生锈的螺丝钉"。其实人体与机器完全一样，每一个局部都很重要，只注重一个局部就会存在风险。同样，治疗肿瘤时也不能只注重局部，我们要从整体出发，系统性地认识肿瘤，形成整合观念。

此外，针对罕见肿瘤，未来可建立罕见肿瘤中心，集中罕见的肿瘤类型，此不但有助于提升罕见肿瘤本身的诊治水平，还可对常见肿瘤的诊治产生重要的指导意义。

因此，推行罕见肿瘤中心的建立在未来能加速罕见肿瘤的研究，并产生更好的治疗效果。最终，我们将站在国际舞台上为自己发声。

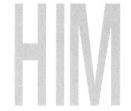

多原发和不明原发肿瘤整合诊治前沿

◎胡夕春 罗志国 姚俊涛 张红梅 刘继彦 方美玉

一、专家解读

1. 指南概述，推陈出新

多原发和不明原发肿瘤（CMUP）又分为多原发肿瘤（CMP）和原发灶不明肿瘤（CUP）。什么是 CMP？什么是 CUP？举个例子，如果胃不舒服了，行胃镜检查后提示胃癌，然后按照经典的临床诊疗路径进行临床检查和 TIM 分期，然后根据病理结果和分期对病人实施合适的治疗。原发灶就像"爸爸"，淋巴结和肝脏的转移就像"儿子"，约 90% 的恶性肿瘤病人可以通过这样一条经典的临床诊疗路径接受正确的诊断和治疗。在临床实际工作中，10% 的恶性肿瘤病人在这条经典的临床诊疗路径中是走不通的，其中大部分 CMP 和 CUP。CUP 就是直接的"儿子"，未见任何"爸爸"，而 CMP 就存在多个"爸爸"，同时又存在多个"儿子"。

CACA-CMUP 指南具有四大特色。第一大特色就是任何临床症状和体征的异常都有可能成为寻找 CUP 原发灶的线索，这就是蛛丝马迹。例如，提示鼻咽癌的回缩性血涕、提示食管癌的进行性吞咽困难、提示右肺上沟癌的 Horner 综合征。第二大特色就是前哨淋巴结理论。前哨淋巴结理论最初用于肿瘤的分期，在乳腺癌和恶性黑色素瘤中用于检查肿瘤是否转移到淋巴结。通过逆向思维，发现前哨淋巴结的理论也可用于寻找 CUP 的原发灶。第三大特色就是以临床为导向的检查。当然，对于原发不明肿瘤来说，开具任何检查都不会存在错误，但是 CACA-CMUP 指南强调应避免过度检查，只有在具有临床指征时才开具相应的检查，这就是以临床为导向的检查。第四大特色就是，CACA-CMP 指南是全球第一部，也是唯一一部 CMP 指南。其他专委会有国外指南作为参考，但 CACA-CMP 指南无欧洲指南和美国指南作为参考。我们终于完成了中国第一部 CMP 指南，同时这也是全球第一部 CMP（即多元化肿瘤）的指南。

2. 原发不明，诊疗总则

原发灶不明肿瘤（CUP）也称为原发不明肿瘤、不明原发肿瘤和隐匿性XX癌。其定义包括三点：第一，它是经过组织病理学检查确认的转移性恶性肿瘤；第二，在治疗前仍然未找到原发灶；第三，已通过系统和全面的检查。CUP 病人占所有肿瘤新发病例的 2%~10%；欧洲的发病率为（5.8~8）例/10 万人，美国为 4.1 例/10 万人。目前，尚不明确中国已发表的数据。发病年龄在 40 岁以下者不常见，80 岁左右的病人数量达到最高峰；男性和女性的发病率相当；呼吸系统和消化系统的 CUP 占比最高。也有报道称，发病率最高的器官是肝脏。

在诊疗总则中，首先应详细询问病史，仔细进行体格检查。例如，一病人发生腹股沟淋巴结转移，活检结果提示鳞癌，此时体检就显得非常重要，既要检查生殖系统，也要检查肛门，还要检查下肢皮肤。影像学检查包括超声、X 线、CT、MRI、ECT、PET/CT 检查等。以临床为导向的内镜检查也非常重要，对寻找原发病灶具有非常重要的价值。前哨淋巴结理论及椎前静脉丛播散的孤立性或局限性骨转移有利于寻找原发病灶。还有一些特殊探针 PET/CT 检查的应用也有利于寻找原发病灶。肿瘤标志物的检查在临床中应用得比较广，CACA 指南也推荐通过肿瘤标志物寻找原发病灶。CACA 指南特别强调，应取足够的病理标本用于病理组织学诊断。在实际临床中，如果无足够的组织标本，细胞团块联合免疫组化也可作为诊断依据。

在实际工作中，应充分考虑在我国常见的一些恶性肿瘤，例如，如果一病人出现颈部锁骨上转移性鳞癌，气管、食管沟也出现转移性鳞癌，此时要高度怀疑是否为原发食管癌。因此，我们应重视内镜检查，同时 CACA 指南也推荐病人采用肿瘤二代测序以检测肿瘤组织起源基因。

CACA 指南特别推荐，病人在 CUP 诊疗过程中一定要参加 MDT to HIM 的多学科讨论。最后确定罹患 CUP 后制定治疗方案，首先推荐参加临床试验，如果无合适的临床试验，则建议参照肿瘤二代测序和肿瘤组织的经验性治疗。在整个治疗 CUP 病人的过程中，CACA 指南特别建议，对新发可疑原发病灶需要进行再次活检。CACA 指南对 CUP 诊断名称的书写格式提出了特别要求，首先应规范输入 CUP 的疾病代码。第二，在对原发病灶不明的情况下，可将存在肿瘤累积的部位分为两种情况书写：如果卵巢处存在病灶，但不清楚卵巢是否为原发部位，可写为"原发不明腺癌，后腹膜淋巴结转移，卵巢原发可能"；虽然在卵巢中未见病灶，但根据临床资料或病理结果高度怀疑为卵巢来源，则可以写为"原发不明腺癌，骨、后腹膜淋巴结转移，卵巢来源可能"。对于转移病灶，在诊断过程中也应写上转移病灶，书写的顺序依次为脑、肝、肺、骨和淋巴结，CACA 指南也特别推荐，应书写目前伴随的疾病和正在接受治疗的疾病。虽然一些严重疾病已经被治愈，但是当治疗方法影响治疗药物选择时也应书写此疾病，例如心肌梗死和脑卒中。同时，对于严重症状或者根据实验室检查结果需要处理的疾病，例如心包积液、病理性骨折、Ⅳ度血小板减少等，也应被写入诊断中。

CACA 指南推荐了关于 MDT to HIM 讨论结果的书写模板。首先通过多学科专家讨论后认为，根据病史、症状、体格检查、影像学结果、内镜检查、病理检查等，诊断为何种肿瘤。第二，在处理意见上建议采用 ctDNA 或组织的二代测序技术（NGS）检测。第三，全程和全方位的治疗策略涉及多学科的处置，对可能出现的病理性骨折或肿瘤急症，CACA 指南建议应给予及时预防或治疗。如果病人存在其他几组疾病，则应建议病人到专科医院或专科门诊就诊。在病人的诊疗过程中，特别是在治疗后随访过程中，一定要强调病人到原发不明肿瘤专病门诊或者专家门诊，或肿瘤科进行门诊随访，做到全程、全方位的治疗、观察和随访。

3. 蛛丝马迹，追根溯源

关于 CUP 的诊断，先探讨一个典型病例，应该如何逐步找出原发不明肿瘤的源头。

男性，62 岁，因左颈部淋巴结肿大 3 个月就诊。2017 年 4 月，病人无意中发现左颈部肿块逐渐增大，无咳嗽、咳痰，无胸闷、胸痛，无发热、盗汗等。外院颈部 CT 结果提示左颈部和双锁骨上淋巴结肿大，甲状腺右叶小结节灶。胸部 CT 结果提示，右中下肺少量纤维灶，纵隔多发淋巴结肿大。骨盆 CT 检查结果提示未见明显异常。病人在该院接受左颈部淋巴结切除术后病理结果提示左颈部上下淋巴结均为转移性低分化非小细胞癌，免疫组化结果提示 TTF-1 阴性，外院病理会诊结果提示颈部淋巴结转移性低分化腺癌，建议检查消化系统和呼吸系统。2017 年 5 月 9 日，外院 PET/CT 检查结果提示左侧颈部双侧锁骨上纵隔多发肿大淋巴结，FDG 代谢异常增高，考虑以上高代谢淋巴结均为恶性，提示淋巴瘤的可能性大。

在病人入院后，医生进行 CMUP 的多学科 MDT to HIM 讨论。详细询问病史可知，病人在 20 余年前曾行阑尾炎手术，不吸烟，偶饮酒，父亲因胃癌去世，母亲因多发骨髓瘤去世。随后进行全面体格检查，发现在病人左颈部和双侧锁骨上可扪及多枚肿大淋巴结，最大者位于左锁骨上，直径为 2cm，质硬，活动差。辅助检查结果提示肿瘤标志物鳞状上皮细胞癌抗原（SCCA）、CA19-9、CEA 和 CYFRA21-1 稍高，胃肠镜结果提示慢性炎症，支气管镜检时也未发现异常。2017 年 7 月，胸部 CT 检查结果同样提示双侧锁骨区和纵隔多发肿大淋巴结，双肺纤维灶未见明显的骨质异常。随后，院内病理会诊结果提示左颈上和颈下淋巴结转移性低分化腺癌，免疫组化结果提示 CK7、CK20、TTF-1 和 Napsin A 均为阳性，倾向于诊断为肺癌转移。为辅助判断组织的来源，经充分知情同意，病人入组肿瘤组织起源基因检测的临床研究，结果提示肺原发的可能性最高。行基因突变/易位检测后提示 *EGFR* 基因中第 18、19、20、21 外显子未见突变，存在 *ALK* 基因相关异位，ALK 融合蛋白为阳性。

现在来全面回顾该病例的全部诊断过程。首先，病人以"左颈部淋巴结肿大"为主诉就诊，通过详细询问完整病史，仔细查体，进行影像学检查，行左颈部淋巴结切除活检术、免疫组化检查和肿瘤组织起源基因检测，可进一步证实肺来源的可能性大。至此，该病人的诊断已基本明确为原发不明低分化腺癌，左颈、双侧锁骨上纵隔淋巴结转移，肺来源，可能为 *ALK* 突变阳性。在临床中遇到此类原发不明肿瘤时，应如何寻找原发灶的蛛丝马迹并追根溯源呢？

首先，初始评估的常规项目包括完整询问病史和全面体检，应特别关注活检史或恶性肿瘤史、曾经切除的病变或自发退缩的病变，影像学检查结果（如 CT、MRI、PET/CT 检查），肿瘤家族史，并进行血、尿、粪、肝肾功能、电解质和肿瘤标志物检查等。

其次，初始评估特殊项目时应采用以临床为导向的内镜检查。例如，病人出现回缩性血涕症状时，就要进行针对性鼻咽镜检查，当临床怀疑原发灶可能来源于乳腺时，应进行乳腺钼靶检查或乳腺 MRI 检查。病理诊断检查的常规项目首选粗针穿刺活检或细针穿刺细胞团块，或对胸腹水的细胞团块进行病理检查。对于可完整切除且具备手术指征的病人，可采取组织切除或切取活检。需要注意的是，应与病理医生及时沟通标本的质量是否满足检验要求，以及如何选择免疫组化指标，从而能够提升肿瘤诊断的准确性，同时降低医疗费用。病理诊断检查的特殊项目包括 TMB、NTRK、MSI/MMR 等检测，必要时可将肿瘤组织起源基因检测作为辅助诊断。可根据病理诊断结果选择下一步处理方法，如果病理诊断结果提示为上皮源性，则非特定部位的原发灶不明肿瘤应按照 CUP 处理；如果为非上皮源性，例如淋巴瘤和黑色素瘤等，则应按照相应的指南进行处理。如果为非恶性，则需要进一步评估和合理随访。需要注意的是，如果根据临床资料考虑为恶性肿瘤，但是病理结果不支持此结论，则建议重新取病理组织活检，然后行病理检查，或者在短期内随访。

如果肿瘤为上皮源性，则非特定部位的原发灶不明肿瘤应按照 CUP 处理。应该如何细分并进行诊断溯源呢？首先，根据病理结果，上皮来源的恶性肿瘤可分为腺癌或非特异性癌、鳞癌和神经内分泌肿瘤。按照就诊时肿瘤所在的部位，又可分为局限性肿瘤、广泛分布的肿瘤、多发肿瘤、腺癌或非特异性癌。CACA 指南指出，按照发病部位的不同，可将肿瘤分为 11 个部位，即颈部、锁骨上淋巴结、腋下淋巴结、纵隔、胸部、肝脏、腹膜后、腹膜、腹股沟、骨和脑。按照肿瘤部位的不同，可将鳞癌分为头颈部、锁骨上、腋下、腹股沟、骨共 5 个部位。神经内分泌瘤的诊疗参见相应指南，此处不再赘述。

根据分类部位，可选择相应检查进行评估和原发灶的追溯。如果病人罹患局限颈部或锁骨上淋巴结转移性腺癌，可按照 CACA 指南推荐选择颈、胸、腹、盆部的 CT 检查。在条件允许的情况下，可以选择 PET/CT 检查、活检组织的免疫组化检查和肿瘤标志物检测。在前述典型病例中，病人合并纵隔多发肿大淋巴结，除可选择颈胸腹盆 CT 检查外，有条件者还可以选择 PET/CT 检查、活检组织的免疫组化检查和肿瘤标志物检测等，同时应警惕肺癌的可能性。气管镜检查也是必不可少的。

该例病人的胸部 CT 检查结果仅提示双肺纤维灶，气管镜检查结果也未见异常。因此，这是一个原发不明肿瘤的典型病例。

当病理检查诊断为鳞癌且肿瘤部位局限时，按照头颈部、锁骨上、腋下、腹股沟、骨 5 个部位分别进行检查评估。以腹股沟为例，需要特别注意的是，在腹股沟淋巴结活检提示鳞癌时，一定要注意结合生殖器检查（包括男性的阴茎和阴囊、女性的外阴和宫颈等），以及肛门指诊。必要时可行内镜检查，因为具有这部分表现的病人通常难以启齿。此外，也应对臀部、下肢、足部和腹部进行仔细的体格检查。如果出现血尿等泌尿系统的相关症状，病人需要行膀胱镜检查，骨盆 CT 检查也必不可少。肿瘤标志物同样有助于为寻找原发灶提供线索。常规检查包括 AFP 测定，如果病人的年龄为 ≤40 岁且怀疑为生殖细胞肿瘤时，需要测定 HCG 水平；老年男性也应检查 PSA 的水平；女性则需要检查 CA125 的水平。如果 AFP 水平异常增高，则提示原发肝癌的可能。

原发不明肿瘤的影像学诊断以 CT 检查为主，建议行颈、胸、腹和盆部的增强扫描。多参数 MRI（mpMRI）检查包括常规平扫图像、弥散加权（DWI）和动态扫描增强 MRI（DCE-MRI）。近年来，这些检查对一些组织器官肿瘤的检查和鉴别具有更大的优势。我们可根据病情需要来选择相应的检查，以寻找原发灶。PET/CT 检查在寻找原发灶、提高分期准确性、助力治疗决策和评估预后等方面具有独特的优势。因此，CACA 指南推荐，有条件的病人应尽早采用 PET/CT 检查。至于如何判定已发现原发不明肿瘤的性质，病理结果是诊断的金标准，在常规光学显微镜评估后，CUP 可分为 5 种主要亚型，其中 60% 为高或中分化腺癌，25% 为低分化腺癌，鳞癌、未分化癌和神经内分泌肿瘤各占 5%。

接下来，我们需要进一步确定肿瘤的组织起源。CACA 指南推荐，免疫组化检查和肿瘤组织起源基因检测可作为确定肿瘤组织起源的检测方法。基于原发肿瘤与转移肿瘤存在免疫组化标志物的一致性，免疫组化检测可为 CUP 病人提供肿瘤谱系、细胞类型和病理学诊断等信息。CACA 指南推荐，可通过对转移病灶进行多次免疫组化检查来判断组织的起源。第一轮，通过谱系特异性标志物确定肿瘤谱系，例如 CK7、CK19 和 CK20 阳性可提示腺癌等。第二轮，器官特异性标志物可提示肿瘤的原发部位。

结合标志物 CK7 和 CK20 的免疫组化结果，可对肿瘤组织起源进行初步分类。例如，当 CK7（+）、CK20（-）、TTF-1（+）、Napsin A（+）时可以推测肿瘤为原发的肺腺癌。正如前述的典型病例，当 CK7 和 CK20 均为阳性，并且 CEA 和 CDX2 为阳性时，则提示胃癌可能。如此，可以按图索骥对原发灶进行推测和判断。免疫组化检查可用于为超过一半的 CUP 病人推测和判断原发灶。需要注意的是，对原发不明肿瘤进行免疫组化标记物检测并非都是特异和敏感的，因此需要临床医生与病理医生在检测前进行充分沟通。

最后，肿瘤组织起源基因检测针对基于不同组织起源的肿瘤，具有与其起源组织相似的基因表达谱。通过分析肿瘤组织的基因表达谱可以鉴别肿瘤类型。目前，检测方法包括实时荧光定量 PCR 和基因微阵列技术。基因表达谱检测是免疫组化检查的有效补充，在低分化肿瘤中的优势更为明显，有条件时可考虑采用该检查为 CUP 诊断提供依据。目前，国内开发了基于 90 个肿瘤特征基因表达水平的肿瘤组织起源基因的检测方法，涵盖了 21 种肿瘤类型，符合条件的病人可以选择参加该临床研究。

4. 分层管理，精准施治

CACA 指南推荐，可将原发不明肿瘤的诊疗流程分为三大块。第一，充分评估，即评估病人的病理类型和病灶范围。第二，明确目标，即经过充分评估后明确病人的治疗目标。第三，依据目标导向性进行精准施治。

首先，充分评估。第一，评估发病部位。对原发不明肿瘤，应评估病人到底是否为特定部位病灶局限的情况。例如，肿瘤局限于头颈，局限于锁骨上、腋下、腹股沟、脑、肺、骨等单部位；第二，应评估病人的发病部位是否为多发部位，包括是否侵及肝、骨、脑和肾上腺等。针对不同的部位，治疗方式不尽相同。第三，应评估病理类型，如腺癌、鳞癌、神经内分泌瘤、生殖细胞瘤、肉瘤或其他类型。根据不同的病理类型，给药方式和给药类型也不同。

经过充分评估后，应制定治疗目标。病灶局限于特定部位的病人应以根治为治疗目标，多发部位且病灶广泛的病人则应以改善症状、延长生存期为整体治疗目标。经过制定相应目标后，应根据目标导向明确精准施治的方案。对病灶局限于特定部位的病人，应实施 MDT to HIM 原则。如果病灶单一或局限，则应坚持应切尽切的原则，努力达到根治的目的。如果病灶过大，或单个病灶向外浸润明显，或局限性多病灶融合，并且手术实施困难，则需要先进行放化疗，将肿瘤缩小后再给予手术治疗。对于浅表病灶或较深病灶（如肝、肺、骨、脑等部位），手术实施困难，应给予放疗或介入治疗。经相应的局部治疗后，可根据病人的不同病情采取内科治疗。例如，术后给予辅助化疗以清除微小残留灶，在介入治疗后给予辅助化疗以延长无病生存时间。

总之，对特定部位病灶局限的病人，以根治为目标，如果多部位病灶广泛存在，则应以内科治疗为主，做到全程管理。根据病人的不同病理类型，依据循证医学证据，给予相应化学用药。同时，建议对病人实施基因检测，希望可以找到药物的相应靶点，寻靶打靶，通过有效靶向治疗精准施治。

CACA 指南推荐，病人应接受相应的新药临床研究，希望新药临床研究能为病人提供更多的治疗机会。对于晚期病人，需要全维度照护，减轻症状，多维度照护措施主要包括镇痛、营养支持、心理调节和中医中药等，目的是希望病人活得好、活得长。

根据目标导向的精准治疗，病灶局限病人应采取手术治疗，手术治疗方法包括局部清扫和单纯切除。如果病灶较小，可实施病灶全切除，同时对部分区域淋巴结进行清扫手术，术后根据病人状况采取辅助放化疗。如果病灶只适合采用单纯病灶切除，术后对区域进行局部放疗或同步放化疗，或在术后辅以辅助化疗，治疗目标同样以根治为目的。

如果病灶较为广泛，无法达到根治性切除，则以减瘤手术为主。术后应对区域实施局部放疗或同步放化疗，或后续给予辅助化疗，目标是改善症状，延长生存。同时，通过手术治疗可获取更多的组织学信息，希望通过更多的病理学分析、基因分析和分子分型分析可以了解更多病人的病理特点，最终帮助探寻原发灶的位置。

同样，应以目标为导向采用精准治疗，在不可采用手术进行局部治疗的病人中，可采取新辅助放疗或单纯放疗。如果病人接受放化疗后，病灶可被切除，则应实施病灶切除±区域淋巴结清扫，术后辅以辅助化疗，最终达到根治的目的。如果无法进行新辅助放疗，或无法进行手术，则需要采用根治性放疗或姑息性放疗，术后辅以化疗，最终目标同样是尽可能达到根治。如果病灶过于深，则应采取动脉灌注、栓塞治疗、射频、消融和冷冻等措施，甚至包括放射性粒子植入等局部治疗方式，目标是改善症状、延长生存期。

对于原发灶不明的转移性肿瘤，如果病灶局限或寡转移（即病灶仅有1~3个），可考虑采用根治性放疗。根据寡转移病灶部位的不同，可选择不同剂量的分割方式进行照射。如果手术后有单个淋巴结包膜外受侵，或者存在多个淋巴结清扫不充分，均可实施术后辅助放疗。如果病灶局限于锁骨上、腋窝和腹股沟等，可考虑采用术后辅助放疗。放疗同样可以缓解多发病灶病人的疼痛症状，尤其是即将发生病理性骨折的病人和不可控制或因脊髓压迫引起骨疼痛的病人。放疗具有减轻症状、改善生存质量、延长生存期的作用。

以目标为导向进行精准治疗时应采用内科治疗原则，一般依据病人的肿瘤部位实施。如果头颈部原发灶为不明肿瘤，应根据CACA头颈部指南给予相应的内科治疗，治疗纵隔肿瘤、腹膜肿瘤、腹股沟肿瘤等时应参考相应的临床指南。如果出现骨病灶和脑病灶，则应给予经验性化疗。CACA指南依然推荐病人接受新药临床研究，希望新药能给病人带来更多的生存机会。对多部位病灶或复发病人，一般应采取经验性化疗，同时密切关注病人症状，包括减症治疗、营养知识治疗、中医药治疗、心理辅导和运动康复等。

在化疗方面，我们应做到两个核心。第一，以人为本；第二，以病为基。以人为本，即以病人的身体状态为中心。首先，接受化疗病人的身体状态体力评分应为0~2分，3分以上的病人不能接受化疗。同时，应评估病人的基本状况，包括血常规检查结果基本正常，有足够的肝肾功能储备，心肺功能基本正常，无活动性出血和感染，同时应征得病人或家属的知情同意。以病为基，是指针对原发灶不明肿瘤的病理类型进行治疗，例如腺癌和鳞癌的给药方式不同；也可根据不同的发病部位（如颈部淋巴结转移癌和腹股沟淋巴结转移癌）进行治疗，不同部位可能预示不同的原发灶，其选药方式亦不相同。对于腺癌的化疗方案，CACA指南推进采用三级治疗。一级治疗方法包括紫杉醇或白蛋白紫杉醇联合铂类药物、吉西他滨联合顺铂、奥沙利铂联合卡培他滨，另外还包括改良的 mFOLFOX6 方案和 FOLFIRI 方案。二级治疗方法还增加了多西他赛联合铂类、伊立替康联合卡铂，还有卡培他滨和氟尿嘧啶等方案。三级治疗方法增加了吉西他滨、依托泊苷联合顺铂、FOLFIRINOX 方案等。

在 CACA 指南中，治疗鳞癌的方案包括三大部分。第一部分为一级推荐方案，包括紫杉醇或白蛋白紫杉醇联合铂类、吉西他滨联合顺铂。二级推荐包括改良的 mFOLFOX6 方案、卡培他滨方案、多西他赛联合铂类方案等。特殊病人可采取单药治疗，如多西他赛或氟尿嘧啶。

在内科治疗中，靶向治疗和免疫治疗取得了长足进展，在治疗 CUP 的过程中依然发挥重要作用。CACA 指南建议，腺癌病人应接受基于基因检测的相应靶向治疗。如果发现 NTRK 基因融合，则应给予拉罗替尼、恩曲替尼等 NTRK 抑制剂。如果检测出 ALK 融合，则应给予克唑替尼、阿来替尼等 ALK 抑制剂。如果病人存在 EGFR 突变，则应给予一代、二代或三代 EGFR PKI（如吉菲替尼、奥希替尼等）治疗。

腺癌病人还可选择抗血管生成的泛靶点药物，可联合或不联合化疗。如果通过检测发现病人为特殊类型，例如错配修复蛋白缺失 dMMR 型、微卫星高度不稳定、MSI 型或肿瘤突变负荷高及 tTMB-H 型或 PD-L1 分子高表达，则可采用以 PD-1 单抗为基础的免疫治疗，包括免疫单药或免疫联合化疗。在治疗鳞癌的过程中，CACA 指南同样推荐化疗联合抗血管生成治疗。但我们应注意，对于伴有肺部病灶和咯血或出血倾向的病人，应用抗血管药物时应尤为谨慎。同样，在采用免疫治疗的过程中，如果鳞癌病人的 MSI-H、tTMB-H 和 PD-L1 高表达，则 CACA 指南也推荐采用以免疫为基础的治疗。在内科治疗中，控制病人症状和实施全程管理尤为重要，这不仅有利于提高病人的生活质量，也可进一步增加病人继续治疗的信心。

应做好镇痛管理，包括疼痛的有效筛查评估和三阶梯规范给药。目标是缓解病人痛苦，减轻临床症状，改善病人的生活质量。同时，应对病人进行营养风险筛查评估并进行相关干预，包括肠内外营养饮食指导等。在康复管理中，应兼顾心理辅导和运动指导。在诊治 CUP 的过程中，中医依然可以助力，需要进行辨证施治，并采用中西结合。如果病人采用化疗、靶向或免疫治疗，中医药在减毒增效方面具有特定的疗效。另外，病人可根据相应症状并结合辨证施治给予中药治疗，以提高病人的生活质量。

再回顾分析前面在诊断时所提到的经典病例。男性病人，62 岁，以左颈部淋巴结肿大为首发症状，经全面检查和相应基因归因分析等最终诊断为原发不明低分化腺癌，双侧锁骨上纵隔淋巴结转移，肺来源可能性大，免疫组化结果提示 ALK 为阳性。根据 CUP 的诊断流程，首先经充分评估后可知该病例存在多发部位，包括颈部锁骨上纵隔淋巴结转移，且病灶广泛，可诊断为 CUP 腺癌。第二，根据评估内容可明确治疗目标，以控制病情和改善症状，并尽可能延长生存期为目标。第三，给予相应治疗。病人初诊时病灶广泛，给予静脉化疗以尽可能缩小病变，后续因淋巴结转移给予局部放疗，进一步巩固颈部锁骨上纵隔淋巴结病灶。

病人的 ALK 基因呈阳性，在治疗后因 ALK 抑制剂具有很好可及性，病人采用 ALK 抑制剂治疗后至今已存活超过 60 个月。其实在 CUP 的诊疗中，类似该病例具有良好预后的病人不在少数。根据文献报道，虽然 80% 的病人预后不良，总体生存期为 8~12 个月，但是亦有少数病人的生存期可达到 12~36 个月。

预后良好的因素包括单发小病灶可切除，鳞癌的累计颈部淋巴结数量，孤立的腹股沟淋巴结，低分化神经内分泌癌，女性腹腔乳头状腺癌或男性成骨性骨转移伴前列腺特异性抗原（PSA）升高。预后不良因素包括男性年龄≥65 岁，ECOG 评分差，合并症多，多器官转移，腹膜恶性腹水，多发脑转移，多发肺、胸膜和骨转移等。

在 CUP 的诊疗中，随访非常重要，如果经过前期有效治疗后病人的病灶稳定或局部病变缓解，则可根据临床症状变化确定随访频率。随访内容包括进一步追问病史，完善体格检查，并基于症状进行诊断性相应检查。如果病灶不能得到控制且无法治愈，则需要加强社会心理支持和对症治疗，并给予相应的护理干预，包括临终关怀等。

最后，还要提及的是，在随访 CUP 病人的过程中，一定要积极发现原发灶。前面刚提及的病人目前已经生存超过 60 个月。其实在病人生存期达到 37 个月随访时，我们进一步发现了肺部病灶。事实上，病人确实以原发灶不明为首诊，后续发现原发灶确实位于肺，于是希望对原发灶予以相应治疗。总之，对原发灶不明肿瘤的治疗，要做到充分评估、明确目标，最终实现精准施治。

5. 多原发瘤，探究明细

首先，回顾性分析一例典型病例的临床资料。

女性，1971 年出生。2014 年 6 月因咽部不适行双侧扁桃体切除术，经病理检查诊断为弥漫大 B 细胞淋巴瘤和滤泡性淋巴瘤 3A 级。常规 PET/CT 检查结果提示，左颈部存在肿大淋巴结，FDG 代谢异常增高，考虑为淋巴瘤；同时发现左乳腺结节代谢增高，考虑为恶性。由于乳腺并非淋巴瘤的常见浸润部位，并且乳腺钼靶检查和彩超检查均提示乳腺原发肿瘤的可能性。BI-RADS 评分为 4c 级。行左乳肿块的穿刺活检后病理结果提示浸润性癌。

经 MDT to HIM 讨论，考虑将其诊断为多原发肿瘤，同时合并弥漫大 B 细胞淋巴瘤和左侧乳腺癌，专家建议行左乳腺单纯切除术。术后病理结果证实为左乳腺浸润性导管癌，ER、PR 阳性，Ki-67（20%），Cerb B-2（1+）。开展 MDT to HIM 讨论，建议病人按照淋巴瘤兼顾乳腺癌的药物方案进行治疗，给予 R-CEOP 方案，共 6 个周期。从第 3 个周期开始经 PET/CT 检查提示疗效可评估为持续 CR。

同时建议病人接受颈部局部放疗，同时口服他莫昔芬，后续继续对病人进行随访。2016 年 5 月，在随访过程中病人的胸部 CT 结果提示左肺下叶结节，结节性质不明确，经 9 个月的观察可见结节相对稳定。再经过 7 个月的随访，CT 检查结果提示左肺下叶结节较前明显增大。由于病人曾经同时患有淋巴瘤和乳腺癌，考虑肺上结节存在淋巴瘤浸润的可能性，也不能排除乳腺癌的肺转移。根据病人肺部结节的影像学特征，也不能绝对除外肺原发肿瘤的可能。

这类病人为我们带来的思考和提示是，在诊疗过程中应警惕同时或异时多原发肿瘤的可能性。哪些真相提示病人存在多原发肿瘤的可能呢？如何鉴别这些病灶与初始原发肿瘤的转移病灶？确诊多原发肿瘤的手段和依据是什么？如何考虑这种复杂多原发肿瘤的治疗策略？多原发肿瘤病人的预后怎么样？

CACA 指南定义的多原发肿瘤简称 CMP，是指在同一病人的不同部位或器官中同时或先后发生两种或以上的原发恶性肿瘤。CACA 指南所指的 CMP 仅包含恶性浸润性肿瘤，包含同时性或异时性发生的肿瘤。在文献报道中，CMP 发生率的差异较大，为 0.4%~17%。各地的诊断水平和地域的差异，还有统计学方法的不同，导致已报道的发生率差异较大。目前报道的 CMP 病例以双原发为主，约占 90%，同时也存在三原发和四原发，甚至也有关于五原发肿瘤的报道。

什么原因会导致多原发肿瘤的发生？首先是致病因素的持续存在。如果病人的第一原发肿瘤的致病因素持续存在，如吸烟、饮酒、不良饮食习惯、不良免疫状态和激素状态等持续致癌因素，可能会导致第二原发肿瘤的发生。遗传因素在 CMP 的发生过程中也发挥了重要作用，如遗传综合征、基因与环境及基因与基因之间的相互作用。携带胚系突变等遗传综合征的病人（如 Lynch 综合征、VHL 综合征和 Cowden 综合征）容易出现多原发肿瘤。同时，治疗第一原发肿瘤的影响因素（如抗癌药物和射线的暴露等）也是发生第二原发肿瘤的相关高危因素。

哪些因素提示病人存在多原发肿瘤的可能性？从时间要素来看，治疗原发肿瘤超过 5 年以上后影像学结果提示新发恶性病变时，应怀疑或至少应警惕多原发肿瘤的可能性。从特征要素来看，如果新发恶性病变不符合原发肿瘤转移的特征，应警惕多原发肿瘤的可能性。

从肿瘤标志物要素来看，对于异常升高的肿瘤标志物，我们较难根据既往肿瘤进行解释。从遗传背景角度来讲，具有遗传性肿瘤家族史（特别是胚系突变）的病人，要高度警惕多原发肿瘤的可能性。CACA 指南强调，在整个诊断过程中应提高诊断意识，注意与原发肿瘤转移病灶的区别，全面了解病人信息并整合分析十分必要。

在诊断多原发肿瘤的过程中，CACA 指南强调应完善全面的病史询问与体格检查。另外，进行实验室检查时检测肿瘤标志物也对多原发肿瘤的诊断具有一定的提示作用。在影像学检查中，应以 CT 检查为主，同时结合 MRI 检查（包括常规图像、弥散加权图像和动态增强 MRI 检查）。在多原发肿瘤的诊断过程中，所采用的核医学检查包括^{18}F-FDG PET/CT 检查或特异性肿瘤的 PET/CT 检查，两者在 CMP 的诊断过程中也发挥着重要的作用。另外，在有临床症状的情况下，采用以临床为导向的其他检查（如内镜检查、超声检查和骨髓穿刺等）十分必要。

CACA 指南强调，病理诊断是鉴别和诊断 CMP 的金标准。CACA 指南鼓励采用可以获得足够标本量的活检方式，如切除或粗针活检，这两种方法是活检的优选。来自不同原发部位的典型组织形态学特征有利于鉴别和寻找可能的原发病灶，不同原发部位的典型特征性免疫组化指标是鉴别多原发肿瘤的重要参考依据，例如 TTF-1 有助于诊断肺癌，CDX2 有助于诊断肠道腺癌，CgA 有助于诊断神经内分泌癌。同时，CACA 指南也强调，临床医生和病理科医生的沟通和提示十分重要，能够帮助病理科医生在有限标本资源的情况下选择诊断方向和诊断指标。

基因检测在疑难病诊断过程中也可提供重要的参考信息。例如，基因表达谱的分析有助于提示可能的原发病灶，帮助判断第一和第二原发肿瘤的基因表达特点，有利于比较第一原发肿瘤和第二原发肿瘤之间表达谱的差异。同时，基因突变谱的分析也可帮助了解两种肿瘤基因突变特征的差异，并为靶向药物的筛选和选择提供信息。

CACA 指南还强调，多原发肿瘤的诊断书写格式具有相应的标准。首先应规范输入 CMP 的疾病代码，在 CMP 诊断书中应首先书写多原发肿瘤，然后书写累及部位，按照时间顺序列出原发部位，将最近出现的病灶写在最前面，并列出治疗措施。举例说明，如果有一病人先后罹患左肺鳞癌和右卵巢癌，后来出现肝转移，但是肝转移的来源不清楚，根据 CACA 指南的建议，诊断书写为"多原发肿瘤，肝转移，右卵巢癌术后，左肺鳞癌术后"。如果该类病人的肝转移病灶来源明确，为来源于肺的鳞癌，根据 CACA 指南的建议，可书写为"多原发肿瘤，左肺鳞癌术后肝转移，右卵巢癌术后"。如果其中一种肿瘤来源明确，另外一种肿瘤的转移灶不明确，根据 CACA 指南的建议，可将诊断名称书写为"多原发肿瘤，肝转移性鳞癌，右卵巢浆液性腺癌术后"。书写转移病灶时建议按照严重程度依次列出，依次应为脑、肝、肺、骨和淋巴结。在诊断书中还包括其他内容，如伴随疾病的诊断等，可按照常规处理。

6. 轻重缓急，逐一击破

CACA 多原发肿瘤指南作为全球第一个多原发肿瘤相关指南，其推荐治疗所有多原发肿瘤时应按照以下几个原则：第一，抽丝剥茧，精准定位；第二，讲究个体，轻重缓急；第三，整合评估，兼顾往昔；第四，姑息根治，排兵布阵。

再次回顾前面所提及的病例，病人在进行首次治疗后出现左肺结节，经充分评估后接受手术治疗，术后病理结果提示肺腺癌，排除淋巴瘤的肺部浸润和乳腺癌的肺部转移，这些充分体现了 CACA 肿瘤治疗的原则之一，即抽丝剥茧，精准定位。诊疗时应进行多灶活检，以明确该病灶是原发灶转移还是多原发灶。如果是原发灶转移，应明确来源于哪个原发灶。另外，CACA 指南同样推荐驱动基因检测,目的是指导精准诊断,同时协助精准治疗,充分分析预后,以及顺利开展后续基因的筛查。

CACA 指南的第二原则是讲究个体,轻重缓急。要求按照每个实体瘤的原发肿瘤治疗原则进行预处理,可参考 CACA 各实体瘤指南进行诊疗。对于前面所提及的病人,在制定方案时,可参考淋巴瘤指南和乳腺癌指南,同时在制定化疗方案的基础上充分应用蒽环类药物,因此此类药物可同时应用于淋巴瘤和乳腺癌。同样,根据 CACA 乳腺癌指南可给予辅助内分泌治疗,根据 CACA 淋巴瘤指南可给予后续放疗,这些也体现了 CACA 指南中 MDT to HIM 的原则。在多原发肿瘤存在期间,可同时存在多个分期的肿瘤、不同部位的肿瘤、不同病理类型的肿瘤。在这种复杂情况下,应首先治疗早期原发肿瘤还是晚期原发肿瘤呢?CACA 多原发肿瘤指南推荐,按照轻重缓急、生命至上的原则,应首先处理恶性程度高和分期较晚的肿瘤。

在制定治疗方案时应充分评估。不仅应评估治疗的耐受性,还应评估病人以往控瘤治疗的情况。需要评估的耐受性因素主要包括病人的体力状况、心肺功能或其他重要脏器的储备功能,病人是否存在基础疾病,以及合并症的情况。对于以往治疗的肿瘤,评估内容应包括以往的系统治疗药物方案、药物的剂量、放疗部位和放疗剂量。如果病人曾接受器官移植,则应评估采用免疫抑制剂治疗的方案和剂量,并整合评估病人接受治疗时的耐受性,并选择更加合适的治疗方案。再次回顾分析该病例的临床资料,通过 MDT to HIM,专家团队一致推荐对该病人进行根治手术等,包括左下肺叶切除和纵隔淋巴结清扫术。

CACA 指南推荐治疗多原发肿瘤时应充分评估病人的根治治疗机会。根治治疗包含根治性手术、根治性放疗和根治性化疗,但并非所有病人都有机会接受根治性治疗。无法接受根治性治疗的病人应予以姑息康复治疗,包含症状控制、营养支持、中医中药、临终关怀、心理安慰和遗传咨询。实施这些措施的目的只有一个,使这些生命有限的病人获得更好的生活质量,也体现了 CACA 多原发肿瘤的治疗原则,即姑息根治,排兵布阵。外科治疗作为多原发肿瘤的"三驾马车"之一非常重要,我们应对外科治疗进行分层分析。首先,如果病人是同时性多原发肿瘤且均为早期,评估后认为可以接受手术,也可耐受手术,则应积极寻求手术治疗以期达到最高的治愈率。其次,如果多原发肿瘤同时存在早期和晚期,并且不可切除,则千万不可贸然追求手术治疗。因为此时仅对早期原发肿瘤予以手术治疗并不能延长此部分病人的生存期。再次,颅骨原发肿瘤又出现转移,这部分转移病灶为孤立性的,此时应充分评估手术治疗能否给这部分病人带来获益。如果答案是肯定的,也可推荐采用手术治疗,虽然该手术是姑息手术。还有一种治疗方式是异时性原发肿瘤的外科治疗,如果第一个原发肿瘤已经被治愈,并且未复发和转移,而第二个原发肿瘤为早期,可手术、耐受,则 CACA 指南建议病人积极进行手术治疗,病人才能达到最高的治愈率。如果在第二种情况中,异时性多原发肿瘤既存在晚期不可切除又存在早期可切除的病灶，此时同样不应贸然采取手术治疗，因为即使对早期病灶进行手术，也可能并不能延长病人的生存期，应予以暂缓手术，并整合评估这部分病人的治疗手段。第三种情况是多原发肿瘤均为晚期，但是晚期病灶为孤立性转移，此时同样应该充分评估孤立性转移病灶能否接受手术，如果答案是肯定的，则CACA指南建议进行手术治疗，同样采取姑息手术治疗，术后应辅助一些系统控瘤治疗措施。

放疗作为控瘤治疗的"三驾马车"之第二，是非常重要的局部治疗方法。同样，应在多原发肿瘤中进行分层分析。在诊疗同时性多原发肿瘤的过程中，如果存在可治愈肿瘤，并且肿瘤为早期手术切除后复发，则这部分病人可根据CACA实体瘤指南接受术后辅助放疗。另一个原发肿瘤虽为局限期，但不适合接受手术，则可予以根治性放疗，正如同前面提及的病例，第一次确诊时被诊断为同时性乳腺癌和淋巴瘤，将乳腺癌予以根治性手术后再评估是否需要行辅助放疗。另一个淋巴瘤虽然处于局限期，但是并不适合接受手术。对这部分病人，后续可采用根治性放疗。通过接受这样的治疗，病人获得了长期生存的机会。

关于同时性多原发瘤的放疗的第二种情况是，两种肿瘤都是早期原发肿瘤，并且均已通过手术切除。此时此刻，就应按照CACA各实体瘤的辅助放疗指南的建议进行放疗。同时性多原发瘤还存在第三种情况，如果两种或两种以上的原发肿瘤虽然为局限期，但是无法通过手术切除，或者存在手术禁忌证或远处转移，则应兼顾两者，并且治疗时应根据恶性程度较高的肿瘤选择放疗方案，或者以姑息放疗为主，包括姑息的脑转移放疗、姑息的骨转移放疗，此充分体现了治疗CACA肿瘤时生命至上的原则。

异时性多原发肿瘤的放疗原则同样可分为三种情况：第一，如果第一原发瘤已经被根治，且无复发和转移，当第二原发肿瘤为早期且已接受手术，则可按照各实体瘤指南接受术后辅助放疗；当第二原发肿瘤虽然为早期但不适合手术（如鼻咽癌），则应接受根治性放疗，此时病人也能达到延长生存期的目的。第二，两种或两种以上原发肿瘤均为早期，且均已接收手术切除，此时可按照CACA各实体瘤的辅助放疗原则进行术后辅助放疗。第三，虽然第二原发肿瘤为局限，无法通过手术切除，或存在手术禁忌证，但第一原发肿瘤已发生远处转移，且无法达到根治的结局，此时应兼顾两者，治疗时以恶性程度较高的肿瘤为主选择放疗方案，包括姑息放疗、以姑息为主的脑转移放疗、以姑息为主的骨转移放疗等。

内科治疗的方法不仅包括传统化疗，还包括内分泌治疗、靶向治疗和免疫治疗。采用内科治疗时，同样按照同时性多原发肿瘤和异时性多原发肿瘤分层。

在同时性多原发肿瘤病人中，如果两种及两种以上的原发肿瘤都处于早期，且均可通过手术切除，则可按照各原发肿瘤的辅助治疗原则采用内科治疗，选择方案时应兼顾多原发肿瘤，就如同前面提及的病例，第一次确诊时为同时性双原发肿瘤，在选择化疗方案时应采取兼顾淋巴瘤和乳腺癌的化疗方案，随后再根据各实体瘤（如乳腺癌和淋巴瘤）的辅助治疗原则进行后续内分泌治疗和放疗。第二，如果两种或两种以上原发肿瘤无法通过手术切除，或存在手术禁忌证，此时应兼顾两者，治疗时应以恶性程度高的肿瘤为主，选择内科治疗方案。选择方案时应兼顾多原发肿瘤，如果病人同时存在转移性乳腺癌或转移性结直肠癌，在选用化疗方案时可选用卡培他滨，其既对乳腺癌有效，也对结直肠癌有效。

采用内科方法治疗异时性多原发肿瘤时，如果第二原发瘤为早期，第一原发瘤已被根治，且未复发和转移，则按照第二原发瘤的辅助治疗原则选择内科治疗。例如，前面提及的病例出现肺结节后接受手术治疗，明确为第三原发瘤和肺腺癌，此时按照肺腺癌的辅助治疗原则对病人实施术后辅助治疗。第二，如果第二原发瘤不可被切除，或第一原发瘤同时存在复发和转移或手术禁忌证，此时同样应兼顾两者，以恶性程度高的肿瘤为主，选择内科治疗方案。选择方案时应兼顾多原发瘤，本着生命至上的原则，先治疗严重病灶、急症和晚期的病例。

以上是多原发瘤的治疗原则，CACA 指南建议，所有多原发瘤病人都应进行积极随访。随访时应本着"全面、动态、康复"的原则，根据病人是否接受控瘤治疗予以分层。因为不同病人经治疗后的随访目标不一致，如果病人接受系统控瘤治疗，则随访目标包括以下三点。

第一，应随访肿瘤是否存在进展或复发，是否存在新原发瘤。第二，应随访既往治疗的因素是否对病人的健康产生远期并发症，例如，阿霉素类药物的长期心脏毒性，博来霉素的肺毒性，放疗的长期放射性纤维化相关毒性。此外，应向生存者宣教健康的生活方式，鼓励他们采取积极向上的生活方式。

我们应参考 CACA 特定部位肿瘤的随访指南对随访频率予以管理，常规按照 2 年内每 3 个月随访一次。已接受根治性手术的病人在治疗结束 2 年后可每半年随访一次。随访内容不仅包括严格体检，还包括肿瘤类型导向的影像学检查（B 超、CT 和 MRI 检查）。在特别复杂的情况下，还需要结合 PET/CT 和 PET/MRI 检查，对支气管肺癌、消化道肿瘤病人还需要结合腔镜检查。此外，也应检测血液肿瘤相关标记物，除了检查生理和病理方面的指标外，还应密切随访病人的心理状态、社会适应能力和生活方式，以促使病人融入健康生活。

当然，也有一部分病人无法接受控瘤治疗，最终进入姑息支持治疗阶段后预期寿命非常短。姑息护理干预可能更多基于对症处理，临床医生还应积极动员社会各界力量，为病人提供心理支持和临终关怀。总之，治疗多原发瘤时应遵循轻重缓急的原则，逐一击破。治疗的目的只有一个，即让病人活得更久，活得更好。

二、院士点评

1. 丛斌院士：探寻发病机制，明确诊治原则

CACA 指南由我国肿瘤专家共同撰写，是我国众多临床肿瘤医生经验的科学总结，代表了中国医生的自信心。同时，CACA 指南具有系统性和完整性。从肿瘤的

诊断到治疗、随访、康复，CACA 指南详细记录了肿瘤的"防—筛—诊—治—康"全流程方案。CACA 指南还具有科学性和针对性，罹患相同肿瘤的不同病人可采取不同的整合性治疗方法，所以能达到很好的效果。通过 7 位专家对 CMUP 诊疗方案的讲述，我也能体会到这几个典型病例非常具有代表性。最后，CACA 指南具有实用性，可在临床中广泛推广，其不但适合于中国人群，而且将来可能还适合于世界各国人群。这部巨著记载了中国医生的心血，也是中国医生临床经验的总结，所以 CACA 指南应得到广泛的宣传，并被积极推广到临床中。

我们可以从以下三个方面考虑 CMUP 的发病机制。

第一，CMUP 的发病机制可能与 90% 的其他肿瘤不一样，第一个机制可能是组蛋白修饰异常。核小体染色体首先是由 DNA 缠绕组蛋白后通过折叠形成，组蛋白修饰异常可导致核小体的空间构象变化与正常不同。这种空间构象的变化使染色体具有不稳定性，容易遭到 DNA 毒性因素的攻击，最终导致基因水平的突变。

第二个机制可能是转录组分子网络调控的异常。总体来讲，转录组就是 RNA，由编码 RNA 和非编码 RNA 两大类组成。编码 RNA 和非编码 RNA 形成了转录组的分子网络调控体系。由于网络调控体系在人类机体中无处不在，行使着在系统生物学微观水平分子之间的互作来表征生命现象的调控作用，包括与基因组的互作、与转录组分子之间的互作，还有与蛋白分子之间的互作，以及与转录组分子和蛋白之间的互作，这些都是非常有效的调控机制。第二个特点，编码 RNA 和非编码 RNA 都具有器官组织特异性的特点，转录组分子的结构不同代表一定的器官和组织的来源不同。器官组织溯源主要依靠非编码 RNA，因为 DNA 的结构是完全一样的，各组织器官都一样，唯独转录组分子调控不一样。第三个特点由调控异常导致，组织的来源可通过对原发不明肿瘤进行 NGS 测序后得知，应重点检测转录组的分子结构。通过监测转录组的分子结构和整合大数据，并对器官逐个研究，可以找出特征性表达谱和非编码 RNA 的分子表达谱。通过转移癌的基因检测追溯组织来源的可能性非常大，这是在分子水平的研究。另外，在临床中 PET/CT 和 PET/MRI 检查可能是最重要的手段。

第三个机制可能是，器官区域性免疫反应及其微环境和其他因素的不适应性导致了原发肿瘤通过血行播散到远处部位进行增殖，在原发部位不易形成肿瘤，因为原发部位的器官区域性（尤其是适应性免疫的反应特征）具有独特性。由于免疫反应的特殊性和坚实性，肿瘤干细胞分化成瘤细胞后在局部不宜形成肿瘤，但其渐变比较明显，低分化也比较明显，容易浸润到周围淋巴系统和微血管。通过血行播散到远隔部位，这种转移可在多器官中同时发生，也可在多器官中不同时发生，也可在单器官的多部位中发生。

诊治 CMUP 时应遵循三个原则。第一个原则，应针对转移癌的生物学特性进行分子检测，从而确定精准的治疗方案，不要一味追寻源自哪个器官或部位。刚才所提及的病例在诊疗过程中的花费是多少，在临床统计学中找到原发灶后治疗的花费和未找到原发灶后治疗的花费究竟存在多大差异，这需要根据数据得出结论。如果找到原发灶后的治疗方案和未找到原发灶后的治疗方案截然不同，并且这种截然不同在临床中具有显著统计学差异，则可以继续寻找。否则，治疗中应以病人为核心，而非以追寻科学问题为核心，请务必注意该问题。

第二个原则，远隔部位处多个器官的转移，或同一来源、不同器官的肿瘤生物学特性是不一样的。例如，原发部位可转移到肝，也可转移到肺，还可转移到骨，转移到这三个器官的肿瘤细胞生物学行为是完全不一样的，也可能部分一样，但绝大部分是不一样的。因为癌细胞转移到宿主器官需要经过癌细胞和宿主细胞的相互作用，这种相互作用可通过自分泌和旁分泌实现。例如，囊泡和外泌体被释放出来后，与目标细胞交互作用，营造自己赖以生存的微环境，最终发生转移，所以这在治疗上不能同一而论。

第三个原则，治疗肿瘤时应"七管齐下"，即同时采取7个方案。第一是手术。第二是针对癌细胞的多靶向治疗。第三是放疗。第四是针对癌细胞赖以生存的微环境进行多靶向治疗，例如 PD－1 和 PD-L1、微血管 VEGF 或 EGFR 是瘤细胞赖以生存的微环境，针对这些生存微环境开展的治疗均是靶向治疗，而非针对瘤细胞本身的治疗。第四是针对癌细胞赖以生存微环境的多靶向干预。第五，采用中西医整合办法对病人进行稳态恢复。这种中西医结合的稳态恢复并非仅从化疗、化疗或手术开始。在手术后，在开始放疗或化疗的同时，应纳入中西医结合的稳态恢复方案，所以建议将中西医整合的疗法渗透到肿瘤治疗的各环节，包括术后恢复期。第六，心理疗法和镇痛。实施心理疗法时应针对不同病人的心理特点采取不同的心理辅导方式。建议建立病人微信群，将医生的微信群和病人的微信群融为一体，此便于医患的互相交流，病人之间的互相鼓励和心理助力。同时，也可将乳腺癌的乳房重建纳入心理治疗。第七，运动疗法，如八段锦和太极拳等。

2. 程书钧院士：带瘤生存，杜绝过度治疗

我讲三个问题。第一，肿瘤的危害实际上来源于转移，许多原因不明的转移肿瘤实际上找不到明确的原发灶。按照最近发表的一篇研究报道，大肠癌病人在原发肿瘤还不足 0.1cm 时即可能因为其他疾病死亡，其中 80% 的病人已发生远处转移，所以所谓的原发肿瘤不明，实际上可能是因为转移癌的发展非常快。因此，人类的肿瘤转移实际上可能发生得非常早，目前临床医生越来越倾向这个观点。

第二，肿瘤转移和肿瘤沉睡，这点对正常健康人群具有很大的启发性。实际上，随着人体的衰老，由于外环境的不良刺激和人体防御功能的下降，这一平衡失调可导致人体内不断产生癌细胞，但是大部分癌细胞处于沉睡状态。举例说明，据报道，在对 80 岁以上老人因其他疾病进行尸检时，病理结果提示罹患前列腺癌的病人达到 50%。也就是说，每两个 80 岁以上尸检病例中就有一例前列腺癌病人，但这位老人并不一定因为前列腺癌去世，所以实际上人们带瘤生存的概率非常高。前列腺癌的发病率为 50%，但实际上因为前列腺癌死亡的病例不足 1%，甚

至为1‰，所以在携带肿瘤病人和实际因肿瘤而需要接受临床治疗的病人之间，尚存在许多复杂的问题需要研究。

第三，带瘤生存。肿瘤病人晚期发生转移，如果从肿瘤发生的规律来看，应该是长期接受致癌因素或衰老过程中病人机体的拮抗因素平衡失调所致。所以带瘤生存可能是肿瘤发生的重要规律，这一点应引起临床医生的高度重视，在肿瘤早期应采取根治治疗。癌前病变是非常早期的肿瘤，如肠道息肉、早期肠癌或早期原位癌，是可以治愈的。在我国，目前来医院就诊的早期肿瘤病人的概率比较低，可能相当大部分病人已发生不同程度的转移。所以在这种情况下，发生转移的中晚期或晚期肿瘤根据治疗原则应向带瘤生存的方向发展。如果肿瘤在人体中并不影响人的正常器官功能，则晚期肿瘤病人应在战略上采取带瘤生存。因为这些肿瘤已经转移，不可能被根除，即使将局部肿瘤切除，瘤细胞还会继续产生，这是外环境与机体相互作用的结果，所以不主张对晚期肿瘤病人采取过度治疗，未来需要将这一点在CACA指南中高度强调。

3. 程京院士：中西医结合抗癌，基因芯片寻找可能原发灶

作为中国第一部肿瘤治疗指南，CACA指南要纳入更多中国医生自己的经验，尤其应纳入中医药的某些哲学思想和"术"等可操作内容，此可在现实医疗中发挥作用，如中医药扶正肿瘤病人。如果病人的身体已严重不支，肆意采取放疗或化疗以攻击肿瘤，此时病人可能真的经受不住各种治疗的"攻击"。另外，相当一部分肿瘤病人在接受西医治疗时（特别是化疗药物）食欲非常差，甚至出现恶心、呕吐的症状。如果采用中西医并重的治疗措施，服用中药可以帮助病人在接受化疗的同时开胃健脾，提高病人食欲。同时，情致调理可有益于病人的精神愉悦。如果病人能够做到正常摄取和排泄，则整个身体的机能将会更好。

CACA指南，不仅使中国人拥有自己制定的控瘤指南，还挑战了CMUP。肿瘤原发灶的溯源很难，任何事情都是从无到有，从有到好，从好到更好，所以相信CACA指南会通过不断研习和实践逐步趋于完善。

4. 饶子和院士：整合多学科技术，攻克肿瘤难题

我主要谈两点体会。

第一，作为分子生物学的研究人员，本人主要从事病原体的疾病靶点研究，如病毒和结合改进，这是我开展的两方面工作。由于当时结晶学方法的局限性，不能做出单个或若干个蛋白质复合体的结晶结构。在结构基础上再研究作用靶点，确定其与药物之间的关系。由于冷冻电镜的发展，我们已经能够研究数十个蛋白，甚至上百个蛋白，也可以开展亚细胞器水平的工作。这些技术的推进有助于我们更深入了解分子靶点，当然在肿瘤研究方面，目前有许多新药与其靶点密切相关。

第二，现代医学在各方面制订的整合治疗方案有利于医生创造临床上的医学奇迹。这证明了基础研究和临床研究的持续进步，长期坚持各学科间的配合可攻克肿瘤诊疗的难关。

5. 卞修武院士：多途径鉴别诊断，挖掘治疗共性特点

第一，所谓转移性癌的不明来源原因，可能通过询问病史就可了解。

第二，多发性、原发性肿瘤的发生可能与干细胞起源或一些综合征有关。另外，有一些肿瘤是异位起源，例如腹膜可以发生与脑部相同的胶质瘤，过去以为由转移导致，其实腹膜胶质瘤为原发的，所以在诊断肿瘤时一定要注意。无论是在基础研究中还是在临床实践中，原发性肿瘤、转移性肿瘤、多发性肿瘤、多灶性肿瘤、多中心肿瘤、碰撞性肿瘤、混合性肿瘤、化身性肿瘤和去分化肿瘤都具有不同的内涵。CMUP 是指两类肿瘤：第一，多发、多原发，因为类型不一样，这是前提，可以同时发生在不同部位和器官，也可先后发生；第二，原发不明，也就是位置不一样。再次，以上讨论的这些诊断和治疗方法其实是针对多发性和原发性不明癌症的。如何确定肿瘤发生的不明原因，在整合诊疗过程中主要体现以下 4 个方面：第一，在诊疗过程中如何体现原发灶未明的转移性肿瘤在治疗上的特殊性。第二，如何体现这些肿瘤分子检测的特殊意义。第三，如何体现不明原发肿瘤在鉴别诊断中策略和路径上的差异性。第四，在整个诊疗体系中如何体现泛癌症治疗原则的整合策略。这些是 CACA 指南的特色体现。

分子检测作为个体化的诊疗依据，当追踪肿瘤的病理类型线索时，既应知道生物标志物和分子检测的意义，也应明确肿瘤具有很多相对特异的标志。到目前为止，除了针对胃癌的标志以外，尚没有绝对特异的基因检测。特异性是相对的，特殊基因的改变包括表观遗传学的改变。作为临床医生，无论开展基础研究，还是开展临床转化，一定要互相沟通、互相交流，认识肿瘤的本质，将各学科的知识相互结合。最后一句话，这些肿瘤可位于同一个器官或同一个部位，也可位于不同器官或不同部位，可以同时发生，也可先后发生。我们要确定找不到这种肿瘤的同源后才能将其诊断为多发性。诊断上求异，可经多途径鉴别；治疗上求同，应兼顾肿瘤的共性。

6. 范先群院士：充分评估，精准施治

CMUP，即不明原因的原发灶不明的肿瘤和多发性肿瘤，这是治疗肿瘤时相当难的一类肿瘤。首先，一个肿瘤可在全身多个部位发生；其次，全身肿瘤存在原发灶、继发灶和转移灶等不同类型，不知道原发灶的部位应该是治疗的难点。在治疗时应充分评估，目标明确，精准施治。

在眼科门诊中也可发生这种情况，一种发生在眼睑的睑板腺癌就会发生 CMUP。它存在两种情况：一种情况源于不同类基因，眼睑发生后即为多原发肿瘤；还有一种是同一类基因引起的同时发生的多原发瘤。

眼科 MTS 综合征由 DNA 错位修复基因缺陷导致，是一种常染色体显性遗传疾病。睑板腺癌发生后，结直肠癌同时发生，所以这也是多原发瘤。还有眼科转移瘤，一部分可转移到脉络膜和眼眶中，7.5%～11% 的病人的原发灶是不明肿瘤，治疗这种肿瘤时相当棘手。肿瘤是严重慢性疾病，既然全身出现肿瘤，在治疗肿

瘤的同时可能与病人共生共存。CACA指南强调，如果病人不得不带瘤生存，要提供一条出路，让病人很好地生存下去。CACA CMUP指南更加体现出了整合医学诊治的重要性。

7. 高天明院士：探究肿瘤与微环境的联系

这些年，研究肿瘤时非常重视肿瘤的微环境，并且免疫干预治疗确实发挥了很好的作用。神经系统（特别是大脑）是指挥全身的中枢。大脑必定也通过神经系统和内分泌系统与肿瘤相互作用，对肿瘤的发生和发展起到重要作用。但关于这方面的研究，目前还不够。

近两年来，确实发现神经纤维与肿瘤细胞存在直接联系，并且对瘤细胞进行生物学调控。因此，医学界呼吁，应在神经细胞和肿瘤细胞的相互关系中取得更大突破，将来通过神经系统干预肿瘤的发生、发展时有所贡献。希望将来CACA CMUP指南也能纳入通过神经系统治疗肿瘤的一些手段。

另一方面，许多肿瘤病人存在焦虑或抑郁情绪。这些负面情绪会直接通过神经系统或内分泌系统对肿瘤的发生或转移发挥作用。如果能解除这些负面作用，则可能改善肿瘤的发生、发展。反过来，可否通过神经系统释放有益分子，或通过有益作用调控免疫或血管以改善或抑制肿瘤的发展，这也是非常重要的研究方向。

三、总 结

樊代明院士：探究CMUP发生机制，明确诊断与治疗方法

为什么会存在多原发肿瘤，甚至部分肿瘤的原发灶不明？因为每一个人增殖的40万亿或者50万亿细胞最初来源于受精卵，在孕育过程中每一个器官保留了一些干细胞，否则器官受到损伤或细胞脱落后将无法再生。

干细胞非常重要。正常成人不需要时，干细胞就不用增殖，如果这些干细胞在经历某些应激或机体调控时，就会不断增殖、分化，甚至不能遏制，由此造成各种各样瘤细胞的出现。如果按照该理论，当身体的不同部位遭受同一打击时，干细胞就会分化出瘤细胞，但可能有先有后。一种可能是，如果先分化出的肿瘤非常严重，可能其他部位的癌细胞尚未分化即已凋亡，因此只能发现已经分化的肿瘤。另一种可能是，通过治疗先分化出的肿瘤，顺便将其他还没出现的肿瘤治愈，所以看不到其他部位的瘤细胞，只有在10%的病人中可同时看到多原发肿瘤。按照这种理论，如果一个人活得足够长，应该在很多部位出现肿瘤，这是一种现象在不同时段的表现。

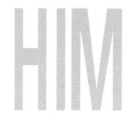

骨肿瘤整合诊治前沿

◎郭 卫 王 臻 王 晋 李浩森 谢 璐 杨 毅

一、专家解读

1. 指南概述

骨肉瘤是最常见的恶性骨肿瘤,发病率为3/100万。美国每年约有1000例新发病例,中国每年约有4000例。骨肉瘤好发于10~20岁,该年龄也是骨骼发育成长最快的阶段。该疾病的男女发病比例约为3:2,好发于四肢长骨,尤其是股骨远端、胫骨近端和肱骨近端。其发病隐匿,疼痛通常是早期最常见的症状,可与生长痛混淆,5年生存率为60%~70%。我们只有通过规范的"防—筛—诊—治—康"才有可能挽救病人的生命和肢体。

骨肉瘤是非常少见的肿瘤,在恶性肿瘤中排名为第29位,约占整个肿瘤的0.2%。骨肿瘤诊疗里程碑的事件是1895年伦琴发现X线并开启了骨肿瘤放射学诊断,之后开始将放疗用于骨肉瘤类疾病的治疗。1909年康德曼描述了骨肉瘤的特征性表现,即骨膜反应,又称为骨膜三角或Codman三角。1879年格鲁斯建议通过早期截肢来提高骨肉瘤病人的生存率。由于肿瘤发展迅速,截肢只是姑息性治疗,手术死亡率仍在80%以上。18世纪后期所开展的截肢术是非常残酷和原始的手术。19世纪初期才开始现代的截肢手术,一直到第二次世界大战结束,骨肉瘤的治疗并未取得很大进展,病人的5年生存率仍低于20%。基于Henry Jaffe对骨肉瘤病理的研究和分类,19世纪60年代医学界开始实施选择性保肢治疗。1972年Cortes首次将阿霉素用于临床中,其有效抑制了转移性骨肉瘤的生长。19世纪80年代早期,骨肉瘤的新辅助化疗首先在纽约MSKCC开展,其使骨肉瘤病人的死亡率首次下降到50%以下。

骨肉瘤的前驱病变包括Paget's病、骨纤维异样增殖症、内生软骨瘤病和遗传性多发性软骨瘤病。遗传缺陷导致的综合征包括:13q14缺失导致Rb基因失活、Li-Fraumeni综合征(TP53突变)和Rothmund-Thomson综合征等。影响骨肉瘤的预后因素包括肿瘤位于肢体还是中轴骨、肿瘤部位(膝关节周围>肱骨>股骨上段)、肿瘤大小(长骨长度<1/3)、病人年龄(青少年/成年)、初诊时有无转移/转移部位(肺转移/骨转移)、化疗敏感性(化疗后肿瘤细胞的坏死率为90%)、是否可切除肺转移病灶和病人BMI的影响(肥胖病人的预后可能较差)。目前,尚无证据支持骨肉瘤的相关预防和筛查措施。疼痛是早期骨肉瘤病人最常见的症状,通常与生长痛混淆。处于生长期的青少年如果出现同一部位反复疼痛或伴有肿胀,

应及时于骨肿瘤专科就诊病进行相应检查以协助诊断。

2. 骨肉瘤诊治总论

当在临床中发现可疑骨痛、骨病灶或骨肿瘤时，应参考 CACA 指南推荐的诊断流程。首先询问病史和进行体格检查，然后对可疑病灶处行 X 线检查和实验室检查以进一步明确病灶性质，继而可根据需要采取 CT 和 MR 检查，以及活检和全身检查。

基层医生在初步诊断的过程中，如果病人是青少年且病史较短，疼痛加重的速度非常快并且伴随明显夜痛，应首先区分是否为青少年生长痛。尤其应关注膝关节和肩关节周围的肿块。如果查体时发现某温度升高且静脉曲张部位出现触痛，关节周围存在肿块，此时应高度警惕，先建议病人接受简单的肝功酶学检查（包括乳酸脱氢酶和碱性磷酸酶）。基层医生的严谨工作态度通常可挽救一个家庭和一个生命。

在早期诊断的过程中，基层医生和父母对青少年的关注尤为重要。影像学检查（尤其是 MR 检查）对早期病人具有非常重要的意义。另外，专科医生早接诊有助于疾病的诊断。有一个病例发病 7 周后确诊，病人经历了 7 周的疼痛和病情迅速加重，在未得到确诊的情况下病人接受了针灸治疗，所以肿块的发展速度非常快。医生应先给病人安排影像学评估，X 线检查结果提示骨质破坏、骨膜反应、软组织肿块和骨肉瘤 Codman 三角特征性变化。局部 CT 检查结果提示细小肿瘤，骨皮质和髓腔细节性变化。MR 的平扫和增强结果提示肿瘤骨髓替代范围、卫星灶和跳跃灶、软组织巨大肿块、血管受累程度以及软组织水肿范围，这些对医生采取保肢手术非常重要。随后对病人进行全身评估，包括全身骨扫描和肺部 CT 检查。前期仔细询问病史，认真查体并给予实验室检查后进行局部 CT、MR 检查和全身 CT 或骨扫描，最后推荐病人行病理活检。CACA 指南推荐进行必要的生殖咨询，包括冷冻精子、卵子、心理咨询、心理支持以及继发肿瘤的预防。

CACA 指南推荐的病理活检包括穿刺活检和切开活检。活检前应充分准备，包括 MR 检查和确认活检通道。活检地点应是允许实施外科切除的专业科室，活检医生应是可从事整块切除的手术医生，医生设计的活检通道一定要在广泛切除手术中被顺利切除。例如，粗针穿刺的活检通道被切除。医生应避免采用横行切口以减少分离和污染，放置引流管可预防血肿的发生，也有利于二期保肢手术时控制切除边界。CACA 指南强调，诊断疑难病例时应采用 MDT to HIM。当临床影像结果与病理诊断结果不一致时，需要将结合诊断发挥到极致，根据病人的生物学行为整合判定。影像学专家进行生物学行为的评估，如同根据大体标本的投影进行轮廓性描述。病理学专家进行病理诊断的关键环节是将活检穿刺标本与临床影像资料结合起来。准确评估控肿瘤的生物学行为时需要采用三结合诊断，区分低度恶性肿瘤还是高度恶性肿瘤。尤其应关注骨肉瘤的多面孔现象，例如继发性动脉瘤样骨囊肿的巨大病灶掩盖了明显强化的较小的真实肿瘤标本。

进行三结合诊断时，骨科医生应发挥带头作用，放射科医生应提供生物学参考性意见，病理科医生应在穿刺活检小标本的基础上评判生物学行为，并进行整合分级，然后通过多学科讨论确认病人的生物学行为。在治疗阶段中，整合手术前后可采用化疗、手术、放疗和靶向免疫介入测序等新治疗方法，在后期阶段也可为病人提供心理支持、康复治疗和中医中药治疗。

CACA 指南推荐，诊疗疑难病例时应抓住一条线索，通过层层逻辑进行推理，将生物学行为还原到个体中，从而完成 HIM。在多学科诊断过程中，可通过密切随访和（或）治疗进一步论证穿刺标本最后的结论是否正确。进行早期诊断时，我们应尊重基层医生，重视指南的推荐，因为这是挽救生命并守护千万家庭的第一道防线。对于诊断不清的肿块，我们要牢牢把握"千万三不做法宝"，那就是千万不要做针灸，千万不要外敷中草药，千万不要暴力按摩。

大部分的髓内中央型骨肉瘤是高度恶性经典型肉瘤，少见类型包括毛细血管扩张型、小细胞上皮型、骨母细胞型、软骨母细胞型、纤维组织细胞型和富含巨细胞型。低度恶性骨肉瘤包括纤维结构不良型、促结缔组织增生型纤维瘤样。骨肉瘤可呈现多种多样的面孔，表面性骨肉瘤包括高度恶性、中度恶性（骨膜骨肉瘤）和低度恶性（皮质旁骨肉瘤）。皮质病变、颌面骨骨肉瘤和骨外骨肉瘤存在高度恶性和低度恶性病变。

CACA 指南推荐，手术切除依然是治疗骨肉瘤的基石，依据肿瘤的恶性程度分级确认是否需要行新辅助化疗。初诊时无转移的骨肉瘤、低级别的骨肉瘤（包括髓内型、表面型、骨膜型骨肉瘤）可采用广泛切除。在广泛切除术后，如果病理检查结果提示高级别骨肉瘤，CACA 指南推荐术后行辅助化疗。CACA 指南推荐，传统高级别型骨肉瘤在术前应采用化疗，在广泛切除术后采用化疗，不可完全切除的病变可考虑采用放疗。CACA 指南推荐初诊时即发生转移的骨肉瘤应采用化疗，争取将原发灶和转移灶完全切除，不可切除的病变可考虑采用放疗。难治性骨肉瘤的治疗应以药物治疗为主，并辅以手术和放疗。

皮质旁骨肉瘤是一种低度恶性肿瘤，占全部骨肉瘤的 5%，最常见的发生部位是股骨远端后方，24%~43% 可能转变为高级别肉瘤，病人的 5 年总生存率超过 80%。CACA 指南推荐采用广泛切除，无须进行化疗。

CACA 指南推荐，低级别骨肉瘤（包括髓内型和表面型）病人在接受广泛切除术后发现高级别骨肉瘤成分时可采用术后化疗。在广泛切除后，如果出现高级别成分，则推荐采用化疗并继续随访。治疗骨膜型骨肉瘤时可选择新辅助化疗，如果在接受广泛切除后仍然被诊断为低级别骨肉瘤，则可以继续接受随访，被诊断存在高级别成分的病人被推荐采用化疗。

临床中，是否需要对骨膜骨肉瘤进行化疗仍然存在争议，这是一个选择题。CACA 指南推荐，治疗高级别骨肉瘤的流程是先术前化疗，然后重新评估肿瘤和分期，再广泛切除可切除的病灶。如果切除的边界呈阴性且化疗反应良好，则应继续采用术前化疗方案。如果化疗反应差，则可更改化疗方案。切缘阳性且化疗反应好的病例可采用化疗或联合其他局部治疗，包括手术切除和（或）放疗化疗。化疗反应差的病例则可采用其他局部治疗，建议采取手术切除和放疗并更改化疗方案。

对于初诊时已发生转移的骨肉瘤，CACA 指南推荐切除肺内灶和骨转移灶。治疗方案同原发肿瘤，推荐采用转移灶切除，无法切除者可采用化疗和放疗，然后根据局部控制情况适当重新评估治疗原发部位的模式。

30% 的局限病灶病人和 80% 的初诊时出现转移的病人在治疗后会出现转移和复发。CACA 指南推荐，存在复发和转移的病人应接受化疗和手术切除，并尽可能实施局部治疗。对化疗有反应的病例可继续接受监测。CACA 指南推荐复发和进展病人应采用外科手段切除病灶，并参加临床研究（如核素^{153}钐 – EDTMP 治疗、姑息性放疗、最佳支持治疗）。

肺转移灶是否被切除直接影响病人的预后（48% *vs* 5%）。原发灶和肺转移灶同时被切除病人的 3 年疾病无进展存活率（DFR）可达到 55.5%，其中一项纳入 323 例骨肉瘤病例的随访研究（498 次手术）中，病人的 5 年总生存率（OS）为 37%，在 5 年无病生存期（DFS）内晚期转移的概率是 36%，同期转移病人的概率是 9%。

3. 精准放疗，化疗并行

谈起骨肉瘤的药物治疗，应先了解骨肉瘤和尤因肉瘤。两者在很多方面非常相似，在临床中容易被混淆，均多见于青少年，容易发生血液传播，主要转移部位是骨组织。两者的发病率也非常类似，分别为 4.4/1 亿和 3/1 亿，极易被混淆。实际上，骨肉瘤是一种畸形细胞的恶性肿瘤，在采用内科方法治疗时很多方面存在一定的差异。骨肉瘤化疗的革新改变了骨肉瘤的整体治愈率。在早年无化疗时，骨肉瘤的治愈率和生存率仅为 20%。截肢后，骨肉瘤病人大多数会因 2 年内出现肺转移进展而死亡。化疗将骨肉瘤病人的生存率从 20% 提高到了 60%~70%。换言之，在初治骨肉瘤病人中，2/3 可被治愈。

治疗骨肉瘤的经典一线方案是多柔比星 + 顺铂 + 大剂量氨甲蝶呤 + 异环磷酰胺。值得一提的是，这四大基石非常有用，在实际临床组合中只要有效地将其中两个或两个以上药物组合在一起就可以。在治疗骨肉瘤的经典一线方案中，新辅助治疗并不能改善总生存期，为什么仍然需要在无转移肢体骨肉瘤术前行新辅助化疗呢？原因是术前化疗具有一定的作用，可改善肿瘤的水肿反应区，缩小瘤体并改善手术边界。在骨肉瘤的二线治疗方案中，优先选择异环磷酰胺和依托泊苷，其次是各类抗血管生成的靶向药物。在骨肉瘤治疗中，还有其他治疗方案可供选择，但是由于客观反应率和疗效维持时间不太长，因此其仅用于特殊情况。

在骨肉瘤的一线治疗中，上述四大药物是最重要的治疗基石。在临床工作中医生面对的人群多数为青少年和年轻人，其在治愈后需要存活很多年。多柔比星具有累积的心脏毒性，临床上可见很多同分异构体或类似物。值得一提的是，虽然表柔比星曾用于 II 期临床试验，病人耐受较好，但是生存情况并不优于多柔比星。吡柔比星未曾用于相应的临床试验，故目前尚无客观数据引用。所以，CACA 指南推荐一线治疗时应采用多柔比星或脂质体多柔比星进行化疗。在治疗骨肉瘤时，可对 4 种基石药物采用有机组合。国际和国内的治疗方案基本上以手术为前提。对于梭形细胞恶性肿瘤，一旦存在实体瘤，如果未通过手术完全切除，则肿瘤不可能被治愈。虽然药物治疗可使瘤体缩小，甚至在临床评估中通过肉眼可能观测不到，但是肿瘤的残骸还在。所以在手术切除前后，CACA 指南推荐给予最高强度的化疗，术前通常持续 2~3 个月，术后可能会持续 4~5 个月。

手术边界对预后的影响远大于化疗。对于化疗反应率差且肿瘤缩小不明显甚至可能长大的骨肉瘤，只要可以切除干净，仍然治愈的概率仍然可达 40%~50%。如果骨肉瘤不能被完全切除，则病人的生存期不超过 5 年。对 40 岁以上的骨肉瘤病人，行一线治疗方案时通常会舍弃氨甲蝶呤。在成年人中使用氨甲蝶呤时，很容易出现延迟代谢并发生特别严重的毒副作用和并发症。有研究显示，治疗 25 岁以下骨肉瘤病人时也会去掉多柔比星，因为这部分病人的预后较好，5 年总生存期可达到 71%，青少年病人的预后会更好。如果这部分病人采用含有多柔比星的治疗方案，则可能产生心脏累积毒性。所以 CACA 指南推荐使用最高强度的组合，以保证在围手术期前后达到最优的疗效，这是行骨肉瘤一线化疗时的治疗原则。

高强度化疗会造成很多病人出现疲乏、难受或其他严重并发症。中医中药、益气健脾药物、小剂量激素或合适的生活节律有助于病人耐受一线内科治疗。当然，在内科治疗中激素的用量越小越好，可以避免降低自身免疫。尽管已接受足量的一线化疗，但是仍然有 1/3 的初治非转移性骨肉瘤病人会出现远处转移，约 3/4 的初发转移性疾病病人会复发。目前为止，骨肉瘤的二线治疗在近 30 多年来一直处于平台期。从一些内科二线用药的客观缓解率可以看到，比较令人瞩目的化疗方案是异环磷酰胺联合依托泊苷，此外是抗血管生成靶向药。在采用这一类药物进行治疗时，CACA 指南推荐采用具有临床试验结果的成熟国产药，包括阿帕替尼和安罗替尼，此类药物对骨来源肿瘤疾病的控制情况与国外同类药物类似。靶向药物的毒副作用可能提示药物疗效，但是需要积极预防和控制在 1~2 级范围之内。在预防和处理最常见的口腔黏膜炎和手足综合征等毒副作用的过程中，一些中医中药组合能有效缓解这种不良反应，将不良事件程度降到 1~2 级，减少外周激素的用量。接受酪氨酸激酶抑制剂和抗血管生成靶向药临床试验的相应病例数非常少。在整体上，这类药物可控制疾病约 4~6 个月，虽然客观反应率不同，但是不同病人的瘤体负荷、一般状况、对靶向药的耐受情况和病灶部位都会影响这些数据，尽管整体上无显著生存学差异。然而关于仑伐替尼联合异环磷酰胺和依托泊苷的临床研究结果显示，中位疾病无进展生存期从 4~6 个月延长到了 8.7 个月。因此，CACA 指南主张在进展期骨肉瘤的疾病控制中采用靶向药联合化疗优于单纯靶向药。

在靶向药物治疗骨肉瘤的过程中，骨与软组织的病灶最难得到控制，最主要的原因在于这些靶向药在骨和软组织中的血药浓度比较低。在抗血管生成的靶向药治疗过程中，由于血管紧张和收缩会破坏血管内皮细胞，这种内皮细胞的破坏会导致循环血中肿瘤细胞的增多，这些增加的肿瘤细胞有可能定植在靶向药浓度不高的部位，例如脑、肝、腹膜外等肺外区域。因为在肺和脂肪组织中靶向药的血药浓度较低，而在采用靶向药联合化疗进行治疗时，化疗药可克服靶向药浓度低的缺点，更好地控制骨、软组织和其他组织的病灶。

回顾前期试验数据，所有病人的病情进展基本上发生停止化疗后。这部分进展期病人的疾病控制时间和稳定时间越长越好，因为他们本身就处于不可治愈的状态，所以延长化疗时间更合适。实际上，在临床试验设计中病人的骨髓象在接受5个周期的大剂量治疗方案后就很难再耐受化疗。所以治疗时应减少化疗的剂量，延长化疗时间，采用节拍化疗联合靶向药物，使靶向药物发挥主导作用，让病人有更大的生存受益，这些临床试验也将改变骨肉瘤二线治疗指南。在目前趋势下，CACA指南推荐采用小剂量化疗药联合靶向药进行治疗。在这些探索中，中国人也想分享一些联合用药的经验。联合用药的确有助于延长进展期病人的无进展生存期，使用新辅助方案也可诱导更大程度的客观缓解率，并且小剂量化疗药更适合中国人。

骨肉瘤对放疗不敏感，如果需要通过放疗达到局部控制，一定要给予高剂量（60Gy以上）放疗。在小众的临床试验设计中，包括质子、重离子放疗和同位素放射性元素钐（Sm）的存在可使骨肉瘤得到很好的局部控制。在切除的病灶中可见90%~95%的坏死，此提示该疗法是一种不错的局部挽救的治疗方案。值得一提的是，这样的放疗远不足以替代手术治疗，如果一个病人能通过手术切除病灶，则仍然推荐采用手术治疗。

CACA指南推荐治疗时应采用以手术治疗为主、放疗为辅的治疗方案。在治疗骨肉瘤时，建议采用全量靶向药和最小剂量化疗药。骨肉瘤是一种梭形细胞恶性肿瘤，发病年龄为15~30岁，40岁后为另一个发病高峰年龄。相比于其他肿瘤，骨肉瘤对化疗呈中度敏感，整体治愈率是60%~70%。当出现转移灶时，最重要的治疗策略是切除，化疗也是在切除前后给予高强度的内科治疗以避免出现其他恶性肿瘤。

4. 四肢骨肉瘤的外科治疗

手术截肢或保肢是治疗骨肉瘤的主要方式，无转移的高级别骨肉瘤截肢与保肢术在复发率和生存率方面无显著差异。长期随访结果提示，保肢手术通常能带来更好的功能。CACA指南推荐，对新辅助化疗反应好或较好的高级别骨肉瘤如果能达到广泛的外科边界，应首选保肢术。当保肢治疗无法达到足够的外科边界时，应采用截肢治疗。

CACA 指南指出，骨肉瘤保肢治疗是典型的多学科治疗，广泛切除或根治性切除是目前外科治疗的目标。当前骨肉瘤的主流治疗措施是保肢治疗，但应在严格掌握适应证的原则下实施。当病人要求截肢，化疗无效的 2b 期骨肉瘤，重要血管神经束受累，缺乏广泛保肢术后骨与软组织重建条件，预期假肢功能优于保肢时，可行截肢术。CACA 指南强调行保肢术时切除肿瘤的原则包括：第一，必须将包含肿瘤的骨与软组织完整广泛切除，正常肌肉软组织袖套厚度不小于 1cm；第二，骨的安全边缘距离在 MRI 检查结果中显示肿瘤边缘大于 1cm；第三，在切除过程中严格遵循肿瘤外科学的无瘤原则。

CACA 指南指出，保肢重建技术的基本原则允许通过多种技术重建骨与关节的功能，软组织重建包括伤口覆盖和运动装置恢复，在儿童中一次性至少延长 1.5cm。对长节段生物重建材料，采用复合带血管的腓骨移植病人可获益。CACA 指南建议应用基于数字化技术的术前设计和精准切除，同时建议停止化疗后 3 周内实施手术。在保肢重建方法中，肿瘤型人工关节假体、异体骨关节移植、异体骨-人工假体复合体移植、游离带血管蒂腓骨或复合移植、瘤段灭活再植术和旋转成形术较常用。

肿瘤型人工假体置换是目前最常用的重建技术，优点是使用时简洁方便，手术技术成熟，疗效可靠，可快速恢复骨骼的完整性和关节的稳定性，有利于病人开展早期的活动和康复。但该假体也具有明显的缺点，主要表现为远期并发症，包括假体折断、磨损和感染。

异体骨复合人工关节的重建具有异体骨和人工关节的优点，应用于重要肌肉附力部位（如股骨上端、胫骨上端和肱骨上端）更为合理。

大段异体骨移植重建是一种比较古老的方法，优点包括提供关节表面、韧带和肌腱附力，缺点为并发症发生率较高，可达 40%~50%，主要包括感染和骨折不愈合等。

自体骨灭活重建术是一种操作简单方便、医疗支出低、外形匹配满意、组织排斥反应小、感染率较低的手术，缺点包括灭活骨骨折、关节不稳定和局部复发。

大段异体骨复合体带血管腓骨移植重建也称为"热狗术"，优点是骨愈合可靠，并发症少，重建节段长，缺点是手术操作复杂。

旋转成形术适用于儿童，将瘤段切除后将小腿上提并外旋 180°，接受特殊假肢移植后经过训练可获得非常好的功能，这个功能优于常规截肢。

保肢术具有一定的局部复发率，通常为 5.4%~10%。局部复发后病人的总生存率受到影响，无病生存率为 10%~40%。CACA 指南强调，局部未达到安全外科边缘化、化疗组织学应答不良、化疗期间肿瘤进展是导致手术后局部复发的主要风险因素。

5. 中轴骨骨肉瘤的外科治疗

CACA 指南建议，对脊柱骨肉瘤行外科治疗时应首选切缘阴性的全脊椎肿瘤肿块切除术，也就是肿瘤外科医生所说的 R_0 切除。

　　CACA 指南强调，采用脊柱骨肉瘤外科治疗时应遵循经典的脊柱肿瘤外科分期，但更应采取具体情况具体分析的个体化手术方案。由于脊柱包绕很多重要的结构和器官，当肿瘤侵犯这些重要结构时手术难度大大增加，切除的彻底性也将受到影响。因此，术后骨肉瘤的复发率很高，可达到 27%～60%。例如，为了在术中保留一例脊髓硬膜受到侵犯病例的脊髓神经，就不能获得阴性切除，因此术后短期内会出现复发和转移。如果通过术前精密设计和术中精细操作获得阴性切缘，术后肿瘤的复发率将降至 6% 以下。例如，一例复发的腰椎骨肉瘤病人通过很好的边缘设计和手术切除获得了阴性切缘，从而避免了术后肿瘤的复发。CACA 指南强调，将脊柱骨肉瘤切除后实施三柱重建很重要，两者缺一不可。应采用椎弓根钉棒系统内固定加钛网或人工椎体支撑。钛网可用于传统脊柱前柱椎体重建术中，但是存在远期下沉、异位发生率高的缺点。中国在国际上首先将 3D 打印术应用于人工椎体的制造中，创造出金属骨小梁，具有骨融合块和融合率高的优势，可以避免传统手段的远期并发症。因此，CACA 指南建议，进行脊柱前柱椎体重建时最好采用 3D 打印的人工椎体。

　　骶骨作为连接腰椎和骨盆的核心结构，既是脊柱的一部分，又是构成骨盆环的重要结构。骶骨原发骨肉瘤很罕见，并且外科治疗的难度很大，可采取单纯后方入路或前后方联合入路两种手术入路方式。中国在国际上首次改良了以往术式，创新性开发和推广了一期后路全骶骨切除术，其大大缩短了手术时间，降低了切口感染率，是 CACA 指南推荐的术式。根据临床经验，指南中还提出了保留双侧 L_5 神经根，此能基本保留双下肢的运动功能。为减少骶骨肿瘤的术中出血，CACA 指南建议采取术前超选择性动脉栓塞和中国首创的腹主动脉球囊临时阻断技术，该技术得到了世界同行的认可。此外，应果断切除被肿瘤侵犯的神经组织，同时尽可能通过精细操作避免正常神经或组织受到损伤。关于重建方式，CACA 指南建议实施非全骶骨切除术时可采取单纯钉棒系统进行腰椎和髂骨固定。将全骶骨切除后，应对骨盆环和腰椎髂骨进行多维度的固定重建。CACA 指南强烈推荐，在这种情况下应采用中国首创的 3D 打印全骶骨假体进行重建。

　　CACA 指南建议，对脊柱骶骨骨肉瘤进行外科治疗时应采取切缘阴性的全脊椎肿瘤整块切除术。在切除全脊椎后，建议采用 3D 打印一体化定制或组配式人工椎体进行重建。在开展骶骨手术时，术前应采取栓塞，术中应行腹主动脉球囊临时阻断技术，在全骶骨切除后建议采用 3D 打印全骶骨假体进行重建。

　　分析骨盆骨肉瘤的外科治疗时，可分为两部分介绍，即骨盆骨肉瘤外科治疗的基本概念、骨盆骨肉瘤的分区切除与重建要点。

　　骨盆骨肉瘤的基本特点是发病率低，合并静脉瘤栓的发生率较高，化疗效果差，手术前化疗不能改变预后。因此 CACA 指南强调，外科手术切除可能是治愈骨盆骨肉瘤的唯一手段。半骨盆截断作为治疗骨盆骨肉瘤的传统术式，在国际上仍被广泛采用，但大多数病人的术后功能很差，致残率很高。

中国在治疗大量骨盆骨肉瘤病例的基础上改进了保肢术式。骨盆骨肉瘤保肢术的适应证包括：保肢手术能使病人获得满意的切除边界；半骨盆截断不能提供更好的切除边界；保肢治疗优于截肢治疗。存在以下几种情况时则不推荐采用保肢手术：截肢手术的外科边界优于保肢手术；肿瘤侵犯坐骨神经和髂血管；同侧远端肢体存在复发或转移病灶。

根据经典而古老的 Enneking 分区，可将骨盆分成四区，但不能用于细分骨盆肿瘤累及骶骨时。北京分型（Beijing System）弥补了这一缺点，完善了骨盆分区的理论体系，骨盆Ⅰ区和Ⅰ/Ⅳ区（北京分型-Ⅰa、Ⅱa、Ⅲa）也就是肿瘤侵犯髂骨，可能累及部分骶骨，应首先采用 R_0 切除，然后根据情况重建或不重建骨盆缺损。重建此类缺损时，中国在国际上首次提出了 3D 打印假体，取得了良好的临床疗效。骨盆Ⅱ区和Ⅱ+Ⅲ区即肉瘤侵犯髋臼骨，在保证阴性切缘的基础上可选择多种多样的重建方式。

与传统的生物重建和国外流行的金属假体设计相比较，中国首创的 3D 打印组配式或定制式的金属假体具有融合率高、并发症少的优势，所以 CACA 指南强烈推荐。CACA 指南不推荐在切除耻骨坐骨肿瘤后进行刚性固定，而是采用骨盆 3D 打印技术进行软组织重建，例如采用铆钉和人造韧带进行重建，从而修复盆底肌肉附着，避免腹股沟疝的发生。彻底切除累及骶髂关节髋臼的骨肉瘤并重建是世界级难题。中国在这方面积累了大量的成功经验，CACA 指南推荐经腰椎固定的半骨盆假体重建和经过改进的横向或纵向三角固定方式（半盆截肢）可作为传统的骨盆骨肉瘤治疗术式。CACA 指南建议，除超过半盆进行截肢时需要固定监测腰椎和髂骨外，实施其他措施后均不需要重建。此外，还应采用合理的肌肉瓣或筋膜瓣覆盖和修复创面。

CACA 指南建议，对骨盆骨肉瘤进行外科治疗时可采用骨盆分区切除及重建保肢术/半盆截肢术。在骨盆Ⅱ区和Ⅱ+Ⅲ区切除后，应采用 3D 打印组配式或定制式半骨盆假体进行重建。将骨盆Ⅲ区切除后应进行软组织重建和修复，盆底肌肉附着，并避免腹股沟疝的发生。将累及骶髂关节的髋臼肿瘤切除后，应采用经腰椎固定的半骨盆假体和三角固定理论。

6. 骨肉瘤的康复治疗

骨肉瘤的康复治疗是"防—筛—诊—治—康"整合医学体系中的最后一个环节，但却往往决定了整体治疗的成败。CACA 指南指出，骨肉瘤的康复治疗是多学科共同参与的整合康复过程。肿瘤科医生作为团队指挥，应协调护理团队、血管介入医生、麻醉医生、疼痛管理团队、肿瘤内科医生、中医药专家、理疗师、营养师、心理咨询师等共同参与，最终实现骨肉瘤病人的快速康复。这一协作过程也是整合医学理念的集中体现。CACA 指南强调骨肉瘤病人的围手术期管理内容主要包括以下四个方面。

手术时应尽可能减少手术创伤，应用术中低血压、辅助动脉、球囊和介入栓塞等技术最大限度减少术中出血量。预防并发症时应尽可能杜绝深静脉血栓和肺栓塞的发生，降低坠积性肺炎的发生率，优化伤口处理流程，加强引流管和尿管的管理。改善骨肉瘤病人生活状态时，应最大限度地减轻病人的疼痛程度，改善睡眠质量。进行功能锻炼时，应指导病人增加肌肉强度和不耐受力并学会使用辅助器械，同时指导家属以帮助病人实现生活自理的目标。

CACA指南强调，骨肉瘤病人进行术后康复锻炼是整体诊疗过程的重要组成部分，康复团队应根据病人的手术部位、手术方法和自身状态制定个体化的康复方案。以股骨下段骨肉瘤为例，在术后两周内康复的主要目标是促进伤口康复、预防围手术期并发症，可以指导病人完成膝关节30°以内的屈伸运动和术区肌肉等长收缩训练以避免畸形。在术后2~8周应加强被动和主动训练，恢复关节活动度，逐渐增加患肢的负重，增大训练量，提高活动耐受力，开始尝试在脱离支具的保护下行走。在术后8周时病人应进一步增加活动强度，提高活动耐受力，改善步态和平衡感，最终融入正常生活。骨肉瘤病人的疼痛原因多种多样，剧烈癌痛和神经卡压可造成放射痛，创伤造成的伤口疼痛可严重影响病人的生活质量，并给术后康复和锻炼造成巨大困难。

CACA指南提出多模式阵痛理念，最终实现减少使用阿片类药物的目的。CACA指南推荐的药物和治疗手段多种多样，可以根据病人的疼痛程度序贯使用。发生难以缓解的剧痛时也可联合应用。对于轻度的手术疼痛，可通过口服塞来昔布或静脉注射NASID（帕瑞昔布）药物来控制。对骶骨骨盆等复杂大型手术后的剧烈疼痛，可联合应用鞘内注射、病人自控镇痛（PCA）泵、抗焦虑药物等多重手段加以有效控制。通过宣讲CACA指南，更多的病人将摆脱围手术期疼痛，即使是骶骨肿瘤病人也可实现早期下地行走，更好地融入正常生活。

骨肉瘤的发病人群以青少年为主，病魔常残酷折磨患儿和家属，手术创伤和长期化疗通常给患儿带来了巨大的心理阴影。CACA指南推荐，骨肿瘤医护团队应与病人及家属充分沟通心理变化，提前详尽告知手术效果和化疗的毒副作用。治疗期间应营造良好的病房环境和氛围，协助克服儿童的恐惧和抵触情绪以增加治疗的依从性。青少年接受骨肉瘤心理辅导是一个长期过程，包括骨肉瘤的诊治和随访。随着骨肉瘤病人长期生存率的显著提高，更多患儿重返学校，考入大学，组建家庭。CACA指南推荐患儿及家属在必要时应接受专业心理咨询，以健康姿态步入社会，开启崭新的生活。

骨肉瘤病人在围手术期和化疗期面临营养问题。CACA指南推荐，病人应保证蛋白质、脂肪和碳水化合物的均衡摄入，适量补充维生素和矿物质。在围手术期应给予高蛋白饮食，提高机体白蛋白水平，此可明显降低手术风险和围手术期并发症，必要时可选择肠内营养或输注白蛋白以纠正低蛋白血症。在化疗期间病人应避免摄入高尿酸食物以减轻肾脏负担。CACA指南建议，如果病人因化疗药物引发口腔溃疡时，应避免摄入坚硬或粗糙的食物，并补充 B 族维生素以促进黏膜修复。化疗后发生严重骨髓抑制的病人应注意饮食卫生，禁食生冷食物。CACA 指南推荐，化疗后食欲欠佳的病人应服用胃肠动力药和助消化药，并辅以中医药调理。中医中药的历史源远流长，是中华民族的瑰宝，是中国卫生事业的特色与优势。关于中医对骨肉瘤的认识可追溯到 2000 多年前的《黄帝内经》，骨肉瘤被归于"石痹"范畴，与今天的整体整合医学理论不谋而合。中医非常强调整体观和辨证施治的概念，CACA 指南推荐在治疗骨肉瘤的过程中应充分发挥中医药的优点，改善病人的全身情况，提高免疫力，预防肿瘤转移。在围手术期和化疗期，应积极倡导使用中医药治疗，降低手术并发症，减少化疗的副作用，实现益气补血、生髓散结的目的。骨肉瘤病人的随访是整个诊疗体系的重要组成环节，CACA 指南推荐的随访检查内容包括详尽的体检、以 CT 检查为主的胸部影像学检查、血常规和血清实验室检查、原发灶部位的影像学检查以及规范的功能评估。CACA 指南建议，随访频度应为 1~2 年内每 3 个月一次，第 3 年每 4 个月一次，第 4~5 年每 6 个月一次，以后每年一次。

骨肉瘤的治愈率维持在 60%~70% 已 40 余年，如何突破这一瓶颈是每一个中国骨肿瘤医生的使命。中国的巨大人口资源优势给我们搭建了大展拳脚的舞台。相信在不久的将来，更多的 CACA 分型、CACA 术式将出现在国际骨肿瘤论坛，更多的中国新药将在 CACA 指南的主导下步入国内和国际市场，在人工智能、材料学、工程学等交叉领域中国的骨肿瘤修复重建产品将实现弯道超车。2018 年中国发表的骨盆骨肉瘤外科 CACA 分型已经被写入了 CACA 指南，2021 年发表的骨肉瘤静脉瘤栓 CACA 分型将如约出现在 CACA 指南的新版本中。骨肉瘤的基础研究绝不会仅止步于高分的 SCI 文章，CACA 指南主导下的新药临床试验和转化开发必将彻底改变骨肉瘤病人的预后，使更多灿烂的笑脸在阳光下绽放。长期以来，国内骨肿瘤重建假体严重依赖进口，而在 CACA 指南整合医学理念的引导下，材料学、工程学和数字骨科技学融会贯通，势必推动更多的中国创造进入国际市场。

二、院士点评

1. 刘良院士：中西整合，辨证治疗

在 CACA 指南中，骨肿瘤的整合治疗以手术治疗为主、化疗和放疗为辅，并且配合中医药治疗。中医对骨肿瘤治疗的原则和作用体现在内科治疗方面。我们现在很多时候都需要学习前辈的中西医手术技巧，携手发挥各自所长，这体现了围手术期治疗的优势。另一个是放疗和化疗的辅助治疗，其可减轻放疗和化疗的副作用。很多化疗病人采用中药进行治疗，因为许多病人在化疗过程中会出现中医所谓的阴虚或阴虚火旺等副作用，所以中医药治疗非常有益。

根据中医的辨证治疗，骨肿瘤可分为三型，即阴寒凝滞型、毒热蕴结型和肾虚火郁型。同一个疾病在不同阶段、不同环境和不同体质中会呈现不同的状态，

既是分子病理变化的反应，同时又是积极的综合反应。所以，采用中医治疗时应辨别状态和证候，这称为辨证治疗。辨证治疗的效果更好，更精准。

现存的主要问题是将西医和中医相整合的精准诊疗病症的方案尚不完善，诊疗水平不足。应了解各种骨肿瘤或其他肿瘤的主要分子病理，同时基于病人的疾病状态和中医证候进行治疗，即进行精准治疗时应既针对分子病理又针对整体状态。中医专家和西医专家共同携手才有利于问题的解决，并提高肿瘤的疗效。仅依靠中医药治疗或西医治疗均无法取得满意的疗效，所以中西医整合是我们的研究方向。

2. **邱贵兴院士：全面详细，严谨易懂**

本指南从流行病学、预防、筛查、诊断、治疗和康复等方面展开描述，非常全面，治疗方面的描述尤为突出，所以本指南对骨肿瘤的规范化、标准化治疗具有非常重要的指导性意义。

制定本指南时，应采用严谨的语言，并对指南中证据质量和推荐强度进行分类与分级。无论是大型随机对照研究或小型随机对照研究，还是大型回顾性研究、病理对照研究、无对照组的临床试验研究或病理报告、专家意见，在描述时应谨慎使用"必须""一定""应当"等词。"必须"代表"强力推荐"，描述专家意见或存在争议的意见时应采用"建议"而非"必须"。本指南中的文字应严谨且通俗易懂。

3. **高天明院士：情绪治疗，分支研究**

CACA指南对骨肿瘤诊治的指导具有非常重大的意义，并且也会为骨科病人带来更多的福音。负性情绪可能对肿瘤生长或转移带来一定的负面影响，我们将来在临床中应进一步开展这方面的研究。联系肿瘤与肿瘤的一些神经纤维也可能对肿瘤产生一定的作用，这方面的研究可能对未来治疗此类疾病具有很重要的指导作用。

将来在开展手术时应深入研究促进肿瘤进展的神经纤维，将其切除后应同时保留支配骨组织且具有重要修复作用的神经纤维。我们应加强肿瘤神经研究的发展，并通过肿瘤神经分支的研究开发出更多的治疗手段。

4. **姜保国院士：指南方案，造福病人**

骨肿瘤多发于青壮年人群，具有极高的致死率和致残率。多年来，骨肿瘤的专家团队不仅致力于挽救病人生命，而且致力于保肢治疗，目的是维持病人更高水平的生存目标。CACA诊疗指南凝聚了国内骨肿瘤专家团队几十年的临床实践和科学探索，使我国骨肿瘤的诊断和治疗水平得到进一步提升，并造福了广大病人。

5. **张英泽院士：数据开发，细化分型**

在骨肿瘤中，骨肉瘤的发病率虽然很低，但是对国家、社会、家庭和本人的危害非常大。病人的5年生存率低于20%，儿童发病多见，目前尚无非常好的确切治疗方法。我建议对骨肉瘤进一步分型，但是目前尚缺乏大数据的支持，所以应进一步收据数据。在免疫治疗方案中，我们应再开拓一个新的领域，因为免疫治疗的效果还不十分确切。同时，化疗方案的制定应基于统一、规范、标准化大数据的支撑。

三、总　结

樊代明院士：不忘初心，重视免疫，加强合作

第一，应搞大数据，虽然骨肿瘤的病例少，但我国人口基数大，病例数量多。第二，应在不同地方建立大的疑难病诊治中心。第三，应在免疫方面对肿瘤的防治和康复下功夫。

将来治疗肿瘤时，治疗方案的制定仍然是万变不离其宗，最后还是应回归到最基本的治疗方法。我们应不忘初心，加强多学科合作。随着医学的发展和整合，最终仅依靠外科医生和内科医生治疗疾病的模式将不复存在，这是一个非常严肃的问题，并且肯定也是最终结果。

整合诊治指南将改变中国肿瘤学的发展格局，也必将改变世界肿瘤学的发展格局。

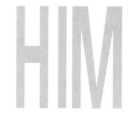

小细胞肺癌整合诊治前沿

◎程 颖 周 清 林冬梅 袁双虎 张 爽 杨 帆

一、专家解读

1. 指南概述,除旧更新

小细胞肺癌大约占肺癌的15%,形态上癌细胞体积小、胞浆少、胞核相互挤压,类似燕麦。小细胞肺癌个头虽"小",但危害极大。与非小细胞肺癌相比,小细胞肺癌预后非常差,生存期很短,容易复发,异质性强,容易转移。小细胞肺癌与吸烟相关性很大,因此大多数为男性病人。目前发现,在中国大概有20%病人的病因与二手烟有一定相关性,其他如空气污染、化学污染也有一定关联。

小细胞肺癌治疗整体上非常艰难,人们形容它"久攻不下,历经艰辛",直到2010年,免疫治疗和抗血管生成的小分子多靶点药物上市后,才开启了小细胞肺癌治疗的新篇章。目前中国小细胞肺癌的诊治现状存在医疗资源分布不均、临床医生认识不足、百姓重视程度不够等问题。此外,治疗方法有限,目前除了免疫治疗和小分子多靶点药物在近年小细胞肺癌治疗上展示出非常好疗效外,治疗仍以放化疗为主,其他药物尚未发现明显疗效,因此小细胞肺癌研究少,进展也少,不能满足临床需求。国际上已开启了小细胞肺癌免疫靶向治疗的先河,中国自主研发的药物也带来一些新的研究成果,例如洛铂、安罗替尼、阿得贝利单抗,在精准治疗道路上书写了浓墨重彩的一笔。

CACA指南的整体特色有以下四点:①指南体现了整合医学的理念,涵盖了多学科的各个部分,从诊断到内科、放疗、外科等;②指南具有中国特色,注重国内临床实践和研究成果,发出中国声音;③指南适用性广,兼顾不同层级和地区,具有很好的可及性、普适性、可行性,尤其是基层医生对这部指南的可行性有更大需求;④指南注重全程管理理念,是涵盖"防—筛—诊—治—康"5个方面全程管理防控体系。

内容方面,CACA指南与NCCN指南和ESMO指南相比,在流行病学、诊断、手术治疗、放疗方面并无太大差别。但在内科治疗部分,CACA指南有中国数据和国产药物,这是其他指南不具备的。另外CACA小细胞肺癌指南加入了复合型小细胞肺癌和转化性小细胞肺癌的治疗进展。

2. 流行病学,诊断前沿

小细胞肺癌是一种主要发生在吸烟人群中的高级别神经内分泌瘤,发病率约占肺癌的 15%。非小细胞肺癌最常见的两大类型是腺癌和鳞癌，小细胞肺癌和大细胞肺癌的发病率差不多，基本上是并列位居第三。

小细胞肺癌主要发生在男性，因为男性是主要吸烟群体。但在过去的 30～50 年间，随着社会发展，尤其是在一些发达国家，女性吸烟比例上升，因此女性患病比例逐渐攀升。随着全球控烟程度大见成效，吸烟人群下降，小细胞肺癌发病率整体呈现下降趋势。小细胞肺癌虽然只占肺癌的 15%，但有非常独特的特点，最大的特点是恶性程度非常高，预后非常差，整体 5 年生存率非常低，不足 10%。

小细胞肺癌是一类侵袭性非常强的高级别神经内分泌瘤，几乎是所有肺癌中预后最差的一个类型，大多数小细胞肺癌分化程度很低、恶性程度很高，95% 以上都是吸烟病人。

解剖结构上，小细胞肺癌主要发生在主支气管或叶支气管，因此影像学如 CT 常见大多数小细胞肺癌呈现中央型肺癌的特点。由于小细胞肺癌恶性度很高、侵袭力很强，所以较早发生各部位转移，包括局部淋巴结转移、远处器官转移。由于小细胞肺癌生长速度非常快，所以对传统放疗、化疗比较敏感。对初诊初治小细胞肺癌，经典放疗化疗的敏感度较高，近期治疗有效率比较高，但由于小细胞肺癌恶性程度高、侵袭力强，因此大多数病人虽然初治时疗效较好，但绝大多数病人都在两年之内再次出现疾病复发和进展，一旦进展治疗难度明显增大。与非小细胞肺癌相比，小细胞肺癌病人 5 年生存率只有 6%，小细胞肺癌整体疗效和预后都比非小细胞肺癌差很多。

小细胞肺癌的转移部位，除局部淋巴结转移之外，常见远处转移器官主要包括对侧肺，还有脑、肝、肾上腺、骨骼及骨髓。由于小细胞肺癌最大特点是侵袭力强，恶性度高，因此 2/3 病人在确诊时就已发生远处转移。小细胞肺癌病人血液循环中瘤细胞浓度非常高，血液中存在大量瘤细胞，循环瘤细胞浓度居所有实体瘤之首，这也是高转移特征的反映。

了解小细胞肺癌的危险因素才能知晓如何预防小细胞肺癌的发生。小细胞肺癌最重要和最明确的病因是吸烟，因此最好、最有效预防小细胞肺癌发生的办法是避免吸烟或尽早戒烟。其他如环境因素，职业暴露因素（比如石棉、氡、煤烟等有害气体），放射性暴露因素，空气污染，遗传/家族性因素等，也在小细胞肺癌的诱因中占一定比例。

小细胞肺癌常缺乏早期特异性症状，由于小细胞肺癌大多是中央型，所以会出现咳嗽、咳血或呼吸困难。但是咳嗽为非特异性症状，长期抽烟病人是吸烟引起的慢性病，所以常不重视，也未必会因咳嗽而就诊或做检查，所以小细胞肺癌早期起病时常无特征，比较隐秘。

根据以上特点及吸烟作为重要的危险因素，预防小细胞肺癌，最重要的还是避免吸烟和戒烟。随着近年全球戒烟取得有效成果，小细胞肺癌发病率呈现下降趋势，并且戒烟可提高病人的生存率，降低病人死亡风险。

从预防的角度总结出经典的肿瘤三级预防。一级预防是病因预防，针对健康人群，健康人群要想不患小细胞肺癌，最重要的是不要吸烟，同时避免二手烟、空气污染、有害物质接触等其他危险因素，保持健康生活方式。二级预防是早发现、早治疗，建议高危人群每年都进行定期全面体检，高危人群指长期的重度吸烟者，或有肺癌家族史，或工作环境中有致癌因素暴露，高危人群体检建议包含低剂量胸部CT。三级预防是康复性预防，针对已确诊的小细胞肺癌病人，建议规范的控瘤治疗，遵医嘱按期到医院复查。

如何提高小细胞肺癌早期筛查率，提高小细胞肺癌早诊早治？对此，CACA指南推荐低剂量胸部螺旋CT作为主要筛查手段。非小细胞肺癌由于低剂量胸部螺旋CT开展，大幅度提高了早期筛查率。但与非小细胞肺癌相比，小细胞肺癌侵袭力强、很早就会发生转移，因此早期筛查对小细胞肺癌的作用非常有限。尽管也有一些血液标志物有助于早筛早诊，但实际作用有限。所以目前针对恶性度很高、预后很差的小细胞肺癌，的确缺乏非常有效的早期诊断手段，因此仍然建议第一早戒烟、第二定期体检，不要等到出现症状后才去做检查或相关的诊断检查。

小细胞肺癌的诊断。小细胞肺癌从症状和体征上的确缺乏特异性，主要是呼吸道常规症状，比如咳嗽、气喘、呼吸困难、咳血或上腔静脉综合征以及相应转移部位的症状。由于小细胞肺癌属于神经内分泌瘤，所以常会伴发副瘤综合征，比较常见的是抗利尿激素异常分泌综合征或库欣综合征，其他如神经系统的异常或内分泌的异常，皮肤、肌肉、关节的改变或代谢方面的异常。当出现这些特殊的异常情况时，做相关检查仍找不到明确病因，则要考虑是不是小细胞肺癌。

小细胞肺癌的临床分期，除与非小细胞肺癌相同的TNM分期外，临床更常用的是美国退伍军人肺癌研究组（VALSG）分期法。VALSG分期法将小细胞肺癌简单也更直接分成两大类：局限期和广泛期。

局限期特点是肿瘤局限于一侧肺且转移淋巴结也局限于同侧肺部，广泛期即肿瘤超越了局限期范围，比如肿瘤转移到对侧肺或对侧胸部淋巴结或远处器官，或有恶性胸腔积液。划分为局限期和广泛期的目的是更方便指导病人后续是否应接受根治性放疗。放疗在局限期小细胞肺癌中发挥着非常大作用，但广泛期小细胞肺癌要以全身系统治疗为主，所以这种两分法利于对后续治疗进行直接分类。当然TNM分期也非常重要，所以常在进行局限期和广泛期两分法后再按照TNM进行细分。为了更好进行TNM分期，推荐影像学检查方法包括胸部、腹部、盆腔CT，头部MRI，全身骨扫描，经济条件允许时可行PET这种相对昂贵的检查手段。PET是帮助判断肿瘤原发病灶的位置以及有哪些部位转移一种非常好的肿瘤检查及分期的方法。

除CT、MRI等影像学检查外，还包括常规血液检查、肿瘤标志物检查。最终准确获取病理诊断，还要进行微创取材活检。小细胞肺癌在解剖结构上主要是中央型，所以气管镜成为获取病理组织最重要的检查手段。其他包括胸腔镜、纵隔镜等有创检查，也能帮助获取病理组织做进一步病理诊断。除组织学外，细胞学只是辅助，小细胞肺癌血液循环瘤细胞（CTC）的含量很高，并不能取代常规病理诊断。当然，针对 CTC 的研究还是非常多的，除帮助做小细胞肺癌血液中的探索性研究外，因为 CTC 收集了全身各处瘤细胞的来源，所以作为一种辅助诊断手段也有助于评价肿瘤异质性。

经过影像学 TNM 分期和病理组织活检，最终确诊小细胞肺癌还需明确的病理诊断。小细胞肺癌病理诊断也非常有特点，它有单纯的小细胞肺癌，还有复合型小细胞肺癌，有自身独特的免疫组化特征和独特的分子病理学特征。

3. 病理检查，精准诊断

在肺癌中，小细胞肺癌属于肺神经内分泌瘤的一个亚型。肺神经内分泌瘤主要分为低级别、中级别和高级别神经内分泌瘤。低级别和中级别分别对应典型类癌和不典型类癌，高级别又分为小细胞肺癌和大细胞神经内分泌癌。

神经内分泌瘤发生于肺脏时，则与其他部位的肿瘤，包括胃肠胰的神经内分泌瘤在诊断标准上略有不同。肺神经内分泌瘤，主要病理诊断标准靠核分裂象及肿瘤是否有坏死。而胃肠胰神经内分泌瘤，诊断标准除了核分裂象外，还包括 Ki-67 增殖指数，所以不同的器官，即使是相似的肿瘤类型，诊断标准也略有不同。

基于以上论述，小细胞肺癌定义为肺神经内分泌瘤中高级别神经内分泌癌的一种，形态特点是富有特色的肺癌肿瘤类型，细胞较小，胞浆稀少，此外染色质细腻，无核仁或核仁不明显。诊断时一般需借助免疫组化来鉴定神经内分泌标志物。大部分小细胞肺癌表达神经内分泌标志物，但也有个别不表达。此外作为肺脏的小细胞恶性肿瘤，还有一个特殊的特点是可以复合非小细胞肺癌的成分。因为这种特殊的类型由此衍生出组织亚型，分为单纯型小细胞肺癌和复合型小细胞肺癌。单纯型小细胞肺癌是常见类型，在小细胞肺癌中占 80%。复合型小细胞肺癌是在单纯型小细胞肺癌基础上合并其他非小细胞肺癌的成分，这种类型相对少见，占比 20%。

组织病理学诊断除利用形态学特点外，一般也会借助免疫组化。免疫组化最主要看表达神经内分泌标志物。目前常用的神经内分泌标志物是 CD56、Syn、CgA。虽然大部分小细胞肺癌表达神经内分泌标志物，但也有约 5%~10% 病例不表达或标记不出来。这类病人该如何诊断呢？除形态学上要具有典型小细胞肺癌的形态外，即细胞偏小、胞浆稀少，在免疫组化标志物阴性前提下，还要借助角蛋白表达及 TTF-1 和 Ki-67 等具有特征性的表达，结合这些也可诊断小细胞肺癌。除以上标志物外，WHO 最新版指南还提到 INSM1（胰岛素瘤相关蛋白 1），INSM1 可较为有效地提高神经内分泌标志物的特异性，将来有可能加入内分泌标志物中。

小细胞肺癌在诊断时需与其他很多肿瘤鉴别，尤其是在小细胞肺癌活检的标本中。因为小细胞肺癌特别容易挤压，在支气管镜活检甚至穿刺标本中，有时细胞经过挤压后形态观察不清，核分裂象不易识别，此时小细胞肺癌与类癌在形态学上有时可能难以鉴别。虽然 Ki-67 不是诊断标准，但 Ki-67 指数的数值对鉴别高级别神经内分泌癌、类癌或不典型类癌还是非常有意义，目前在国际分类及常用的临床实践中，Ki-67 的界限为 30%，即小细胞肺癌的 Ki-67 指数 > 30%。

另外，在肺癌中，小细胞肺癌与大细胞神经内分泌癌最难鉴别。两者都属于神经内分泌癌，免疫组化对这两种类型的鉴别无任何意义，免疫组化在两者中都可表达或不表达。两者最主要的鉴别点是形态学，大细胞神经内分泌癌属非小细胞肺癌的形态特征，胞浆丰富、核仁明显。在新版 WHO 指南中特别指出，即使大细胞神经内分泌癌核仁不明显，与小细胞肺癌的核仁相似，如胞浆很丰富，也应归入大细胞神经内分泌癌。

小细胞肺癌与其他肿瘤类型还存在很多鉴别点，在小细胞肺癌活检或穿刺样本中，标本有限时的鉴别诊断是临床工作中经常遇见的问题。基于鉴别的肿瘤类型，可根据相应形态学特点，完善免疫组化指标、免疫组化的判读区分等，从而可与大部分肿瘤进行区分。在临床实践中还要特别注意一点，其他肿瘤如表达神经内分泌标志物，不能直接诊断为神经内分泌癌，因为很多肿瘤是非神经内分泌瘤，但却表达神经内分泌标志物，比如 60%~70% 的胸腺癌可表达神经内分泌标志物。因此在这类肿瘤的鉴别诊断中，不能被神经内分泌表达这一指标误导，从而诊断为神经内分泌癌，在这类肿瘤的诊断中需普遍关注。

除单纯型小细胞肺癌外，还有一种亚型为复合型小细胞肺癌。复合型小细胞肺癌大约占小细胞肺癌的 20%。除具有典型小细胞肺癌特征外，还含有非小细胞肺癌的成分。含有非小细胞肺癌可以是非小细胞肺癌的所有类型，包括大细胞神经内分泌癌及其他非小细胞肺癌。大部分复合型小细胞肺癌对复合成分无含量要求，即使 1% 的含量也可归为复合型小细胞肺癌，但需在报告中标注复合含量的百分比及组织学类型，以便临床后续治疗。如合并的非小细胞肺癌成分是大细胞神经内分泌癌或大细胞肺癌时，此时有含量的要求，即含量少的成分一定要满足 ≥ 10% 才能诊断为复合型小细胞/大细胞神经内分泌癌，或复合型小细胞/大细胞癌。

对复合型小细胞肺癌，复合成分若是神经内分泌的成分，如上述高级别的小细胞/大细胞神经内分泌癌，这些不同成分经过分子检测发现，两种不同的成分在同一肿瘤中实际上具有相同的分子遗传学改变，即支持"两种成分来自共同祖先的单克隆起源"假说。复合型小细胞肺癌中复合的成分如是非小细胞肺癌的其他成分，如常见的腺癌、鳞癌、肉瘤样癌等，研究发现这种复合型小细胞肺癌中的不同肿瘤成分，也具有相似或共同的组织遗传学起源。复合型小细胞肺癌若复合了腺癌，或是不吸烟的小细胞肺癌病人，一定要提高警惕，考虑这类病人是不是合并或存在 *EGFR* 突变。

转化性小细胞肺癌临床上大部分都靠临床诊断，对非小细胞肺癌转化为小细胞肺癌，常发生在 EGFR-TKI 治疗或其他驱动基因靶向治疗后，获得性耐药病人再次经病理活检证实与原来的组织学类型不同，此时临床上常会诊断为肺癌不同类型的转化。这种转化前后的组织学类型，两种成分或不同组织学亚型的分子改变，包括关键的驱动基因，包括 *EGFR*、*TP*53 及 *RB*1 基因等，其中 *TP*53 和 *RB*1 基因是高级别神经内分泌癌最主要的基因。这些基因的改变都有相似的遗传学背景。研究发现，这种不同组织学类型之间的转化或转化性小细胞肺癌，主要克隆实际上不是从最初诊断的肺腺癌或其他类型腺癌直接进化而来，而是从祖细胞克隆进化而来。这些相关研究的信息提示，在小细胞肺癌中，复合型亚型的小细胞肺癌不同的组织学类型之间，确实有非常相似的遗传学改变。

来看一例临床"小细胞肺癌转化"的病例。该病例最初诊断是腺癌，同时伴有 EGFR14 外显子突变，经过 TKI 治疗后发现肿瘤肝转移，同时膈肌有一病灶。手术切除后发现转移病灶无论从形态学还是免疫组化方面都符合典型的小细胞肺癌特点。初始临床诊断为腺癌，现在诊断为小细胞肺癌的转化。基于这一点，在病理层面上进一步对肝转移灶做了充分取材，发现在转移灶周围，局灶区域有腺样结构，从形态学上明确是腺癌，经过免疫组化证实 TTF-1 和 TP53 为阳性，RB1 基因缺失性表达。因此证实该病人属于肺腺癌同时又表达 *RB*1 基因缺失、*TP*53 的突变。该病例实际上是一个复合型小细胞肺癌，即复合型小细胞肺癌的一个亚型，它的复合成分是少量的肺腺癌成分，与原来肺腺癌的病史完全吻合。这是复合型小细胞肺癌和转化性小细胞肺癌在临床实践中的实际案例及两种类型之间关系的现实表现。

小细胞肺癌的分子分型是 CACA 指南中较为创新性的方面，分子分型在其他的指南中很少提到，这也是小细胞肺癌目前研究进展较新的内容。尽管目前还存在分歧，但在此次指南中也希望大家给予关注，尤其是关注它的临床意义。

分子分型实际上是近年小细胞肺癌进展研究中比较有意义的方面。它是通过研究一些相关的转录调控因子的差异表达，发现在小细胞肺癌中可分出几个亚型，根据 4 个不同的转录因子提出 4 种亚型，简称小细胞肺癌的 A 型、N 型、Y 型和 P 型。初步临床试验发现，A 型和 N 型相对多见，Y 型和 P 型相对少见。除该项研究外，其他研究也证实了 A、N 和 P 亚型的存在。同时不同的研究还提出与免疫治疗相关的 I 亚型。不同分型与目前对化疗药物敏感性、耐药性之间有一些相应的研究，另外还有与其他治疗反应之间的相关性研究。目前也越来越引起临床或药物研发专家的关注，为后续小细胞肺癌的生物标志物指导下的临床研究和精准治疗带来希望，也希望以后给予更多关注。这些研究目前尚处于探索阶段，还需要更多临床数据支持。

临床对上述 4 个亚型的检测方法主要包括 RNA 测序及对 4 个转录因子蛋白表达层面的免疫组化检测。目前在病理层面，对小细胞肺癌分子亚型的诊断，如 4 个不同的标志物表达的部位、异质性、不同抗体、不同克隆之间的染色结果，仍处于探索阶段，应用前景与面临的挑战并存，还需在临床实践中积累更多数据，从而更加规范和准确评估选择相应的抗体,获得准确的分子亚型诊断。

4. 放射治疗,重要手段

放疗是小细胞肺癌综合治疗的基石和争取根治的关键手段。小细胞肺癌分期的特殊之处在于分为局限期和广泛期,这不同于非小细胞肺癌,也不同于其他肿瘤。分期的依据是什么呢?求真溯源,实际上小细胞肺癌分期的主要依据是放疗野。一个放疗野能包括全部病变就是局限期,如果一个放疗野不能包括全部病变就是广泛期。所以在病灶同侧的胸腔,包括纵隔、锁骨上就属于局限期,如果超出此范围,出现脑转移、肺转移、肝转移等都属于广泛期。这也体现出放疗在小细胞肺癌整合治疗中处于关键地位。

(1)局限期小细胞肺癌的放疗

可手术的局限期小细胞肺癌的放疗:这部分人群占少数,常是体检时发现<5cm 的原发灶、周围型、无淋巴结转移。是否需要术后放疗主要取决于术后病理分期。术后出现同侧支气管、肺门或肺内淋巴结转移,为 pN_1 期,需辅助化疗±胸部放疗,放疗可做也可不做。但如出现同侧纵隔隆突下淋巴结转移,此时为 pN_2 期,在辅助化疗基础上必须加入胸部放疗。为何这样选择呢?因为研究发现,辅助放疗能显著将 pN_2 病人 5 年生存率从 18.6% 提高到 29%,提高了约 10 个百分点。虽然 pN_1 病人 5 年生存率提高 5.6%,但无统计学显著差异。因此在 CACA 指南中建议 pN_1 病人可行辅助放疗,但不强烈推荐。

对不宜手术的 $cT_{1~2}$ 局限期小细胞肺癌病人,主要指因为年老、心肺功能差、有脑血管等基础疾病而不适合手术,或病人不愿接受手术,此时可首选同步放疗。不能耐受手术的病人能耐受放疗吗?其实因为目前是基于现代精准放疗技术,由精细多叶光栅塑形+计算机运算上亿次的优化+在线影像引导,从而达到非常精确的放疗,包括三维适形放疗、调强放疗、影像引导放疗、射波刀、TOMO 疗法、质子放疗、重离子放疗等,都属此范畴。精准放疗能达什么程度呢?有一个词形容为"dose painting",比如名画"蒙娜丽莎的微笑",放疗可以很容易地用设备勾勒出名画里面的色彩,可像剂量喷画样非常精巧,且误差不超过 1mm。因此现在放疗已经突破手术禁忌,如脑干区可做放疗,骶骨前区容易出血的部位也可做放疗。此外常见肺癌侵及大血管如上腔静脉、肺动脉等都可做放疗。放疗受年龄、心肺功能等限制较少,如因心肺功能差、高龄或病情原因等不宜手术的肿瘤,此时可用放疗代替手术,如早期肺癌立体定向放疗(SBRT)。

分期超过 $cT_{1~2}$ 的局限期小细胞肺癌是最常见的,肿瘤较大,可能已有淋巴结转移。CACA 指南推荐首选同步放化疗,对身体基础条件差、不能耐受的病人可选序贯放化疗,且推荐在化疗 1~2 个周期时加入放疗,放疗参与时机越早,获益越明显。特别强调,诱导化疗有效的病人要尽早接受放疗,研究发现早放疗组和晚放疗组进行疗效对比,中位总生存期呈现 36.9 个月和 22.8 个月的差异,无进展生存时间也存在显著差异,分别为 19.4 个月和 11.7 个月。因此,强调局限期小细胞肺癌不可以一直化疗，不加或晚加放疗都是不对的。

CACA 指南推荐分期超过 cT_{1-2} 的局限期小细胞肺癌放疗有两种分割模式：第一种为超分割模式，每天照射两次，3 周完成；第二种为常规分割模式，每天照射一次，6~7 周完成。目前常规分割和超分割模式总生存无明显差别，且不良反应接近。大部分报道中超分割模式的生存数值要略好一些，但也有报道超分割模式放射性食管炎的发生率较高，所以超分割模式更适合一般情况较好、基线肺功能较好的病人。此外近几年临床试验支持，通过超分割方式把剂量进一步提升到 60Gy/4 周完成，有可能成为优化的选择方案。2021 年一项开放随机 Ⅱ 期临床研究报道，通过剂量提升达到 60Gy，病人总生存期从 22.6 个月提高到 37.2 个月，且 60Gy 每天 2 次和 45Gy 每天 2 次不良反应的发生率相似，所以应用调强放疗等新技术加持下采用 60Gy/4 周（每天 2 次）方式有望成为现有方案的优化选择。

放疗照射的靶区范围。在 20 世纪 80 年代时照射范围非常大，包括肿瘤同侧肺门、双侧纵隔、锁骨上窝；到 90 年代后逐渐缩小到同侧肺门、双侧纵隔；2004 年后确定的原则为"累及野照射"，即只照射受累的器官和淋巴结转移灶。

在累及照射野的大原则下，原发病灶和淋巴结的靶区范围有区别。CACA 指南指出，原发病灶照射靶区为化疗后肿瘤残留区域；淋巴结照射靶区为化疗前就存在的阳性淋巴结区域。

局限期的脑预防性放疗（PCI）是小细胞肺癌中较特殊之处。主要适合化疗后得到完全缓解/部分缓解的病人。放疗时机一般是放化疗结束后 3~4 周开始。常用分割模式是全脑常规分割，每天照射一次，照射两周总共 10 次，总量是 25Gy。接受 PCI 的病人总体生存率显著提高，病因特异性生存期也显著提高。但 PCI 也存在争议：①对超过 75 岁的老年人、ZPS（体能状态评分）> 2 分、一般状况较差、神经认知功能障碍的病人不建议做 PCI，因不良反应较重。②对接受根治性手术和系统化疗的 Ⅰ 期小细胞肺癌病人，此时肿瘤较小，发生脑转移概率较低，PCI 可能无明显获益，所以目前虽然推荐 PCI 但有一定争议。③建议在做 PCI 时要对海马进行保护，目的是更好地保护记忆功能和计算功能。

（2）广泛期小细胞肺癌的放疗

胸部病灶的放疗。CREST 研究显示，胸部放疗组两年生存率较对照组提高 10%，为 13% vs 3%，疾病进展风险降低 37%。具体复发部位，胸部放疗组的胸部复发率为 19.8%，对照组为 46%，差 1 倍以上。

广泛期小细胞肺癌放疗适应证：①上腔静脉综合征，肿瘤压迫了上腔静脉导致头颈和胸部淋巴和血液回流受阻，出现进行性呼吸困难、胸痛、头痛、颜面及上肢水肿、浅表皮下侧支循环形成、颈静脉怒张等症状，放疗后肿瘤缩小会缓解上述症状。②肿瘤压迫脊髓造成脊髓压迫综合征，比如下肢行走困难或排尿困难等。③骨转移，骨转移部位疼痛且有骨折的风险。④脑转移，压迫相应的功能区造成相应的功能障碍。通过放疗控制肿瘤，缓解症状，减少相应不良事件，控制疾病，最终达到延长生存、提高生活质量的目的。

总之，小细胞肺癌的放疗是整合治疗中非常重要的手段。对局限期小细胞肺癌的放疗目的是争取根治。可手术的小细胞肺癌做术后放疗；不可手术的局限期小细胞肺癌要做累及野的放疗；推荐脑预防照射时尽量做海马保护。对广泛期小细胞肺癌的放疗，主要以缓解症状、延长生命为目的。包括胸部病灶的放疗、上腔静脉综合征、脊髓压迫综合征、骨转移、脑转移、皮肤的转移、肾上腺的转移等，都可以采用放射治疗的手段。

5. 内科诊疗，细致入微

随着人们对小细胞肺癌认识的逐渐深入，小细胞肺癌的治疗逐渐发生变化。最初小细胞肺癌和其他类型肺癌都以手术治疗为主，但发现在手术治疗后，小细胞肺癌病人很快出现复发转移然后死亡，也认识到小细胞肺癌是一种高度侵袭、广泛转移、快速增殖的疾病。这种疾病对放化疗非常敏感，尤其是作为系统治疗的内科治疗，在小细胞肺癌整体治疗过程中发挥着至关重要的作用。

目前小细胞肺癌内科治疗的选择包括化疗、分子靶向治疗和免疫治疗。化疗在诱导治疗和复发小细胞肺癌的治疗中都起关键作用，是小细胞肺癌治疗的基石。分子靶向治疗填补了小细胞肺癌后线治疗的空白。最近兴起的免疫治疗改变了小细胞肺癌现有的治疗格局，为小细胞肺癌建立了新的治疗标准。

CACA 小细胞肺癌指南与 NCCN 和 ESMO 指南最大的不同是纳入了中国的原创研究和中国的原研药物。中国原创研究也是推动中国小细胞肺癌内科进展的重要标志，成为 CACA 指南的亮点。原研的化疗药物、自主研发的多靶点药物以及免疫药物目前也在向精准治疗探索。

CACA 小细胞肺癌指南化疗方案的推荐，包括诱导方案和二线治疗方案。在诱导方案中，依托泊苷联合铂类既可作为局限期小细胞肺癌的诱导方案，也可作为广泛期小细胞肺癌一线治疗方案。其中特色方案是洛铂联合依托泊苷，这个方案是根据中国原创的三期临床研究推荐的。二线治疗方案包括拓扑替康和其他一些常用的化疗方案。CACA 指南强调，在为病人选择治疗方案时，要根据病人的体能状态，也要考虑到药物不同的毒性特点，为病人制定个体化治疗选择。

针对复发小细胞肺癌，除上述化疗方案，CACA 指南推荐病人参加临床研究。新型化疗药物芦比替丁是目前二线治疗研究较多的药物，也是非常有前景的药物，在中国桥接研究中已观察到非常好的疗效，毒性也容易管理，是在中国非常具有前景的二线治疗选择药物。

多靶点抗血管药物在小细胞肺癌中的治疗。对小细胞肺癌三线及后线治疗，NCCN 和 ESMO 指南没有标准推荐。CACA 指南与此二者非常不同的一点是对后线治疗有标准推荐，即安罗替尼。临床研究发现安罗替尼能显著延缓小细胞肺癌病人疾病的进展，延长病人的生存期，同时也能为病人带来生活质量改善。更重要的是安罗替尼三线及后线治疗小细胞肺癌已被纳入医保。安罗替尼在中国是一个既经济又有效的治疗选择。与小细胞肺癌二线治疗一样，CACA 指南推荐病人参加小细胞肺癌三线及后线治疗的临床研究。目前安罗替尼除了单药也开始探索联合治疗，包括联合免疫、联合 PARP 抑制剂，这些研究病人都可以选择。另外安罗替尼也开始向一线治疗进行探索，联合化疗 + 免疫的三期研究已经完成入组，希望能给中国病人带来更多更好的选择。

针对广泛期小细胞肺癌的免疫治疗，CACA 指南目前推荐了两个国际原研药物，一个是阿替利珠单抗，另一个是度伐利尤单抗。这两个药物联合化疗，一线治疗广泛期小细胞肺癌，能够显著改善广泛期小细胞肺癌病人的生存，为广泛期小细胞肺癌建立了免疫联合化疗新的治疗标准。CACA 指南与国际指南不同的地方在于中国也有自己的免疫治疗推荐——阿得贝利单抗和斯鲁利单抗，这两个药物在一线治疗广泛期小细胞肺癌时，与国际研究达到了同等的疗效甚至更优，其中斯鲁利单抗的中位生存期达到了 15.4 个月，将病人死亡风险降低 37%。中国原研的免疫药物在未来进入医保和价格上会更有优势，证实免疫联合化疗的治疗模式在中国同样适用，且也促进了免疫治疗在中国的落地。

CACA 指南把特殊类型的小细胞肺癌作为单独部分进行了详细介绍。比如针对复合型小细胞肺癌，强调如存在腺癌成分，建议进行基因检测；如存在 ALK 突变，建议尝试靶向治疗。对转化性小细胞肺癌要根据病人的疾病进展模式，如病人全面进展，以内科治疗为主，选择化疗或化疗联合靶向治疗；如仅是局部进展，要在内科治疗的基础上联合局部放疗。

6. 外科指引，康复结合

CACA 指南推荐临床分期 Ⅱ ~ ⅡA 期（$T_{1-2}N_0$）的小细胞肺癌病人，接受肺叶切除及肺门、纵隔淋巴结清扫。对于分期更高（ⅡB ~ ⅢA 期）的小细胞肺癌能否从手术治疗中获益仍存在争议。在这一点上 CACA 指南和国际其他指南是一致的。

关于小细胞肺癌的手术治疗，很多学者会质疑小细胞肺癌是否真的有手术治疗的价值。所有的质疑主要来自 1994 年发表的一项研究，在这项研究中，小细胞肺癌病人先接受 5 个周期的环磷酰胺、阿霉素、长春新碱化疗方案，然后有效的病人随机进行手术和非手术治疗，之后所有病人接受包括脑部放疗在内的放疗。1994 年发表的这项研究，没有观察到包含手术在内的综合治疗比不包含手术在内的综合治疗带来更好的生存获益。因此在 1994 年后，普遍认为小细胞肺癌失去了手术治疗地位。但从今天的观点看，这项研究有很多缺陷，比如有比较高的围手术期死亡率，达到 3%；有 17% 的病人是开关胸；有超过 23% 的病人是非完全切除。因此用当前的观点看，它是一项不完美的外科试验输给了非外科治疗。随着更多数据积累，越来越多的学者开始质疑很早期的小细胞肺癌能否从手术中获益，这也是近几年胸外科研究的热点之一。

在现有很多发表的研究中，所有回顾性研究的 Meta 分析共纳入了超过 4 万例病人，接受手术切除的早期小细胞肺癌病人比未接受手术切除的早期小细胞肺癌病人有更好生存，提示似乎小细胞肺癌病人也能从包含手术在内的整合治疗中获益。另外美国 SEER 数据库回顾研究显示，所有接受手术切除病人的生存曲线总在未接受手术切除病人的生存曲线之上，提示部分病人似可从手术中获益。但这项研究只是简单的数据库回顾性研究，未进行非常严格的匹配。国际上也有匹配的研究，利用非常全面的 NCDB 数据库进行手术和非手术病人的倾向性评分匹配（PSM）生存分析对比，2089 例手术病人与 2068 例非手术病人匹配对比后发现，接受手术切除的病人仍比未接受手术切除的病人有更好的生存，提示确有部分病人可从手术中获益。国内也做过类似研究，基于 PSM 分析研究，观察到甚至更晚期小细胞肺癌病人也有获益的可能，但因样本量较小并未得到业界认可。如把小细胞肺癌接受手术切除的前瞻性研究汇总，观察到实际对部分病例的报告，有不错的中位生存，最长中位生存期超过 5 年，在不少研究中 5 年生存率也徘徊在 50% 上下，这一点接近部分早期非小细胞肺癌病人。同时有一部分回顾性研究也观察到接受手术切除的小细胞肺癌病人有不错的生存。特别在一些手术回顾性研究中，观察到 I 期小细胞肺癌病人术后 5 年生存率接近 50%，这一点让胸外科学界相信很早期的小细胞肺癌病人也可从手术中获益。

因此，在各个指南中，虽然没有前瞻性随机对照研究的支持，但各种回顾性研究以及数据库的真实世界匹配研究，都观察到非常早期的小细胞肺癌病人可从手术中获益，因此 CACA 指南推荐很早期的 $T_{1\sim2}N_0M_0$ 的小细胞肺癌病人可接受肺叶切除＋同侧肺门及纵隔淋巴结清扫。

既然推荐了手术切除，那么手术切除的范围、积极性和经验对早期小细胞肺癌病人的预后是有影响的。一项来自多家医院的研究观察到，对教学医院、做更多肺叶切除的医院、做更多手术的医院，小细胞肺癌病人有更好的生存，即便业界开始接受很早期小细胞肺癌病人可从手术中获益，但实际上更多小细胞肺癌病人并未接受手术。

在真实世界研究中，从 2004 年到 2013 年适合手术切除的小细胞肺癌病人中只有大概 1/3 接受了手术，有 2/3 并未进行手术，虽然接受手术的比例在不断增加，但仍有大部分 $T_{1\sim2}N_0M_0$ 的小细胞肺癌病人未接受手术。另外，对常见的中央型小细胞肺癌，能满足 $T_{1\sim2}N_0M_0$ 的病人少之又少，这些病人几乎都不具备手术适应证。目前 $T_{1\sim2}N_0M_0$ 的小细胞肺癌很多都是周围型小细胞肺癌，甚至是非吸烟者的小细胞肺癌，周围型小细胞肺癌和中央型吸烟的小细胞肺癌是否存在生物学行为的巨大差别，目前尚属未知。当前所有数据中所指向的都是未发生淋巴结转移的周围型小细胞肺癌，满足 $T_{1\sim2}N_0M_0$ 的病人，接受手术之后有相当不错的生存获益。

在康复方面，对小细胞肺癌病人的随访原则和局限期，与接受根治性放疗的小细胞肺癌病人的随访原则类似。前 2 年是每 3 个月随访一次，第 3 年开始每 6 个月随访一次，5 年后可每年随访一次。但对分期更晚的广泛期小细胞肺癌，随访类似晚期非小细胞肺癌，第 1 年每 2 个月随访一次，第 2～3 年是 3～4 个月随访一次，第4~5年是每半年随访一次，5年后每年随访一次。与非小细胞肺癌相比，随访项目主要增加了颅脑检查，因为小细胞肺癌更易出现脑转移。另外对所有肺癌的随访，要明确随访目的是希望通过早期发现复发和转移来延长病人生存，因此真正的考察点是病人生存获益。对小细胞肺癌和非小细胞肺癌，目前并无证据证明更加激进的复查，比如用PET/CT，可使病人得到有意义的生存获益，因此CACA指南指出PET/CT不作为小细胞肺癌治疗后的常规复查手段。

7. 研究重点，迈向未来

小细胞肺癌和非小细胞肺癌虽然都发生在肺部，但二者起源不同，是大相径庭的肺癌"表亲"。在非小细胞肺癌中，腺癌起源于细支气管肺泡干细胞、Ⅱ型肺泡细胞、Clara细胞；鳞癌起源于基底细胞前体。小细胞肺癌则起源于肺神经内分泌细胞，且有部分起源于多能干细胞和Ⅱ型肺泡细胞。起源不同形成了治疗上的差异。

在非小细胞肺癌中，驱动基因指导下的精准治疗越战越勇，范围越来越大。但在小细胞肺癌中没有这样的驱动基因，也不知道哪些基因与疾病的未来发展和转归相关，只能通过进一步分析，通过转录组分析来观察小细胞肺癌和目前治疗的相关性。

上皮—间质转化（EMT）是小细胞肺癌的重要特征，表明小细胞肺癌的侵袭力和转移性非常强，且与潜在耐药机制相关，预后差。非神经内分泌亚型中P、I型的EMT更常见。

目前对小细胞肺癌精准治疗的探索，在与非小细胞肺癌之间寻求差异化治疗策略。由于小细胞肺癌异质性强，无驱动基因，必须整合所有临床特征，包括基因组学特征、蛋白组学表达，然后构建小细胞肺癌预后、治疗预测模型。

目前认为，A亚型为经典的神经内分泌亚型，形态学非常标准，是神经内分泌起源的肿瘤。N亚型是变异的神经内分泌亚型，形态是小细胞肺癌的形态，同样是神经内分泌起源肿瘤。因此A亚型和N亚型是典型的神经内分泌起源的肿瘤。P亚型和Y亚型是非神经内分泌起源的肿瘤，Y亚型表现为间质细胞，P亚型有非常低的神经内分泌标志物的表达，是由特殊细胞组成，也可称为由罕见细胞组成。

肺部神经内分泌瘤，其与神经内分泌癌在侵袭性、分化程度、肿瘤分级、病变范围方面具有相同点，2015年WHO对肺神经内分泌瘤病理分型做了整体调整，将二者统一起来，未来要做更大的机制探索。但二者也有非常大的不同点。G1、G2，即典型类癌和不典型类癌，其有丝分裂比率和Ki-67指数的表达非常低，在高级别神经内分泌癌中，如大细胞肺癌和小细胞肺癌，有丝分裂比率和Ki-67指数表达非常高。所以神经内分泌瘤和神经内分泌癌在治疗方法上也非常不同。"一母生九子，九子有异同"，同样是肺神经内分泌瘤，未来要针对不同机制做治疗探索。其他部位的神经内分泌瘤，包括常见的消化道、胰腺的神经内分泌肿瘤，与肺的神经内分泌肿瘤是否存在关联，也是未来需要探索的。要求同存异，未来能从发病起源、分子机制进一步探索肺神经内分泌肿瘤的治疗对策。

如何开拓创新目前小细胞肺癌的治疗模式，或者说目前的研究方向在哪里？即要同病异治，基于分子分型的个体化治疗。在不同亚型中，A 亚型高表达 DLL3 和 BCL-2，要用抑制 DLL3 和 BCL-2 的药物来治疗。N 亚型高表达 MYC，要用极光激酶（AURK）抑制剂、肌苷-5'-单磷酸脱氢酶（IMDPH）抑制剂、mTOR 抑制剂。Y 亚型和免疫治疗有非常大的相关性，在以往研究中也观察到这部分病人生存获益更加明显。P 亚型与 IGF1R 抑制剂、PARP 抑制剂、抗叶酸、核苷类似物代谢相关抑制剂可能有非常大的关联。所以未来要想实现小细胞肺癌的精准治疗，亚型和分子分型的有机整合是未来探索的目标。

前面提到小细胞肺癌异质性非常强、恶性程度非常高，对病人及其家庭造成巨大伤害和影响。目前需采用多学科协作 MDT to HIM 模式，根据具有中国特色的 CACA 指南指导全程管理，根据诊疗规范进行肿瘤的治疗。未来小细胞肺癌的诊疗将以整合诊治指南为指导，建立完善的小细胞肺癌诊疗流程，推广 CACA 指南的诊疗理念，加大指南的宣讲力度，提高中国小细胞肺癌整体诊疗水平，继续深层次挖掘更多治疗新技术、新手段和新药物。

二、院士点评

1. 于金明院士：放射治疗，作用重大

在小细胞肺癌中，手术不是一个最主要的治疗方式，放疗在小细胞肺癌全过程中发挥重要作用。

第一，最早期的、局限期小细胞肺癌，比如 $T_{1-2}N_0M_0$，这时肯定是外科手术，术后如纵隔淋巴结有转移，就该上放疗了。当然化疗也一直是最主要的治疗方式。小细胞肺癌恶性度最高，转移率最高，是最恶劣的一种肺癌的病理学方式。

第二，对中晚期小细胞肺癌，规范治疗就是放化疗同步，如肿瘤体积较大，或淋巴结转移数较多，可先给两个周期诱导化疗，瘤体缩小后再同步放化疗，同样达到较好结果，所以放疗对局限期中晚期淋巴结有转移作用更重要。

第三，对晚期病人，如Ⅳ期的 M_0 和 M_1 病人，肯定是全身治疗，写入美国欧洲指南的 CASPIAN 研究和 IMpower133 研究中，EP 方案加抗 PD-L1 单抗已是一个金标准，病人若有残留病灶肯定还要放疗，可让病人生存更好。

第四，放疗作为脑预防照射，因为小细胞肺癌非常容易发生脑转移，这种情况在放疗化疗结束后，对一些一般状况较好的病人，要做脑的预防照射。放疗技术发展非常快，从传统二维放疗到三维放疗、适形放疗、调强放疗、影像引导放疗、粒子束放疗等，放疗疗效高、损伤小、费用低。中国放疗的技术和设备不差于西方，这一点要非常自信。小细胞肺癌的治疗进展，总体比较快。现在已有的国产新药，如多靶点抗血管药安罗替尼等，刚才已讲得非常清楚。

总体来说，小细胞肺癌的发展非常快，但疗效还不尽如人意，存在治疗不规

范问题。CACA 小细胞肺癌指南的宣讲,让科学规范的声音响彻中国,同时也让更多的中国病人受益。

樊代明院士:于金明院士的观点很明确,小细胞肺癌早期病人可行外科治疗,晚期病人是整合治疗、放疗、化疗。但到目前为止疗效仍然有限,所以未来的免疫治疗等其他新的治疗方式要引进去。想问一个问题,小细胞肺癌晚期都可以治,为什么那么小的肿瘤一定要手术呢?

于金明院士答:首先是好多病例早期不知道病理类型是什么,其次是病灶早期其实对放射线很敏感,但传统意识是开刀后就能达到完全缓解,病人心理上比较踏实,所以我一直认为这两种办法都可以。

肿瘤治疗有很多手段,但真正能达到治愈的只有两种,即皇家马斯登癌症中心(英国)教材扉页上的一句话:"肿瘤治愈有两种手段——冰冷的手术刀和灼热的放射线。"这两条线不分彼此,早期也可不进行手术。

2. 王俊院士:外科治疗,同样重要

小细胞肺癌早期生长比较隐匿,进展快,很快就从局限期到晚期,所以临床上发现很晚,尤其是中央型小细胞肺癌,一旦发现,大部分都属于晚期。对小细胞肺癌病人而言,有时一年做一次体检都不够,因为上一年体检病人可能没事,下一年体检有可能就是晚期,这也说明小细胞肺癌生长速度快。

总的来说,小细胞肺癌目前的治疗手段仍是以化疗为主的整合治疗,其他方式如最近很活跃的靶向免疫治疗,目前效果还不是很理想,不像鳞癌、腺癌那么好,并且小细胞肺癌预后都很差。所以小细胞肺癌到目前为止仍是疗效最差的一组肺癌类型。

一旦小细胞肺癌确诊,首先一定要按照CACA指南的要求进行规范治疗,从而使病人最大化受益。小细胞肺癌很复杂,异质性很大,治疗不能千篇一律,个体化治疗在临床上不容忽视。

指南针对绝大部分(80%)病例可能会很实用、很有效,对其余少部分特异性、变异性病例,考虑和覆盖的可能不是很准确,所以作为临床专家、肺癌大家,尤其是小细胞肺癌领域的权威,最大作用可能就是针对这20%的病人如何选择最合理最精准的治疗。

小细胞肺癌的治疗,外科不是主力,处于辅助地位,但并不是说外科无所作为。外科在小细胞肺癌治疗中也有一些担当。在临床上发现有些小细胞肺癌的治疗,手术还是一个很重要的选择。目前大家可能更加关注将小细胞肺癌分为局限期和广泛期。其实在临床上对外科治疗,尤其是局部治疗,包括放疗,最有价值的往往是周围型小细胞肺癌和中央型小细胞肺癌。

对周围型小细胞肺癌,以为是腺癌或鳞癌,但手术切除后发现其实是小细胞肺癌,或术前知道是小细胞肺癌但做了手术,这部分病人术后再进行辅助化疗,5年生存率和同期(Ⅰ期或Ⅱ期)非小细胞肺癌效果相同。作为外科医生,手术治疗

和目前许多单中心的报道对比，早期的（Ⅰ期）周围型小细胞肺癌做手术治疗加术后辅助化疗，长期生存率经常在75%以上，甚至优于非小细胞肺癌。所以对绝大部分早期周围型小细胞肺癌，手术配合术后辅助化疗，可达治愈。

对局限型小细胞肺癌，外科不要着急干预，尤其是范围较大、有淋巴结转移的局限型小细胞肺癌，即使诱导化疗后肿瘤明显缩小，还是应该首选放疗。虽然有些因特殊情况可进行手术治疗，但因手术创伤很大，且对局限型但范围很广的病例，术后局部复发率也很高。所以用最小的创伤来获取最好的局部控制则是首要选择，应以放疗为主。当然有些病人特殊部位不适合放疗，或已经做过诱导放疗不能再做放疗时，有时可做手术。其实外科还是有一些作用的，比如寡转移的局部切除，既可有效局部控制或达到减瘤效果，同时又能获取病理来检测转移灶的成分是小细胞还是其他，或有混合成分，对后续制定治疗方案非常重要。

作为几十年的外科医生，我有一些小经验，但这不是指导性意见。临床上经常遇到这样一些病人，过去认为是中央型肺癌便先做了手术，当时不能在气管镜下做活检，导致很多手术后期很难做。因为中央型小细胞肺癌的手术要比其他非小细胞肺癌手术难做，外侵比较明显，管壁外生长较严重，容易侵犯到周围的血管，造成血管粘连。所以在做中央型肺癌手术时，分离比较困难。术前病理结果未明确时，相当一部分都属于小细胞肺癌。在十几年前，对这类肺癌没有较好的手段做术前病理检查，在做手术时经常后悔，应先化疗再手术。但做完手术后再做化疗，有的病人效果也很好。当时有一小细胞肺癌病例，手术非常难做，但从2008年北京夏季奥运会时做了手术，到2022年北京冬季奥运会依然生存。在后期五六年间也反复出现多处转移，几乎每年都在胸外科做手术。虽然有些部位不属于胸外科，但因为熟悉病情，医生也会给他做。因此，有些个体化治疗也是可以尝试的，但必须严格遵照CACA指南的要求。

外科医生不要认为小细胞肺癌不是主战场就放弃，不去作为。其实外科手术切除，对小细胞肺癌的个体化治疗还是起到重要作用的，还是可以有所作为的。

3. 陆林院士：重视生活质量和心理问题

疾病的整合治疗非常重要。医生在很多时候会忽视病人的康复治疗，忽视病人心理上对疾病的接受度。康复治疗和病人情绪稳定对其免疫力的增强和疾病恢复非常重要。在这一方面医生有很多忽视的地方，原因非常复杂，有医生训练的背景，比如更多强调物理和化学治疗；忽视整合治疗；还有医保政策不支持，如果病人做手术，医保可以付费，但如果病人做整合治疗或心理治疗，医保是没有办法付费的，所以医生也不太关心病人的心理治疗，还涉及医院的绩效考核等方面。

面对病人，医生要意识到他首先是一个人，他的心理状况对疾病有很多影响。以前有专家提到，1/3的肿瘤病人是病死的，1/3是被吓死的，这是一个初步的概念。但是情绪，毫无疑问会对疾病有影响，这是全球所有的医生、科学家、所有指南都强调的,所以医生要给病人心理上的支持,注重病人的营养、康复、运动,同时考虑药物或物理治疗。

很多病人一看到病理诊断,精神就崩溃了,心理就塌陷了,免疫力就会急剧下降。很多时候,为什么不告知病人实情?因为病人一旦知晓自己得了癌症,心理上就崩溃了,很多没有的病都来了,甚至很多病加重了。所以有时不告诉病人得病,包括癌症,特别是年龄大的病人,此时病人可以抵抗很长时间,能吃能喝。有的病人年龄大了不能接受手术,能吃能喝能睡,高高兴兴可能维持很多年。如果告诉病人病情很严重,需要做手术,他可能很快就不能吃喝,下不了床,然后病情加重,做完手术抵抗力也下降了,很快就不行了。因此强调慢性病,包括肿瘤、年龄大的病人,特别是不能耐受手术的,他们的康复治疗、整合治疗要作为一个重要方面。

另外,给肿瘤科的专家们提一个建议。对晚期的肿瘤病人,放射治疗、药物治疗、手术治疗都非常重要,但如不能接受治疗,一定不能忽视病人的生活质量。很多晚期病人出现疼痛,甚至是无法缓解的疼痛,对生活质量产生极大影响。医生对病人的人文关怀、临终关怀、心理支持、康复支持还认识不够。我也做这方面研究,很多肿瘤病人晚期镇痛药都不方便得到,甚至不敢用,医生开的量很少,不是按需要,而是按照规定,剂量不够,这样病人的生活质量和生命尊严便不能得到保证。所以肿瘤科医生,除了精准治疗外,病人的生活质量和尊严也需要医生去维护,去做一些事情。

另外一点需要关注的是姑息治疗。有些条件好的家庭,平时对父母照顾和关怀不够,一旦生病,宁愿花很多钱也要做手术,花很多钱也要做治疗。但有些特殊情况下,包括手术在内的治疗有可能是无效的,或效果不好。怎样维持病人的生活质量则变得非常重要。CACA指南也应当纳入这些内容。

以前做过统计,中国医保的疾病负担,一生花的钱大概有百分之七八十,在生命最后的15d,病人躺在急诊室里插了很多管子,做了很多手术,其实对生活质量和生命的尊严还是有很大的影响。所以希望肿瘤科的专家在这方面给予足够重视。希望各个科的医生,除了手术、药物治疗外,还要考虑病人的心理状况,考虑病人的生活质量,考虑疾病的负担。在临床上,医生要重视对病人的综合治疗、整体治疗,除了关注病人的病因,更要注意到病人是活生生的生命,要有生命的质量和生命的尊严。

4. 董晨院士:免疫治疗,精准整合

虽然癌症病人越来越多,但肿瘤的诊治也在不断进展。我谈几点看法。

第一,未来对肿瘤的治疗策略是整合性的。无论是传统手术,还是放疗、化疗、靶向治疗、免疫治疗,都可以在肿瘤中得到应用。没有科室界限,真正以病人为中心,以病人生存和生活质量为中心。

第二,在治疗上,对同样肿瘤的不同病人,要越来越个性化。什么样的病人

适合做手术，什么样的病人适合做放疗、化疗等，这些都与病人自身的身体状况、免疫状态、年龄、性别、居住城市还是农村、医疗条件等密切相关。所以对肿瘤的治疗越来越个体化，就像平时做衣服，要量体裁衣。

第三，对肿瘤免疫治疗的展望。前面提到了抗 PD-L1 与其他药物联用。这个领域发展很快，我在安德森肿瘤中心工作了 10 年，刚到安德森肿瘤中心时做肿瘤的免疫治疗，没有太大突破，觉得免疫治疗在肿瘤领域可能作用很小，但后来就如火如荼。实际上免疫治疗也分多种，包括免疫检查点治疗、细胞治疗、肿瘤疫苗等，这些方法其实在过去已有很多研究，现在终于在临床上逐步走向前台，与其他治疗方式整合起来发挥作用。这肯定还是得益于专家对免疫系统有不断深入的认识，还有对免疫系统与肿瘤间如何相互作用，对肿瘤组织这样的新生组织，它的免疫环境状态如何。所以将来对肿瘤的免疫治疗，以及与其他治疗手段的整合也要非常精准，需要分析病人的免疫状态。

对肿瘤免疫环境进一步的认知和个性化诊断，到最后免疫治疗策略的整合使用和个性化规划，这些都有很长的路要走，值得大家一起奋斗，共同在临床上探索其中的规律。免疫学不仅在目前抗新冠病毒中具有非常重要的作用，也将日益整合在肿瘤的诊治策略中。

樊代明院士：防治肿瘤应靠自然力

人有人不同，花有几样红。尽管都是肿瘤病人，但各个不一样。肿瘤长在人身上，有时可能肿瘤一样，人不一样，有时肿瘤和人都不一样。我们的目的是要让人活得长，让人活得好，所以把各种因素加以整合，最后达到活得长、活得好。将来不是单一看肿瘤缩小或指标下降，当然指标下降和肿瘤缩小更好。有时不缩小但人活着，这才是最重要的。

在整合治疗中，免疫治疗应是非常前沿的方向。人体内都有癌细胞，但很多人不得肿瘤，不得肿瘤的那些人，他的力量是什么？还有同样得了肿瘤，有人活得好，活得长，他的力量又是什么？很多人想尽各种方法杀死瘤细胞，但其实注意人体的自然力（natural forces）可能效果会更好，这也是防治肿瘤很重要的东西。即便要杀死癌细胞，脱离了免疫系统也无法完成。控瘤药在体外都能杀死癌细胞，进入体内开始还能杀死癌细胞，但如果没有淋巴细胞，例如把控瘤药用到没有淋巴细胞的老鼠身上是杀不死肿瘤的。什么是耐药？药物进入人体后，人体免疫系统必须保护正常人体，药物杀癌细胞也杀正常细胞，于是就耐药了。在这种情况下，把肠道菌群一换，还是那个药但它又有效了。所以还是人的因素是第一位的。将来要基于人体去找手术刀和药片。

5. 王军志院士：国内国外，深远影响

对此次 CACA 指南巡讲，我有三点体会：第一，随着科技进步和医学基础理论不断突破，围绕肿瘤治疗的新技术、新靶点、新诊断和新疗法，创新药物不断涌现。特别是在化疗药物领域，现在不仅有小分子靶向药，还有大分子抗体。还有个体化细胞治疗。这些药物的药效在临床真实世界应用后效果怎样？药效与临床Ⅱ期、Ⅲ期的试验是不是完全一致？非常值得关注。在以前，临床越难治的疾病，发明的治疗药物就越多，可选择的药物就越多。医生想记住这些控瘤药物的名称都很难。当时药典梳理这些药物名称时，采用的是国际非专利名称（INN），沿用了这么多年，我觉得这些名称很古怪，在中国实际上不太合适。治疗方案很多，整合医学现在已经初见成效。特别是在整合医学理念指导下，由中国抗癌协会各位临床专家及时总结长期在临床上取得的成功经验和教训，能够把共性的、规律性的东西凝练成一个系统的指南，在临床上给不同层级医院的医生提供标准化指导，这对提升临床医生的治水平具有十分重要的意义。

第二，过去认为指南相当于标准、指导原则，与药品是一样的。90%以上的国内指南，内容基本上来自国际。过去多少年，不管国际指南还是国内共识，中国专家在学术上贡献实际很有限。今天，CACA指南让我感受到，经过专家共同努力，这种状况在不断改变且有很大改变，今后会有越来越多的中国专家探索形成的经验，经过总结形成理论后纳入国家指南。所以CACA指南的出台，不仅在国内，而且在国际上也会产生深远意义和影响。

第三，指南的颁布不仅对小细胞肺癌领域有重大作用，实际对整个医学界都有一个很好的示范引导作用。所以希望在CACA指南带动下，越来越多的符合国际标准、原则，以及能反映我国临床实践和共识的相应指南，能在不同领域不断出现，真正提高临床的治疗水平，为健康中国做出更大贡献。

6. 邬堂春院士：预防理念，贯彻日常

指南的本土化非常重要。指南应有中国人自己的特色。除了人的基因、环境、生活方式、临床经验不同外，中国有十几亿人，怎么能用别人几亿人的经验来指导中国十几亿人的医疗呢？因此制定中国指南非常重要。也希望各位专家能多探索适合中国自己的指南和证据。

对小细胞肺癌，病因学和筛查最重要，因为小细胞肺癌非常难治，要特别注重预防。之前提到吸烟和空气污染，在病因学方面还要关注其他方面。首先是年龄，年龄是好多疾病的重大危险因素，此外还有性别差异、心情、营养等方面的影响。要加大指南宣传，让老百姓知道病因，然后加大预防，减少发病或晚发病。希望今后能在科普宣传方面多做一些工作，让科学理念贯彻、融入百姓日常生活中。此外要高度重视小细胞肺癌的研究，从病因诊疗方面组织团队进行研究，从而为全世界做出贡献。

三、总　结

樊代明院士：过度治疗，亟须重视

到目前为止，经过32场的CACA指南巡讲，院士点评已超过200人次，共提出了将近800条建议。这些建议都非常好,要吸纳进指南。有的要做课题研究,进而扩大战果,提高指南水平。因此,院士点评非常重要。

有人在手机上问了一个问题,说肺上的小结节现在越来越多,究竟怎么办?很害怕,认为是定时炸弹,宁可信其有不可信其无,认为切除才能放心。特别是新冠肺炎以来CT做得多了,发现的结节就多了,结节多了以后该怎么办。新冠病毒感染者99%不会死亡,但这些结节如果是癌灶,死亡率就很高。新冠病毒阳性如果不早点查出来,它可能就变阴了,而癌灶要是不早点查出来,阴性就会变成阳性。那究竟该怎么办?其实96%的小结节与肺癌没有关系,它不是肺癌;其余4%的癌其实也是惰性,有时很长时间不会变化。小细胞肺癌是神经内分泌癌,神经内分泌细胞是全身分布的,由于局部组织需要,比如某些组织需要激素,即胞浆中的含氮物质通过胞膜再进入血管,是为了促进机体健康。不能说到癌就认为它坏,它为什么要长?因为人体组织需要。比如抽烟太多,为了保护黏膜,中胚层的物质就要加紧分泌来抵抗,有时候是以另外一方面呈现。所以中国抗癌协会一定要给出一个答案。如果有一天查出来肺里有个结节,那96%的可能是良性的。大家都以为自己的结节是那4%的恶性,把它切除,其实这是过度治疗。这也是肺癌和小细胞肺癌专业组需要考虑的。

胆囊癌整合诊治前沿

◎李 强 李 斌 姜小清 刘颖斌

一、专家解读

1. 指南概述，中国标准

CACA胆囊癌指南基于整合肿瘤学理念，体现了国内外最新的发展动态。在整合医学理念指导下，CACA指南突出了胆囊癌"防—筛—诊—治—康"的规范化、综合化、系统化特点；强调胆囊癌前病变和胆囊癌规范化诊治，但并不唯循证医学至上；对学科历史脉络、最新成果进行梳理，去"淯"存"菁"，体现了国内外学界在胆囊良恶性疾病规范化整合诊治中的广泛共识，即"防—筛—诊—治—康"，全面贯穿胆囊癌前疾病和胆囊癌整合医学理念和临床诊治规范。自始至终贯穿整合医学理念，符合人体健康和疾病诊治标准。CACA指南强调了癌前病变的筛查和规范化诊治，是预防胆囊癌发生、提高早期诊断率、改善人群疗效，最主要是提高远期疗效的最重要措施，且能全面审视诊疗过程中对疾病、病人身心健康带来的系统性影响。

胆囊癌是起源于胆囊底部、体部、颈部和胆囊管的恶性上皮肿瘤，约占胆道肿瘤的80%~95%，是最常见的胆道恶性肿瘤，不同起源部位生长区域的胆囊癌具有差异性生物学特征。肿瘤多起源于胆囊黏膜基底层，主要组织学类型为腺癌，包括非特指型、肠型、透明细胞型、黏液型和少见的腺鳞癌、神经内分泌癌等。

胆囊癌的全球流行病特点，发病率存在显著的地域、人种、民族差异。WHO 2020年全球登记数据显示，印度的单病种发病率与5年患病率均居首位，女性普遍高于男性，男女比例约为1∶1.51。中国胆囊癌发病率位居消化道肿瘤的第8位，在全球范围内位居第6位。根据中国胆囊癌研究阶段性数据分析结果，中国胆囊癌男女性别比约为1∶(1.62~1.74)，63%以上在65~75岁间确诊，术前确诊率仅为56.87%，根治性切除率仅68.14%，术后总体5年生存时间不足2年，即23.46个月。

通过制定CACA胆囊癌指南形成了中国防治整体策略，即防治胆囊慢性炎症是预防胆囊癌发生最有效的措施，以及针对高危人群强调有效的影像学筛查和积极规范的干预性治疗。

2. 早筛早诊，重视预防

胆囊癌危险因素的筛查和预防首先需要明确目前已经证实的相关危险因素和

可能相关的风险因素，前者包括结石、腺瘤性息肉、胆管囊肿、胆胰管汇流异常以及黄色肉芽肿性胆囊炎、瓷化胆囊或萎缩性胆囊炎等疾病。糖尿病、高血脂、肥胖等代谢紊乱综合征可能会增加罹患胆囊结石、慢性胆囊炎风险，也应强调纳入胆囊癌的筛查及预防路径。此外中医认为肝郁气滞或湿热内蕴，偏嗜肥甘与情志怫郁是胆囊结石的成因和机制，结石为标，气滞为本，因此形成了疏肝理气的防治策略。

结石、腺瘤性息肉是胆囊癌最常见的癌前病变。胆囊作为一种空腔脏器，解剖学特点决定了有腔不能进，目前仍无法通过内镜经消化道实现无创性检查和治疗。B超是胆囊癌前病变最有效、最经济的筛查手段，相关研究发现中国城市20岁以上人群，B超筛查阳性率4.6%，南方地区筛查阳性率6.1%，明显高于北方地区的3.8%。

针对胆囊癌前病变的规范化治疗，构成了胆囊癌二级预防的重要内容。对胆囊结石病人有右上腹痛典型症状者，不论结石单发或多发均建议行胆囊切除术；消化不良或定位不明的上腹不适等非典型症状者，在排除其他消化系统疾病后，是胆囊切除术的适应证。病人无临床症状，但有以下情况时建议切除胆囊，包括：单发结石直径 > 3cm；单发结石直径 < 3cm，且影像学检查无胆囊壁显著增厚，但有胆囊结石家族史，年龄超过50岁或具多年糖尿病病史；胆囊多发结石；合并肉芽肿性胆囊炎、瓷化胆囊、胆囊壁显著增厚、糖尿病病史等均需切除胆囊，并行术中快速病理检验，以排除胆囊癌变。

基于以下几个因素，CACA指南认为目前还不宜开展保胆取石术式：

炎—癌转化的胆囊癌机制已获得多项研究结论支持，目前并无证据表明保胆取石能逆转术后慢性胆囊炎病程，以及防范结石复发。

胆囊癌恶性程度极高，早期诊断困难，疾病进展迅速，辅助治疗手段匮乏，预后极差，微创切除慢性炎症胆囊避免癌变，具有切实可行的意义及临床价值。

胆囊结石发病机制目前仍不明确，临床实践及荟萃分析表明，保胆取石术后结石复发率较高，且无明确有效的药物预防方案。结石复发会增加病人痛苦及医疗费用。

胆囊壁内结石可能是结石复发的主要原因，也是内镜下取石的技术难点。20世纪的解剖学研究即证明胆囊壁内结石是与"Rokitansky-Aschoff窦"普遍共存的解剖学现象，同时限于操作空间和器械的局限性，内镜下取尽微小壁内结石始终面临巨大挑战，且对取石的有效性、彻底性难以进行客观评价。

长期以来，胆囊缺失将会带来危害的说法并未得到流行病学证据支持。首先，因罹患结石而切除的胆囊均为疾病状态胆囊，胆固醇胆石症常合并全身性代谢紊乱综合征，保胆取石无法有效逆转病人全身代谢紊乱状态和胆囊慢性炎症状态。此外，多项研究表明，切除胆囊并未增加诱发结肠癌的风险，而罹患胆囊结石却会显著增加发生结肠腺瘤和结肠癌的风险。

部分胆囊息肉样病变具有癌变风险，因此对 B 超难以明确息肉性质的人群应行薄层增强 CT 或 MR 检查，以做出准确诊断，诊断明确后是否手术治疗，可据以下 4 类情况分类考量。第一类，对进食后右上腹饱胀不适、隐痛等临床症状者，经影像学检查，排除胆固醇结晶或经利胆治疗症状无明显缓解者，不论息肉样病变大小，均建议切除胆囊。第二类，虽无临床症状，但合并下述情况者建议切除胆囊：合并胆囊结石；息肉最大径超过 1cm；息肉基底部宽大；息肉呈细粒状，囊内生长，血供较好，增强 CT 见息肉明显强化；息肉位于胆囊颈部或临近胆囊管开口。第三类，病人无临床症状且不具备充分的手术指征，但合并以下情况者建议切除胆囊。年龄超过 50 岁；息肉最大径 < 8mm，但对比 1 年内影像学复查结果息肉有明显生长；息肉直径达到 6mm，增强 CT 见息肉明显强化，提示息肉血供较好者。第四类除以上情况者可定期复查。

黄色肉芽肿性胆囊炎本质上是一种特殊病理表现的胆囊慢性炎症，病变位于胆囊壁内，未破坏黏膜是其区别于胆囊癌相对特征性的影像学表现。当合并高脂血症或糖尿病，影像学检查符合上述表现者，即便病人肿瘤标志物 CA19-9 升高，仍不能排除黄色肉芽肿性胆囊炎可能，CT 可见胆囊壁内低密度结节影，多合并胆囊床周围肝组织炎症。当影像学筛查发现黄色肉芽肿性胆囊炎应尽快实施胆囊切除，并根据术中快速病理检查排除胆囊癌变。由于胆囊不同部位可能分别存在炎性组织和癌变组织，术中需多部位取材，以避免病理学检测漏诊。

萎缩或瓷化胆囊多由胆囊结石或长期慢性炎症导致且大多已丧失正常功能，应积极手术治疗；对非急性炎症状态下，胆囊壁增厚 > 1cm 者；经超声、核素、MR 等检查明确胆囊已无功能者也建议切除胆囊。上述 3 类病例术中都应进行快速病理检查以排除胆囊癌变。

胆胰管汇流异常或胆管囊肿是先天性消化道发育畸形病变，多合并慢性胆管炎。研究表明，胆胰管汇流异常或先天性胆管囊肿还会显著增加胆囊腺瘤癌变的风险。对确诊病人应实施手术治疗，特别是对合并胆囊腺瘤样息肉、胆囊结石、厚壁样慢性胆囊炎者应尽快实施胆囊切除，并通过胆肠端-侧吻合实现"胆胰分流"，以杜绝胆囊或胆管发生癌变。

对病患进行病史、临床症状、实验室和影像学检查的综合研判分析，是提高胆囊癌诊断准确率的必要诊疗思路。当长期无症状或轻微症状的静默型胆囊结石或腺瘤样息肉病例出现明显无缓解的腹痛症状时，胆囊癌即为大概率事件。CA19-9、CEA、CA125 和 CA242 等多项肿瘤标志物的整合研判能够提高诊断特异性，肿瘤侵犯肝门部胆管者，病人会出现渐进性加深的黄疸症状。

超声、CT、MR 是目前胆囊癌最有价值的临床诊断手段，B 超或超声内镜能明确囊壁增厚、囊腔内软组织占位病灶及结石等情况，可评价肿瘤侵犯邻近肝脏及肝脏转移情况，可明确肿瘤是否合并胆道结石、胆管囊状扩张等。增强 CT 可提供肿瘤位置与大小，是否合并肝脏侵犯、侵犯层次、转移及血管侵犯、区域淋巴结转移及远处器官转移等信息,在评价肝动脉、门静脉侵犯的敏感性、特异性方面具有较高价值。MR 具更高的软组织分辨率,并能通过特殊序列提供代谢、功能等影像学信息。MR 胆胰管水成像对了解胆道系统具有独特价值,在胆道成像上几乎可以替代经皮肝穿刺胆管造影(PTC)或经内镜逆行胆胰管造影(ERCP),对判断胆囊癌侵犯胆管系统的部位进而设计手术方案具有重要价值。PTC 或 ERCP 适用于胆囊肿瘤侵犯肝门部或肝外胆管,合并有梗阻性黄疸症状或病人有胆管炎时酌情实施,不建议单纯作为诊断手段,对合并梗阻性黄疸病人 PTC 或 ERCP 可作为术前胆道引流减黄的措施。因 PTC 导致胆道感染的概率低于 ERCP,对术前评估具有肿瘤根治性切除机会者,建议优先选择 PTC。PET/CT 在胆囊良恶性病灶鉴别诊断、早期确诊、肿瘤淋巴结转移或远隔器官转移等方面具有价值。TNM 分期和病理组织学诊断标准,对判断胆囊癌的病程、研判预后、指导治疗方案的制定等方面均具有重要的价值。

3. 外科引领,循证规范

CACA 指南对特殊情况做了专门介绍,主要是术前胆道引流,肿瘤侵犯肝门部或肝外胆管;胆道梗阻、肝功能明显受到影响,总胆红素水平≥128.3~171μmol/L,相当于 7.5~10mg;拟行大范围肝切除超过 4~5 个肝段;胆道有感染,药物治疗效果不好,控制不住,需要做胆道引流。胆道引流术前准备主要是做经皮肝穿刺胆道引流(PTBD),一般首选肝左叶胆管引流。这是因为胆囊肿瘤可能会切除右半肝脏,在联合右半肝脏切除方案时,尽可能实施多根胆管引流,缩短减黄进程,多根肝内胆管感染时应尽快实施多根胆道穿刺引流。总体原则:尽快改善症状,尽早手术,因为胆囊癌恶性程度非常高,进展很快。

根据所在中心的技术力量,慎重地选择 ERCP。ERCP 会引发胰腺炎、胆道逆行感染。高位胆管梗阻时,肝内胆管二级以上胆管多支引流可能降低逆行感染的发生机会。不像胃肠道肿瘤,新辅助治疗和转化治疗有相当成功率,既往研究未发现术前放疗、化疗能使进展期胆囊癌降期或有明显生存获益。国内有研究并发现,通过化疗或靶向治疗,能使肿瘤降期再行根治术,所以亟需更多、更完善的临床研究支持新辅助治疗和转化治疗在胆囊癌中的应用。

另外一种情况是营养不良的病人,如果存在明显的中、重度营养不良,存在基础疾病或营养状况低下,要达到维持机体需要 75% 以上的蛋白质和热量,这是营养支持的目的。待临床症状改善后尽早手术,目前胆囊癌治疗还是以外科为主的整合性治疗,且胆囊癌本身切除率不高,所以对能够手术的病人要进行规范化治疗。

CACA 指南推荐 T_{1b} 以上,在胆囊床附近的肿瘤应去除距肝缘 2~3cm 以上的肝脏并清扫区域淋巴结。如是 T_{2b} 以上建议去除肝脏Ⅳb 段和Ⅴ段,加上区域淋巴结清除。如在胆囊壶腹和胆囊管侧,侵犯了肝外胆管或横结肠或大网膜者,可扩大范围,切除肝外胆管或横结肠,或大网膜切除,使器官切缘都达到阴性,做到 R_0

切除。

对 T_4 期和 N_1 淋巴结转移的晚期胆囊癌，CACA 指南不建议常规实施胰十二指肠切除等扩大范围的手术方案。胆囊癌恶性程度非常高，大创伤术后，病人恢复需要一段时间，在这个时期病人抵抗力较差，肿瘤可能会快速进展，得不到有效整合治疗。而对血管侵犯，不是绝对禁忌证，如侵犯一侧门静脉或一侧肝动脉，可联合切除，甚可切除再重建；但对双侧门静脉或门静脉主干广泛侵犯则是 R0 切除的禁忌证。而联合肝动脉切除，没有重建，术后胆汁瘤、感染风险较高，没有明确证据显示能使远期预后获益，CACA 指南建议慎重选择。

对扩大淋巴结清扫的范围，目前对改善预后的意义比较有争议，但如能切除，可提供更准确的 TNM 分期信息。当实现区域淋巴结清扫后，淋巴结清扫的数目，CACA 指南不做强制要求。如侵犯肝动脉鞘，在去除肝动脉鞘时，要小心防范肝动脉外膜损伤，避免术后假动脉瘤破裂出血，危及生命。

对腔镜和机器人手术，CACA 指南推荐，丰富的经腔镜和机器人手术经验并有肝肿瘤和胰腺肿瘤切除经验的团队，可进行探索性研究；病例选择需避免分期过晚，CACA 指南不推荐 T_3 期以上肿瘤做腔镜术；原则同开放性手术，做到各个切缘的阴性和区域淋巴结彻底清扫；腔镜和机器人手术要将标本完整取出，避免胆囊囊腔或瘤体裂，使肿瘤扩散。

胆囊癌还有另外一种特殊情况——意外胆囊癌。CACA 指南不对术前漏诊和误诊者做出意外胆囊癌的诊断。比如 CA19-9 很高，胆囊壁很厚，CT、MR 怀疑肿瘤，但没按照肿瘤规范治疗，这种情况不属于意外胆囊癌。而对做胆囊切除术，术中未做冰冻切片检查，或未诊断出胆囊癌，而术后诊断为胆囊癌，CACA 指南推荐为原位肿瘤或 T_1 期肿瘤，T_{is} 期肿瘤未发生胆囊破裂或无胆汁外溢，建议定期随访即可。而对 T_{1b} 期以上，侵犯至胆囊肌层以上，靠近胆囊床一侧的，要重新切除胆囊床侧的 2~3cm 肝组织和区域淋巴结清扫。而位于胆囊管的肿瘤，T_{1a} 以上均进行根治，包括肝外胆管切除，胆肠吻合，联合肝外胆管的切除，胆管的对端吻合，术中切缘的快速病检，保证各个切缘的阴性。CACA 指南推荐 1~4 周内尽早实施，超过 4 周，可能对意外胆囊癌的预后产生不良影响。对腔镜手术，CACA 指南推荐 Trocar 窦道联合切除，有助于延长无病生存时间。首先，对再次意外胆囊癌手术，术前应详细了解上一次手术具体信息，最重要的是胆囊有无破裂；第二，是否将胆囊癌保持完整、置入标本袋取出腹腔；第三，肿瘤位置，是在胆囊底部或颈部或壶腹部，或者是否侵犯胆囊管；第四，是否侵犯了浆膜，如胆囊破裂或侵犯浆膜，CACA 指南推荐做腹腔的灌注化疗，有助于减少腹腔的种植转移。

4. 整合理念，综合治疗

胆囊癌的化疗目前缺乏特异性胆道肿瘤方案，容易耐药，通常参照胰腺癌的化疗方案，目前在国际上也无一项随机 III 期临床试验数据的支持，中国的研究有望获得突破。目前来看，恶性胆囊癌化疗方案主要包括氟尿嘧啶（5-FU）为基础的联合方案，吉西他滨及铂类为基础的联合方案，以及 S-1 为基础的联合方案等，各种方案不甚统一。

这些方案在中国有很好的突破，基于中国胆囊癌病人测序数据库的结果，在国际上首先描述了胆囊癌 ERBB 信号通路突变的结果，后续研究发现 ERBB 突变阳性病人化疗联合免疫治疗也可得到非常好的效果，所以制定了基于中国数据的 CACA 标准。

单药在 R_0 及 R_1 切除进行术后辅助治疗，可选择卡培他滨的单药方案，T_{1b} 期以上病人可选择卡培他滨 $1250mg/m^2$（体表面积），每日两次，每两周连续用药，停用 7d，8 个疗程为一个基本治疗概念。

R_0 及 R_1 切除的术后辅助化疗双药方案，适于 II～IV 期所有病人，主要是丝裂霉素联合 5-FU，丝裂霉素 $6mg/m^2$，5-FU $310mg/m^2$，可予静脉输注，手术当日给药，连续用药 5d，在 3 周内完成一个疗程，术后第 5 周开始每日 5-FU $100mg/m^2$，维持治疗至肿瘤复发。

对进展/不可切除/复发的胆囊癌，CACA 指南推荐 GC 方案作为一线化疗方案，主要是吉西他滨联合顺铂，推荐吉西他滨 $1000mg/m^2$，顺铂 $25mg/m^2$，每周 1 次静脉输注，间隔 7d 用药，每 3 周为一疗程，至少要达到 8 个疗程。

另外一些方案，CACA 指南还推荐 GS 方案，主要包括吉西他滨联合 S-1，这是目前正在进行的一项研究，有较好效果。吉西他滨 $1000mg/m^2$，S-1 可以 60mg/d、80mg/d 或 100mg/d 的剂量给药，吉西他滨使用静脉输注，疗程的第 1 天和第 8 天用药，S-1 口服每日 2 次，3 周为一疗程。根据疾病进展程度和药物毒性及病人意愿决定治疗周期，因为这部分病人偏稳定。

吉西他滨联合顺铂、白蛋白紫杉醇的三药联合方案，吉西他滨 $800\sim1000mg/m^2$，顺铂 $25mg/m^2$，白蛋白紫杉醇 $100\sim125mg/m^2$，主要给予静脉输注，第 1 天和第 8 天用药，整个疗程是 21d，可持续至疾病进展期。

更多的联合方案，包括正在进行研究的中国学者提供的 mFOLFIRINOX 方案，即伊立替康+奥沙利铂+亚叶酸+5-FU 的四药联合方案，首日开始 46h 内持续静脉注射 5-FU 总剂量 $2400mg/m^2$，在首日伊立替康、奥沙利铂、亚叶酸都可按照体表面积测算，疗程是 2 周，这个方案的作用比较强劲。

FOLFOX 方案对进展期/不可切除/复发的胆囊癌作为二线方案也不可或缺，主要包括奥沙利铂、亚叶酸、5-FU，按 $85mg/m^2$ 的奥沙利铂，175mg L-亚叶酸或 350mg 亚叶酸，5-FU $400mg/m^2$。奥沙利铂首日静脉输注，同时在首日静脉输注 L-亚叶酸或亚叶酸，5-FU 首日开始 46h 内持续输注，总剂量 $2400mg/m^2$。该治疗方案要关注副作用，因为有很多胆囊癌到后期有胆管侵犯和血管侵犯，对肝功能要求较高。整个疗程间期 2 周。

CACA 指南还提出对胆囊癌进行姑息性介入治疗，如肿瘤侵犯肝门部和肝外胆管或切除术后复发伴胆道梗阻者，胆管支架内引流可解除黄疸，改善生活质量。

单根或多根金属覆膜支架可防止肿瘤过快生长，减少堵塞，但总体疗效并不优于塑料支架。腹腔转移灶的热灌注化疗，也可有效抑制肿瘤广泛转移和恶性腹水。

祖国中医药在肿瘤治疗中也有非常重要的作用，总体原则是改善病人临床症状，提高机体抵抗力，减轻放化疗不良反应，提高生活质量，不同体质、不同阶段、不同并发症及其他治疗方案均是影响证型及其变化的主要因素。因此中医讲辨证施治，对胆囊癌，实证为肝郁气滞，湿热蕴结；虚证以脾虚居多，因此要辨证施治。

对接受外科和介入手术的病人均应关注康复治疗，所以术前和术后应贯彻康复知识的宣教。对出院病人应密切随访跟踪，并及时给予专业性身心康复指导意见。实行胆道外引流者应使用胆汁口服回输或及时更改为胆肠内引流，以防病人院外发生电解质丢失、体液紊乱及肝功障碍等。对化疗及靶向药物治疗病人，应定期进行用药指导和风险评估，并根据随访结果给予专业性指导。

康复治疗的另一个主要方面是中医药，它可辅助控瘤复发，减轻放化疗、靶向药物治疗的副作用，减毒增效。低强度运动也可促进血细胞计数改善，缓解肿瘤相关疲劳、焦虑和抑郁症状。营养支持加运动多模式干预，可减少化疗期间消化道不适症状，利于增加更多蛋白质摄入，改善身心健康。

5. 研究前沿，展望未来

建立和完善专病队列及数据库，以及规范化多中心登记研究数据采集流程和研究方案，是进行中国胆囊癌流行病学研究的核心内容和必要措施。通过这项工作的深入推进，有望实现客观揭示中国胆囊癌流行病学特征和诊治现状的目标。

胆囊癌基础研究的方向包括：肿瘤的生物学起源和演进，侵袭和转移的分子机制及其有效的干预措施，个体化药物敏感性及耐药机制，治疗药物作用的新靶标和新机制，肿瘤微环境改造及细胞治疗技术的研发，筛查预警与早期诊断的开拓性研究。基于中国人群胆囊癌流行病学临床特点，精准医学相关技术要点，特别是整合医学的观念，可以构建中国胆囊癌个体化治疗体系。

胆囊癌的规范化外科治疗的相关研究方向，当下应着眼以下两个重要问题：第一，进一步明确肿瘤生物学特点与根治性切除，哪个是影响进展期胆囊癌预后更为重要的因素。前面姜小清教授对进展期胆囊癌做了精彩的阐述，也提出了CACA指南具体对每一期胆囊癌的指导意见。进展期胆囊癌术前转化治疗是否具有积极的临床价值，是不是真能提高远期生存率。第二，进展期胆囊癌腔镜手术的适应证需要进一步分类、分层细化，相关临床研究和实践需要在充分保护病人权益和顺应外科技术发展两者平衡间进行选择，严密设计、稳步前进，使病人最大化获益。

CACA指南展现出了有"理"可循、有"径"可行的特点。系统阐述胆囊癌规范化诊治的临床路径。在指南中，根据TNM分期，每一期胆囊癌都有相应的治疗策略和治疗方案。系统贯彻整合医学理念，强调由癌前病变到恶性肿瘤的规范化诊治，强调系统优化的治疗方案，规避降低潜在的不良治疗风险，体现中国特色胆囊癌"防—筛—诊—治—康"服务体系的内涵。

二、院士点评

1. 董家鸿院士：科普宣传，广泛研究

胆囊癌是胆道系统最常见的恶性肿瘤，发病率在所有消化道肿瘤中居第6位。胆囊癌的恶性程度极高，也是严重威胁国人健康的一个重要癌种。平均生存期只有13~19个月，进展期胆囊癌5年生存率低于5%，仅有10%病人存在手术可能，可见其危害性极大。目前对胆囊癌的治疗尚存很多争议，许多方面也缺乏高质量证据，导致胆囊癌临床诊疗中，不同区域不同级别医院相差甚大。技术上，胆囊癌根治切除术也是肝胆外科领域最具挑战性的一个技术领域。

樊院士主编的CACA指南胆囊癌中，邀请了胆囊癌领域具有丰富经验的全国20余位专家，共同制定了胆囊癌诊疗指南，对胆囊癌预防筛查、诊断技术、治疗方法等多方面都提出了中国专家共识，对规范我国胆囊癌的诊疗行为，提高诊疗水平，改善胆囊癌病人的总体预后都具重要指导意义。

胆囊癌在消化系肿瘤中是总体预后最差的一类肿瘤，这种现状对我国肝胆外科医生也提出了迫切要求，我个人有几点建议供大家参考：①要借助目前新兴的信息传媒，多渠道、多路径开展预防胆囊癌的科普教育，提高胆囊癌的预防水平。②服务于全国，建立全国性胆囊癌注册登记系统，通过大数据真实世界研究获得高质量证据，包括胆囊癌根治治疗手段、胆囊癌区域淋巴结清除范围等，这些都需要进一步研究来获得高质量证据，为正确决策提供最佳证据。③针对制约胆囊癌疗效的关键因素和争议问题，开展多中心前瞻性研究，尤其是当前处于靶向治疗和免疫治疗时代，新型控瘤方法不断涌现，但在胆囊癌领域，尚缺乏与肝细胞癌类似相对有效的系统治疗、降期治疗和转化治疗的方法和方案。④胆囊癌的根治是一个复杂的外科技术，也需在全国进行系统培训，以规范化推广胆囊癌根治技术，提高胆囊癌病人的外科疗效，减少手术并发症发生率。

2. 王学浩院士：完善指南，探索疗法

CACA指南的理论和临床依据很充分，并且结合中国胆囊癌领域的实际临床和研究情况，充分考虑中国人群流行病学特征、遗传特点及中国国情，同时也参考了国外指南，特别是融入了整合医学理念。整合医学理念贯穿在整部指南中，强调了中医思想和中药在胆囊癌治疗中的作用。因此本指南对胆囊癌的临床治疗具有重要指导意义和参考价值。

我从业于肝胆外科，在肝胆外科中肝癌手术做得更多一点。实际上肝胆外科和胆道外科分不开。原发性肝癌包括三个部分：一是肝细胞癌；二是肝内胆管癌，包括在肝癌中的一个组成部分；三是混合型，既有肝细胞癌，也有胆管细胞癌。我从事的肝胆外科，也包含了胆道外科，肝胆之间具有密切关系。

另提几点建议：首先，指南要不断完善和发展，近年在胆囊癌治疗上也有重要进展。今年一项Ⅲ期临床研究已经证实 PD-L1 单抗联合治疗晚期胆囊癌取得了比较好的效果，这项研究大概有 1/3 的胆囊癌病例取得良好效果，因此提示免疫联合化疗对胆囊癌有良好疗效。指南在修订过程中要将胆囊癌关于免疫治疗和靶向治疗逐步完善。其次，要重视胆囊癌转化医学和新辅助治疗的临床试验。这个意见还很不成熟，为进一步提高胆囊癌术后疗效，刚刚董院士已经提到，目前在肝胆外科中胆囊癌疗效相对较差。在下一次编写或进一步完善时，考虑转化治疗和新辅助治疗，也做一些临床研究，可能会起到一定效果。第三，目前为预防胆囊癌会进行预防性胆囊切除，最近在临床上这方面还存在广泛争议。比如无症状胆石症病人，没有任何症状，绝大多数医生认为要进行预防性胆囊切除，但也有一部分临床试验取得较好疗效，即不提倡胆囊切除，单纯去除胆结石。这是有争议的地方。

3. 窦科峰院士：总结新型疗法，加强基础研究

胆囊癌讨论的议题，一直是困扰外科医生一个很大的问题，临床特点是早期诊断困难、恶性程度高、发病原因不明确、预后切除率低、5 年生存率更低，前几年也无比较好的整合治疗措施，所以对胆囊癌的根治讨论很有意义。几位专家对胆囊癌从早筛、早查，到诊断，再到整合治疗都做了完整、系统、深入的讨论，确实很有意义。

胆囊癌近几年的发病率逐渐增高。我们科在 10 年前，每年收治能做胆囊癌切除的病人大概在 30 例，但近几年每年大概在 150～180 例，所以胆囊癌的发病率在逐渐升高。为什么突然这么高？原因不清楚，刚才专家具体分析了不同原因。但我考虑可能与近年代谢相关疾病、生活压力大等密切相关。在这方面应做更深入研究，因为生活水平提高，高脂食物增多，胆结石发病率提高，胆囊癌发病率也提高。而且，胆囊癌有区域性特点。西北胆囊癌发病率比沿海地区高。前几年有人分析是因为吃羊肉泡馍多导致，实际上可能与这还不完全有关系。但目前高脂饮食导致的代谢紊乱和胆囊癌的发病率增高之间，还是有比较明确的关系。

我们医院在胆囊癌整合治疗方面有一个典型病例。术前病人已查出胆囊癌，且已发生腹腔转移，腹腔有 4cm 左右包块，明确诊断是转移灶。术前进行了八九个学科的讨论，包括放疗、免疫、肿瘤、消化内科、消化外科等多学科讨论，没有手术指征。如果要做手术，按现在观点应先做新辅助化疗，然后再做手术。当时考虑先切除肿瘤，但肯定不是根治性切除，术后又做了化疗。肿瘤切下后做了病理检查，把基因片段检测的组织取下后研制成肿瘤疫苗，然后再做靶向治疗，再做免疫治疗。病人现在恢复很好，且腹腔包块也消失了，已经能正常生活了。当然这是个特殊病例，发现时已是中晚期，整合治疗可能在胆囊癌治疗中特别重要，特别是近几年的免疫治疗和靶向治疗。当然这位病人是将肿瘤切下后，请病理科和消化科的肿瘤专家对胆囊癌的病理做了基因片段分析，把标本取下后制成疫苗，病人打了自己的疫苗，取得了比较好的效果。

刚才李强教授也对胆囊癌的未来研究做了一些阐述，基于胆囊癌上述临床特点，我认为可能目前在没有很好办法来提高胆囊癌疗效的情况下，应抓两头。一头抓预防和早诊。预防和早诊要围绕高危人群，如胆结石病人、息肉病人，或胆囊结石和息肉同时存在的病人，这些高危人群要进行筛查。另一头，对代谢相关的病人，比如糖尿病病人胆结石发病率高，对这些病人要做定期筛查，定期随访，早发现手术效果肯定好。

此外要总结目前新型整合治疗手段，特别是免疫治疗和靶向治疗，怎么选择病例，怎么对每个病人做特殊治疗选择药物，靶向治疗根据基因测序后怎么选择，总结这方面的经验，可能对未来提高胆囊癌长期生存率会更好。

应该加强基础研究，大家都认为胆囊癌恶性程度很高，但生物学特征到现在并不明确，因此我们寄希望于胆囊癌基础研究，根据生物学特征，再提出预防和诊治，甚至能够找到早期的肿瘤标志物。

樊代明院士：从唯循证到看效果

窦院士讲了两个大转变，第一是当前疾病谱在发生根本转变，医生要准备好迎接这个时代的到来。随着人们生活习惯的改变，高脂饮食摄入加之不常运动等。在我们医院，胆囊癌和过去相比，年病例数增加5~6倍。基于生活习惯的转变，要对胆囊癌加以认识。其实这种转变不只是胆囊癌，比如前面讲的妇瘤，过去是宫颈癌最多，子宫瘤相对少，现在宫颈癌下降，按照WHO要求在2030年要消除宫颈癌，中国也是大幅度下降，子宫瘤成了妇科常见肿瘤。所以作为妇科医生思想要转变。同样肝胆外科也要转变。这是第一个转变，即疾病谱的转变。第二个是针对胆囊癌，它恶性程度这么高，其实这与解决困难是一致的，越困难的地方越好解决，只是没找到要领。所以要转变观念，不能无能为力，要无所不能。要想办法，我们要讲循证医学，更要讲临床经验。不能唯循证医学而论。遇到好的方法常找有没有循证医学证据，这是对的，但唯循证医学、唯证据就错了。因为证据很多情况下是人为的，在不同情况下表现不一样。数学的推导或统计的结果，什么事情都计算，但人的事情常是人算不如天算。现在循证医学最大的问题是忽视了医生经验，忽视了病人反应，这是它不对的地方。每一个医生都存在这样的情况。不是说循证医学不行，但唯循证医学而论不对，我们必须打破这个观念，我还是觉得医生经验和病人反应是第一位的。

4. 陈君石院士：重视营养，加强运动

关于营养与胆囊癌的研究在中国非常少，我们查过文献，几乎没有，唯一的流行病学研究还是很久以前上海肿瘤研究所做过的一项病例对照研究。我今天用的是世界癌症研究基金会（WCRF）总结的全球14项流行病学研究，都是前瞻性研究，共涉及1300万人，有8300例胆囊癌。这项研究的总结，发现膳食营养、生活方式和胆囊癌发生,唯一比较充分的证据是超重和肥胖。所有吃的东西例如 β 胡萝卜素等统统证据不足。也就是说随着 BMI 升高,胆囊癌的发病率和死亡率都相应升高。说明一点,在正常体重范围之内,体重与胆囊癌升高无关系,一旦达到超重后,剂量反应关系就上升了。所以根据这项国际研究成果,人体 BMI 每升高 $5kg/m^2$,胆囊癌发生风险增加 25%,这是非常明确的。

机制是什么?为什么超重、肥胖后会增加胆囊癌风险?第一个原因是胆囊结石;第二个是体内激素水平升高,像胰岛素这类激素会升高;第三个是现在非常流行的学说,即慢性炎症,低水平慢性炎症,都与超重和肥胖密切相关。大家不要质疑,这个证据非常充分。从这个含义上讲,胆囊癌的防治首先建议控制体重,我讲的是一级预防,也就是把吃和动平衡起来控制体重。

胆囊癌病人做手术,做化疗,要强调术前、术后和化疗前后的营养支持,营养支持是个体化的,要用一些特殊产品。据我了解,在临床实践中特殊营养产品易被忽视,需要另外一个专业整合进去。

大家也许会问,胆囊癌病人术后应吃什么?总体原则很清楚,少吃油。很明显,胆囊管消化,消化功能不行了,脂肪第一个不容易被消化,所以少吃油,多吃蔬菜、水果、全谷物,适当搭配一些动物性食物,瘦肉还是要吃一点,特别是水产品如鱼和虾之类,强调营养均衡。对这次 CACA 指南提一点建议,我觉得樊院士提到了关口前移,但前移得远不够,现在讲的都是二级预防,是不是应该提前到一级预防?假如今天参加指南巡讲的专家和医生都不做一级预防的话,那我国就没有人做一级预防,我们没有一支队伍是专做一级预防的。

从"防—筛—诊—治—康"5 个阶段都要加强个体化营养和身体活动的指导,强调营养的同时要强调运动,特别在肿瘤的康复阶段。刚才已有专家提到了运动,但分量要加重。

5. 王锐院士:医药不分家,开展创新药物研究

自古医药不分家,现在越来越发现做药物研究的人一定要多向临床医生学习,也就是说做的药一定是临床导向,也是为服务临床的。

我深深感觉到由于存在地域差异、人种差异、个体差异,确实需要一部可以用于中国人自身身体数据的指南,能够更加贴近我国的肿瘤现状,加强我国肿瘤诊治水平。所以樊院士带领全国同仁,从防—筛—诊—治—康这几方面出发制定的 CACA 指南,能对医生起到非常好的指导作用,这项工作意义特别重大。

生物医药,包括我自己比较专长一点的多肽类药物,由于凭借其靶向性、安全性、特异性,使其在控瘤药物研究中备受关注。其作用机制的多样性和特异性,也可实现各种药物的改造和融合,实现高效靶向特异的控瘤作用。

期待未来 CACA 指南不断推陈出新,能有更多新型治疗手段,带给医生更多更好更新的治疗选择,使我国肿瘤诊治走向世界最前列。今天胆囊癌指南精读巡讲非常精彩,未来胆囊癌的诊治需要整合多学科之所长,贯穿内外科结合治疗的整

合医学理念，加强中西医整合治疗的思想，同时积累更多的中国数据，研发更适合中国人的药物。

药学界这些年都在努力工作，也取得了一些好成绩。当然与临床需求还有很大差距。现在大家正努力地向临床学习，来思考如何提高现有药物的疗效，降低毒副作用，同时能研制出一些中国自己的新药。据我所知，在很多方面有管线药物和候选药物，甚至Ⅰ期、Ⅱ期、Ⅲ期临床药物。预计在不远的将来，会出现一批中国人自己的原创药物。相信在不远的将来，胆囊癌的诊治水平更上一层楼，在国际胆囊癌领域发出中国的声音。

6. 肖伟院士：注重整合医学理念，加强中医药治疗

整合诊治是一种创造性思维，能有力推动现代医学的高效发展。医学各领域中相关的一些先进理论知识，还有临床专业相关的实践经验，能进行有机整合，形成更为系统化和整合化的诊治体系。樊院士近年来致力推动整合医学，应该说得到了整个医药学界的广泛认同和认可，而且在临床上起到了巨大的推动作用，能极大提高临床诊治质量，促进医学发展。CACA 指南在这样一个背景下产生，该指南由中国抗癌协会组织数千位肿瘤医药的学术权威专家，集体编写和完成了这部原创性巨作，是国家指南标准体系建设的一个标志性成果，指南体现了整合医学的思维，也兼具了中国特点和国际视野。

胆囊癌在整个胆道肿瘤中占 80% 以上，是胆道最常见的恶性肿瘤，往往早期没有症状，一旦发现都进入了晚期，治疗手段和预后非常差。刚才几位专家对其流行病学、发病机制，还有临床表现都进行了高度概括。从预防、筛查、诊断、治疗和康复等多角度进行了精辟讲解。宣讲中尤其提到的是，要从整合肿瘤学视角和视野上强调预防胆囊癌的重要性和迫切性，并显示了各种临床治疗措施以及对病人身心健康的潜在系统影响，而对胆囊癌的诊治提出了更高要求，也是诊治理念和思路的重要突破。

我们国家在传统医学中，在中医药发展过程中，已经形成了国家发展战略，倡导中西医整合。中医药目前在控瘤直接治疗方面还有一定距离和差距，但在改善临床症状、提高机体抵抗力、减轻放化疗后的不良反应、提高生活质量方面还是具有重要作用的。CACA 指南中，对中医药防治胆囊癌做了概括性分析，对胆囊癌中中医所讲的实证、虚证的证型，为中药作为胆囊癌整合诊治的策略之一提供了充分依据和用药参考。

各位专家的报告精彩纷呈、深入浅出，对线上线下广大医药工作者和学术界同仁带来一场系统生动的学术盛宴。也希望随着指南不断完善，提升我国肿瘤学在国际学术领域的影响力和话语权。同时提高中医药在胆囊癌诊疗中的整合诊治能力，为病人造福。也希望指南在下次修订中能进一步对中医药这一块提供一些手段和方法，包括治疗方面的一些新药。

三、总　结

樊代明院士：世界上有矛就有盾

肖伟院士指出，指南非常重要，此外中医药可能会在某些方面助一臂之力。正如过去讲的增效减毒，或者是增强人体自然力等。我们既要胆大，又要胆小，还要胆细。胆大是在战略上藐视敌人，不要惧怕胆囊癌，但在战术上要重视敌人怎么做，我永远相信这样的话："世界上有矛就有盾，对矛来说没有穿不过的盾，对盾来说没有挡不住的矛。"

院士们点评很精彩，有些问题我也做了回答，但像王学浩院士提出来的，懂胆的要治肝，治肝的要懂胆，两个整合会起很重要作用，医学应该就是这样。我给大家举个简单例子，临床上，肝癌后期病人很疼，但肝癌引起胆管梗阻时，会出现黄疸，黄疸会伴随痒，但发痒后就不疼了，就像是以痒治疼，以疼治痒。发现了这种情况后，我就给我们医院一位整形外科医生说了这个情况。临床上有一种叫做带状疱疹后遗症，是很疼的，特别像会阴部位疼痛，又不好明说。我建议她用止痒的机器治疗，显效率几乎100%，且一次治疗可使10分的疼痛下降到2~3分。有人说痒和疼不一样，我说你怎么知道？现在连疼痛究竟是什么情况还说不清楚，先治好了再说。这就是经验，很多教授都介绍病人找她治疗，全国各地有很多人带状疱疹后遗症很严重，但一治就好，真是那么显效。这种机器有很多，但只有某个工厂生产的机器更有效，因为频率不一样。所以胆囊癌治疗总会有办法，老天设置了一道门，就一定会给我们一把钥匙，这把钥匙在哪里？需要我们去寻找。

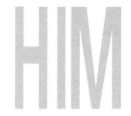

母细胞瘤整合诊治前沿

◎范先群 陈忠平 赵 强 袁晓军

一、专家解读

（一）视网膜母细胞瘤

1. 指南概述，肿瘤特点

眼睛是心灵的窗户，每个人都希望拥有一双明亮的眼睛，人类获得外界信息的 90% 是通过眼睛和视觉系统完成的。眼睛就像一个照相机，前部有角膜和晶状体，类似照相机的镜头，后部有视网膜和脉络膜，类似照相机的胶卷。看到的外界物体成像在视网膜上，通过视神经传递到大脑皮质视觉中枢，形成视觉。人类视网膜有 3 级神经元，分为 10 层结构。视网膜第 1 级神经元视锥细胞和视杆细胞感受光刺激，将光转变为生物电，经双极细胞、神经节细胞传出眼球，经视路传递到视觉中枢。

视网膜母细胞瘤是起源于视锥前体细胞的眼内恶性肿瘤，主要由抑癌基因 $RB1$ 突变和缺失引起。抑癌基因 $RB1$ 首先在视网膜母细胞瘤中发现，是人类发现和克隆的第一个抑癌基因。同时，在视网膜母细胞瘤的发生机制研究中，首次提出了肿瘤发生的二次打击学说。部分视网膜母细胞瘤不是由 $RB1$ 基因突变引起，其肿瘤发生与 $MYCN$ 基因高表达和表观遗传有关。CACA 指南首次提出无 $RB1$ 突变的视网膜母细胞瘤的发生，与染色体结构异常（GAUI）密切相关。

视网膜母细胞瘤是儿童最常见的眼内恶性肿瘤，95% 发生于 3 岁以内婴幼儿，发病率是 1/（1.5 万~2 万），2/3 单眼发病，1/3 双眼发病，是常染色体显性遗传。由于病人年龄小，不能表达视力障碍，所以肿瘤在早期不易被发现。大部分患儿被家长发现白瞳，即猫眼样瞳孔而就诊，占初诊的 70%；发生外斜视就诊的占 10%，两者均是眼内期的晚期。如果患儿未得到及时治疗，肿瘤将突破眼球，进入眼眶。

CACA 指南强调 TNM 分期，视网膜母细胞瘤穿透巩膜，沿视神经进入眼眶，出现眼外期表现，甚至经视神经侵犯颅内，肿瘤会发生远处转移，最常见转移部位是中枢神经系统。当肿瘤局限于眼内时，根据肿瘤大小和侵犯部位，将眼内期分为 A~E 5 期，依据瘤径是否大于或小于 3mm，分为 A、B 期；发生视网膜和玻璃体种植者，种植瘤距离原发灶大于或小于 3mm，分为 C、D 期；瘤体超过玻璃体腔 1/2 者为 E 期。视网膜母细胞瘤的诊断，包括视力、眼前段和眼底等眼科专科检查及影像学检查，检查都在镇静和麻醉状态下完成。病理和分子诊断，对整合治疗方案的制定具有重要价值。

眼科检查至关重要，裂隙灯检查可观察到前房积脓等现象，是评估肿瘤精细程度和预后的一个指标。数字化广域眼底成像系统是视网膜母细胞瘤最主要的检查手段，是诊断和分期分级的主要依据。CACA 指南强调，结合眼部 B 超和超声活体显微镜，可评估原发瘤大小、形状，为分期分级提供更多支持。CT 和 MRI 检查可进一步明确诊断，评估肿瘤侵袭和远处转移情况。CT 显示眼内局限性高密度肿块，有 45% 以上的病人存在肿瘤钙化。MRI 用于观察巩膜浸润和视神经受累情况，以及是否存在颅内转移。

视网膜母细胞瘤病理表现为小圆细胞恶性肿瘤，根据肿瘤侵犯眼球情况，如脉络膜浸润、巩膜侵犯、筛板和视神经残端情况等，确定病理高危因素。CACA 指南强调，结合分子病理诊断，确定治疗方案。

2. 整合治疗，保命保眼

眼球结构的特殊性及视网膜母细胞瘤的特异性，决定了视网膜母细胞瘤治疗的独特性，包括局部激光治疗、冷冻治疗，以及静脉化疗、动脉化疗、手术治疗、放疗、靶向和免疫治疗。CACA 指南着重强调中医药治疗及整合治疗为总体治疗策略。局部治疗适用于视网膜母细胞瘤眼内期早期和化疗后的巩固治疗。早期视网膜母细胞瘤局部治疗即可完全治愈，实现保眼球、保视力。其中激光治疗主要用于眼底后极部肿瘤，冷冻治疗主要用于眼底周边部肿瘤。

20 世纪 90 年代，静脉化疗 CEV 方案应用于视网膜母细胞瘤，适用于眼内期中期和晚期，开启了保眼治疗时代。静脉化疗有效率达 83%，但复发率高，复发后再次化疗效果差。静脉化疗的副作用有骨髓抑制和听力损伤等。

如何降低复发率，减轻副作用呢？一种新的治疗方法，如眼动脉超选择介入化疗应运而生，经股动脉插管、腹主动脉、胸主动脉、颈总动脉、颈内动脉，将微导管插入直径 0.66mm 的眼动脉，是介入能达到的最细动脉，药物剂量仅为全身静脉化疗的 1/10，眼内浓度增加了 14 倍。多中心随机对照研究表明，介入化疗可显著提高保眼率，降低副作用。但介入治疗 3 次以上或眼动脉直径 < 0.65mm，是眼动脉闭塞的主要危险因素，存在眼动脉闭塞危险因素的患儿，应选择颈内动脉球囊扩张阻断术介入化疗。球囊扩张阻断术适于 3 月龄以下、眼动脉直径 < 0.65mm 和 3 次以上介入化疗的患儿。将球囊置于眼动脉和后交通动脉之间，阻断颈内动脉远端血流，药物进入眼动脉，注意保持 Willis 环开放，避免发生颅内严重并发症。介入治疗中，发现少数患儿眼中的变异起源于颈外动脉，开展颈外动脉、脑膜中动脉、眼动脉旁路插管术，解决了眼动脉变异无法介入化疗的难题。

玻璃体种植是导致保眼失败的原因之一。应用玻璃体腔注射化疗，将化疗药物直接注入玻璃体腔内，治疗玻璃体腔种植瘤，疗效满意。对存在高危因素的眼内期晚期病人，首选眼球摘除术治疗。对存在眼眶浸润的病人，采用眶内容剜除术治疗，术后根据病理结果，如果存在眼眶残留和颅内侵犯，需要实行外放疗和全身化疗。

由于存在血-眼屏障，包括血-视网膜屏障和血-房水屏障，视网膜母细胞瘤具有独特的免疫微环境，这为免疫治疗带来了挑战和机遇。针对其特异性基因突变，CACA 指南强调，免疫或抗新生血管等双靶点治疗。CACA 指南强调，视网膜母细胞瘤实施整合治疗策略，实现保生命、保眼球、保视力。

3. 防筛并重，关口前移

眼睛是心灵的窗户，眼睛位于面部最中央、最重要的位置。眼球摘除和眶内容剜出术后，病人的外观康复尤为重要。及时安装义眼和赝复体，促进面部和眼眶发育，改善患儿容貌是康复治疗最重要的环节。

CACA 指南强调整体康复，将康复治疗贯穿诊疗全过程。视网膜母细胞瘤病人多为 3 岁以下婴幼儿，视力康复最关键，强调弱视治疗和促进视力发育。心理康复，包括患儿的心理发育和患儿父母的心理疏导，整体康复让患儿融入社会，适应社会。

CACA 指南强调规范和全程随访。对保眼病人，治疗期间 3~4 周随访一次，治疗结束后每年随访 2~3 次。眼球摘除病人根据有无高危因素，确定个性化随访方案。

CACA 指南首次指出双眼病人 *RB1* 基因突变率高达 100%，遗传率 50%，显著高于单眼病人。应用数字化广域眼底成像系统进行眼底检查，是早期发现视网膜母细胞瘤的有效方法。对视网膜母细胞瘤家系进行筛查，发现肿瘤早期患儿及时治疗，实现保眼球保视力，注重孕期的产前检查和羊水穿刺基因检测，早发现早诊断。

病因预防，应避免下列危险因素，如放射暴露、孕期病毒感染等。应用第 3 代试管婴儿技术，在胚胎移植前进行遗传物质分析，筛选健康胚胎进行移植，可从根源上预防视网膜母细胞瘤的发生。

4. 创新发展，赢在未来

为深入研究视网膜母细胞瘤发生机制，我国专家建立了国际上首株视网膜母细胞瘤转移瘤细胞系，开展视网膜类器官研究，证实视网膜母细胞瘤起源于视锥前体细胞。首次发现视网膜母细胞瘤病人 12 号染色体上 GAU1 新致病区染色体构象异常，为临床治疗提供了新靶点。建立房水检测平台，可检测出低至 0.3pmol 的核物质，更早发现肿瘤复发灶和转移灶。利用肿瘤特有的有氧糖酵解代谢，构建荧光增强碳点，实现对肿瘤细胞的特异性荧光标记，有效率可达 96% 以上，标记时间比病理检测提前 4 周，实现了对瘤灶的早发现早诊断。

首次发现草本植物苍耳中的活性成分能有效抑制视网膜母细胞瘤细胞增殖。人源肿瘤异种移植（PDX）模型和转录组测序揭示作用机制，为中药治疗眼肿瘤奠定了基础。

视网膜母细胞瘤是 *RB*1 抑癌基因缺失的单基因突变肿瘤，也是唯一可直视的载体体内肿瘤。在基因治疗的给药、观察和随访等方面具有便捷性和特殊性，将带有目的基因的腺相关病毒直接注射到玻璃体腔或视网膜下，实施基因治疗，支持微创导入，直接观察疗效，是肿瘤基因治疗研究的最好靶器官。

视网膜母细胞瘤是严重危害儿童健康的最严重眼病，规范和普及诊疗指南刻不容缓。CACA 指南立足于我国视网膜母细胞瘤病人特点、诊疗现状，注重整合诊治，制定诊疗指南，贯穿"防—筛—诊—治—康"整合医学诊疗理念，强调保生命、保眼球、保视力，呵护好孩子的眼睛，让他们拥有一个光明的未来。

（二）髓母细胞瘤

1. 指南概述

神经系统的肿瘤在所有实体瘤中发病率不高，总体位居第 8 位，但死亡大概在第 6 位。在儿童，神经系统肿瘤发病和死亡都位居实体瘤的第 1 位。

髓母细胞瘤在儿童中发病最高，成人较少，是罕见肿瘤。在儿童脑瘤中，髓母细胞瘤是胚胎性肿瘤，大多数发生在颅颅。有 70% 以上发生在 10 岁以下的儿童。男性多于女性。其中有 5% 左右的髓母细胞瘤有遗传性癌症易感综合征的背景。髓母细胞瘤是一个高度恶性的肿瘤，但疗效相对不错，年龄≥3 岁的标危型髓母细胞瘤 5 年生存率达 80% 以上，即使是高危型也有 60%，年龄 < 3 岁的髓母细胞瘤预后相对较差。

目前髓母细胞瘤的预防尚无无明确方法，但筛查，特别是对与髓母细胞瘤发病相关的遗传易感综合征个体或家庭成员，CACA 指南建议要做严格的定期筛查。比如戈林（Gorlin）综合征、李法美尼（Li-Fraumeni）综合征、特科特（Turcot）综合征、范科尼（Fanconi）贫血、鲁宾斯坦－泰比（Rubinstein-Taybi）综合征，这几个综合征都与髓母细胞瘤或脑瘤相对易感，所以这样的家族最好要做到每年筛查。

髓母细胞瘤主要生长在后颅窝，因此髓母细胞瘤的临床表现主要是共济失调，症状为走路不稳或平衡失常。另外可产生颅内高压，因为肿瘤阻塞第四脑室后可产生脑积水，导致颅内压升高，可表现为头痛、呕吐，特别是小儿无缘无故的头痛呕吐要高度重视。此外肿瘤容易压迫延髓，表现为吞咽呛咳。在椎管内播散转移可引起背部疼痛、截瘫等。

髓母细胞瘤的组织形态学，常规分成 4 大类，还有一类比较罕见，缺乏明确的临床意义。这 4 大类为：经典型髓母细胞瘤，占 70% 以上；促纤维增生/结节型髓母细胞瘤，占 20% 左右；广泛结节型髓母细胞瘤，几乎只发生在婴儿，预后较差；大细胞/间变型髓母细胞瘤，占 10% 左右，可见于任何年龄段。

只有组织病理学诊断不够，更重要的是分子分型诊断。因为要做基因检测、特征突变、扩增等，有了 panel 后，可以分成 4 个亚型或 3 个大类，实际上是 4 个小亚型，即 WNT 活化型，约 10%，预后相对好；SHH 活化型，约 25%，其中有

10% 为 TP53 突变型；非 WNT/非 SHH 活化型 G3、非 WNT/非 SHH 活化型 G4 两类，这两类总体预后较差，比例也较高。现在比较强调病理诊断、形态诊断是第一步，分子分型诊断是第二步。

在临床治疗过程中，要进行临床分期。因为颅内肿瘤，特别是胶质瘤，很少有颅外转移，髓母细胞瘤可出现颅外转移，但比例相对低。比较多的是蛛网膜下腔播散，椎管内播散，所以有临床分期，从没有转移到出现颅外转移甚至到 M_4 分期，这对临床治疗有参考价值。

CACA 指南指出 3 岁及以上髓母细胞瘤的诊疗流程。所有临床诊断为髓母细胞瘤的病人都必须做手术，术后根据病理形态、临床分期、分子分型，可按危险程度分为标危和高危，然后根据临床分期再做相应后续治疗，包括全脑全脊髓放疗再加后续化疗。标危和高危治疗的流程基本一致，放疗和化疗都必须做。

3 岁以下髓母细胞瘤同样需要手术，术后标危病人不放疗，化疗方案与 3 岁及以上儿童也有一定差异。高危病人术后同样要化疗，化疗后有一部分患儿可延迟放疗到 3 岁后，或根据实际情况进行放疗。髓母细胞瘤不管是 3 岁以上还是 3 岁以下都必须手术，术后都必须做放疗、化疗。3 岁以下不做放疗，化疗方案有所调整。

外科手术的目的是，在安全前提下，最大限度切除肿瘤，重建脑脊液循环。手术方式有两种，一是肿瘤切除，根据四室肿瘤、CAP 区肿瘤和小脑半球肿瘤的不同，有不同的手术入路；二是处理脑积水，因为有一部分病人术前已经出现脑积水，需要术前行第三脑室底造瘘、脑室穿刺外引流，不建议常规术前行脑室腹腔分流手术。但有一部分病人特别是 3 岁以下已出现脑脊液播散瘤细胞时，因为即使手术也无法解决脑脊液播散问题，所以可考虑在术前先做脑室腹腔分流。术中的注意事项有三点：①肿瘤侵犯脑干，不应盲目追求全切，宁可残留也不能损伤脑干；②要结合电生理监测进行脑干面肿瘤的切除；③术中应严格保护好术区周边结构，尤其是脑脊液流动的通路，避免导致瘤细胞播散。

术后要进行髓母细胞瘤危险度分层（不含分子亚型），3 岁及以上与 3 岁以下分层不一样。3 岁以下绝大部分是高危，有极少数是标危。标危需满足无扩散转移、病理亚型为促纤维增生型和广泛结节型，肿瘤完全切除或近全切除（残留病灶 $\leq 1.5 cm^2$）。3 岁及以上，标危需满足肿瘤完全切除或近全切除（残留病灶 $\leq 1.5 cm^2$），无扩散转移。如残留病灶 $> 1.5 cm^2$，有扩散转移，则为高危。对后续治疗有很大参考依据。

此外还强调髓母细胞瘤结合分子亚型的危险度分层。因为分子亚型分成 4 类，WNT、SHH、Group3、Group4，可根据特征分成低危、中危、高危、极高危，预后和后续治疗都有区别，作用相当重要。

术后的治疗，第 2 步是放疗。髓母细胞瘤对放疗高度敏感，在 20 世纪 50 年代，以全脑全脊髓放疗为基石的单纯放疗，将髓母细胞瘤术后的 3 年生存期提升到

65%。光放疗实际不够，现在已经明确髓母细胞瘤术后从单纯放疗转变为包括放疗在内的整合诊疗时代，疗效明显提高，标危型髓母细胞瘤 5 年生存率 > 80%。对≥3 岁的髓母细胞瘤必须行全脑/全脊髓放疗，但剂量靶区的调整有一定差异。

放疗时机在术后 4~6 周以内，一般不超过 6 周。尽量避免因机器维修或假期等因素造成不必要的放疗中断，会对预后有一定影响。如因骨髓抑制暂停全脑全脊髓放疗，建议先予局部放疗。

放疗结束后就必须是化疗。初诊年龄≥3 岁的标危病人，化疗时机是在放疗结束后 4 周开始，化疗方案二选一（CTX + VCR + DDP 或 VCR + CCNU + DDP），目前用得比较多的是第一个方案，用 6~8 个疗程，争取做到 8 个疗程。高危病人的化疗方案与标危基本一致，但有一点差异，因为高危病人在很多情况下可能已有播散，甚至有转移，所以可选择先化疗再放疗，与先放疗再化疗效果相当。

初诊年龄 < 3 岁，严格讲绝大部分都是高危，只有少数是标危。如果是标危病人，术后 2~4 周开始化疗。CACA 指南推荐的化疗方案为 HIT - 2000 方案（多药联合大剂量化疗共 12 疗程；脑室或鞘内注射），可不做放疗。高危病人同样是术后 2~4 周开始化疗，化疗方案为：初诊年龄 2.5 岁，可先用 HIT - 2000 方案化疗 12 疗程，不做脑室或鞘内注射，年龄达 3 岁者可衔接放疗。年龄 < 2 岁，建议行自体干细胞移植（ASCT）。或采用 Head start 4 序贯化疗 + ASCT 方案。ASCT 结束后如仍然持续高危，年龄仍未到 3 岁，则观察。或用 HIT - 2000 或其他方案治疗。

自体造血干细胞支持下超大剂量化疗，适用于 3 岁以下高危髓母细胞瘤。对于 3 岁以下高危髓母细胞瘤（无放疗）疗效仍较差。大剂量化疗联合 ASCT 是治疗选择之一。对放疗，可延迟至 3 岁后或根据实际情况进行放疗。治疗中进展或 ASCT 后出现转移或复发则根据实际情况行放疗。

髓母细胞瘤虽然治疗总体效果比较好，因为对放化疗相对敏感，但还是有一部分病人会复发。如果及时发现复发，可做挽救性化疗。化疗方案与之前有些许差异，用 IE（IFO + VP16）、CE（Carbo + VP16）、VIP（VP16 + IFO + DDP）、VIT（VCR + 伊立替康 + TMZ）、CT（CTX + 拓扑替康）、TT（TMZ + 拓扑替康）和 VP16 口服等方案。有部分病人因局部出现复发病灶，甚至还可再手术。还可再放疗。还可考虑靶向治疗或免疫治疗，但这些都是探索性研究，尚不能作为常规治疗模式。

髓母细胞瘤的康复管理非常重要，因为大多数病人生存时间比较长。由于治疗比较接近，特别是术后放疗再加化疗，所以很多病人比较容易出现远期不良反应，甚至发育异常，特别是儿童发育迟缓，学习能力、智力下降，内分泌功能减退，甚至可继发第二肿瘤，远期不良反应比较明显，所以要终身随访。在这个过程中最好要做后续康复训练。

随访计划是第 1 年每 3 个月必须复查一次，包括颅脑和脊髓 MRI；第 2 年可每

4个月复查一次；第3~5年，每半年必须复查，前提是都正常，没有其他情况；5年后是每年必须复查。

2. **研究方向与展望**

髓母细胞瘤与神经系统其他肿瘤相比虽然疗效较好，但还是有很多方面需要探索。

比较重要的几个方面：一是放疗技术，因为现在有质子治疗，这个方面还要继续努力，争取更多病人有更好的治疗效果。二是对高危病人采用自体造血干细胞支持下的超大剂量化疗，这些工作要尽可能多地争取开展。三是探索性临床试验，因为现在已经要求做分子亚型分类，分层诊断后的治疗相当重要，这些都要去探索。该减轻的把治疗强度降低，减少远期不良反应；该加强的，根据程度提高治疗强度。目的是在提高临床疗效的基础上，避免或减少远期并发症，获得良好的生活质量。

（三）神经母细胞瘤

神经母细胞瘤的流行病学显示，我国14岁以下青少年儿童大约有2.8亿，神经母细胞瘤的发病率按（9~10）/100万计算，全国每年新发病例人数在2700人左右，属罕见肿瘤。85%患儿发病年龄在5岁以下。目前我国神经母细胞瘤总体5年生存率平均70%，1岁以下发病的患儿生存率在85%以上，高危神经母细胞瘤生存率在50%以下，但国内不同地区神经母细胞瘤生存率与所在地域的儿童肿瘤诊治水平有关。另外因神经母细胞瘤死亡的患儿数占儿童肿瘤总死亡数的15%，远高于其他病种，因此神经母细胞瘤被称为"儿童肿瘤之王"。

神经母细胞瘤具有胚胎性肿瘤特性。因肿瘤来源于交感神经脊分化障碍，病因复杂，肿瘤异质性很强，同时也区别于其他肿瘤，具有独特的生物学特性。可能很早就出现转移，并以转移灶的方式临床表现为首发症状，也有不经任何治疗肿瘤就自然消退的可能。在治疗上，神经母细胞瘤是儿童肿瘤综合治疗获益的病种，肿瘤大多对放疗、化疗敏感，手术、生物、免疫治疗都能发挥作用。整合医学、多学科合作给神经母细胞瘤的治疗也带来了希望。

神经母细胞瘤常发生在沿交感神经链分布的任何部位，因此临床表现各异。局部症状多为肿瘤压迫症状，伴有肿块。也可首先表现为肿瘤播散引发的全身症状，如贫血、发热、肢体疼痛、熊猫眼等。值得注意的是，75%的患儿就诊时已属晚期，临床上一些病例的发病表现也反映了该患儿的肿瘤生物学特性。

治疗前的检查包括几个方面：第一，需明确与预后相关的患儿年龄、临床发病等特点；第二，为明确病理学诊断所做的肿瘤切检、穿刺及骨髓穿刺；第三，必需的影像、检验等检查，可明确肿瘤位置及肿瘤侵犯程度，以此评估肿瘤分期；第四，获得神经母细胞瘤关键分子特征的检测结果也越来越重要。CACA指南特别强调这一点，因此可系统进行神经母细胞瘤危险度分组，指导神经母细胞瘤的治疗和预后评估。

确诊的标准具备两项之一即可。第一，原发灶肿瘤穿刺活检和开放手术的活检，获得明确的组织病理学诊断；第二，骨髓穿刺和骨髓活检能找到典型神经母细胞瘤细胞，再加上肿瘤抗 GD2 抗体染色阳性，也可诊断。CACA 指南特别推荐 GD2 染色证据在诊断和治疗监测评估上的充分应用，同时也强调神经元特异性烯醇化酶（NSE）的随访监测价值。

关于骨髓 GD2 的检测，CACA 指南推荐 GD2 免疫细胞学检测，是因为这项检测的灵敏度较骨髓涂片高，对治疗价值、随访及免疫治疗都能提供更准确的支持和依据。根据 CACA 研究结果，患儿尿 VMA（香草扁桃酸）和血 NSE 这两个指标相比较各有优势。NSE 特异性差，但灵敏度高，因此 CACA 指南推荐 NSE 作为治疗评估和随访的指标。

关于分子检测，治疗前关键分子检测必须要做，目的也在于明确患儿危险度分组，同时可评估肿瘤生物学行为，判断预后。CACA 指南明确检测的方法和标准，以便使用统一标准，对诊治方案制定及预后评估提供依据。

临床分期，CACA 指南结合国际神经母细胞瘤危险度协作组（INRG）分期系统进行临床分期。使用影像学定义的危险因子评估体系进行手术术前分期。目的是方便临床医生根据影像学结果，在手术治疗前对手术风险进行客观评估，尽量克服手术结果受外科医生手术水平的影响，以此建立包括手术在内的同质化危险度分组体系指导治疗。

危险度分组是治疗的基础，分组所使用的关键危险因素指标，随着对神经母细胞瘤分子特征的不断了解，危险度分组的组成因素也在不断变化。此版 CACA 指南在推荐术前分期同时，在病理组织学形态分类上，使用组织学类型和肿瘤分化程度两个因素，不再推荐以 INPC 综合分类判断的病理学标准，还增加了 11q 染色体变异这个预后指标，以这个危险度分组来指导治疗。CACA 指南极低危组特点是能手术切除，且肿瘤无生物学不良因素。CACA 指南低危组特点是存在少量的影像学危险因素，手术切除有一些难度，且肿瘤无特别生物学不良因素。CACA 指南中危组特点是大多数不适合一期手术切除，但肿瘤具有部分生物学不良因素，其中有一类定为中危的病人，组织学类型为除节细胞神经瘤成熟中型和节细胞神经母细胞瘤混合型以外，手术能切除，但有 MYCN 扩增。在其他国际指南和共识中，对这一类病人分组的差异较大，有定为高危组的，有定为低危组的。CACA 指南结合我国之前总结的一些数据及可能的病人组成，将其定为中危组。我们也在重点关注这一组病人的疗效和转归。CACA 指南高危组特点是不适合 I 期手术切除，且肿瘤具有明显不良生物学特性，对这组患儿的治疗是 CACA 指南重点强调和推荐的部分。

对治疗及评估随访，从以下 4 个方面进行介绍，包括初治神经母细胞瘤指南方案，这也是 CACA 指南主要介绍的内容。另外也推荐了复发难治神经母细胞瘤的治疗建议，以及疗效评估及随访标准。

低危和极低危组的治疗，由于疗效满意，极低危的一些病人，尤其是低月龄婴儿，治疗策略是观察，根据变化来决定治疗。这类神经母细胞瘤有出现自然消退的可能。低危组患儿最有效和可行的治疗手段是手术切除，化疗或放疗只用在少数紧急情况下，如压迫脊髓和出现呼吸困难时。CACA 指南 2015 方案生存显示，低危组 5 年无事件生存率（EFS）高达 97%。

中危组患儿治疗以化疗联合手术为主，达到完全缓解后进行异维 A 酸维持治疗。术前化疗应该对降低肿瘤负荷、减少手术危险因素具有重要作用。手术完全切除原发肿瘤是主要的治疗手段，必要时可选择二次手术。CACA 指南 2015 方案生存显示，中危组 5 年 EFS 为 87.3%。

高危组的治疗由三部分组成，即诱导治疗、巩固治疗和维持治疗。我国几大儿童肿瘤中心尽管整合了化疗、手术、放疗、自体干细胞移植、免疫治疗及异维 A 酸诱导分化治疗等 6 项高强度的治疗手段，但 CACA 指南中高危组 5 年 EFS 目前也只有 47.3%，尤其是对具有包括 MYCN 扩增等多项不良肿瘤生物学特性的这些患儿，治疗仍有难度。

下面分别介绍高危组各项治疗手段的作用和应用原则。

高危组诱导化疗。CACA 指南强调影像学定义的危险因子与是否有远处转移，可以在评估手术风险同时，也能提示是否需要术前化疗。尤其是对存在转移的 M 期患儿，术前化疗能尽快控制并抑制肿瘤进一步转移进展。因此对于 M 期患儿要在获取足够组织明确病理后尽快进行化疗。高危组诱导化疗也在治疗中不可缺少。化疗方案的强度比中危、低危组要强。高强度诱导化疗后，减少了大多数高危神经母细胞瘤患儿手术风险因子的数量，使延期手术切除率明显提高。诱导化疗也能有效降低肿瘤负荷，使手术并发症明显减少，为之后的如干细胞采集及整合治疗提供治疗基础。CACA 指南还建议在接受术前化疗后，即使瘤体减小，也应在第 4 和第 5 疗程后进行手术，这也是获得良好手术效果的最佳时机。

高危组诱导治疗的外科治疗。因为神经母细胞瘤好发于脊柱旁和肾上腺，且通常为侵袭性生长，肿瘤常包绕血管，为达到手术结果同质化，CACA 指南强调，手术时机要依据影像学判断的手术危险因子决定，因为危险因子数量与并发症、手术失血量、住院时间长短和恢复化疗时间相关。具有手术危险因子的患儿，虽然不一定表明手术不可切除，但一期手术可能会发生较高的术后并发症，也会因此影响患儿随后的整合治疗，不能发挥较好作用。

对于高危组诱导期的外科治疗，有效的手术是高危神经母细胞瘤整合治疗的重要手段之一。手术目的是完整切除原发灶及区域转移的淋巴结。CACA 研究结果也提示需保证手术的风险降至最低，婴儿残留可能会有自发的消退的和化疗后诱导消退，高危组完全切除和少量残留比较，并未显示有更好的生存率，这种结果估计是与肿瘤生物学行为有关。另外应避免致残手术，如果判断可能带来不可接受的并发症，术中需要做好标记，术后通过放疗、化疗继续治疗。转移灶经过诱导治疗后局限且原发灶控制良好,这也是可以进行手术的指征。

自体干细胞移植是高危神经母细胞瘤巩固期标准治疗的重要手段。研究显示,干细胞移植可提升高危神经母细胞瘤患儿的生存获益,但不同中心在使用移植治疗时,由于选择的患儿存在差异,使用的预处理方案不同,以致报告的移植治疗结果存在差异。因此在 CACA 指南中推荐了两种移植策略。CACA 推荐方案有单次移植方案,采用美法仑联合白消安方案预处理,疗效优于之前的美法仑 + VP16 + 卡铂方案。序贯移植的预处理方案,第一次移植采用塞替哌联合环磷酰胺,第二次采用卡铂/依托泊苷/美法仑(CEM)方案。

高危组的放疗也是必不可少的治疗手段,可提高局部控制率,适用于原发灶瘤床术后照射及持续存在活性的转移灶。目前推荐剂量一般为 21.6Gy。随着放疗精准化程度日益增高,可提供更好的靶区,适形度显著降低,包括脊髓、肾脏在内的危及器官的限量。依据 CACA 指南中的研究结果,高危神经母细胞瘤原发灶术后放疗能显著增加局部控制率,同时也能改善预后。研究还表明,高危神经母细胞瘤无论手术是否能完整切除原发灶,术后局部放疗都会得到相同的局部控制率。但手术未能实现完整切除的患儿,即使局部接受放疗,生存率也会低于手术完整切除的患儿。

高危组维持期的治疗主要是免疫治疗联合维 A 酸治疗。结合国内外研究结果,根据神经母细胞瘤免疫治疗的有效性和国内药物的可及性,将 GD2 单抗治疗写入了 CACA 神经母细胞瘤治疗指南。研究显示,采用 GD2 单抗免疫治疗,能有效提高高危组病人的 5 年生存率。

难治性复发神经母细胞瘤。尽管诊疗方案在不断完善,仍有一些病人容易成为难治性复发神经母细胞瘤,这些病人生存率不到 20%。目前国际国内均无标准治疗推荐,需要整合多种治疗手段进行个体化治疗。可尝试整合使用二线化疗方案、间碘苄胍(MIBG)放射性核素治疗、免疫靶向药物治疗、自体和异体干细胞移植等优化治疗方案迫在眉睫。针对这部分患儿开展的临床研究十分重要。

对于神经母细胞瘤疗效评估,CACA 明确了原发灶评估、软组织和骨转移灶评估、骨髓转移灶评估,汇总后得到全身治疗反应的评估,此标准的使用有利于各医疗中心之间治疗结果的统计分析。

对于随访策略,CACA 指南结合难治性复发神经母细胞瘤的特点,推荐了评估、随访策略。治疗过程中,每 2 个疗程进行一次复查评估,包括影像学、骨髓和肿瘤标志物等。治疗结束后随访,第 1 年为每 3 个月一次,第 2 年每 4 个月一次,第 3 年每 6 个月一次。如需对脏器远期功能进行监测,根据内容需要随访到停药后的 2~10 年。

对中国神经母细胞瘤研究方向和展望,应包括几个方面:第一,以 CACA 指南宣讲推动规范化诊治;第二,分子分层的再细化推动精准诊治;第三,提高难治性复发神经母细胞瘤的治疗效果,改善整体预后;第四,整合治疗手段,发挥免疫治疗、靶向治疗的作用；第五，积极开展国内多中心临床研究。

（四）肝母细胞瘤

CACA肝母细胞瘤指南涵盖了肝母细胞瘤的"防—筛—诊—治—访（康）"多个环节，适用于我国儿童肿瘤专科医生及基层医生，具有专业性和实用性。指南在借鉴国际经验的基础上又兼顾我国国情，因此适用于我国儿童肝母细胞瘤的诊治。CACA肝母细胞瘤指南既突出了多学科整合诊治，又贯彻了MDT to HIM的原则和理念，同时新增了中医药对肝母细胞瘤的治疗和康复作用。

1. 指南概述，规范先行

肝母细胞瘤是儿童期最常见的肝脏恶性肿瘤，在儿童腹部实体瘤中，发病率仅次于神经母细胞瘤和肾母细胞瘤，约占儿童所有肝脏恶性肿瘤的80%以上，发病率在（1.3~1.8）/100万。肝母细胞瘤多发生于5岁以内儿童，但由于起病隐匿，早期多无症状，所以在初次就诊时约20%以上病人已经发生了远处转移。

肝母细胞瘤最突出的临床表现是无症状的腹部包块，产前超声检查有助于早期发现肝脏占位性病变。肺是肝母细胞瘤最常见的转移部位。肝母细胞瘤的伴随症状可有腹胀、发热、贫血、厌食和消瘦等全身症状。如果发生了梗阻性黄疸，则可表现为皮肤巩膜黄染，大便呈白陶土色。虽然由于外伤导致或自发性肿瘤破裂在临床并不多见，但其导致的急腹症和失血性休克可危及生命。

鉴于伯-韦（BWS）综合征、家族性腺瘤性息肉病（FAP）、18-三体综合征等遗传性疾病的病人发生肝母细胞瘤的概率明显高于正常儿童。因此CACA指南强调要高度关注这部分群体。建议从他们出生开始便接受常规的定期筛查，包括每3~4周的腹部超声和血清AFP检测，直到4岁。以后每半年筛查一次。通过这些定期筛查，可有效发现约90%~95%的肝母细胞瘤病人，从而改善他们的预后。

CACA指南指出，MDT to HIM是肝母细胞瘤诊治的标准方式。手术、化疗和肝移植是治疗肝母细胞瘤三大主要手段。

2. 精准分期，手术治疗

肝母细胞瘤的影像学特点表现在增强CT上为"快进快出"的强化模式，可以准确进行治疗前后分期。有关肝母细胞瘤原发病灶的影像学评估手段，包括超声检查，可作为初筛手段；增强CT是肝母细胞瘤的首选检查；由于增强MR具有分辨率高、辐射小特点，可成为肝母细胞瘤的优选检查；虽然PET/CT在判断良恶性上具有一定优势，但价格昂贵，且在判断肝脏占位上具有一定的假阴性和假阳性，并非肝母细胞瘤的必需检查项目。

有关肝母细胞瘤转移灶的评估，CACA指南推荐，采用胸部CT平扫，以筛选肺部转移病灶，颅脑MR和骨扫描则可评估发生在脑部或全身骨骼的转移病灶。

针对肝母细胞瘤的肿瘤分期，CACA指南采用了治疗前后和手术的分期标准。治疗前分期主要用于评估初诊手术完整切除的可行性；治疗后分期则用于评估延期手术完整切除的可行性；术后分期则是评估已经接受手术治疗的完整程度，具有较大的预后价值。

手术切除是肝母细胞瘤取得良好预后的基石。CACA 肝母细胞瘤指南明确了肝母细胞瘤病人接受初诊手术和延期手术的指征。同时 CACA 指南推荐，采用开放式肝切除术是其最主要的手术方式，在条件许可的情况下，应首选解剖性切除，探查结束后，应再次评估剩余肝脏的容量和可能的功能状态。同时注意，肝脏血流阻断是控制肝实质离断过程中出血的最有效手段。吲哚菁绿（ICG）在肝母细胞瘤术中实现了可视化显影，因此可有效识别包膜下的肝肿瘤，而且已用于鉴定肝脏的节段边界，有利于做到精准解剖。但 ICG 对深部组织的肿块或微小病灶无法显示，同时在儿童中预先注射的剂量和时间上无统一标准。

针对肝母细胞瘤肺转移灶的切除，CACA 指南推荐，其切除的时间，如果是准备接受肝移植的病人，则应在移植术前完成；对非肝移植病人则应在化疗结束后进行。手术方式推荐肺楔形切除作为首选方式，但当单个肺叶中病灶超过 4 个以上时，则推荐采用肺叶切除术。

3. 整合诊断，分层化疗

CACA 指南推荐，将甲胎蛋白（AFP）作为肝母细胞瘤特异性肿瘤标志物。AFP 对肝母细胞瘤的诊断、评估和随访具有重要作用，但需注意的是 AFP 在正常新生儿期会有生理性增高，但随着月龄增长而逐渐下降，到 8 月龄以后接近正常值。

由于 AFP 具有一定的局限性，因此 CACA 指南推荐将甲胎蛋白异质体 - 3（AFP-L3）作为 AFP 的有效补充。因其不具有生理性增高特点，因此可成为预测肝母细胞瘤复发的一个早期指标，其灵敏度和特异性均优于 AFP。另外，异常凝血酶原（PIVKA-II）对成人肝细胞癌尤其是 AFP 阴性病人的诊断价值更大，但在儿童中尚处于探索阶段。

肝母细胞瘤的病理分类主要分为完全上皮型和混合性上皮 - 间叶型两大类。其中，完全上皮型又分为胎儿型、多形性、胚胎型、巨小梁型、小细胞未分化型和胆管母细胞型 6 个亚型。混合性上皮 - 间叶型则包括不伴有畸胎瘤样特点和伴有畸胎瘤样特点的 2 个亚型。

经过影像学检查、实验室检查和免疫组化检查，肝母细胞瘤可获得一个完整的整合诊断。

在整合诊断基础上，CACA 指南推荐肝母细胞瘤分为极低危组、低危组、中危组和高危组 4 个不同的危险度分组。因此，化疗方案是根据危险度分组而选择不同的化疗时机和强度。以铂类药物为骨架的化疗方案，极大地改善了肝母细胞瘤病人的预后。术前化疗可显著降低肿瘤分期，为手术完整切除肿瘤创造了更多机会。术后化疗则对提高无法手术完整切除或存在远处转移的病人提供了长期无瘤生存的机会。在治疗过程中定期评估，可决定手术时机及停止化疗的时机。

CACA 指南推荐了肝母细胞瘤的诊疗流程。在临床上如表现为肝脏巨大占位并伴血清 AFP 水平明显增高，临床疑诊为肝母细胞瘤，此时推荐通过治疗前分期来评估可否进行手术的完整切除。如果可以，则病人接受初诊手术切除，术后病人被评估为极低危组，那么术后进入随访即可；如果病人评估为低危组，则推荐 C5V 化疗方案 4~6 个疗程，化疗结束后进入随访阶段。如果病人评估无法进行初诊手术，CACA 指南推荐这些病人先接受肿瘤活检，术后病人如被评为中危组，则推荐 C5VD 化疗，继而接受延期手术，术后继续接受化疗，在化疗完成后进入随访阶段。如果延期手术仍无法进行，则应调整原来的化疗方案，进行二次手术，术后接受个体化治疗。如果活检术后病人评估为高危组，则推荐接受顺铂+阿霉素化疗方案，3~5 个疗程后进行延期手术，术后接受卡铂+阿霉素治疗，总计不超过 8 个疗程，之后进入随访阶段。如果无法进行延期手术，高危病人则更换化疗方案，2 个疗程后继续评估，接受延期手术，术后继续化疗 2 个疗程，继而进入随访阶段。如果病人具有肝移植条件，则推荐这部分高危病人接受肝移植。如果高危病人不具有上述两种情况，则推荐进入二线治疗。在临床上，也会碰到少数病人，在初诊时一般情况比较危重，无法耐受肿瘤活检。这时首先按照临床诊断为肝母细胞瘤，推荐中危方案化疗 2 个疗程，然后进行活检和手术切除。之后再根据具体情况，按照中危组或高危组的诊疗疗程，接受后续的治疗。

4. 肝脏移植，个体治疗

CACA 指南推荐肝移植作为治疗高危病人的有效方式之一，其适应证包括术后分期为Ⅳ期或Ⅲ期伴有重要血管的侵犯，或预判残肝不足，或预判术后可能无法达到 R_0 切除的患儿，另外伴有肺转移，经过化疗后转移灶消失，或已行根治性切除的孤立肺转移患儿。虽然肝瘤破裂是肝移植术后复发的高危风险，但并不成为肝移植的手术禁忌证，而未经治疗的肝母细胞瘤伴有肝外转移，或存在难以控制的全身性感染，以及肝母细胞瘤合并无法彻底清除的肝外转移灶，或病人合并严重心、肺、肝等重要脏器病变，这些情况则是肝母细胞瘤移植的禁忌证。

CACA 指南推荐，对已接受肝移植的病人，应尽早接受多学科术前评估，包括一旦确认为不可切除时，在确诊或化疗 2 个周期内，应尽早转诊至专业中心进行肝移植评估。在化疗 2~4 个疗程内，应进一步评估是否需要将这些病人加入移植等待的名单。移植前应由包括肿瘤科、病理科、放射科和外科医生共同组成的多学科联合小组，共同施治 MDT to HIM 的评估标准。

经过一线治疗后，如果疗效不佳，CACA 指南推荐这些病人接受个体化治疗，包括经导管动脉化疗栓塞，主要适用于肿瘤破裂出血，或经过常规治疗后无法手术切除，且无法接受肝移植的病人。高强度超声聚集刀主要适用于难治的肝脏多发病灶、无法进行肝移植或术后有残留的患儿。超声引导下经皮消融治疗是公认的成人肝细胞癌或 <3cm 肝转移灶的微创有效方法，但在儿童中应用较少，放疗仅在其他治疗方法无效的情况下，仍然残留病灶，这时才酌情考虑予以局部放疗。

对复发和难治性肝母细胞瘤病人，CACA 指南推荐，对孤立性肺结节，可再次手术切除，术后联合化疗，以提高这些病人的生存率。

对前期接受过 C5V 治疗者，CACA 指南推荐予以 C5VD 进行挽救性化疗，或用伊立替康单药或联合治疗，而无法手术切除的、非转移性复发肝母细胞瘤病人可考虑肝移植手术。

对复发的肝母细胞瘤病人，CACA 指南推荐进行二代测序，以寻找潜在的靶向治疗药物。放疗主要起姑息性作用，对这部分病人也可采用具有一定抗瘤药物的中药，起协同治疗作用。

5. 科学管理，康复随访

由于化疗对肝母细胞瘤有重要作用，因此 CACA 指南也推荐了化疗相关管理措施，包括药物剂量调整原则和方法、粒细胞减少症处理、耶氏肺孢子菌肺炎防治、蒽环类药物的管理及听力监测。此外，中医药辅助治疗，如敷贴可改善胃肠道反应，口服中药有助骨髓抑制恢复等。

CACA 指南对已经结束治疗的病人推荐参照表 2 时间节点进行随访，直到结束治疗后 5 年。随访的指标主要包括 AFP、腹部 B 超、胸部 CT 平扫或胸片、腹部 MR。主治医师可根据病人具体情况酌情调整。

表 2 CACA 指南推荐的治疗结束后的随访方案

结束治疗时间	AFP	肿瘤评估		
		腹部 B 超	胸部 CT 平扫（推荐）或胸片	腹部 MRI（增强）
第 1 年	1 个月	1~2 个月	3 个月	3 个月
第 2 年	3 个月	3 个月	3~6 个月	3~6 个月
第 3 年	3 个月	3~6 个月	6 个月	6 个月
第 4 年	3~6 个月	6~12 个月	1 年（必要时）	1 年
第 5 年	6 个月	1 年	1 年（必要时）	1 年

CACA 指南还引入了中医扶正随访治疗，在随访过程中可结合肝母细胞瘤患儿的具体情况，给予口服中药、敷贴、膏方或代茶饮等相应手段。CACA 指南强调，对结束治疗的病人也要关注他们的远期随访，包括生长发育、心脏功能、内分泌检查、听力检查、生育功能和心理评估。

二、院士点评

1. 谢立信院士：整合医学，团队力量

3 岁以下婴幼儿，最常见的眼内恶性肿瘤是视网膜母细胞瘤。我从 20 世纪 60 年代开始做眼科医生时，遇到视网膜母细胞瘤便感到很棘手，因为治疗，不是眼球摘除就是眶内容物剜除，这是一个非常残酷的手术。对视网膜母细胞瘤，CACA

指南代表了我国的治疗水平。视网膜母细胞瘤的处理原则很清楚，就是早发现、早诊断。首先CACA指南对治疗原则讲得很清楚；第二，要达到的目标是保生命、保眼球、保视力，所以目标非常明确。其他还有一些方法上的创新，比如严重的病人，可通过介入治疗，直接将药物导向肿瘤局部。我国开展的这项工作在国际上有很强的影响力。这项工作不是靠一位眼科医生就能单独完成的，所以介入治疗要做得好，就需要临床多专业的医生联合在一起，形成一个整合的平台。

听了这场关于CACA肿瘤指南的解读，我很有感触。在这方面，我们之所以有发言权，是因为我们做了大量的工作。以前我们没有这方面的指南，大家对着这个目标认真分析国外各个专业的指南，然后再结合中国人的疾病特点和中国治疗的特色，制定出具有中国特色的指南，这样就不需要完全都按照国外指南管理病人。我们的老一辈在20世纪80年代去美国学习，在美国待上几年时间，学习人家的理念，回来几十年后要有成绩，必须要看中国人得什么病，中国人有什么更好的方法来治疗。所以我们中国人一定要学会治疗中国人的疾病，同时要比较和外国人得的病有什么不同。实际上整合医学不是光讲究个人的经验，很重要的是重视团队力量。CACA指南就很好地体现了中国在各个专业领域的团队力量。视网膜母细胞瘤有很多治疗方法，将来方向是基因靶向治疗，CACA指南从诊疗原则、诊疗要完成的目标、未来要向什么方向努力，都讲解得很清楚。

2. 杨胜利院士：关注肿瘤表型和基因型的变化

CACA指南为肿瘤的规范诊治提供了很好的基础。肿瘤诊治在所有疾病中是最困难的，主要原因是肿瘤有高度异质性。不同的肿瘤有不同的特点，同一肿瘤不同的病人之间也有异质性，且同一个病人，肿瘤里面还有异质性的细胞，因此精准诊疗的难度很大。

CACA指南解读中各位专家特别关注染色体变异、基因突变，且有些内容已直接写入指南，有的是作为指南中分型的一个重要因素。肿瘤的发生发展，实际上是基因和环境相互作用，最后造成在某些人身上肿瘤的发生、发展。希望今后进一步关注表型和基因型在肿瘤发生、发展中的相关性，积累大数据。今后指南可能有文字的指南，还会有数字化的临床决策辅助系统，俗称"电脑医生"。指南肯定不断更新，不断提升精准度和个性化诊疗水平，所以数字化转型也很重要。希望以后这部指南既有书本，又有软件，更好地用于临床实践。

3. 王红阳院士：强调肿瘤研究方向和展望

将4种不同的母细胞瘤放在一起讲解，这是一种创新，而且是一个非常好的做法。这4种肿瘤虽然都是母细胞瘤，但确实异质性非常高。每一种母细胞瘤的特点都非常不一样，比如视网膜母细胞瘤是明确的单基因病，因此治疗与其他母细胞瘤不同。神经母细胞瘤有治疗评价的指标，有11q的变异，MYCN扩增可用于判断预后。肝母细胞瘤相对而言是在儿童中最常见的一个肝脏肿瘤，基本上占到80%，但是它的病因完全不明确，虽然是来自肝细胞的前体细胞，但所有的指南都指出它的发病原因不明确，这与其他母细胞瘤还是有一定区别的，虽然也是来源于胚胎发育，但病因很不清楚。现在各种各样的分型，实际上从病因方面讲、从治疗监测讲、从靶向靶点讲，都是非特异性的。CACA 指南体现了非常强的专业性和实用性。肝母细胞瘤发病率较高，病因不明确，治疗上如手术不能根治，后续治疗还是很棘手，但指南还是做到了非常规范化的治疗，使得治疗有了依据，有了分型和分期，有了标准。同时加上术前的降期化疗、术后的规范化疗等，这样就可使治愈率得到大幅提升。所以与 2009 年相比，本次指南有了很大的改进和提升。

指南中"防筛诊治康"这几个方面都提到了，但从肝母细胞瘤这个疾病来看，由于病因不明确，所以现在很多分期分型实际上是为了手术方便和治疗方案的方便。客观上讲，并无真正的分子分型方法，也无靶向治疗的有效靶标。同时如果在早期，手术不能解决问题，复发后则缺少有效的根治方案。所以肝母细胞瘤是儿童肿瘤中一个难治性疾病。目前还是希望要尽早诊断，最好手术做根治性切除，防止复发和转移。这可能是目前最好的办法，所以 CACA 指南提到了早诊早治的重要性和防筛并重的特点。

在研究方向和展望方面有一些建议。不论是哪一部指南，都要注重研究方向和展望，要对目前治疗和诊断存在的突出问题有所强调，一方面需要加强基础研究，同时也希望临床医生更多地参与临床研究。只有把基础研究和临床研究整合在一起，让更多医生参与，才可能积累更多数据，帮助找到明确病因，找到明确靶点，找到有指导性、能帮助找准和判断预后及选择治疗方案的分子标志物，这对于治疗这些病因不明的肿瘤非常有价值。比如肝母细胞瘤，现在用 AFP 检测加 B 超的办法做筛查。但 AFP 在婴儿期和儿童期也可升高，也不具备独特的鉴别诊断意义。指南中也提到了，AFP 并不是一个精确的特异性标志物，不能单独靠它来诊断。所以在今后的研究中，还需要找到更有效、更特异的标志物。比如现在发现很多分子和癌基因都参与了这个过程，但哪一个特异的突变决定了肝母细胞瘤的发生和发展尚不明确。所以这方面工作还要继续加强，而且需要把基础研究和临床研究更紧密联系在一起，为临床医生找到更多的诊断治疗、判断预后的依据。能够通过非常简单的方式就可帮助基层医生有效确定治疗方案和防控手段。另外还要特别强调早诊的重要性。因为对肝母细胞瘤而言，早期治疗是最好的办法，到了后期，放疗、化疗实际上疗效并不是非常好，而且很难控制复发转移。

4. 张学院士：所有肿瘤都与基因有关

毫无疑问，所有肿瘤都与基因有关。任何一个肿瘤都由基因突变造成，有的发生在胚系阶段，有的发生在体细胞阶段。发生在细胞分化原始阶段的、包括今天讲的 4 种母细胞瘤及白血病，这样的肿瘤基因突变数少，常见实体瘤基因突变多，所以就更加复杂，异质性就更强。

今天讲的 4 种母细胞瘤，共同特点都是小儿易发，有的可能在胎儿阶段就有突变了。在这 4 种母细胞瘤中，将肿瘤遗传学或肿瘤基因关系作为研究典范的是视网膜母细胞瘤，这是在 1986 年发现基因突变的一种肿瘤，是家族性肿瘤综合征。

关于肿瘤和基因关系的"二次打击学说"，就是基于视网膜母细胞瘤研究发现的。在视网膜母细胞瘤中有双侧患病，有单侧患病。绝大部分双侧患病或是多发的视网膜母细胞瘤，是因为出生时全身细胞都有一个基因突变，视网膜的细胞再发生第二个基因突变时就得了肿瘤，这就是"二次打击学说"。所以刚才范先群院士提到的双侧肿瘤，往往能检测到 *RB*1 基因突变。为什么单侧的查不到？只是在病人的外周血里查不到，把肿瘤组织取出来就能查到。所以基因检测非常有用。

另外 3 种母细胞瘤中，神经母细胞瘤关于 1 号染色体的短臂 22~36 基因组区缺失，已经研究好多年了，到现在具体是哪个区缺失也没弄清楚。MYCN 的扩增也研究好多年了，现在 11q 的改变也在用，这些作为标记用得很好，但没像视网膜母细胞瘤那样把 *RB*1 基因研究得那么清楚。另外髓母细胞瘤、肝母细胞瘤异质性非常强，可能是家族性肿瘤综合征的非主要肿瘤表现，也可能是其他罕见肿瘤的表现。所以异质性强，要进行分子分型，找分子标志物，也比较困难，但这是未来研究的一个方向。在 CACA 指南的指导下，中国有大量的临床资源，有病例，所以基础和临床研究者应该携起手来，把分子改变机制研究好。我有一个对视网膜母细胞瘤的建议，因为指南既有预防，又有康复，又有诊疗，所以对视网膜母细胞瘤要把遗传咨询、产前诊断的内容加上，这样对疾病的用处会非常大。

5. 王福生院士：研究机制，整合治疗

母细胞瘤是威胁儿童健康的杀手，本次 CACA 指南中关于神经母细胞瘤的内容涵盖了"防筛诊治康"疾病的全程管理，也吸收了国内外最新的临床相关的循证医学进展，也有国内临床相关的成功经验，特别是因地制宜，不愧是我们中国人自己的一部指南。相信在以樊院士为代表的专家团队的大力支持和推广下，一定会有助于广大医生对母细胞瘤诊疗水平的全面提升，而且给病人的康复带来益处。

尽管在肝癌中，儿童母细胞瘤较少，但预后非常差。所以临床上应采取整合治疗，采取整合医学提倡的多元治疗，包括手术治疗、放疗、介入治疗、免疫治疗、靶向治疗或基因治疗等综合治疗手段，希望给病人带来较好的预后。当然发病机制还需进一步研究，临床治愈率和存活率也有待进一步提高。

今天母细胞瘤指南精读巡讲非常成功，非常精彩，以整合医学为指导理念，母细胞瘤诊疗需要整合多学科之长，贯彻内外科整合诊疗理念，加强中西医整合治疗思想，同时积累更多中国数据，研发更多药物，特别是有效药物。同时在国际上也体现中国方案、中国智慧、中国声音。

6. 顾晓松院士：建立新型治疗联合体

CACA 指南精读巡讲意义重大，社会反响很好。神经母细胞瘤在生物学和临床上都具有高度异质性，这种高度异质性对发病机制、预后和治疗都有重要影响。临床近 10 多年来，神经母细胞瘤病人生存率得到有效提升。但从未来发展、新疗

法发展上看，提一点个人建议和观点。要将有效的免疫疗法、化疗和基于分子生物学特征的靶向治疗整合起来。因为异质性肿瘤因素有很多，特别是与个人状态、微环境相关。因此今后在指南基础上，在有条件的地区，特别是在区域医疗中心，要开展针对性临床研究，现在叫研究型医院或研究型病房，让这些肿瘤在整合治疗过程中，在整合医学实践中，从整体平衡、局部平衡和肿瘤发生微环境角度着手，且可利用人工智能、互联网，从基础研究、临床和新药研发、新技术、新方法、新方案建立一个联合体，可以做成全球的。我们的工作要往这方面推进。

在基础研究方面，病因研究着重在神经母细胞瘤的发生和发展，用分子手段，比如现在开始看到有的小核酸可以调控，用化学物质或中药能够干扰调控，甚至最近有新的研究报道可从恶性转为良性。在着力改善调控肿瘤形成发展的每个环节或微环境，以此不断推动新技术、新方法来为肿瘤防治带来新策略、新方法。

7. 王广基院士：重视创新药的研发

CACA母细胞瘤指南汇聚了国内外诊疗领域的前沿技术与精华，不仅吸取了国际成熟的医学经验，还纳入了中国数据，结合我国临床实践中的专家共识与经验，使指南更契合我国肿瘤诊疗现状。CACA母细胞瘤指南涵盖了"防筛诊治康"5个方面，重视对疾病全过程的管理来提高诊疗水平，使更多病人获益。

母细胞瘤严重威胁儿童健康，规范指南让我们看到了希望和曙光。指南好更需要落地，需要加大力度来推广，使指南引领临床医生更好地把控用药时机，规范用药方案并规避临床不良反应。

作为一名药学工作者，我们需要重视我国抗母细胞瘤创新药的研发，进一步探索药物的新靶点。要把临床专家、基础研究专家和药学专家整合起来，发现母细胞瘤新靶点。要聚焦创新生物药，刚才也提到了细胞治疗药物和高端制剂的研发和转化，尽早跨向精准治疗新时代，进一步提升母细胞瘤诊疗水平，为病人带来福音。作为药学工作者，也愿意协助临床医生和基础研究的专家共同研讨治疗母细胞瘤新药物。

三、总　结

樊代明院士：加强研发，加强研究

研究创新药非常重要。包括化疗在内很多治疗方法的确解决了很多问题，5年生存率有的达到了60%或80%，剩下的怎么解决？如果解决了这一部分，前面的肯定也可以解决。所以一定要有创新药物，研究创新药物首先要明确机制，要考虑发挥作用的原因。

今天的精读巡讲做得非常好，各位院士点评也非常到位，指出了我们的方向。细细品来，意味深长，余音绕梁。未来需要完善发展母细胞瘤诊治指南，特别是在未来研究和发展方向，还需要更加努力。

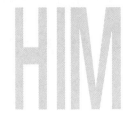

胃肠间质瘤诊治前沿

◎李 勇 张 波 王 坚 张信华 李 健

一、专家解读

1. 指南概述，注重规范

CACA 胃肠间质瘤指南特色如下：①胃肠间质瘤指南独立成册，以文字形式进行描述，针对性、便捷性、科学性、权威性更强，系统全面且通俗易懂；②本指南包括了胃肠间质瘤防筛诊治康的全内容，更加关注全病程的防治与康复，体现了 MDT to HIM，贯彻了整合医学理念；③指南定位对标国际，引领中国，纳入中国研究，融合中国治疗特色，发出了中国专家对胃肠间质瘤诊断治疗理念的中国声音；④指南的服务对象更加广泛，适用于综合医院、专科医院、基层医院、三甲医院等，具有科普性与专业性相结合的特点。CACA 胃肠间质瘤整合指南，与以往的 NCCN、ESMO 指南相比，除了相通的主题内容外，重点体现了对小胃肠间质瘤的详尽解读及手术方式的陈述。此外，本指南加入了手术平台、营养治疗、心理护理、整合诊疗等部分内容。

胃肠间质瘤是发生于消化道间叶组织的肿瘤，表现有 KIT 或 PDGFRA 基因的活化突变，细胞免疫组化标记中，细胞表现为 CD117 或 DOG-1 表达的实体性肿瘤。胃肠间质瘤是小瘤种，全球平均年发病率约（10~15）/100 万，我国估计年发病率在（4.3~22）/100 万，其中上海、香港的发病率约为（19~22）/100 万，男女发病率接近，各个年龄都可发病，中位发病年龄为 58 岁。

近年来，胃肠间质瘤的发病率呈升高趋势，可能与其诊断标准升级、胃肠镜检查普及、相关人群越发重视体检筛查及其他消化道手术中偶然发现有关，尤其是在常规胃肠镜和胶囊内镜检查中可检出小的胃肠间质瘤。我国每年新发胃肠间质瘤病人约 3 万余例，每年接受胃肠间质瘤治疗的病人约 10 万余例。胃肠间质瘤占消化道恶性肿瘤的 0.1%~3%。好发部位集中于胃和小肠，结直肠、食管及胃肠道其他部位脏器组织较为少见。

在 20 世纪 80 年代以前，人们总是把胃肠间质瘤定义为平滑肌瘤、平滑肌肉瘤、平滑肌母细胞瘤、上皮囊平滑肌瘤、神经鞘瘤等。20 世纪 80 年代初，人们首先提出了间质瘤概念，但对胃肠间质瘤的深刻认识则源于分子生物学技术应用于临床医学领域。20 多年前，人们发现了胃肠间质瘤中的 KIT 或 PDGFRA 基因突变，导致肿瘤发生，免疫表型为 CD117 阳性或 DOG-1 阳性。对回顾性资料和此后的前瞻性研究发现，既往定义的胃肠道平滑肌瘤、平滑肌肉瘤、平滑肌母细胞瘤、上皮囊平滑肌瘤，绝大部分实际上为胃肠道间质瘤。

肿瘤相关基因的发现，进一步阐明了胃肠间质瘤的发病机制。它是由 KIT 或 PDGFRA 基因突变引起的疾病。随着分子生物学技术的进步，人们在对胃肠间质瘤发病机制的探讨中，明确了针对性靶点治疗。在此基础上，人们研发出了针对 TKI 基因突变的酪氨酸激酶抑制剂。酪氨酸激酶抑制剂（TKI）的发现，彻底改变了胃肠间质瘤以往以手术治疗为主、放疗化疗效果不佳的情况，而改为手术与放疗相互结合、相互互补为主的整合治疗模式，从而也改善了病人的疗效，改善了生存期。

胃肠间质瘤虽是小瘤种，但它有临床特殊性：①发病分子机制比较明确，使分子病理诊断与分子靶向药物的治疗具有可及性；②胃肠间质瘤有特殊的临床生物学特性，可表现为良性、潜在恶性、恶性的过程。术后复发转移风险与肿瘤细胞的核分裂象、肿瘤大小、肿瘤部位以及是否消化道腔外破裂有关；③胃肠间质瘤的复发常发生于肝脏和腹膜，少有腹腔外其他脏器的转移，因此，胃肠间质瘤常为腹腔内扰，少有腹腔外乱；④手术与分子靶向药物（TKI）有效结合，应用于胃肠间质瘤治疗，使病人生存期得以延长。病人的普遍生存期较长，带瘤生存率较高，且生活质量较高；⑤MDT to HIM 用于胃肠间质瘤病人的全疾病周期的管理，更加注重了病人的整体性与治疗上个体化整合。总之，胃肠分子病理诊断基础上，实施个体化手术与分子靶向药物治疗，使病人受益并长期生存，是实体瘤规范化与个体化，根治性与保功能性，安全性与有效性治疗结合的典范，具有实体瘤治疗的里程碑式意义。

开展 CACA 胃肠间质瘤指南解读巡讲的目的有两个：①展示中国在胃肠间质瘤诊断中的经验、理念、技术，尤其是整合医学的特色；②目前国内胃肠间质瘤的诊治水平参差不齐，在基层医院及部分综合医院对胃肠间质瘤的诊断和治疗中存在一些不足，例如，诊断方面，胃肠间质瘤的基因检测率不高；分子靶向药物治疗方面，目前仍以分线治疗为主；部分病人并未接触到最具针对性的靶向药物治疗。此外，靶向药物治疗的剂量不足或过度，忽视药物不良反应的合理应对。③手术方面，有手术适应证的扩大（微小胃肠间质瘤）、术式适用范围扩大（内镜、腹腔镜）、手术质量控制亟待进一步规范等问题；④对小胃肠间质瘤及微小胃肠间质瘤的诊断处理尚不够规范；⑤忽视病人的长期随访和复查，对复发和耐药的诊治不够规范。

基于上述情况，通过 CACA 胃肠间质瘤指南巡讲，增强对胃肠间质瘤的认识，规范胃肠间质瘤的治疗，兼顾规范化与个体化，根治性与保功能性，安全性与有效性，实用性与适宜性，以合理适宜的医疗投入，使胃肠间质瘤病人的健康得到最大受益。

2. 注重防筛，准确识别

胃肠间质瘤要注重防筛，准确识别。胃肠间质瘤已知的危险因素很少。研究发现，50 岁以上的人群发病率增加，因此年龄可能是胃肠间质瘤的危险因素。目前尚缺乏预防胃肠间质瘤的方法。虽然无明确证据表明，吸烟、酗酒与胃肠间质瘤基因突变直接相关，但吸烟、酗酒等不良生活习惯有可能增加消化道肿瘤的发生率。香烟中的尼古丁可导致细胞突变，精神紧张及熬夜、饮食不规律等不良生活习惯，也会导致肿瘤患病风险增加。因此，保持健康生活方式十分重要。

在预防方面，建议：①终身保持健康体重；②积极锻炼，一周中大多数时间每天均有 30min 中等强度体力活动；③制订健康饮食计划，要减少红肉类、腌制品摄入，增加粗粮、蔬菜、水果摄入；④限制酒精饮料；⑤戒烟；⑥营造健康、乐观、阳光的心态与精神状态。

虽然青少年胃肠间质瘤发病率低，但对大范围人群而言，我们要警惕青少年胃肠间质瘤。据报道，20~29 岁青少年发病率仅为 0.06/10 万，14 岁以下发病率更是低至 0.002/10 万。青少年胃肠间质瘤只占全部胃肠间质瘤的 0.5%~2.7%。尽管发病罕见，但由于青少年胃肠间质瘤的特殊性，要引起高度重视。青少年胃肠间质瘤有共同特点，例如女性多见，胃部多发，淋巴结易转移，无 KIT 或 PDGFRA 基因突变，多与 SDH 等基因突变有关。另外，青少年可能与一些罕见遗传因素有关，因此筛查第二肿瘤十分必要。大多数胃肠间质瘤是散发的，发病原因与基因突变有关系，但一些遗传因素也与胃肠间质瘤有关，需加强认识。

常见胃肠间质瘤如：①Carney 三联症，临床特征为多灶性胃间质瘤、副神经节瘤和肺软骨瘤，可能发生在不同年龄段，以青少年为主，女性多见；②Carney-Stratakis 综合征，临床特征为多灶性胃间质瘤和副神经节瘤，多发生于青少年后期到 30 岁之间，男女发病率接近，无淋巴结转移倾向；③神经纤维瘤病 I 型，主要特点是 NF1 基因突变导致，是一种常染色体显性遗传疾病，约 5%~29% 的神经纤维瘤病 I 型病人会合并胃肠间质瘤，该类病人可能有较大良性肿瘤和异常的皮肤色素沉着。

首先是 Carney 三联症相关性胃肠间质瘤。它是一种琥珀酸脱氢酶缺陷型胃肠间质瘤，由琥珀酸脱氢酶 C 高度甲基化所致。本病无家族性，但可伴肺软骨瘤，X 线片可显示病人肺部软骨瘤的影像学特征，也可伴发副神经节瘤，22% 病人同时合并 3 种肿瘤，53% 病人同时有胃肠间质瘤和肺软骨瘤，24% 病人同时有胃肠间质瘤和副神经节瘤。

其次是 Carney-Stratakis 综合征，本病也是一种罕见的常染色体显性遗传性疾病，可表现为多发性胃间质瘤和多中心副神经节瘤，临床特征与 Carney 三联症相似，多由 SDHB、SDHC 和 SDHD 的胚系失活性突变所致。琥珀酸脱氢酶（SDH）缺陷的胃肠间质瘤以儿童多见，偶尔出现在成人。世界卫生组织建议要进行遗传咨询。胃肠间质瘤可能是这些综合征的前哨肿瘤，且第二肿瘤发生的时间间隔可能有许多年，需要长期临床随访和筛查。

第三种是 NF1 相关型。NF1 是一种常见的染色体显性遗传病，约 50% 病人有家族史，主要临床表现为异常皮肤色素沉着，称为咖啡牛奶斑。多发皮肤结节及受累组织器官损害,可涉及神经、骨骼、内脏,NF1相关胃肠间质瘤有其特殊的临床病理表现,可在胃肠道相同或不同部位出现多发肿瘤,个数可多达数十个左右,1~20cm不等。本病发病年龄较小,多在青少年时期发病,最常见的部位为小肠,约占90%,胃少见,约占5.4%,大多数恶性程度低;对靶向药物治疗不敏感,但预后却较散发胃肠间质瘤好。

胃肠间质瘤发病率较低,目前尚无有效的筛查方法,不建议对无症状人群进行常规筛查。其临床表现取决于肿瘤大小、部位及生长方式,通常无特异性,小胃肠间质瘤直径2cm以下,可无明显症状,常在体检、内镜检查、影像学,或因其他疾病手术时被发现。随着肿瘤增大,可出现一些临床症状,其中以胃肠道出血最常见,表现为贫血或黑便;胃贲门部间质瘤可出现吞咽不适等症状;肿瘤较大时,腹部可触及肿块,肿瘤堵塞胃肠道还可引起肠梗阻等表现。部分病人可因肿瘤穿孔就诊。

就症状发生率而言,消化道出血约占20%~40%,腹痛和腹部不适等非特异症状约占40%,无症状体检或腹部手术偶然发现约占20%,而因腹部包块或肠梗阻就诊则不到10%。因此,一旦出现上述症状,应及时到医院进行相关检查,以便早期诊断和治疗。

接诊病人时,可从以下几方面进行询问。①病史:要围绕常见临床表现问诊,注意询问相关贫血症状和其他消化道症状,胃肠间质瘤偶见合并肿瘤综合征,应询问相关肿瘤病史和家族病史。②体格检查:包括一般情况、皮肤黏膜有无贫血表现,如为NF-1相关胃肠间质瘤,要注意有无特殊皮肤改变。腹部查体要全面,视听叩触要注意无肠形、肠蠕动波、肿块、移动性浊音,以及肠鸣音是否异常。直肠指诊可了解直肠及盆底情况。③实验室检查包括血常规、尿常规、粪便常规、粪便隐血和血生化等系列。

另一方面要借助影像学手段,胃镜适用于胃十二指肠间质瘤,体检可发现小胃肠间质瘤,胃镜也是上消化道出血的首选检查方法。对合并黏膜溃疡者,可考虑直接钳取活检。一些特殊检查,包括超声内镜,适用于判断胃十二指肠和结直肠来源间质瘤,可判断肿瘤起源层次及肿瘤大小,需要活检者首选内镜超声、穿刺活检;腹部CT在定性定位诊断、确定肿瘤范围、成分评估、周围脏器侵犯、播散转移等方面具有重要价值,也是疗效评估的重要检查方法;对CT造影剂过敏者推荐MR,另肝转移病人MR可作为补充检查;PET/CT也可辅助诊断胃肠间质瘤有无远处转移,如肺转移、骨转移等,是评估胃肠间质瘤靶向治疗疗效的敏感指标,但检查费用昂贵,不推荐常规应用。

在胃镜下,黏膜下的小肿物并不少见,这类肿物在活检前也只能怀疑胃肠间质瘤。小间质瘤指2cm以下,微小间质瘤指1cm以下,绝大部分此类胃肠间质瘤无明显症状,主要通过内镜超声、内镜、CT、MR检查发现。多数小胃肠间质瘤为良性,表现为非常缓慢的生长方式,不会引起任何不适,但要定期复查,一旦出现快速增长等恶性表现，需及时治疗。

对胃来说，小间质瘤的发生率比较高，多项病理研究均提示，人群中胃肠间质瘤小结节可达3%~35%，明显高于胃肠间质瘤的临床发病率。常见于胃中上部和食管－胃结合部，免疫组化表现为CD117、DOG－1阳性。胃小间质瘤，绝大多数呈良性过程，仅有非常少数的小胃肠间质瘤会发生恶性转变。定期胃镜复查有助于判断小胃肠间质瘤的生物学行为，从而指导后续治疗。小胃肠间质瘤应定期行胃镜超声检查，评估是否有不良因素，比如边缘不规则、溃疡、强回声和异质性，一旦出现这些不良因素，应考虑手术切除。若无以上不良因素，需定期复查，微小胃肠间质瘤间隔2年，小胃肠间质瘤间隔6~12个月复查一次。小胃肠间质瘤的治疗方式主要包括开放手术、腹腔镜手术、内镜治疗，根据术后危险度的评估，决定是否需要术后药物辅助治疗。

3. 精准诊断，病理先行

任何肿瘤在治疗前都要有明确的病理诊断，胃肠间质瘤也不例外，尤其胃肠道间质瘤是一种与靶向治疗相关的肿瘤，更要有精准的病理诊断。

胃肠间质瘤本质上是一种间叶性肿瘤，它与胃癌不一样，大多数病例发生在消化道壁内，少数发生在腹腔、大网膜。

病理检查对诊治至关重要。组织病理学是胃肠间质瘤确诊和治疗的依据，病理学检查包括组织形态学、免疫组化和分子检测三部分。病理学检查不仅用于胃肠间质瘤的诊断，同时也可用于肿瘤生物学行为与分子靶向药物治疗疗效的评估。

胃肠间质瘤的标本，主要包括两大类——活检标本和手术标本。活检标本包括内镜活检、细针穿刺活检、空芯针穿刺活检；手术标本包括内镜、腔镜，以及开展更多的开腹手术标本。对术前的活检方式，内镜活检仅适用于病变累及黏膜的病例；超声引导的细针穿刺活检，一般在有经验的单位进行，在内镜超声指导下进行，超声引导的细针穿刺活检获得的组织非常少，诊断难度大。空芯针穿刺活检在超声或CT引导下进行，一般适用于位于盆腔、直肠及发生肝脏转移的胃肠道间质瘤的检查。

对活检病理诊断要特别注意，做免疫组化时，应先看CD117和DOG－1，若均为阳性，可明确帮助诊断胃肠道间质瘤，此时剩余的切片或组织可尝试进行分子检测，帮助临床医生在术前采用新辅助靶向治疗。

术后标本在处理方面要有规范，需要确定新鲜肿瘤大小，这对判断胃肠间质瘤的危险度非常重要。对活检标本强调离体后立即固定，对术后标本在离体后半小时内固定，确保后续的免疫组化和分子检查所需标本的质量。标本取材，一般每厘米取材一块，尤其是包括肿瘤最大剖面，根据肿瘤大小取材，必要时需全部取材。

在临床上，术前采用靶向治疗的病例越来越多。对靶向治疗后胃肠道间质瘤处理和取材要特别关注，要仔细观察原肿瘤部位的改变，并且记录。胃肠道间质瘤经靶向治疗后可发生退变、出血、坏死、囊变。在取材时一定要对不同质地的部位分别取材，另外要做最大剖面的详细取材，以方便术后评估疗效。有条件的单位也可尝试大切片制作。

胃肠道间质瘤的组织病理学诊断，主要包括梭形细胞型、上皮样型、梭形细胞-上皮样混合型三种主要类型，还有一种比较少见的是去分化型。梭形细胞型，顾名思义，细胞呈狭窄的梭形形态，上皮样型细胞往往成为圆形或多边形形态，混合型既有上皮样型，也有梭形细胞成分，这是胃肠道间质瘤最主要的一些组织学形态。胃肠道间质瘤在靶向治疗后也会发生改变，常见的病理形态包括组织细胞反应，含铁血黄素沉着；其次是瘤细胞密度明显降低，间质胶原化。

KIT-11外显子突变靶向治疗后的病理形态，在黏膜下依稀还能够看到肿瘤轮廓，但与未经靶向治疗的肿瘤相比，细胞成分很难看到，只能看到轮廓。利用高倍显微镜进一步观察，局部区域仅能看到稀少的瘤细胞，说明肿瘤对靶向治疗非常敏感。

胃肠道间质瘤中存在一些特殊类型，比如 PDGFRA D842V 突变，对格列卫（伊马替尼）原发耐药，可采用阿伐替尼进行术前的新辅助治疗。经过阿伐替尼治疗后，大部分区域发生退变坏死，仅在少数区域产生与格列卫治疗后相似的反应，发生玻璃样变、细胞稀疏。组织病理学改变对判断疗效具有一定评估价值。

中国学者根据目前日渐增多的肿瘤的靶向治疗，采用了病理学效益进行评估，包括完全效益，即无肿瘤细胞残留。理论上，高度效应是指大多数肿瘤对格列卫或阿伐替尼治疗改变，残留瘤细胞≤5%；部分效应是指残留瘤细胞介于5%～95%；零级效应，即肿瘤对靶向治疗效果不明显，无特别大变化，残留瘤细胞超过95%。我国学者希望利用该评估方案，不断积累临床病例，为临床靶向治疗的评估提供参考。

胃肠道间质瘤的免疫组化检测，强调要联用CD117和DOG-1标记。从某种意义上讲，胃肠道间质瘤也是一种伴随诊断。所以必须强调为保证免疫组化的正确性，一定要加用阳性的对照标记。另外，对年轻女性或儿童形态上呈上皮样或混合型的胃肠道间质瘤，要加做SDHB标记，帮助识别SDH缺陷型胃肠道间质瘤，该种类型属于野生型胃肠道间质瘤类型，对格列卫也是原发性耐药的。

在体系突变检测上，适合分子检测的标本包括各种活组织穿刺和手术切除标本，备有生物样本库的单位或机构，可采用冷冻的新鲜肿瘤组织或已经提取保存的DNA。而在胚系突变检测上，可用血液中有核细胞或口腔脱落细胞等体细胞作为检测样本。适合分子检测的人群包括：活检病理证实为胃肠间质瘤，术前拟行靶向治疗；原发可切除的胃肠间质瘤，术后评估为中高危拟行靶向治疗者；复发性或转移性胃肠间质瘤；继发耐药性胃肠间质瘤；常规病理诊断困难者。

胃肠间质瘤常规检测包括 KIT 基因9、11、13、17号外显子和 PDGFRA 基因12、14和18号外显子；对继发突变的肿瘤，加做 KIT 基因14号和18号外显子检测；对于野生型胃肠间质瘤，包括 SDH 亚单位（A/B/C/D）、*BRAF*、*NF1*、*KRAS* 和 *PIK3CA* 等基因突变检测，*FGFR1*、*NTRK3*、*BRAF* 和 *ALK* 等基因重排检测。

目前绝大部分三甲医院采用的是一代测序技术，因胃肠间质瘤病因较为明确，所以一代测序能够满足临床诊治需要，且费用上病人能接受。

但随着高通量分子技术不断用于临床，也可尝试一些二代测序。二代测序比一代测序更全面，不仅覆盖了经典的常见突变类型，还覆盖了一些少见的包括野生型基因，这是一代测序不能比拟的。对野生型、继发性突变胃肠间质瘤需要进行二代测序。目前我国二代测序多送第三方检测，但由于第三方检测尚未被完全开发，费用较高，检测结果解读也存在问题。未来，我们要开展针对胃肠间质瘤的专项二代测序，使其与一代测序费用接近。

野生型琥珀酸脱氢酶（SDH）缺陷型胃肠间质瘤包括散发型、Carney 三联症相关性胃肠间质瘤、Carney-Stratakis 综合征相关性胃肠间质瘤。一般而言，常发于年轻女性、儿童，且好发于胃部，往往为多晶体病变，此时一定要加做 SDHB 检测，也可加做 SDHA 检测，若 SDHA 突变，提示 SDHA 缺陷，但 SDHB 突变不一定代表 SDHB 缺陷，只要 SDHB 表达缺失，即代表 SDH 缺陷。不代表真正的亚型，常见亚型是 SDHA。

除 SDH 缺陷型胃肠间质瘤外，还包括其他发病率较低的非 SDH 缺陷型胃肠间质瘤，包括 *BRAF* 突变型胃肠间质瘤、*NF1* 相关性胃肠间质瘤、*KRAS/NRAS* 突变型胃肠间质瘤等。

野生型胃肠间质瘤可用免疫组化标记 SDH 来判断是否为 SDH 缺陷型胃肠间质瘤。若是 SDH 缺陷型，再做相应检测，以确定是 SDHx 亚单位突变，还是 SDHC 甲基化。对于非 SDH 缺陷型胃肠间质瘤，需要检测 BRAF 通路还是其他通路突变。

如何诊断胃肠间质瘤，首先需要检测 CD117 和 DOG－1，若二者皆为阳性，基本可明确诊断；但对一些中高危病人，考虑到术后靶向治疗，需加入基因检测，若基因检测也显示突变，即可判定为经典胃肠间质瘤。若未发生基因突变，需考虑野生型胃肠间质瘤。若临床怀疑胃肠间质瘤，但 CD117 和 DOG－1 均为阴性，要考虑有无其他肿瘤可能性。全部排除后，仍怀疑是胃肠间质瘤，需加入分子检测。如果分子检测证实，才可诊断为双阴性胃肠间质瘤。若 CD117 和 DOG－1 表达不一致，例如经常遇到 CD117 阳性、DOG－1 阴性的胃肠间质瘤，大多数也不是胃肠间质瘤。

胃肠间质瘤常需做危险度评估，评估参数包括肿瘤大小、核分裂计数、肿瘤原发部位及肿瘤是否破裂。

4. 诊治有规，外科行范

对胃肠间质瘤而言，局限期间质瘤不需常规活检，只有需要进行术前药物治疗的病例，才需活检，以明确诊断。部分胃肠间质瘤表现为囊实性，不适当活检可能会引起肿瘤破溃或出血，因此活检前应谨慎评估。

在按需活检指导下，活检适应证包括：拟行术前新辅助治疗的原发局限期可疑胃肠间质瘤；需要鉴别诊断的可疑间质瘤，如肿块型胃癌或淋巴瘤等；疑似复发或转移性间质瘤，药物治疗前必须要有病理诊断，且尽量希望有足够组织标本进行基因检测、基因分型。

活检方式有几种：①超声内镜下穿刺活检。以前超声内镜下只能进行抽吸活检，现在穿刺针比以往有进步，可获得组织学诊断，这是胃或十二指肠等上消化道可疑间质瘤首选的活检方式，经过腔内活检，能有效避免肿瘤向腹腔破溃种植的风险。②经皮肤空芯针穿刺活检。选择紧贴腹壁的病灶实性成分进行穿刺。研究显示，没有发生并发症的经皮穿刺活检其实不会增加肿瘤种植风险，也不会增加病人后续的复发风险；③内镜下常规钳取活检，仅适于黏膜受累的病例，因为间质瘤往往起源于黏膜下层或肌层，常规活检无法穿过黏膜层达到有效的肿瘤组织。但当肿瘤合并黏膜溃疡时，可在溃疡边缘，经过常规钳取活检或深挖钳取活检，获取有效的肿瘤组织，但少数病例可能会出血。有经验的中心，可以进行内镜下止血，便可常规钳取活检。④经直肠或阴道超声穿刺活检适用于直肠、直肠阴道隔或盆腔部位肿瘤，该方法阳性率很高，且取得的组织也足够做基因分型。⑤术中冰冻活检，CACA 指南不常规推荐术中的冰冻活检，除非术中怀疑有淋巴结转移或不能排除其他恶性肿瘤时，可考虑术中冰冻活检。需要注意的是，即使要做术中冰冻活检，都不建议做切取活检，因为非完整的切取活检被视为肿瘤破溃，会明显增加术后复发风险。

对于局限性间质瘤，起源于胃的大小在 2cm 以上或其他部位任意大小的间质瘤，一经发现均应考虑手术切除；对复发转移性间质瘤，仅适于靶向治疗有效的病例，或局部进展性胃肠间质瘤，系统治疗总体有效，仅有单个或少数病灶进展的情况下，适合手术切除；对急诊手术，当病人发生完全性肠梗阻、消化道穿孔、保守治疗无效的消化道或腹腔大出血时，需要进行评估、进行急诊干预时，应同时进行风险控制手术。

胃肠间质瘤的手术原则。CACA 指南认为，对局限性间质瘤，仅要求行肿瘤完整的 R_0 切除，尽量避免破溃，无须常规淋巴结清扫。对 R_1 切除者，一般不主张再次手术，而推荐术后辅助治疗。研究也证实，R_1 切除及 R_0 切除对远期预后差异不大。对 SDH 缺陷型间质瘤，淋巴结转移率可能高达 10%～40%。如果术中发现淋巴结病理性肿大，应考虑病人是否合并有 SDH 缺陷型间质瘤可能。对此类病例，术中应把病变淋巴结切除，必要时行冰冻活检，且做补充的系统性淋巴结清扫。复发转移性间质瘤的手术原则，首先应对所有病例进行多学科整合诊治 MDT to HIM 讨论，谨慎评估手术风险及获益。手术的总体原则应为控制风险手术，尽可能完成比较满意的减瘤手术，尽量减少消化道重建，尽量减少多脏器联合切除。

胃肠间质瘤的术式，根据不同手术平台，有以下几种传统的手术：①开放手术，其中以区段切除或楔形切除最常用。例如，小肠的部分切除及胃部分切除。

对胃原发性间质瘤，可能胃的楔形切除或局部切除用得很多，对特殊部位，像十二指肠或直肠部位的间质瘤，局部切除可能也是常用的术式。手术应尽量避免脏器切除，例如全胃切除或腹会阴联合切除等，也应避免多脏器联合切除，例如胰十二指肠切除，主要原因在于胃肠间质瘤的手术切缘并不要求有非常宽泛，而要求肉眼切缘阴性即可。②腹腔镜或机器人手术，因为胃肠间质瘤不需常规淋巴结清扫，且对切缘要求相对较低，因此在有经验的中心选择适宜部位进行腔镜切除，是现在很多间质瘤所采取的术式，适宜的部位一般限于胃大弯、胃前壁、空肠、回肠，尤其是在腔外生长的间质瘤，在腔镜手术时，会比较便捷。无论采用哪种方式，都应遵循手术切除原则，即保证肿瘤包膜完整，尽量避免破溃，做到肿瘤完整切除。并且，术中进行肿瘤切除时应及时用取物袋套取，在保护状态下把切物取出，不建议对非常大的间质瘤行腔镜手术，因为不适当显露及拨动，有可能造成肿瘤破裂，导致肿瘤播散转移。③内镜切除。内镜下治疗目前对间质瘤切除仍有争议。CACA 指南认为，胃来源的小胃肠间质瘤可考虑在经验丰富的中心选择内镜切除或开展临床研究。

局限期胃肠间质瘤新辅助治疗的目的有以下几点：①新辅助治疗可有效减少肿瘤体积，以降低肿瘤分期，缩小手术范围，最大限度保留脏器功能，降低手术风险，提高 R_0 切除率，且有可能提高术后病人生活质量。②对瘤体巨大的病例，术中破裂出血风险较大，可减少肿瘤破裂，预防导致医源性播散可能性。③有可能清除循环中的瘤细胞，减少术后复发转移的可能。

常用的术前新辅助治疗药物分别有伊马替尼和阿伐替尼，分别针对不同的基因突变类型，阿伐替尼仅适于 *PDGFRA* 外显子 18 D842V 突变，且对伊马替尼原发耐药的间质瘤病人，有效率很高，但适用范围较窄，常见类型的间质瘤，一般推荐伊马替尼治疗，客观缓解率也可达 50% 以上。

局限期胃肠间质瘤术前新辅助的适应证如下：①术前估计难以达到 R_0 切除。②提示瘤体很大，如 10cm 以上的巨大间质瘤，术中容易出血破溃，会造成医源性播散。这种病例建议活检确诊后，进行新辅助治疗，降期后再做手术。③特殊部位的间质瘤，例如胃食管结合部、十二指肠、低位直肠等病例，直接手术有可能牺牲脏器功能。新辅助治疗后可能使肿瘤退缩，实现局部切除保全脏器功能。直肠肛管部位的间质瘤，经新辅助治疗后，最后可实现保留肛门功能。④估计需要实施多脏器联合切除术的病人。这些肿瘤部位常特殊，且肿瘤偏大。对无法进行基因检测或基因状态不明确的病例，优先选择伊马替尼 400mg/d 的标准剂量推荐治疗，诊断明确的 *KIT* 或 *PDGFRA* 野生型病例，即未检测到基因突变的病例。由于病人对伊马替尼敏感性，一般不推荐使用伊马替尼做术前新辅助治疗。值得注意的是，所有病例的最佳手术时机，应通过 MDT to HIM 去判断。新辅助治疗的最佳效应期为 6~12 个月，CACA 指南建议，不要超过 12 个月，此时不易发生耐药。若推迟新辅助治疗的实现，有可能导致耐药发生。CACA 指南推荐使用 Choi 标准进行药物疗效判定。Choi 标准最主要特点是引进了肿瘤密度的概念，而且会定义瘤内结节，具体标准见表 3。

表 3　Choi 标准判定药物疗效标准

疗效	Choi 标准
完全缓解（CR）	病灶全部消失，无新发病灶
部分缓解（PR）	CT 测量肿瘤长径缩小≥10%，或肿瘤密度（HU）减少≥15%，无新发病灶；无不可测病灶的明显进展
疾病稳定（SD）	不符合 CR、PR 或 PD 标准，无肿瘤进展引起的症状恶化
疾病进展（PD）	肿瘤长径增大≥10%，且密度变化不符合 PR 标准，出现新发病灶；新的瘤内结节或已有瘤内结节，体积增大

伊马替尼至少应停药 1d 后再手术，CACA 指南一般建议停药 3~7d 后再手术，阿伐替尼至少停药 1 周，以确保这些药物不影响手术安全。

病例：男性，34 岁，出现黑便 1 个月就诊。胃镜示：十二指肠降段近水平段见一黏膜隆起，约 1.5cm×1.5cm，表面见溃疡、血痂。CT 示十二指肠降段管腔外一椭圆形软组织密度肿块，密度不均，肿块内见斑点状气影，边界尚清楚，大小约 71mm×65mm，增强扫描肿块呈不均匀中度强化，肿块后与右肾相邻，推压下腔静脉及肠系膜上静脉。针对十二指肠降段肿块，考虑胃肠间质瘤可能性大。

多学科讨论以及整合诊疗考量时，发现肿瘤是局限期，未发生远处转移，与胰腺关系密切，肿瘤确实可切除，但若直接手术，很可能需行胰十二指肠切除。由于病人年轻，且诊断考虑间质瘤，行新辅助治疗，很有可能达到肿瘤降期缩小手术范围的目的。因此讨论结果是先做活检，如证实间质瘤，建议行新辅助治疗。

2015 年，进行了超声内镜下抽吸活检，获取标本都是破碎瘤细胞，可见标本内有梭形细胞，进行免疫组化染色，最后确诊为间质瘤，但取得的瘤细胞太少，无法进行基因检测，因此给予伊马替尼 400mg/d 常规剂量治疗。疗效非常好，肿瘤明显退缩。在治疗 10 个月，达到治疗最大效应时进行手术，发现肿瘤实际上位于降结肠与横结肠交界处，进行局部切除，满足了治疗条件。该病人实现了肿瘤完整切除、脏器功能保留的双重目的，病人生活质量得到非常好的保障。

CACA 指南认为对中高危复发风险病人，推荐伊马替尼术后辅助治疗，因为这部分病人若不接受辅助治疗可能会造成术后复发风险升高。对中危病人，建议术后行伊马替尼辅助治疗，对胃间质瘤中危病人建议术后辅助治疗至少 1 年，对非胃如小肠或直肠部位的间质瘤，即使是中危也建议至少是 3 年。对高危病人，无论是哪个部位的间质瘤，都建议伊马替尼辅助治疗至少 3 年。如果是肿瘤破裂的病人，考虑延长辅助治疗的时间，因为这部分病人的复发风险非常高。需要注意，对 *PDGFRA* 外显子 18 D842V 突变病例，由于对伊马替尼原发耐药，不建议进行术后辅助治疗，对 KIT 外显子 9 突变及野生型病例，能否从术后辅助治疗中获益，目前仍有争议。在推荐使用时，可能要与病人充分沟通。

目前，复发转移性间质瘤的一线治疗是靶向治疗，在靶向治疗基础上，联合手术还缺乏高级别证据。回顾性研究，几乎都显示靶向治疗基础上增加局部治疗会优于单纯系统治疗，但不可否认会存在选择性偏倚。当进行手术决策时，应谨慎评估或筛选病人，要考虑肿瘤生物学行为、药物疗效判定、多模式诊疗讨论、充分知情沟通的情况下，个体化实施。适应证应限于靶向治疗获益或局部进展的病例，还有存在确定的外科急症例如梗阻穿孔和消化道大出血病例，才是应纳入讨论及考虑手术干预的病人。

在手术过程中，应尽力控制手术风险，避免大范围切除、多脏器切除增加手术并发症的可能。这些病人一旦发生手术严重并发症，常无法及时恢复靶向药物治疗，从而导致整体治疗失败。手术应尽可能完成彻底的减瘤手术，即 R_0 手术。手术完成越彻底，预后改善可能会越明显。

5. 晚期靶向，指南有约

复发转移性胃肠间质瘤的系统治疗，也称药物治疗。在过去 20 年间，自不同分子靶向药物陆续上市后，胃肠间质瘤的治疗从早期的单纯手术时代发展到目前手术联合靶向治疗药物治疗时代。在过去 20 年间，从伊马替尼到舒尼替尼，再到瑞戈非尼以及到现在的瑞派替尼、阿伐替尼，不同作用机制的药物陆续得到研发并成功上市，为晚期胃肠间质瘤病人提供了更多治疗机会。目前我国获准上市的药物，包括伊马替尼、舒尼替尼、瑞戈非尼、瑞派替尼、阿伐替尼 5 种药物。

CACA 胃肠间质瘤指南推荐，一线治疗药物包括伊马替尼、阿伐替尼；二线治疗的药物包括舒尼替尼、增加剂量的伊马替尼、瑞派替尼；三线治疗药物推荐瑞戈非尼、达沙替尼、伊马替尼再挑战、瑞派替尼；四线治疗推荐瑞派替尼与阿伐替尼。

CACA 指南推荐，胃肠间质瘤一线治疗的首选药物为伊马替尼，但伊马替尼是非 *PDGFRA* D842V 之外胃肠间质瘤的一线治疗药物；伊马替尼常规推荐剂量为 400mg/d；对 *KIT* 外显子 9 突变，中国病人推荐增高剂量至 600mg/d。

一线伊马替尼的治疗与基因突变存在疗效相关性。目前研究发现，伊马替尼治疗 *KIT* 外显子 11 突变的胃肠间质瘤疗效较好；伊马替尼对 *KIT* 外显子 9 突变的胃肠间质瘤中度敏感；伊马替尼对 *PDGFRA* D842V 突变原发耐药；伊马替尼对 *KIT/PDGFRA* 野生型胃肠间质瘤疗效不佳。同时，除伊马替尼外，阿伐替尼是另一个一线治疗药物。阿伐替尼是 *PDGFRA* D842V 突变胃肠间质瘤的一线治疗药物，对 *PDGFRA* 18 号外显子非 D842V 突变同样有效，常规推荐治疗剂量为 300mg/d。

CACA 指南推荐，舒尼替尼是复发转移性胃肠间质瘤的二线首选推荐药物。舒尼替尼推荐治疗方案有两种：①37.5mg/d 持续用药；②50mg/d 4-2 方式用药，即用药 4 周，停药 2 周的给药方式。前者对中国胃肠间质瘤耐受性相对较好，两种给药方式疗效相近。从基因分型角度，舒尼替尼对 *KIT* 外显子 9 突变的胃肠间质瘤疗效更好。此外，对野生型胃肠间质瘤，舒尼替尼因存在抗血管生成效应，同样也有一定疗效。

除舒尼替尼外，伊马替尼 400mg/d 失败后，增加剂量可使 1/3 病人获益；推荐中国病人伊马替尼增加剂量首选 600mg/d；瑞派替尼也作为二线治疗的推荐选择之一，其疗效与舒尼替尼相似，但瑞派替尼相对安全性更好。

复发转移性胃肠间质的三线治疗，CACA 指南推荐瑞戈非尼，同样是多靶点、抗血管生成的药物，标准治疗瑞戈非尼的剂量是 160mg/d（3-1 方案），服 3 周停 1 周，但中国病人对此种给药方式耐受性不太好，最佳治疗剂量尚需进一步评估。目前多项真实研究正在进行，以探讨、分析瑞戈非尼最适合中国人群的给药剂量。除瑞戈非尼外，达沙替尼、伊马替尼再挑战与瑞派替尼也可作为三线治疗的其他选择。

CACA 指南推荐，瑞派替尼是复发转移性胃肠间质瘤首选的四线治疗推荐。瑞派替尼标准治疗剂量为 150mg/d，中国病人药物治疗安全性较好。阿伐替尼也可作为四线治疗的选择。小样本研究证实，阿伐替尼在四线治疗中同样可获一定的肿瘤缓解，以及进一步的肿瘤控制。

RECIST 1.1 仍是药物治疗复发性胃肠间质瘤的基本标准，但其存在一定局限性，因此，Choi 标准被推荐可用于复发转移性胃肠间质瘤的疗效评估，特别是一线治疗。疗效评估方法推荐使用增强 CT 或 MRI，建议每 3 个月进行，同时结合临床情况，可调整检查间隔时间。

其他治疗技术在复发转移性胃肠间质瘤中的应用：肝动脉介入栓塞、射频消融治疗可用于部分胃肠间质瘤肝转移病人；放疗对胃肠间质瘤骨转移病人可能缓解局部疼痛症状；中医中药可协助分子靶向药物治疗，提高胃肠间质瘤病人免疫功能，降低靶向药物不良反应；心理护理对病人治疗期间的心理康复具有重要意义。

6. 病人康复与随访

对于病人而言，无论是术后还是复发转移性，营养评估都十分重要。CACA 指南推荐对胃肠间质瘤病人进行 NRS 2002 营养风险筛查评估，对评分 ≥3 分病人，应进一步评估营养状况。营养评估指标为 BMI、去脂肪体重指数、体重丢失量、血浆白蛋白。营养治疗应贯穿胃肠间质瘤诊疗的全周期，并建议有营养师全程参与。营养治疗首选肠内营养。

术后与复发转移病人仍需接受定期随访。对胃肠间质瘤术后及中高危病人，CACA 指南推荐每 3 个月做一次 CT 或 MR，持续 3 年，然后每 6 个月复查一次，直至 5 年，5 年后每年随访一次。对低危胃肠间质瘤术后病人，建议每 6 个月做一次 CT 或 MRI，持续 5 年；对复发转移性胃肠间质瘤或新辅助治疗病人，推荐每 3 个月做一次 CT 或 MRI。

7. 总结与展望

在我国，胃肠间质瘤的诊断和治疗要充分体现整合医学特色，即学科与学科整合、专科与专科整合、局部与整体整合、器官与系统整合、医疗与护理整合、心理与康复整合、治疗与预防整合、中医与西医整合。MDT to HIM 原则为胃肠间质瘤整合治疗全程管理提供了科学保障，即重在整合。手术与分子靶向药物的整合使用，延长了病人生存期，提高了生活质量，但仍面临困境和挑战，需进一步整合。创新药物的研发，不同药物、不同技术的合理整合应用，有望在胃肠间质瘤整合治疗中发挥更重要作用。

我国胃肠间质瘤临床诊治的展望包括以下几点：小胃肠间质瘤、微小胃肠间质瘤生物学行为及治疗模式的深入探讨；围绕新型 TKI 的作用特点开展新适应证临床研究；新靶点探索与新药研发在转移性胃肠间质瘤治疗中的探索；免疫检查点之外新的免疫治疗方法需要在转移性胃肠间质瘤中开启探索；探索现有药物与其他治疗方法的优化整合；复发转移性胃肠间质瘤的整合治疗模式探讨；胃肠间质瘤侵袭转移相关常规组织病理及分子病理评价指标的筛选和验证。

二、院士点评

1. 李兆申院士：破旧立新，助力临床

回想多年来，在对胃肠间质瘤内镜诊断时，看到食管、胃、小肠、结肠中的隆起病变，由于缺乏病理学证据及基因检测技术，诊断最多的是黏膜下肿物。随着消化内镜发展及技术提高，包括诊断和微创技术、常规内镜和胶囊内镜，对胃肠间质瘤的诊断稍有进步。可以通过超声内镜来检测，知道肿物不是发生在胃肠表皮表层，而是发生在黏膜下层即间质层，可以是良性但有一定的恶性风险。过去几十年中，无论是病人还是医生，对胃肠间质瘤认识不足：①以前医生不认识，不重视胃肠间质瘤。②对胃肠间质瘤应引起足够重视，过去发现胃肠间质瘤时，若小于 1～2cm，认为并无危险，无须治疗，现在应正确认识，正确判断。③随着内镜发展，内镜医生在外科医生保驾前提下，从食管、胃到十二指肠，再到小肠，都可利用内镜技术将肿瘤取出。内镜医生将黏膜切开，然后将肿瘤取出，再利用内镜技术缝合伤口，这一过程是从腔内进行手术，与外科医生采用的腔镜不一样。中国内镜治疗体量很大，但应根据指南规范治疗。④对胃肠间质瘤从诊断到治疗都应精准。无论采用何种方法，取出间质瘤后，应及时送检病理科，尽可能做到精准。目的是判断恶性程度和恶性风险度。病理科医生应从形态学、恶性程度及基因检测，做到精准判断，目的是实现精准药物治疗，即靶向治疗。我个人认为，靶向治疗最成功的案例是恶性间质瘤。从我自身从医经验而言，病人术后靶向治疗 5 年、10 年、20 年效果都很好，且病灶比较稳定，这些都是基于病理科基因检测后的精准诊断，为日后的靶向治疗选择最佳方案。

对胃肠间质瘤整合诊治问题，我提如下期望：①间质瘤并非少见疾病，应正

确认识，专业人员需遵循指南，规范行事，给病人正确解释，讲明注意事项。从专业角度，消化内镜医生应好好学习指南，做自己分内事，一切为了病人安全，规范治疗。精准诊断十分重要，决定着靶向治疗方案。此外，对恶性肿瘤，应做一些基础研究的中国大数据，从而给出中国治疗方案。②药学界应寻找一些真正有中国知识产权的新型靶向药物。尽管国家提供医疗保险费用，但老百姓实际付费比例高，甚至负担不起。

2. 郝希山院士：贯彻指南，规范治疗

胃肠间质瘤并非常见肿瘤，在消化道中占比约为3%～5%，我每年会遇到3～5例胃肠间质瘤病例，该病较为温和，术后5年生存约为70%～80%。

CACA胃肠间质瘤整合诊治指南应大力推广，规范医生治疗；病理科应精准诊断，为靶向治疗提供最佳方案；中国病人基数大，应在贯彻指南的同时不断总结，不断提高；儿童胃肠间质瘤应引起足够重视，特别是对早期儿童病人，应加强研究；胃肠间质瘤专业委员会在贯彻指南同时，应明确下一步研究目标，拿出中国治疗方案；在数字化时代，希望数字化技术能对肿瘤的精准治疗有所帮助。

3. 徐建国院士："微"生世界，"肠"通无阻

从微生物学角度，我谈三个认识：①我上学时，主流观点认为，人肠道微生物即粪便微生物，绝大多数是大肠杆菌。1979年，我到协和医学院求学，导师告诉我，人肠道优势菌群是厌氧菌，如双歧杆菌，这是因为过去培养技术落后，无法培养厌氧菌，因此曾经普遍认为肠道优势菌群是大肠杆菌。但最近研究表明，中国人肠道菌群因人而异，这冲击了人们对肠道菌群的认识。②我们对世界上绝大多数微生物认识不足，对人肠道菌群，改进培养方法后，60%以上菌群仍属未知。③医学微生物常将微生物作为敌人，这种认识是错误的。人体胃肠道与外界相通，菌群丰富，从"种"水平出发，研究胃肠道疾病与菌群关系，将助力临床诊断及治疗。

4. 金宁一院士：合理改造，正向传递

1998年，我们团队开始研究病毒控瘤方向，涉及消化道肿瘤，从2000年开始，围绕乳酸菌，研究菌群对消化道肿瘤治疗及其在微生态中的控瘤作用。目前教科书观点普遍认为细菌是病原，并未谈及在微生态中的正向作用。肠道中的细菌，特别是益生菌，利用基因工程手段进行改造，在保持特性的同时，诱导肠道免疫系统，尤其是黏膜免疫诱导下的细胞免疫和体液免疫。众所周知，乳酸菌是益生菌。当腹泻时，许多消化科医生建议腹泻结束后服用乳酸菌，我们团队由此受到启发，逐渐关注乳酸菌作用。对乳酸菌研究，可从以下几个方面入手：①通过基因敲除手段，使益生菌在体内安全定殖；②对细菌致病系统，可制造可控开关和基因环路，解决肠道内安全问题；③通过DNA载体系统，使细菌表达免疫、控瘤相关分子；④合成聚合物、生物膜，涂抹在细胞表面，保护细菌免受恶劣环境影响；⑤通过细菌系统，设计靶配体和抗体分子，并通过细菌安全系统配送，

充分利用整合医学思维治疗肿瘤。

5. 田金洲院士：中西互鉴，诊治有规

CACA 指南将中国人的智慧与国外优秀指南进行整合，这是一部本土化整合诊疗指南，主要依据樊代明院士在 2012 年提出的 MDT to HIM 理念编写。它包含了各领域最先进知识理论、最有效的方法，根据生物、心理、社会、现代医学模式和生命的整体观加以有效整合，具有中国特色医疗体系。另外，消化道为六腑，西医学强调遗传化学生物物理因素，而中医重视胃肠动力学因素，从胃肠动力学角度思考疾病是否与传统医学的"以通为降"相关。

6. 王存玉院士：基础研究，明确病因

口腔与消化道相连，口腔是微生物生存的重要环境，消化道疾病多为"病从口入"，二者息息相关。某种意义上，口腔科医生实则为消化科医生。对胃肠间质瘤的基础研究，我提如下建议：①胃肠间质瘤病因明确，但突变基因来源说法不一，如神经、肝脏等，但如何诱导胃肠间质瘤还需进一步研究；②胃肠间质瘤靶向药是肿瘤成功治疗的典范，现在已在四线治疗中起作用，但如何克服耐药，值得深究；③极少数病人不是基因突变引起的，需要临床、病理协作研究，从而有助于靶向药物开发；④近来免疫治疗较为关注，但指南并未说明是否对胃肠间质瘤有效；⑤基因突变特异性强，这是否为肿瘤抗原，能否研发肿瘤疫苗；⑥外科、内镜、病理等需要收集更多的组织标本，做深入研究，寻找新靶点。

三、总　结

樊代明院士：打破腐朽，刷新认识

在短短几十年里，胃肠间质瘤发生了几次革命性变化，若每种肿瘤都发生如此大的变化，肿瘤将不再可怕。1978 年我参加研究生考试，当时的题目是关于平滑肌瘤的，我答得头头是道，但现在看来完全是错误的。直到 1983 年，我硕士毕业两年后，平滑肌瘤改成了胃肠间质瘤。由于发病机制和病理观念的改变，治疗取得了革命性进展。老百姓对胃肠间质瘤不熟，但可能都熟悉电影《药神》。因为对发病机制研究透彻后，就能对症下药，但药物太贵，所以从印度购买相对价廉的仿制药。这样，病人花钱少，印度也能赚钱。如何打破这个局面？只有中国人研发生产自己的药物才能解决。对胃肠间质瘤而言，已经研发出了药物，并取得了革命性变化。

胃肠蠕动不受大脑影响，而是由 Cajal 细胞放电引起的。随着机体年龄增长，胃肠道功能下降，Cajal 细胞加劲，从而导致肿瘤发生。因此儿童 Cajal 细胞发病率低于老年人。另外，应转变观念，比如用治瘤理论治炎症，治炎症方法治瘤，可能会有不一样发现。

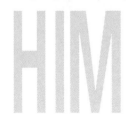

神经肿瘤整合诊治前沿

◎陈忠平 朴浩哲 张 荣 张红梅 王 洁 万经海 肖建平

一、专家解读

(一) 指南概述

神经肿瘤,顾名思义就是发生在神经系统的肿瘤。神经系统分为中枢神经系统和周围神经系统。中枢神经系统包括脑和脊髓,周围神经系统包括脑神经和脊神经。神经系统肿瘤分为原发肿瘤和继发/转移瘤。

在所有肿瘤中,脑肿瘤发病人数大概排在第 10 位,死亡人数大概排在第 9 位。中国 2016 年的数据显示,每年新发脑肿瘤有 11 万例,死亡有 6 万例。我国原发性脑肿瘤发病率大概为 7.88/10 万,在 40 岁以上居第 8 位。作为肿瘤死亡原因,在 40 岁以上居第 6 位,但在 20~39 岁女性中排在第 4 位。在儿童,不管是发病率还是死亡率,脑肿瘤都排在第 1 位。更要注意的是脑转移瘤死亡率是原发性脑肿瘤的 4 倍。在 15~39 岁的青少年和年轻成人当中,癌症位列第 4 大死亡原因,如果关注伤残调整寿命年 (DALY),脑和中枢神经系统肿瘤排在第 2 位。所以 CACA 指南强调脑肿瘤是社会危害最大的肿瘤之一。

多数脑肿瘤病因不明,故无特别预防措施。由于某些遗传易感综合征与脑肿瘤发生密切相关,特别是髓母细胞瘤、血管母细胞瘤、神经纤维瘤病等。所以当有这些遗传倾向的病人个体或家族,要做相应筛查,包括影像学检查及基因检测。

脑肿瘤的临床表现无特异性,不同类型不同性质可表现出相同临床症状。归纳起来总共有两大类,一类是颅内压增高症状,另一类是肿瘤局部症状。颅内压增高症状可见头痛、呕吐等;肿瘤局部症状包括肢体活动障碍、偏瘫失语、精神症状,甚至有些病人会发生癫痫。因此发现这些症状时,CACA 指南建议做相应的影像学检查。

常规影像学检查包括 CT、MRI,有时甚至可做 PET-CT/MRI。此外,在某些特殊情况下结合治疗,甚至可做脑血管造影。腰穿脑脊液检查和内分泌检查不是常规检查。

脑肿瘤多种多样,治疗方法也不尽相同,但有一点相同,即脑肿瘤都位于颅内这一特殊部位,都累及神经中枢。这对医生是一个严峻挑战,要求医生既要控制肿瘤,同时要保护好大脑功能。因此治疗必定是多学科参与的整合治疗,也是 CACA 指南所倡导的 MDT to HIM。CACA 指南原则是良性肿瘤以手术切除为主、恶性肿瘤必须是多学科整合治疗。脑肿瘤虽然可怕，但通过规范治疗，相当多的病人甚至可达临床治愈。比如脑膜瘤的 10 年生存率在 80% 以上。即使是比较恶性的、在儿童多见的生殖细胞瘤及髓母细胞瘤，5 年生存率也可达 80% 甚至 90%。但要清醒认识到一些难治性肿瘤，特别是胶质母细胞瘤，5 年生存率还不到 10%。

CACA 指南强调，随访和康复的管理是脑肿瘤诊疗过程中必须重视的问题。因为肿瘤本身可损害大脑功能，在治疗过程中，特别是手术、放疗，也可损害脑功能，所以神经功能的康复需要贯穿治疗全过程。由于脑肿瘤复发比较常见，所以治疗后必须严密随访，一旦有复发应及时发现，及时处理。CACA 指南指出治疗后长期生存的远期并发症需要进行系统管理，特别是儿童病人，生长发育异常需要早期干预，有些可能会出现二重肿瘤，也需要重视。同时病人治疗后回归社会也不可或缺，这也是要关心的一个方面。

神经系统肿瘤繁杂，WHO 2021 年中枢神经系统肿瘤分为 7 大类，12 个亚类。根据发病率及一些特殊情况，CACA 神经肿瘤指南编写，在原发性脑肿瘤中选择了发病率最高的脑膜瘤（大多是良性）及多数呈恶性的胶质瘤。此外还选择了一些少见但比较特殊的肿瘤，比如中枢神经系统淋巴瘤，以及好发于儿童的胚胎性肿瘤（髓母细胞瘤、神经母细胞瘤）以及生殖细胞肿瘤等。另外，还编写了在脑部发生最多的脑转移瘤指南。

CACA 神经肿瘤指南的名誉主编是樊代明院士，牵头主编是陈忠平教授，神经肿瘤专业委员会组建了包括神经外科、放疗、化疗、病理、影像、康复、中医等来自全国 100 多家单位相关学科专家的编委会，每个瘤种的指南指派了组长作为共同主编，分别是朴浩哲、张荣、肖建平、徐建国、孙晓非等教授。同时在神经系统中较高发的胶质瘤由胶质瘤专业委员会具体编写，神经母细胞瘤由儿童肿瘤专业委员会编写。

CACA 神经肿瘤指南的特点包含了"防—筛—诊—治—康"，关注诊疗全过程，贯穿 MDT to HIM 的整合医学理念。神经肿瘤指南既专业权威，又兼顾基层实用，立足我国脑肿瘤诊疗临床实践，纳入中医药诊疗方案，是符合中国特色的指南。与欧美指南相比，显示了"他无我有，他有我精"的优势，体现了 CACA 指南赢在整合的特点。

CACA 原发中枢神经系统淋巴瘤指南，与欧美指南相比，在诊断方面，尤其纳入了影像、病理诊断方面的内容，在治疗方面包括外科、放疗都有较详细的可操作性建议。对中枢神经系统生殖细胞肿瘤，与欧美、日本指南相比，CACA 指南具有中国人群的流行病学数据，且在手术路径、整合诊疗、辅助治疗、中医药方面具有特色，彰显了中国人自己的观点和经验。CACA 脑转移瘤指南与欧美指南相比，在诊断和治疗方面具有更详细、具体、可操作性的内容。

（二）原发性中枢神经系统淋巴瘤

原发性中枢神经系统淋巴瘤主要从以下 8 个部分阐述。

1. 指南概述

流行病学。原发性中枢神经系统淋巴瘤（PCNSL）是罕见的脑、眼、脑膜或脊髓结外淋巴瘤。年发病率为（0.4~0.5）/10 万，约占新诊断脑肿瘤的 3%~4%，结外淋巴瘤的 4%~6%。该病可能发生在任何年龄段，中位年龄为 65 岁，男性多于女性。既可发生于免疫抑制人群，如获得性免疫缺陷综合征、先天性免疫缺陷、移植后免疫抑制，也可发生于免疫功能正常人群。

预防分一级预防、二级预防和三级预防。移植后淋巴增殖性疾病、HIV 感染、EBV 感染、胶原血管性疾病可能是 PCNSL 的高危因素，因此需要预防并积极治疗病毒感染，提高机体免疫力和抗病能力。近年免疫功能正常人群发病率也有所升高，所以要定期检查，做到早发现、早诊断和早治疗。二级预防要求早诊早治，这对降低死亡率非常重要。三级预防要按照指南要求进行规范诊疗。

早诊筛查方面，大部分 PCNSL 病人的临床表现具有颅内占位性疾病常见的颅内压增高及相应脑区受肿瘤侵犯出现的定位体征。最常见的是神经认知功能障碍，包括嗜睡、记忆力减退、反应迟钝、乏力等。很少出现发热、盗汗、体重减轻等全身症状。

2. 影像表现

PCNSL 病灶多位于幕上，也就是大脑半球，尤其以基底节、胼胝体、脑室旁白质多见。目前最常用的检查方法是颅脑 MR 平扫及增强扫描，有鉴别诊断意义的序列包括波谱分析、弥散成像等。MRI 比较有特征性的征象有握拳征、尖角征、蝶翼征，其中波谱分析中出现的高大 Lip 峰有特征性的鉴别诊断意义。

3. 病理诊断

大约 80%~90% 的 PCNSL 纳入到了弥漫大 B 细胞淋巴瘤，其余还包括免疫缺陷相关淋巴瘤、淋巴瘤样肉芽肿、血管内大 B 细胞淋巴瘤，以及其他中枢神经内各种少见的淋巴瘤。

4. 外科治疗

外科治疗的主要目的是取得病理组织，明确诊断并为下一步诊断提供组织学依据。CACA 指南推荐立体定向组织活检作为 PCNSL 首选的确诊方法。立体定向组织活检的总诊断率约为 90%。具体方法包括框架式立体定向导航系统、神经导航系统、神经外科机器人等。各医疗机构可结合本机构的具体条件选择，但需注意的是，活检前避免使用类固醇激素。CACA 指南对开颅术给出了推荐，回顾多篇相关文献并结合临床实际经验，按照获益最大来评估采用何种术式，发现随手术技术进步及手术器械的发展，开颅术仍有其合理性。所以 CACA 指南推荐浅表肿瘤并在非功能区的，考虑手术切除。当肿瘤占位效应明显，甚至出现急性脑疝时，减压术非常必要。

5. 内科治疗

CACA 指南推荐对于可耐受强化疗的病人，大剂量氨甲蝶呤是治疗的基石，常用剂量应 $\geq 3.5 g/m^2$。虽然指南未明确推荐应用药物的具体疗程，但经验是应用 6~8 个周期，疾病达到完全缓解（CR）或局部缓解（PR）后行巩固治疗。相比氨甲蝶呤单药，或联合阿糖胞苷、利妥昔单抗、替莫唑胺等药物，虽然增加了血液学毒性，但缓解率、无进展生存期、总生存期均有所改善。

CACA 指南推荐，诱导治疗后，根据治疗反应不同及对不同治疗方案的耐受情况选择后期巩固治疗。巩固治疗有 4 类：自体造血干细胞移植支持的大剂量化疗，全脑放疗，大剂量氨甲蝶呤为基础的联合化疗，大剂量阿糖胞苷 ± 依托泊苷方案化疗。由于缺乏高质量证据，上述 4 类巩固治疗方案哪一种更优尚不明确。评估病人对不同巩固治疗方式的耐受性，是治疗决策的重要依据之一。

6. 放射治疗

放疗目前仍是 PCNSL 非常重要的治疗手段，可用于诱导化疗后的巩固治疗，也可用于无法耐受全身化疗病人的诱导治疗。CACA 指南推荐 PCNSL 放疗的照射野包括眼眶后部，如明确眼部最初受累，照射野应包括双眼全部，治疗的具体剂量需根据化疗后增强 MRI 复查的情况确定。

7. 中医治疗

中医学认为 PCNSL 多由外感或内伤导致，病理性质多属本虚标实，中医将整体观念与辨证论治相结合，根据每个病人不同的证型施以不同疗法。通过中医汤剂、中药外敷熏洗、针刺、灸法、推拿等中医特色疗法，对病人进行个体化诊疗。"正气存内，邪不可干"，CACA 指南中医部分同时也强调中医养生的重要性。

8. 总 结

CACA 指南绘制了 PCNSL 的诊治流程图，通过流程图回顾一下 PCNSL 的诊治要点。

首先结合临床表现进行影像学检查，然后通过穿刺或开颅术或玻璃体切除方式取得组织学标本，进行整合病理诊断，评估进行 MDT to HIM，然后进行诱导治疗。能够耐受诱导治疗的病人行含大剂量氨甲蝶呤的全身化疗，不能耐受全身治疗的行全脑放疗，然后进行巩固治疗，包括继续以大剂量氨甲蝶呤为基础的治疗、大剂量阿糖胞苷 ± 依托泊苷、减低剂量的全脑放疗、含塞替派预处理方案，自体造血干细胞移植等。

随诊观察针对复发和未复发有不同选择方案。需要强调复发病人既往接受大剂量氨甲蝶呤全身化疗，无放疗史，缓解时间 ≥ 12 个月的，要进行重复大剂量氨甲蝶呤方案化疗，缓解时间 < 12 个月的，要进行全脑或局部放疗 ± 其他方案化疗。既往接受全脑放疗的病人，要据情制定全身化疗 ± 自体造血干细胞移植的治疗，或是追加局部放疗。未复发的病人继续随诊观察。

(三) 中枢神经系统生殖细胞瘤

中枢神经系统生殖细胞瘤（CNS-GCT）的指南特色主要从实践中来、具有中国特色、走出误区、强调团队合作，多学科整合一体化治疗。主要介绍 3 岁以上 CNS-GCT 的整合诊治。

生殖细胞瘤（GCT）的诊疗比较复杂，临床容易误诊，治疗方案很难统一，肿瘤部位深，治疗风险高，多学科治疗必不可少。CACA 指南强调，CNS-GCT 的整合诊断非常重要，此外要规避风险，治疗上要把握时机，强调 MDT to HIM。

中枢神经系统肿瘤是儿童最常见的实体瘤，颅内生殖细胞瘤好发于儿童和青少年，西方国家少见，亚洲人群相对较多见，占中枢神经系统肿瘤的 11%~15%，中国目前的数据是 8.1%。WHO 2021 将 CNS-GCT 分为以下几类：成熟型畸胎瘤、未成熟型畸胎瘤、畸胎瘤伴体细胞恶变、生殖细胞瘤、胚胎性癌、卵黄囊瘤、绒毛膜癌。

CNS-GCT 整合诊治 CACA 指南主要强调诊断与分型的确立，以及整合治疗的合理安排。

CNS-GCT 主要临床表现。肿瘤所在部位决定其症状和体征。GCT 好发于三个部位，鞍区，丘脑-基底节，松果体区及脑室系统。这三个部位的临床表现各不相同。好发于鞍区的临床可见：病程较缓慢，可达数年；最常见的首发症状是尿崩症、生长发育停滞；病情进展出现乏力、食欲缺乏、体重下降、视力障碍、视野改变；后期可有颅内压增高，此时可能会有脑积水。当肿瘤累及丘脑-基底节区时病程缓慢发展，主要表现为对侧肢体无力，后期可有情感障碍的表现。肿瘤累及松果体区及脑室系统，可出现阻塞性脑积水，颅内压增高，常伴耳鸣、上视困难等。分泌型 GCT 患儿可表现为性早熟。

CACA 指南强调 CNS-GCT 辅助检查中 CT、MRI、血清肿瘤标志物在诊断上为必需。MRI 应包括脑和全脊髓，血清肿瘤标记物包括甲胎蛋白（AFP）和 β 人绒毛膜促性腺激素（β-HCG）。如有条件，可选做腰穿和（或）侧脑室脑脊液查脱落细胞。

CACA 指南强调 CNS-GCT 临床分型非常重要。将血清肿瘤标记物 β-HCG 或 AFP 升高达到诊断标准者称为分泌型 GCT。如 β-HCG 或 AFP 皆正常或升高未达诊断标准者则称为非分泌型 GCT。临床分型的目的是指导治疗，治疗上按分泌型 GCT 和非分泌型 GCT 给予不同治疗策略。

分泌型 GCT 的诊断标准为：原发中枢鞍区、松果体区、丘脑-基底节区单一或多发肿瘤；术前血清 β-HCG > 50U/L 和/或 AFP > 10ng/mL。不同地区对肿瘤指标的界定略有差异。北美协作组认为，血清和（或）脑脊液 AFP ≥ 10ng/mL 和（或）β-HCG ≥ 50U/L 的肿瘤称为分泌型 GCT，而欧洲和亚洲协作组将血清和（或）脑脊液 AFP ≥ 50ng/mL 和（或）β-HCG ≥ 100U/L 的肿瘤称为分泌型 GCT。根据我国治疗经验，把术前血清 β-HCG > 50U/L 和（或）AFP > 10ng/mL 作为分泌型 GCT 的诊断标准。

非分泌型 GCT 的诊断分两个内容：第一个内容是原发中枢肿瘤，疑似 GCT；治疗前血清和（或）脑脊液 β-HCG 和（或）AFP 均正常，此时需要通过内镜、立体定向穿刺或开放性手术才能做出定性诊断。第二个内容是原发中枢肿瘤，治疗前血清和（或）脑脊液 β-HCG 大于正常值但 ≤50U/L 和（或）AFP 大于正常值但 ≤10ng/mL，此时未达到分泌型 GCT 诊断标准，所以这一类肿瘤也定义为非分泌型 GCT。

CACA 指南强调 GCT 的诊断与分型。病理诊断必需但并不是唯一，肿瘤指标是整合诊断的关键。所以 CACA 指南强调 CNS-GCT 诊断应为临床与病理的整合。

CNS-GCT 的治疗原则。对初治或复发病人，强调在治疗时一定要先行治疗前的临床评估，然后是手术原则、化疗、放疗和内分泌替代治疗。治疗前评估要求包括影像学检查、血清肿瘤标志物、内分泌功能评估、视力视野检查、神经心理基线检查、其他的一般性评估。

CNS-GCT 的手术原则首先是解除脑积水，缓解颅高压。其次重要的是活检。对松果体区可通过脑室镜活检，丘脑-基底节区推荐立体定向或神经导航下穿刺活检，鞍区建议内镜下经鼻蝶活检。对某些肿瘤要做手术切除，比如成熟或未成熟的畸胎瘤；松果体区或鞍区分泌型肿瘤直径 < 3cm，影像学支持含有畸胎瘤成分。第三是后继探查手术，指在 CNS-GCT 治疗过程中，比如化疗或放疗过程中，肿瘤未缩小，或进一步增大，或肿瘤指标不下降，则需要采用后继探查术来切除治疗，肿瘤切除后再进一步完善化疗和放疗。

GCT 治疗中放疗必不可少，下面主要探讨 3 岁以上初治分泌型 GCT 的治疗。CACA 指南推荐对分泌型 GCT 的治疗，应按化疗、化疗后放疗、后继探查手术进行序贯治疗为总原则。

不同部位 GCT 根据不同影像学表现采取相应治疗方案。松果体区或鞍区分泌型 GCT，若瘤体较大，影像学支持主要含有畸胎瘤成分，则应选手术治疗；若瘤体较大，影像学不支持畸胎瘤成分，则应先解除脑积水后首先化疗；若瘤体较小，影像学支持畸胎瘤成分，则应首先手术；若瘤体较小且无脑积水病人，影像学不支持含有畸胎瘤成分，则应首先化疗。丘脑-基底节分泌型 GCT 按化疗、放疗、后继探查手术的序贯治疗方案。

初治分泌型 GCT 的化疗方案，CACA 指南推荐进行甲乙两方案的序贯交替治疗。甲方案是依托泊苷加卡铂，乙方案是异环磷酰胺加美司钠加依托泊苷。分泌型 GCT 化疗后的放疗，CACA 指南推荐的放疗方案是在化疗 6 疗程后接受全中枢放疗 36Gy 加局部补量，总剂量达 54Gy。

后继探查手术。在手术治疗过程中出现以下情况需实施手术治疗：肿瘤对化疗效果不明显；有残留病灶；生长性畸胎瘤综合征。出现这三种情况必须进行后继探查手术以保证疗效。

3岁以上初治非分泌型GCT的整合治疗主要包括以下三个方面。对畸胎瘤是手术切除的原则,对生殖细胞瘤或胚胎癌,虽然都是非分泌型GCT,但治疗方案绝对不同,一定要明确诊断后进行相应治疗,推荐活检后做相应放化疗。

对非分泌型GCT中纯生殖细胞瘤和胚胎癌,这两类病人的AFP和HCG可以是阴性或弱阳性,此时需要通过脑室镜、立体定向穿刺或开颅活检获得病理确诊。对纯生殖细胞瘤,推荐减量放疗;对胚胎癌,则应按非分泌型GCT方案先化疗,再放疗。

3岁以上初治生殖细胞瘤,推荐两个方案。方案一是单纯放疗,全脑全脊髓放疗(24Gy)加局部补量(总剂量为40Gy),放疗是颅内生殖细胞瘤标准治疗方法。第二方案是新辅助化疗后行基于化疗反应的放疗。CACA指南推荐的化疗方案是依托泊苷+卡铂方案,该方案每个疗程21d,共4个疗程,化疗方案结束后,采用化疗整合的放疗模式:全脑放疗或全脑室放疗,放疗剂量为20~24Gy,局部补量加至总剂量40Gy。

3岁以上初治GCT,对一般情况较差,或家属不愿意接受手术活检的患儿,可行试验性治疗。诊断性放疗、诊断性化疗是这方面的内容。介绍一个典型病例。

13岁女性患儿,因头痛伴间歇性呕吐2个月,嗜睡、反应迟钝2周就诊,血清AFP升高,HCG升高,颅脑CT示松果体区肿瘤伴幕上脑积水。MRI显示松果体区T1低信号,T2高信号,增强后显示有均匀性强化。按照CACA指南推荐,选择先用甲方案和乙方案行两个疗程化疗,化疗结束后发现肿瘤指标已接近完全正常。第2个疗程后复查增强MRI,发现肿瘤体积并未缩小,反而有增大趋势。因此就需后继探查手术,考虑是不是生长性畸胎瘤综合征,或肿瘤对化疗效果差导致进行性增长。选择Poppen入路将肿瘤全切,术后病理显示未成熟畸胎瘤。术后MRI检查显示松果体区肿瘤全切除。接下来完成后续治疗方案,继续后4个疗程甲/乙方案化疗,化疗结束后行全脑全脊髓放疗,总剂量54Gy,疗程结束半年后复查,未见肿瘤复发和播散灶。

CNS-GCT的复发和播散是肿瘤预后不良的标志。对这类病人,目前无标准治疗,能采用的治疗是再手术、再化疗和再放疗。对各种类型的复发病人,手术、化疗、放疗需个体化区别对待。所以复发和播散的病人治疗更复杂,更需要个体化治疗方案。

(四)脑转移瘤

中枢神经系统的转移瘤较其他原发肿瘤更凸显多学科诊疗的优势。

1. 指南概述,规范先行

CACA指南注重国内临床实际和临床研究成果,立足发出中国声音,在"防—筛—诊—治—康"五方面进行全程管理,做到多学科整合诊治MDT to HIM,凸显多学科优势。指南兼顾不同层级医院需求,兼具专业性与普适性。

脑组织是恶性肿瘤常见的远处转移器官，据统计大约有 20%～40% 的恶性肿瘤会出现脑转移。在脑转移中常见的原发肿瘤排在第 1 位的是肺癌，第 2 位是乳腺癌，其次还有黑色素瘤、肾细胞癌及结肠癌等。下面将以肺癌为重点介绍。

2. 整合诊断，有的放矢

影像诊断是多学科诊疗前提。CACA 指南指出，在无禁忌证前提下，MRI 是首选的影像检查方法，CT 可作为 MRI 替代检查手段，PET/CT 或 PET/MRI 不作为常规推荐，只在一些特殊场景下应用。具体序列要求包括平扫和增强。平扫和增强序列各有所长，互相补充。

脑转移包括脑实质转移和脑膜转移。脑实质转移可发生在脑实质任何部位，最常见大脑半球，可大可小，水肿程度可轻可重，一般表现为不均匀强化。随着恶性肿瘤治疗水平提高，脑膜转移病人生存期延长，临床发病率也逐渐增加。根据具体转移部位不同，脑膜转移分为柔脑膜转移和硬脑膜转移，不同部位脑膜转移有不同的影像表现。

脑转移在治疗前需进一步评估病理分子分型及原发肿瘤的控制情况，既往肿瘤的治疗情况，以及脑转移瘤的分级预后评估（GPA）评分和诊断特异性 GPA（DS-GPA）评分。

3. 药物治疗，推陈致新

脑转移瘤的内科治疗，即药物治疗，主要大原则取决于原发肿瘤的类型，同时很多肿瘤都有分子分型，包括像肺癌的 *EGFR* 突变，*ALK* 融合，黑色素瘤的 *BRAF* V600E 突变，乳腺癌 HER2 扩增状态等，因此分子分型非常重要。脑转移瘤和原发肿瘤的分子特征可能相同，也可能不同。肿瘤和微环境的异质性，以及治疗压力的选择是导致原发肿瘤和转移瘤分子特征不一致的主要原因，所以对转移瘤分子特征的分析非常重要。

肺癌是最常出现脑转移的疾病之一，肺癌的药物治疗原则是：驱动基因阳性的非小细胞肺癌一线治疗首选相应的 TKI；驱动基因阴性的非小细胞肺癌一线治疗，如 PD-L1 高表达，可选择免疫治疗、单药治疗，如 PD-L1 低表达，可选化疗联合免疫检查点抑制剂；小细胞肺癌目前还是以化疗 EP/EC 方案 ± 免疫抑制剂为主。对突变型肺癌，尤其是 EGFR 突变型肺癌，因为中国人群最常见的一种亚型，三代 EGFR-TKI 是首选方案。对 *ALK* 融合的肺癌病人如果出现脑转移，首选二代或三代的 ALK-TKI 药物，一代克唑替尼在治疗中还是容易出现脑转移，所以对脑转移的控制效果不像二代或三代。

如果无驱动基因的非小细胞肺癌病人，无论伴或不伴脑转移，都能从免疫治疗中受益，在一些对脑转移病人的汇总分析中发现，也能从免疫治疗或免疫加化疗中受益。

在肺癌中还有一种类型是广泛期小细胞肺癌，免疫联合化疗给这部分病人带来生存受益。可以看到在一些免疫治疗中，PD-L1 抑制剂再加 EP 或 EC 方案，有脑转移的病人依然能改善生存时间，无论是总体生存（OS）还是无进展生存（PFS）。

乳腺癌也是脑转移的一个常发肿瘤。HER2阳性和三阴乳腺癌相对其他类型如激素受体阳性的乳腺癌，发生脑转移概率要高。在乳腺癌出现脑转移的内科治疗中，局部治疗非常重要。内科治疗在一些特殊类型，比如HER2阳性的乳腺癌脑转移中，无论是单抗，还是抗体药物偶联物，还是小分子TKI，目前都有针对性的研究，以明确这些药物的疗效。

结直肠癌的脑转移发生率低。对微卫星不稳定型结直肠癌出现脑转移，推荐免疫治疗联合化疗。对微卫星稳定型结直肠癌出现脑转移，推荐全身化疗联合贝伐珠单抗。此外还有比较常见的出现脑转移的是黑色素瘤，有多重症状的*BRAF*突变黑色素瘤脑转移病人应接受达拉非尼联合曲美替尼的双靶向治疗，这依然是非常重要的治疗方式。

脑转移病人出现广泛脑水肿，是常见的临床表现。抗血管药物尤其是像大分子的药物如贝伐单抗，在控制脑水肿方面有一定疗效，但需要前瞻性数据证实。

脑转移瘤已进入精准治疗和整合治疗时代，这种多学科整合医学的发展，是未来脑转移治疗非常重要的方向。

4. 手术策略，与时俱进

外科治疗的目的是解除压迫，明确诊断并治疗肿瘤。

肿瘤病人如肺结节或全身肿瘤病人脑部出现多发性占位，不一定是脑转移瘤。比如一年轻女性病人脑部有多发性结节，乳腺和肺都有结节，但她脑部病变是真菌性肉芽肿；另有一肺腺癌病人脑部的两个病灶是原发性中枢神经系统淋巴瘤，也不是转移瘤；还有一例病人肺部有多发结节，但脑部多发结节是多发性胶质瘤；第四例年轻病人脑部有很多结节，肺部也有结节，但脑部的是炎性肉芽肿，不是肺癌脑转移。所以对肿瘤病人脑部出现占位，CACA指南强调一定要明确诊断。

CACA指南明确脑转移瘤手术活检的适应证：①颅外不能明确诊断，包括原发灶不明或原发灶不能获取病理组织。②颅外原发灶诊断明确，但颅内病灶不典型，不像转移瘤；颅内病灶与颅外病灶间隔时间太长；颅外肿瘤很少往脑部转移，比如胃癌、肝癌；原发灶不止一个来源，比如同时有肺癌、乳腺癌，即多原发肿瘤不能确定颅内病灶来源。③转移瘤放疗后复发和放射性坏死不能鉴别。

CACA指南对脑转移瘤手术切除的适应证也有明确推荐：①单发脑转移瘤，有明确的颅内压增高或压迫神经导致神经功能障碍。②多发脑转移瘤，3个或3个以下一次性手术能切除，也推荐手术切除，这种情况的手术效果和单发的手术效果一样。多发脑转移瘤，如有颅内压增高，可切除最大的转移灶，一方面可减轻颅内压增高症状，另一方面可明确病理，指导后续治疗。③复发脑转移瘤，如有明确颅内压增高症状或神经功能障碍，也可考虑手术切除。

CACA指南对姑息性手术的适应证也有相应推荐：脑深部巨大囊性占位，这种情况不适合切除，可放置 Ommaya 囊将囊液抽出，然后再加局部放化疗，可以取得较好效果。对脑膜转移病人，可在脑室里放置 Ommaya 囊，一方面可通过 Ommaya 囊向脑室给药进行化疗，另一方面可通过 Ommaya 囊抽取脑积液化验肿瘤细胞素的情况，可以监测疗效。

CACA 指南推荐三大手术原则：保留神经功能原则；无瘤原则；根治原则，即对不在功能区的转移瘤，可适当扩大切除，达到肿瘤根治治疗效果。

在手术策略上，CACA 指南推荐采用现代神经外科先进的医疗技术，比如多模态影像学导航定位，术中超声定位肿瘤，术中唤醒与电生理监测等，可用于脑转移瘤的手术，实现脑转移瘤个体化手术策略。

在手术后，CACA 指南重点强调脑水肿的处理以及分子病理检查的重要性，同时也将 48h 内复查 MRI 作为随访基线。

5. 手握利刃，精准放疗

脑转移瘤分为寡转移瘤、多发转移瘤和脑膜转移瘤三种类型。

寡转移瘤。国际上 5 年前规定 3 个转移灶以内称为寡转移瘤，现在无明确的数量限制。已由开始的同一病人 3 个、15 个、40 个、60 个、80 个、120 个病灶同期进行治疗。在颅外肿瘤控制良好的情况下，200 个病灶也顺利完成了精准放疗，都获得了较好疗效，这在以前是不可想象的。

提高脑转移瘤的控制率，同时就是提高了原发肿瘤如肺癌、乳腺癌、大肠癌的总体生存率，并且改善了病人生活质量。对初始治疗，首选立体定向放疗或大分割放疗，全脑放疗可作为失败后的挽救治疗。术后放疗推荐首选立体定向放疗或大分割放疗。

在 CACA 指南中，为了保证精准放疗质量，从定位、MR、靶区确定、计划完成、实施放疗各个环节都做出了精准要求。

技术的选择基于立体定向放疗和各技术的剂量分布特点，CACA 指南建议，TOMO 技术适合多发/大小体积/不规则病灶；图像引导放疗加调强适形放疗（IMRT）适合大体积寡转移灶；容积旋转调强放疗（VMAT）技术加图像引导放疗适合大体积寡转移灶/多发转移灶；X 刀、γ 刀、射波刀适用于较小一些的病灶。TOMO 技术、图像引导的调强技术和 VMAT 技术，是绝大多数医院都可完成和推广应用的技术，也是医保类项目。

剂量分割有很多形式，主要根据肿瘤部位、转移灶体积、是否为术后、一般状况不同，做出了比较细致的规定。对大体积病灶采用疗中缩野，2~3 次复查 MR 修改计划，这对不能耐受手术的病人能获得较好疗效。

多发转移瘤。CACA 指南根据病人的一般情况、颅外控制、随访条件、认知功能要求，选择是否做单纯的立体定向放疗加密切随访或全脑放疗加同步推量加海马限量及单纯全脑放疗。

脑膜转移瘤。影像学上将脑膜转移瘤分为 4 种：线样强化、结节样强化、无明显强化灶但脑沟回变浅以及伴脊膜转移。这几种情况都可采用 TOMO 技术，也可用 VMAT 技术。脑膜转移精准放疗后中位生存期将近 1 年半，这是一个很大的提高。有的病人同时采用内科治疗，如系统靶向治疗或化疗，可长达 3~4 年，这也是很不错的结果。

CACA 指南建议，对脑膜转移瘤强调整合治疗，注意治疗手段的时序配合。根据病人一般情况好坏、脑膜刺激征轻重、脑膜病变是否弥散、既往是否接受过全脑照射等做出不同的指南推荐。

总之，寡转移瘤和部分多发性转移瘤建议先行立体定向放疗，全脑放疗作为挽救手段。多种放疗技术及手段均可实现立体定向放疗，注意治疗细节。推荐术后立体定向放疗。全脑放疗推荐联合病灶同步推量，保护海马或限制海马受量。脑膜转移瘤强调整合治疗、个体化治疗。

（五）诊疗展望

神经肿瘤面临一些临床困境，由于部位特殊性，大脑在坚硬的颅骨里面，以前是看不见摸不着的，现在因为影像学技术发展，可以看得见，但里面的肿瘤还是看不清楚，有时定位诊断很困难。另外神经外科技术的进步，以前认为是禁区的，比如脑干等部位，现在也可以进行手术，所以在一定程度上也能摸得着。但就像重庆的山城道路，在其中行走即使有现代导航也极易迷路。所以脑肿瘤的致死率、致残率相当高。神经肿瘤种类繁杂，即使是同一种肿瘤，由于内部异质性导致治疗方式及疗效极大不同，所以存在临床诊治的规范化和个体化问题。

神经系统肿瘤种类繁杂，加上分子分类有几百种。给临床医生提出了巨大挑战，怎样早期发现？如何精准而又不损害脑功能的治疗？脑肿瘤病人如何可以长期生存且高质量生存？这些临床问题的解决需要秉承 CACA 的 MDT to HIM，多学科甚至跨学科、多领域全方位的整合治疗。

首先该如何早诊？是不是可以在一些特殊人群，比如年长或有遗传倾向的人群中，进行影像学或基因检测筛查。如何看清肿瘤的真面目？是不是可以发展分子成像技术在分子水平去检测，甚至可以做体液活检，包括循环瘤细胞、ctDNA、肿瘤特异分子等无创检查。

还需要探索的是治疗方面，可以在传统有创治疗，比如在手术、放疗的手段上进行精准而不损伤脑功能的研究。对损伤的脑组织，要探讨怎样能帮助恢复，重塑脑功能。在无创治疗方面，特别是在传统治疗、药物治疗、现在新的靶向治疗、免疫治疗方面要做深入探索。要努力治疗达到病人长期生存，包括人瘤共存。同时还要呵护病人高质量生存，包括体能、心理，达到回归社会，回归家庭。

我有一个实际病例是 20 年前颅内原发的恶性黑色素细胞瘤，经过手术、免疫治疗、化疗、放疗、中医等整合治疗，病人现在还健康生活。所以说脑肿瘤虽然可怕，但也要乐观面对。诊治脑肿瘤道路崎岖，但前途光明。CACA 的 MDT to HIM 定是赢在整合。

二、院士点评

1. 周良辅院士：独具特色，仍需改进

总体看这本 CACA 神经肿瘤整合诊治指南内容丰富，编写阵容强大，每个肿瘤的条目下都设有主编、副主编共 7 人，编委包括执笔人从 20~62 人不等。从编写格式、内容、布局方式看出这不是传统的常规指南，而是一本参考书。本书的第二特点也是最亮眼的特点，是中西医整合。每个肿瘤内都设有一个章节的中医辨病辨证，写得相当好。

髓母细胞瘤包含近年来国内外最新进展和 WHO 第 5 版的内容，很全面。可是在论及小脑性缄默综合征发生机制中，误认为小脑中脚和下脚也参与。其实小脑中脚和下脚是传入纤维，分别与大脑和脊髓相连，不参与小脑性缄默综合征。小脑上脚是小脑唯一的传出纤维，它收集了齿状核等信号经脑干与大脑相连，齿状核和小脑上脚受损，小脑与大脑的联系就中断，引发病人不讲话、情感和行为认知障碍，这就是小脑性缄默综合征。

脑膜瘤也写得相当好，美中不足的是 Simpson 分级仅介绍了Ⅰ~Ⅴ级，未包括 0 级。因为 Simpson 分级发表在 20 世纪五六十年代，后来大家在应用过程中发现 Simpson Ⅰ级就把肿瘤和粘连的硬脑膜及骨质都去除了，仍然会在硬脑膜上遗留少量的瘤组织，可造成以后的复发。如果有条件把粘连肿瘤的硬脑膜再向外扩张 2cm 的正常脑膜切除，可减少肿瘤复发，这就是国际上通用的 Simpson 0 级。希望 CACA 指南越来越好，为读者提供精神食粮，为病人提供优质服务。

2. 张旭院士：重视基础，与时俱进

神经转移瘤非常复杂，在临床诊治方面指南给出了详细指导。我从事基础研究，更愿意从基础研究角度来理解指南的意义和未来发展方向以及如何与时俱进。

在基础方面特别是涉及诊断，确实还有很多事情要做，这不像实用性的指南马上就能用，但加强研究是未来很好的发展方向，可以促进开发诊断和治疗上更好的方法。转移瘤如按分子分型有上百种甚至更多，复杂度非常高，且转移瘤具有位置特异性，这个原因值得好好理解和研究。这对未来开发靶向治疗技术非常有帮助。

3. 顾晓松院士：重视肿瘤细胞微环境

脑肿瘤恶性程度很高，因为病人自身状况不同，因此肿瘤异质性也非常高。在这种情况下，个体治疗和整合治疗，整合医学的观点、整体的观点非常重要，能够发挥非常好的作用。

根据国际国内脑肿瘤的研究和临床的发展，要深化基础和临床的思考，从肿瘤的个体发生和发展考虑肿瘤细胞最早发生的微环境。微环境包括免疫调控、细胞基质成分、肿瘤周边的血管和神经，这些对肿瘤的发生起非常重要的作用。但

肿瘤的异质性很高，要思考其中的关系。个人的身体状况不同，致病因素不同，从正常的稳态到失稳态再到肿瘤的发生，应该是逐步进展的过程。在这个过程中要用整合医学的理念思考它的发生发展，同时加上中医学，相信对病人生活质量的改善、生命的延长都有效果。

生物医学工程在肿瘤方面最近有了新的进展，国际上称为外科替代治疗，特别是指对实体瘤，可以用带药物的生物胶进行显微局部注射，将肿瘤组织固定，使血管和神经阻断，让细胞逐渐死亡。相信以后不断出现的高端设备以及手术技术的进步，再加上新型的整合治疗方法，一定会在肿瘤的诊断和治疗方面不断推进，造福人民。

4. 徐兵河院士：重视偶发，追踪前沿

神经肿瘤包括原发性中枢神经系统肿瘤及脑转移瘤，总体来说CACA指南是国内相关领域中最详细、最全面的指南，科学性和实用性非常强。

中枢神经系统转移瘤主要包括脑转移瘤和椎管内转移瘤。本指南对中枢神经系统转移瘤的流行病学特点、临床表现、诊断治疗、随访等进行了详细描述，提供了基于循证医学证据的诊疗指导意见。该指南简洁明了，可操作性强，实用性强，对临床医生有很好的指导作用。谈几点体会和建议。

第一点，目前对脑转移瘤分子生物学特征的了解远不及对原发肿瘤的了解，建议开展更多的基础研究来加深了解，便于对脑转移瘤进行更精准的个体化治疗。

第二点，乳腺癌和肺癌是最易发生脑转移的肿瘤。一般认为HER2阳性和三阴性乳腺癌、小细胞肺癌、驱动基因阳性的非小细胞肺癌更易发生脑转移，但发现激动受体阳性的晚期乳腺癌发生脑转移的比例也非常高。最近有一项临床研究，目的是筛选激动受体阳性的乳腺癌病人，结果发现筛选出的6例中有3例发生脑转移，但病人却没有症状，因此如果不筛查根本不知道病人发生了脑转移，一旦出现症状后可能已经晚了，只不过这类乳腺癌病人的预后比较好，脑转移往往发生在后期。因此在关注上述HER2阳性和三阴性乳腺癌、小细胞肺癌、驱动基因阳性的非小细胞肺癌发生脑转移的同时，也要关注其他类型乳腺癌和肺癌脑转移的情况及规律，同时要特别关注脑转移后分子亚型和驱动基因是否发生改变，需要进行更多的深入研究。当前的研究还是基于原发肿瘤的分子生物学特征，比如是不是受体阳性，是不是HER2阳性，是不是驱动基因阳性的肺癌来指导治疗。其实发生转移后，其分子亚型可能会发生改变。之前与神经外科医生合作时，进行单个肿瘤切除或者让他们协助进行活检，发现很多肿瘤病人基因发生了改变。我们也做了一项研究，包括激动受体、ER、PR、HER2等在转移瘤和原发肿瘤中各自不同的特点，发现大概有20%左右的HER2阳性病人在转移后基因会发生改变。所以对脑转移的分子生物学特点应该进行更多更深入的了解，这样才能够更精准地指导脑转移瘤的药物治疗。

第三点，越来越多的证据表明国产的小分子靶向药吡咯替尼对 HER2 阳性恶性肿瘤的疗效非常好，这些结果已经发表在国际著名期刊上，但指南中只写了拉帕替尼和图卡替尼，建议在下一版指南中应将吡咯替尼列入 HER2 阳性恶性肿瘤的治疗，包括乳腺癌 HER2 阳性、胃癌 HER2 阳性和其他泌尿生殖系统中 HER2 阳性的脑转移的治疗。现有的证据表明，吡咯替尼甚至比拉帕替尼和图卡替尼效果更好，所以希望更多关注相关领域的治疗进展。

5. 王学浩院士：肝癌脑转移同样需要重视

指南内容丰富，编写阵容强大，通篇内容贯穿了整合医学理念和中西医整合治疗理念。

过去诊断为肝癌脑转移的很少。一是因为过去临床肝胆外科医生对肝癌、肝细胞肝癌、胆系肿瘤脑转移关注得比较少，肝癌和胆道系统肿瘤生存期比较短，能够长期生存的不多，所以对发生脑转移观察得不够仔细。二是因为现代诊断水平的提高，营养学水平的提高，脑转移引起了临床重视。最近两年已经观察到肝胆肿瘤发生脑转移的病例并不少。腹腔内消化系统肿瘤发生脑转移的概率，最高的是结直肠癌，大概是 3%~5%；肝癌发生脑转移的概率为 1% 左右，肝细胞肝癌在脑转移中发生的比率较低，但这些数字只是来自既往的文献研究，根据当前临床的参考实际上会高于这一数字。所以随着肝癌病人生存期延长、脑部 MR、CT、PET/CT 的临床检查，发生率大概在 2%~7%。最近有一项研究发现 158 例接受靶向治疗的晚期肝细胞肝癌，有 7% 发生了脑转移。所以指南关于中枢神经系统肿瘤，尤其是转移性中枢神经系统肿瘤的内容，对肝胆外科、消化外科临床医生的诊疗有很大参考价值。

目前正在研究转移性肝癌的微环境，这实际上跟转移性脑肿瘤的研究一样，对原发病灶和转移灶生物学行为是否一致做了一些研究。过去多数人认为结直肠癌的原发灶和肝转移灶治疗的方法一致，实际上初步研究认为，由已知得未知，转移到脑部的肿瘤，比如消化道肿瘤转移到脑，它的生物学行为还保留了很多原发病灶的生物学行为。但很多转移灶的分子病理类型也与原发灶不一样，所以在治疗方法上，比如靶向药物的治疗、免疫治疗、手术治疗、放射治疗等还是有区别的。

另外，靶向药物的治疗取得了良好效果，指南中也纳入了这方面的相关内容。免疫治疗最近发展迅速，尤其在肿瘤的治疗上。在消化系统肿瘤方面做了一些临床和技术引进的工作，脑转移瘤也做了相关工作，希望下一次修订时能看到免疫治疗方面的进展。当然免疫治疗刚刚起步，可能有个发展过程。对转移性脑肿瘤，希望未来在治疗原发灶的同时开展相关的免疫治疗，在这方面要有进一步的研究。

总体上，CACA 各方面内容都与临床紧密结合，比如手术治疗，什么情况下做手术，为什么要做手术，这其中的重要内容与临床是一致。转移性肿瘤的治疗原则，第一是在原发病灶得到治疗情况下再考虑治疗转移性肿瘤。但实际情况并不是这样，有时为了缓解临床症状，比如转移性脑肿瘤会有颅内高压症状，为了提高病人生活质量，可采用放疗干预，也可通过手术减轻颅内内高压症状。

CACA 指南内容很丰富，通篇贯彻整合医学理念、中西医整合理念，值得临床医生尤其是肝胆外科医生、消化外科医生好好学习。

6. 范先群院士：原发性视网膜淋巴瘤与视网膜母细胞瘤

淋巴瘤是原发于淋巴结或淋巴组织的恶性肿瘤，是近年来增长较快的一种肿瘤。原发于中枢神经系统的淋巴瘤是一种少见、高度恶性的霍奇金淋巴瘤。在眼科，发生于视网膜的原发性视网膜淋巴瘤是中枢神经系统淋巴瘤的一种，临床上有大约 80% 的原发性视网膜淋巴瘤最终会发展为中枢神经系统淋巴瘤，而 20% 的中枢神经系统淋巴瘤会出现视网膜淋巴瘤的表现。大多数原发性视网膜淋巴瘤是弥漫性大 B 细胞淋巴瘤，大样本的临床病理研究表明，60% ~ 90% 的原发性视网膜淋巴瘤病例 *MYD*88 突变呈阳性。该病临床表现多样，在眼科常被误诊为葡萄膜炎、视网膜血管炎等，因此眼科将其归为伪装综合征的一种。最常见的症状是视力下降和眼前有漂浮物，通常双眼发病。玻璃体活检是诊断的金标准。在治疗上，氨甲蝶呤能穿透血脑屏障和血眼屏障，因此氨甲蝶呤的大剂量化疗是治疗中枢神经系统和全身受累的视网膜淋巴瘤的一线药物。氨甲蝶呤化疗是将药物直接注射到玻璃体内，避免了全身化疗的严重毒副反应，可作为单眼病人的主要疗法，也可作为双眼病人或合并中枢神经系统淋巴瘤病人的辅助疗法。

在眼科的恶性肿瘤中，视网膜母细胞瘤是发生于视网膜的眼内恶性肿瘤，也是医院最常见的眼内恶性肿瘤。90% 发生于 3 岁以内的婴幼儿。晚期视网膜母细胞瘤可通过眼球沿着视神经浸润生长，通过视神经蔓延生长进入颅内。视网膜母细胞瘤可发生全身转移，主要包括颅内转移、血液转移和淋巴转移。其中，颅内转移是最常见的转移途径，主要是肿瘤细胞脱落，进入视神经两侧的视网膜下腔，随着脑脊液的循环扩散到颅内组织。视网膜母细胞瘤一旦发生颅内转移，与其他恶性肿瘤的颅内转移表现类似，比如颅高压表现、恶心、呕吐、头痛、表情淡漠、反应迟钝，甚至出现抽搐等。发生转移的眼睛视力极差，一旦发生颅内转移也会严重影响视力，导致视力下降甚至丧失。视网膜母细胞瘤发生转移，说明病情危重，预后很差。本次 CACA 脑转移瘤诊疗指南的发布，为视网膜母细胞瘤脑转移的治疗提供了重要依据。近年来，我国肿瘤发病率和死亡率存在上升趋势，相信随着 CACA 指南的推广应用，必将惠及更多肿瘤病人，为健康中国建设做出更大贡献。

7. 仝小林院士：中西医结合，共抗肿瘤

对于此次指南精读感受颇丰，主要谈以下两点感想：第一，中国特色。CACA 指南瘤种篇由樊院士牵头组织了全国三千多位专家编写，贯彻整合医学理念，聚焦中国人群的流行病学特征、原创研究成果及诊疗防控特色，整合国内外科研成果，注重中国特点，纳入了中医药诊疗理念方案，是一本更加适合中国人

群的肿瘤指南规范体系，极具中国特色。第二，多学科整合。就像指南的名字"中国肿瘤整合诊治指南"，针对神经肿瘤的诊疗，CACA指南关注病人"防—筛—诊—治—康"全程管理，立足整合医学理念，将外科、内科、放疗、中医、营养学等多学科有机整合，摸索联合模式，适时对症治疗，实现对个体的精准治疗。

我非常推崇中西医整合，CACA指南在中西医整合上做出了表率。中国具有悠久的中医药发展历史，在中国搞中西医整合得天独厚。现代医学的"病"是一个有早期、中期、晚期完整时间发展过程的疾病。中医学则更加强调"证"的概念，即当下病人的整体状态，传统中医学中的病名大多以症状命名，难以与现代医学直接对接。因此，需要把"病"与"证"有机整合，基于现代医学诊断的疾病，按照中医理论，全面审视疾病发生发展各阶段的规律，重新归纳核心病机，总结其态势，提出辨证分型与治疗策略。随着科技进步，现代医学对疾病发展过程有较完整的认识，要借鉴现代医学诊断成果构建中医诊疗体系，推动中医现代化，为现代疾病的整合诊治作出更大贡献。

8. 肖伟院士：整合诊治，中西医结合

CACA指南是中国指南标准体系建设的重要标志性成果，是原创性巨作，指南指导思想是将医学各领域相关的先进理论、知识和临床各专业相关的先进经验加以有机整合，形成更为系统化、协同化的诊治体系。指南充分体现整合医学思维，具有中国特点和国际视野。

神经肿瘤指南，囊括了髓母细胞瘤、中枢神经系统生殖细胞瘤和原发性中枢神经系统转移瘤、脑膜瘤等难治性病种。这些肿瘤具有进展快、危害性大的特征。指南精读巡讲对各类肿瘤的流行性病学、早诊筛查和临床特点都做了高度概括。从治疗前的评估、外科、放疗、药物治疗的多角度进行了精辟讲解。指南中提到了整合神经外科、医学影像、神经病理和分子病理、放射肿瘤学、神经肿瘤、血液内科等相关学科的优势，以病人为中心，制定了个体化整合诊治方案，实现最大化的整合诊治效果，是诊疗理念的重要创新。

另外，我国传统医学的发展已成为国家发展战略，倡导中西医整合。指南在各个肿瘤的治疗模块中也都很好地整合了中医的病因病机、辨证分型，论述了中医药治疗及中医养生调护等各方面的措施，为中医药作为神经肿瘤整合诊治的策略之一提供了依据和用药参考，是现代医学与传统医学的良好整合。

期待随着指南的不断完善，提升国家肿瘤整合诊治能力，为广大医务工作者提供有益参考，为广大病患造福，为健康中国建设做出更大贡献。

9. 励建安院士：重视康复

从康复医学的角度看，关于肿瘤想强调以下几点。

首先，肿瘤是一种慢病。所有慢病都有一个共性问题，就是会跟随生命很长时间，带瘤生存是基本常态。由于肿瘤本身的手术、放疗、化疗和其他的肿瘤关

联的治疗,都可能造成一定程度的组织器官损害,并且带来相应的功能障碍。对于这些功能障碍,康复医疗不可缺少。所以特别希望在今后指南的编写修订过程中,一定不要忘记肿瘤康复这个核心内容。在部分肿瘤的指南中包含了康复内容,但还有一些指南在肿瘤管理过程中没有加入康复概念。康复是一个针对功能的医学体系,预防、治疗、康复作为医学的基本组成,应该是在所有疾病医疗过程中都不可或缺的部分。肿瘤康复主要的关注点在于两个大方向,一个方向是针对功能障碍,采取各种各样措施,让功能障碍尽量减轻,让病人活得更快乐;另一个大方向是针对诱因,用各种方式去除诱因,争取让病人能活得更久。

其次,特别想简要说一下诱因的问题。我归纳肿瘤有四大诱因:第一是污染,各种类型污染,包括空气污染、食品污染、室内装潢污染等,这在治疗中应特别强调需要去除;第二是心理,肿瘤病人在发病前往往有重大的心理打击,在发病后,有非常多的肿瘤病人是因为心理崩溃而导致过早死亡,所以一定要给予病人强大的心理支持;第三是不良生活习惯、不运动、抽烟酗酒、不规律的生活,应把针对不良生活习惯的内容加进去,特别是除了琴棋书画这些活动之外,要强调运动,适当的运动能够激发身体内在的抗瘤能力,让肿瘤病人能生存更久;第四是营养,肿瘤是一种消耗性疾病,最后死亡的重大因素就是营养不良。所以一开始就应高度关注营养问题,营养不仅是糖、脂肪、蛋白质和小营养素的摄入,还有一个重要的中医概念,是需要滋补和调理。

如果能把这些康复内容都加入肿瘤的整合治疗中,对国家层面肿瘤医疗的发展会有积极作用。希望越来越多的肿瘤医学领域专家对肿瘤康复问题给予高度重视。

10. 王广基院士:加强药物研发,提高诊疗水平

本次 CACA 指南神经肿瘤精读巡讲具有很强的创新性,它是由来自中国专家自身的实践经验和研究结果制定出的指南。指南结合了我国神经肿瘤病人的发病情况,总结了我国的病例经验,具有中国特色。

神经肿瘤 CACA 指南编写很全面,很先进。针对神经肿瘤治疗,专家提出了要根据肿瘤性质来选择合适的临床治疗方案,不能单单通过各种外科手术方法进行切除,应通过放疗、化疗、靶向治疗及中医治疗等整合治疗方法,形成多学科整合、密不可分的治疗体系,进而提升临床治疗实际效果。医学需要整合,要实现中西医并重,预防和治疗并重,让病人得到益处。

从药学角度提点建议。任何一个国家,如果没有强大的药物研发和生产能力,就不可能拥有高水平、自主创新的医疗服务能力。尤其在我国,随着人口老龄化进展及巨大的人口基数,在拥有高水平医院、高水平医疗技术队伍的同时,必须拥有高水平的制药技术和制药体系。要加强原始创新药物的研发,进行最优化治疗,提高肿瘤诊疗水平,这也影响着健康中国肿瘤防控目标能否顺利实现。

在肿瘤药物研发这个关系国民健康的行业赛道上,无论是传统的化疗药,还

是方兴未艾的免疫治疗药物、靶向药物，未来可期的控瘤纳米靶向药物、肿瘤疫苗，以及体现"人无我有"的现代中医药领域，要通过多种临床治疗药物增强肿瘤治疗的有效性。我在肿瘤的整合治疗方面也有一定研究。恒瑞制药研发出阿帕替尼，是治疗胃癌的三线药物。三线药物上市到临床治疗应用需要很长过程，我建议阿帕替尼联合多西他赛。多西他赛是细胞毒性药物，阿帕替尼是激酶抑制剂，两个药物整合可通过两种不同的机制来抑制肿瘤生长，同时阿帕替尼还可减少多西他赛由于长期用药产生的耐药性。从药物在靶点的浓度解释了为什么两个药物合用可以增强疗效。后来两个药物的整合应用得到非常高的临床评价。所以在肿瘤治疗中，要重视组合药物的研究，通过组合药物与放疗和手术治疗的整合，来发挥更好的作用。要有信心、有担当、有布局、有建树，要不负众望，造福人民健康。

11. 黎介寿院士：加强宣传，不断完善

针对此次 CACA 指南，主要有以下几点看法。

首先，CACA 指南开创了中国人在指南标准制定领域从跟跑，到最终"领跑"的创新之路。只有"本土的"，才是"国际的"。CACA 指南是根据中国病人的流行病学及生物学特点，总结中国医生独到的诊治经验，关注中国医疗可及性的一部本土化的肿瘤诊治指南，是"中国人自己的指南"，具有系统性、创新性和医疗可及性，对推动我国肿瘤诊治水平具有重要作用。本场精读讲座，聚焦神经肿瘤的"防—筛—诊—治—康"全程管理的核心内容，进行系统解读，对肿瘤基础及临床科技工作者具有重要的指导意义。

其次，神经系统转移瘤诊治标准的制定，具有开创性，临床上需要大力推广。神经系统转移瘤是临床上比较棘手的问题，本指南设了一个独立的板块，全面、系统地进行梳理和介绍，对其如何早期发现、诊断、治疗进行了系统阐述，是本指南体系中一个比较大的亮点。建议今后应大力宣传推广，帮助广大基层医务工作者，在临床工作中加强对神经系统转移瘤的早期识别、科学诊治，同时，对神经系统转移瘤的原发灶要高度关注，并大力加强其基础研究和成果转化应用，推动神经转移瘤的临床诊治水平快速提升。

第三，医学需要整合。随着现代医学的不断进步和医疗水平的不断提高，未来肿瘤防治策略必须走"整合之路"。要整合基础与临床，预防与康复，内科与外科，中医与西医，经验与证据。在关注"疾病"的同时，要重视"病人"，实现"全人、全身、全程、全息"的整合管理。

第四，指南不是金科玉律，需要不断更新和完善。对指南而言，"变"即"不变"。任何指南都始终需要与时俱进、不断更新完善，因此对 CACA 指南而言，始终坚持服务病人的初衷，根据前沿成果和临床经验，不断改进、更新、完善，不断创新、探索、求真，是医者的责任和使命。

三、总　结

樊代明院士：总结经验，面向未来

一部指南数千人写、数百人讲、数百位院士评、数千家媒体直播，参与总人数达 2 亿多人次。对于如此大的活动，需要总结经验。未来还有 4 件大事要完成：第一，CACA 指南进校园，将指南引入大学教育中；第二，指南要向基层和临床医生深入推广；第三，未来医生要从事肿瘤学，必须进行 CACA 指南双师认证；第四，未来要编写技术篇的 CACA 指南。

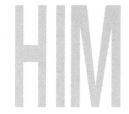

膀胱癌整合诊治前沿

◎姚 欣 瓦斯里江·瓦哈甫 陈旭升 陈志文 沈益君 范晋海

一、专家解读

1. 编写情况，群策群力

尿路上皮癌是常见肿瘤，在所有肿瘤发病率排前 10 位，因此协会领导对尿路上皮癌的指南编写非常重视。CACA 指南得到国内很多泌尿肿瘤顶级专家的支持，并参与编写，包括泌尿外科、肿瘤、病理、影像、放疗和肿瘤内科等很多国内著名专家。形成初稿后，在线下组织了近百位专家广泛征询业内同道的意见，最终达成共识，并形成了尿路上皮癌诊疗指南的最终定稿。

CACA 指南既参考国外高级别临床证据，同时又尽可能体现国内的临床证据和诊疗进展，体现中国证据、中国国情及中国特色。CACA 指南体现了前沿拓展性内容，如新辅助免疫治疗。CACA 指南在体例上参照国内外很多知名指南、大家的建议，指南采用前面用文字描述，后面用表格汇集推荐意见，争取做到简洁实用，综合全面。

尿路上皮癌的概念是 1998 年 WHO 依据肿瘤病理学会的要求，把过去俗称的膀胱癌、肾盂癌、输尿管癌统称为尿路上皮癌。在做病因学研究，包括肿瘤的系统药物治疗时，广泛采用尿路上皮癌的定义。在临床分期、外科治疗和整合治疗上会依照传统的解剖定义，所以在指南中做了分别处理。

尿路上皮癌指发生在尿路上皮的移行细胞癌，是最主要的不同类型。为使膀胱癌的诊疗内容更完整，将膀胱非尿路上皮癌的内容编入本指南，这是 CACA 指南的一个特色。

2. 指南概述，亟待重视

尿路上皮癌（urothelial carcinoma，UC），指肾盂、输尿管、膀胱、部分后尿道及前列腺大导管内被覆上皮恶变所致的上皮癌。基于病理形态的描述，1998 年之前称为移形上皮癌，现在的名称尿路上皮癌定位于上皮来源的肿瘤。既往根据肿瘤发生部位，分为肾盂癌、输尿管癌、膀胱癌，CACA 指南将肾盂癌和输尿管癌统称为上尿路上皮癌（UTUC）。尿路上皮癌发病率相对较高，全世界范围内位居前 10 位，主要以膀胱癌为主，发病率和死亡率总体呈缓慢下降趋势，而 UTUC 在欧美发病率仅占尿路上皮癌的 5%~10%，国内调查显示 UTUC 占尿路上皮癌的比例在 9.3%~29.9%，平均达 17.9%，明显高于西方人群，这种分布差异可能与发病机制及临床特点不同相关。

膀胱癌是全球第 10 大常见恶性肿瘤，2020 年全球新发膀胱癌病例数约为 57.3 万例，死亡约为 21.3 万例。从年龄标准化发病率可以看出，膀胱癌发病存在明显性别差异，例如男性发病率约为女性的 3~4 倍，故该病在男性排名较高，是第 6 位最常见的恶性肿瘤，也是第 9 位肿瘤死亡的主要原因。还有地区分布差异，在南欧、北美发病率更高。与欧美国家比，亚洲国家的发病率相对较低，中国膀胱癌发病率低于全球平均水平，由于我国人口众多，虽然全球排名在 85 位，但绝对发病人数在第 2 位。

预计 2022 年，我国新发膀胱癌人数约 9.2 万例，死亡约 4.3 万例，膀胱癌发病率居男性恶性肿瘤的第 8 位，在女性恶性肿瘤排 10 位以后，其中城市人群发病率高于农村，男性发病率超过女性的 3 倍以上，高龄病人发病率和死亡率更高。中国发病率尽管较低，但面临大量发病人数，对泌尿科是严峻挑战。

对我国尿路上皮癌分布的分析可以看出，尽管男性发病率是女性的 3 倍多，但实际生存无明显差异。男性除发病率高外，还呈现缓慢上升趋势。UTUC 的预后比膀胱癌差，目前国内数据不够充分，需进一步调查分析和研究。

尿路上皮癌的发病危险因素中，吸烟最常见，目前认为膀胱癌大约 50% 的新发病例和 40% 死亡病例归因于吸烟，其他危险因素包括职业暴露、家族遗传、马兜铃属植物等，都会明显增加尿路上皮癌的发病率。

目前临床上最常用的病理类型是 WHO 2016 版的病理分型，根据肿瘤是否浸润肌层，分为非肌层浸润性和肌层浸润性肿瘤。恶性程度分级普遍采用 WHO 2004 版分级，将尿路上皮肿瘤分为乳头状肿瘤、低度恶性潜能的乳头状尿路上皮癌、低级别的乳头状尿路上皮癌和高级别的乳头状尿路上皮癌。此外，组织类型中拥有非常广泛的组织学亚型，比如浸润性尿路上皮癌，可能伴有鳞样分化、腺样分化、微乳头样的尿路上皮癌、肉瘤样的尿路上皮癌，还有类似于透明细胞样的尿路上皮癌这一系列亚型，这些都将决定尿路上皮癌的治疗策略及预后。

在病理分期方面，由于尿路上皮癌与膀胱癌、UTUC 发病部位的组织、解剖结构差异，采用不同的 TNM 分期。CACA 指南建议采用 2017 年的第 8 版的 AJCC 和 UICC 制定的 TNM 分期系统。膀胱癌根据肿瘤是否浸润到膀胱肌层，将其分为非肌层浸润性膀胱癌和肌层浸润性膀胱癌，以及淋巴结和远处转移进行 N 和 M 的分期。

在 UTUC 的 TNM 分期中，由于肾盂、输尿管黏膜和肌层较为菲薄，故不会像膀胱癌一样根据是否浸润肌层来分期，在 UTUC 中侵犯肌层仅指的是 T_2，超出肌层的为 T_3，对淋巴结转移也不像膀胱癌更专注于是否与区域不同而进行淋巴结分期，而是关注转移淋巴结的大小。

3. 防筛诊断，规范先行

女性，75 岁，间断全程无痛性肉眼血尿两年余。之前认为是泌尿系感染，口服抗菌药后尿血症状消失，未再进行规范化诊治。后因尿血频繁就诊，检查发现膀胱右后壁有一大小约3.6cm×2.6cm×2.7cm肿物，遂行经尿道膀胱肿瘤电切术。追溯两年多的尿血，可能之前就有肿瘤，但特别令人庆幸，最后结果是非肌层浸润性膀胱癌，术后给予规律的膀胱灌注及严格的定期复查，到目前为止未出现复发。

在临床上，有3/4新发的病人是非肌层浸润性膀胱癌，可通过电切手术切除肿瘤，在发现肿瘤之前，病人一定会有一些诱因及症状，是需要医生及病人关注的。我们一定要关注危险因素，尿路上皮癌的发生是复杂的多因素、多步骤的病理变化过程，既受内在遗传因素的影响，又受外在环境因素的影响，最明显的两大致病因素，一是吸烟，一是长期接触工业化产品，也就是职业暴露。

吸烟是目前最肯定的膀胱癌致病危险因素，有50%的膀胱癌是由吸烟引起，有40%的膀胱癌死亡因素是吸烟，所以门诊就诊病人往往第一个问题为是否吸烟、吸烟多久、每天吸烟量是多少，这些都会决定是否可能会出现尿路上皮癌。除了一手烟还有二手烟问题，吸烟者和非吸烟者相比，会增加2~3倍患尿路上皮癌的风险。其他像家族遗传的Lynch综合征、膀胱癌的高龄发病情况、疾病及药物、环境因素等，都可能会导致膀胱癌、尿路上皮癌发生。

对尿路上皮癌的预防，CACA指南强调三级预防。一级预防是降低发病率，积极戒烟，避免二手烟，职业防护，提前预防，控制饮食，均衡营养，加强锻炼，生活规律，对肿瘤的早期预防非常关键。二级预防是针对发现的肿瘤，降低病死率，无痛血尿要及时就医，早期诊断、早期治疗，高危人群重点筛查，注重健康定期体检，尤其老年人体检非常关键。三级预防是针对晚期转移病人，要争取延长生存，"延长生存"的前提是规范诊疗促进康复，定期随访降低复发，缓解症状延长生存，整合治疗提高质量。整合治疗的目的不仅是延长生存时间，还要提高生活质量。

尿路上皮癌最常见的临床症状是无痛性全程肉眼血尿，有一些病人可能会出现尿频、尿急、尿痛的膀胱刺激症状，误认为是泌尿系感染，但实际肿瘤可能已侵犯到肌层，或在一些三角区的特殊部位，刺激症状会更明显，晚期肿瘤病人表现出体重下降，预后不会太好。一旦发现有类似的临床表现或体征，结合病人是否有之前提到的危险因素，开始对病人进行一系列从超声、尿细胞学、MRI、CT检查等明确病变后，再进行膀胱镜、输尿管镜及病理活检，随后进行诊断性电切，结合病理结果明确诊断及分期，最终制定治疗方案。

临床上最常见的辅助诊断主要有实验室检查（尿细胞学检查），影像学检查，内镜检查（膀胱镜、输尿管镜检查+病理活检）以及诊断性电切术，明确肿瘤侵犯深度，金标准是病理学诊断。由于泌尿系统的特殊性，还可通过尿液来检测和发现肿瘤，其中包括最常用的尿细胞学，即在尿液中找脱落细胞，阳性提示尿路任何部位的肿瘤，但阴性不能排除肿瘤的诊断，因为存在灵敏度低的问题。近几年在临床上更多关注的是尿生物学标志物，比如荧光原位杂交（FISH）、尿核基质蛋白22（NMP22）、膀胱肿瘤抗原（BTA）等已被批准用于检测，虽然灵敏度高，但特异性不高，会受一些良性疾病的影响，不能独立诊断或术后随访，只能作为膀胱镜检查的辅助手段。

影像学诊断最常用的是B超检查，具有简便、无创、不易干扰的特点，一般用于初诊和随访。CT尿路造影（CTU）是目前最为常见的针对泌尿系统的检查，检查更为准确。MRI对膀胱肿瘤通过多参数MRI、多轴面成像，能更准确对肿瘤进行分期诊断，可作为增强CT的补充。PET/CT更多是对远处转移的病人寻找原发灶、判断分期、评估全身肿瘤负荷。对影像学发现的病变，制定治疗策略的关键是要明确诊断，根据不同部位的占位病变，采用输尿管镜或膀胱镜检查，膀胱癌的诊断取决于膀胱镜检查和活组织检查的病理结果。诊断金标准一定是病理分期，对UTUC，病理诊断分期，尤其是肌层、非肌层的诊断分期在膀胱癌中尤为重要，因为它决定了后续治疗。

对肿瘤的术后康复，尤其强调全程管理，需对不同分期的肿瘤病人进行个体化的规范治疗，让病人有良好心态、定期复查、规律生活、戒烟、同时进行适度活动。术后随访针对尿路上皮癌分期进行了严格规定，CACA指南针对非肌层、肌层浸润性膀胱癌及UTUC，提出了不同推荐等级的随访要求，如非肌层浸润性膀胱癌，强调术后规律的膀胱镜检查，对可疑病灶进行活检，对尿细胞学阳性但膀胱黏膜外观正常，需行膀胱系统性象限活检或光动力学辅助下活检。对肌层浸润性膀胱癌病人，一定要进行终身随访，并针对其尿流改道的相关并发症进行相应处理。对UTUC，需定期复查以发现异时性膀胱肿瘤、局部复发及远处转移，随访监测方案需超过5年的膀胱镜和尿细胞学检查，当行保肾手术时，由于疾病复发风险高，同侧上尿路要仔细和长期随访。

4. 精准施治，赢在整合

非肌层浸润性膀胱癌包括T_a期肿瘤、原位癌、T_1期肿瘤，一旦浸润到肌层，（T_2期或T_2期以后）就归类为肌层浸润性膀胱癌。

非肌层浸润性膀胱癌的治疗包括两大类治疗手段：一是经尿道手术切除，二是膀胱灌注治疗。经尿道手术，在不同医学中心有不同设备，可通过等离子电刀切除或激光手术切除。灌注治疗分成两大类内容，一类是灌注化疗，另一类是卡介苗灌注治疗。

经尿道手术切除，是膀胱癌治疗常用的术式，因为手术操作难度不大，手术安全系数较高，在广大基层医院开展较多，但在同行交流时发现，经尿道手术虽然比较简单，但在不同医学中心，不同医生做手术时，其规范化程度差别较大，所以CACA指南提出对经尿道手术治疗的规范要求。第一，明确提出切除范围，包括肿瘤的边缘及肿瘤下方的膀胱壁组织；第二，对尿细胞学阳性或既往有高级别或第三肿瘤的病人，推荐行随机活检或荧光引导下的活检；第三，有以下情况要对前列腺尿道黏膜进行活检：膀胱颈部的肿瘤，尿细胞学阳性但膀胱内无可疑肿物，前列腺尿道黏膜异常的病人；第四，提出对电切手术的手术记录，应详细描述肿瘤位置、外观、大小和多灶性，以及切除的范围和完整性。

对非肌层浸润性膀胱癌（NMIBC）的膀胱灌注治疗，CACA 指南明确提出了治疗意见。灌注化疗：对中低危风险的 NMIBC 病人，建议在电切术后 24h 内行单次膀胱灌注化疗；维持膀胱灌注化疗的总疗程不建议超过 1 年；单次膀胱灌注化疗的时间达到 1 小时以上为宜。卡介苗灌注治疗：中危 NMIBC 病人，推荐全剂量卡介苗治疗 1 年；高危病人推荐全剂量卡介苗治疗 1～3 年；国产卡介苗疗效好于表柔比星，推荐全剂量治疗至少 1 年。

CACA 指南在制定初期就强调，要有中国特色、中国数据，不要照搬国外指南，所以提出了对国产卡疫苗的临床推荐，也是基于国内病人的药物可及性，还有国内的多家医学中心，也对国产介苗进行了随机对照临床研究。研究分成 3 个研究组，第一组和第二组是卡介苗灌注，每次 120mg，第一组 19 次，第二组 15 次。第三组是对照组为表柔比星，每次 50mg，灌注 18 次，这是临床上应用非常广泛的药物，也是最常用的标准灌注化疗方式。观察最后两年的随访结果，从累积无复发生存率看，卡介苗两组的曲线基本完全重合，无统计学差异，这两组相较于表柔比星组都有非常明显的疗效提升，所以 CACA 指南明确提出对国产卡介苗的应用，疗效明显好于表柔比星，建议应用全剂量 1 年以上灌注。

经尿道手术切除联合膀胱灌注治疗，给大部分 NMIBC 病人带来较好的临床疗效，并保留膀胱。但在临床上还会遇到一定比例的病人需要做膀胱全切，即使病人处于非肌层浸润阶段，也需做膀胱全切。CACA 指南列出了对 NMIBC 膀胱全切治疗的推荐意见，第一，对肿瘤进展高风险的病人，立即行根治性膀胱切除术。第二，对有前列腺、尿道原位癌病人，经尿道前列腺切除术后推荐行膀胱内卡介苗灌注治疗。第三，对卡介苗无应答病人，推荐行根治性膀胱切除术。第四，对卡介苗治疗无反应且因并发症无法接受膀胱全切的病人，推荐膀胱保留策略。

肌层浸润性膀胱癌的治疗：在全球每年新发的膀胱癌病人里，有 20%～40% 的病人在初诊时就存在肌层浸润的情况，或有一部分病人已有远处转移，对已有远处转移的病人，整体 5 年生存率不足 6%，预后非常差，所以肌层浸润性膀胱癌阶段是消除微转移病灶和获得治愈的重要治疗关口。

根治性膀胱全切联合盆腔淋巴结清扫是肌层浸润性膀胱癌的基础治疗手段，但约 50% 病人在根治性手术后会发生复发或远处转移，给病人带来了非常差的预后。可以发现，单纯依靠手术，就算把手术范围做得再大，手术做得再漂亮，也无完全解决肿瘤复发和残留问题，所以，要探索其他的联合治疗手段。比如在术前应用新辅助化疗，或在术后应用辅助治疗，综合改善病人的预后。

SWOG 8710 研究是膀胱癌治疗中非常重要的一项临床研究，第一次通过大规模随机对照研究证实在全切手术之前应用新辅助化疗，可明显改善病人预后，将病人总的中位生存期由 46 个月延长到 77 个月。在这项研究中,有一个数据非常令人震撼,在做完 3 个周期的新辅助化疗后,有 38% 的病人可达到病理学上的完全缓解(PCR)。该研究奠定了新辅助化疗在 MIBC 治疗中的基础地位。CACA 指南对 MIBC 的新辅助治疗提出了清晰的推荐意见。首先,明确推荐对临床 $cT_{2\sim4a}$、cN_0M_0 的膀胱癌病人做新辅助化疗,并建议使用基于顺铂的联合化疗方案;其次,对不能耐受顺铂联合化疗的病人不推荐做新辅助化疗;再次,对铂类不能耐受的病人可尝试新辅助免疫治疗。

国内临床中心 10 年 MIBC 新辅助治疗的总结。在过去 10 年里有 362 例 MIBC 病人做了膀胱全切手术,其中新辅助化疗的比例为 59.4%,术后辅助化疗的比例为 7.7%,术后未做治疗的有 32.9%。还有一部分病人不能耐受顺铂,用卡铂替代做新辅助化疗,应用顺铂组的 5 年生存率为 69.2%,而卡铂组为 39.5%。基于临床结论,CACA 指南明确提出,如果病人不能耐受顺铂治疗,不推荐卡铂做新辅助化疗,因为它的整体疗效差异较大。

免疫治疗最开始应用于晚期尿路上皮癌的治疗,取得了相对较好的效果。在新辅助治疗阶段,近几年进行了很多临床研究,包括免疫单药治疗研究、双免疫药物联合、免疫联合化疗,在病理学的 PCR 上都取得了较好疗效。必须强调的是,新辅助免疫治疗或新辅助免疫联合治疗,目前缺乏长期随访总生存数据,不像新辅助化疗,已有明确证据表明它能改善病人的总生存时间,所以新辅助化疗在 MIBC 的治疗中仍是基础地位,新辅助免疫治疗将来有可能带来比较好的临床疗效,但在目前阶段,新辅助治疗联合根治性全膀胱切除,联合盆腔淋巴结清扫是 MIBC 的标准治疗手段。

近年的热点是对 MIBC 的膀胱保留治疗,在最大化肿瘤切除、保证肿瘤控制的前提下,给病人器官及功能保留,提高其生活质量,这是一个矛盾的平衡点,希望通过更好的膀胱保留治疗策略,给病人带来更好的生活质量,也带来相对较好的肿瘤控制。通过病例来了解如何选择病人进行膀胱保留治疗。

苏某某,男性,58 岁,2017 年主因血尿入院,增强 CT 显示膀胱右侧壁局部增厚及结节,不均匀强化,范围 2cm×1.2cm。2017 年 9 月行诊断性电切除术,术中见膀胱右侧壁肿物,做了最大化切除,术后病理回报高级别尿路上皮癌,累及膀胱肌层,建议行膀胱癌根治术,因为病人相对年轻,保留膀胱治疗意愿强烈。

引出问题,对 MIBC 必须行根治性膀胱切除术吗?有无其他相对较好的可选项?膀胱全切虽是膀胱癌标准治疗方式,但也存在很多问题。首先,它的并发症和围手术期死亡风险较高;其次,机器人手术与传统腔镜术及开放手术相比,创伤性在逐渐减少,但并发症和围手术期死亡风险无明显差别;再次,必然会带给病人生活质量明显下降,综合各种原因导致病人的接受程度较差。

CACA 指南提出多学科联合治疗(TMT)保留膀胱,主要包括三个方面,首先是外科的最大化肿瘤电切后给病人做膀胱放疗,之后联合化疗,相当于三个学科共同努力达到保留膀胱目的。对 TMT 保留膀胱治疗和标准的膀胱根治性切除术之间的疗效，目前没有随机对照的前瞻性临床研究来证实，但可从很多临床研究中看到，选择 TMT 保留膀胱治疗，也能达到与膀胱根治性手术类似的临床疗效。随着前期对膀胱保留治疗的临床资料汇总分析，发现哪些病人更适合做膀胱保留治疗。随着放疗技术不断进步和提升，近十年的整体疗效比前 20 年有了明显改善。

CACA 指南对膀胱保留治疗提出了明确意见，对考虑做膀胱保留治疗的病人，不要求单独做电切放疗或化疗作为唯一的治疗方式，因为大多数病人不会获益。相比单一的治疗措施，联合治疗尤其是最大限度的电切联合同步放化疗的 TMT 模式保留膀胱更为有效。CACA 指南强调整合治疗的概念，回到刚才病例的后续治疗，临床上最常见的就是多学科会诊，MDT to HIM 讨论，该病人经 MDT to HIM 讨论后决定做膀胱保留治疗，于放疗科进行放射治疗，术后同期给予紫杉醇联合顺铂化疗，2018 年 1 月 5 日行电切术后进行疗效评估，当时做了多点切检，术后病理回报炎性肉芽组织及坏死，可见固有肌层组织。电切后完成剩余的放疗剂量，随后进行了长期随访，最后一次随访是 2021 年 4 月 17 日，复查膀胱镜、B 超都未发现明显异常。

CACA 指南对肌层浸润性膀胱癌推荐新辅助治疗，辅助治疗因缺乏临床研究结果，推荐意见较微弱。CACA 指南对未行新辅助化疗的 T_3、T_4 期或者淋巴结阳性的膀胱癌病人，身体状况允许的情况下推荐基于顺铂的联合辅助化疗；术后恢复后尽快开始辅助化疗，通常为术后 6~8 周，不迟于术后 3 个月；免疫检查点抑制剂辅助免疫治疗目前仍在临床试验阶段，条件允许的情况下建议病人参加临床试验。

UTUC 病人的治疗，一是保肾治疗，二是肾输尿管全长的切除，大部分病人会经历这样的治疗，晚期病人会经历以化疗为主的整合治疗。

UTUC 的诊治和膀胱癌的诊治有一定区别，比膀胱癌更复杂，尤其对早期的病人，除了影像学检查，还有细胞学检查，尿脱落细胞检查，输尿管软镜活检有一定争议，没有更高的循证医学证据来证明是否可以做，但的确有自身的优点，在于可获得精准的病理结果，对后续治疗策略能提供更有利的依据，缺点主要是会造成肿瘤播散。这在诊疗过程中需特别注意，针对不同病人选择是否采用输尿管软镜活检。

通过上述诊断获取的临床信息，把 UTUC 肿瘤分为低危 UTUC 肿瘤和高危 UTUC 肿瘤。对低危 UTUC 肿瘤，采取保肾手术；对高危 UTUC 肿瘤，采取肾输尿管全长切除术联合模板淋巴结清扫，根据肿瘤不同部位采取不同模板。所有肿瘤治疗都要进行密切随访，一旦复发要再次处理，如果仍为低危可再做局部手术，如果是复发进展性疾病可做全长输尿管的肾盂肾脏手术。对于输尿管全长切除术，术后要进行单次膀胱内灌注化疗预防膀胱癌复发。

CACA 指南对手术意见的推荐有下面几类：

保肾术的适应证：低风险病人；局限在输尿管远端的高风险病人（输尿管远

端切除术）；对孤立肾或肾功能受损病人，须与病人协商，告知保肾治疗的优缺点，从而决定是否选择保肾治疗。

肾盂肾脏输尿管切除的适应证：对高风险非转移性 UTUC；对非器官限制的 UTUC 行开放性肾输尿管切除术；膀胱袖口状切除术要求完整切除。

淋巴结清扫的适应证：对肌层浸润性 UTUC 实施规范的淋巴结清除术，推荐较强。

姑息手术适应证：对可切除的局部晚期肿瘤，提供根治性肾输尿管切除术作为姑息性治疗，推荐较弱。

低危 UTUC 肿瘤，必须满足以下条件：单发性肿瘤；肿瘤直径 < 2cm；细胞学提示低级别肿瘤；输尿管镜活检提示低级别肿瘤；CT 造影未发现肿瘤浸润性生长。这些属于病理和临床诊断。细胞学对高级别肿瘤更易诊断，对低级别的肿瘤会漏诊。所以细胞学不能诊断时，要通过输尿管镜活检诊断。

高危 UTUC 肿瘤，只需要满足任何一个条件：肾积水；肿瘤直径 > 2cm；细胞学提示高级别肿瘤；输尿管镜活检提示高级别肿瘤；既往曾因膀胱尿路上皮癌行膀胱根治性全切手术；存在多种组织学类型。这些都属于高危因素，都应行全长肾输尿管切除手术。

CACA 指南推荐保肾的依据包括：一是低风险 UTUC，保肾术可降低根治术相关并发症的发病率（如肾功能损害），且不影响肿瘤预后；二是在低风险肿瘤时为首选方法，因为其生存率接近于根治性肾输尿管切除术；三是无论对侧肾脏情况如何，在所有低风险病人中都应考虑保肾术。此外，对于严重肾功能不全或孤立肾的高风险病人在充分评估后也可考虑此选择。在以往治疗经验中，发现 UTUC 肿瘤，只要明确诊断，对侧肾脏情况良好，都会做一侧全输尿管肾脏切除。随着医学证据的积累，强调无论对侧肾脏情况如何，只要能明确为低风险病例都应做保肾治疗，它会降低手术并发症，同时获得更好的肿瘤预后。

保留肾脏手术有下面一些途径：第一，经过输尿管镜切除，输尿管镜切除常采用激光切除，优点是出血少，但获得完整病理信息相对较少，因为很多组织被破坏或被替换；第二，经皮肾途径对肾盂表浅低危肿瘤做电切术；第三是输尿管局部切除术。

预后对比：输尿管局部切除和肾输尿管全长切除，肿瘤特异生存无显著差异；输尿管镜或经皮肾手术和肾输尿管全长切除术，对低级别非浸润性肿瘤，其肿瘤特异生存无显著差异，但输尿管镜手术局部复发率高。

肾输尿管全长切除的手术范围：主要是在患侧把肾脏、输尿管和膀胱做袖状切除，在安全领域先封闭膀胱再切除，能保证手术治疗的安全性，病变组织不会播散。

新辅助治疗对所有实体瘤都有一定作用，尤其是乳腺癌，膀胱肿瘤已经有比较明确的证据，对 UTUC 肿瘤，新辅助治疗在理论上能让病人获益，尤其是进展期病人。CACA 指南推荐以国内为主的 JC 方案或 MVC 方案作为基础治疗。现在有很多探索，比如免疫单药、免疫联合化疗、双免疫联合治疗和靶向治疗，都进入临床试验，期待试验结果能对以后工作有所指导。

早期很少做淋巴结清扫，很多指南没有推荐，也无高级别循证医学证据支持。最近有一些系统评述，综合得出一个结论，即对高分期（≥T_2期）UTUC 肿瘤进行淋巴结清扫，可提高肿瘤特异性生存率，并降低局部复发率。对肾盂输尿管肿瘤，基于发生部位的不同，存在淋巴结清扫模板。肾盂和输尿管近端肿瘤淋巴结清扫模板，对右肾近端存在肾盂肿瘤，模板是从肾门到腔静脉前后和腔静脉间之间以及腹主动脉段前的淋巴结清扫，可达 95.8% 的清扫率。对左侧输尿管近端的肿瘤或肾盂癌，清扫模板是左肾门和主动脉旁加主动脉间淋巴结清扫，可达 90.2% 的清扫率。中段输尿管主要是髂总动静脉周围的肿瘤，模板治疗是从腔静脉和腔静脉之间，到髂主动脉区域，累计可达 100% 清扫率。远端输尿管肿瘤接近膀胱，到达盆腔，在髂总动脉以下，清扫模板的范围相当于腹主动脉弓的 1/3 以下，包括髂总和髂内髂外淋巴结清扫，清扫率接近 100%。对肌层浸润性 UTUC 均推荐行基于模板的淋巴结清扫，达到既清扫淋巴结又不会过度治疗的目的，以改善其预后。

外科治疗后，术后辅助治疗也很重要，CACA 指南推荐：第一，低危 UTUC 肿瘤术后给予单次膀胱灌注化疗；第二，病理学达到 $T_1N_0M_0$ 病人，除单次灌注治疗，还要密切随访，对 $T_{2\sim4}N+M_0$ 病人术后采用 GC 方案为主的系统辅助化疗；第三，进行辅助免疫治疗和靶向治疗的病人，CACA 指南推荐进入临床试验。

随访也是治疗的一个重要方面，UTUC 肿瘤定期复查至少要超过 5 年。UTUC 肿瘤容易发生膀胱肿瘤，故膀胱癌的监测很重要。UTUC 肿瘤，局部复发和远处转移与其他肿瘤一样，是需要关注的重点内容。对 UTUC 肿瘤病人，细胞学检查在随访过程中占重要地位，如尿细胞学检查能提供线索，再进一步行影像学检查，病人会具有更好的依从性。

总之，UTUC 肿瘤在尿路上皮癌中发生率较低，循证医学证据级别不高。CACA 指南从围手术期、手术期、淋巴结清扫等方面都指定了明确方向。期待以后有更高循证医学证据提供更明确方向，也期待新药物临床试验得出更好结论，为整个医学在 UTUC 治疗中发挥更大的作用。

晚期尿路上皮癌的诊治。先陈述一个病例。

男性，68 岁，因膀胱癌、前列腺尿路上皮癌出现肝转移，盆腔腹膜后多发淋巴结转移就诊，TNM 分期达到 $T_4N_3M_1$ 期，CT 见肝脏腹膜后淋巴结、盆腔淋巴结都有多发转移，临床评估后，建议参加国际多中心 DANUBE 研究，成功入组后，予一线 Durvalumab（PD-L1 抗体）。病人从 2017 年 6 月 19 日开始应用 1.5g 的 Durvalumab，每 4 周一次，治疗两周期后，影像学疗效评价达到部分缓解（PR）状态。治疗 16 个周期后，全身 PET/CT 扫描肝脏腹膜后淋巴结、盆腔淋巴结都无肿瘤代谢，达到临床完全缓解。2022 年 6 月病人完成了 62 个周期治疗，已接近 5

年的临床完全缓解（CR）状态。在治疗过程中，病人也出现了一些免疫治疗不良反应，第 3 周期出现甲亢一级，第 5 周期转至甲减两级，目前病人仍在口服小剂量甲状腺素片。

既往认为晚期尿路上皮癌很难达到临床治愈，但从这个病例可以看出，既往以铂类为基础的化疗，无论是否适合顺铂化疗，或用卡铂替代，病人中位生存时间仅 14~15 个月左右。如果此病人当时未行一线 Durvalumab 临床研究，很难达到如此较好的治疗效果。

晚期尿路上皮癌，建议通过 MDT to HIM 诊疗模式治疗，但传统的 MDT 诊疗模式已经满足不了当今所有临床疾病的诊疗。如果把 MDT 作为内圈，整合肿瘤外科、放疗科、肿瘤内科、病理科、医学科、影像科等，这是目前临床上传统的 MDT 治疗模式。CACA 指南提倡晚期尿路上皮癌从 MDT 转向整合医学（HIM）。在外圈需要更多领域的专家和资源的配合，包括中医药、护理及其他专科处理治疗一些不良反应。同时需要整合不同制药企业的新药、临床研究中心及临床研究机构（CRO）一起承担起晚期尿路上皮癌的治疗，最终实现治疗最优化。

从药物治疗发展来看，晚期尿路上皮癌近 30 年没有明显进展。传统化疗时代以铂类为基础联合吉西他滨或紫杉醇化疗，既往的临床研究和临床效果都不理想。2016 年，以 PD-L1、PD-1 抗体为代表的免疫检查点抑制剂开启了晚期尿路上皮癌治疗新的历程。近几年，晚期尿路上皮癌的治疗进入了新药发展的快车道，除了免疫检查点抑制剂外，还有靶向治疗，比如厄达替尼、抗体偶联药物等在尿路上皮癌晚期病人中发挥的作用越来越大。

一线治疗中，对顺铂耐受人群，免疫治疗、化疗联合免疫治疗、双免疫联合在近几年国内外大型Ⅲ期随机对照试验（RCT）中大部分是阴性结果，无明显突破。目前国内外也正在开展三期研究，包括免疫治疗联合化疗，国产自主研发的 PD-1 单抗，也在研究当中，期待在未来能有突破性改变。综合一线治疗，CACA 指南明确提出，吉西他滨联合顺铂化疗或 G-CSF 支持下的剂量密集型 MVAC 化疗方案，仍是一线耐受顺铂人群的强推荐方案。对顺铂不耐受人群，既往的研究仍集中于以卡铂为基础的联合治疗方案，在近几年的免疫检查点抑制剂的研究中，看到对不耐受卡铂或 PD-L1 高表达的人群中，免疫检查点抑制剂单药应用明显提高了病人的总生存时间，从传统化疗的 9 个月增加到到 18 个月，大大延长了病人的总生存时间，所以对顺铂不耐受人群，CACA 指南明确提出吉西他滨联合卡铂化疗是可推荐的；吉西他滨联合紫杉醇或单药吉西他滨对于不耐受卡铂的病人也是可推荐的；对不耐受卡铂或 PD-L1 高表达的病人，可运用帕博利珠单抗或阿替利珠单抗。目前国际上有 RCT 研究明确证实通过 4~6 个周期一线化疗后达到疾病有效或稳定，可采用阿维鲁单抗进行维持治疗，治疗效果非常明显，生存时间较对照组明显延长近 7 个月，故对顺铂化疗后应用阿维鲁单抗维持治疗作为强烈推荐；不耐受顺铂方案化疗后有效或疾病稳定的病人，也可应用阿维鲁单抗进行维持治疗。

二线治疗没有标准方案，病人中位生存时间基本小于9个月，平均化疗有效率12%左右。近几年的药物治疗研究和开发，大量PD-1和PD-L1的药物，包括国人自主研发的替雷利珠单抗或特瑞普利单抗，也被证明可延长病人的生存时间。CACA指南推荐，替雷利珠单抗在PD-L1高表达的病人中，用于二线治疗作为可推荐，特瑞普利单抗在不经检测PD-L1表达状态下，可直接用于二线治疗作为中推荐，帕博利珠单抗也作为中推荐。除免疫治疗有明显突破外，另一个突破就是靶向治疗，以厄达替尼为代表的靶向治疗，目前研究也有明显突破，从Ⅱ期研究的结果看有效率达40%，特别是在既往接受免疫治疗失败后的病人中，有效率高达60%，病人中位生存时间接近14个月。CACA指南明确提出，对二线治疗病人，在检测成纤维生长因子受体（FGFR）突变存在情况下，可用厄达替尼。抗体-药物偶联物（ADC）是肿瘤治疗的魔法子弹，集靶向性和杀伤性于一身，单克隆抗体具有靶向性，化疗药物具有杀伤性，即俗称的靶向化疗。

三线治疗，CACA指南提出临床研究优先；免疫组化IHC2+/3+可应用维迪西妥单抗；Enfortumab vedotin靶向药物，可推荐。ADC的总体有效率可达40%~50%。

晚期尿路上皮癌的治疗，目前越来越多的研究倾向于个体化治疗。筛选合适的病人进行治疗。有以下几个标志物：第一，在筛选免疫检查点抑制剂治疗病人时，要应用免疫组化检测病人组织中PD-L1的表达，大多数研究会明确看到PD-L1高表达，免疫治疗效果会更好；第二，检测病人组织中肿瘤的突变负荷（TMB），膀胱癌是人体众多肿瘤中突变负荷最高的肿瘤，免疫治疗效果会更好，所以检测病人组织中TMB也可预测治疗效；第三，检测病人的DNA损伤反应和修复（DDR）基因突变，从治疗效果可明确看到，有DDR基因突变的病人，无论是化疗还是免疫治疗，效果都会更好。

从晚期尿路上皮癌病人的药物治疗和多学科治疗的角度看，治疗就好比一座金字塔，化疗是基石，包括吉西他滨、顺铂、卡铂、紫杉醇；免疫治疗，包括国产和进口免疫治疗药物；抗体偶联药物和靶向治疗，在免疫治疗的基础上提高了二线或三线治疗疗效；对合适的病人可参加新药的临床研究，包括一些新方案，如免疫加化疗，免疫加ADC，免疫和FGFR3的靶向以及联合抗血管新生等；最重要的是整合药物，联合姑息性手术、放疗、中医药、护理、心理支持等，达到多学科整合、个体化治疗的方案。

5. 剑指瓶颈，未来可期

人们对尿路上皮癌，尤其是膀胱癌，存在瓶颈与挑战。当前NMIBC的治疗存在复发率高的问题，部分进展为MIBC，所以预防术后局部复发和肿瘤进展是早期膀胱癌治疗的关键。其中卡介苗灌注治疗已成为高危NMIBC的术后首选治疗方案，但仍有部分病人出现无应答和灌注失败。

在过去30年间，NMIBC的治疗策略无显著变化。近年膀胱内新灌注药物层出不穷，涌现出了改良卡介苗、腺病毒载体的基因治疗、抽样受体激动剂、溶瘤病毒、IL-15激动剂、抗体偶联药物、免疫检查点抑制剂，还包括其他新型药物，多数还处于Ⅱ期临床研究，部分也取得良好疗效，未来可期。在系统治疗中以免疫检查点抑制剂、靶向药物、癌疫苗为代表，初步数据显示，对卡介苗治疗失败或无反应病人有很好的完全缓解率。除新的灌注药物，灌注方法也出现了新变化，比如电势能灌注化疗，与传统丝裂霉素灌注的膀胱内被动扩散相比，丝裂霉素的电势能灌注化疗可以降低复发风险，与单独采取卡介苗灌注治疗相比，采取丝裂霉素电势能灌注化疗后再序贯卡介苗灌注化疗能显著延长无复发生存期。此外热灌注化疗也广受关注，将传统的灌注液加热到一定温度，持续循环恒温灌注膀胱维持一定时间，可起到协同增敏和机械冲刷作用，被视为继手术、化疗、放疗、免疫治疗后的第5种治疗手段。除了热灌注与电势能灌注以外，水凝胶、黏膜胶、动脉化疗、纳米颗粒、介导灌注化疗也广受关注，这些都属于临床前研究，今后实践效果还有待观察。

在过去30年间，传统化疗进展缓慢。2016年免疫检查点抑制剂、靶向治疗、ADC的出现，打破了晚期尿路上皮癌系统治疗的格局。晚期尿路上皮癌的一线治疗铂类化疗仍是首选，化疗后的免疫维持治疗已成为标准治疗方案；铂类不耐受的一线治疗更是百花齐放，免疫治疗、ADC类药物不断探索，例如，免疫检查点抑制+抗体偶联药物的联合治疗疾病控制率可达93%，取得了较好效果。晚期尿路上皮癌的二线治疗中，传统化疗的客观有效率和无疾病进展时间尚不满意，不能达到临床要求，而免疫检查点抑制剂的出现已经取代了化疗成为标准，另外在FGFR靶向药物及ADC药物异军突起，都增添了新的治疗手段，因此被批准为二线治疗。围手术期治疗，传统是以铂类为基础的新辅助化疗。如今新辅助免疫治疗疗效肯定，ADC药物初见成效，免疫治疗已获准推荐用于高危MIBC根治术后辅助治疗，TMT综合保膀胱治疗效果明确，所以免疫+TMT治疗或成为未来的探索方向，使更多病人有了保留膀胱的可能。

传统的高危UTUC病人新辅助化疗，仍无指南明确推荐。所以近期涌现出新的研究，比如吉西他滨联合顺铂作为高级别UTUC病人新辅助化疗多中心前瞻性Ⅱ期临床试验的初步生存分析结果显示，两年生存期可达93%，5年生存期可达79%，初步取得了较好效果。要实现精准治疗，预测治疗效果的生物标志物非常重要，面对众多新型药物，如何实现最大化效果，目前已有研究显示，从生物标记物PD-1、PD-L1表达，肿瘤突变负荷（TMB），新抗原负荷（TNB），癌症基因图谱（TCGA）分子分型及HER2表达及其他分子标志物，都可以指导未来如何选择新型药物治疗，从而达到最大化效果。

临床的进步有赖于基础研究的进步，目前微生物群的变化与尿路上皮癌的关系成了研究热点，其中尿路上皮癌病人尿微生物群发生了变化，而微生物群在不同性别间不同，肿瘤组和非肿瘤组之间的微生物群有差异，所以如何进一步评估膀胱微生物群在癌症中的作用，将是未来研究的热点，这可能极大推动膀胱癌和尿路上皮癌治疗的研究进展。

随着基因组、转入组、蛋白组的进展，分子生物学研究进一步深入，新的研究显示，脆性X相关基因1（FXR1）被鉴定为膀胱尿路上皮癌的新型癌症驱动基因。非经典人白细胞抗原G（HLA-G）是一种有效的调节蛋白，参与诱导膀胱癌的免疫耐受性，这些研究都极大推动了对尿路上皮癌发生机制、进展机制的理解，从而更好地进入后续靶向治疗的探索。

在当前的医学时代，整合医学将最大化统筹局部治疗、系统治疗、预防治疗和康复，从而推动尿路上皮癌诊治达到新的高度和水平，必将造福病人。虽然目前尿路上皮癌有瓶颈，但在中国抗癌协会的领导下，整合医学的参与必将迎来新的春天。虽有瓶颈，未来可期。

二、院士点评

1. 王红阳院士：精准诊断，精确施治

CACA指南对膀胱癌的流行病学、诊断、预防、治疗、手术前后处理和康复是非常系统和规范的。既体现了前沿性、精准性、规范化，也代表了我国的经验、中国的智慧，是一部承上启下的指南，既是对过去诊治膀胱癌病人并解决问题的经验总结，也系统吸收了国际的前沿进展，包括基础研究、临床研究、手术提升、放化疗等方面的经验都做了系统总结，对今后膀胱癌的防控会起非常好的指导作用。对基础研究的科技人员、临床研究人员及手术科室的工作人员都是一个学习与规范的过程，同时对广大健康人群和膀胱癌病人及其家属是一次知识的普及和提升，所以对健康中国具有重要意义。

任何一部指南都有它的重要意义。在膀胱癌的预防、诊断和治疗上确实存在美中不足，我们不能解决所有病人精准诊断的问题，如基础研究上的不足，临床研究上的局限，以及在手术和各种化疗、联合治疗、综合治疗、整合应用上的不足。例如膀胱癌的发病机制不是非常清楚，为什么男性病人数量是女性病人的3倍，未能解释清楚。现在膀胱癌的早诊预测缺少精确的标志物，用药缺少精确的基于分子分型的指导性标志物，靶向治疗缺少特异性靶向药物。像非小细胞肺癌，现在可对一部分病人达到非常精准的选药和治疗，以及治疗中的疗效判定，但膀胱癌在这方面还很欠缺，所以需要有更精确的靶点，有更好的分子标志物来帮助医生进行分子分型，只有这样才能达到精准个性化的治疗指导。对膀胱癌病人规范化的指导如何用药，怎样能够迅速康复，回归正常的生活质量。这些方面都需要整合性基础研究、临床研究和临床治疗上的共同努力。

希望通过CACA指南的指引，通过基础研究、临床研究及病人各方面的配合，全社会参与的情况下，能在今后5~10年解答更多科学问题，找到更多分型方案、标志物和治疗靶点，更有针对性的靶向药物配合治疗，使病人能够早日康复，真正实现降低发病率，降低病死率的目标。

2. 张旭院士：普及推广，提高水平

中国的泌尿外科目前已基本实现了从早期跟着西方学习的跟跑到最后领跑的过程。中国的肿瘤确实和西方有很多差异，如地区差异、种族差异、技术差异，所以西方的指南在中国确实有些不适用。早期中华医学会泌尿分会在 2006 年推出了第一本中国指南，以后每年连续更新。这些指南的推广和普及规范了我国泌尿外科医生的诊断，大幅提升了整体的医疗水平。可以说这次 CACA 指南做出了巨大贡献。

膀胱肿瘤是泌尿外科常见的恶性肿瘤之一，治疗非常棘手。CACA 指南从早筛、早治、外科手术、整合治疗，以及面临的问题、下一步研究方向进行了概述，是对前期的补充，也一定会推动泌尿外科的整体水平。我们要做好指南的精读宣讲，使指南尽快落实，特别是边远地区要进行推广。

3. 陈香美院士：注重研究，学科整合

CACA 指南从编写情况、指南概述、防筛诊断、精准施治及剑指瓶颈方面进行了讲述，值得肾内科医生学习。

膀胱癌死亡率高，治疗预后差，早期无更好的分子标志物。早期筛查中，较多病人因无痛性血尿和镜下血尿在肾内科被发现。从相差显微镜看红细胞的形态及尿红细胞的流式表现，可以分析出红细胞主要来自膀胱输尿管段，或来自肾脏。在膀胱癌的诊断方面，泌尿系统、肾脏内科和泌尿外科是相互关联的。膀胱癌的诊断靠镜下血尿、无痛性血尿及肉眼血尿，在分子诊断上无刻意要求。一种疾病要进行靶向治疗，必须弄清楚其作用的机制和原理，这就依赖于肿瘤共性的基础研究。

解决中国膀胱癌的问题，要从膀胱上皮细胞癌和其他上皮细胞癌的不同点考虑。靶向治疗比较宽泛，无针对性，部分可针对上皮细胞癌，但不清楚是否针对膀胱癌。所以需要临床和基础相整合，更精准地找出分子标志物，对准靶点研制生物治疗药物，未来对膀胱癌的诊治会有很大突破。

首先要明确机制。CACA 指南的撰写要顶天立地，"顶天"是要跟国际接轨且要有中国经验，"立地"是要更好地推广且适合中国国情。国外指南内容繁杂，不能照搬来用，它不适合中国国情。中国二级医院的医生工作繁忙，不能全面解读，所以建议 CACA 指南要有推荐要点，结合中国的循证证据和临床经验，推出一个更简便更科学的推荐意见，给全国各地不同层级医院的医生参考。

其次是化疗。化疗本身对肾脏有损伤，顺铂、丝裂霉素都是非常有代表性的肾脏损伤药物，但不用这些药也不客观，它控瘤效果非常好。在膀胱癌诊断初期要多学科参与，泌尿内外科要真正合作，早期制定肾脏保护方案，在化疗时，要注意药物对肾脏的损害。对肾脏的保护效应要进一步研究，提出损伤后的分子靶标。

相信 CACA 指南会在整个临床医学，包括泌尿内外科起到巨大的推动作用，既要对疾病诊治认识，又要预防其他器官损害。PD-L1 免疫检查点抑制剂对肾脏损害

的问题，越来越受到肾脏科医生的重视，不仅泌尿系统的肿瘤用 PD-L1 会损伤肾脏，其他肿瘤用 PD-L1 也会损伤肾脏。这些问题需要共同协作，也就是樊代明院士主张和提倡的整合医学。多学科整合医学，对疾病的早诊、早治、预后进行有效干预，这是大家的共同目标。

4. 侯凡凡院士：相互协作，改善预后

肾科医生修上水道，泌尿外科医生修下水道，不管上水道还是下水道，都属于泌尿系统，所以在疾病防治上面，需要相互协作、相互借鉴、相互促进。膀胱是人体重要器官，也是容易遭受肿瘤侵蚀的器官。在临床实践中，常碰到膀胱癌这个问题，在无症状血尿的鉴别诊断方面，膀胱癌就是其中一个非常重要的疾病，需要做出准确的鉴别诊断。

有泌尿系统肿瘤的病人，是不是以前存在慢性肾脏病，以及病情的严重程度，例如肾功能中肾小球滤过率降低的水平和蛋白尿的严重程度，都会影响病人的术后生存率。如果肾小球滤过率不到 60mL/min，或进行治疗后，肾小球滤过率低于 45mL/min，这两个数字都是病人预后不良的重要指标，总体而言有慢性肾脏病的病人得了泌尿系肿瘤后，生存率明显低于无慢性肾脏病的病人。

另一个关键问题是术后肾功能的保护问题，手术本身的应激会加重原有肾功能障碍进展，特别是老年人肾功能已经减退，应激会进一步使它恶化。还有放疗，很多放疗药物如顺铂有肾毒性，用到一定剂量和一定时间就会造成肾脏损伤，所以在术后或化疗中，定期对肾功能监测，注意避免肾毒性药物对肾脏进一步损害，对改善预后至关重要。对有泌尿系统肿瘤的病人，要教育他们避免高盐、高糖、高脂等不良饮食习惯，减少加重肾损伤风险。面对泌尿系统疾病，无论是炎症还是肿瘤，这两个学科的专家可以密切合作，这样有助于改善病人预后。

现在肾脏病有一个新的领域，称为肿瘤肾脏病学，讲的是各种各样抗癌药怎么影响肾脏，怎么预防，能否提前预测，比如用到什么程度病人发生肾功能障碍的风险明显增加，这时是不是考虑转换别的药物或减量，或采取其他措施。

控瘤药日新月异，对肾脏病医生是非常大的挑战，怎么去解决这个问题？我想可以共同努力来突破在肿瘤防治方面的挑战，让病人获得更好的预后，改善健康状况。

5. 吴咸中院士：整合治疗，指导诊治

CACA 指南是在樊代明院士的带领下，由中国抗癌协会组织编写的中国人自己的指南系统，它聚焦防、筛、诊、治、康全程管理，在创新性、理论性、系统性等各方面均代表了中国的最高水平，对肿瘤的防治具有重要的指导意义。膀胱癌是泌尿系统中最常见的恶性肿瘤，也是全身十大常见肿瘤之一。CACA 指南精读巡讲以创新结合整体思维，多方面讲述了不同地区、种族和性别间的差异，对膀胱癌进行了更好的整合治疗。我本人主要从事中西医结合治疗常见病症，有用中西医结合治疗急腹症的经历，在临床上比较推崇药物治疗、手术治疗与微创技术三

种治疗相结合的模式。相信 CACA 指南发表后，对进一步认识膀胱癌、诊断膀胱癌和治疗膀胱癌有更好的指导，能更好发挥中西医整合优势，对癌瘤的治疗做出新的贡献。

6. 曹雪涛院士：准确评估，着眼未来

目前免疫治疗疗效不是很确切，需要做准确评估，怎样使它从无效到有效。如果有效，如何做一些分子标记分析，使得肿瘤治疗效果更好，或更加敏感，能够给予个性化的设计。

关于膀胱癌与免疫治疗的关系，在 20 世纪 80 年代末的一些文献中，包括美国的外科专家及研究者在早年就将卡介苗用于膀胱癌的治疗，当时也不清楚其特别的原理，但确实起到了一定效果。现在来看是非特异性免疫治疗，从非特异到特异性免疫治疗，一直到个性化设计，跨越了很多年。近年来随着单细胞测序、蛋白质组学、免疫细胞浸润的分型等研究，使对膀胱癌的微环境、组织分类及对免疫应答的复杂性，包括未来预后是否良好、是否更加恶性化有了更清晰的认识。这些新技术的应用比原来的探索有了更雄厚的基础。

如何做疾病的分型，现在都在尝试新辅助免疫治疗，在新辅助免疫治疗之前，可以做活检、做免疫分型、做免疫排名，把化疗和免疫治疗合用，是不是有更好的疗效。根据分析结果判断有无疗效非常重要。

着眼于未来，相信有很多新方法。膀胱癌因为术式等在肿瘤治疗领域较为特殊，我觉得把手术器械的研发，特别像热疗，甚至是冷冻治疗，如果能够有所创新，那将非常好。最关键的还是把已有经验规范化、标准化，使 CACA 指南更能体现现有的技术体系，能够准确反映疗效及标准化操作。希望 CACA 指南制定时能着眼于未来，把免疫因素、局部治疗和全身因素相整合，能更好控制原发灶，预防转移。

三、总　结

樊代明院士：自身免疫，相互协作，共同进步

当现有治疗方法的疗效达到饱和程度，就应该考虑人体自身的力量或免疫力。这就好比打仗，敌强我弱时，用炮弹可以摧毁敌人，如果山头全是敌人，用大炮狂轰滥炸，敌人会被杀死很多，剩一点残余时，再冲上去便是我强敌弱，这时再用大炮轰炸就有问题了。当有少数癌细胞和大量的正常细胞时，这时就要休养生息，发挥自体的力量。这些正是我们现在需要发掘的，包括免疫力，免疫力中的代谢因素、营养因素、运动因素，包括心理作用、中药作用等。

针对肿瘤细胞，将杀死癌细胞越多越好的观念转为器官保护。人体的保护一定是来自于自身，一定要有基础研究，要和免疫学家、分子生物学家、生物学家加强合作，把别人的东西学过来，这样才能成为更有用的东西。

智者知道自己不会做什么，知道别人会做什么。把别人的学过来，你就拥有了两套本领。向别人学习总会有所收获，有所进步。

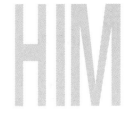

多发性骨髓瘤整合诊治前沿

◎邱录贵 李 剑 安 刚 傅卫军 阎 骅

一、专家解读

1. 指南概述，标准为衡

多发性骨髓瘤是一个不断进展的恶性浆细胞瘤，瘤细胞与骨髓微环境相互作用，使疾病从最初的相对良性发展到无症状的恶性，最后持续进展到活动性有症状的多发性骨髓瘤。反复复发，最终继发浆细胞白血病或髓外骨髓瘤。

多发性骨髓瘤主要有四大临床表现，包括高钙血症、肾功能损害、凝血及骨病。多发性骨髓瘤病人的生存质量比较差，而且并发症会严重影响病人的生存。到目前为止，多发性骨髓瘤确切的发病原因仍不明确，总之是内因和外因相互作用的结果。内因主要是遗传学异常，比如人种的差异和家族聚集倾向。外因包括有害的职业环境辐射，病毒感染及药物（如化疗药物）。另外不良的生活方式也会增加多发性骨髓瘤发病的概率。

在老龄化社会，多发性骨髓瘤的发病率超过白血病成为严重影响人类健康的第2位血液肿瘤。第1位血液肿瘤是淋巴瘤。我国2010年后快速进入老龄化社会，多发性骨髓瘤发病率会持续不断地升高。2016年国内流行病学登记的发病率大概在1/10万，说明中国大概每年会有2万例左右新的多发性骨髓瘤病人，按照中国卫生机构统计的4~5年的生存率计算，我国大概会有10万名左右的多发性骨髓瘤群体。

中国多发性骨髓瘤有两个流行病学特点：第一，相对欧美国家，总体发病率更低，男性发病率明显要高于女性；其次，发达地区的发病率高于欠发达地区，主要是老龄化在发达地区更早。在2000年以前，多发性骨髓瘤是一个只有2~3年生存率的致死性疾病。但近20多年来，由于自体造血干细胞移植，特别是免疫调节剂、蛋白酶体抑制剂和单纯抗体等新药的广泛应用，使骨髓瘤病人生存期不断延长，现在已成为一个可以控制的慢性疾病。目前在欧美国家的研究显示，多发性骨髓瘤生存期已达8~10年左右。目前中国的多发性骨髓瘤病人生存期为7年左右，所以多发性骨髓瘤已成为一个可以控制的慢性疾病，相信随着药物不断进步，将会朝着治愈目标前进。

CACA指南特别强调，多发性骨髓瘤需要整合治疗，包括诱导、巩固、强化和维持治疗，复发后需要再次进行治疗。在整个疾病治疗过程中，还强调传统医学的支持与康复，通过整合治疗使病人达到深度缓解和持续的疾病控制，并且是一个高质量的长期生存。CACA 指南在强调整合治疗的同时，也强调多发性骨髓瘤是一种异质性很强的疾病，需要根据病人的临床特点、生物学特征、预后分型、病人年龄、体能状态及经济社会等多种因素，为病人制定个体化治疗策略和治疗方案，让病人在有限的社会、医疗资源情况下获得最大化缓解，最长时间生存。

多发性骨髓瘤的管理是从预防检查、积极治疗、定期疗效评估、随访到康复全程的管理，来提高多发性骨髓瘤病人的疗效，获得更长时间、更高质量生存。与国内外其他骨髓瘤诊治指南相比，CACA 骨髓瘤指南是一个更加全面完整的诊治指南，不仅强调了防筛诊治康，也强调了预后分层治疗、中医治疗、全程支持治疗及病人的科普教育。根据中国骨髓瘤病人的遗传学特征，强调精确诊断和整体个体化治疗理念。CACA 指南特别重视整合医学理念，整合内科、血液病专科、肾病、骨肿瘤等各个学科的优势，对多发性骨髓瘤进行全程管理，使病人获得长期高质量生存。CACA 指南是一个多学科整合、个体化治疗、最优化效果的指南。

2. 骨髓瘤的预防、筛查和诊断

目前骨髓瘤的防治比较困难，因为危险因素并不明确。一般认为可能会引起或增加骨髓瘤发病的风险因素包括物理因素（辐射）、感染、药物、职业暴露和家族聚集性。现在认为如果在一代亲属里有 5~6 人患病，那么直系亲属发生骨髓瘤的概率比一般人群要更高。

如何早期发现并筛查，主要有两个层面。一是筛查方式，关于重点人群的定期体检，可提前把血清的电泳整合到筛查项目里，这样就能更早发现一些高蛋白血症的病人，从而做到早期预警。二是整合医学，可以联合多学科，比如血液科、肾内科、骨科及其他骨髓瘤相关的临床科室都要着重进行医学教育，提高相关科室对骨髓瘤的认识获得进一步提高，并且对重要的标志性骨髓瘤损害事件进行提前预警，包括贫血、肾功能不全、骨骼问题等。通过这两方面的整合，能更早筛选出骨髓瘤高危病人或早期的骨髓瘤病人。

骨髓瘤的诊断是一个综合的多层次精准诊断，主要包括症状、骨髓及器官损害的相关检查。对病人而言，更重要的是在什么时候考虑骨髓瘤的可能性，此时就要重点关注几个非临床的症状：一是贫血，特别是老年病人出现贫血，一定要想到骨髓瘤的可能；其次是肾功能不全，特别是既往肾功能正常没有慢性肾炎等基础病，却突然出现急性肾功能衰竭的老年病人，此时要想到骨髓瘤的可能；第三是不明原因的骨痛，特别是多发部位骨痛，同时拍片子能发现局部有骨骼异常改变的病人，一定要考虑到多发性骨髓瘤的可能。在诊断标准中，第一是在骨髓中找到≥10% 的浆细胞，或通过髓外病灶证明是浆细胞瘤。基于这样的诊断标准，需要完成三个方面的重要检查：第一是用来确认骨髓内的确有浆细胞的克隆性增殖，主要包括两部分，一部分是通过血浆细胞分泌的产物，比如血尿 M 蛋白，另一部分是直接检测骨髓浆细胞，通过骨髓的涂片和活检能确定病人在骨髓内是否存在有≥10% 的浆细胞。第二是评估骨髓瘤相关靶器官的损害，包括检测有无贫血,有无肾功能不全,有无骨骼病变。最后是对骨髓瘤进行危险分层的检测,对后期治疗有帮助。

根据 M 蛋白的种类进行分类,可以区分为 IgG、IgA、IgD、IgM 型或 IgE 型多发性骨髓瘤,同时也可能是单纯的轻链型,双克隆或不分泌型骨髓瘤。临床上最常见的是 IgG 和 IgA 这两种类型,占 80%。单克隆免疫球蛋白的检出方法主要是血清蛋白电泳和血清免疫电泳。血清免疫电泳相对更为灵敏,检出率比血清的蛋白电泳高 10%。另一部分病人需要通过尿蛋白电泳或免疫固定电泳来检测,特别是对于 IgD 型或轻链型骨髓瘤病人特别重要。最近几年新开展的血清游离轻链可作为寡分泌型或 M 蛋白较低病人的有利补充。现在 M 蛋白检测主要通过血清蛋白电泳,血尿免疫固定电泳及血清游离轻链进行检测。骨髓里 M 蛋白检测方式主要是两个:一是形态学,通过骨髓穿刺抽吸少量骨髓。在涂片下能计数骨髓浆细胞比例或通过骨髓活检取出一小段骨髓,通过病理切片观察整个浆细胞的分布状态及占所有骨髓细胞的比例进行诊断。二是通过流式细胞学证明浆细胞的克隆性,并部分确定骨髓内浆细胞的含量。

在靶器官评价中最关注的是三个重要器官:一是血液有无贫血;二是肾功能,包括血钙检测,可通过抽血做相关检查;三是骨骼检测,主要是通过影像学检测。骨髓瘤骨病事实上是骨髓瘤特征性临床表现。目前主要有两种方法,第一是做全身低剂量 CT 扫描,不仅可发现骨皮质溶骨性改变,同时辐射量少于普通 X 线,但 CT 扫描可能不够灵敏;第二是全身弥散加权显像,对于骨髓浸润型病变,显像结果更好。目前国际骨髓瘤工作组也推荐了骨髓瘤病人应用全身 MRI。

在骨髓瘤中需要对疾病鉴别诊断,特别是相对少见的浆细胞疾病,主要包括孤立性浆细胞瘤。孤立性浆细胞瘤的诊断标准一般是在全身只要找到单一病灶,且病灶能通过活检确认是浆细胞瘤。其次是骨髓浆细胞 < 10%。另外,单一病灶发现必须通过 PET/CT 或全身 MRI 来确认。这些病人往往 M 蛋白量很低或无 M 蛋白,一般分为骨旁或骨的孤立性浆细胞瘤,或伴 BM-PC 的孤立性浆细胞瘤等,少数孤立性浆细胞瘤病人会进展为多发性骨髓瘤。

鉴别还包括轻链型淀粉样变,主要特点是血尿中出现 M 蛋白,但这种病人 M 蛋白有特殊沉积效应,可累及重要脏器,如心脏、肾脏、肝脏和周围神经,引起相关的损害。累及心脏引起心衰,累及肾脏引起蛋白尿肾病综合征,累及肝脏主要表现为肝大。目前诊断主要通过临床表现加上组织活检,在组织活检能找到刚果红染色阳性的淀粉样物质即可确诊。临床上大概有 10% ~ 20% 的骨髓瘤病人合并有继发性轻链型淀粉样变。最后要鉴别的是 POEMS 综合征,一种相对罕见的浆细胞病,主要临床表现是周围神经病变(Polyneuropathy)、器官肿大(Organomegaly)、内分泌改变(Endocrinopathy)、出现 M 蛋白(Monoclonal protein)、血尿和皮肤改变(Skin changes)。最常见的是 IgG-l、IgA-l,同时皮肤也会发生改变。特征性改变还包括骨骼的硬化性病变、血小板增多、血红蛋白增高,同时还有水肿和浆膜腔积液。另外发现血清 VEGF 升高是 POEMS 综合征重要的诊断血清标志物，通过这些可对骨髓瘤病人进行鉴别。在骨髓瘤病人的预防筛查诊断层面，早期筛查非常重要。

3. 初发多发性骨髓瘤的治疗

初发多发性骨髓瘤的治疗含三方面：第一是整体治疗策略；第二是年轻适合移植的初治多发性骨髓瘤的治疗；第三是老年不适合移植的初治多发性骨髓瘤的治疗。随着医疗技术的进步，多发性骨髓瘤的治疗手段不断优化。CACA 指南指出，对初发的多发性骨髓瘤，治疗基本原则是根据病人的状况进行整体评估，进行个体化治疗及多种方式的整合治疗。

截至目前，多发性骨髓瘤可选择的治疗方式包括化疗、免疫靶向治疗、中医药治疗、移植治疗、放疗、康复和支持治疗。现在已经非常明确，获得深度缓解的多发性骨髓瘤病人具有更长的生存期。因此多发性骨髓瘤的治疗目标是尽量降低病人的肿瘤负荷，达到并维持深度缓解状态，同时尽可能减少治疗相关的不良反应，最终达到延长生存期，提高生活质量的目的。

一个多发性骨髓瘤病人如果想获得长期生存有两个关键点：第一是获得并且保持深度缓解状态；第二是积极恢复机体的免疫状况。初发多发性骨髓瘤的整体治疗策略是将病人分成两类，一类是适合移植的病人，一类是不适合移植的病人。对适合移植的病人采取诱导巩固和维持治疗。在巩固治疗过程中，自体移植是非常重要的治疗方式。对不适合移植的病人采取诱导治疗，病人取得最大化治疗缓解程度后，进行维持治疗。不论适合移植还是不适合移植的病人，治疗目标都是一样的，就是让病人取得最大化的缓解，并且保持下去。

多发性骨髓瘤是一种异质性非常强的疾病，不同病人之间生存时间差别很大，所以需要危险度分层、个体化治疗。到目前为止，对标危病人使用最有效的一线治疗方案大多数都可获得较长的生存期。但对高危病人的疗效不满意。对高危病人而言，获得深度缓解非常重要。所以 CACA 指南指出，对高危病人可考虑实施一些试验性疗法，以根除所有肿瘤克隆为目标。

对年轻适合移植的初发多发性骨髓病人，年龄低于 65 岁且无严重器官功能障碍的病人，可做自体移植。但年龄并不是做自体移植的唯一决定因素。如病人年龄 > 65 岁但身体状况良好也可考虑自体移植。肾功能损害是多发性骨髓瘤非常常见的并发症，有的病人在初诊时具有肾功能损害，但经治疗后，肾功能已完全恢复或明显改善，这类病人也可做自体移植。有的病人肾功能无明显恢复甚至仍需透析，但这些病人也可考虑自体移植，但需把预处理药物剂量下降。如果病人在诊断时存在明显的肺部感染，需要肺部感染明显好转后才能做自体移植。

对心脏功能较差的病人，要充分评估心功能状态，考虑病人能不能做自体移植。考虑因素包括肌钙蛋白、收缩压及心功能分级等。自体移植前需对病人进行诱导治疗，诱导治疗选用蛋白酶体抑制剂、免疫调节剂及地塞米松三药联合的一线治疗方案,在此基础上加入达雷妥尤单抗可进一步提高缓解质量,加深缓解程度。做完诱导治疗以后,适合移植的病人应行自体移植,因为自体移植作为诱导后的巩固治疗,为可以接受自体移植的多发性骨髓瘤病人带来了显著的生存获益。

因此,CACA指南指出,对适合移植的病人,经有效的诱导治疗后,自体移植是一线推荐方案。有的病人可能会提出,诱导治疗完成后,马上就做自体移植还是把干细胞存起来,等复发的时候再做自体移植。CACA指南推荐早期移植,也就是说诱导治疗完成后,马上就进行自体移植而不应该将自体移植推迟到复发的时候进行。

自体移植需要动员干细胞,那么干细胞动员的方法主要包括两种:一种是稳态动员,另一种是化疗动员。稳态动员也有两种方法,一种是使用粒细胞集落刺激因子单药进行动员。化疗动员就是化疗加上粒细胞集落刺激因子。在进行自体移植时,大剂量美法仑(200mg/m^2)是多发性骨髓瘤病人自体造血干细胞的标准预处理方案,但医生可根据病人年龄、虚弱程度、肥胖或肾功能不同,调整美法仑剂量。假如病人的肌酐清除率 < 60mL/min,可把美法仑的剂量从200mg/m^2减至140mg/m^2。自体移植完成以后,进行维持治疗是多发性骨髓瘤整体治疗不可或缺的一部分。目前的治疗方式仍然无法完全根除微小残留病灶,多数病人最终会复发。即使已获得微小残留病灶阴性,如果不进行维持治疗,有20%的病人1年就会复发,所以维持治疗是多发性骨髓瘤整体治疗不可或缺的一部分。

理想的维持治疗方案应做到以下3点:第一是杀伤瘤细胞,进一步降低微小残留疾病的水平;第二是改善免疫微环境,恢复机体的免疫监视功能;第三是维持克隆稳定性,避免或减少克隆演变发生。临床常用的维持治疗药物是来那度胺,来那度胺维持治疗可带来无进展生存期和总生存期获益,将病人的死亡风险下降25%。但对于高危病人,来那度胺维持治疗,病人获益相对较小。因此CACA指南指出,对于高危病人,首选使用蛋白酶体抑制剂(硼替佐米,伊沙佐米)为基础的维持治疗。对超高危病人,可将蛋白酶体抑制剂和免疫调节剂联合使用。

一般要求病人维持治疗至少要两年时间,根据病人不同情况来调整维持治疗时间。多发性骨髓瘤的治疗这几年取得了非常大的进步,病人生存时间已经明显改善。但仍有部分病人的生存时间为2~3年,这些病人是一些高危病人,占初治多发性骨髓瘤的20%~30%,是目前治疗的难点。中国高危多发性骨髓瘤病人比例相对要多,这可能与病人就诊时间相对较晚有关。一项细胞遗传学研究发现在中国病人中有将近30%都具有一个以上的高危遗传学异常,而这种高危遗传学异常在西方国家只有15%,所以中国多发性骨髓瘤病人相对来说高危的比例较高。

如何治疗高危多发性骨髓瘤,有4个关键点:第一是治疗目标,必须尽可能获得深度缓解,最好是获得微小残留病灶的阴性结果。当然获得微小残留病阴性是所有多发性骨髓的关键目标,但对高危多发性骨髓瘤病人尤为重要。第二是联合治疗,发挥多种药物的抗多发性骨髓的活性。因为高危的多发性骨髓瘤病人更可能有多个亚克隆，如果是一次用药更容易培养出耐药的克隆。第三是蛋白酶体抑制剂对高危的病人特别重要，所以在治疗方案中应该包含蛋白酶体抑制剂。第四是高危病人应持续治疗并了解疾病的进展，不要对短期的治疗缓解所迷惑。因为很多病人虽然可以迅速获得深度缓解，但是缓解的时间很短，复发也是比较快的。

多发性骨髓瘤是一种老年性疾病，在西方国家发病高峰是在65～74岁，诊断时中位发病年龄为69岁，中国多发性骨髓瘤病人发病年龄相对年轻。我国有一项432例研究，发现中国多发性骨髓瘤病人的发病年龄是在55～65岁，中位发病年龄为57岁，这个年龄相对于西方病人较年轻，但也是一个老年性疾病。对老年性疾病或老年性多发性骨髓瘤，或者不是老年但身体不太好的多发性骨髓瘤病人，统称为不适合移植的多发性骨髓瘤病人。在制定治疗决策时，需考虑多种因素。除考虑疾病因素外，还要充分考虑病人因素，病人因素包括年龄、并发症、器官功能状态及虚弱状态。疾病因素考虑疾病阶段以及有无高危遗传学异常等。在综合评估上述因素的基础上制定治疗方案。

CACA指南指出，对老年病人在诊断时，要对病人进行身体状况评分，使用国际骨髓瘤工作组（IMWG）综合老年评估（CGA）评分和分组，包括健康组、一般健康组和衰老组。分别采取不同治疗策略。对体能状况良好者，使用标准的三药治疗方案。对体能状况一般者，使用减量的三药治疗方案或标准的两药治疗方案。对虚弱病人，使用减量的两药治疗方案，对根本无法用药治疗的病人，只能采取最佳支持治疗方案。

CACA指南推荐具体的治疗方案是，对体能状况良好病人，首选治疗方案是硼替佐米/来那度胺/地塞米松组成的VRd方案，也可考虑使用达雷妥尤单抗/来那度胺/地塞米松组成的Dara-Rd案。其他可选择的方案包括硼替佐米/环磷酰胺/地塞米±达雷妥尤单抗，或是达雷妥尤单抗/硼替佐米/美法仑/泼尼松（Dara-VMP），或是伊沙佐米/来那度胺/地塞米松（IRd）。对体能状况一般的病人，使用减量的三药方案或标准的两药联合方案。这些病人可能对足量的VRd方案无法耐受，就使用减量的VRd方案，也就是减量的硼替佐米/来那度胺/地塞米松。其他可用的方案包括来那度胺/地塞米松±达雷妥尤单抗，或是伊沙佐米/来那度胺/地塞米松，或是硼替佐米/环磷酰胺/地塞米松，或是来那度胺/环磷酰胺/地塞米松。对特别虚弱的病人，只能使用减量的两药方案，或是使用最佳的支持治疗。

4. 复发难治多发性骨髓瘤的治疗

近年来随着多发性骨髓瘤病人的生存时间不断延长，几乎每一个病人都会经历一次或一次以上的复发。因此对绝大多数病人及临床医生而言，复发难治骨髓瘤的治疗是每个人都要面临的挑战。事实上在初始有效的治疗后，病人达到一定程度的缓解，但在缓解最低点，肿瘤负荷又再度增加，达到一定的百分比或绝对值之后，就成为复发进展的多发性骨髓瘤。

如果这种复发进展是发生在治疗过程中，又或者说在治疗之后的短时间之内，比如60d之内发生了疾病的复发进展，这类病人称为复发难治性多发性骨髓瘤。由于骨髓瘤的高度异质性，它在复发难治阶段也有不同的呈现形式。比如一部分病人在初次的有效治疗后，可导致长时间肿瘤负荷处于低水平，然后经历一个慢慢升高复发的过程。这部分病人称为比较惰性的复发，大概占10%的比例。另外在早期有效的治疗之后，有些病人在很短时间内就复发，而且在很短的时间内反复多次复发，这类病人在整个骨髓瘤中占20%~30%，这类病人称为侵袭性复发，表明为高危病人。而绝大多数60%~70%的病人，在最初缓解后形成复发，复发后又会有较长时间缓解，然后经历到第二次复发，当然缓解程度与缓解持续的时间会有所缩短，这类病人是临床上最为常见的一类病人。

对复发病人要考虑3个问题，即病人需要马上治疗吗？这次治疗的目标是什么？如果目标确定，怎么选择病人的治疗方案？肿瘤负荷在初始的治疗之后降到了最低点，肿瘤负荷再次增加的时候，达到了复发阶段，但这个病人可能并没有症状，即所谓的无症状过程。随着进一步的复发，随着肿瘤负荷的增加，病人慢慢出现了一些症状，这些症状包括高钙血症、肾功能不全、贫血或骨病。而作为这些有症状的复发病人需要马上进行治疗，要先改善病人的症状，延长生存时间。而作为无症状的病人，可以考虑来做治疗。也就是说有一部分病人不需要治疗，有一些病人需要治疗。一些无症状的复发病人会考虑治疗，主要是在疾病的进展时间上比较快速的人群。比如M蛋白在两个月之内增长得比较快，血M蛋白比例较低，包括24h尿M蛋白的水平增长幅度比较快的人群，可以考虑是一个无症状阶段的病人，并给予治疗。

另外有一类肿瘤性质较恶性的病人，也就是高危高度侵袭性病人。在细胞遗传学中有一些侵袭性指标，如17号染色体病人等人群，尽管目前肿瘤负荷并不高，但很快会出现快速进展直至出现临床症状，包括持续的前期治疗疗效不佳的人群、出现有髓外肿瘤的病人、有高β_2微球蛋白的病人、高乳酸脱氢酶的病人，以及在外周血中出现浆细胞的人群，被定义为高度侵袭性的复发。尽管目前尚没有症状，但仍需立即开始治疗。在选择治疗时，有一点非常重要。在整个骨髓瘤的复发进程中，随着年龄增长，病人的一般状况下降，使每一次复发都会造成大量的病人脱落，所以应该把更好的治疗用在前线，这些病人无疑会得到更多的临床获益。

作为首次复发的病人，对比前线复发的病人，治疗目标定义为更深的缓解程度，因为在这个阶段病人接受治疗的愿望以及身体素质可能会更好，必须追求更长的生存时间。从治疗策略上，主张要用一些不同作用机制的药物，如果病人适合做自体移植，也要评估自体移植的可行性，如果在前期治疗效果比较好的一些药物，在这个阶段也可再次考虑使用。这些病人如果有合适的临床试验，也会进行推荐入组。在一些高危人群中，这个阶段的治疗可能要更多考虑不同作用机制的药物，3~4种药物的联合治疗可能使病人达到更深的缓解，从而争取更长的无进展生存时间。

CACA 指南指出，在这个环节中，药物选择要兼顾病人的疗效及安全性。大概考虑三方面因素：一是病人方面的因素；二是骨髓瘤本身相关的因素及治疗相关的因素；三是药物副作用的因素，是选择药物时非常重要的方面。考虑这些因素最主要的原因是兼顾病人潜在的获益，以及药物治疗可能带来的毒副反应。具体说，在年轻病人中可能会考虑到自体移植的因素，如果病人有肾脏损害，会考虑不经肾脏代谢或没有肾损害的药物。如果是快速进展，有高危的细胞遗传学的病人会考虑使用新的药物。

例如，病人第 1 次复发后选用来那度胺和地塞米松治疗，更换了新的药物。在整个肿瘤的发展过程中，尽管最佳疗效只有部分缓解，但整体缓解时间可达 51 个月。在 51 个月之后再次出现肿瘤负荷增加，出现疾病进展。在这次进展之后，又选择了硼替佐米和地塞米松的治疗方案。选用以前没有用过的药物，仍然获得了深度缓解。经过 1 年的治疗后，病人又出现了第 3 次复发。此时入组新的临床试验，包括 CD38 单抗加硼替佐米加地塞米松。硼替佐米在前期治疗效果不错，而且病人有较长的无治疗间隙，所以认为病人依然对硼替佐米敏感。在临床试验当中，病人再次获得深度缓解。在 CD38 单抗维持的过程中，病人再次经历了疾病的复发，出现了第 4 次复发，又入组了新的临床试验。经过了 2 年左右的缓解期之后，又出现了第 5 次复发，目前正接受 CART 的治疗。这是该病人 15 年抗肿瘤的心路历程。其间，每次复发都使用不同作用机制的新药物进行治疗，这是保证长时间缓解非常重要的原因。

在整个药物的考量方面，要考虑到药物的可及性。随着这几年大量的新药在中国上市甚至进入医保，使得骨髓瘤病人在难治复发阶段有更多的选择，这也是保证病人获益的保证。病人在经历了初次复发及后续的各个复发阶段，整个治疗的策略是有所不同的。在一些多线复发的病人中，更重要的是控制疾病、缓解症状，在这个前提下尽量延长生存时间，这也是多次复发病人极为重要的治疗策略。为了这个策略，更多不同作用机制的药物是达到治疗目标的重要保证。但到一定阶段之后，几乎所有的药物已经用过或有些药物由于毒副反应而不能采用的时候，对前期药物疗效较好的药物在该阶段也可以做再治疗的考量。如果病人治疗有效，就应考虑持续使用该方案，直到疾病复发或因毒副反应而不能耐受，这是保证病人控制症状、延长生存时间非常重要的方面。随着病人疾病的进展，可能会有一些药物并不适合或步入没药可用的窘境，此时可适当参与临床试验，包括 CART、双抗、ADC 药物，也是能够缓解病人疾病状况、延长生存时间的重要选择。

CACA 指南推荐在复发病人整体治疗方案的选择上，要兼顾病人的疗效及毒副反应，对每一个体而言，可能并没有最好的方案，只能是相对合适及病人能够有最大临床获益的方案。因为整体的治疗策略，使中国病人总体的生存时间也可达到 7 年左右，非常接近国际先进的治疗水平。

大量的临床试验也是保证病人疗效非常重要的一个方面，尤其是难治复发的群体。比如近期的 CART 治疗，包括抗体偶联药物的使用，双克隆抗体的双特性抗体的使用，在四五线复发人群中可达到 80%～90% 的疗效。随着这些药物的不断面世，整体骨髓瘤的治疗模式以及整个病人的生存情况必然会得到更大改善。骨髓瘤的整个诊治过程并不是着眼于某一点，而是整体治疗策略、早期筛查、规范性诊断、规范性治疗、精准的疗效评估及康复治疗。真正达到整体的慢性病管理模式。

作为初诊断的多发性骨髓瘤病人，争取比较深程度的缓解无疑是保证病人长期生存非常重要的方面。65 岁以下病人尽量推荐做自体移植。而对那些不适合移植的病人，要充分考量病人整体耐受的情况，选择一个合适治疗方案。而对复发的病人来讲，并没有一个合适的最佳治疗方案，只有相对合适的治疗选择。

总体而言，在首次复发的病人中，尽量争取最深程度缓解和更长的无进展生存。而多线复发的病人则需要尽可能控制疾病、缓解症状。作为高危病人，需要更积极的治疗措施，以达到微小残留病灶阴性、清除所有的肿瘤克隆目标，达到一个相对长的生存时间。

5. 骨髓瘤的支持与康复治疗

骨髓瘤的治疗像一场马拉松比赛，在长跑阶段伴随着各种治疗，伴随疾病的缓解期、进展期，支持和康复治疗是必不可少的。

骨髓瘤的骨病是指由于骨骼破坏所导致的病理性骨折、压缩性骨折或骨痛。骨髓瘤病人往往初次就诊的是骨科，但经过检查发现是骨髓瘤。这种骨病有 1/3 左右发生在脊柱，有 1/4 病人发生在骨盆，其他包括颅骨、股骨等都有可能发生骨髓瘤的骨质破坏。单独的抗骨髓瘤治疗可以抑制骨质的再次或深度破坏。但有部分骨髓瘤病人，即使在本身疾病已经控制的情况下，仍有溶骨性病变。由此提出针对骨髓瘤的骨病，提倡综合性的 MDT 治疗，包括最基础的抗骨髓瘤的治疗，包括化疗、靶向治疗，其次是双膦酸盐预防骨病和治疗骨病的治疗。其次可以通过外科手术或局部放疗来缓解病人的压迫或疼痛。支持治疗可以帮助骨髓瘤病人获得良好的生活质量、良好的营养，好的心理状态，充足的有效的体能锻炼也非常重要。比如在急性期，病人有明显的骨痛，如果压缩性骨折或病理性骨折还没有得到改善，此时会建议病人绝对卧床休息，选择硬板床可以起到很好的支撑效果。在骨痛严重时，建议服用止痛药物。随着骨髓瘤的治疗进展，普通症状得到缓解，此时建议适当增加活动量，但仍然以床上运动为主，比如适当的翻身。当病人进行了疾病的充分治疗后，实际上疼痛消失，这时候会建议外出散步，在阳光下活动，仍然不建议运动量过大或剧烈的活动。骨髓瘤骨病的治疗要遵循循序渐进的原则。

骨髓瘤病人需要重视肾脏的损害。数据显示，有 20%～40% 的骨髓瘤病人在初次诊断骨髓瘤时已经合并了肾脏受累，所以很多病人是因为小便里面有泡沫而到肾脏科就诊，然后再查发现是骨髓瘤。对于肾功能不全病人的支持治疗包括血浆置换甚至血液透析。要充分水化，避免肾功能不全，避免使用静脉造影剂，避免使用非甾体抗炎药等。肾功能不全可能是由高血压、糖尿病等引起的，因此对于肾功能不全的病人要分析其诱因。其次建议要减少可能会加重肾功能不全的药物。

骨髓瘤病人需要重视周围神经病变。病人本身异常的 M 蛋白或是继发性代谢异常和肿瘤压迫所引起的周围神经病变会随着治疗有所改善，有的可能是因为药物治疗所引起的。比如蛋白酶体抑制剂硼替佐米，可能会引起 40%～60% 的周围神经病变。比如与沙利度胺有关或化疗药物有关，当出现了因为治疗所引起的周围神经病变的时候，就提示要及时调整药物剂量，包括给药时间、给药方式。其次要加强局部护理，包括加强足部、双下肢、上肢和手部的护理。在饮食方面要补充维生素 B_1、B_6、B_{12}、叶酸，增加膳食钾的摄入量，补充营养补充剂等。药物引起的周围神经病变更要强调预防。

骨髓瘤病人的免疫功能极其低下，容易并发各种感染，所以更加重视日常的保健和防护。包括经常洗手、保持手卫生、保持房间内的清洁、空气温度湿度适宜。病人在住院期间要减少家属探望，要依据医生嘱咐合理酌情应用抗生素。而对严重或是反复发作的感染，要考虑使用免疫球蛋白。对长期应用大剂量地塞米松的治疗方案，应考虑预防卡氏肺孢子菌肺炎及真菌感染。建议骨髓瘤病人接种肺炎和流感疫苗。如正在使用硼替佐米的病人也应预防性使用抗病毒药物，包括肝炎病毒。

骨髓瘤病人多见贫血，发生率可达 20%～60%，所以很多病人是因为贫血来就诊的。随着疾病的进展，几乎所有的病人最终都会出现不同程度的贫血。如果是轻度贫血，建议病人适当减少活动，来减少乏力、心慌症状。但如已达中重度贫血，首先要治疗原发疾病。在饮食上考虑用优质蛋白饮食，进食富含维生素、低脂低盐的食物。同时可能出现心慌症状，建议卧床休息。当血红蛋白 < 60g/L 时应适当输血。有的病人可以在排除其他造成贫血原因的情况下，启动促红细胞素的治疗及预防深静脉血栓的支持治疗。深静脉血栓可能与骨髓瘤疾病或其他慢性病及生活方式有关，其次是与抗骨髓瘤的药物治疗有关。关于高黏滞血症的支持治疗，CACA 指南推荐血浆置换作为症状型高黏滞血症病人的辅助治疗。

骨髓瘤的治疗及疾病进展缓解是一个马拉松式的过程。对病人的评估不仅仅是对疾病的评估，同时也是对其生活质量的评估。有一项研究对 156 例新诊断骨髓瘤病人的生活质量进行了评估，发现从诊断到治疗 1 年后，有 50% 以上的病人生活质量出现下降。下降原因可能是对疾病未予足够重视，也有可能是药物治疗所带来的反应，也有可能是疾病进展的反应。因此实际上更应强调病人的管理，包括家属与医生如何对病人进行全程疾病管理及减轻病人心理负担，提倡积极乐观的心理支持。鼓励病人和家属定期参加由医院或专业学协会组织的健康教育讲座，同时家属也要勇于接受医护人员的心理疏导。

二、院士点评

1. 刘昌孝院士：医药整合，加强管理

指南要与时俱进，要随时代而改变。CACA 指南与上一版相比有了很大进步，体现了肿瘤领域的发展，体现了新时代肿瘤诊疗及研究的进展。这就说明从预防筛查，到支持和康复治疗的整个过程是多学科整合医学的大健康系统工程。

第一，药物在骨髓瘤的治疗中发挥了很大作用。就国家战略和策略发展，应该以满足社会需求，满足人才需求为导向。基于此，希望从事一线基础研究和应用研究的学者能够发现问题。从战略上看，需要医药行业的人员整合来完成这一使命。

第二，是药三分毒，特别对抗癌药物更是如此。从慢病和多发性肿瘤来说，骨髓瘤的总体治愈率还是较高的。关于药物毒性的问题，需要医生非常熟悉药物的特点、应用范围及毒副反应，并能对此做出预防。这一点需要肿瘤医院或肿瘤科发挥内部培训进行加强。因为国家整个药学的发展与国际先进水平相比还是有很大差距的。用好药、管好药、减少毒副反应和严重不良反应，需要内部整合。

第三，还有很多工作需要去做。随着科学研究和抗癌药物的发展，抗癌药物的种类和进口渠道越来越多，从国家安全的角度考虑，为了保护民族利益，应加强进口药物的管理，希望国家重视这方面的管理，与世界先进水平看齐。

2. 陈国强院士：共同努力，重视基础

多发性骨髓瘤已经从一个增殖性疾病转变成能够作为慢性病的管理性疾病。国内多发性骨髓瘤的发病年龄比美国要早 5~10 年，美国发病年龄为 65 岁左右，国内发病年龄为 55~65 岁左右；但美国病人的生存期是 8~10 年，国内大概是 7 年，所以我们还有很大的努力空间。

今后应在以下方面发力：第一，团结诊治多发性骨髓瘤的医生，开展真正的多中心研究，增大样本量。第二，加强多发性骨髓瘤的基础研究，如研究多发性骨髓瘤抑制性强的原因、骨髓瘤的起源、病人再次复发的原因、骨髓瘤易侵犯肾和骨的原因等，这些都值得深入研究。第三，多发性骨髓瘤以药物治疗为主，加强自主药物的研发和创新。既要加强基础研究，也要重视药物研发。

3. 徐兵河院士：注意细节，基层推广

多发性骨髓瘤是单克隆浆细胞肿瘤性增殖并引起相关靶器官损害的疾病。多发性骨髓瘤的发病率大概占血液系统肿瘤的 10%。亚洲人群包括中国人群的发病率相对较低，但往往发病较年轻。

随着多发性骨髓瘤发病机制和生物学行为的深入研究，越来越多的有效治疗药物和治疗方法进入临床应用，特别是近十多年来，多发性骨髓瘤的治疗效果获得了里程碑式的进展，已经使东方人群多发性骨髓瘤的生存期从 3 年延长到了 6~

8年，这主要归功于自体造血干细胞移植和新药问世。以前认为多发性骨髓瘤采取干细胞骨髓移植是无效的，但现在看来它是一种非常有效的治疗手段。大量西药和单抗药物的问世，在各个阶段巩固并维持治疗，为病人带来了显著的生存获益。

CACA 指南对多发性骨髓瘤的筛查和诊断治疗，包括了适合移植的多发性骨髓瘤和不适合移植的多发性骨髓瘤的治疗、复发难治性多发性骨髓瘤的治疗以及多发性骨髓瘤病人的康复治疗。CACA 指南提出了中医治疗少见的浆细胞疾病。在加强诊断、随访和监测方面，CACA 指南提出了非常好的建议和指导意见，是一本科学性和实用性很强的指南。提几点建议。

第一，多发性骨髓瘤的康复和支持治疗部分，主讲并发症，建议把这一章节分开。该章节更多讲的是并发症的预防和处理，包括通过预防措施来降低骨折事件、肾功能的损伤、感染和血栓形成的发生率，通过特定的干预措施来治疗高钙血症、贫血和神经病变，实际上都是并发症的预防和处理，所以预防处理非常关键。

第二，康复治疗非常重要。康复治疗应该以病人的功能为导向，或者以心理疏导为导向，通过各种物理和心理的方法，解决因疾病本身和治疗导致的功能障碍，使病人逐渐达到最佳状态，包括心理达到良好状态。而支持治疗是对多发性骨髓瘤治疗过程中出现的其他症状或者副作用进行治疗。应该区分一下并发症的预防和处理，康复和治疗，这都是两个不同的概念。

第三，建议指南在基层医院进行推广，使全国的治疗达到同质化，进而赶上国外的治疗水平。

3. 陈君石院士：膳食营养，预防癌症

我有几点从膳食营养和肿瘤的关系得出来的建议。

第一，所有的癌症预防，包括骨髓瘤，十大建议的第一条并不是吃什么，而是维持健康体征。这个问题对于临床医生，特别是对 CACA 指南来说极为重要。没有得肿瘤的时候要维持健康体征，得了肿瘤以后也要维持健康体征。所谓的健康体征，以体重指数（BMI）来讲，中国标准是 $18.5 \sim 23.9 kg/m^2$。而且强调的是维持体重指数并要求在正常范围之内偏低一点，当然也不是越低越好。因为有充分的证据表明肿瘤与肥胖是有关的，比如食管癌、胰腺癌、结肠直肠癌、乳腺癌、子宫内膜癌、肾脏癌、肝癌，还有胆囊癌、卵巢癌、前列腺癌、口腔癌、胃癌等，这些都与腹部肥胖有关。肥胖会促进胰岛素、生长因子和其他内分泌激素分泌增加，同时会促进癌细胞生长的激素水平提高。第二，脂肪多特别是腹部脂肪多了，可以增加胰岛素的代谢。胰腺通过增加胰岛素的分泌进行代偿，造成了内分泌的紊乱。另外其他激素如性激素，像雌激素、雄激素、孕激素等就会在肥胖的情况下增加，所以对于治疗和激素有关的癌症就非常困难。另外肥胖的特征之一是容易导致慢性炎症。所以肥胖不但有流行病学的证据，而且在机制上也可以解释。

第三，要吃全谷物、蔬菜、水果和豆类。第四，要限制一些高脂肪、高淀粉、高糖的加工食品。第五，要限制食用红肉和加工肉类。第六，限制高糖饮料。第七，限制饮酒。

CACA 指南把膳食和营养放在诊疗一级，预防也要把膳食和营养考虑进去。在临床上，无论是从事预防还是诊断、治疗的医生，对于正在治疗和康复的病人，都要重视营养。把体重和身体活动放在一起考虑，饮食和运动决定了体重，而体重成为判断癌症病人状况的重要参考。所以要考虑减轻体重，但不是非常剧烈快速地减轻体重，避免造成营养不良。在一级预防、二级预防甚至治疗康复阶段，都要考虑饮食问题，很重要的一项指标就是体重。

4. 石学敏院士：自主原创，中西结合

我们有信心和实力将 CACA 指南与国外高水平的指南对标，并实现由跟跑到并跑，最终实现领跑的创举。CACA 指南具有关注中国人群、纳入中国数据、突出中国特色、服务中国人群的特色，是中国人自己的指南，是国家大力推动的科技自主创新的重要体现。CACA 指南立足整合医学理念，从防筛诊治到全面管理编写，非常适合广大基层医生对常见癌症的防治和整体掌握，对基层临床工作具有很强的指导意义。实现了"一册在手，别无所求"，是提升我国基层肿瘤诊疗水平的重要工具。

CACA 指南整合了多学科的治疗方案。创新系统的整合医学理念，对中西医整合也具有一定的指导、促进意义。中医讲究辨证，辨证就是运用中医的理论，对病人疾病及整体进行辨证分析论治。在临床上可以以现代科学技术为依托，吸收利用现代科学技术的成果，发展现代中医药。找到合适的方法，把中医辨证与西医辨病有机结合起来，真正实现中医与西医的整合，推动中西医结合的跨越式发展。

5. 尚红院士：肿瘤治疗，诊断先行

CACA 指南强调了检验医学的重要性。肿瘤治疗是一个方面，诊断是最重要的方面，所以正确及时的诊断对治疗非常重要。诊断包括细胞学、影像学、检验学。一方面靠基础研究，一方面要到临床去实践。

6. 郝希山院士：早期诊断，广泛推广

多发性骨髓瘤在血液肿瘤当中占据第 2 位，是好发肿瘤，但与实体瘤相比并不是常见肿瘤。多发性骨髓瘤病人在世界范围内以高龄男性为主。而中国正处于老龄化社会，所以必须要精读指南。血液病专业委员会出台了多发性骨髓瘤 CACA 指南，非常有意义，今后要大范围推广应用并不断完善。

我们在早期诊断、早期治疗、提高治愈率等方面还有很大的发展空间。随着对疾病研究的进展，分层治疗的方法很多，而越复杂的分层越需要精细、精准的研究。

三、总　结

樊代明院士：整合发展，基层落实，技术治癌

骨髓瘤的诊治指导，要在中国抗癌协会建设的基础上发展。肿瘤防治赢在整合，要从规划性发展到实质性推进。第一，落实 CACA 指南进入校园，新内容替换旧内容并向全国推进；第二，完成 CACA 指南认证并落实 CACA 指南下基层；第三，未来要撰写另一部技术篇 CACA 指南，比如营养、放疗、热疗等技术，这些技术适合所有肿瘤，但具体计量或用法会有所不同。